全国高等院校医学整合教材

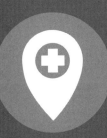 病原生物学

吕刚　饶朗毓　主编

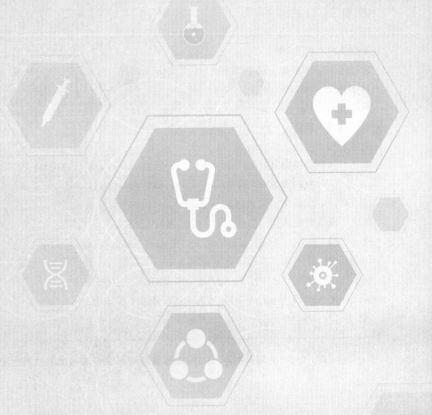

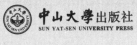 中山大学出版社
SUN YAT-SEN UNIVERSITY PRESS

·广州·

图书在版编目（CIP）数据

病原生物学/吕刚，饶朗毓主编 . —广州：中山大学出版社，2023.6
全国高等院校医学整合教材
ISBN 978 - 7 - 306 - 07818 - 6

Ⅰ.①病… Ⅱ.①吕… ②饶… Ⅲ.①病原微生物—医学院校—教材 Ⅳ.①R37

中国国家版本馆 CIP 数据核字（2023）第 098768 号

出 版 人：王天琪
项目策划：徐　劲
策划编辑：吕肖剑
责任编辑：吕肖剑　邓子华
封面设计：林绵华
责任校对：林　峥　舒　思
责任技编：靳晓虹
出版发行：中山大学出版社
电　　话：编辑部 020 - 84110779，84110283，84111997，84110771
　　　　　发行部 020 - 84111998，84111981，84111160
地　　址：广州市新港西路 135 号
邮　　编：510275　　传　　真：020 - 84036565
网　　址：http：//www. zsup. com. cn　E-mail：zdcbs@ mail. sysu. edu. cn
印 刷 者：广州市友盛彩印有限公司
规　　格：787mm×1092mm　1/16　39.25 印张　1056 千字
版次印次：2023 年 6 月第 1 版　2023 年 6 月第 1 次印刷
定　　价：168.00 元

《病原生物学》编委会

Preface 前 言

为更好地贯彻执行中国"卓越医生教育培养计划"，以教育部等多部委联合发布的《关于加强医教协同实施卓越医生教育培养计划2.0的意见》为导向，以培养具有中国特色的医学人才培养体系、健全医教协同育人机制为目标，结合试点班的教学经验，顺应新的医学教育改革需要，启动本教材的编写。

本教材按照器官系统整合原则，将医学微生物学和人体寄生虫学的内容进行有机整合。总论强调病原体及感染的总体概念，各论则按病原体的进化程度从低级到高级（如非细胞型微生物、原核细胞型微生物、真核细胞型微生物、人体寄生虫）设置章节，更有利于学生对各病原体的生物学地位、特性、致病性和防治的理解。教材的编写结合临床医学专业的教育标准，在强调病原生物学基本知识的同时，注重创新思维的培养，突出基础理论与临床相结合。同时结合海南地域特点，对原专业课教学内容进行了优化，增加或加大了海南或热带地区高发或危害严重的病原体的教学内容，并将思想政治的教育融入课程之中，为新医科建设添砖加瓦。

本书编写过程各位编者精诚合作，将多年的教学经验总结凝练在字里行间，在此对编者们和诸多支持帮助本书的人们表示衷心的感谢！由于编写人员水平所限，书中难免存在不妥和不足之处，敬请各位读者不吝指正，以便再版时修正。

吕刚　饶朗毓
2022 年 9 月 1 日于海口

Contents

目　录

第一编　病原生物学概论

第一章　绪论 …………………………………………………………………… 2
　第一节　病原生物的分类及命名 …………………………………………… 2
　第二节　病原生物与人类的关系 …………………………………………… 4
　第三节　病原生物学的发展与现状 ………………………………………… 4

第二章　感染与免疫 …………………………………………………………… 8
　第一节　正常微生物群与机会致病菌 ……………………………………… 8
　第二节　感染 ………………………………………………………………… 10
　第三节　抗感染免疫 ………………………………………………………… 14

第三章　消毒灭菌与生物安全 ………………………………………………… 17
　第一节　消毒灭菌 …………………………………………………………… 17
　第二节　病原微生物实验室生物安全 ……………………………………… 23

第四章　感染性疾病的实验室诊断与防治 …………………………………… 31
　第一节　感染性疾病的诊断 ………………………………………………… 31
　第二节　感染性疾病的防治原则 …………………………………………… 33

第二编　非细胞型微生物

第五章　病毒学概论 …………………………………………………………… 38
　第一节　病毒的生物学性状 ………………………………………………… 38
　第二节　病毒的致病性 ……………………………………………………… 47
　第三节　病毒感染的检测方法与防治原则 ………………………………… 53

第六章　呼吸道病毒 ··· 62
　　第一节　正黏病毒 ·· 63
　　第二节　副黏病毒 ·· 68
　　第三节　冠状病毒 ·· 72
　　第四节　其他呼吸道病毒 ·· 73

第七章　胃肠道感染病毒 ··· 78
　　第一节　肠道病毒 ·· 78
　　第二节　急性胃肠炎病毒 ·· 86

第八章　肝炎病毒 ··· 92
　　第一节　甲型肝炎病毒 ··· 92
　　第二节　乙型肝炎病毒 ··· 95
　　第三节　丙型肝炎病毒 ·· 104
　　第四节　丁型肝炎病毒 ·· 106
　　第五节　戊型肝炎病毒 ·· 108

第九章　虫媒病毒与出血热病毒 ·· 112
　　第一节　虫媒病毒 ··· 112
　　第二节　出血热病毒 ··· 117

第十章　疱疹病毒 ·· 126
　　第一节　单纯疱疹病毒 ·· 128
　　第二节　水痘-带状疱疹病毒 ··· 132
　　第三节　人巨细胞病毒 ·· 133
　　第四节　EB 病毒 ··· 135
　　第五节　新型人疱疹病毒 ·· 139

第十一章　逆转录病毒 ·· 144
　　第一节　人类免疫缺陷病毒 ··· 144
　　第二节　人类嗜 T 细胞病毒 ·· 151

第十二章　其他病毒 ·· 157
　　第一节　人乳头瘤病毒 ·· 157
　　第二节　狂犬病病毒 ··· 159
　　第三节　痘病毒 ·· 163
　　第四节　细小 DNA 病毒 ·· 165

第十三章　朊粒 ··· 168

第三编　原核细胞型微生物

第十四章　细菌学概述 ··· 176
　第一节　细菌的生物学性状 ·· 176
　第二节　细菌的致病性 ··· 203
　第三节　细菌感染的检测方法与防治原则 ···················· 208

第十五章　球菌 ··· 217
　第一节　葡萄球菌属 ··· 217
　第二节　链球菌属 ·· 221
　第三节　肠球菌属 ·· 226
　第四节　奈瑟菌属 ·· 227

第十六章　肠杆菌科 ··· 234
　第一节　埃希菌属 ·· 236
　第二节　志贺菌属 ·· 241
　第三节　沙门菌属 ·· 246
　第四节　其他菌属 ·· 252

第十七章　螺形菌 ··· 257
　第一节　弧菌属 ·· 257
　第二节　螺杆菌属 ·· 262
　第三节　弯曲菌属 ·· 264

第十八章　厌氧性细菌 ··· 268
　第一节　厌氧芽孢梭菌属 ·· 268
　第二节　无芽孢厌氧菌 ··· 277

第十九章　分枝杆菌属 ··· 284
　第一节　结核分枝杆菌 ··· 284
　第二节　麻风分枝杆菌 ··· 290
　第三节　非结核分支杆菌 ·· 292

第二十章　动物源性细菌 ·· 295
　第一节　布鲁菌属 ·· 295
　第二节　耶尔森菌属 ··· 297

第三节 芽孢杆菌属 ……………………………………………… 302

第四节 其他动物源性细菌 ……………………………………… 306

第二十一章 其他细菌 …………………………………………… 312

第一节 棒状杆菌属 ……………………………………………… 312

第二节 嗜血杆菌属 ……………………………………………… 315

第三节 鲍特菌属 ………………………………………………… 318

第四节 军团菌属 ………………………………………………… 319

第五节 假单胞菌属 ……………………………………………… 321

第六节 其他 ……………………………………………………… 323

第二十二章 放线菌 ……………………………………………… 327

第一节 放线菌属 ………………………………………………… 328

第二节 诺卡菌属 ………………………………………………… 330

第二十三章 支原体 ……………………………………………… 333

第一节 概述 ……………………………………………………… 333

第二节 主要致病性支原体 ……………………………………… 335

第二十四章 立克次体 …………………………………………… 339

第一节 概述 ……………………………………………………… 339

第二节 主要致病性立克次体 …………………………………… 342

第二十五章 衣原体 ……………………………………………… 347

第一节 概述 ……………………………………………………… 347

第二节 主要病原性衣原体 ……………………………………… 350

第二十六章 螺旋体 ……………………………………………… 356

第一节 钩端螺旋体属 …………………………………………… 357

第二节 密螺旋体属 ……………………………………………… 361

第三节 疏螺旋体属 ……………………………………………… 364

第四编　真核细胞型微生物

第二十七章 真菌学概论 ………………………………………… 372

第一节 真菌的生物学性状 ……………………………………… 372

第二节 真菌的感染 ……………………………………………… 375

第三节 真菌的实验室检测和防治 ……………………………… 379

第二十八章 常见病原性真菌 ···················· 383
  第一节 皮肤和皮下感染真菌 ···················· 383
  第二节 深部感染真菌 ···················· 386

第五编 人体寄生虫

第二十九章 寄生虫学概论 ···················· 394
  第一节 寄生虫的生物学 ···················· 394
  第二节 寄生虫与宿主的相互关系 ···················· 397
  第三节 寄生虫感染的特点 ···················· 399
  第四节 寄生虫病的传播与流行 ···················· 400
  第五节 寄生虫病实验室检查技术及常用抗寄生虫药物 ···················· 402

第三十章 医学线虫 ···················· 421
  第一节 线虫概述 ···················· 421
  第二节 寄生于消化系统的线虫 ···················· 427
  第三节 寄生于血液或组织中的线虫 ···················· 446

第三十一章 医学吸虫 ···················· 470
  第一节 吸虫概述 ···················· 470
  第二节 寄生于消化系统的吸虫 ···················· 471
  第三节 寄生于血液或组织中的吸虫 ···················· 475

第三十二章 医学绦虫 ···················· 484
  第一节 绦虫概述 ···················· 484
  第二节 寄生于消化系统的绦虫 ···················· 489
  第三节 寄生于组织中的绦虫 ···················· 509

第三十三章 医学原虫 ···················· 519
  第一节 原虫概述 ···················· 519
  第二节 寄生于消化系统或泌尿生殖系统的原虫 ···················· 526
  第三节 寄生于血液或组织中的原虫 ···················· 557

第三十四章 医学节肢动物 ···················· 588
  第一节 节肢动物概述 ···················· 588
  第二节 昆虫纲 ···················· 592
  第三节 蛛形纲 ···················· 606

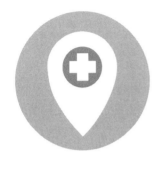

第一编 │ 病原生物学概论

第一章　绪　　论

 第一节　病原生物的分类及命名

凡能引起人、动物和植物疾病的生物体被称为病原生物（pathogenic organism），包括微生物（microorganism）和寄生虫（parasite）。病原生物学（pathogen biology）是研究病原生物的生物学特性、与宿主和自然界的相互关系、致病机制、诊断、流行及防治的一门科学。

病原生物范畴广泛，包括病毒（virus）、细菌（bacteria）、放线菌（actinomycetes）、支原体（mycoplasma）、衣原体（chlamydia）、立克次体（rickettsia）、螺旋体（spirochete）、真菌（fungus）、原虫（protozoa）、蠕虫（helminth）和节肢动物（arthropod）；其中，前八类合称为微生物（microorganism），后三类合称为寄生虫（parasite）。

病原生物的分类采用瑞典学者 Carl Linnaeus 建立的分类系统，分类单位依次为界、门、纲、目、科、属、种。目前，广泛认同病原生物分属于病毒界（Kingdom Vira）、原核生物界（Kingdom Procaryotae）、真菌界（Kingdom Fungus）、原生生物界（Kingdom Protistae）和动物界（Kingdom Animalia）。

病原生物的命名采用双名制物种命名法，每一个物种名由两个拉丁词组成，用斜体字表示。属名在前，用名词，第一个字母大写；种名在后，用形容词，小写。物种名在第一次出现时须写全，之后可将属名缩写，只用第一个字母代表。例如，大肠埃希菌的命名为 *Escherichia coli*，其缩写形式为 *E. coli*。

一、微生物的种类

微生物是存在于自然界的一大群体形微小、结构简单、肉眼直接看不见，必须借助光学显微镜或电子显微镜放大数百倍、数千倍，甚至数万倍才能观察到的微小生物。其种类繁多，在数十万种以上。按其大小、结构和组成等可分为三大类。

（一）非细胞型微生物（acellular microbe）

非细胞型微生物是最小的微生物，其无典型细胞结构，无产生能量的酶系统，只能在活细胞内增殖，核酸类型为 DNA 或 RNA，如病毒。

（二）原核细胞型微生物（prokaryotic microbe）

原核细胞型微生物的细胞核分化程度低，仅有原始核质，无核膜与核仁；除核糖体外无其他细胞器。此类微生物种类众多，包括细菌、放线菌、支原体、立克次体、衣原体和螺旋体。

（三）真核细胞型微生物（eukaryotic microbe）

真核细胞型微生物的细胞核的分化程度较高，有核膜、核仁和染色体；胞质内有完整的细胞器，如真菌。

微生物在自然界中的分布极为广泛，江河湖海、土壤、空气等都有数量不等、种类不一的微生物存在。在人类、动物和植物的体表，以及人类与动物的呼吸道、消化道等与外界相通的腔道中，亦有大量的微生物存在。

绝大多数微生物对人类和动植物是有益的，而且有些是必需的，只有少数微生物会引起人类和动植物的病害。在提供人类食品的动、植物生物链中，微生物构成必需的环节。水生微生物是肉眼可见的小型动物的食物，这些小型动物又是人类食用的鱼和甲壳类动物的食物；空气中大量的游离氮只能依靠固氮菌的作用才能被植物吸收和利用；土壤中的微生物能将死亡生物的有机蛋白质转化为无机含氮化合物，以供植物生长的需要，而植物又是人类和动物的营养来源。人类偶尔也会直接食用微生物，如一些藻类和真菌。因此，没有微生物，植物就不能进行新陈代谢，而人类和动物也将难以生存。现在微生物已被广泛应用于人类生活中的各个领域。在农业方面，可以利用微生物制造菌肥、植物生长激素等；在工业方面，微生物在食品、医药、制革、纺织、石油、化工等领域的应用越来越广泛；在环境保护方面，微生物能够降解塑料、甲苯等有机物，处理污水废气；在生命科学方面，微生物被作为研究对象或模式生物，有关基因遗传密码、转录、翻译和基因调控等都是在微生物中发现和得到证实的。

在自然界中只有少数微生物能引起人类或动、植物的病害，我们把那些具有致病性的微生物称为病原微生物。有些微生物在正常情况下不致病，只是在特定情况下才导致疾病，这类微生物称为机会致病性微生物。

二、寄生虫的种类

根据动物分类系统，寄生虫属动物界中无脊椎动物中的 4 个门和原生动物亚界的 3 个门，分别是无脊椎动物的扁形动物门（Phylum platyhelminthes）、线形动物门（Phylum Nemathelminthes）、棘头动物门（Phylum Acanthoce-phala）和节肢动物门（Phylum Arthropoda）；原生动物亚界中的肉足鞭毛门（Sarcomastigophora）、顶复门（Api-complexa）和纤毛门（Ciliophora）。在医学上，一般将扁形动物和线形动物统称为医学蠕虫（helminth）；棘头动物门中的棘头虫因形态与线虫有明显不同，故自成一类；将原生动物称为医学原虫（protozo-on）；而与医学有关的节肢动物（arthropod）习惯上也被称为医学昆虫（medical insect）。

（一）医学蠕虫

医学蠕虫是指一类寄生于人体的软体多细胞无脊椎动物，其借助肌肉伸缩蠕动，如蛔虫、钩虫、血吸虫等。

（二）医学原虫

医学原虫是指一类寄生于人体的单细胞真核原生动物，如疟原虫、溶组织阿米巴原虫、阴道毛滴虫等。

（三）医学节肢动物

医学节肢动物泛指危害人类健康的节肢动物，如蚊、蝇、蚤、虱、螨等。它们对人类的致病作用包括直接和间接危害两个方面，前者如蜇刺、吸血、毒害、寄生等，后者主要指机械性或生物性传播病原体。

 第二节　病原生物与人类的关系

一、共生

自然界中两种生物生活在一起的现象统称为共生（symbiosis）。在共生现象中根据两种生物之间的营养、居住和利害关系可分为共栖、互利共生和寄生。

（一）共栖（commensalism）

共栖也被称为偏利共生，即两种生物在一起生活，其中一方受益，另一方既不受益、也不受害，称为共栖。

（二）互利共生（mutualism）

两种生物在一起生活，互相依赖，彼此有利，被称为互利共生，如白蚁与寄生于其消化道中的鞭毛虫。鞭毛虫依靠白蚁消化道中的木屑作为食物而获得所需的营养，而鞭毛虫合成和分泌的酶能将纤维素分解成能被白蚁利用的复合物。白蚁为鞭毛虫提供食物和庇护所，鞭毛虫为白蚁提供必需的、自身不能合成的酶。两者均得益，互相依赖。

（三）寄生（parasitism）

两种生物在一起生活，其中一方受益，另一方受害，后者给前者提供营养物质和居住场所，这种关系被称为寄生。例如，寄生于人体小肠中的蛔虫，人体为之提供所需的营养物质和居住场所，其为受益者，而受益的蛔虫则可引起人体营养不良、发育障碍及其他并发症，人体为受害者。

二、寄生物与宿主

（一）寄生物（parasite）

在寄生关系中获利的一方为寄生物，通常都是体积较小或较为原始的物种。所有的病原生物都属于寄生物，它们需要永久或长期或短暂地寄生于植物、动物或人的体内或体表，从宿主处获取生长繁殖所需的营养物质，并有可能损害对方。

（二）宿主（host）

在寄生关系中为寄生物提供营养和生长繁殖场所的生物为宿主。几乎所有的人和动物都是某种寄生物的宿主。

 第三节　病原生物学的发展与现状

病原生物学是人类在探讨感染性疾病的病因、流行规律及防治措施的过程中逐步发展起来的。古代人类虽然没有观察到微生物，但早已将微生物学知识用于工农业生产、日常生活和疾病防治中。例如，长期以来民间常用的酿酒、制醋、盐腌、糖渍、烟熏、风干等保存食物的方法，实际上正是通过抑制微生物的生长繁殖而防止食物的腐烂变质。北宋末年（11 世纪），刘真人就提出肺痨是由虫引起的；意大利 Fracastoro 认为，传染病的传播有直接、间接和通过空气等数种途径；奥地利 Plenciz 主张传染病的病因是活的物体，每种传染病由独特的活物体所引起，开启了关于传染病发生机制的探究。在预防医学方面，中国自古就有将水煮沸后饮用的习惯，明朝李时珍在《本草纲目》中指出，将患者的衣服蒸过后再穿就不会感染上疾病，表明人们对消毒已经有了初步的认识。

首先观察到微生物的是荷兰人 Antony van Leeuwenhoek，他于 1676 年采用自制放大倍数约 266 倍的原始显微镜，从雨水、牙垢、粪便等标本中第一次发现许多肉眼不能直接看见的微小生物，并确切地描述了它们的形态（如球形、杆状、螺旋状等），为微生物的客观存在提供了直接证据。显微镜的问世无疑也对寄生虫病的研究起到很大的推进作用，但较完整的寄生虫学发展是在 1780 年前后，原虫一词则到 1820 年才出现，而寄生虫学作为一门独立学科始于 1860 年。

法国微生物学家 Louis Pasteur 在 1857 年证实有机物的发酵与腐败是由微生物所致，并创立巴氏消毒法，此法沿用至今，用于酒类和乳类的消毒。Pasteur 还证明了鸡霍乱、炭疽病和狂犬病是由微生物所致。自此人们认识到不同微生物间在生理学特性上的差异，微生物开始成为一门独立学科。英国医生 Joseph Lister 认识到伤口感染可能与微生物生长有关，便采用石炭酸喷洒手术室和煮沸手术器械，以防止术后感染，为无菌操作奠定了基础。德国学者 Robert Koch 创用了琼脂固体培养基、染色技术和实验动物感染，提出郭霍法则，使病原菌的分离培养和鉴定成为可能，先后发现炭疽芽孢杆菌、结核分枝杆菌和霍乱弧菌等多种人和动物的致病菌。

1892 年，俄国植物学家 Iwanowski 第一个发现病毒（即烟草花叶病毒），为病毒学研究开了先河。此后，许多对人类、动物和植物致病的病毒相继被发现。

1929 年，Fleming 首先发现青霉菌产生的青霉素能抑制金黄色葡萄球菌的生长。直到 1940 年，Florey 等将青霉菌的培养液予以提纯，才获得可供临床使用的青霉素纯品。青霉素的发现和应用为感染性疾病的治疗带来一次革命，随后链霉素、氯霉素、金霉素、土霉素、四环素、红霉素等抗生素被相继发现并广泛应用于临床，使许多由细菌引起的感染和传染病得到控制和治愈，为人类健康做出巨大贡献。

20 世纪中期以来，随着分子生物学和基因工程技术的进展，科学研究进入细胞水平的分子微生物学时代。新的病原生物不断被发现，如军团菌、幽门螺杆菌、SARS 冠状病毒、人类免疫缺陷病毒、甲型 H1N1 流感病毒、朊粒等；对病原生物致病性的认识更加深入，如内源性感染、细菌耐药性机制研究等；检验技术更加快速、准确、简便，如免疫标记技术、DNA 探针技术、聚合酶链反应（PCR）等；感染性疾病的防治方法进一步更新，新型疫苗研制进展快速，如亚单位疫苗、基因工程疫苗、核酸疫苗等；新的抗生素也不断问世，有效地控制了传染病的流行。近年来，细胞因子、单克隆抗体和基因治疗等手段的应用对治疗某些病毒性疾病也取得了一定疗效。

尽管随着科学技术的发展及人类社会的进步，病原生物性疾病的发病得到有效的控制，但距离控制和消灭传染病的目标尚存在很大差距。目前，病原生物引起的多种传染病仍严重威胁着人类的健康。原先已经得到控制的传染病，由于多种耐药菌株的产生、多种病原生物性疾病的合并感染、人口快速增长和流动性增大等种种原因而重新流行，导致再现传染病成为目前死亡的主要原因，如结核病、疟疾、霍乱等。新的病原体还在不断地被发现，导致新现传染病的发生，如 AIDS、SARS、MERS、新型冠状病毒性肺炎等。自1973 年以来，新发现 40 多种感染人类的病原体，传染病重新成为重大的公共卫生问题，人类面临着新现和再现传染病的双重威胁。

因此，病原生物学今后的发展还须致力于发现和鉴定新病原体、阐明其致病和免疫机制及相对应的防治对策和措施，建立特异、灵敏、快速、简便的诊断方法，积极研制安全有效的疫苗，开发抗病原生物的新型药物，以提高防治效果。只有这样，才能加快病原生物学的发展，为早日控制和消灭危害人类健康的各种传染病做出贡献。

‖● 问题讨论 ●‖

1884 年，德国学者 Robert Koch 提出郭霍法则（Koch's postulates）：①特殊的病原菌应在同患一种疾病患者中查见，在健康人中不存在；②该特殊病原菌能被分离培养，得到纯种；③该纯培养物接种至易感动物，能产生同样病症；④自人工感染的实验动物体内能重新分离得到该病原菌。思考并理解此一法则在感染性疾病的病原研究中的指导意义。

‖● 思　考 ●‖

（1）何谓病原生物？病原生物包括哪些门类？

（2）微生物根据结构分为非细胞型、原核细胞型和真核细胞型，试列表分析它们的区别？

（3）寄生虫包括医学原虫、医学蠕虫和医学节肢动物，它们之间有何区别？

（4）两种生物之间的共生可分为共栖、互利共生和寄生，病原生物与人类的关系属于哪一种？如何理解寄生物与宿主之间的利害关系？

‖● 测试题（单项选择题）●‖

（1）下列描述的微生物特征中，不是所有微生物共同具有的是（　　　）。

A. 个体微小（肉眼看不见）　　　　　B. 结构简单（单细胞或非细胞）

C. 分布广泛　　　　　　　　　　　　D. 具有一定的形态结构和生理功能

E. 只能在活细胞内生长繁殖

（2）不属于原核生物界的微生物是（　　　）。

A. 细菌　　　　　　　　　　　　　　B. 病毒

C. 支原体　　　　　　　　　　　　　D. 立克次体

E. 衣原体

（3）首先观察到微生物的学者是（　　　）。

A. Leeuwenhoek　　　　　　　　　　B. Pasteur

C. Koch　　　　　　　　　　　　　　D. Lister

E. Iwanowski

（4）第一个发现青霉素的学者是（　　）。

A. Behring　　　　　　　　　　　B. Fleming

C. Domagk　　　　　　　　　　　D. Pasteur

E. Lister

（5）寄生虫是指（　　）。

A. 共栖生物中任何一方　　　　　B. 共栖生物中受益一方

C. 互利共生生物中任何一方　　　D. 寄生生活中受害一方

E. 寄生生活中受益一方

（6）宿主是指（　　）。

A. 共栖生物中任何一方　　　　　B. 共栖生物中受益一方

C. 互利共生生物中任何一方　　　D. 寄生生活中受害一方

E. 寄生生活中受益一方

（吕刚　饶朗毓）

第二章　感染与免疫

第一节　正常微生物群与机会致病菌

一、正常微生物群

正常微生物群（normal microbiota）是指寄居在正常人体的体表及与外界相通的腔道表面的微生物群，在机体免疫功能正常的情况下对机体不致病，又被称为正常菌群（normal flora）。正常微生物群种类繁多，包括细菌、放线菌、螺旋体、病毒、真菌等。有些伴随人的终生，被称为常住菌群，如肠道中的大肠埃希菌；有些则是来自外环境，只是暂时寄生在皮肤、黏膜上，被称为暂住菌群，可寄生数小时、数天或数月。

人体不同部位的正常微生物群的种类和数量差别很大。一个健康成年人全身定植的正常微生物总数可高达 1×10^{14} 个，是人体自身细胞总数的近 10 倍。正常微生物群主要分布于体表及与外界相通的腔道表面，如消化道、呼吸道、泌尿道、外耳道等，在局部形成微生态系。正常机体的组织内、血液中和淋巴循环系统一般是无菌的，偶尔有正常微生物群少量侵入血流和组织器官，可被机体内的吞噬细胞吞噬、清除。人体不同部位常见的正常微生物群见表 2-1。

表 2-1　人体不同部位常见的正常微生物群

部位	主要正常微生物群种类
皮肤	葡萄球菌、类白喉棒状杆菌、铜绿假单胞菌、丙酸杆菌、非致病性分枝杆菌、大肠埃希菌、白假丝酵母菌等
口腔	葡萄球菌、甲型和丙型链球菌、肺炎链球菌、非致病性奈瑟菌、乳杆菌、类白喉棒状杆菌、梭杆菌、放线菌、螺旋体、白假丝酵母菌等
鼻咽腔	葡萄球菌、甲型和丙型链球菌、肺炎链球菌、类白喉棒状杆菌、非致病性奈瑟菌、流感嗜血杆菌、类杆菌、卡他布兰汉菌等
外耳道	葡萄球菌、类白喉棒状杆菌、铜绿假单胞菌、非致病性分枝杆菌等
眼结膜	葡萄球菌、干燥棒状杆菌、非致病性奈瑟菌等
胃	一般无菌
肠道	大肠埃希菌、产气肠杆菌、变形杆菌、双歧杆菌、乳杆菌、铜绿假单胞菌、葡萄球菌、肠球菌、类杆菌、产气荚膜梭菌、破伤风梭菌、真杆菌、韦荣球菌、白假丝酵母菌等

续表 2 - 1

部位	主要正常微生物群种类
尿道	葡萄球菌、类白喉棒状杆菌、非致病性分枝杆菌、大肠埃希菌、白假丝酵母菌等
阴道	乳杆菌、大肠埃希菌、类白喉棒状杆菌、丙酸杆菌、白假丝酵母菌等

正常微生物群是机体微生态组成和平衡的关键因素，具有重要的生理意义。

（一）生物拮抗

在正常机体内的特定部位，正常微生物群的种类和数量相对稳定和平衡。它们通过生物拮抗作用在机体局部发挥抗感染作用。一方面，生物拮抗使正常微生物群内部各菌之间相互拮抗，维持微生态平衡；另一方面，可抵抗外来病原体的感染。生物拮抗的发生机制包括：①生物屏障和占位保护。正常微生物群在定居部位的表面形成生物膜（biofilm），优先占领生存空间，阻止外来病原体的定植。②化学屏障。正常微生物群产生的生物酶、活性肽及其他代谢产物，对其他病原体有抑制或杀伤作用。③营养竞争。机体内局部环境中的营养资源有限，正常微生物群优先利用了营养资源，大量繁殖而处于优势地位，不利于外来病原体的生长繁殖。

（二）营养作用

正常微生物群在新陈代谢过程中参与宿主的物质代谢，合成一些有利于宿主吸收利用，甚至是宿主自身不能合成的物质。例如，人体肠道内大肠埃希菌和脆弱类杆菌可产生B族维生素和维生素K，乳杆菌和双歧杆菌可产生叶酸、烟酸等供宿主利用。

（三）免疫作用

正常微生物群具有免疫原性，一方面可促进宿主免疫器官的发育成熟，另一方面可刺激机体免疫系统产生免疫应答。刺激产生的免疫效应产物可抑制正常微生物群的过度增殖和危害，同时也对具有交叉抗原组分的病原体发生免疫反应，阻断它们的黏附和定植。

（四）抗衰老作用

肠道中的双歧杆菌、乳杆菌及肠球菌等可产生超氧化物歧化酶（superoxide dismutase, SOD），可清除人体细胞代谢产生的活性 O^{2-}，防止机体的组织细胞被氧化损伤，发挥抗衰老作用。

（五）抗肿瘤作用

正常微生物群通过激活巨噬细胞产生的多种酶类，分解转化某些致癌物质或致癌前物质。例如，降解亚硝酸胺为亚硝酸盐和仲胺，并排出体外，从而发挥抗肿瘤作用。

二、微生态平衡与失调

微生态平衡（microeubiosis）是指机体内的正常微生物群与其宿主之间形成的相互依赖、相互制约的生理性动态平衡。当宿主（免疫、营养及代谢等）、正常微生物群（种类、数量、位置等）或外界环境（理化和生物）等因素发生改变，打破了这种平衡，即为微生态失调（microdysbiosis），最常见的是菌群失调（dysbacteria）。

三、机会致病菌

正常微生物群在机体免疫力正常的情况下不致病,但在特定的条件下可致机体感染,被称为机会致病菌(opportunistic pathogen)或条件致病菌(conditioned pathogen)。

(一)机会致病菌致病的条件

1. 寄居部位改变

正常微生物群由原寄居部位向其他部位或本来无菌的部位转移,由此可引发机体感染。例如,大肠埃希菌本来为肠道正常菌群,但手术时若通过切口进入腹腔或血流,则可引发腹膜炎、败血症等。

2. 免疫功能低下

由疾病或使用免疫抑制剂等药物,造成机体免疫功能降低甚至缺陷,使一些正常微生物群在原寄居部位穿透黏膜等屏障,进入局部组织或通过血流引发感染,严重者可引起败血症而死亡。

3. 菌群失调

菌群失调是指由于各种原因使宿主某部位寄居的正常微生物群发生数量和比例的大幅度变化。严重的菌群失调可导致机体产生新的感染,被称为菌群失调症(dysbacteriosis)或二重感染(superinfection)。可引起二重感染的微生物多为耐药菌。

(二)常见的机会致病菌

1. 细菌

常见的革兰氏阴性杆菌有大肠埃希菌、克雷伯菌属、铜绿假单胞菌、变形杆菌属等;革兰氏阳性球菌多为葡萄球菌属。

2. 真菌

真菌以白假丝酵母菌最为常见,其次为新生隐球菌、曲霉菌、毛霉菌等。

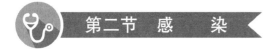

第二节 感 染

一、基本概念

感染(infection)是病原体和人体之间相互作用、相互斗争的过程。感染性疾病(infectious diseases)是指由病原生物入侵人体导致健康受到损害的各类疾病,包括传染病和非传染性感染性疾病。传染病(communicable diseases)是指由病原生物,包括病毒、细菌、真菌、人体寄生虫、节肢动物等入侵人体后导致的具有传染性、在一定条件下可造成流行的疾病。

对某种感染性疾病缺乏特异性免疫力的人被称为易感者。当易感者在某一特定人群中的比例达到一定水平,又存在传染源及相应的传播途径时,则易于发生传染病的流行。

二、感染的来源

（一）外源性感染与内源性感染

根据引起感染的病原体的来源不同，可将感染分为外源性感染与内源性感染。

1. 外源性感染

病原体来源于宿主体外的感染被称为外源性感染，主要见于独立性较强的病原体引起的传染病。外源性感染的传染源有患者、带菌者与感染动物（如病畜）。

（1）患者。患者是大多数传染病重要的传染源。不同病期的患者其传染强度可有不同，一般情况下，以发病早期的传染性最强，因为此时排出病原体的数量多。早期症状较轻，不为人注意，从而感染周围人群的机会较大。慢性感染患者可长期排出病原体，从而成为长期传染源。

（2）带菌者。带菌者包括恢复期带菌者和无症状带菌者。无症状带菌者携带病原体的时间可超过 3 个月，往往无明显临床症状而长期排出病原体。在某些传染病（如细菌性痢疾、伤寒等）中，带菌者有重要的流行病学意义。

（3）感染动物。感染动物中，以啮齿类动物最为常见，其次是家畜、家禽。此类以动物为传染源而传播的疾病，被称为动物源性传染病。有些动物本身会发病，如导致鼠疫的鼠类和导致狂犬病的犬类等；有些动物不发病，仅表现为病原携带状态，如传播恙虫病、流行性乙型脑炎等。

2. 内源性感染

内源性感染是指由来自患者自身体内或体表的病原体引起的感染。引起内源性感染的大多为正常菌群，少数是以潜伏状态存于体内的致病菌。临床治疗中大量使用抗生素导致菌群失调，或各种原因导致机体免疫功能下降，例如，老年人、癌症晚期患者、免疫缺陷性疾病患者、器官移植使用免疫抑制剂者均容易发生内源性感染。

（二）社会感染与医院感染

根据感染的发生场所不同，可将感染分为社会感染与医院感染。

1. 社会感染

社会感染是指在医院外发生的一切感染。社会感染受自然因素与社会因素影响，气候、季节、温度及地理条件等自然因素均会影响传染病的发生与流行。

2. 医院感染

医院感染又被称为医院内感染（hospital infection，或 nosocomial infection），是指各类人员在医院环境内所获得的感染。医院感染的对象是一切在医院内活动的人群，如住院和门诊患者、陪护人员、探视者及医院工作人员等，但主要是患者。医院感染发生的地点是在医院内，感染发生的时间是指患者在医院期间和出院后不久的时间内。医院感染不包括入院前已发生或已处于潜伏期的感染，但如果患者入院时已发生的感染直接与前次住院有关，也属于医院感染。

三、感染的传播方式与途径

（一）传播方式

1. 水平传播

水平传播是指病原体在人群中不同个体之间的传播，包括人—人、动物—人之间（包括通过媒介）的传播，为大多数病原体的传播方式。

2. 垂直传播

垂直传播即母婴传播，是指病原体由亲代宿主传至子代，主要通过胎盘或产道传播，也可通过生殖细胞、围产期哺乳、密切接触等方式传播，如乙型肝炎病毒、人类免疫缺陷病毒、梅毒螺旋体、弓形虫等。

（二）传播途径

传播途径是指病原体从传染源进入另一个宿主的途径。有些病原体的传播途径单一，而有些病原体可以通过多种途径传播。

1. 呼吸道传播

病原体通过呼吸、咳嗽、打喷嚏等，以飞沫形式从传染源的呼吸道排出到空气中，易感者吸入病原体而获得感染，如流感、麻疹、白喉等。

2. 消化道传播

病原体污染食物、水源或食具等，易感者于进食时获得感染，如伤寒、细菌性痢疾、霍乱等。

3. 皮肤黏膜传播

皮肤黏膜存在创伤，易感者接触被病原体污染的水、土壤，或携带病原体的动物时获得感染，如破伤风、钩端螺旋体病、血吸虫病、狂犬病等。

4. 虫媒传播

被病原体感染的吸血节肢动物如蚊、虱、蚤、螨等，于叮咬时将病原体传播给易感者，如疟疾、登革热、黑热病、莱姆病等。

5. 性传播

性传播主要是指通过人类性行为方式传播病原体，此类疾病称为性传播疾病（sexually transmitted diseases，STD），如梅毒、淋病等。

6. 多途径传播

某些病原体可以通过多种途径传播引起感染，如结核分枝杆菌、炭疽芽孢杆菌可经呼吸道、皮肤创伤、消化道等多种途径感染人体。

四、感染的过程

感染是病原体和人体之间相互作用、相互斗争的过程。在一定环境条件的影响下，根据病原体入侵门户、数量及毒力的强弱，以及人体防御功能的强弱程度，将感染过程分为不同的类型。

（一）病原体清除（elimination of pathogen）

当机体免疫力强，或入侵的病原菌毒力弱或数量不足，或入侵的部位不适宜，病原体可被机体的免疫系统清除，不发生感染。

（二）隐性感染（inapparent infection）

隐性感染又被称为亚临床感染（subclinical infection），是指病原体入侵人体后，仅诱导机体产生特异性免疫应答，而不引起或仅引起轻微的组织损伤，因而在临床上不显示任何的症状、体征、甚至生化改变，只有通过免疫学检查才能发现。在大多数感染性疾病中，隐性感染是较常见的表现，其数量常远超过显性感染。发生隐性感染后大多数机体可获得特异性免疫力，病原体被清除。少数机体可转变为病原携带状态，病原体持续存在于体内，患者被称为无症状携带者（asymptomatic carrier）。例如，伤寒沙门菌、志贺菌、乙型肝炎病毒等可引起隐性感染。隐性感染在传染病流行期间，对防止流行的扩散有积极意义——隐性感染者的增加导致人群对该疾病的易感性逐渐下降。此外，隐性感染者也可能处于病原携带状态，从而成为重要的传染源。

（三）显性感染（apparent infection）

显性感染又被称为临床感染（clinical infection），是指病原体入侵人体后，通过病原体本身的致病作用或机体的免疫病理作用，导致组织损伤，引起病理改变和临床表现。大多数感染性疾病中，显性感染只占一小部分。但在少数感染性疾病，如麻疹、水痘等，大多数感染者表现为显性感染。在同一种感染性疾病，存在病原体致病力、作用部位、机体免疫能力的差异等因素，因此显性感染又可呈现为急性与慢性、局部与全身、轻型与重型等各种类型。有些感染性疾病在显性感染过程结束后，病原体可被清除，感染者获得较为牢固的免疫力，如麻疹、甲型肝炎、伤寒等。有些感染性疾病的病后免疫力并不牢固，可以重复感染，如细菌性痢疾、阿米巴痢疾等。

（四）携带状态（carrier state）

携带状态是指病原体在显性或隐性感染后并未立即消失，在体内继续存留一定时间，与机体免疫力处于相对平衡状态，该宿主被称为携带者（carrier）。根据病原生物种类的不同，携带者又可分为带病毒者、带菌者、带虫者等。按其发生和持续时间的长短，携带者又可分为潜伏期携带者、恢复期携带者、慢性携带者。一般而言，携带病原体的持续时间小于3个月的携带者为急性携带者；大于3个月的为慢性携带者。但是某些潜伏期较长的病原体，如乙型肝炎病毒，其携带者感染超过6个月才算慢性携带者。所有携带者具有共同的特征，即无明显临床症状而携带病原体、会经常或间歇排出病原体、是重要的传染源。

（五）潜伏性感染（latent infection）

潜伏性感染又被称为潜在性感染，是指病原体感染人体后，寄生于某些部位，由于机体免疫功能足以将其局限化而不引起显性感染，但又不足以将病原体清除，病原体长期潜伏于体内，在免疫功能下降时引起显性感染。潜伏性感染期间，病原体一般不排出体外，这是其与病原携带状态的不同之处。常见的潜伏性感染有单纯疱疹病毒、水痘－带状疱疹病毒、疟原虫等。

第三节 抗感染免疫

机体的免疫应答对感染过程的表现和转归起着重要的作用。免疫应答可分为有利于机体抵抗病原体的保护性免疫应答和促进病理改变的变态反应两大类。保护性免疫应答又分为非特异性免疫应答和特异性免疫应答，这两种免疫应答都有可能引起机体保护和病理损伤。变态反应都是特异性免疫应答。

一、非特异性免疫

非特异性免疫是种群长期进化过程中逐渐形成的机体对抗入侵病原体的一种清除机制，是机体抵御病原体入侵的第一道防线，又被称为固有免疫。非特异性免疫在个体出生时即具备，作用范围广，并非针对特异性病原体，不牵涉对抗原的识别和再次免疫应答的增强。

（一）屏障结构

屏障结构包括外部屏障，即皮肤、黏膜及其分泌物，如溶菌酶、气管黏膜上的纤毛等，以及内部屏障，如血脑屏障、血胎屏障等。

（二）吞噬作用

单核 – 巨噬细胞系统包括血液中的游走大单核细胞，肝、脾、淋巴结、骨髓中固有的吞噬细胞和各种粒细胞（尤其是中性粒细胞）。这些细胞都具有非特异性吞噬功能，可清除机体内的病原体。

（三）体液因子

体液因子包括存在于体液中的溶菌酶、补体、纤连蛋白、细胞因子和细胞激素样肽类物质等，能直接或通过免疫调节作用清除病原体。与非特异性免疫应答相关的细胞因子有白细胞介素、α – 肿瘤坏死因子、γ – 干扰素、粒细胞 – 巨噬细胞集落刺激因子等。

二、特异性免疫

特异性免疫是机体与病原体及其代谢产物等抗原物质接触，或接种疫苗而获得的免疫，又被称为获得性免疫。特异性免疫具有明显的针对性，为机体接受某一病原体刺激后所产生的免疫力，只能对该病原体起作用，而对其他无关的病原体不起作用。特异性免疫在抗感染免疫中占有重要地位。

特异性免疫应答可分为 3 个阶段。

（一）识别抗原

T 细胞和 B 细胞分别通过 T 细胞抗原受体（TCR）和 B 细胞抗原受体（BCR）识别病原体的特异性抗原表位。

（二）活化增殖阶段

识别特异性抗原表位的淋巴细胞在协同刺激分子的参与下活化、增殖，并分化为效应细胞（如杀伤性 T 淋巴细胞）或产生效应分子（如抗体、细胞因子），少部分转化为记忆性淋巴细胞。

（三）效应阶段

机体通过细胞免疫和体液免疫的相互作用，产生免疫应答，清除病原体：①细胞免疫。对于细胞内寄生的病原体，细胞免疫起重要作用。杀伤性 T 淋巴细胞通过细胞毒性淋巴因子来杀伤病原体及其所寄生的细胞。②体液免疫。B 淋巴细胞识别抗原后转化为浆细胞并产生能与相应抗原表位结合的抗体，可中和毒素、促进细胞吞噬功能等，主要作用于细胞外的微生物。各类抗体功能不同，在感染过程中 IgM 首先出现，但持续时间不长，是近期感染的指标；IgG 随后出现，并持续较长时间；IgA 是呼吸道和消化道黏膜的局部抗体；IgE 则主要作用于入侵的原虫和蠕虫。

▌●　问题讨论　●▌

新型冠状病毒性肺炎疫情发展初期，由于对 SARS-CoV-2 人传人的特性认知有限、防控意识不足，造成院内感染事件频发，部分患者在住院期间感染了 COVID-19，许多医务人员也因职业暴露而被感染。阻止 COVID-19 在医疗机构内发生医院感染是控制传染源、切断传播途径从而消灭疫情的关键环节之一。结合 SARS-CoV-2 的传播途径，讨论在实际工作中要如何控制医院感染的发生。

▌●　思　考　●▌

（1）正常微生物群是指寄居在正常人体的体表及与外界相通的腔道表面的微生物群，在机体免疫功能正常的情况下对机体不致病。正常微生物群对人体具有哪些重要的生理意义？正常微生物群是如何演变成机会致病菌并引起感染的？

（2）根据来源不同，感染可分为外源性感染与内源性感染；根据发生场所不同，感染又可分为社会感染与医院感染。病原生物的传染源包括哪些？可通过哪些途径进入人体？水平传播和垂直传播有何不同？在医院环境中，要如何避免医院感染的发生？

（3）感染致病与否，取决于病原生物本身的致病性、数量、入侵部位，同时与机体的免疫状态密切相关。感染过程中可出现病原体清除、隐性感染、显性感染、携带状态和潜伏性感染，在生活中最常发生的是哪种类型？潜伏性感染在病毒感染中更为常见，为什么？

（4）抗感染免疫包括非特异性免疫和特异性免疫。结合学过的免疫学知识，分析抗胞内菌感染和抗胞外菌感染有何区别？

▌●　测试题（单项选择题）　●▌

（1）在疾病的流行中易被忽视的重要传染源是（　　　）。

A. 急性期患者　　　　　　　　B. 恢复期患者

C. 健康带菌者　　　　　　　　D. 带菌动物

E. 患病动物

（2）下列对机体非特异性免疫的叙述错误的是（　　　）。

A. 在种系发育和进化过程中形成　　B. 与生俱有，人皆有之

C. 对某种细菌感染针对性强　　　　　D. 与机体的组织结构和生理功能密切相关

E. 对入侵的病原菌最先发挥作用

（3）机体对外毒素免疫作用是依靠抗毒素的（　　）。

A. 调理作用　　　　　　　　　　　　B. 黏附作用

C. 中和作用　　　　　　　　　　　　D. 灭活作用

E. 清除作用

（4）为治疗菌群失调症，应使用（　　）。

A. 维生素　　　　　　　　　　　　　B. 纤维素

C. 抗生素　　　　　　　　　　　　　D. 抗毒素

E. 微生态制剂

（5）不是正常菌群致病条件的是（　　）。

A. 寄生部位改变　　　　　　　　　　B. 机体免疫功能低下

C. 局部免疫功能低下　　　　　　　　D. 菌群失调

E. 药物治疗

（6）长期使用广谱抗生素引起的细菌性腹泻属于（　　）。

A. 食物中毒　　　　　　　　　　　　B. 细菌性痢疾

C. 过敏性反应　　　　　　　　　　　D. 菌群失调症

E. 霍乱样腹泻

（7）条件致病菌是（　　）。

A. 正常时不存在于机体内的非致病菌

B. 正常时存在于机体内而不引起疾病的细菌

C. 从外部侵入，但尚未引起基本的病原菌

D. 从外部侵入，在一定条件下致病的病原菌

E. 恢复期患者排泄的病原菌

（8）防止医院感染蔓延的主要措施是（　　）。

A. 消灭传染源　　　　　　　　　　　B. 保护易感者

C. 切断传播途径　　　　　　　　　　D. 消毒灭菌

E. 合理使用抗生素

（饶朗毓）

第三章　消毒灭菌与生物安全

 第一节　消毒灭菌

病原生物由核酸、蛋白质、脂类和多糖等有机大分子组成，易受外界条件（特别是物理因素和化学因素）的影响。消毒灭菌就是利用理化因素来抑制或杀灭病原生物，防止微生物污染或病原微生物传播的重要措施。

一、常用术语

（一）灭菌（sterilization）

灭菌是指杀灭或清除医疗器械、器具和物品上一切微生物的处理。

（二）消毒（disinfection）

消毒是指清除或杀灭传播媒介上的病原微生物，使其达到无害化的处理，但不一定能杀死非病原微生物或细菌芽孢。用以消毒的制剂被称为消毒剂（disinfectant）。

（三）防腐（antisepsis）

防腐是指抑制体外微生物生长繁殖的方法，微生物一般不死亡。用以防腐的化学药品为防腐剂（antiseptic），一些低浓度消毒剂则为防腐剂。

（四）无菌（asepsis）

无菌是指不含有活的微生物。灭菌处理后单位产品上存在活微生物的概率被称为无菌保证水平（sterility assurance level，SAL），通常表示为 10^{-n}。医学灭菌一般设定 SAL 为 10^{-6}，即经灭菌处理后在 100 万件物品中最多只允许 1 件物品存在活微生物。

（五）无菌操作（aseptic manipulation）

无菌操作是指防止病原生物进入人体或其他物品的操作技术。在外科手术、微生物接种等过程中，均需严格的无菌操作。

二、物理消毒灭菌法

物理消毒灭菌的因素包括热力、辐射、滤过、干燥和低温等。

（一）热力灭菌法

热力可致蛋白质变性凝固、核酸崩解、细胞膜破坏等，从而杀死病原生物，故最常用于消毒与灭菌。根据加热过程中是否有水分子参与，可将其分为干热灭菌法和湿热灭菌法两类。

1. 干热灭菌法

干热灭菌法是指通过脱水、干燥和使大分子变性而杀死病原生物。

（1）焚烧。焚烧是指经火焰或焚烧炉焚烧，是一种彻底的灭菌方法，仅用于具传染性的废弃物品或尸体等。

（2）烧灼。烧灼是指直接用火焰灭菌，一般用于实验过程中的金属器械（如接种环、剪刀、镊子）和玻璃容器口（如试管口、培养瓶口）等。

（3）干烤。干烤是指利用干烤箱灭菌，常用参数为 160 ℃，2 h，适用于玻璃和陶瓷器皿的灭菌，并可破坏细菌内毒素（如热原质）。

（4）红外线灭菌。红外线是一种 0.77 ～ 1 000.00 μm 波长的电磁波，其中 1 ～ 10 μm 波长的热效应最强。但其热效应只能在照射表面产生，不能使物体均匀受热。此法多用于医疗器械和食具的消毒灭菌。红外线接种环灭菌器的腔内温度可达 900 ℃，可在生物安全柜或流动生物安全车中用于接种环、剪刀、镊子等的灭菌。

2. 湿热灭菌法

在同一温度下，湿热灭菌法比干热灭菌法的效果好。其原因是：①湿热中蛋白较易凝固变性；②湿热的穿透力比干热大；③湿热的蒸汽有潜热效应存在，水由气态变为液态时放出大量的潜热，可迅速提高被灭菌物体的温度。

（1）压力蒸汽灭菌法（pressure steam sterilization）。该法是目前最有效、最常用的灭菌方法。其原理是使用密闭的压力蒸汽灭菌器（autoclave），使容器内温度随蒸汽压增加而升高，在 103.4 kPa（1.05 kg/cm²）蒸汽压下，温度达 121.3 ℃，维持 15 ～ 20 min，可杀灭包括细菌芽孢在内的所有病原生物。高压蒸汽灭菌法常用于一般培养基、生理盐水、手术敷料等耐高温、耐湿物品的灭菌。但上述温度尚不足以灭活朊粒。

预真空压力蒸汽灭菌法原理与高压蒸汽灭菌法的相似，只是在加热前预先将灭菌器内抽为真空，再导入蒸汽，蒸汽压力达 205.8 kPa（2.1 kg/cm²），温度达 132 ～ 134 ℃，灭菌时间为 4 min。

（2）巴氏消毒法（pasteurization）。该法由 Louis Pasteur 创建，是一种用较低温度杀灭液体中的病原菌或一般杂菌，以保持其中不耐热成分不被破坏的消毒方法，常用于牛奶、酒类等的消毒。方法有两种：①61.1 ～ 62.8 ℃，30 min；②71.7 ℃，15 ～ 30 s。目前广泛采用后者。

（3）煮沸法。在 1 个大气压下水的煮沸温度为 100 ℃，一般细菌的繁殖体在 5 min 内能被杀死，细菌芽孢则需要煮沸 1 ～ 2 h 才被杀灭。此法常用于餐饮具、金属和玻璃器皿、织物或其他耐热、耐湿物品等的消毒。在水中加入 2% 苯酚氢钠，即可将沸点提高至 105 ℃，既可促进细菌芽孢的杀灭，又可防止金属器皿生锈。高原地区气压低，须按海拔每升高 300 m 延长 2 min 的标准来进行煮沸消毒。

（4）流动蒸汽消毒法。利用 1 个大气压下的水蒸气进行消毒。在流动蒸汽灭菌器中以 100 ℃ 加热 15 ～ 30 min 可杀灭细菌繁殖体，但不能杀灭全部细菌芽孢。该法适用于耐潮湿而不耐高温物品的消毒。

（5）间歇蒸汽灭菌法。利用反复多次的流通蒸汽间歇加热以达到灭菌的目的。将需要灭菌的材料置于流动蒸汽灭菌器内，以 100 ℃ 加热 15 ～ 30 min 杀死细菌繁殖体后，取出，置于 37 ℃ 孵箱过夜。残存的芽孢发育可成繁殖体，须次日再蒸。如此连续操作 3 次以上，可达到灭菌的效果。此法适用于一些不耐高温的含糖或牛奶培养基等。

（二）辐射杀菌法

1. 紫外线（ultraviolet ray，UV）

波长 240～300 nm 的紫外线具有杀菌作用，其中，以 265～266 nm 的紫外线最强。其杀菌原理为 DNA 吸收紫外线，使核酸链上两个相邻的胸腺嘧啶共价结合形成二聚体，干扰 DNA 的正常复制与转录，导致细菌或病毒等的变异或死亡。紫外线能量低，穿透力较弱，可被普通玻璃、纸张、尘埃等阻挡，故一般常用于手术室、病房、实验室的空气消毒，或用于不耐热物品的表面消毒。紫外线对人体皮肤和角膜有损伤作用，使用时应注意防护。

2. 电离辐射

电离射线主要包括 β 射线和 γ 射线等。β 射线可由电子加速器产生，其穿透性差，但作用时间短，安全性好；γ 射线多以 ^{60}Co 作为放射源，其穿透性强，但作用时间长，安全措施要求高。电离射线具有较高的能量，其机制是干扰 DNA 合成、破坏细胞膜、引起酶系统紊乱、产生游离基等。电离辐射杀菌谱广，剂量易控制，但设备昂贵，对人体有一定损害，多用于一次性医用塑料制品、生物医学制品（如人工器官、移植器官）、精密医疗器械等的灭菌。

3. 微波

微波是一种频率高、波长短、穿透性强的电磁波，一般使用频率为 2 450 MHz，其杀菌机制包括热效应与非热效应两方面。热效应是微波通过介质时，使极性分子快速运动，分子间相互摩擦产热，温度升高而使蛋白质变性；非热效应是因高频的电场使膜电位、极性分子结构发生改变，使病原生物体内蛋白质和生理活性物质发生变异，而丧失活力或死亡。微波可穿透玻璃、陶瓷和薄塑料等物质，但不能穿透金属表面，主要用于非金属器械、食品、食具等的消毒。

4. 超声波

在频率 20～200 kHz 的声波作用下，细菌细胞发生机械破裂，原生质迅速解离。超声波常用于分离和提取细菌的组分，或制备抗原时裂解细胞。

（三）滤过除菌法

滤过除菌法（filtration）是通过规定孔径的过滤材料，以物理阻留的原理，去除液体或空气中的微生物，但不能将微生物杀灭的一种杀菌法。目前，常用的滤菌器（filter）多为薄膜滤菌器，由硝基纤维素膜制成，依孔径大小分为多种规格。用于除菌的滤膜孔径在 0.45 μm 以下，最小为 0.1 μm，只允许小于孔径的成分通过。滤过除菌法可去除液体或空气中的细菌、真菌，但一般不能去除病毒、支原体和 L 型细菌。滤过除菌法主要用于不耐高温的血清、毒素、抗生素、细胞培养液等液体的除菌，也可用于生物安全柜、层流病房、无菌手术室等空间的空气净化。

（四）其他物理抑菌或杀菌方法

1. 干燥

干燥的环境可造成病原生物脱水、代谢缓慢甚至死亡。不同病原生物对干燥的抵抗力不同，例如，脑膜炎奈瑟菌、淋病奈瑟菌、苍白密螺旋体等在干燥空气中很快死亡，而溶血性链球菌在尘埃中可存活 25 天，结核分枝杆菌在干痰中可存活。细菌芽孢的极耐干燥，如炭疽芽孢杆菌的芽孢在干燥环境中可存活 20 余年。干燥法常用于保存食物、细菌干粉培养基、中草药等。

2. 高渗

高渗可使细胞内水分逸出，造成生理性干燥，使病原生物的生命活动停止。生活中常用盐、糖等腌渍食物，造成高渗环境，抑制病原生物增殖，从而防止食物变质。

3. 低温

低温可使病原生物的新陈代谢减缓，抑制其生长繁殖，当温度回升至适宜范围时其又能恢复生长繁殖。为避免解冻时对细胞的损伤，可在低温状态下真空抽去水分，此方法被称为冷冻真空干燥法。该法是目前保存菌种的最好方法，一般可保存微生物数年至数十年。

三、化学消毒灭菌法

许多化学药剂能影响病原生物的结构、组成和生理活动，从而发挥防腐、消毒甚至是灭菌的作用，其原理包括：①促进蛋白质变性或凝固，如醇类、酚类（高浓度）、醛类、酸碱类、重金属盐类（高浓度）等；②干扰酶系统和代谢，如某些氧化剂、卤素类、重金属盐类（低浓度）可与细菌代谢酶分子的 – SH 基结合而失去其酶活性；③损伤细胞膜，如酚类（低浓度）、表面活性剂、脂溶剂等，能降低细菌细胞膜或病毒包膜的表面张力并增加其通透性，使外部液体内渗，导致细菌或病毒裂解。

（一）化学消毒剂的种类

能杀灭传播媒介上的微生物并达到消毒要求的制剂即为消毒剂。根据其消毒效能可分为 3 类。

1. 高效消毒剂

高效消毒剂是能杀灭一切细菌繁殖体（包括分枝杆菌）、病毒、真菌及其孢子等，对细菌芽孢也有一定的杀灭作用的消毒制剂，如含氯消毒剂、过氧化物、烷化剂等。

2. 中效消毒剂

中效消毒剂是能杀灭分枝杆菌、真菌、病毒及细菌繁殖体等微生物的消毒制剂，如碘类、醇类、酚类消毒剂等。

3. 低效消毒剂

低效消毒剂是能杀灭细菌繁殖体和亲脂病毒的消毒制剂，如表面活性剂、高锰酸钾等。

（二）常用化学消毒剂的作用机制及应用

1. 含氯消毒剂

含氯消毒剂包括漂白粉（含氯石灰）、氯胺、二氯异氰尿酸钠等。此类消毒剂在水中可产生氯（Cl_2）、次氯酸（$HClO$）及新生态氧 [O]，氯可氧化细菌 – SH 基，次氯酸盐可与胞质成分作用形成氮 – 氯复合物而干扰细胞代谢。含氯消毒剂具有杀菌作用强、杀菌谱广、作用快、余氯毒性低及价廉等特点，但对金属制品有腐蚀作用。

2. 氧化消毒剂

氧化消毒剂包括过氧化氢、过氧乙酸、臭氧、高锰酸钾等，主要靠其强大的氧化能力灭菌，可使酶蛋白中的 – SH 基转变为 – SS – 基，导致酶活性丧失。氧化消毒剂杀菌谱广、速效，但对金属、织物等有较强的刺激性和腐蚀性。

3. 碘类消毒剂

碘类消毒剂包括碘酊、碘附等。碘酊为碘的乙醇溶液；碘伏是碘与表面活性剂、灭菌增效剂的结合物。碘酊对皮肤有刺激性，用于皮肤消毒后须以75%乙醇溶液将其擦净；碘附着色易洗脱，刺激性较轻微。

4. 醛类消毒剂

醛类消毒剂包括戊二醛、甲醛等，具有广谱、高效、快速的杀菌作用。其杀菌机制是对细菌蛋白质和核酸的烷化。2%的碱性戊二醛溶液对橡胶、塑料、金属器械等无腐蚀性，但对皮肤黏膜有刺激性。甲醛对人有潜在毒性作用。

5. 杂环类气体消毒剂

杂环类气体消毒剂包括环氧乙烷、环氧丙烷等。通过对微生物蛋白质分子的烷基化作用，干扰酶的正常代谢而使微生物死亡。杀菌广谱高效，杀灭芽孢能力强，对一般物品无损害；但易燃，且对人有一定毒性。

6. 醇类消毒剂

醇类消毒剂包括乙醇、异丙醇等。其杀菌机制是去除细菌胞膜中的脂类，并使菌体蛋白质变性。70%～75%乙醇溶液的杀菌力最强。异丙醇的杀菌作用比乙醇强，且挥发性低，但毒性较强。

7. 其他消毒剂

其他消毒剂包括：①酚类，如甲酚皂（来苏儿）、苯酚等；②表面活性剂，如苯扎溴铵（新洁尔灭）、氯己定（洗必泰）等；③重金属盐类，如硝酸银、蛋白银等。

化学消毒剂一般都对人体组织有害，故只能外用或用于环境的消毒。化学消毒剂的应用要根据不同的消毒对象选择不同种类，适度、适量，并注意对人类的毒副作用、对环境的污染作用及对物体的腐蚀作用。常用消毒剂的应用范围见表3－1。

表3－1　常用消毒剂的应用范围

类别	消毒剂（使用浓度）	主要用途
氧化剂	氯（0.2～0.5 ppm）	水、游泳池的消毒
	漂白粉（10%～20%）	地面、厕所、排泄物的消毒
	氯胺（0.2%～0.5%）	空气、物体表面的消毒
	二氯异氰尿酸钠（4 ppm）	水、游泳池，空气及排泄物（3%）的消毒
	过氧化氢（3%）	创口、皮肤黏膜冲洗
	过氧乙酸（0.2%～0.5%）	塑料、玻璃制品的消毒
	臭氧	空气（20 mg/m³），物体表面（60 mg/m³）的消毒
	高锰酸钾（0.1%）	皮肤、尿道黏膜，生吃果蔬的消毒
	碘酊（2.0%～2.5%）	皮肤、黏膜的消毒
	碘伏（2～10 g/L 有效碘）	皮肤、黏膜、术前手消毒，注射和手术部位皮肤的消毒

续表 3-1

类别	消毒剂（使用浓度）	主要用途
烷化剂	戊二醛（2%～2.5%）	精密仪器、内窥镜等的消毒
	甲醛（10%）	物体表面、空气、HEPA 滤器的消毒
	环氧乙烷（50 mg/L）	手术器械、敷料、电子仪器、塑料制品等的消毒
醇类	乙醇（70%～75%） 异丙醇（50%～70%）	皮肤、诊疗器械（温度计、血压计等）的消毒
酚类	苯酚（3%～5%） 甲酚皂（2%）	皮肤、地面、排泄物的消毒
表面活性剂	溴型季铵盐（0.05%～0.10%）	皮肤、黏膜、诊疗器械的消毒
	皮肤、黏膜、物体表面的消毒	氯己定（2～45 g/L）
重金属盐类	硝酸银（1%） 蛋白银（1%～5%）	新生儿滴眼（预防淋球菌感染）

四、影响消毒灭菌效果的因素

（一）微生物的种类、数量和生理状态

1. 微生物的种类

不同种类的微生物的抵抗力不同，因此，进行消毒灭菌时必须区别对待。

（1）细菌。细菌繁殖体对热敏感，消毒灭菌方法以热力为主。对于消毒剂，革兰氏阳性菌较革兰氏阴性菌更为敏感，而结核分枝杆菌则具有较强抵抗力。细菌芽孢抵抗力最强，杀灭芽孢常用热力灭菌、电离辐射和环氧乙烷熏蒸，戊二醛、过氧乙酸等消毒剂亦能杀灭芽孢。

（2）病毒。病毒对理化因素的抵抗力因种类不同有很大差异。病毒耐冷不耐热，但肝炎病毒，尤其是乙型肝炎病毒较一般病毒更为耐热。包膜病毒对脂溶剂敏感，而无包膜病毒则对脂溶剂不敏感。病毒对辐射敏感，X 射线、γ 射线、紫外线等均可灭活病毒。

（3）真菌。真菌对干燥、日光、紫外线及多数化学消毒剂耐力较强，但不耐热（60 ℃，1 h 即可杀灭）。

2. 微生物的数量

污染的微生物数量越多，所需消毒的时间就越长，消毒剂的剂量就越大。

3. 微生物的生理状态

消毒灭菌前微生物的生理状态显著影响其抵抗力。在营养缺乏的环境中生长的微生物比在营养丰富的环境中生长的微生物具有更强的抵抗力。细菌繁殖体的抵抗力在迟缓期和对数期通常较强，自稳定期下降。

（二）消毒剂的性质、浓度与作用时间

（1）性质。各种消毒剂的理化性质不同，对微生物的作用效果各异。高效消毒剂几乎对所有微生物（包括细菌芽孢）有极强的杀灭作用。表面活性剂仅对细菌繁殖体和某些病

毒有效，且对革兰氏阳性菌的杀灭效果较革兰氏阴性菌的好，但不能杀灭细菌芽孢和真菌。

（2）浓度。不同浓度的消毒剂的消毒效果不同。绝大多数消毒剂在高浓度时杀菌效果佳，低浓度时只有抑菌效果。例如，含氯消毒剂的浓度增加 1 倍，杀菌时间可减少 30%。但醇类例外，70%～75% 的乙醇溶液或 50%～70% 的异丙醇溶液的消毒效果最好，因过高浓度的醇类会使菌体蛋白质迅速脱水凝固，影响醇类继续向内部渗入，反而降低杀菌效果。

（3）作用时间。在一定浓度下，消毒剂对细菌的作用时间越长，消毒效果越好。

（三）环境温度和酸碱度

1. 温度

消毒剂杀菌实际上是通过化学反应实现的，其反应速度随温度升高而加快，消毒灭菌效果亦随之增强，但温度的变化对各类消毒剂影响不同。例如，甲醛、戊二醛、环氧乙烷的温度升高 1 倍，杀菌效果可增强 10 倍；而酚类和乙醇受温度影响不明显。

2. 酸碱度（pH）

pH 从两个方面影响杀菌效果。

（1）对消毒剂的影响。一定的 pH 可改变微生物的溶解度和分子结构。

（2）对微生物的影响。大多病原生物适宜生长在 pH 为 6～8 的条件下，过高或过低的 pH 有利于杀灭病原生物。例如，在碱性条件下，细菌表面的负电荷增多，更有利于阳离子型表面活性剂（如苯扎溴铵）的作用。苯扎溴铵在 pH 为 3 时所需的杀菌浓度较 pH 为 9 时约高 10 倍。而含氯消毒剂和碘类消毒剂在酸性条件下杀菌效果更好。

（四）有机物

临床样本中，病原生物存在于排泄物、分泌物中，这些物质如血液、脓汁、痰液、粪便和尿液等会减弱消毒效果。环境中有机物的存在，能够显著影响消毒剂的效果。其原因主要包括：①有机物可在微生物表面形成保护层，妨碍消毒剂与微生物的接触；②有机物和消毒剂作用，形成溶解度更低或者杀菌作用更弱的化合物；③部分消毒剂可被有机物中和，降低其对微生物的作用浓度。消毒剂中重金属类、表面活性剂、乙醇、次氯酸盐等受有机物影响较大。此外，肥皂、去垢剂或其他消毒剂也会灭活病原生物。

 第二节　病原微生物实验室生物安全

生物安全（biological safety）是指通过实验室建筑设计、安全防护设施和使用个体防护设备及严格遵从标准化的操作规程等保护措施（硬件）和管理措施（软件），避免各种有危害或潜在危害的生物因子对实验操作人员、环境或公众造成危害。实验室生物安全（laboratory biosafety）是指防止实验室发生病原体意外暴露或毒素意外释放的原则、技术和措施。实验人员临床实验室工作经常接触一些传染性较强的标本，尤其在微生物实验室培养、鉴定细菌的过程中常常接触大量的病原微生物，容易发生感染。设计合理的实验室、配备适宜的安全设施、制定标准化的操作规程、培训合格的工作人员及完善管理制

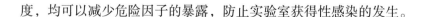

度，均可以减少危险因子的暴露，防止实验室获得性感染的发生。

一、病原微生物危害度评估

感染的发生与微生物的接种量、危险因子毒力、机体免疫力、暴露后预防和治疗措施相关，因此，首先要对所涉及的危险因子的危害度进行评估。病原微生物危害度评估是临床实验室的核心内容，也是实行实验室分级管理的前提。

世界卫生组织（World Health Organization，WHO）于 2004 年颁布的《实验室生物安全手册》根据感染性微生物的相对危害程度将其危险度划分为 4 个等级。

（1）危险度 1 级（无或极低的个体和群体危险）。此等级含有不太可能引起人或动物致病的微生物。

（2）危险度 2 级（个体危险中等，群体危险低）。此等级的病原体能够对人或动物致病，但对实验室工作人员、社区、牲畜或环境不易导致严重危害。实验室暴露也许会引起严重感染，但对感染具备有效的预防和治疗措施，并且疾病传播的危险有限。

（3）危险度 3 级（个体危险高，群体危险低）。此等级的病原体通常能引起人或动物的严重疾病，但一般不会发生感染个体向其他个体的传播，并且对感染具备有效的预防和治疗措施。

（4）危险度 4 级（个体和群体的危险均高）。此等级的病原体通常能引起人或动物的严重疾病，并且很容易发生个体之间的直接或间接传播，对感染一般不具备有效的预防和治疗措施。

中国于 2017 年颁布的《病原微生物实验室生物安全通用准则》中，根据病原微生物的传染性、感染后对个体或者群体的危害程度，将病原微生物分为 4 类。

（1）第一类病原微生物，是指能够引起人类或者动物非常严重疾病的微生物，以及中国尚未发现或已经宣布消灭的微生物。

（2）第二类病原微生物，是指能够引起人类或者动物严重疾病，比较容易直接或者间接在人与人、动物与人、动物与动物间传播的微生物。第一类、第二类病原微生物被统称为高致病性病原微生物。

（3）第三类病原微生物，是指能够引起人类或者动物疾病，但一般情况下对人、动物或者环境不构成严重危害，传播风险有限，实验室感染后很少引起严重疾病，并且对感染具备有效治疗和预防措施的微生物。

（4）第四类病原微生物，是指在通常情况下不会引起人类或者动物疾病的微生物。

微生物危害度评估除考虑危害度等级外，还要考虑以下因素：①微生物的致病性、感染数量；②自然感染途径和实验室操作所致的感染途径（如非消化道途径、空气传播、食入等）；③微生物在环境中的稳定性；④所操作微生物的浓度和标本量；⑤易感宿主（人或动物）；⑥计划进行的实验室操作（如超声处理、气溶胶化、离心等）；⑦可能会扩大宿主范围或改变预防治疗措施有效性的所有基因技术；⑧有效的预防或治疗条件；⑨实验室工作人员的素质；等等。

二、实验室生物安全水平分级及基本设备

（一）实验室生物安全水平分级

根据实验室对病原微生物的生物安全防护水平，并依照实验室生物安全国家标准的规定，将实验室分为 1 级生物安全水平（biosafety level 1，BSL-1）、2 级生物安全水平（BSL-2）、3 级生物安全水平（BSL-3）、4 级生物安全水平（BSL-4），详见表 3 - 2。以 ABSL-1（animal biosafety level 1，ABSL-1）、ABSL-2、ABSL-3、ABSL-4 表示包括从事动物活体操作的实验室的相应生物安全防护水平。

表 3 - 2 实验室生物安全防护水平分级

分级	适用操作对象
BSL-1	在通常情况下不会引起人类或动物疾病的微生物
BSL-2	能够引起人类或者动物疾病，但一般情况下对人、动物或环境不构成严重危害，传播风险有限，实验室感染后很少引起严重疾病，并且具备有效治疗和预防措施的微生物
BSL-3	能够引起人类或者动物严重疾病，比较容易直接或间接在人与人、动物与人、动物与动物间传播的微生物
BSL-4	能够引起人类或动物非常严重疾病的微生物，中国尚未发现或已经宣布消灭的微生物

1. 1 级生物安全水平（BSL-1）实验室

BSL-1 实验室属基础实验室，可以进行开放操作，常作为基础教学、研究用实验室，用于处理危害度为 1 级的微生物。

（1）实验室墙壁、天花板和地板应光滑、易清洁、防渗漏、耐腐蚀，地板防滑、无缝隙，不能铺设地毯，且避免管线暴露在外。

（2）实验台面应防水，耐酸、碱、有机溶剂，耐中等热度。

（3）每间实验室内设有洗手池，且安装在出口处。

（4）实验室内应有足够的存储空间和工作空间。

（5）室内保证照明，避免不必要的反光和闪光。

（6）实验室的窗户应安装防媒介昆虫的纱窗。

2. 2 级生物安全水平（BSL-2）实验室

BSL-2 实验室亦属基础实验室，常作为诊断、研究用实验室，用于处理危害度为 2 级的微生物，如沙门菌属、HBV 等。这些病原微生物可能通过不慎摄入体内及破损的皮肤、黏膜而发生感染。当具备一级屏障设施，如穿戴面罩、隔离衣和手套等防护装备下，可以在开放实验台进行标准化的操作。

（1）在满足 BSL-1 实验室设施的基础上，BSL-2 实验室还应配备压力蒸汽灭菌器、化学消毒装置等消毒灭菌设施。

（2）已知的或潜在的感染废弃物与普通废弃物分开。

（3）实验室具备生物安全柜和密封的离心管，以防止泄露和气溶胶产生。在生物安全

柜中进行可能发生气溶胶的操作程序。门保持关闭并贴上适当的危险标志。

（4）实验室最好有不少于每小时 3～4 次的通风和换气装置。

（5）实验室门有可视窗，保持关闭并贴有相应的危险标志（图 3-1），带锁并可自动关闭。

（6）安全系统包括消防、应急供电、应急淋浴及洗眼装置，出口有发光指示标志。

典型的 BSL-2 实验室见图 3-2。

3.3 级生物安全水平（BSL-3）实验室

BSL-3 实验室属防护实验室，为特殊的诊断、研究实验室，处理危害度为 3 级的微生物，如结核分枝杆菌等。在满足 BSL-2 实验室设施的基础上，BSL-3 实验室还须具备合适的空气净化系统，配备特殊防护服；凡符合 BSL-3 的微生物均需在生物安全柜内进行操作。

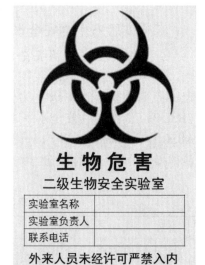

图 3-1　张贴于实验室门上的生物危害警告标志

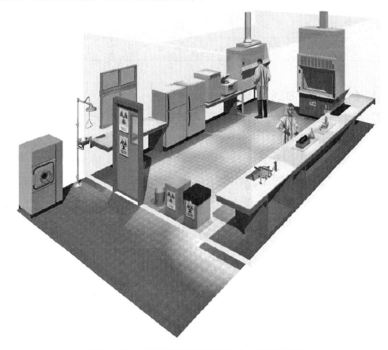

图 3-2　典型的二级生物安全水平实验室

4.4 级生物安全水平（BSL-4）实验室

BSL-4 实验室属最高防护实验室，供危险病原体研究用，处理危害度为 4 级的微生物，如马尔堡病毒等。这些病原微生物对个体具有高度危害性，并可通过空气传播或者传播途径不明，尚无有效的预防或治疗措施。

（1）在满足 BSL-3 实验室设施的基础上，BSL-4 实验室还须增加入口气锁、出口淋浴。

（2）操作需在 3 级生物安全柜内或 2 级生物安全柜内并穿着正压防护服进行，使实验室人员与传染性气溶胶完全隔离。

（3）BSL-4 实验室必须与其他实验室隔离，独立设置，并具备特殊的空气和废物处理系统。

根据相关规定，目前，中国县级以上医院内的临床微生物实验室或检验科因接触可能含有致病微生物的标本，应达到 BSL-2 标准。该级别实验室结构和设施、安全操作规程、安全设备适用于人或环境中具有中等潜在危害的微生物。实验室生物安全管理应做到如下几点：

（1）实验室应制定标准化的操作程序和生物安全手册。

（2）实验室工作人员应定期接受有关生物安全知识的教育和培训。

（3）实验室应具备必要的安全设备，如生物安全柜（BSC）、密闭容器以及个人防护物品。

（4）实验室工作人员进行定期健康监测。

（二）生物安全基本设备

实验室生物安全的基本设施包括生物安全柜、高压灭菌器和个人防护装备。

1. 生物安全柜

生物安全柜是处理原代培养物、菌毒株及诊断性标本等具有感染性的实验材料时，可保护操作者、实验室环境及实验材料的一种净化设备。生物安全柜在如下情况时使用。

（1）处理感染性物质。

（2）处理潜在空气传播的物质。

（3）离心前后，密封离心杯的装样、取样。

（4）可能产生气溶胶的操作（如离心、研磨、混匀、剧烈摇动、超声破碎、打开有感染性或潜在感染性物质的密封容器、动物鼻腔接种及采集动物或卵胚感染性组织等）。

2. 压力蒸汽灭菌器

压力蒸汽灭菌器是临床微生物实验室常规必备设备，用于耐高温的实验材料、器皿和微生物感染性废弃物的灭菌等，从而保证实验室工作人员及环境安全。

3. 个人防护装备

个人防护装备用于保护实验室工作人员免受气溶胶、喷溅物暴露和意外接种等，根据危害度评估以及工作性质选择使用。

常用的个人防护装备包括如下几种：

（1）防护服。防护服一般包括实验服、隔离衣、围裙和正压防护服。实验服一般在 BSL-1 实验室中使用，而一般微生物实验室适合穿着长袖背开式隔离衣或连体防护服。当可能发生喷溅时，应该在实验服或隔离衣外面穿上围裙。正压防护服一般在 BSL-4 实验室中使用，适用于涉及致死性生物危害物质的操作。在处理生物危险材料时，穿着适用的指定防护服，离开临床实验室前按程序脱下防护服，用完的防护服要消毒后再洗涤。

（2）手部防护装备。手部防护装备主要是手套，洗手也是手部防护的有效措施。在 BSL-2 以下实验室一般戴单层手套，而在生物安全柜中操作感染性物质时应戴双层手套。

使用时应确保手套有效遮盖、无漏损,最好覆盖实验服外衣袖,完全遮住手及腕部。怀疑内部受污染时应及时更换实验服,工作完成或终止后脱去手套,妥善处理。

（3）头面部防护装备。头面部防护装备主要包括口罩、防护面罩和防护帽。外科口罩仅用于保护部分面部免受感染性材料喷溅物的污染,只适用于 BSL-2 以下实验室使用。防护面罩用于保护生物安全实验室工作人员免受脸部碰撞或切割伤、感染性物质的飞溅或滴液接触至脸部或污染眼鼻口的危害,一般与口罩同时佩戴使用。防护帽可以避免化学和生物危害物质飞溅至头部（头发）所造成的污染。

（4）眼睛防护装备。眼睛防护装备主要包括安全眼镜、护目镜和洗眼装置。洗眼装置应安装在室内明显而易取的地方,并保持洗眼用水管的通畅,工作人员应掌握其操作方法以便于紧急时使用。若在操作过程中发生腐蚀性液体或生物危害液体喷溅至眼睛时,应立即在就近的洗眼装置上用大量缓流清水冲洗至少 30 min。

（5）鞋。在实验室内应穿着舒适、防滑、不露脚趾的鞋,避免碰撞和喷溅暴露。推荐穿着皮质或合成材料的防水鞋。可能发生泄漏时,穿一次性防水鞋套。在特殊区域穿专用鞋（例如,在有防静电要求的 BSL-3 和 BSL-4 实验室使用一次性或橡胶靴）。

（6）呼吸防护装备。呼吸防护装备主要有正压面罩和个人呼吸器,在进行高度危险性操作（如清理溢出的感染性物质和气溶胶）时使用,可保护使用者免受气体、蒸汽、颗粒和气溶胶等的危害。

三、实验室生物安全保障

有效的生物安全规范是实验室生物安全保障活动的根本。每个单位都必须根据本单位的需要、实验室工作的类型以及本地的情况等来制订和实施特定的实验室生物安全保障规划,主要内容如下:

（1）建立健全安全保卫制度,采取有效的安全措施,以防止病原微生物菌（毒）种及样本丢失、被窃、滥用、误用或有意释放。实验室发生高致病性病原微生物菌（毒）种或样本被盗、被抢、丢失、泄漏的,应当依照相关规定及时进行报告。

（2）根据实验室工作内容以及具体情况,进行风险评估,制订生物安全保障规划,进行安全保障培训;调查并纠正实验室生物安全保障工作中的违规情况。

（3）从事高致病性病原微生物相关实验活动的实验室应向当地公安机关备案,接受公安机关对实验室安全保卫工作的监督指导。

（4）应建立高致病性病原微生物实验活动的相关人员综合评估制度,考察上述人员在专业技能、身心健康状况等方面是否胜任相关工作。

（5）建立严格的实验室人员出入管理制度。

（6）适用时,应按照国家有关规定建立相应的保密制度。

||●| 问题讨论 |●||||

临床上进行静脉注射或皮下注射时,常用哪些消毒剂对患者进行皮肤消毒?所使用的注射器和注射液体分别要达到什么标准?可用哪些方法对它们进行杀菌?

思　考

（1）消毒与灭菌有何差别？为什么将杀灭芽孢与否作为判断灭菌效果是否彻底的指标？

（2）物理消毒灭菌法包括热力、辐射、滤过、干燥和低温等。热力法包括干热灭菌法和湿热灭菌法。在温度和时间相同的情况下，为什么湿热灭菌法比干热法好？

（3）压力蒸汽灭菌法是目前较有效、常用的灭菌方法，其原理和常用参数是什么？有何适用范围？

（4）紫外线灭菌法的杀菌原理是什么？有何适用范围？在使用过程中有何注意事项？

（5）化学消毒剂的杀菌机制主要是什么？化学消毒剂分为高效、中效和低效 3 类，它们的消毒效能有何差别？

（6）影响消毒灭菌作用效果的因素有哪些？

（7）病原微生物按照危害程度如何分类？每一类病原微生物对实验室生物防护有何要求？

测试题（单项选择题）

（1）对普通培养基的灭菌，宜采用（　　　）。

A. 煮沸法　　　　　　　　　　　　B. 巴氏消毒法

C. 流通蒸气灭菌法　　　　　　　　D. 高压蒸气灭菌法

E. 间歇灭菌法

（2）杀灭芽孢最常用和最有效的方法是（　　　）。

A. 紫外线照射　　　　　　　　　　B. 煮沸 5 min

C. 巴氏消毒法　　　　　　　　　　D. 流通蒸气灭菌法

E. 高压蒸气灭法

（3）乙醇消毒剂常用的浓度是（　　　）。

A. 100%　　　　　　　　　　　　B. 95%

C. 75%　　　　　　　　　　　　　D. 50%

E. 30%

（4）紫外线杀菌的机理是（　　　）。

A. 破坏细菌细胞壁　　　　　　　　B. 损害细胞膜

C. 损伤细菌 DNA　　　　　　　　D. 破坏核蛋白体

E. 破坏酶系统

（5）保持菌种的最佳方法是（　　　）。

A. 半固体培养基培养　　　　　　　B. 冷冻真空干燥法

C. 血、肉汤培养基培养　　　　　　D. 固体培养基培养

E. 厌氧培养基培养

（6）消毒的含义是（　　　）。

A. 杀灭物体上所有的微生物　　　　B. 杀死病原微生物

C. 使物体上无活菌存在　　　　　　　D. 抑制微生物生长繁殖的方法

E. 能杀死细菌芽孢

（7）杀灭包括芽孢在内的所有微生物的方法被称为（　　）。

A. 消毒　　　　　　　　　　　　　　B. 灭菌

C. 无菌　　　　　　　　　　　　　　D. 抑菌

E. 防腐

（8）下列消毒灭菌法哪种是错误的（　　）。

A. 金属器械——漂白粉　　　　　　　B. 排泄物——漂白粉

C. 饮水——氯气　　　　　　　　　　D. 含糖培养基——间歇灭菌法

E. 人或动物血清——滤过除菌

（9）属于高致病性病原微生物是（　　）。

A. 天花病毒　　　　　　　　　　　　B. 登革病毒

C. 流感病毒　　　　　　　　　　　　D. 志贺菌

E. 沙眼衣原体

（10）根据国家标准，生物安全实验室可分为（　　）。

A. 一级　　　　　　　　　　　　　　B. 二级

C. 三级　　　　　　　　　　　　　　D. 四级

E. 五级

（饶朗毓）

第四章　感染性疾病的实验室诊断与防治

 第一节　感染性疾病的诊断

感染性疾病的诊断需要综合分析临床资料、流行病学资料和实验室检查结果等。

一、临床资料

临床资料来源于病史采集和体格检查。发病的诱因、起病的方式及患者的症状和体征（如发热、皮疹、腹泻等）等对感染病的诊断有重要参考价值。例如，稽留热常见于伤寒，而波浪热常见于布鲁菌病；肠出血性大肠埃希菌常导致鲜血便，而霍乱常导致米泔水样便。

二、流行病学资料

与其他疾病相比，病原生物所致的感染性疾病的流行具有其独特的特点。

（1）地域性。病原生物的分布受自然因素、生物因素和社会因素的影响，其所致疾病表现出明显的地域性。例如，血吸虫病主要流行在气候温暖潮湿、水资源丰富的长江流域及以南地区，与中间宿主钉螺的存在有关；布鲁菌病、炭疽等以牛、羊等为主要传染源的人畜共患病则多发于畜牧业较为发达的北方地区。

（2）季节性。受生物因素的影响，感染性疾病的发生与流行环节还表现出明显的季节性。例如，流行性乙型脑炎、疟疾、登革热等的发生和流行高峰与蚊虫繁殖高峰相一致，多发于夏秋季。

（3）人群分布。许多感染性疾病的发生与性别、年龄、职业有密切联系。例如，百日咳好发于儿童；血吸虫病多见于农民、渔民；布鲁菌病常见于畜牧业、皮革加工行业的从业人员。

三、实验室检查

实验室检查是感染性疾病诊断的重要环节，对确诊病因、指导用药、判断疗效等均有重要意义。

（一）一般实验室检查

血液常规、尿常规、粪便常规、血液生化检查等具有一定指导意义。细菌感染（如流行性脑脊髓膜炎、败血症等）常见白细胞总数显著增多，但伤寒沙门菌感染时白细胞总数往往升高不明显甚至减少。病毒性感染（如流行性感冒、登革热等）时白细胞总数通常减少或正常，但流行性乙型脑炎患者的白细胞总数往往增加。蠕虫感染（如钩虫、血吸虫感

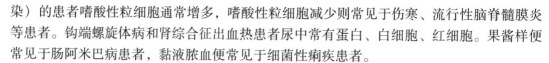

染）的患者嗜酸性粒细胞通常增多，嗜酸性粒细胞减少则常见于伤寒、流行性脑脊髓膜炎等患者。钩端螺旋体病和肾综合征出血热患者尿中常有蛋白、白细胞、红细胞。果酱样便常见于肠阿米巴病患者，黏液脓血便常见于细菌性痢疾患者。

（二）病原学诊断

病原学诊断是指检出病原生物及其抗原、代谢产物或核酸。

1. 形态学检查

凡在形态和染色性上具有特征的病原体，特别是寄生虫这一类大型病原体涂片染色后，用普通光学显微镜直接观察病原体的形态即可做出诊断。例如，在粪便涂片查见蛔虫卵可确诊为蛔虫病，在血液涂片查见疟原虫可确诊为疟疾感染。细菌等微生物在形态、排列、染色性等方面缺乏个体特征，直接镜检只能做出初步诊断依据。例如，在痰中查出抗酸阳性杆菌可初步诊断为结核分枝杆菌，在脑脊液或淤血点中查到肾形成双排列的革兰氏阴性球菌可初步诊断为脑膜炎奈瑟菌。由于体积太小，病毒必须通过电子显微镜检测，或者通过光学显微镜观察其在宿主细胞中的增殖现象。例如，可疑病犬大脑海马回染色标本的细胞质中有嗜酸性包涵体（内基小体），即可确诊为狂犬病毒感染。

此外，还可以根据需要选择荧光显微镜、暗视野显微镜、相差显微镜、同焦点显微镜等对病原体的形态和结构进行观察。

2. 分离培养与鉴定

根据疾病的不同，可选择人工培养基、细胞培养或动物接种等方式进行病原体的分离培养，经培养使病原体繁殖扩增后，再通过生化反应、血清学鉴定等对病原体进行具体种属的鉴定。细菌和真菌等通常可用人工培养基进行分离培养；病毒、立克次体等病原体只能在活细胞内繁殖，可采用细胞培养、鸡胚接种或动物接种等方式进行分离培养。

3. 特异性抗原和特异性核酸检测

病原特异性抗原或核酸的检测可较快地提供病原体存在的证据。常用于检测血清或体液中特异性抗原的方法有酶联免疫吸附试验、酶免疫测定、荧光抗体技术、放射免疫测定和流式细胞检测等。分子生物学检测方法如聚合酶链反应、免疫印迹法、生物芯片技术等可用于检测病原生物的特异性核酸。

（三）血清学诊断

病原体感染人体后，机体通过产生免疫应答而产生特异性抗体。因此，用已知病原体的特异性抗原检测患者血清中有无相应特异性抗体及其效价的动态变化，可作为某些感染性疾病的辅助诊断。常用方法包括凝集反应、沉淀反应、免疫荧光、免疫电泳、补体结合试验、酶联免疫吸附试验等。

第二节　感染性疾病的防治原则

一、感染性疾病的治疗原则

（一）病原治疗

病原治疗也被称为特异性治疗，是针对病原体的治疗措施，通过抑杀病原体，从而达到根治和控制传染源的目的。常用药物有抗生素、化学治疗制剂和血清免疫制剂等。

1. 抗菌治疗

针对细菌的药物主要为抗生素及化学制剂。通过病原学诊断明确病原体及其药物敏感性，再结合患者的病理生理、机体免疫等状态合理用药。某些抗生素如青霉素等有可能引起超敏反应，在使用前应详细询问药物过敏史并做好皮肤敏感试验。

2. 抗病毒治疗

病毒是非细胞型微生物，只能在宿主细胞内复制，故要求抗病毒药物既能穿入细胞、选择性地抑制病毒增殖又不损伤宿主细胞。目前，抗病毒药物主要包括抗病毒化学制剂、干扰素、干扰素诱生剂、中草药等。

3. 抗真菌治疗

抗生素、激素和免疫抑制剂的大量应用，肿瘤患者的放疗、化疗，艾滋病患者的增加及人口老龄化等原因，导致免疫功能低下人群增多，真菌感染也随之增加。目前，常用的抗真菌药物主要包括氮唑类化合物、棘白菌素类化合物、多烯类抗生素、烯丙胺类化合物、嘧啶类化合物等。

4. 抗寄生虫治疗

原虫及蠕虫感染的病原治疗常用化学制剂，如甲硝唑、吡喹酮和伯氨喹等。氯喹是控制疟疾发作的传统药物。发现抗氯喹恶性疟原虫以来，青蒿素类药物受到广泛关注。阿苯达唑、甲苯达唑是目前治疗肠道线虫病的有效药物。乙胺嗪及呋喃嘧酮用于治疗丝虫病。吡喹酮是最主要的抗吸虫药物，对血吸虫病有特效。

（二）免疫治疗

免疫治疗是指应用免疫制剂来改变机体的免疫状态，达到治疗疾病的目的。细胞因子、胸腺素、免疫球蛋白、干扰素等可增强机体免疫功能，促进对病原体的杀伤作用。免疫抑制药物如糖皮质激素可抑制过强的免疫反应，减轻临床症状。抗毒素用于治疗外毒素所致疾病，如破伤风、白喉等。但因抗毒素属于动物血清制剂，易致超敏反应，故治疗前须做皮肤试验，必要时可对抗毒素过敏者采用小剂量逐渐递增的脱敏方法。

（三）其他治疗

对症治疗（如降温、镇静等）通过调节患者各系统的功能，减少机体消耗来促进康复。支持治疗包括基础治疗、营养支持、器官功能支持等，可维护机体内环境稳定，提高机体抗感染能力。康复治疗是指对于感染后导致的某些后遗症，通过针灸、理疗、高压氧等方式，促进机体修复。某些感染性疾病如艾滋病、慢性乙型肝炎等，由于病程长、治疗费用大、存在社会歧视等，患者易产生悲观情绪，影响疗效，心理治疗有助于提高患者战胜疾病的信心。

二、感染性疾病的预防与控制

感染性疾病的传播与流行需要 3 个基本环节。其预防和控制的基本原则就是从这 3 个环节入手，即管理传染源、切断传播途径和保护易感人群不受感染。

（一）管理传染源

管理传染源是感染性疾病预防的基本措施，对感染者个体及未感染的群体均很重要。

中国于 2013 年修订发布的《中华人民共和国传染病防治法》，根据传染病的危害程度和应采取的监督、检测、管理措施，将发病率较高、流行面较大、危害严重的传染病列为法定管理的传染病，并根据其传播方式、速度以及对人类危害程度的不同，分为甲、乙、丙 3 类，实行分类管理。

甲类为强制管理的烈性传染病，包括鼠疫、霍乱。

乙类为严格管理的传染病，包括传染性非典型肺炎、艾滋病、病毒性肝炎、脊髓灰质炎、人感染高致病性禽流感、麻疹、流行性出血热、狂犬病、流行性乙型脑炎、登革热、炭疽、细菌性和阿米巴性痢疾、肺结核、伤寒和副伤寒、流行性脑脊髓膜炎、百日咳、白喉、新生儿破伤风、猩红热、布鲁氏菌病、淋病、梅毒、钩端螺旋体病、血吸虫病、疟疾。对乙类传染病中传染性非典型肺炎、炭疽中的肺炭疽和人感染高致病性禽流感采取甲类传染病的预防、控制措施。

丙类为监测管理传染病，包括流行性感冒、流行性腮腺炎、风疹、急性出血性结膜炎、麻风病、流行性和地方性斑疹伤寒、黑热病、包虫病、丝虫病，除霍乱、细菌性和阿米巴性痢疾、伤寒和副伤寒以外的感染性腹泻病。

发现甲类传染病时，应及时采取下列措施：①对患者、病原携带者，予以隔离治疗，隔离期限根据医学检查结果确定；②对疑似患者，确诊前在指定场所单独隔离治疗；③对医疗机构内的患者、病原携带者、疑似患者的密切接触者，在指定场所进行医学观察和采取其他必要的预防措施。对于拒绝隔离治疗或隔离期未满擅自脱离隔离治疗的人员，可以由公安机关协助医疗机构采取强制隔离治疗措施。

发现乙类或者丙类传染病患者，应根据病情采取必要的治疗和控制传播措施。

对被传染病病原体污染的场所、物品及医疗废物，必须依照法律、法规的规定实施消毒和无害化处置。

（二）切断传播途径

对于各类感染性疾病，尤其是消化道、呼吸道和虫媒传播的疾病，切断传播途径通常是起主导作用的预防措施。隔离是指把处在传染期的患者或病原携带者，置于特定医院、病房或其他不能传染给别人的条件下，防止病原体向外扩散和传播，以便于管理、消毒和治疗。应根据疾病传播的途径不同，采取不同的隔离方法，主要包括严密隔离、呼吸道隔离、消化道隔离、接触隔离和昆虫隔离等。

（三）保护易感人群

保护易感人群的措施包括特异性措施和非特异性措施。非特异性措施包括加强健康教育、提高自我保护意识、维持良好生活习惯等，可提高机体的非特异性免疫力。特异性措施是指采取有重点、有计划的预防接种，提高人群的特异性免疫水平。目前，采用的特异性措施方法分为人工主动免疫和人工被动免疫两类。

1. 人工主动免疫

人工主动免疫是指有计划地对易感者进行疫苗、菌苗、类毒素的接种，使人体在 1～4 周内主动产生免疫力，持续时间数月至数年，免疫次数 1～3 次，主要用于预防传染病。

2. 人工被动免疫

人工被动免疫是指采用含特异性抗体的免疫血清（如抗毒素、人丙种球蛋白等）、细胞因子等，给人体注射后立即产生免疫效应，但持续时间仅 2～3 周，免疫次数多为 1 次，主要用于治疗某些外毒素引起的疾病，或作为接触传染源后的应急措施。

问题讨论

在传染病疫情防控期间，全国各地公安机关依法严厉打击查处多起以危险方法危害公共安全案。部分人员刻意隐瞒情况，拒绝隔离治疗，致使病毒传播扩散，危害公共安全。根据《刑法》及有关司法解释，故意或放任传播病原体，危害公共安全的，应当以危险方法危害公共安全罪追究刑事责任。结合感染性疾病的预防与控制原则，分析在传染病疫情防控期间，作为一名普通公民，应如何应对疫情中的各种可能情况。

思考

（1）病原生物所致疾病的流行具有地域性、季节性、人群分布等特点，为何乙型脑炎、登革热等疾病好发于夏秋季？

（2）感染性疾病的实验室检查主要包括哪几个环节？

（3）中国将传染病分为甲、乙、丙 3 类，实行分类管理。发现甲类传染病时，应采取哪些措施？

（4）特异性免疫措施包括人工主动免疫和人工被动免疫两类，注射乙型肝炎疫苗和破伤风抗毒素分别属于哪一类？其主要应用目的是什么？

测试题（单项选择题）

（1）构成感染性疾病流行的必备的 3 个环节是（　　　）。

A. 传染源、传播途径、易感人群　　　B. 病原生物、社会因素、自然因素

C. 病原生物的数量、致病力、毒力　　D. 病原生物、人体、所处环境

E. 温度、湿度、雨量

（2）下列传染病，属于强制管理的是（　　　）。

A. 鼠疫、传染性非典型肺炎　　　　　B. 霍乱、登革热

C. 疟疾、霍乱　　　　　　　　　　　D. 流行性感冒、流行性出血热

E. 肺结核、炭疽

（3）机体获得人工主动免疫的方式是（　　　）。

A. 注射抗毒素　　　　　　　　　　　B. 注射类毒素

C. 注射细胞因子　　　　　　　　D. 注射胎盘球蛋白

E. 通过胎盘从母体获得

（4）机体获得人工被动免疫的方式是（　　　）。

A. 隐性感染　　　　　　　　　　B. 显性感染

C. 疫苗接种　　　　　　　　　　D. 注射抗毒素

E. 注射类毒素

（饶朗毓）

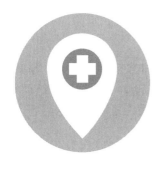

第二编 | 非细胞型微生物

第五章　病毒学概论

 第一节　病毒的生物学性状

病毒是一类体积微小、没有细胞结构、专性细胞内寄生的非细胞型微生物。与其他微生物相比具有以下特征：①体积小，可以通过细菌过滤器；②没有细胞结构，结构简单；③对抗生素不敏感；④只含有 DNA 或 RNA 中的一种；⑤缺乏病毒复制所需的器官，因此严格在活细胞内寄生；⑥利用复制方式增殖（表 5-1）。

表 5-1　病毒与其他微生物比较

特性	病毒	细菌	支原体	立克次体	衣原体	真菌
结构	非细胞	原核细胞	原核细胞	原核细胞	原核细胞	真核细胞
有无细胞壁	无	有	无	有	有	有
核酸类型	DNA 或 RNA	DNA 和 RNA	DNA 和 RNA	DNA 和 RNA	DNA 和 RNA	DNA 和 RNA
在人工培养基上生长	否	是	是	否	否	是
细胞培养	是	一般不用	一般不用	是	是	一般不用
通过细菌过滤器	是	否	是	否	是	否
增殖方式	复制	二分裂	二分裂	二分裂	二分裂	有性或无性
常用抗生素敏感性	否	是	是	是	是	是
干扰素敏感性	是	否	否	否	否	否

病毒可以感染多种物种，如植物、动物、微生物、人类，且传染性强、流行范围广。人类感染性疾病的 75% 是由病毒感染引起的。此外，一些病毒感染与肿瘤、自身免疫性疾病和先天畸形等相关。因此，学习和研究病毒的生物学特性对预防和治疗病毒性感染疾病有重要的意义。

一、病毒的大小与形态

病毒，泛指病毒体（virion），它是一个完整的、成熟的、具有感染性的病毒颗粒。但是病毒在增殖过程中也会产生一些不具有感染性的病毒颗粒，而且其数量往往大于病毒体数量。

病毒体的体积小于细菌和真菌，它的测量单位为纳米（nanometer, nm）。因此，需要借助电子显微镜放大数十万倍以上才能测量它的大小及观察它的形态。随着病毒学的发展，发现自然界也存在着一些体积比较大的病毒，如阔口灌病毒（Pithovirus），大小约为1 500 nm，接近大肠杆菌的大小。在电子显微镜下，大多数病毒呈球形，但也有呈杆状、丝状、子弹状、砖块状，以及蝌蚪状。

二、病毒的基本结构

（一）病毒的结构

1. 核衣壳（nucleocapsid）

核衣壳是病毒体的基本结构核，由核心（core）和衣壳（capsid）构成。一些病毒的核衣壳外包绕着由蛋白质、脂质和多糖组成的包膜（envelope）。因此，根据包膜的有无把病毒分为包膜病毒（enveloped virus）和裸露病毒（naked virus）。裸露病毒又被称为无包膜的病毒（图5－1）。

1）核心。核心的主要成分为核酸和病毒的蛋白质，主要存在于病毒体的中心。核酸是病毒的基因组，为病毒的增殖、遗传和变异提供遗传信息。另外，核衣壳内可能携带少量病毒和宿主的一些功能性蛋白，如多聚酶、转录酶或磷酸酶等。

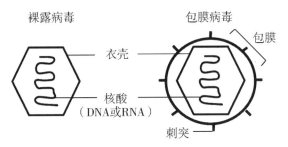

图5－1　裸露病毒、包膜病毒示意

2）衣壳。衣壳是包绕病毒基因的外壳，主要由蛋白质组成，具有抗原性。衣壳的主要功能是：①保护病毒基因不被核酸酶等因素破坏；②帮助病毒进入宿主细胞。衣壳由一定数量的壳粒（capsomere）组成。壳粒由一个或多个多肽分子组成，是衣壳的形态亚单位（morphologic subunit）。壳粒的数量及排列方式决定病毒衣壳的形态，且壳粒的排列方式具有对称性，可作为病毒分型的依据。

衣壳有以下几种对称类型（图5－2）。

（1）螺旋对称型（helical symmetry）。一些病毒的核酸，如流感病毒核酸，以螺旋盘旋形式存在，壳粒沿着这类病毒核酸链螺旋对称包裹形成螺旋对称型衣壳。

（2）二十面体对称型（icosahedral symmetry）。多个壳粒组合形成等边三角形面，再由20个等边三角形面构成二十面体立体对称型衣壳，如腺病毒。研究表明，二十面体立体对称型衣壳的结构最为坚固。部分裸露病毒体顶端的壳粒周边有5个同样的壳粒，此时的顶端壳粒被称为五邻体（pentomer）；而在三角形面上的壳粒，周围有6个同样的壳粒，此时被包绕的壳粒被称为六邻体（hexomer）。

（3）复合对称型（complex symmetry）。复合对称型为螺旋对称型与二十面体对称型的组合，如痘病毒和噬菌体等。

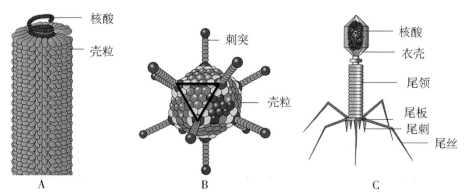

图 5 - 2　病毒衣壳的 3 种对称类型

注：A：螺旋对称型；B：二十面体对称型；C：复合对称型。

2. 包膜（envelope）

包膜是包裹衣壳外部的双层膜结构。包膜一般在病毒从宿主细胞以出芽方式释放时形成，因此，含有宿主细胞膜或核膜成分，包括脂质、多糖和少许蛋白质。包膜表面常有凸起的糖蛋白结构，被称为包膜子粒（peplomere）或刺突（spike）。

三、病毒的化学组成

病毒的化学组成有核酸、蛋白质和少量的脂类和糖类。

（一）病毒核酸类型

病毒的核酸类型分为两大类，即 DNA 或 RNA，由此可分为 DNA 病毒和 RNA 病毒的两大类。病毒 DNA 和 RNA 核酸链条在结构上具有多样性（图 5 - 3）：可为线型或环型，可为单链或双链。其中，单链 RNA 有正链和负链之分。

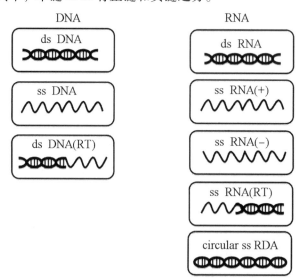

图 5 - 3　病毒核酸类型

注：ds：double stranded，双链；ss：single stranded，单链；RT：reverse transcript，逆转录。

此外，不同病毒核酸所携带的核苷酸数量大小差异悬殊，细小 DNA 病毒大概由数千个核苷酸组成，而大的痘类病毒则由数百万个核苷酸组成。病毒核酸是病毒增殖和遗传的物质基础，其主要功能如下。

（1）合成病毒成分的基因模板。病毒通过以核酸为模板进行转录、翻译等过程合成病毒蛋白，同时，复制其核酸，然后再装配释放其子代病毒体。

（2）决定病毒的生物学特性。病毒核酸携带着病毒的遗传信息，由它复制产生的子代病毒保留着亲代病毒的特性，故亦被称为病毒的基因组。

（3）感染性 RNA。部分病毒的单正链 RNA（+ssRNA）通过某种途径进入宿主细胞后可直接作为 mRNA 表达病毒蛋白和复制其基因组，合成子代病毒，被称为感染性核酸（infectious RNA）。感染性核酸因无衣壳的保护容易被体液中的核酸酶等因素破坏，因此，感染性比病毒体的低。

（二）病毒蛋白质

病毒体的主要成分为由病毒基因编码合成的蛋白质，约占据总重量的 70%。根据病毒蛋白是否构成病毒体结构可将其分为结构蛋白和非结构蛋白。病毒的衣壳蛋白、包膜蛋白均为结构蛋白。结构蛋白的功能如下。

（1）保护病毒核酸。病毒核酸被衣壳和包膜包绕，故不被环境中的核酸酶所破坏。

（2）参与病毒感染。裸露病毒的某些衣壳蛋白与包膜病毒的包膜刺突蛋白，即病毒吸附蛋白（viral attachment proteins，VAP），可与宿主细胞表面受体结合，介导病毒感染。

（3）抗原性。部分衣壳蛋白和包膜蛋白具有良好的抗原性，可诱导机体产生适应性免疫反应。

非结构蛋白是指病毒在生物合成过程中产生的，不构成病毒结构的蛋白质。这些蛋白质包括蛋白水解酶、病毒 DNA 聚合酶、逆转录酶等，在病毒复制过程中起到重要的作用。

（三）脂类和糖

病毒包膜含有少量脂质成分，主要来源于病毒出芽释放过程中得到的宿主细胞膜或细胞核膜的脂质成分。此外，病毒包膜也含有少量糖，主要以糖蛋白的形式存在。

三、病毒的增殖

与细菌等微生物不同，病毒缺乏增殖所需的酶系统，因此，只能利用易感活细胞的细胞器和酶系统，以复制的方式增殖。

（一）病毒的复制周期

从病毒进入宿主细胞，经过复杂的基因组复制和病毒蛋白合成，到最后释放出子代病毒的过程被称为一个病毒复制周期（replication cycle）。复制周期包括吸附、穿入、脱壳、生物合成、装配和释放 6 个阶段。

1. 吸附（adsorption）

病毒感染的第一步为病毒结合于宿主细胞表面的过程，即病毒吸附。吸附主要是病毒表面的吸附蛋白与易感宿主细胞表面表达的特异性受体之间的结合。病毒吸附蛋白只与其相应的宿主细胞受体结合，因此，表达相应受体的宿主细胞类型决定病毒的不同嗜组织性和感染宿主的范围（表 5-2）。不同种类的病毒的吸附时间长短不一，从几分钟至几十分钟不等。

表 5-2　常见病毒 VAP 与相应的宿主细胞受体

病毒	VAP	宿主细胞的受体
脊髓灰质炎病毒	VP1-VP3	特异性受体（Ig 超家族成员）
鼻病毒	VP1-VP3	黏附因子Ⅰ（ICAM-Ⅰ）
埃可病毒	VP1-VP3	连接素（mectin）
甲型流感病毒	HA	唾液酸
麻疹病毒	HA	CD46
单纯疱疹病毒	gB/gC/gD	硫酸乙酰肝素聚糖及 FGF 受体
EBV	Gp350	CD21
人巨细胞病毒	CD13 样分子	MHC-Ⅰ类抗原的 β2m
HIV	gp120	CD4/CCR5/CXCR4
狂犬病毒	GpG	乙酰胆碱受体
呼肠病毒	δ1 蛋白	β 肾上腺素

2. 穿入（penetration）

病毒完成吸附后紧接着进入宿主细胞内，被称为穿入。穿入方式主要有吞饮、融合、直接穿入等方式。

（1）吞饮（endocytosis）。吞饮是指病毒与细胞表面结合后细胞膜内陷而形成类似吞噬泡，以此将整个病毒体吞入细胞质内。裸露病毒多采取吞饮形式进入细胞内。

（2）融合（fusion）。融合是指在融合蛋白的参与下将病毒包膜与细胞膜进行融合，进而将病毒的核衣壳转移至细胞质内的过程。一般包膜病毒，如正黏病毒、疱疹病毒等利用融合的方式进入细胞内。

（3）直接穿入（direct penetration）。直接穿入是指某些病毒体表面蛋白与细胞受体结合后，在细胞表面的酶类的帮助下直接将病毒核酸注射至细胞质内的过程。例如，噬菌体使用直接穿入的方法将其核酸射入细胞内。

3. 脱壳（uncoating）

病毒完成穿入宿主细胞后其核衣壳将进行一系列的结构改变，最终解开衣壳结构，释放病毒核酸，此过程被称为脱壳。病毒的脱壳过程比较复杂，有宿主细胞因子的参与，但其机制尚不明确。

4. 生物合成（biosynthesis）

病毒核酸通过脱壳释放至细胞质内后利用宿主细胞的细胞器和酶系统合成病毒核酸和蛋白。在此阶段用血清学方法和电镜检查宿主细胞时一般观察不到病毒颗粒，故被称为隐蔽期（eclipse period）。不同种类病毒复制周期的长短不一，如脊髓灰质炎病毒为 3～4 h、正黏病毒为 7～8 h。

在病毒生物合成阶段，根据病毒基因组种类的不同，其生物合成过程也不同。

（1）双链（double stranded，ds）DNA 病毒。多数双链 DNA 病毒，如疱疹病毒、腺病毒，在细胞核内复制其双链 DNA。同时，利用宿主的依赖 DNA 的 RNA 聚合酶转录病毒 mRNA 后在细胞质内合成病毒蛋白，包括结构蛋白和非结构蛋白。

（2）单链（single stranded，ss）DNA 病毒。单链 DNA 病毒基因是负链，须以此为模板合成互补链，即正链。然后由新合成的正链为模板转录 mRNA，并进一步合成病毒蛋白。

（3）单正链（positive single stranded，+ ss）RNA 病毒。+ ssRNA 病毒基因本身为编码基因，即 mRNA，可直接作为模板翻译病毒蛋白质。但复制其 + ssRNA 时需要先合成互补负链 RNA，然后以此为模板合成 + ssRNA。

（4）单负链（negative single stranded，- ss）RNA 病毒。- ssRNA 病毒基因负链 RNA 不能直接用于翻译病毒蛋白，因此，首先需要合成互补正链 RNA，然后以正链 RNA 为模板翻译病毒蛋白。

（5）双链 RNA 病毒。dsRNA 同时携带正链和负链 RNA。病毒以正链 RNA 为模板合成病毒蛋白质。其双链 RNA 的合成先由负链 RNA 复制出互补的正链 RNA，然后以新合成的正链 RNA 为模板合成负链 RNA，最终合成双链 RNA。

（6）逆转录（reverse transcription，rt）病毒。逆转录病毒在逆转录酶的作用下由 RNA 合成互补的 DNA 后形成 RNA - DNA 中间体。中间体中的 RNA 被 RNA 酶 H 水解，然后剩余的 DNA 在 DNA 酶的帮助下合成双链 DNA。该双链 DNA 运送到细胞核内，并在病毒整合酶的作用下整合到宿主染色体 DNA 上成为前病毒（provirus）。前病毒是病毒 mRNA 转录的模板。

无论病毒携带何种类型的核酸，在合成病毒蛋白质时须先转录 mRNA 后才能翻译病毒蛋白质。

5. 装配（assembly）

完成复制病毒核酸和合成病毒蛋白后，病毒将重新合成子代病毒体，此过程被称为装配。病毒的种类不同，其在细胞内装配的位置也不同。大多数 DNA 病毒在细胞核内组装，而大多数 RNA 病毒则在细胞质内组装。装配一般要经过核酸浓聚、壳粒集聚及包裹核酸等步骤。

6. 释放（release）

病毒完成装配后，大多数裸露病毒随宿主细胞破裂而释放病毒，而多数包膜 DNA 和 RNA 病毒则以出芽方式释放到细胞外，宿主细胞通常不死亡。

不同种类的病毒具有不同的病毒复制周期，如小 RNA 核糖核酸病毒为 6 ~ 8 h，正黏病毒为 15 ~ 30 h。

四、病毒的异常增殖

病毒进行复制时并非都可以合成完整的病毒体，此现象被称为异常增殖。

（一）顿挫感染（abortive infection）

病毒增殖过程中宿主细胞不能为其提供所必需的酶、能量等成分，使病毒不能正常合成病毒成分或虽合成病毒颗粒，但不能组装或释放出病毒体的现象被称为顿挫感染。此

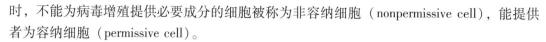

时，不能为病毒增殖提供必要成分的细胞被称为非容纳细胞（nonpermissive cell），能提供者为容纳细胞（permissive cell）。

（二）缺陷病毒（defective virus）

病毒基因组缺陷或突变，不能复制出完整的、有感染性的病毒颗粒的病毒被称为缺陷病毒。但如果另一种病毒能为缺陷病毒提供所缺乏的物质，就能使缺陷病毒完成正常的增殖，此时提供物质的病毒被称为辅助病毒（helper virus）。例如，丁型肝炎病毒（hepatitis D virus，HDV）需要有乙型肝炎病毒（hepatitis B virus，HBV）的包膜才能感染和增殖，此时 HDV 为缺陷病毒，HBV 为辅助病毒。

五、干扰现象

干扰现象（interference）是指两个以上病毒株同时感染同一细胞时其中一个病毒株病毒抑制另一个病毒株的增殖的现象。此种现象不仅在异种病毒之间发生，也可以在同种、同型病毒之间发生。如果在同一种病毒株中混有缺陷病毒，完整病毒的增殖可受到缺陷病毒的影响，此种现象被称为自身干扰现象，发挥干扰作用的缺陷病毒被称为缺陷干扰颗粒（defective interfering particle，DIP）。干扰现象不仅在活病毒之间发生，灭活病毒也能干扰活病毒。病毒间发生的干扰现象可能与病毒诱导宿主细胞分泌的干扰素相关。病毒之间的干扰现象既能阻止发病，也可以终止感染，使宿主恢复。

六、病毒的基因遗传与变异

病毒的基因组数量少、基因序列比较短，因此，多种编码基因常以互相重叠的形式存在，即外显子（exon）之间有重叠。病毒基因组是病毒增殖的遗传基因，但容易发生变异。变异的方式包括基因突变、基因重组、基因重配等。

（一）基因突变

病毒基因突变的类型包括核苷酸序列的缺失、置换或插入，其自发突变率为 $10^{-8}\sim$ 10^{-6} 位/年。基因突变常改变病毒株表型，此种毒株被称为突变株（mutant）。常见的、有实际意义的突变株有以下几种：

1. 条件致死性突变株（conditional lethal mutant）

条件致死性突变株只能在某种条件下增殖，而在另一种条件下不能增殖。例如，温度敏感性突变株（temperature sensitive mutant，TS）在 28～35 ℃条件下可增殖（即容许温度），而在 37～40 ℃条件下不能增殖（称非容许温度）。典型 TS 的基因变异导致某些酶蛋白或结构蛋白在高温（37～40 ℃）下失去其功能，故病毒不可以增殖。TS 常伴有毒力减低，但不失去其免疫原性，因此，其是理想的减毒活疫苗的病毒株。因为 TS 容易出现回复突变，所以制备疫苗时必须经过多次诱变后才获得可在一定宿主细胞中稳定传代的突变株（即变异株，variant），如脊髓灰质炎减毒活疫苗。

2. 缺陷性干扰突变株（defective interference mutant，DIM）

缺陷性干扰突变株因病毒基因的缺陷不能生产病毒体，同时能干扰野生株的增殖，如丁型肝炎病毒。

3. 宿主范围突变株（host-range mutant）

宿主范围突变株因病毒基因的突变而影响病毒的嗜组织性，导致改变可感染宿主细胞的范围，能感染野生型病毒所不能感染的细胞。利用此特性可制备狂犬病毒疫苗。

4. 耐药突变株（drug-resistant mutant）

临床上长期使用针对某一病毒酶的药物后容易发生病毒基因的变异，从而降低抗病毒药物对病毒复制的抑制能力。

（二）基因重组与重配

当两种或两种以上的病毒同时感染同一宿主细胞时常可发生基因片段的交换，而产生具有两个亲代特征的子代病毒，并能继续增殖，该变化被称为基因重组（gene recombination），其子代病毒被称为重组体（recombinants）。

基因重配（reassortment）是指两个病毒基因组的调换，常发生于具有分节段 RNA 的病毒，如流感病毒、轮状病毒（图 5 - 4）。

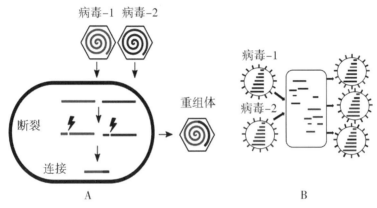

图 5 - 4　病毒基因重组与重配示意

注：A：基因重组；B：基因重配。

（三）基因整合

基因整合指病毒基因组与宿主基因组的整合，如逆转录病毒，在病毒感染宿主细胞后将其病毒 DNA 转送到细胞核，进而将其 DNA 插入宿主染色体 DNA。此种病毒 DNA 被称为前病毒。前病毒可持续地产生新的病毒蛋白和基因，最终产生新的病毒颗粒。

（四）病毒基因产物的相互作用

当两种病毒感染同一细胞时病毒的产物之间进行相互作用，如互补、表型混合与核壳转移等，产生子代病毒的表型变异。

1. 互补作用（complementation）

互补作用是指两种病毒感染同一细胞以后病毒的产物，如病毒蛋白和代谢酶等，可促使另一病毒的增殖。这种现象可发生于感染性病毒与缺陷病毒或灭活病毒之间，甚至与两种缺陷病毒之间的基因产物互补，而产生两种感染性子代病毒。

2. 表型混合与核壳转移

两种以上病毒同时感染同一宿主细胞并进行复制时，其中一种病毒的基因被另一种病毒的衣壳或包膜包裹，导致产生耐药性或细胞嗜性等生物特征的改变，被称为表型混合（phenotypic mixing）。裸露病毒发生的表型混合被称为核壳转移（transcapsidation）。

七、理化因素对病毒的影响

病毒容易受到理化因素的影响，如果失去感染性被称为灭活（inactivation）。灭活的病毒仍能保留其他特性，如抗原性、红细胞吸附性、血凝等。理化因素包括物理因素和化学因素。

（一）物理因素

1. 温度

大多数病毒耐冷，在低温，如 0 ℃以下、干冰温度（ -70 ℃）下、液态氮温度（ -196 ℃）下，可长期保存其感染性。但病毒不耐热，一般在 50～60 ℃温度下孵育 30 min 可被灭活。热对病毒的灭活作用主要是通过使病毒蛋白质变性，改变其结构，使其功能丧失。

2. 酸碱度

多数病毒可在 pH 为 5.0～9.0 的范围内相对稳定，保持其感染性，而在 pH 为 5.0 以下或 pH 为 9.0 以上的环境下容易被灭活。但也有一些病毒可以在 pH 为 5.0 以下仍保持比较长时间的感染性，如甲型肝炎病毒。

3. 射线和紫外线

γ 射线、X 射线和紫外线都能使病毒灭活。射线引起病毒核苷酸序列的致死性断裂；紫外线引起病毒核苷酸序列中两个相邻的胸腺嘧啶形成二聚体，破坏病毒基因结构，抑制病毒复制。

（二）化学因素

1. 脂溶剂

病毒包膜含有来源于宿主细胞的脂质成分，容易被乙醚、三氯甲烷、去氧氮氧酸等脂溶剂溶解。因此，包膜病毒进入人体消化道后，容易被胆汁破坏。

2. 酚类

酚及其衍生物为蛋白质变性剂，可作为病毒的消毒剂。

3. 盐类

盐类可帮助病毒耐热，抵抗热灭活的作用，可用于疫苗制备等技术中。例如，氯化锌、硫酸锌、硫酸钠等盐类可稳定小 RNA 病毒科、疱疹病毒科和正黏病毒科等的病毒。

4. 氧化剂、卤素及其化合物

这类化学剂均可破坏和抑制病毒。

5. 抗生素

病毒结构简单，不具有细胞结构，因此，抗生素对病毒抑制无效果，但可用于抑制标本中的细菌污染，有助于病毒分离。

八、病毒的分类

病毒的分类一般采用非系统的、多原则的、分等级的分类方法。2017 年，由国际病毒分类委员会（International committee on taxonomy of viruses，ICTV）公布的报告显示将病毒分为 122 个科、35 个亚科、735 个属。病毒分类依据为：①核酸的类型与结构（含 DNA或 RNA、单链或双链、分子量、基因数和全基因组信息）；②病毒体的大小和形态；③衣壳的对称性和壳粒数目；④有无包膜；⑤对理化因素的敏感性；⑥抗原性；⑦生物学特性（如繁殖方式、宿主范围、传播途径和致病性）。

除了一般性的病毒，自然界中还存在一类比病毒更小、结构更简单的微生物，这种微生物被称为亚病毒（subvirus）。亚病毒包括类病毒、卫星病毒和朊粒。

（一）类病毒（viroid）

类病毒主要感染植物，为植物病毒，是 1971 年美国 Diener 等在对马铃薯纺锤形块茎的长期研究中发现的，目前，有 12 种植物病由类病毒引起。类病毒仅有单链杆状 RNA，长度为 360 个核苷酸，有二级结构，但不具有包膜或衣壳，不含蛋白质。类病毒对核酸酶敏感，对热、有机溶剂有抵抗力。其致病机制可能是 RNA 分子直接干扰宿主细胞的核酸代谢，但与人类疾病的关系尚未明确。

（二）卫星病毒（satellite virus）

卫星病毒是另一种与植物病相关的致病因子，可分为两大类，一类为可编码自身的衣壳蛋白；另一类为卫星病毒 RNA 分子，需要利用辅助病毒的衣壳蛋白。

第二节　病毒的致病性

病毒感染的致病作用主要是通过侵入易感细胞，损伤或改变细胞的功能而引发。病毒感染的结局取决于宿主（如遗传背景、免疫状态、年龄及健康情况）、病毒（如病毒株、病毒感染量和感染途径等病毒毒力因素）以及其他影响机体免疫应答的因素。因此，不同个体感染同一病毒的结局可不同。

一、病毒感染的传播方式

病毒可在不同个体之间传播，而其传播方式有两种，即水平传播（horizontal transmission）和垂直传播（vertical transmission）。

水平传播是指病毒在人群不同个体之间的传播，包括人—人和动物—人之间（包括通过媒介）的传播。

垂直传播是指由亲代传给子代的传播方式。在人类主要通过胎盘或产道传播，但也可通过围产期哺乳和亲密接触传播，但尚未证实可通过人类生殖细胞传播。目前，多种病毒可通过垂直传播感染其子代，如风疹病毒、HIV、HBV 等（表 5 - 3）。此外，在围产期，病毒通过胎盘屏障、产道或产后哺乳及密切接触等形式传播给胎儿或新生儿，导致其感染乃至致病。这种感染被称为围产期感染（perinatal infection）。垂直传播容易引起流产、早产、先天畸形或死胎，被感染者也可成为无症状病毒携带者。

表5-3 人类病毒的感染途径

主要感染途径	传播方式及途径	病毒种类
呼吸道	空气、飞沫或皮屑等	流感病毒、鼻病毒、麻疹病毒、腮腺炎病毒等
消化道	污染水或食品等	脊髓灰质炎病毒、轮状病毒、甲肝病毒等
血液	注射、输血或血液制品、器官移植等	HIV、HBV、HCV等
眼或泌尿生殖道	接触、游泳池、性交等	HIV、单纯疱疹病毒、肠道病毒70型等
经胎盘、围产期	宫内、分娩产道、哺乳等	HIV，风疹病毒等
破损皮肤	昆虫叮咬、狂犬咬伤、鼠类咬伤等	流行性乙型脑炎病毒、狂犬病毒、登革病毒等

二、病毒感染的致病机制

（一）病毒对宿主细胞的致病作用

1. 杀细胞效应（cytocidal effect）

病毒在宿主细胞内装配完成后可在短时间内一次性释放大量子代病毒，此时细胞被裂解而死亡，这被称为杀细胞性感染（cytocidal infection）。其主要机制是病毒在增殖过程中阻断细胞核酸与蛋白质的合成或直接损伤细胞器，导致细胞裂解死亡。杀细胞性感染主要由裸露病毒引起，但包膜病毒也可引起杀细胞性感染。在体外细胞培养实验中，接种杀细胞性病毒经一定时间后可在显微镜下观察到细胞变圆、坏死、从瓶壁脱落等现象，这被称为致细胞病变作用（cytopathic effect，CPE）。

2. 稳定状态感染（steady state infection）

多数包膜病毒感染宿主细胞，完成装配后以出芽方式释放子代病毒，此过程不引起细胞的立即死亡。这种不具有杀细胞效应的病毒感染被称为稳定性感染。但感染可引起宿主细胞的融合及在细胞表面表达病毒抗原诱导宿主免疫反应，最终导致细胞死亡。

（1）细胞融合。某些病毒感染宿主细胞后可释放一些酶类或诱导宿主细胞释放溶酶体酶，能使感染细胞膜改变，导致感染细胞与邻近的细胞融合。病毒通过细胞融合可进一步扩散至其他细胞，因此，细胞融合是病毒扩散的方式之一。细胞融合引起的结果是形成多核巨细胞或合胞体。

（2）细胞表面病毒抗原的表达。病毒感染的细胞膜上常出现由病毒基因编码的病毒抗原，如流感病毒的血凝素，使感染细胞成为免疫系统的靶细胞，最终因免疫反应而死亡。

3. 包涵体形成

某些病毒感染的细胞内可形成用普通光学显微镜可观察到的，与正常细胞结构有所差异和着色不同的圆形或椭圆形斑块，被称为包涵体（inclusion body）。有的包涵体位于细胞质内，有的位于细胞核中，有的两者都有。包涵体的本质可能为以下几种：①病毒颗粒的聚集体；②病毒增殖的痕迹；③病毒感染引起的细胞反应物。包涵体与病毒的增殖有关，且不同病毒感染的包涵体有一定的特征，可作为病毒感染的诊断依据。例如，狂犬病毒感染脑的组织切片出现嗜酸性包涵体，即内基小体（Negri body），可用于诊断狂犬病。

4. 细胞凋亡（apoptosis）

病毒感染可加速宿主细胞凋亡以促进细胞中的病毒释放，同时也抑制宿主细胞的凋亡，提高生产子代病毒体。不同的病毒采取不同的策略以调控细胞凋亡。

5. 基因整合和细胞转化

一些病毒，如逆转录病毒，可将其病毒 DNA 整合于宿主细胞的染色体 DNA 上，由此不断地产生新的病毒体。病毒基因的整合导致细胞转化、增殖加速，失去细胞间的接触抑制。病毒基因整合与肿瘤的形成有密切关系。研究表明，病毒感染与人类肿瘤发生相关，全世界至少有 15% ～ 20% 的人类肿瘤与病毒相关，如宫颈癌、肝细胞癌等。表 5 – 4 列出了与人类肿瘤相关的病毒。

表 5 – 4　人类肿瘤相关病毒

病毒科名	病毒	人类癌症
乳头瘤病毒科	人乳头瘤病毒	生殖器肿瘤、鳞状细胞癌、口咽癌
疱疹病毒科	EB 病毒、人疱疹病毒 – 8	鼻咽癌、Burkitt 淋巴瘤、卡波西肉瘤
嗜肝病毒科	乙型肝炎病毒	肝细胞癌
多瘤病毒科	Merkel 细胞多瘤病毒	Merkel 细胞癌
逆转录病毒科	人类免疫缺陷病毒	艾滋病
黄病毒科	丙型肝炎病毒	肝细胞癌

（二）病毒感染的免疫病理作用

病毒感染宿主细胞后可诱导免疫应答，以此损伤机体。病毒感染免疫病理损伤机制主要通过获得性免疫应答和固有免疫应答，通常病毒感染可同时诱发两种免疫应答。

1. 抗体介导的免疫病理作用

病毒的包膜蛋白、衣壳蛋白及其他病毒非结构蛋白均可作为抗原诱导宿主产生与之相应的抗体，抗体与抗原结合可阻止病毒扩散。但多数病毒抗原表达于宿主细胞表面，因此，与抗体结合后可引起 II 型超敏反应和 III 型超敏反应。

2. 细胞介导的免疫病理作用

细胞免疫应答是清除机体内病毒的重要机制，主要通过细胞毒性 T 细胞对靶细胞膜上病毒抗原识别后引起的杀伤，来终止细胞内病毒复制。但细胞免疫应答同时又会损伤宿主细胞，引起功能紊乱。

3. 致炎性细胞因子的病理作用

病毒感染诱导 INF-γ、TNF-α 等细胞因子的大量产生，可导致宿主细胞的代谢紊乱，并活化血管活化因子，引起休克。

4. 免疫抑制作用

一些病毒可抑制宿主免疫功能。例如，通过下调干扰素诱生表达基因的产生或通过微

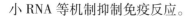

小 RNA 等机制抑制免疫反应。

（三）病毒的免疫逃逸

病毒感染后可通过免疫防御、阻止免疫激活等进行免疫逃逸，以此在宿主体内持续性地增殖。病毒以多种方式逃避免疫，如表达抑制免疫应答的病毒蛋白，编码微小 RNA 靶向抑制免疫系统等。常见的病毒免疫逃逸机制见表 5 - 5。

表 5 - 5　病毒免疫机制

免疫逃逸机制	病毒举例及作用方式
细胞内寄生	所有病毒皆为严格细胞内寄生，通过逃避抗体、补体及药物作用而发挥逃避免疫机制
抗原变异	HIV、甲型流感病毒高频率的抗原变异使免疫应答滞后
抗原结构复杂	鼻病毒、柯萨奇病毒、埃可病毒等的型别多、抗原多态性致使免疫应答不力
损伤免疫细胞	HIV、EB 病毒、麻疹病毒等可在 T 细胞或 B 细胞内寄生并导致宿主细胞死亡
降低抗原表达	腺病毒、巨细胞病毒可抑制 MHC-I 的转录、表达
病毒的免疫增强作用	登革病毒及其他黄病毒可再次感染机体，因机体内预先存在或经胎盘获得的中和抗体能促进游离的病毒进入单核细胞内，并大量增殖，导致病毒血症及病毒 - 抗体复合物形成，继之大量细胞因子及血管活性因子释放，导致登革病毒休克综合征等

三、病毒感染的类型

病毒感染机体后，可根据有无临床症状、感染时间长短等对感染类型进行分类。

（一）隐性感染和显性感染

1. 隐性病毒感染（inapparent viral infection）

感染病毒后机体未表现临床症状，这被称为隐性感染或亚临床感染（subclinical viral infection）。这种现象可能与病毒毒力弱或机体免疫能力强导致病毒在体内不能大量增殖，进而对组织细胞的损伤不够明显相关；也可能与病毒的种类和性质相关。

隐性病毒感染患者虽没有临床症状，但病毒在体内持续地进行增殖的同时，长期向外界播散，这种隐性病毒感染患者被称为病毒携带者（viral carrier）。

2. 显性病毒感染（apparent viral infection）

与隐性病毒感染不同，显性病毒感染是指感染病毒然后出现临床症状和体征的现象，又被称临床感染（clinical infection）。

（二）急性病毒感染

急性病毒感染（acute viral infection）也被称为病原消灭型感染。病毒侵入机体后，在细胞内增殖，经数日乃至数周的潜伏期后发病。潜伏期内病毒持续地增殖，达到一定数量后导致靶细胞损伤或死亡，造成组织器官损伤和功能障碍，出现临床症状。在急性病毒感染期，病毒可被固有免疫和适应性免疫应答清除。急性病毒感染的特点为潜伏期短、发病急，病程为数日至数周，病后机体常获得特异性免疫。

（三）持续性病毒感染

病毒长期（数月至数年，甚至数十年）存在于机体内，其间可出现症状，也可不出现症状，这被称为持续性病毒感染。形成持续性病毒感染与病毒和机体的因素相关：①机体免疫功能弱，无法完全清除体内病毒，导致病毒在体内长期存留；②病毒存在于潜伏部位，可免疫逃逸；③某些病毒的抗原性不强，难以诱导免疫应答；④一些病毒可产生干扰颗粒，干扰病毒增殖，因而改变病毒感染过程，形成持续性感染；⑤病毒基因整合在宿主染色体中，长期与宿主细胞共存。

持续性感染的类型如下。

1. 潜伏感染（latent infection）

某些病毒感染可潜伏于某些组织细胞内而不进行复制，但在一定条件下可被激活而开始增殖，引起疾病。不同的病毒潜伏的位置不同。例如，单纯疱疹病毒-1常潜伏于三叉神经节，EB 病毒常潜伏于 B 淋巴细胞。

2. 慢性感染（chronic infection）

病毒感染机体后未能被免疫系统完全清除，在血中可持续检测出病毒，这种迁延不愈的现象被称为慢性感染。此阶段的患者可表现轻微或无临床症状。

3. 慢发病毒感染（slow virus infection）

慢性病毒感染患者出现病情进行性加重的现象被称为慢发病毒感染。慢发病毒感染发生率低，但后果严重，最终可导致死亡。

四、抗病毒免疫

机体为了清除或抑制病毒感染可启动抗病毒免疫反应，主要通过激活固有免疫和适应性免疫完成。

（一）固有免疫

机体的固有免疫是抵抗病毒感染的第一道防线，包括干扰素等细胞因子、物理屏障以及免疫细胞的作用。

1. 干扰素（interferon，IFN）

干扰素是病毒或其他干扰素诱生剂诱导宿主细胞产生的一种糖蛋白，具有抗病毒、抗肿瘤和免疫调节等多种生物活性，具有广谱抗病毒作用。一般同一种属细胞产生的干扰素在同种体内使用时其活性最佳，而对不同种属细胞则活性甚小。体细胞、巨噬细胞及免疫细胞均可产生干扰素。RNA 病毒较 DNA 病毒具有更强的干扰素诱生作用。

（1）种类与性质。根据抗原性的不同，人类干扰素分为 IFN-α、IFN-β 和 IFN-γ；每种干扰素又根据其氨基酸序列不同分若干亚型。IFN-α 主要由白细胞产生，IFN-β 主要由成纤维细胞产生，两者均属于 I 型 IFN，抗病毒效应强于免疫调节作用。IFN-γ 主要由 T 细胞和 NK 细胞产生，属于 II 型 IFN，免疫调节作用强于抗病毒作用。

（2）抗病毒活性。干扰素主要通过诱导细胞合成抗病毒蛋白（antiviral protein，AVP）而灭活病毒。AVP 主要有两种，即 2'5'-腺嘌呤核苷合成酶和蛋白激酶（protein kinase R，PKR）（图 5-5）。2'5'-腺嘌呤核苷合成酶的作用机制是：①dsRNA 激活 2'5'-腺嘌呤核苷合成酶后使 ATP 多聚化，形成长短不一的寡聚腺苷酸；②2'5'－腺嘌呤核苷合成酶再活化 RNA 酶 L（RNaseL）；③活化的 RNaseL 可降解病毒 mRNA。

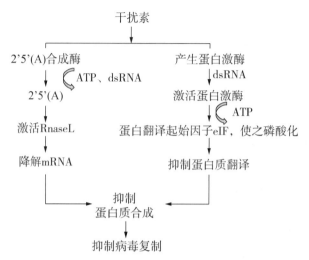

图 5 - 5　干扰素抑制病毒蛋白翻译的两种途径

PKR 途径的作用机制是：①dsRNA 可使 PKR 引起自身磷酸化而被激活；②活化的 PKR 作用于一种通用的翻译起始因子 eIF2 的 α 亚基，使之磷酸化；③使磷酸化 eIF2-α 失去协助 tRNA 转运对应于起始密码子 AUG 的甲硫氨酸的能力，因此，破坏蛋白质的翻译起始过程，导致病毒多肽链的合成受阻。

干扰素发挥作用迅速，在感染的几小时内就能起作用，抗病毒状态可持续 2～3 d。临床上已将 I 型 IFN 用于治疗一些急、慢性病毒性感染，如带状疱疹病毒感染、肝炎病毒感染等。

2. 屏障作用

血脑屏障可阻挡大部分病毒经血流进入中枢神经系统。胎盘屏障保护胎儿免受大部分病毒感染。但有些病毒可通过这些物理屏障感染机体。例如，流行性乙型脑炎病毒、寨卡病毒可通过血脑屏障引起脑炎，风疹病毒可通过胎盘屏障引起婴儿先天畸形。

（二）适应性免疫

适应性免疫应答主要包括体液免疫应答和细胞免疫应答。在病毒感染过程中，病毒产生的各种病毒蛋白可被加工和递呈给 B 细胞或 T 细胞以激活适应性免疫应答。

1. 体液免疫应答

体液免疫应答主要通过相应的抗体介导而完成的。

（1）中和抗体（neutralizing antibody）。中和抗体主要与细胞外游离的病毒颗粒结合从而灭活病毒。其作用机制主要是直接封闭与细胞受体结合的病毒抗原表位，或改变病毒表面构型，阻止病毒吸附、穿入易感细胞。中和抗体不能直接灭活病毒。

（2）血凝抑制抗体（haemagglutination inhibition antibody）。一些病毒包膜上的血凝素可刺激机体产生血凝抑制抗体，可抑制血凝现象，可用于血清学诊断。

（3）补体结合抗体（complement fixation antibody）。此类抗体主要为非中和抗体，一般由病毒内部抗原或病毒表面抗原所诱发，不能灭活病毒，但与补体结合参与调理作用增强巨噬细胞的吞噬作用。

2．细胞免疫应答

细胞免疫应答是机体抵抗和清除病毒的重要途径，主要通过激活 CD8⁺细胞毒性 T 细胞（cytotoxic T cell）和 CD4⁺辅助性 T 细胞（helper T cell）完成起效应。

（1）细胞毒性 T 细胞。CD8⁺T 细胞与由 MHC-Ⅰ提呈病毒抗原结合后被激活，然后通过细胞裂解和细胞凋亡机制发挥起作用。激活的细胞毒性 T 细胞也可分泌多种细胞因子以非溶解细胞的方式抑制病毒。

（2）CD4⁺辅助 T 细胞。活化的辅助 T 细胞释放 IFN-γ、TNF 等细胞因子，通过激活巨噬细胞和 NK 细胞诱发炎症反应，促进细胞毒性 T 细胞的增殖和分化等完成抗病毒作用。

第三节　病毒感染的检测方法与防治原则

对于病毒性感染，正确的病原学诊断不但有助于临床诊断与治疗，也可为控制病毒性疾病的流行提供实验室依据。

一、病毒感染的检查方法

目前，病毒感染的检测程序包括标本的采集与送检、病毒的分离鉴定和病毒感染的诊断。

（一）标本的采集与送检

病毒标本的采集与送检原则基本类似于细菌标本的采集，但还要注意下列原则：

1．采集急性期标本

采集患者急性期标本有利于病毒分离和病毒核酸的检测，可提高阳性率。

2．使用抗生素

一些标本（如咽拭子、粪便）容易被其他的微生物（如细菌）污染，因此，病毒分离培养前应使用抗生素以抑制标本中其他微生物的生长繁殖。

3．冷藏保存、快速送检

因病毒在室温下容易失去其活性，故应低温保存，并尽快送检。若需要较长时间运送，应将标本置于可保持低温的容器中，如置于装有冰块或维持低温的材料（如固态二氧化碳、低温凝胶袋等）的保温容器内冷藏。对于病变组织，可置于含有抗生素的50%甘油缓冲盐水中低温保存。不能即刻送检的标本应保存于 –70 ℃下。

4．采集双份血清

应在发病初期和病后2～3周各取1份血清标本，以便动态观察双份血清抗体效价。

（二）病毒的分离与鉴定

病毒是严格细胞内寄生的微生物，因此，应根据病毒的种类选择组织细胞、鸡胚或敏

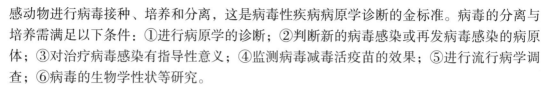

感动物进行病毒接种、培养和分离，这是病毒性疾病病原学诊断的金标准。病毒的分离与培养需满足以下条件：①进行病原学的诊断；②判断新的病毒感染或再发病毒感染的病原体；③对治疗病毒感染有指导性意义；④监测病毒减毒活疫苗的效果；⑤进行流行病学调查；⑥病毒的生物学性状等研究。

1．病毒的分离培养

（1）动物接种。可根据病毒的种类选择易感染的动物，在适当的部位接种后观察动物发病的情况，并进行血清学检测、测定 ID_{50} 和 LD_{50} 等。动物接种的优点是实验结果容易观察，对某些尚无敏感细胞的病毒可使用动物接种方法。缺点是动物对许多病毒感染不敏感或即使感染症状亦不明显，因此，不能广泛地使用。

（2）鸡胚培养。鸡胚对多种病毒敏感，通常选用孵化 9～14 d 的鸡胚（embryonated egg），按照病毒接种部位有：①绒毛尿囊膜接种（allantochorion inoculation），用于培养天花病毒、痘病毒及人类疱疹病毒；②尿囊腔接种（allatonic cavity inoculation），用于流感病毒及腮腺炎病毒分离；③羊膜腔接种（amniotic cavity inoculation），用于流感病毒的初次分离培养；④卵黄囊接种（yolk sac inoculation），用于嗜神经病毒的培养。

（3）细胞培养。病毒分离鉴定中最常用的方法是细胞培养法。细胞培养可根据细胞生长的方式分为单层细胞培养（monolayer cell culture）和悬浮细胞培养（suspended cell culture）。从细胞的来源、染色体特征及传代次数等分为：①原代细胞（primary cell），来源于动物、鸡胚或引产人胚组织的细胞（如人胚肾细胞），对多种病毒敏感性高。②二倍体细胞（dipolid cell），指细胞在体外分裂 50～100 代后仍保持二倍体染色体数目的单层细胞。常用的二倍体细胞株有来自人胚肺的 WI-26 与 WI-38 株等，用于人类病毒的分离或病毒疫苗生产。③传代细胞（continuous cell line），由肿瘤细胞或二倍体细胞突变而来，能在体外持续传代，对病毒的敏感性稳定，因而被广泛应用。

2．病毒的鉴定

1）病毒感染的常用鉴定方法。

（1）病毒形态学鉴定。病毒悬液经高度浓缩和纯化后，可利用电子显微镜直接观察病毒颗粒的形态，并可根据其形态、大小初步判断病毒的种类。

（2）病毒血清学鉴定。即用已知的诊断血清对病毒的种类及亚型进行鉴定，如血凝抑制试验、免疫标记法等。

（3）生物学鉴定。目前常用的方法是病毒核苷酸序列的比对、核酸杂交、基因芯片等技术。对新分离的未知病毒须进一步执行以下程序才能做出准确鉴定：①核酸类型的测定，用 RNA 酶及 DNA 酶可鉴别出病毒核酸类型；②理化性质的检测，包括病毒颗粒的大小及结构、衣壳对称类型、有无包膜等；③基因测序和生物对比等。

2）病毒在细胞中增殖的鉴定指标

（1）细胞病变（cytopathy）。一些病毒在细胞内增殖时可引起特有的细胞病变，这被称为细胞病变作用。细胞病变在没有固定和染色的情况下可用普通光学显微镜观察到细胞变圆、坏死及脱落等现象（图 5-6）。

（2）红细胞吸附（hemadsorption）。某些病毒（如流感病毒）的血凝素（hemagglutinin）在感染宿主细胞后可表达于细胞表面，能与脊椎动物（如豚鼠、鸡、猴等）的红细

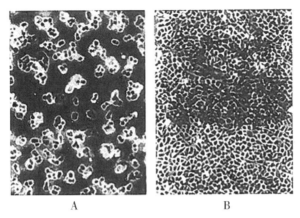

图 5-6 病毒所致细胞病变（×40）
A：病变细胞；B：正常细胞。

胞结合并凝集。此种现象被称为红细胞吸附，常作为带有血凝素的病毒的增殖指标。

（3）病毒干扰作用（viral interference）。某些病毒感染细胞后观察不到细胞病变，但能干扰在其后感染同一细胞的另一病毒的增殖，从而阻抑后者所特有的细胞病变。埃可病毒Ⅱ型单独感染猴肾细胞时可引起细胞病变，与之相反，风疹病毒单独感染猴肾细胞时不引起细胞病变。但如果先感染风疹病毒，再感染埃可病毒Ⅱ型，风疹病毒可抑制埃可病毒Ⅱ型产生细胞病变，因此，埃可病毒Ⅱ型可用于风疹病毒的增殖鉴定。

（4）细胞代谢的改变。病毒感染可通过调节宿主细胞的代谢率而调节培养液的 pH，而 pH 的改变可表现于培养基的颜色变化。

3）病毒的感染性与数量测定。病毒分离培养后需测定其感染性和数量。在单位体积中测定感染性病毒的数量被称为滴定，常用的方法如下：

（1）50% 组织细胞感染量（50% tissue culture infectious dose，$TCID_{50}$）测定。首先将待测病毒液进行 10 倍的系列稀释，然后分别接种于单层细胞。经一段时间培养后观察是否出现细胞病变等病毒增殖指标。通常以感染 50% 细胞的最高病毒稀释度为判定终点，经统计学处理计算出 $TCID_{50}$。此方法是以细胞病变为指标，判断病毒的感染性和毒力。

（2）红细胞凝集试验（redblood cell agglutination test）。红细胞凝集试验称为血凝试验。将带有血凝素的病毒接种于鸡胚或感染细胞后，收集其鸡胚羊膜腔液、尿囊液或细胞培养液。若将病毒悬液稀释到不同的溶度，以血凝反应的最高稀释度作为血凝效价，可半定量检测病毒颗粒的含量。

（3）空斑形成试验（plaque forming test）。把适当稀释后的病毒液定量接种于敏感的单层细胞中，培养一定时间后，将未凝固的琼脂覆盖于细胞上，待其凝固后继续培养。病毒增殖后，被感染的单层细胞病变、脱落，形成肉眼可见的空斑。一个空斑即一个空斑形成单位（plaque forming unit，PFU），通常由一个感染病毒增殖所致。计算平板中的空斑可推算样品中活病毒的数量，通常以 PFU/mL 表示。

（4）感染复数（multiplicity of infection，MOI）。传统的感染复数起源于噬菌体感染细菌的研究，其含义是感染时噬菌体与细菌的数量比值，即平均每个细菌感染噬菌体的数量。目前，感染复数被普遍用于病毒感染细胞的研究中，含义是感染时病毒与细胞数量的比值。

3. 病毒感染的诊断

病毒感染常用方法为形态学检查、病毒成分检测和血清学诊断。

1）形态学检查。

（1）电镜和免疫电镜检查。若标本中的病毒颗粒浓度高于每毫升 10^7 个颗粒的，可直接应用电镜技术进行观察。若浓度过低，需浓缩以后再使用电镜观察。

（2）光学显微镜检查。有些病毒在宿主细胞内增殖后在细胞的一定部位（如细胞核、细胞质或两者兼有）出现嗜酸性或嗜碱性包涵体，可在光学显微镜下被观察到，对病毒感染的诊断有一定价值，如内基小体。

2）病毒成分检测。

（1）病毒蛋白抗原检测。可用免疫学标记技术直接检测标本中的病毒抗原进行早期诊断，常用酶免疫测定（enzyme immunoassay，EIA）和免疫荧光测定（immunofluorescence assay，IFA）等标记技术。这些操作技术简单、特异性强、敏感性高。特别是用标记质量高的单克隆抗体可检测到 1 ng～1 pg 水平的抗原或半抗原。

（2）病毒核酸检测。目前，病毒核酸的检测比较普遍，常用的技术包括：①核酸扩增（nucleic acid amplification）技术；②核酸杂交（nucleic acid hybridization）技术；③基因芯片（gene chip）技术；④基因测序技术。

3）病毒感染的血清学诊断。

采用血清学方法的原理是用已知病毒抗原来检测患者血清中有无相应抗体。在下列情况下尤需进行血清学诊断：①错过病毒分离培养最佳时机；②尚无分离此病毒的方法或病毒难以被分离；③为证实所分离病毒的临床意义；④进行血清流行病学调查等。常用的方法有中和试验（neutralization test）、血凝抑制试验（hemagglutination inhibition test，HI）和特异性 IgM 抗体检测。

（1）中和试验。使用特异性抗体中和病毒而使病毒失去感染性的一种试验，常用于检测患者血清中抗体的消长情况。用倍比稀释的患者血清与等体积的已知病毒悬液混合后，在室温下孵育一定时间，然后进一步接种于敏感细胞，以能保护半数培养细胞不产生细胞病变的血清最高稀释度作为终点效价。中和抗体是作用于病毒表面（衣壳或包膜）抗原的抗体，同种不同型病毒间一般无交叉反应，特异性高，且在体内维持时间长。中和试验的阳性结果不一定提示患者正在感染中，也可能是以前的隐形感染所致。

（2）血凝抑制试验（hemagglutination inhibition test，HI）。一些病毒包膜上的血凝素能凝集鸡、豚鼠、人等的红细胞，这被称为血凝现象。这种现象能被相应的抗体抑制，被称为血凝抑制。利用其原理用已知类型的抗体与未知的病毒液混合以引起血凝抑制，来鉴定病毒的类型。此法简单、经济、特异性高，可用于流行病学调查和病毒型别的鉴定。

（3）特异性 IgM 抗体检测。病毒感染后机体会在短时间内产生特异性 IgM 抗体，检测 IgM 抗体可辅助诊断急性病毒感染。常用方法有 ELISA、IFA 等。

综上所述，病毒的分离鉴定、病毒抗原检测、病毒的核酸检测技术及血清学试验是病毒性感染的主要检查手段，具体可根据病毒与所引起疾病的临床特点选择合适的检测方法。

二、病毒感染的特异性预防

病毒感染的特异性预防是应用适应性免疫的原理，通过病毒抗原刺激机体，或给予抗体特异性免疫产物（如抗体、细胞因子等）。这使机体主动产生或被动获得抗病毒的特异性免疫，从而达到预防和治疗病毒感染性疾病的目的。

（一）人工主动免疫常用生物制品

1. 灭活疫苗（inactivated vaccine）

利用理化方法将病毒的毒力灭活后制成灭活疫苗，这种疫苗失去感染性，但保留原病毒的抗原性。常用的有甲型肝炎病毒疫苗、流感疫苗、狂犬病疫苗。

2. 减毒活疫苗（attenuated vaccine）

通过毒力变异或人工选择培养将毒株变为减毒株或无毒株，这种疫苗为减毒活疫苗，如脊髓灰质炎疫苗、麻疹疫苗、腮腺炎疫苗。

3. 亚单位疫苗（subunit vaccine）

用病毒保护性抗原（如病毒包膜或衣壳的蛋白亚单位）制成能够诱导机体产生免疫应答的疫苗，为亚单位疫苗，如重组乙肝疫苗。

4. 重组载体疫苗（recombinant carrier vaccine）

将编码病毒抗原的病毒基因插入载体，如减毒的病毒基因组中，然后再接种于机体。载体进入机体后随着载体的增殖，相应基因表达蛋白（即疫苗），刺激机体以产生免疫反应。

5. 核酸疫苗（nucleic acid vaccine）

核酸疫苗主要为 DNA 疫苗，是把编码病毒中和抗原的基因整合到质粒载体上，然后将重组的质粒 DNA 直接注入机体内，使外源基因在体内表达，产生抗原刺激机体产生免疫反应。

（二）人工被动免疫常用生物制品

1. 免疫球蛋白

免疫球蛋白主要是从正常人血浆中提取的丙种球蛋白（γ-globulin），可用于对某些病毒性疾病（如麻疹、甲型肝炎等）的紧急预防。

2. 细胞免疫制剂

目前临床应用于治疗的细胞因子包括 IFN-α/IFN-β/IFN-γ、白细胞介素、肿瘤坏死因子、集落刺激因子等。这些细胞免疫制剂主要用于病毒性疾病和肿瘤的治疗。

三、病毒感染的治疗

病毒必须寄生于易感细胞内，因此，抗病毒药物对病毒最好有选择性抑制作用，而对宿主细胞或机体无损伤。理论上讲，病毒复制周期中的任何一个环节都可作为抗病毒药物的靶位，如阻止病毒吸附、穿入，阻碍病毒脱壳，等等。

目前，抗病毒药物的应用仍有较大的局限性，其主要原因是：①药物靶位均是病毒周期中某一环节，故对潜伏感染病毒（如疱疹病毒）无效；②部分病毒的突变率高，容易产生耐药毒株。抗病毒药物包括抗病毒化学制剂、干扰素和干扰素诱生剂、中草药、新抗生素类、治疗性疫苗、治疗性抗体及基因治疗剂。

（一）抗病毒化学制剂

抗病毒化学制剂主要针对病毒的某一复制周期，这些制剂包括核苷类药物、非核苷类转录酶抑制剂、蛋白酶抑制剂、整合酶抑制剂和神经氨酸酶抑制剂。

1. 核苷类药物

核苷类药物主要为核苷酸类似物，在病毒复制其基因时与正常核苷酸竞争，嵌入病毒基因序列，最终终止病毒基因的延伸。这些药物包括阿昔洛韦、阿糖腺苷、拉米夫定等。

2. 非核苷类逆转录抑制剂

非核苷类逆转录抑制剂通过抑制病毒逆转录酶而抑制病毒复制，如奈韦拉平、吡啶酮。

3. 蛋白酶抑制剂

病毒蛋白酶在病毒蛋白的修饰和激活中起重要的作用，蛋白酶抑制剂作用于病毒蛋白酶，使此组织病毒蛋白失去活性，抑制病毒复制。常用的蛋白酶抑制剂有沙奎那韦、茚地那韦等。

4. 整合酶抑制剂

一些病毒，如逆转录病毒可将其 DNA 通过整合酶插入染色体 DNA 上，整合酶抑制剂发挥抑制整合过程。常用药物有拉替拉韦、艾维瑞韦等。

5. 神经氨酸酶抑制剂

奥司他韦和扎那米韦等药物是流感病毒的神经氨酸酶抑制剂。神经氨酸酶的作用是切割唾液酸残基与神经氨酸酶之间的连接，从而释放病毒颗粒。

（二）干扰素和干扰素诱生剂

干扰素是广谱抗病毒药物，可用于多种病毒感染。干扰素诱生剂是诱导机体生产干扰素的化学试剂，包括多聚肌苷酸和多聚胞定酸（poly Ⅰ：C）、甘草甜素和云芝多糖等。

（三）治疗性疫苗

较之传统的预防性疫苗，治疗性疫苗是一种以治疗疾病为目的的新型疫苗，主要有 DNA 疫苗和抗原抗体复合物疫苗。

（四）治疗性抗体

治疗性抗体通过中和病毒、杀伤感染细胞及调节免疫等机制达到治疗目的。

（五）基因治疗剂

抗病毒基因治疗目前还处于研究阶段，尚未应用于人体，许多问题有待进一步解决。基因治疗剂有以下几种：反义寡核苷酸、干扰 RNA 和核酶等。

（六）中草药

中草药如黄芪、板蓝根、大青叶等提取物对肠道病毒、呼吸道病毒等有一定的防治效果，但其机制有待研究。

（七）新抗生素类

近年来的研究结果表明，一些真菌、放线菌等微生物的活性物质具有抗病毒作用。例如，真菌产物 isochromophilones Ⅰ和Ⅱ及其衍生物能抑制 HIV 包膜表面 gp120 与 T 细胞

CD4 分子结合，但有待进一步研究。

问题讨论

烟草花叶病毒（Tobacco mosaic virus，TMV）是引起烟草花叶病的主要病原体，是人类发现的第一个病毒，发现于 1 个世纪前。在烟草花叶病毒的发现过程中，Adolf Mayer、Dimitri Isosifovich Ivannovsky、Martinus Beijerinck 等科学家做了重大贡献，并指出细菌以外有新的病原体（即现今所知道的病毒）的存在。

目前，病毒被认为是最微小的微生物，比细菌还小，需要借助电子显微镜才能观察其形态。那么，在当时盛行细菌学，并缺乏电子显微镜设备的情况下，学者是通过什么样的实验发现病毒的？此外，自然界当中还有没有可能存在比病毒还小的微生物？

思　考

（1）为什么病毒是非细胞型微生物？细胞型微生物包括哪些？病毒与细胞型微生物有什么异同点？

（2）病毒蛋白分为结构蛋白和非结构蛋白，这两种病毒蛋白的分类依据是什么？非结构蛋白在病毒的持续感染中起到什么样的作用？

（3）为什么病毒会采取复制的方式繁殖，而不是二分类形式？

（4）病毒感染宿主后，会对宿主细胞产生什么样的影响？这些影响最终会导致什么样的后果？

（5）病毒对抗生素天生耐药，为什么？抑制或清除病毒感染应该使用哪一类治疗药物？

测试题

（1）病毒的最基本结构为（　　　）。

A. 衣壳　　　　　　　　　　　　B. 核心

C. 包膜　　　　　　　　　　　　D. 核衣壳

E. 刺突

（2）下列描述病毒的基本性状中，错误的是（　　　）。

A. 专性细胞内寄生　　　　　　　B. 只含有一种核酸

C. 形态微小，可通过滤器　　　　D. 为非细胞结构

E. 可在宿主细胞外复制病毒成分

（3）裸露病毒体的结构是（　　　）。

A. 核酸 + 包膜　　　　　　　　　B. 核心 + 衣壳 + 包膜

C. 核衣壳 + 刺突　　　　　　　　D. 核心 + 衣壳

E. 核酸 + 蛋白质

（4）以"出芽"方式从宿主细胞中释放的病毒是（　　　）。

A. 溶解细胞病毒

B. 裸露病毒

C. 噬菌体

D. 可形成多核巨细胞的病毒

E. 有包膜病毒

（5）病毒的复制方式是（　　　）。

A. 自我复制　　　　　　　　　　　B. 原体、始体

C. 孢子、菌丝　　　　　　　　　　D. 二分裂

E. 有丝分裂

（6）保存病毒的最佳温度是（　　　）。

A. −70 ℃　　　　　　　　　　　　B. −20 ℃

C. 4 ℃　　　　　　　　　　　　　D. 室温

E. 37 ℃

（7）观察病毒在培养细胞内增殖的指标不包括下列哪一种？（　　　）

A. 细胞病变　　　　　　　　　　　B. 红细胞吸附作用

C. 培养液变混浊　　　　　　　　　D. 细胞代谢改变

E. 干扰现象

（8）检查包涵体可作为（　　　）。

A. 衡量病毒毒力强弱的标准　　　　B. 病毒在细胞内增殖的标志之一

C. 测定病毒数量的指标　　　　　　D. 鉴定病毒的特异性依据

E. 诊断乙型脑炎病毒感染

（9）细胞病变效应不包括（　　　）。

A. 细胞圆缩、脱落　　　　　　　　B. 细胞融合

C. 细胞裂解　　　　　　　　　　　D. 干扰现象

E. 形成包涵体

（10）对治疗病毒感染无效的药物是（　　　）。

A. 干扰素　　　　　　　　　　　　B. 抗生素

C. 拉米夫定　　　　　　　　　　　D. 黄芪、板蓝根

E. 三氮唑核苷

二、多项选择题

（1）病毒的特性是（　　　）。

A. 体积微小，能通过滤菌器　　　　B. 含有 DNA 和 RNA

C. 结构简单，有的只有核衣壳　　　D. 酶系不完整

E. 以自我复制方式增殖

（2）裸露病毒体感染常使被感染细胞（　　　）。

A. 裂解死亡　　　　　　　　　　　B. 细胞融合

C. 继续存活　　　　　　　　　　　D. 转化

E. 形成包涵体

（3）感染病毒的细胞在胞核或胞浆内存在的可着色的斑块状结构被称为（　　　）

A. 包涵体   B. 蚀斑

C. 空斑   D. 极体

E. 异染颗粒

（4）干扰素抗病毒的作用机制是（　　　）。

A. 诱发细胞产生抗病毒蛋白   B. 直接抑制病毒的生物合成

C. 直接杀灭病毒   D. 阻碍病毒吸附于易感细胞

E. 与病毒结合，阻止其脱壳

（5）中和抗体的主要作用是阻止病毒（　　　）。

A. 基因表达   B. 吸附细胞

C. 脱壳和穿入   D. 生物合成

E. 释放

（6）从可疑病例中分离病毒，采集标本时应注意（　　　）。

A. 在发病早期采集   B. 采集适当部位的标本

C. 标本应保持在低温环境   D. 标本应尽快送实验室

E. 在疾病晚期再次采集标本

（7）病毒感染的早期快速诊断方法包括（　　　）。

A. 电镜检查标本中病毒颗粒   B. 光学显微镜观察包涵体

C. 病毒分离培养   D. 检测体内特异性 IgG

E. 核酸杂交

（8）减毒活疫苗的优点包括（　　　）。

A. 接种次数少   B. 免疫效果好

C. 免疫维持时间长   D. 易于保存

E. 接种者无禁忌症

（崔秀吉）

第六章　呼吸道病毒

呼吸道病毒（viruses associated with respiratory infections）是指以呼吸道为入侵门户，在呼吸道黏膜上皮细胞中增殖，引起呼吸道局部感染或呼吸道以外的组织器官病变的一类病毒，主要包括正黏病毒科（流感病毒甲、乙、丙3型）、副黏病毒科（副流感病毒1～5型、呼吸道合胞体病毒A型和B型、麻疹病毒、腮腺炎病毒、亨德拉病毒、尼帕病毒和人偏肺病毒）、披膜病毒科（风疹病毒）、小RNA病毒科（鼻病毒）和冠状病毒科（SARS冠状病毒和2019新型冠状病毒）等不同病毒科的多种病毒。此外，腺病毒、呼肠孤病毒、柯萨奇病毒与ECHO病毒、疱疹病毒等也可引起呼吸道感染性疾病。主要的呼吸道病毒及其所致呼吸道感染性疾病见表6-1。

表6-1　主要的呼吸道病毒及其所致呼吸道感染性疾病

病毒科	病毒种类	所致呼吸道感染性疾病
正黏病毒	甲型、乙型、丙型流感病毒	流行性感冒
副黏病毒	副流感病毒1～5型	普通感冒、支气管炎等
	呼吸道合胞病毒A型和B型	婴儿支气管炎、支气管肺炎
	麻疹病毒	麻疹
	腮腺炎病毒	流行性腮腺炎
	亨德拉病毒	脑炎、呼吸道感染
	尼帕病毒	脑炎、呼吸道感染
	人偏肺病毒	毛细支气管炎、肺炎、上呼吸道感染
披膜病毒	风疹病毒	小儿风疹、胎儿畸形或先天性风疹综合征
小RNA病毒	鼻病毒	普通感冒、急性上呼吸道感染
冠状病毒	SARS冠状病毒	SARS（严重急性呼吸综合征）
	2019新型冠状病毒	新型冠状病毒性肺炎
	人其他型别冠状病毒	普通感冒、急性上呼吸道感染
腺病毒	腺病毒	小儿肺炎

第一节　正黏病毒

正黏病毒科（Orthomyxoviridae）是指对人或某些动物细胞表面的黏蛋白有亲和性的一类病毒。该类病毒有包膜，基因组为分节段的单负链 RNA，只有流行性感冒病毒（influenza virus）一个种。流行性感冒病毒被简称为流感病毒，包括人流感病毒和动物流感病毒。人流感病毒是人流行性感冒（流感）的病原体，是一种急性呼吸道传染病，其潜伏期短、传染性强、传播速度快。人流感病毒分为甲（A）、乙（B）、丙（C）3 型。甲型流感病毒抗原性易发生变异，多次引起世界性大流行。例如，1918—1919 年的世界性流感大流行（也被称为西班牙大流感），造成数千万人患病死亡。

一、生物学性状

（一）形态与结构

流感病毒一般为球形，直径为 80～120 nm。初次从患者体内分离的病毒有时呈丝状或杆状，丝状流感病毒的长度可达 400 nm。流感病毒结构包括病毒基因组、基质蛋白、核衣壳和包膜等（模拟结构如图 6－1）。

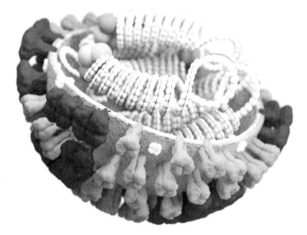

图 6－1　流感病毒的模拟结构

图 6－1 的灰色部分表示病毒包膜。病毒表面蛋白血凝素（hemagglutin in，HA）和神经氨酸酶（neuraminidase，NA）分别以浅灰色和深灰色表示。卷曲结构为核糖核酸蛋白（ribonucleoproteins，RNPs）和末端的三球聚合酶复合物。

1. 病毒基因组与编码蛋白质

流感病毒基因组是分节段的单负链 RNA，全长约为 13.6 kb。甲型和乙型流感病毒有 8 个 RNA 节段，丙型流感病毒只有 7 个 RNA 节段。每个 RNA 节段的长度为 890～2 341 bp，分别编码不同的蛋白质。第 1 至第 3 个 RNA 片段分别编码聚合酶碱性蛋白 2（polymerase basic protein 2，PB2）、聚合酶碱性蛋白 1（polymerase basic protein 1，PB1）和聚合酶酸性蛋白（polymerase acidic protein，PA），共同组成 RNA 依赖的 RNA 聚合酶（RNA dependent RNA polymerase）复合体，PB1 和 PB2 有 RNA 聚合酶活性，PA 有核酸外切酶活性；第 4 至第 6 个 RNA 片段分别编码血凝素（hemagglutinin，HA）、核蛋白（nucleoprotein，NP）和神经氨酸酶（neuraminidase，NA）。第 7 个 RNA 片段编码基质蛋白（matrix protein，MP），包括 Ml 和 M2。第 8 个 RNA 片段编码非结构蛋白（non-structural protein，NS），包括 NS1 和 NS2。丙型流感病毒缺乏第 6 个 RNA 片段，而第 4 个 RNA 片段编码的蛋白质具有 NA 和 HA 的功能。

2. 核衣壳

核衣壳位于病毒体的核心，呈螺旋对称形态。流感病毒的核衣壳不具有感染性。核衣壳由病毒基因组 RNA、RNA 依赖的 RNA 聚合酶复合体（PB1、PB2 和 PA），以及覆盖其表面的 NP 共同组成，即病毒的核糖核蛋白（viral ribonucleoproteins，vRNP）。其中，NP 是主要的结构蛋白，抗原结构稳定，很少发生变异，与 MP 共同决定病毒的型特异性，但不能诱导中和抗体产生。在流感病毒复制过程中，vRNP 可以经主动转运进入细胞核，启动病毒基因组的转录与复制。

3. 包膜

流感病毒的包膜有两层结构，内层为基质蛋白（matrix protein，MP），外层为脂蛋白（lipoprotein，LP）。包膜具有维持病毒外形与完整性等作用。MP 抗原结构较稳定，具有型特异性，但不能诱导中和抗体产生。其中的 Ml 蛋白是病毒主要结构成分，能够增加包膜的硬度和厚度，进而对维持病毒的形态起重要作用。M2 蛋白是离子通道型跨膜蛋白，参与病毒的复制。

LP 主要来源于宿主细胞的脂质双分子层。甲型和乙型流感病毒包膜上有两种刺突蛋白，以疏水末端插入到脂质双分子层中，即血凝素（HA）和神经氨酸酶（NA）。HA 数量较 NA 的多，两者数量比例约为 5：1。HA 和 NA 的抗原结构不稳定，易发生变异，是划分甲型流感病毒亚型的主要依据。

（1）HA。HA 约占病毒蛋白质总量的 25%，为糖蛋白三聚体，呈三棱柱形，每个单体的前体蛋白（HA0）由血凝素 1（HA1）和血凝素 2（HA2）通过精氨酸和二硫键连接而成。HA 必须裂解为 HAl 和 HA2，病毒才具有感染性。HAl 是病毒与红细胞、宿主细胞受体唾液酸（sialic acid，SA）相结合部位，与病毒吸附与感染密切相关；HA2 具有膜融合活性，主要介导病毒包膜与细胞膜相互融合并释放病毒核衣壳的过程。

HA 主要功能为：①凝集红细胞。HA 能与红细胞表面的糖蛋白受体结合，引起鸡、豚鼠等动物和人的红细胞发生凝集，被称为血凝现场。病毒特异性抗体可以抑制红细胞凝集的形成。用血凝试验（hemagglutination test）与血凝抑制试验（hemagglutination inhibition test，HI）可辅助检测和鉴定流感病毒。②吸附宿主细胞。HA 通过与细胞表面特异性受体结合，促进流感病毒与宿主细胞的吸附，参与病毒的组织嗜性和病毒进入细胞的过程。③具有抗原性。HA 刺激机体产生的特异性抗体为保护性抗体，具有中和病毒感染性和抑制血凝的作用。

（2）NA。NA 约占病毒总蛋白质的 5%，是由 4 个立体亚单位组成的糖蛋白四聚体，呈纤维状镶嵌于包膜脂质双分子层中，末端有扁球形结构。

NA 的主要功能为：①参与病毒释放。NA 可水解病毒感染细胞表面糖蛋白末端的 N－乙酰神经氨酸，促使病毒体出芽释放。②促进病毒扩散。NA 通过破坏病毒与细胞膜上病毒特异受体的结合，液化细胞表面黏液，促进病毒从细胞上解离和病毒的扩散。③具有抗原性。NA 刺激机体产生的特异性抗体可以抑制病毒的释放与扩散，但不能中和病毒。

（二）复制周期

流感病毒的转录和复制主要是在感染细胞的细胞核中进行。流感病毒感染宿主细胞后，病毒的 HA 与宿主呼吸道黏膜上皮细胞膜表面的受体唾液酸结合，诱导细胞膜内陷，进而以胞饮方式进入宿主细胞；随后在病毒 M 蛋白离子通道作用下，使内体 pH 降低，引起病毒 HA 蛋白结构的变化，介导病毒包膜与细胞膜融合进而释放病毒核衣壳以进入细胞质。病毒核衣壳以 vRNP 形式，通过核膜孔从细胞质转移到细胞核内，启动病毒 RNA 的转录复制，生成的 mRNA 转移到胞质，指导合成病毒的结构蛋白和非结构蛋白，与 vRNP 一起装配成流感病毒粒子，最后以出芽方式释放出成熟的子代病毒粒子。

（三）分型与变异

根据 NP 和 MP 蛋白抗原性不同可将流感病毒分为甲（A）、乙（B）、丙（C）3 型。根据病毒表面 HA 和 NA 抗原性的不同可将甲型流感病毒分为若干亚型，迄今发现 HA 抗原有 16 种（1～16），NA 抗原有 9 种（1～9）。人感染甲型流感病毒亚型主要有 H1、H2、H3 和 N1、N2 抗原构成的亚型。1997 年以来发现的 H5N1、H7N2、H7N7、H9N2 和 H7N9 等亚型禽流感病毒也可以感染人。乙型流感病毒虽有变异大小之分，但未被划分为亚型。未发现丙型流感病毒有抗原变异与新亚型。1980 年，WHO 公布流感病毒命名法。一株流感病毒的命名应包括型别、宿主、分离地点、病毒株序号、分离年代（HA 与 NA 亚型号）等内容。

流感病毒的变异包括抗原性变异、温度敏感性变异、宿主范围变异和对非特异性抑制物敏感性变异等。抗原性变异是流感病毒变异的主要形式，变异的主要成分为 HA 和 NA。在感染人类的 3 种流感病毒中，甲型流感病毒有着极强的变异性，乙型次之，而丙型流感病毒的抗原性非常稳定。

流感病毒的抗原性变异包括抗原转换（antigenic shift）和抗原漂移（antigenic drift）两种形式。抗原转换属于质变，是指在自然流行条件下，甲型流感病毒表面的一种或两种抗原结构发生大幅度的变异，或者由于两种或两种以上甲型流感病毒感染同一细胞时发生基因重组，形成与前次流行株的抗原结构不同的新亚型（如 H1N1 转变为 H2N2 等）的变异形式。由于人类缺少对变异病毒株的免疫力，变异后的新亚型可能与旧亚型交替出现或共同存在，引起人类流感的大流行。

抗原漂移属于量变，即亚型内变异，变异幅度小或连续变异，通常由病毒基因点突变和人群免疫力选择性降低引起，一般引起小规模的流感流行。

（四）培养特性

流感病毒可以在鸡胚和体外培养细胞中增殖。用鸡胚进行初次接种，接种于羊膜腔活动阳性率较高。传代适应后可接种于尿囊腔中，增殖的病毒游离于羊水或尿囊液中，用红细胞凝集试验可检出病毒。流感病毒在体外培养细胞（如人羊膜、猴肾、狗肾、鸡胚等细胞）中可以增殖，但不引起明显的细胞病变。根据 HA 的凝集与吸附红细胞能力建立的红细胞吸附试验（hemadsorption test）结果可以判定病毒感染与增殖情况。流感病毒在小鼠中连续传代可提高毒力，引起小鼠肺部广泛性病变或死亡。

（五）抵抗力

流感病毒的抵抗力弱，不耐热，在 56 ℃下 30 min 即可灭活该病毒。室温下病毒的传染性很快丧失，但在 0～4 ℃时能存活数周。流感病毒对干燥、日光、紫外线和乙醚、甲醛等化学试剂敏感。

二、致病性和免疫性

（一）致病性

流感病毒的传染性极强，主要通过飞沫、气溶胶等经呼吸道在人与人间传播，通常引起呼吸道局部感染，不引起病毒血症。传染源主要是感染者，其次为隐性感染者，感染的动物亦可传染人；人群普遍易感，潜伏期长短取决于侵入病毒量和机体免疫状态，一般为1～4 d。流感病毒多呈季节性广泛流行，在北方以冬季为主；在南方四季都有发生，在夏季和冬季达到高峰。

病毒感染呼吸道上皮细胞后，可迅速产生子代病毒粒子并感染至邻近细胞，引起广泛的细胞空泡变性、纤毛丧失，最终坏死脱落；起病急，患者出现畏寒、头痛、发热、浑身酸痛、鼻塞、流涕、咳嗽等症状。在症状出现的 1～2 d，病毒随分泌物大量排出，以后则迅速减少。流感发病率高，但病死率低，死亡病例多发生于伴有细菌性感染等并发症的婴幼儿、老人等。1997 年以来，中国香港和多个国家与地区发生较大规模的 H5N1 高致病性禽流感（highly pathogenic avian influenza, HPAI）病例，累计禽流感患者达数百例。禽流感病毒不能在人类之间直接传播，但重组形成的新病毒可能引起人类之间流行。高致病性禽流感病毒 H5N1 的主要致病机制是影响干扰素等的抗病毒作用、激发机体免疫病理性损伤；其非结构蛋白 NS1 有重要作用。

唾液酸是甲型和乙型流感病毒受体的基本成分，其末端携带的唾液酸－α－半乳糖－β－葡萄糖残基包括 α-2、3-Gal-β1、4-G1u 与 α-2、6-Ga1-β1、4-G1u 残基两种。前者是禽流感病毒受体，主要分布于人下呼吸道的支气管和其前端的肺泡细胞上；后者是人流感病毒受体，主要分布于人咽喉和鼻腔的细胞表面。但两种类型的受体均可分布于猪气管上皮细胞表面。两种受体分布差异与禽流感病毒在人间扩散与传播有关。

（二）免疫性

感染流感病毒或接种疫苗后，人体可形成特异性免疫应答。呼吸道黏膜局部分泌的 sIgA 抗体有阻断病毒感染的保护作用，但只能存留几个月。血清中抗 HA 特异性抗体为中和抗体，有抗病毒感染、减轻病情的作用，可持续存在数月至数年；抗 NA 特异性抗体可以抑制病毒的释放与扩散，但不能中和病毒的感染性；抗 NP 特异性抗体具有型特异性，可用于病毒的分型。不同型别流感病毒感染不能诱导交叉性保护抗体的产生。与抗体不同，NP 特异性 CD4$^+$ T 淋巴细胞可以辅助 B 淋巴细胞产生特异性抗体，CD8$^+$ T 细胞可通过直接作用和溶解病毒感染细胞，发挥交叉抗病毒作用，参与病毒的清除与疾病的恢复。

三、微生物学检查

在流感暴发流行时，根据典型症状可以进行初步临床诊断，但确诊或流行监测必须进行实验室检查，主要包括病毒分离培养与鉴定、血清学诊断和分子生物学快速诊断。

1. 病毒分离培养与鉴定

采集急性期患者（发病 3 d 以内）的咽漱液或鼻咽拭子，用抗生素处理后接种于 9 ～ 11 日龄鸡胚羊膜腔或尿囊腔中，于 33 ～ 35 ℃孵育 3 ～ 4 d 后，收集羊水或尿囊液以进行红细胞凝集试验。若红细胞凝集试验结果呈阳性，再用已知的免疫血清进行红细胞凝集抑制试验，以鉴定分离病毒的型别。若结果呈阴性，则需要用鸡胚继续传代 3 次以上。若仍无红细胞凝集现象，则结果为病毒分离阴性。体外细胞培养也可用于流感病毒分离，主要用狗肾传代细胞或元代猴肾细胞。病毒感染不引起明显的细胞病变，一般用红细胞吸附方法判定病毒感染和增殖情况。

2. 血清学诊断

采取患者急性期（发病 5 d 内）和恢复期（病程 2 ～ 4 周）双份血清，用 HI 试验检测抗体效价，如果恢复期比急性期血清抗体效价升高 4 倍或 4 倍以上，即可做出阳性诊断。进行 HI 试验时，需要选用与当前流行密切相关的病毒株。用补体结合试验（complement fixation，CF）可以检测 NP、MP 抗体，这些抗体出现早、消失快，可以作为新近感染的指标。

3. 分子生物学快速诊断

采用间接或直接免疫荧光法、ELISA 方法可以检测病毒抗原，进行快速诊断。病毒抗原检测主要用荧光素标记的流感病毒特异性抗体，检查患者鼻黏膜印片或呼吸道脱落上皮细胞涂片中的流感病毒抗原，或用基于单克隆抗体的 ELISA 方法检测患者呼吸道脱落上皮细胞或咽漱液中的病毒颗粒或病毒抗原，进行辅助诊断。另外，用荧光定量 PCR 法、核酸杂交法或高通量基因组测序法等检测病毒核酸有助于快速诊断。

四、防治原则

及时隔离和治疗流感患者是防治流感的有效措施。患者应加强锻炼以提高自身免疫力，在流感流行期间避免到人群聚集的公共场所，对空气进行必要的消毒。在流感流行季节到来前对人群进行流感疫苗预防接种，可有效减少接种者感染流感的机会或减轻流感症状。但由于流感病毒的变异速度较快，需要选育流行病毒株以及时制备特异性预防疫苗。流感疫苗包括灭活疫苗、裂解疫苗和亚单位疫苗 3 种。疫苗经皮下接种后可产生大量的 IgG 抗体，但局部 sIgA 抗体产生较少，需要多次接种。在流感流行高峰前 1 ～ 2 个月接种流感疫苗可有效发挥保护作用。

对流感尚无特效疗法，治疗以对症治疗和预防继发性细菌感染为主。盐酸金刚烷胺可抑制甲型流感病毒的穿入与脱壳过程。奥司他韦（Oseltamivir）可以选择性抑制甲型流感病毒的 NA 活性，从而抑制病毒的释放，减少病毒传播。利巴韦林（Ribavirin）、干扰素具有广谱的抗病毒作用，中草药也有一定疗效。

第二节 副黏病毒

副黏病毒科（Paramyxoviridae）的主要致病性病毒包括副流感病毒、麻疹病毒、呼吸道合胞病毒、腮腺炎病毒、尼帕病毒和人偏肺病毒等。与正黏病毒相比，副黏病毒具有相似的病毒形态及血凝作用，但具有不同的基因结构、抗原性、免疫性及致病性等。

一、麻疹病毒

麻疹病毒（measles virus）属于副黏病毒科，麻疹病毒属（*Morbillivirus*），是麻疹（measles）的病原体。麻疹在中国法定传染病中属于一类传染病，传染性很强，常见于儿童。临床表现特征主要为发热、咳嗽、皮丘疹，若无并发症，预后良好。麻疹是发展中国家儿童死亡的一个主要原因。此外，麻疹病毒感染还与亚急性硬化性全脑炎（subacute sclerosing panencephalitis，SSPE）的发生有关。中国婴幼儿广泛接种麻疹疫苗以来，该病已基本得到控制。

（一）生物学性状

1. 形态与结构

麻疹病毒为球形或丝形，直径为 120～250 nm，病毒外面有包膜，核衣壳呈螺旋对称，核心为单负链 RNA，基因组全长约为 16 kb，包括 N、P、M、F、H、L 共 6 个基因，分别编码 6 种结构和功能蛋白，包括核蛋白（nucleoprotein，NP）、磷蛋白（phosphoprotein，P）、膜蛋白（membrane protein，M）、融合蛋白（fusion protein，F）、血凝素（hemagglutinin，HA）和依赖 RNA 的 RNA 聚合酶（large polymerase，L）。病毒表面有 HA 和溶血素（haemolysin，HL）两种糖蛋白刺突，但没有 NA。HA 和 HL 有抗原性，可诱导产生保护性抗体。HA 能与宿主细胞受体吸附，参与病毒感染，但只能凝集红细胞。HL 具有溶血和促进感染细胞融合和形成多核巨细胞的作用。

2. 培养特性

病毒可在多种体外培养原代或传代细胞（如人胚肾、人羊膜、Vero、HeLa 等细胞）中增殖，并出现细胞融合或形成多核巨细胞病变等。在病毒感染细胞质及细胞核内可见嗜酸性包涵体。

3. 抗原性

麻疹病毒抗原性较稳定，只有一个血清型，但存在小幅度的抗原变异。根据麻疹病毒核蛋白基因 C 末端高变区或全长血凝素基因特点，可以将野生型麻疹病毒分为 A～H 8 个基因群，包括 23 个基因型。

4. 抵抗力

麻疹病毒抵抗力较弱，对日光、紫外线及常用消毒剂敏感，在 56 ℃ 条件下持续 30 min 即可灭活。

（二）致病性与免疫性

1. 致病性

人是麻疹病毒的唯一宿主，传染源是急性期麻疹患者。在患者发病前 2 d 至出疹后 5 d 内有传染性，其中，前驱期的传染性最强。麻疹病毒主要通过飞沫传播，也可经患者污染的用品或密切接触传播。麻疹的传染性极强，易感者接触后 90% 以上均发病。典型麻疹临床过程可以分为前驱期、出疹期和恢复期。麻疹病毒经呼吸道进入机体后，感染具有麻疹病毒受体 CD46 分子的靶细胞，并在其中增殖，再侵入淋巴结增殖后，于感染后第 2 至第 3 d 入血，形成第一次病毒血症；随后病毒在全身淋巴组织中大量增殖，在感染后第 5 至第 7 d 再次入血，形成第二次病毒血症。此时患者出现发热，以及病毒感染结膜、鼻咽黏膜和呼吸道黏膜等引起的上呼吸道卡他症状。病毒还可在真皮层内增殖，在口腔两颊内侧黏膜表面形成特征性的中心灰白、周围红色的 Koplik 斑（Koplik spots）。发病 3 d 后，患者可出现特征性米糠样皮疹。麻疹患儿在皮疹出齐 24 h 后体温开始下降，1 周左右呼吸道症状消退，皮疹变暗，有色素沉着。部分年幼体弱的患儿，易并发细菌性感染，如继发性细菌性肺炎、支气管炎和中耳炎等，是麻疹患儿死亡的主要原因。免疫缺陷儿童感染麻疹病毒后常无皮疹，但可发生严重致死性麻疹巨细胞肺炎。

麻疹病毒感染后，约有 0.1% 的患者可能发生迟发型超敏反应性疾病，引起脑脊髓炎，常于病愈 1 周后发生，呈典型的脱髓鞘病理学改变及明显的淋巴细胞浸润，伴有永久性后遗症，病死率为 15%。另外，约百万分之一的麻疹患者在疾病恢复后数年内或在学龄期前，可以发生亚急性硬化性全脑炎，为急性病毒感染的迟发并发症，表现为渐进性大脑衰退，一般在 1～2 年死亡。在患者血清及脑脊液中可以检测到高效价的 IgG 或 IgM 抗麻疹病毒抗体，但是麻疹病毒的分离很困难。

可能脑细胞内存在的麻疹病毒是缺陷病毒，M 基因变异而不能合成麻疹病毒 M 蛋白，导致病毒不能正常装配、出芽与释放。将 SSPE 尸检脑组织细胞与麻疹病毒敏感细胞（如 HeLa、Vero 等）进行共同培养，可分离出麻疹病毒。病毒受体是膜辅助蛋白（membrane cofactor protein，MCP）和信号淋巴细胞活化分子（signaling lymphocyte activation molecule，SLAM）。

2. 免疫性

麻疹患者痊愈后可获得终生免疫力，包括体液免疫和细胞免疫。感染后产生的抗 HA 抗体和 HL 抗体均有中和病毒的作用，HL 抗体还能阻止病毒在细胞间扩散；在感染初期以 IgM 抗体为主，随后以 IgG1 和 IgG4 抗体为主。细胞免疫有很强的保护作用，在麻疹恢复中起主导作用，即使伴有免疫球蛋白缺陷的麻疹患者也可能痊愈并抵抗再感染，但细胞免疫缺陷的麻疹患者预后很差。在出疹初期患者的末梢血中可检出特异的杀伤性 T 细胞。出生后 6 个月内的婴儿因从母体获得 IgG 抗体，故不易感染，但随着年龄增长，抗体逐渐消失，易感性也随之增加；故麻疹多见于 6 个月至 5 岁的婴幼儿。

（三）微生物学检查法

对于典型麻疹，根据临床症状即可做出初步诊断。对轻症和不典型病例需要微生物学检查进行确诊。但病毒分离鉴定方法复杂、费时，因此，常用血清学实验检查进行诊断。

1. 病毒分离培养与鉴定

取患者发病早期的血液、咽洗液、鼻咽拭子或眼部分泌物，经抗生素处理后接种于人胚肾、猴肾或人羊膜细胞中进行病毒分离培养。7～10 d 后可出现典型 CPE，形成多核巨细胞、胞内或核内嗜酸性包涵体等。用免疫荧光技术检测病变细胞中的麻疹病毒抗原等可以进行病毒鉴定，但是该方法不作为常规检测方法。

2. 血清学诊断

取患者急性期和恢复期双份血清，进行 HI 试验、CF 试验或中和试验等，可以检测病毒特异性抗体。当恢复期抗体滴度比急性期的增高 4 倍及以上时，可辅助诊断麻疹病毒感染。此外，用间接荧光抗体法或 ELISA 检测 IgM 抗体，可以辅助早期诊断。

3. 快速诊断

采集患者咽漱液中的黏膜细胞，用荧光标记抗体检查麻疹病毒抗原，或用核酸分子杂交技术、荧光定量 PCR 技术等检测病毒核酸，可以快速诊断麻疹病毒感染。

（四）防治原则

隔离和治疗麻疹患者及进行人工主动免疫以提高儿童免疫力是防治麻疹的关键措施。麻疹疫苗的主要接种对象是婴幼儿，在 8 月龄接种 1 剂麻疹 – 风疹联合减毒活疫苗（麻风疫苗，measles-rubella vaccine，MR），在 18～24 月龄加强接种 1 剂麻疹 – 腮腺炎 – 风疹三联疫苗（measles-mumps-rubella vaccine，MMR），抗体阳转率能够达 90% 以上，免疫力可持续 10～15 年。对于与麻疹患儿有密切接触，但未注射过疫苗的易感儿童，在接触后 5 d 内通过肌内注射麻疹恢复期患者血清或丙种球蛋白等进行被动免疫，可起到一定的预防效果。

二、腮腺炎病毒

腮腺炎病毒（mumps virus）属于副黏病毒科，德国麻疹病毒属（*Rubulavirus*），主要引起流行性腮腺炎，是一种急性呼吸道传染病，以腮腺非化脓性炎症、肿胀、疼痛为主要症状，主要发生在儿童和青少年。腮腺炎病毒呈球形，直径为 100～200 nm，核衣壳呈螺旋对称。基因组为非分节段的单负链 RNA，长约为 15.3 kb，共编码 7 种蛋白，即核蛋白（N）、磷蛋白（P）、膜蛋白（M）、融合蛋白（F）、小疏水蛋白（small hydrophobic protein，SH）、血凝素或神经氨酸酶（HN）和依赖 RNA 的 RNA 聚合酶（L）。病毒包膜上有 HA 和 NA 糖蛋白刺突。腮腺炎病毒仅有 1 个血清型。根据病毒 SH 基因序列的差异可以区分出 A～K 共 11 个基因型。腮腺炎病毒可在鸡胚羊膜腔内增殖，在猴肾细胞等培养病毒的细胞宿主中增殖能引起细胞融合，形成多核巨细胞。

人是腮腺炎病毒唯一的储存宿主，在发病早期，患者及隐形感染者为主要传染源，主要通过呼吸道飞沫传播。病毒进入机体后首先于鼻或呼吸道上皮细胞中增殖，随后入血，引起病毒血症，并扩散感染至唾液腺及其他器官。还可引起部分患者的胰腺、睾丸或卵巢等感染，严重者可并发脑炎。

疾病的潜伏期为 7～25 d，平均为 18 d。排毒期为发病前 6 d 至发病后 1 周。患者发病 1～2 d 后出现颧骨弓或耳部疼痛，然后唾液腺肿大，体温上升可达 40 ℃。患者表现为软弱无力、食欲减退等前驱期症状，随即出现腮腺肿大、疼痛，并伴有低热。腮腺肿大在

2～3 d 达到高峰，持续 4～5 d 后逐渐消退，病程持续 7～12 d。病后患者可获持久免疫力，6 个月以内的婴儿可从母体获得特异性抗体，而不易患腮腺炎。腮腺炎并发症包括脑膜炎、睾丸炎、卵巢炎等。

根据典型病例的临床表现，腮腺炎易于诊断，但不典型病例需要做病毒分离或血清学诊断，也可用 RT-PCR 或核酸序列分析方法进行实验室诊断。腮腺炎的预防以隔离患者，减少传播机会和接种疫苗为主。目前，采用 MMR 进行接种，免疫保护效果较好。尚无有效药物治疗，中草药有一定治疗效果。

三、呼吸道合胞体病毒

呼吸道合胞体病毒（respiratory syncytial virus，RSV）属于副黏病毒科的肺病毒属（*Pneumovirus*），有 A 和 B 两个血清型。RSV 是引起婴幼儿下呼吸道感染（如支气管炎和细支气管炎）的主要病原体，也是 1 岁以内婴儿细支气管炎、肺炎的最常见病因。2005 年，RSV 在全球范围内引起约 340 万人入院。

呼吸道合胞体病毒粒子形态为球形，直径为 120～200 nm，有包膜，基因组为单负链RNA，主要编码 10 种蛋白质，即 3 种跨膜蛋白融合蛋白（F）、黏附蛋白（G）和小疏水蛋白（SH），2 种基质蛋白 Ml 和 M2，3 种与病毒 RNA 相结合形成核衣壳的蛋白（N、P和 L），2 种非结构蛋白（NS1 和 NS2）。病毒包膜上有糖蛋白组成的刺突，无 HA、NA 和HL。该病毒不能在鸡胚中生长，但可在多种培养细胞中缓慢增殖，2～3 周出现细胞病变。病变特点是形成多核巨细胞即合胞体，胞质内有嗜酸性包涵体。

病毒抵抗力较弱，对热、酸、胆汁及冻融处理敏感，因此，最好是直接将标本接种至培养细胞中，避免冻存处理。

RSV 感染具有明显的季节性，主要流行于冬季和早春，传染性较强，主要经飞沫传播，或经病毒污染的手和物体表面传播。病毒进入机体后首先在鼻咽上皮细胞中增殖，随后扩散至下呼吸道，但不形成病毒血症。潜伏期为 4～5 d，可持续 1～5 周释放病毒。RSV 感染仅引起轻微的呼吸道纤毛上皮细胞损伤，但在 2～6 个月的婴幼儿感染中，可引起细支气管炎和肺炎等严重呼吸道疾病，其发生机制除病毒感染直接作用外，可能与婴幼儿呼吸道组织学特性、免疫功能发育未完善及免疫病理损伤有关。而且，严重 RSV 疾病免疫病理损伤主要是机体产生的特异性 IgE 抗体与 RSV 相互作用引起 I 型超敏反应的结果，与血清中的 IgG 抗体无关。

RSV 所致疾病在临床上与其他病毒或细菌所致的呼吸道感染疾病难以区别，因此，需要进行病毒分离和抗体检查，但操作复杂、费时。常用免疫荧光试验等直接检查咽部脱落上皮细胞内的 RSV 抗原，以及 RT-PCR 检测病毒核酸等进行分子生物学快速诊断。尚无特异性的治疗药物和有效疫苗。

四、副流感病毒

副流感病毒（parainfluenza virus）属于副黏病毒科，德国麻疹病毒属。副流感病毒粒子呈球形，直径为 125～250 nm。基因组为单负链 RNA，核衣壳呈螺旋对称，主要编码融合蛋白 F、凝血素/神经氨酸酶（HN）、基质蛋白（M）、核蛋白（N）、聚合酶复合物

（P＋C）和 RNA 依赖的 RNA 聚合酶（L）蛋白。该病毒具有包膜，包膜上有两种刺突，一种是 HN 蛋白，具有 HA 和 NA 作用；另一种是 F 蛋白，在病毒感染过程中介导病毒包膜和细胞膜融合。该病毒 RNA 在细胞质内复制。

根据抗原构造不同，副流感病毒分为 5 型，感染人类的主要是 1 型、2 型和 3 型副流感病毒。病毒通过人与人直接接触或呼吸道飞沫传播，病毒进入机体后首先在呼吸道上皮细胞中增殖，一般不引起病毒血症。副流感病毒的易感人群为各年龄段人群，婴幼儿及儿童感染后可发生严重的呼吸道疾病，如小儿哮喘、细支气管炎和肺炎等。儿童感染的潜伏期尚不清楚，成人感染潜伏期为 2 ～ 6 d，感染 1 周内可以有病毒排出。所有婴儿可自母体获得副流感病毒抗体，但无保护作用。自然感染产生的 sIgA 对再感染有保护作用，但只能维持几个月，因此，再感染多见。

实验室诊断主要通过细胞培养分离鉴定病毒，或用免疫荧光检查鼻咽部脱落细胞中的病毒抗原等来完成。尚无特异性的有效药物与疫苗。

五、亨德拉病毒与尼帕病毒

亨德拉病毒（Hendra virus，HeV）与尼帕病毒（Nipah virus，NiV）是近年发现的人兽共患副黏病毒，属于副黏病毒科，亨尼帕病毒属（*Henipavirus*）。病毒基因组为单负链 RNA，长度约为 18 kb，包含 N、P、M、F、G 和 L 6 个基因读码框，分别编码核蛋白（N）、磷蛋白（P）、基质蛋白（M）、融合蛋白（F）、黏附蛋白（G）和 RNA 依赖的 RNA 聚合酶（L）；其中，P 基因还可以编码 V 蛋白、C 蛋白和 W 蛋白，是影响宿主免疫的病毒毒力因子。

亨德拉病毒和尼帕病毒主要通过密切接触，在动物之间或动物与人之间传播，果蝠（fruit-bat）被认为是主要的中间宿主；马是亨德拉病毒主要的传染源，感染后主要引起人和马的神经系统及呼吸系统感染；猪是尼帕病毒的主要传染源，感染后主要引起人和猪的神经系统及呼吸系统感染，主要表现为病毒脑炎，潜伏期为 4 ～ 18 d。初期症状轻微，主要表现为类似流感症状，随后出现高热、头痛、视力模糊和昏迷等症状。80% 以上的患者为成年男性，致死率高，部分患者痊愈后遗留不同程度的脑损伤。尚无特异性的治疗方法和有效疫苗。

第三节　冠状病毒

冠状病毒（coronavirus）是属于冠状病毒科（Coronaviridae），冠状病毒属（*Coronavirus*）的一大类病毒。由于该病毒包膜上有向四周伸出的突起，形如花冠而得名。国际病毒分类命名委员会在 2012 年根据其遗传学差异和血清学特性将冠状病毒分为 α、β、γ、δ 4 群。α、β 两群易感染哺乳动物，包含 7 种对人类致病的冠状病毒，分别为 HCoV-OC43、HCoV-229E、SARS-CoV、HCoV-NL63、HCoV-HKU1、MERS-CoV 和 SARS-CoV-2；而 γ、δ 两群则主要感染禽类。2019 年 12 月 30 日，武汉市卫健委首次报告了中国湖北省武汉市肺炎病例的集中爆发。引起本次肺炎感染的为一种新的冠状病毒，暂定名为 2019 年新型冠状病毒。

（一）生物学性状

冠状病毒粒子直径为 80 ～ 160 nm，核衣壳呈螺旋对称，包膜表面有 20 nm 的长管状或纤维状刺突，呈多形性花冠状突起。冠状病毒基因组为有包膜的正股单链 RNA，约由 30 kp 个碱基组成，是基因组最大的 RNA 病毒。基因组分别编码核蛋白（N）、包含基质蛋白（matrix protein）的膜蛋白（M）、包膜蛋白（E）与包膜表面的刺突糖蛋白（spike glycoprotein，S），以及 RNA 聚合酶（polymerase，Pol）。某些病毒包膜上存在的血凝素 – 酯酶蛋白（hemagglutinin-esterase protein，HE），既有 HA 的血凝活性，又有类似 NA 的酯酶活性。冠状病毒对乙醚、三氯甲烷、酯类、紫外线及理化因子较敏感，在 37 ℃ 下数小时便丧失感染性。冠状病毒可在人胚肾、肠、肺的原代细胞中生长，感染初期细胞病变不明显，连续传代后细胞病变明显加强；与冠状病毒属中其他已知的成员不同，SARS-CoV 可引起 Vero 细胞和 FRhk-4 细胞的 CPE，SARS-CoV 的受体是血管紧张素酶 2（angiotensin-converting enzyme 2，ACE2）。冠状病毒 229E 的受体是氨基肽酶 N（aminopeptidase N，APN）。

（二）致病性与免疫性

常见的冠状病毒主要感染成人或较大儿童，引起类似病毒性感冒症状、咽喉炎或成人腹泻。病毒主要经呼吸道飞沫传播，也可以通过粪—口途径传播；主要在冬春季流行，疾病的潜伏期平均为 3 ～ 7 d。病后免疫力不强，有可能发生再感染。

冠状病毒的某些毒株还可引起严重急性呼吸综合征（severe acute respiratory syndrome，SARS）和中东呼吸综合征（Middle East respiratory syndrome，MERS）等。SARS 的主要症状有发热、咳嗽、头痛、肌肉痛及呼吸道感染，病死率约为 14%，尤以 40 岁以上或有潜在疾病者（如冠心病、糖尿病、哮喘以及慢性肺病）病死率高。蝙蝠可能是 SARS-CoV 的自然储存宿主。

（三）微生物学检查与防治方法

结合临床症状、胸片检查及实验室检验可以辅助诊断。微生物学检查主要取患者急性感染样本，包括鼻咽部分泌物、咽漱液、粪便等，用细胞培养、器官培养等方法对病毒进行分离培养鉴定。用双份血清做中和试验、ELISA 等进行血清学诊断。用免疫荧光技术、酶免疫技术和实时荧光定量 PCR 技术检测病毒抗原或核酸等进行快速诊断。高传染性的冠状病毒相关样品处理、病毒培养和动物实验需要在 BSL-3 实验室中进行。尚无特异性的治疗药物和预防疫苗。

 第四节　其他呼吸道病毒

一、风疹病毒

风疹病毒（rubella virus，RV）为披膜病毒科（Togaviridae）、风疹病毒属（*Rubivirus*）的唯一成员，是风疹（rubella，Germen measles）的病原体。该病呈世界性分布，春季为流行高峰期。风疹是一种轻型、出疹性疾病，主要引起儿童和成人普通风疹。但如果在孕早期感染风疹病毒，则能够引起胎儿畸形等先天性风疹综合征（congenital rubella syndrome, CRS），危害严重。

风疹病毒为单股正链 RNA 病毒，直径约为 60 nm，包膜病毒，核衣壳为二十面体对称，基因组全长约为 9.7 kb，编码 2 个 ORF。5′端为 ORF1 编码的 2 个非结构蛋白（NSP），3′端为 ORF2 编码的 1 条分子量为 230 kD 的多聚蛋白前体，酶切后形成 3 种结构蛋白，即 1 个核衣壳蛋白（C）和 2 个包膜蛋白（El 和 E2）。病毒包膜蛋白刺突有血凝性。风疹病毒只有 1 个血清型，与其他披膜病毒科病毒无抗原交叉反应。风疹病毒对理化条件敏感，不耐热，对脂溶剂和紫外线敏感。

人是风疹病毒唯一的自然宿主。风疹病毒以飞沫形式传播，在呼吸道和颈淋巴结增殖后播散全身，引起风疹。儿童和青少年感染风疹较为常见，通常在 2 周左右的潜伏期后，出现发热和轻微的麻疹样出疹，伴耳后和枕下淋巴结肿大等。出疹很少持续 3 d 以上。成人感染风疹病毒的症状较严重，除出疹外，还有关节炎和关节疼痛、血小板减少、出疹后脑炎等。风疹病毒感染最严重的危害是通过垂直传播引起胎儿先天性感染。怀孕期间感染风疹病的时间越早对胎儿的危害越大，在孕期 20 周内感染风疹病毒对胎儿危害最大。病毒感染通过影响胎儿细胞的正常生长、有丝分裂和染色体结构等，导致流产或死胎，及先天性风疹综合征等先天畸形，如先天性心脏病、先天性耳聋、白内障等三大主症，以及黄疸型肝炎、肺炎、脑膜脑炎等。机体受风疹病毒自然感染后可获得持久免疫力，约 95% 以上的正常人血清中具有保护性抗体，孕妇血清中的抗体可以保护胎儿免受风疹病毒的感染。

风疹病毒的诊断方法主要为病毒分离培养和抗体检测。对孕妇感染风疹病毒进行早期诊断，可有效减少畸形儿的发生。常用的诊断方法有：①通过检测风疹特异性 IgM 抗体进行早期诊断，或通过检测双份血清中病毒特异性抗体。若抗体滴度呈 4 倍及以上增高，也可作为辅助诊断。②检测胎儿羊水或绒毛膜中的病毒抗原或病毒核酸等，这些可作为产前诊断。③取羊水、绒毛膜进行病毒分离培养，用红细胞凝集抑制试验和免疫荧光试验进行病毒鉴定，但比较烦琐。目前，对风疹病毒感染尚无有效的治疗方法。风疹减毒活疫苗接种是预防风疹的有效措施。儿童在 8 月龄接种 1 剂麻风疫苗，在 18～24 月龄接种 1 剂 MMR，可以获得高水平的抗体，并保持十数年以上或终身免疫。

二、腺病毒

腺病毒（adenovirus）属于腺病毒科（Adenoviridae），感染人的腺病毒主要是哺乳动物腺病毒属（*Mastadenovirus*）。腺病毒粒子直径为 60～90 nm，无包膜；基因组为线状 DNA，约为 3.6 kb；衣壳呈二十面体立体对称，由 252 个壳粒组成，其中，240 个壳粒是六邻体（hexon），含有组特异性 α 抗原；位于二十面体顶端的 12 个壳粒组成五邻体（penton）；每个五邻体包括基底部分和伸出表面的 1 根末端有顶球的纤突；基底部分含有组特异性 β 抗原和毒素样活性，可引起细胞病变；纤突蛋白包含型特异性 γ 抗原，与病毒凝集动物红细胞活性有关。人源细胞对腺病毒比较敏感，如 HeLa 细胞和人胚原代细胞等，感染后能引起明显的细胞病变。腺病毒耐高温、耐酸、耐脂溶剂的能力较强，在 56 ℃条件下持续 30 min 可被灭活。

人类腺病毒分为 A～G，共 7 组、42 个血清型；腺病毒可在人类呼吸道、胃肠道、泌尿道及眼部增殖并引起感染。腺病毒主要通过呼吸道飞沫、粪—口和密切接触传播，传染源为患者和无症状携带者。3 型、7 型、11 型、21 型、14 型腺病毒主要引起婴幼儿肺炎和上呼吸道感染；3 型和 7 型腺病毒为腺病毒肺炎的主要病原。此外，3 型、7 型、14 型腺病毒可以引起咽结膜热（pharyngoconjunctival fever，PCF），8 型、19 型、31 型腺病毒可以引起流行性角膜炎（epidemic keratoconjunctivitis，EKC），40 型、41 型腺病毒可以引起儿童病毒性胃肠炎。

腺病毒感染在临床上主要引起的疾病包括呼吸道疾病、眼结膜感染、胃肠道疾病、及其他如小儿急性出血性膀胱炎、宫颈炎和男性尿道炎等。腺病毒肺炎约占病毒性肺炎的 20%～30%，发病时间在北方多集中于冬春两季，在南方多集中于秋季。由于缺乏腺病毒特异抗体，80% 的腺病毒肺炎发生于 6 个月至 2 岁的婴幼儿。病毒感染潜伏期为 3～8 d，多以骤热（39 ℃以上）、咳嗽、呼吸困难等呼吸道症状为主，有时出现嗜睡、惊厥、腹泻、结膜炎，甚至心力衰竭等。

腺病毒肺炎的初步诊断依据为当地感染的流行情况和临床表现。若需要进一步确诊，则需要用间接免疫荧光技术、ELISA 检测特异性 IgM 等，但这些技术不能进行腺病毒分型，腺病毒分型需要对特异基因序列进行生物信息学分析。常规咽拭子病毒分离及双份血清抗体检查可用于回顾诊断。临床治疗以对症治疗和抗病毒治疗为主。尚缺乏有效的抗病毒药物与疫苗。

‖● 问题讨论 ●‖

2019 年底新型冠状病毒性肺炎（简称"新冠肺炎"）暴发，并在全球引起大流行，从新冠肺炎全球化流行我们能够在传染病的流行和预防方面得到什么启示？

‖● 思　考 ●‖

（1）流行性感冒病毒的致病性、免疫性情况决定我们怎样预防和治疗流感病毒感染，其中，预防流感病毒较有效的方式是疫苗接种。那么，流感疫苗的制备及使用现状是怎样的？

（2）流行性感冒病毒的形态结构、抗原变异与流感病毒的流行有什么相关性？

（3）2019 年新冠肺炎在全球引起大流行，严重威胁人类身体健康和社会稳定。那么，冠状病毒的形态结构、致病性（传播规律）、微生物学检查原则及防治原则是怎样的？我们从 2019 年新冠肺炎的全球大流行中得到哪些启示？

（4）麻疹病毒的致病性、免疫性有哪些特点？

（5）风疹病毒的传播特征、致病特点及与先天畸形的关系是什么？

（6）腮腺炎病毒、呼吸道合胞病毒的致病性是什么？

‖● 测试题（单项选择题） ●‖

（1）甲型流感病毒分亚型的依据是（　　　）。

A．HA 和 NA　　　　　　　　　　B．M 蛋白和 HA

C. NA 和 M 蛋白   D. RNP

E. RNA 多聚酶

（2）不引起呼吸道感染的一组病毒是（   ）。

A. 流感病毒、麻疹病毒、ECHO 病毒   B. 风疹病毒、EB 病毒、腺病毒

C. 冠状病毒、柯萨奇病毒   D. 呼肠病毒、腮腺炎病毒

E. 流行性乙型脑炎、轮状病毒

（3）引起普通感冒最常见的病毒是（   ）。

A. 流感病毒   B. 副流感病毒

C. 鼻病毒   D. 呼吸道合胞病毒

E. 冠状病毒

（4）流感病毒的核酸特点是（   ）。

A. 1 条完整的单负股 RNA   B. 分节段的单负股 RNA

C. 完整的双股 DNA   D. 分节段的双股 RNA

E. 分节段的单股 DNA

（5）引起流感世界性大流行的病原体是（   ）。

A. 流感嗜血杆菌   B. 甲型流感病毒

C. 乙型流感病毒   D. 丙型流感病毒

E. 副流感病毒

（6）下列核酸类型为 RNA 的病毒是（   ）。

A. 巨细胞病毒   B. 单纯疱疹病毒

C. 水痘 - 带状疱疹病毒   D. 腺病毒

E. 流感病毒

（7）抗原性漂移是指流感病毒的（   ）。

A. 型特异性抗原的小变异   B. 型特异性抗原的大变异

C. 亚型抗原的大变异   D. 亚型抗原的小变异

E. 与其他病毒的基因重组

（8）流感病毒分型的依据是（   ）。

A. 血凝素   B. 神经氨酸酶

C. 核蛋白和基质蛋白   D. 基质蛋白

E. RNP

（9）与流感病毒吸附有关的成分是（   ）。

A. 核蛋白   B. 血凝素

C. 神经氨酸酶   D. M 蛋白

E. 脂质双层

（10）与流感病毒成熟释放有关的成分是（   ）。

A. HA   B. NA

C. M 蛋白   D. 脂质双层

E. LPS

（11）分离流感病毒可采用患者的（　　）。

A. 咽漱液   B. 尿液

C. 粪便   D. 血清

E. 脑脊液

（12）亚急性硬化性全脑炎（SSPE）的病原体是（　　）。

A. 脑膜炎双球菌   B. 结核分枝杆菌

C. 乙型脑炎病毒   D. 麻疹病毒

E. 森林脑炎病毒

（尹飞飞）

第七章 胃肠道感染病毒

第一节 肠道病毒

肠道病毒（enterovirus）是指经消化道感染和传播、能在肠道中复制，但常引起肠道外疾病的胃肠道感染病毒（gastrointestinal infection virus），如脊髓灰质炎病毒、柯萨奇病毒等。

肠道病毒归属于小 RNA 病毒科（Picornaviridae）的肠道病毒属（*Enterovirus*，*EV*），是单正链 RNA 病毒。人肠道病毒有 4 个属，即甲、乙、丙和丁（*EV*-A、*EV*-B、*EV*-C 和 *EV*-D）。早期人肠道病毒的分类依据是其对人类和实验动物的致病性、体外培养引起的细胞病变效应等，将这些肠道病毒分为脊髓灰质炎病毒、柯萨奇病毒 A 组和 B 组、埃可病毒等。随着不断有新型肠道病毒被发现，依据原来的血清型标准无法对它们归类，ICTV 决定按其发现的时间顺序统一命名，如 EV68、EV70 等。现已发现 100 多种不同血清型的人肠道病毒。

肠道病毒的共同特征如下：

1. 形态结构

肠道病毒的直径为 24～30 nm，衣壳为对称的二十面体立体，为单正链 RNA 裸露病毒。基因组长度约为 7.4 kb，两端为保守的非编码区（UTR），中间为 P1、P2、P3 连续的一个开放读码框，编码一个约 2 200 个氨基酸的大分子前体蛋白。此外，5′端共价结合一个小分子蛋白质 VPg，这与病毒 RNA 合成和基因组装配有关（图 7–1）。

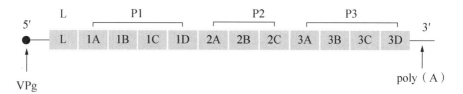

图 7–1　肠道病毒基因结构模式

2. 培养特性

多数肠道病毒能在有相应膜受体的易感细胞中增殖，迅速产生细胞病变；柯萨奇病毒 A 组的某些型别（如 A1 型、A19 型和 A22 型）只能在新生乳鼠体内增殖。

3. 抵抗力

肠道病毒对理化因素的抵抗力比较强：①能够在污水和粪便中保持感染性数月；②对酸有一定抵抗力，在 pH 为 3.0～5.0 的酸性条件下可保持 1～3 h 病毒结构的稳定；③能抵抗蛋白酶和胆汁的破坏；④对乙醚和去垢剂有一定的抗性，但 1 mol/L MgCl$_2$ 或其他二价阳离子能明显提高病毒对热的抵抗力。

4. 传播途径

主要经粪—口途径传播，隐性感染多见。虽然肠道病毒在肠道中增殖，却引起多种肠道外感染疾病，如脊髓灰质炎、无菌性脑膜炎、心肌炎等。一种型别的肠道病毒可引起几种疾病或病征，而一种病征或疾病又可由不同型别的肠道病毒引起。

一、脊髓灰质炎病毒

脊髓灰质炎病毒（poliovirus，PV）是引起脊髓灰质炎（poliomyelitis）的病毒，归属于丙种肠道病毒。脊髓灰质炎病毒主要感染脊髓前角运动神经元，导致急性弛缓性肢体麻痹（acute flaccid paralysis，AFP），儿童是主要患者，故由脊髓灰质炎病毒引起的疾病被称为小儿麻痹症（infantile paralysis）。脊髓灰质炎病毒分为Ⅰ、Ⅱ、Ⅲ型血清型（PV1-3），但在各型中尚未发现交叉免疫反应。目前，85%左右的脊髓灰质炎主要由Ⅰ型病毒引起。

（一）生物学性状

1. 形态结构

病毒在电镜下为球形，直径为 20～30 nm，衣壳呈二十面体立体对称的裸露病毒（图 7－2）。衣壳蛋白由 VP1、VP2、VP3 和 VP4 组成。VP1 为外露的衣壳蛋白，与受体具有特殊亲和力，可诱导机体产生中和抗体。

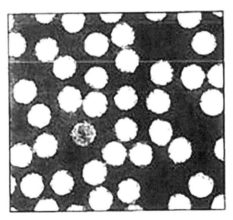

图 7－2　Ⅰ型脊髓灰质炎病毒电镜

2. 基因组与编码蛋白

脊髓灰质炎病毒基因组为单正链 RNA，进入宿主细胞以后直接作为 mRNA 翻译出一条多聚蛋白（polyprotein）前体，约有 2 200 个氨基酸，然后由蛋白酶酶切后形成结构蛋白 VP1～VP4 和其他功能蛋白（2A～2C、3A～3D），包括依赖 RNA 的 RNA 聚合酶。

VP1、VP2、VP3 暴露在病毒衣壳表面，但 VP1 主要与病毒吸附有关，同时带有抗原表位，可诱生中和抗体。位于衣壳内部的 VP4 在 VP1 与细胞受体结合以后才可释放，并发生结构改变，进而发生脱壳。

3. 抵抗力

与其他肠道病毒类似，脊髓灰质炎病毒对理化因素具有较强的抵抗力。

（二）致病性和免疫性

1. 传染源与传播途径

主要传染源是脊髓灰质炎患者或病毒携带者。主要通过粪—口途径传播，主要流行于夏秋季，潜伏期大致为 7～14 d，1～5 岁儿童为主要易感者。

2. 致病性

病毒从腔道黏膜（如口咽、肠道黏膜和上呼吸道黏膜）侵入机体后先在局部黏膜和咽、扁桃体等淋巴组织和肠道集合淋巴结中增殖，病毒释放入血而形成第一次病毒血症。病毒随着血液循环扩散至表达脊髓灰质炎病毒受体的淋巴结、心、肝、肾、脾等非神经组织后再次增殖并释放进入血液，引起第二次病毒血症。对于少数感染者，病毒可侵入其中枢神经系统，感染脊髓前角神经元、脑干和脑膜组织等。脊髓灰质炎病毒的受体为免疫球蛋白超家族的细胞黏附分子（ICAM）-CD155，主要分布在人体脊髓前角细胞、背根节细胞、运动神经元、骨骼肌细胞和淋巴细胞。脊髓灰质炎病毒感染导致宿主细胞的杀细胞效应，患者因运动神经元损伤而导致肌肉瘫痪。

机体免疫力的强弱可影响病毒感染后疾病的发展。90% 以上的患者仅表现为隐性感染；约 5% 的感染者发生顿挫感染，患者出现发热、头痛、乏力、咽痛和呕吐等非特异性症状，并迅速恢复；1%～2% 的感染者因病毒力强或中和抗体少，病毒入侵中枢神经系统和脑膜，产生非麻痹型脊髓灰质炎或无菌性脑膜炎（aseptic meningitis），出现颈项强直、肌痉挛等。只有 0.1%～2.0% 的感染者发展为暂时性肢体麻痹或永久性弛缓性肢体麻痹，以下肢麻痹多见。极少数患者发展为延髓麻痹，出现呼吸功能、心脏功能衰竭而死亡。脊髓灰质炎流行期间，进行扁桃体摘除、拔牙等手术或其他各种疫苗接种等，均可增加麻痹症的发生。此外，成人的脊髓灰质炎病情通常比儿童患者的严重。

随着脊髓灰质炎疫苗的普及，脊髓灰质炎野毒株所致的病例已显著减少，目前仅见于少数国家和地区；但疫苗相关麻痹型脊髓灰质炎（vaccine associated paralytic poliomyelitis，VAPP）病例在全世界每年都有出现。VAPP 主要由疫苗毒力恢复的 Ⅱ 型和 Ⅲ 型病毒引起，患者以免疫功能低下的人群多见。另外，还需要警惕疫苗衍生脊髓灰质炎病毒（vaccine derived poliovirus，VDPV）所致的病例。

3. 免疫性

感染脊髓灰质炎病毒后，患者可获得长期而牢固的型特异性免疫，主要以诱导机体产生中和抗体为主。表达在黏膜局部的 sIgA 可阻止脊髓灰质炎病毒在咽喉部、肠道内吸附，阻断病毒经粪便播散；血清中和抗体（IgG、IgM）可阻止脊髓灰质炎病毒侵入中枢神经系统。血液中的 IgG 抗体可经胎盘由母体传给胎儿，故出生 6 个月以内的婴儿较少发生脊髓灰质炎。

（三）微生物学检查法

1. 病毒分离与鉴定

采集患者的粪便、咽拭子、血液标本，经抗生素处理后接种于原代猴肾细胞或人源性传代细胞。通常培养 7～10 d 后可出现典型 CPE，再利用中和抗体进一步鉴定病毒的型别。

2．血清学试验

取患者发病早期和恢复期双份血清，通过中和试验检测血清中的抗体效价。如果恢复期血清特异性抗体效价有 4 倍或 4 倍以上的增长，则有诊断意义。亦可检测血清中特异性 IgM 抗体，以做出近期感染的诊断。

3．病毒基因组检测

采用核酸杂交、PCR 等分子诊断学方法，可检测患者咽拭子、粪便等标本中的病毒基因组。还可进行病毒基因组测序，并根据核苷酸序列的差异或酶切位点的不同来区别病毒的疫苗株与野毒株。

（四）防治原则

随着灭活脊髓灰质炎疫苗（inactivated polio vaccine，IPV，Salk vaccine）和口服脊髓灰质炎疫苗（live oral polio vaccine，OPV，Sabin vaccine）的普及，脊髓灰质炎的发病率显著下降，目前仅在少数国家流行着由脊髓灰质炎病毒野毒株感染所致的脊髓灰质炎。2001 年10 月，世界卫生组织宣布中国为亚太地区第二批消灭脊髓灰质炎的国家之一。

1．人工主动免疫

IPV 和 OPV 都是三型脊髓灰质炎病毒的混合疫苗，接种后都可获得针对 3 个血清型病毒的保护性抗体。OPV 口服免疫类似自然感染，既可诱发血清抗体，预防麻痹型脊髓灰质炎的产生，又可刺激肠道局部产生 sIgA，阻止野毒株在肠道的增殖和人群中的流行。此外，口服 OPV 后，病毒会在咽部存留 1～2 周，并从粪便中排出达数周，而疫苗病毒的传播可使接触者产生间接免疫。从 2016 年 5 月 1 日起使用二价口服疫苗滴剂。

IPV 通过肌内注射接种，具有接种剂量大、不能产生肠道局部免疫、使用不方便等缺点，但改进型的 IPV 可使 99%～100% 接种者产生针对三型病毒的抗体。目前，中国免疫程序是满 2 个月进行 IPV 一剂接种；满 3 个月、4 个月、4 周岁分别进行二价脊髓灰质炎口服滴剂的接种。

2．人工被动免疫

与脊髓灰质炎患者有过密切接触的易感者，需要注射 10% 丙种球蛋白 ［0.3～0.5/（kg·d）］，可以避免发病或减轻症状。

二、柯萨奇病毒与埃可病毒

柯萨奇病毒（coxsackievirus，CV）是于 1948 年从纽约州 Coxsackie 镇的一例临床诊断为脊髓灰质炎的患儿粪便中分离到的一组病毒，分属甲种、乙种、丙种肠道病毒（*EV-A*、*EV-B*、*EV-C*）。埃可病毒（echovirus）也称为人肠道致细胞病变孤儿病毒（enteric cyto-pathogenic human orphan virus，ECHO virus），现归属于乙种肠道病毒（*EV-B*）。柯萨奇病毒和埃可病毒的形态、生物学性状及感染过程、免疫特性等均与脊髓灰质炎病毒相似。

CV 和 ECHO 病毒对乳鼠的致病特点和对细胞培养的敏感性不同，可将其分为 A、B 两组。A 组柯萨奇病毒（CVA）有 1～22 和 24 共 23 个血清型，感染乳鼠后引起肌肉松弛型麻痹，且不能在培养细胞中生长；B 组柯萨奇病毒（CVB）有 1～6 种 6 个血清型，感染乳鼠后引起肌肉痉挛型麻痹，可在多种培养细胞中生长。

CV 和 ECHO 主要通过粪—口途径传播，但也可经呼吸道或眼部黏膜感染。其致病特点是：①病毒主要在肠道中增殖，却很少引起肠道疾病；②不同的肠道病毒可引起相同的临床疾病；③同一型病毒也可引起几种不同的临床疾病（表 7 - 1）。

表 7 - 1　人肠道病毒感染的临床病症和常见的病毒类型

临床病症	脊髓灰质炎病毒	柯萨奇病毒	埃可病毒	新型肠道病毒
麻痹症	1 型～3 型	A7 型、A9 型；B2 型～B5 型	2 型、4 型、6 型、9 型、11 型（可能为 1 型、7 型、13 型、14 型、16 型、18 型、31 型）	70、71
无菌性脑膜炎	1 型～3 型	A2 型、A4 型、A7 型、A9 型、A10 型；B1 型～B6 型	1 型～11 型、13 型～23 型、25 型、27 型、28 型、30 型、31 型	70、71
无菌性脑炎	—	B1 型～B5 型	2 型、6 型、9 型、19 型（可能 3 型、4 型、7 型、11 型、14 型、19 型、20 型）	70、71
疱疹性咽峡炎	—	A2 型～A6 型、A8 型、A10 型	—	—
手足口病	—	A5 型、A10 型、A16 型	—	71
皮疹	—	A4 型、A5 型、A6 型、A9 型、A16 型；B15 型	2 型、4 型、6 型、9 型、11 型、16 型、18 型（可能 1 型、3 型、5 型、7 型、12 型、14 型、19 型、20 型）	—
流行性胸痛	—	A9 型，B1 型～B5 型	1 型、6 型、9 型	—
心肌炎、扩张型心肌病	—	A4 型、A16 型，B1 型～B5 型	1 型、6 型、9 型、19 型	—
急性结膜炎	—	A24 型	—	—
急性出血性结膜炎	—	—	—	70
感冒	—	A21 型、A24 型、B4 型、B5 型	4 型、9 型、11 型、20 型、25 型（可能 1 型～3 型、6 型～8 型、16 型、19 型、22 型）	—
肺炎	—	A9 型、A16 型，B4 型、B5 型	—	68
腹泻	—	A18 型、A20 型、A21 型、A22 型、A24 型	18 型、20 型	—

续表 7 - 1

临床病症	脊髓灰质炎病毒	柯萨奇病毒	埃可病毒	新型肠道病毒
肝炎	—	A4 型、A9 型、B5 型	4 型、9 型	—
发热	1 型～3 型	B1 型～B6 型	—	—
新生儿全身感染	—	B1 型～B5 型	3 型、4 型、6 型、9 型、17 型、19 型	—
病毒感染后疲劳综合征	—	A5 型、A16 型、B1 型～B6 型	—	—

柯萨奇病毒和埃可病毒的致病特点如下。

（一）心肌炎和扩张型心肌病

柯萨奇病毒 B 组是病毒性心肌炎（viral myocarditis）常见的病原体，可引起成人和儿童的原发性心肌病，约占心脏病的 5%。CVB 的 2A 型可破坏肌养蛋白（dystropin）导致扩张型心肌病（dilated cardiomyopathy，DCM）。病毒性心肌炎可发生于成人和儿童，但新生儿病毒性心肌炎死亡率高。其致病机制是可能通过直接作用和免疫病理机制导致心肌细胞的损伤，部分患者可演变为扩张型心肌病。

（二）手足口病

手足口病主要由 A 组柯萨奇病毒 16 型（CVA16）引起。手足口病好发于 6 个月至 3 岁的儿童，疾病的特点为手、足、臀部皮肤的皮疹和口舌黏膜疱疹等，可伴有发热。

（三）无菌性脑膜炎

几乎所有的肠道病毒都与无菌性脑膜炎（aseptic meningitis）、脑炎和轻瘫有关，主要由 CVB 和 CVA7、CVA9 引起。

（四）疱疹性咽峡炎

疱疹性咽峡炎主要由 CVA2 型～CVA6 型、CVA8 型、CVA10 型引起，以夏秋季节多见，患者主要为 1～7 岁儿童。

（五）流行性胸痛

流行性胸痛通常由 CVB 引起，突出的症状是突发性发热和单侧胸痛，胸部 X 射线检查多无异常。

（六）眼病

主要见于 CVA24 型引起的急性结膜炎（acute conjunctivitis），临床表现为结膜充血和水肿，分泌物增多，结膜下出血。

CV 和 ECHO 感染人体后可以刺激机体产生特异性的保护性抗体，形成针对同型病毒的持久免疫力。

CV 和 ECHO 所致疾病的症状和病毒型别具有多样性，因此，仅根据临床表现不能做出病因诊断，必须依赖于微生物学检查以确诊。标本可采取患者的咽拭子、粪便、脑脊液等。

三、新型肠道病毒

新型肠道病毒（new enterovirus）是指于 1969 年后陆续分离到的肠道病毒，并按其发现的顺序统一命名，如 EV69、EV70 等。新型肠道病毒的生物学性状与其他肠道病毒相似，但其抗原性和脊髓灰质炎病毒、柯萨奇病毒和埃可病毒明显不同。

（一）肠道病毒 70 型

虽然肠道病毒 70 型（EV70）不能通过肠道感染，但其生物学性状与典型的肠道病毒的相似，因此，被归属于肠道病毒。EV70 是人类急性出血性结膜炎（acute hemorrhagic conjunctivitis）主要的病原体。EV70 复制的最适温度为 33～35 ℃。急性结膜炎俗称"红眼病"，非洲和东南亚等地为该病最早的流行地区，现在世界各地均有报道。急性出血性结膜炎以点状或片状的突发性结膜下出血为特征，主要通过接触传播，传染性较强，以成人为多。在疾病的早期容易从结膜中分离到病毒，治疗以对症处理为主，干扰素滴眼液有较好的治疗效果。

（二）肠道病毒 71 型

肠道病毒 71 型（EV71）是于 1969 年首次从美国加利福尼亚州的患中枢神经系统疾病的婴儿粪便标本中分离到的，此后在世界范围内多次引起手足口病流行。

1. 生物学性状

EV71 为典型的小 RNA 病毒颗粒。EV71 基因组全长约为 7.4 kb（7.2～8.5 kb），为单股正链 RNA，含有丰富的腺嘌呤核苷酸和尿嘌呤核苷酸。基因组中只有 1 个开放编码阅读框，编码 2 194 个氨基酸组成的多聚蛋白。根据病毒衣壳蛋白 VP1 核苷酸序列的差异可分为 A 型、B 型、C 型的基因型，各型之间至少存在 15% 核苷酸序列的差异，各型还包括亚型。中国传播较为广泛的是 C4 型。

通常利用非洲绿猴肾细胞（Vero 细胞）和横纹肌肉瘤细胞（RD 细胞）培养 EV71。病毒液接种于 RD 细胞 3 d 后，可出现 CPE（图 7-3）。也可用 1～3 日龄的 ICR 乳鼠接种并分离培养。EV71 通过腹腔感染乳鼠后，小鼠出现精神萎靡、肢体麻痹瘫痪、消瘦、死亡等现象，并可在病变最明显的脑组织中分离或检测到病毒 RNA。

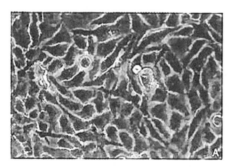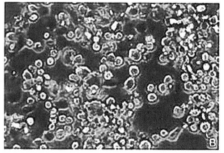

图 7-3　EV71 在 RD 细胞中所致的细胞病变效应
A. 正常细胞；B. 病变细胞。

已经报道的 EV71 受体包括人类清道夫受体 B2（scavenger receptor B2，SCAR-B2）、P 选择素的糖蛋白受体 1（P-selecting glycoprotein ligand-1，PSGL-1，CD162）和唾液酸多聚糖。病毒受体普遍表达于白细胞、内皮细胞和神经细胞表面，因此，EV71 感染常累及中枢神经系统，且感染具有较高的重症率和病死率。

EV71 能够抵抗胃酸、胆汁，在室温下可保持感染性数天。同时，EV71 能够抵抗乙醚和三氯甲烷等有机溶剂，还能够抵抗 70% 乙醇溶液和 5% 甲酚皂溶液等常用的消毒剂。但 EV71 对 56 ℃以上的高温、氯化消毒、甲醛和紫外线的抵抗力较差。

2. 致病性

患者和无症状带毒者是主要传染源，经粪—口途径、呼吸道飞沫或直接接触传播。EV71 是手足口病、疱疹性咽峡炎和无菌性脑膜炎等多种疾病的病原体，严重感染者可导致死亡。

病毒感染后首先在淋巴组织中增殖，然后入血形成第一次病毒血症。病毒经血循环入侵靶组织，并大量繁殖，再次入血形成第二次病毒血症。同时，病毒在感染部位大量增殖导致严重病变。

EV71 感染多为隐性感染，少数为显性感染，主要感染者多为 6 个月至 5 岁的婴幼儿。患者表现为发热，1～2 d 后在手、足、唇和口腔黏膜、臀部等出现皮疹或疱疹，即手足口病。手足口病是一种急性传染病，于 1981 年中国首次报道此病，于 1995 年分离到 EV71。EV71 是中国近年手足口病的主要病原体，已成为中国严重的公共卫生问题之一。

3. 免疫性

固有免疫和适应性免疫均可被 EV71 激活，可以诱生抗-VP1 的特异性中和抗体。

4. 微生物检查

因为 EV71 所致的中枢神经系统疾病和脊髓灰质炎病毒类似，而引起的手足口病又与柯萨奇病毒 A16 难以区分，所以在肠道病毒中 EV71 是难以鉴别的病毒之一。

EV71 的微生物学检查方法如下：

（1）病毒分离培养和鉴定。采集患者粪便或疱疹液标本，接种于易感细胞并培养后进行病毒学鉴定。因 EV71 的分离培养具有费力、烦琐、耗时长、不能达到早期诊断要求等特点，故临床试验诊断不常用。

（2）病毒核酸检测。提取和扩增病毒核酸。此法具有简单、快速、敏感性高等优点。

（3）血清学诊断。检测抗 EV71 的 IgM 型抗体，可对 EV71 的近期感染进行诊断。可采集发病早期和恢复期双份血清标本进行病毒中和试验，若血清抗体效价呈 4 倍或以上增长，则具有诊断意义。

5. 防治原则

中国已有 EV71 疫苗，EV71 疫苗可用于预防。

第二节 急性胃肠炎病毒

急性胃肠炎病毒（acute gastroenteritis virus）是指经消化道感染和传播，主要引起急性肠道内感染性疾病的胃肠道感染病毒，也是人类食源性疾病（foodborne disease）的主要病原体。急性胃肠炎病毒包括轮状病毒、杯状病毒、星状病毒和肠道腺病毒（表7－2）。虽然这些病毒隶属于不同的病毒科，但引起的疾病相似，均以腹泻和呕吐症状为主。不同的急性胃肠炎病毒，其流行方式不同，一类是引起 5 岁以内的小儿腹泻，另一类是引起与年龄无关的暴发流行。

表7－2 急性胃肠炎病毒的分类及其所致疾病

病毒名称	大小/nm	核酸类型	所致的主要疾病
轮状病毒	60～80	双链 RNA	—
A 组	—	—	流行性婴幼儿严重腹泻，是最常见的病原体
B 组	—	—	儿童和成人腹泻
C 组	—	—	散发性儿童腹泻
杯状病毒	27～38	单正链 RNA	散发性婴幼儿和儿童腹泻
星状病毒	28～30	单正链 RNA	散发性婴幼儿和儿童腹泻
肠道腺病毒	70～75	双链 DNA	流行性婴幼儿严重腹泻，是常见的病原体

一、轮状病毒

轮状病毒（rotavirus）是因其电镜下的形态酷似"车轮状"而被命名的。轮状病毒归属于呼肠病毒科（Reoviridae），是人类、哺乳动物和鸟类等腹泻的重要病原体。

（一）生物学性状

1. 形态结构

轮状病毒呈球形，直径为 60～80 nm，衣壳为二十面体立体对称的裸露病毒，衣壳具有内外双层。在电镜下，腹泻患者粪便中可见 3 种类型的病毒颗粒：①光滑型颗粒，直径为 75 nm，表面光滑，结构完整，具有感染性；②粗糙型颗粒，直径为 50 nm，暴露出车轮状辐条，外衣壳缺失，没有感染性；③单层颗粒，直径为 37 nm，常缺少基因组 RNA，也没有感染性。

2. 基因组及其编码蛋白

病毒体核心含有病毒核酸和依赖 RNA 的 RNA 多聚酶。病毒基因组为由 11 个基因片段组成，总长约 18.55 kb 的双链 RNA（dsRNA）。每个片段含一个开放编码可读框，编码一种病毒特异性蛋白（viral protein，VP）。轮状病毒的结构蛋白有 6 种，包括内部核心蛋白、主要内衣壳蛋白和外衣壳蛋白。内部核心蛋白 VP1～VP3 由片段 1～3 分别编码，为病毒依赖 RNA 的 RNA 多聚酶、转录酶和帽状 RNA 转录子形成有关的蛋白，在病毒复制中发挥转录酶和复制酶的作用。主要内衣壳蛋白 VP6 约占病毒中蛋白的 51%，由基因片段 6 编码，抗原具有组和亚组特异性。外衣壳蛋白 VP4 是病毒的血凝素，与病毒吸附到易感细胞表面和增强穿入有关，是重要的中和抗原。VP7 为表面糖蛋白，也是中和抗原，可决定病毒的血清型。

轮状病毒也合成非结构蛋白（NSP），其中的 NSP4 是病毒性肠毒素，与引起腹泻相关。

3. 培养特性

非洲猴肾细胞 MA-10 是体外培养病毒的首选细胞，病毒接种前需要先用胰蛋白酶（10 μg/mL）处理，使 VP4 裂解成 VP5 和 VP8 两个片段，以增加病毒穿入细胞的能力。

4. 抵抗力

轮状病毒对理化因素的抵抗力较强，耐酸、耐碱，能在 pH 为 3.5～10.0 的环境中存活。耐乙醚、三氯甲烷和反复冻融。在室温和粪便中比较稳定，但在 55 ℃下孵育 30 min 可被灭活。

（二）致病性与免疫性

1. 致病性

轮状病毒感染在世界范围内流行，其中，A 组～C 组轮状病毒能引起人类和动物腹泻，D 组～G 组病毒引起动物腹泻。

A 组轮状病毒是最常见的病毒感染，占病毒性胃肠炎的 80% 以上，主要导致 6 个月至 2 岁婴幼儿严重胃肠炎，是导致婴幼儿死亡的主要原因之一。传染源是患者和病毒携带者，潜伏期为 1～4 d，主要通过粪—口途径传播，也可通过呼吸道传播。因轮状病毒腹泻常流行于深秋和秋冬季节，在中国常称为"秋季腹泻"。

轮状病毒的致病机制是：①病毒经消化道感染后，在小肠黏膜绒毛细胞的细胞质内增殖，并损伤其转运机制。病毒感染使小肠上皮细胞微绒毛萎缩、脱落和细胞溶解死亡，导致肠道吸收功能受损；②轮状病毒的 NSP4 刺激细胞内流钙离子，使细胞内浓度升高，进而通过相关信号通路引起肠液过度分泌和重吸收，出现腹泻。

典型的轮状病毒腹泻是水样腹泻（5～10 次/d）、发热、腹痛、呕吐，最终导致脱水。轮状病毒感染一般为自限性疾病，可完全恢复。但病情严重者可出现脱水和酸中毒，若不及时治疗，可导致患儿死亡。

B 组轮状病毒感染引起成人病毒性腹泻，曾在中国暴发流行过。主要通过粪—口途径传播，潜伏期约为 2 d，主要感染者为 15～45 岁的青壮年。临床症状为黄水样腹泻、腹胀、恶心和呕吐。B 组轮状病毒腹泻也多为自限性，可完全恢复，病死率低。

C 组轮状病毒在儿童人群中引起散发性腹泻，发病率不高，但偶见暴发流行。

2. 免疫性

机体被轮状病毒感染后可诱生病毒型别特异性抗体，据统计 90% 的 3 岁儿童具有抗轮状病毒抗体，包括 IgM、IgG、sIgA 类抗体，对同型病毒再感染有保护作用，其中肠道 sIgA 最为重要。

（三）微生物学检查

1. 电镜检测

在腹泻高峰期患者粪便中存在大量病毒颗粒，每克粪便可达 10^{10} 个，可直接用电镜或免疫电镜检查。

2. 病毒核酸检测

从粪便中提取病毒 RNA，进行聚丙烯酰胺凝胶电泳检测 11 个基因片段的特殊分布图、基因扩增通过 RT-PCR 方法检测病毒基因。

3. 病毒抗原检测

可采用反射免疫技术、直接或间接 ELISA 方法检测粪便上清液中的轮状病毒抗原，具有敏感、特异和快速的优点，也可对轮状病毒进行分型。

4. 病毒的分离培养

临床标本通过胰蛋白酶处理后，接种原代猴肾细胞或传代猴肾上皮细胞 MA-104 进行病毒分离。但因病毒分离鉴定过程复杂、时间长、费用高，很少用于轮状病毒感染的试验诊断。

（四）防治原则

主要以控制传染源和切断传播途径为主，其中，加强污染物品的消毒和洗手环节尤为重要。轮状病毒疫苗研究主要集中在减毒活疫苗，已经进入临床试验。

主要以及时输液、补充血容量、纠正电解质紊乱和酸中毒等支持疗法为主，以减少婴幼儿的病死率。

二、杯状病毒

杯状病毒颗粒呈球形，直径为 27～38 nm，衣壳呈二十面体立体对称的单正链 RNA 裸露病毒。杯状病毒科包括 4 个属，即诺如病毒属（*Norovirus*）、札幌病毒（*Sapovirus*）、囊泡病毒属（*Vesivirus*）和兔病毒属（*Lagovirus*）。人类急性病毒性胃肠炎主要杯状病毒是诺如病毒和札幌病毒，它们是除轮状病毒外的人类病毒性腹泻的主要病毒体。

（一）诺如病毒

诺如病毒最初被称为小圆状结构病毒（small round structure virus，SRSV），其原型病毒为诺瓦克病毒（Norwalk virus）。诺瓦克病毒是于 1968 年在美国俄亥俄州诺瓦克镇一所小学暴发流行的急性胃肠炎患者粪便中首次发现的病原体；ICTV 在 1990 年将其归类于杯状病毒，但 2002 年又将其重新命名为诺如病毒（Norovirus），而 Norovirus 是由 Norwalk virus 缩拼而成。

诺如病毒是直径为 27 nm、二十面体立体对称的裸露病毒。病毒基因组和抗原成分呈高度多样性。依据病毒核苷酸序列将其分为 5 个基因群，同一基因群可进一步再分为不同基因型。

目前，诺如病毒在体外可利用人肠道干细胞（human intestinal enteroids，HIEs）培养。

诺如病毒对热、乙醚和酸稳定，在 60 ℃下孵育 30 min 仍有感染性。诺如病毒的感染高发季为秋冬季，以粪—口途径传播，可感染任何年龄组人群。患者、隐性感染者均可为传染源，但摄入污染的水和烹制不当的食品（如海鲜、冷饮、凉菜等）也是常见的原因。

诺如病毒感染潜伏期为 24 ～ 48 h，然后突然发病，出现恶心、呕吐、腹痛和水样腹泻，症状通常持续 1 ～ 3 d。多数感染者呈自限性，预后较好。

（二）札幌病毒

札幌病毒曾被称为"沙坡病毒"，病毒表面有典型的杯状凹陷，棱高低不平，故被称为"典型杯状病毒"（classic calicivirus）。札幌病毒是日本学者 Chiba 等于 1977 年在札幌某托儿所腹泻患儿的研究中分离，并证实该病毒为引起托儿所腹泻暴发的病原体。该病毒被国际病毒命名委员会命名为札幌病毒。札幌病毒主要引起 5 岁小儿腹泻，但发病率低。

（三）杯状病毒的微生物学检查及防治

在发病急性期（48 ～ 72 h）采集标本，通过免疫电镜可从粪便中浓缩和观察病毒颗粒。同时，可以通过 ELISA、RT-PCR 等方式检测。

三、星状病毒和肠道腺病毒

（一）星状病毒

星状病毒（astrovirus）包含哺乳动物星状病毒属（*Mamastrovirus*）和禽星状病毒属（*Avastrovirus*）。哺乳动物星状病毒属有 19 种病毒，如人星状病毒、牛星状病毒等，主要引起哺乳动物的急性胃肠炎。人星状病毒是于 1975 年从腹泻的婴儿粪便中分离得到的，病毒颗粒呈球形，表面结构呈星形，直径为 28 ～ 30 nm，为单正链 RNA 裸露病毒。病毒基因两端为非编码区，中间为 3 个重叠的开放读码框。在有胰酶存在的条件下，星状病毒可在某些培养细胞（如结肠癌细胞）中生长并产生 CPE。

人星状病毒感染在世界范围内主要引起婴幼儿腹泻。病毒经粪—口途径传播。在温带地区，冬季为流行季节，发病率约占病毒性腹泻的 2.8%，患者以儿童和老年人为主。

人星状病毒感染十二指肠黏膜细胞，在其中大量增殖，并通过细胞死亡裂解方式将病毒颗粒释放到肠腔中。在感染的急性期，每克粪便中人星状病毒颗粒可达 10^{10} 个。星状病毒胃肠炎的临床表现类似于轮状病毒胃肠炎，但症状比较轻，病程为 1 ～ 4 d。

（二）肠道腺病毒

肠道腺病毒（enteric adenovirus，EAdv）是指主要引起急性胃肠炎的腺病毒，也是婴儿病毒性腹泻的常见病原体之一。

肠道腺病毒归属于人类腺病毒 F 亚属，其形态、结构、基因组成、复制周期等与其他腺病毒基本一致，是衣壳为二十面立体对称的双链 DNA 裸露病毒。

肠道腺病毒主要经粪—口途径传播，此外，也可经呼吸道传播，以夏秋季多见，并可导致暴发流行。肠道腺病毒主要侵犯 5 岁以下的小儿，并引起急性胃肠炎；其引起的主要症状是腹泻（排便 8 ～ 9 次/d），大便呈水样便或稀便，病程一般为 4 ～ 8 d；同时可伴有咽炎、咳嗽等呼吸道症状，或较轻的发热及呕吐症状。

微生物学检查包括借助电镜检测病毒颗粒，以及检查病毒核酸或抗原等。尚无有效疫苗和特别的抗肠道腺病毒治疗方法，主要采取补液等对症治疗。

⫸⬤ 问题讨论 ⬤⫷

脊髓灰质炎病毒是引起小儿麻痹症的病原体，曾经是严重影响中国儿童健康的疾病。

自 1960 年开始接种由知名病毒学专家顾方舟（1926 年 6 月 16 日—2019 年 1 月 2 日）研发的脊髓灰质炎糖丸活疫苗以来，中国的发病率急剧下降，脊髓灰质炎发病率得到有效控制。2001 年 10 月，WHO 正式宣布中国为脊髓灰质炎消灭国。因顾方舟在脊髓灰质炎的预防上做出的杰出贡献，顾方舟被亲切地称为"糖丸爷爷"。

1994 年 9 月，中国出现最后一例患者后再也没有出现由本土野毒株引起的脊髓灰质炎病例。那么，中国真的没有脊髓灰质炎病毒了吗？如果环境中存在该病毒，除了疫苗，我们还应该怎么预防该病毒的感染？目前使用的脊髓灰质炎疫苗是减毒活疫苗，接种这类疫苗会有风险吗？

‖● 思　考 ●‖

（1）肠道病毒与急性胃肠道病毒都是通过粪—口途径传播，但是它们所致的疾病不同。那么，肠道病毒与急性胃肠炎病毒各自包括哪些病毒？各自引起什么疾病？

（2）小儿麻痹症由脊髓灰质炎病毒引起，脊髓灰质炎病毒的致病机制是什么？中国是通过什么方法阻止小儿麻痹症的发生？

（3）柯萨奇病毒和埃可病毒的名字的由来是什么？

（4）轮状病毒和流感病毒的基因在结构和组成上有哪些异同点？

（5）轮状病毒感染是儿童腹泻的主要原因之一，那么，轮状病毒为什么会引起腹泻？

‖● 测试题（单项选择题） ●‖

（1）脊髓灰质炎减毒活疫苗常采用口服，其主要原因是（　　）。

A. 最易为儿童接受　　　　　　　　　　　B. 不易发生干扰现象

C. 既能产生局部免疫，又能使血清出现中和抗体　　D. 免疫力牢固

E. 副作用小

（2）脊髓灰质炎病毒感染的最常见类型是（　　）。

A. 隐性感染或轻型感染　　　　　　　B. 瘫痪型感染

C. 延髓麻痹型感染　　　　　　　　　D. 慢性感染

E. 迁延型感染

（3）脊髓灰质炎患者的传染性排泄物主要是（　　）。

A. 鼻咽分泌物　　　　　　　　　　　B. 眼分泌物

C. 粪便　　　　　　　　　　　　　　D. 尿液

E. 血液

（4）脊髓灰质炎病毒主要侵犯（　　）。

A. 三叉神经　　　　　　　　　　　　B. 脑神经节

C. 脊髓前角神经细胞　　　　　　　　D. 神经肌肉接头

E. 海马回锥体细胞

（5）小儿麻痹症的病原体是（　　）。

A. 脊髓灰质炎病毒　　　　　　　　　B. 乙脑病毒

C. 单纯疱疹病毒　　　　　　　　　　D. 麻疹病毒

E. EB 病毒

（6）下列哪组病毒都通过粪—口途径传播？（　　）

A. 脊髓灰质炎病毒、HAV、ECHO 病毒、柯萨奇病毒

B. 腺病毒、流感病毒、脊髓灰质炎病毒、ECHO 病毒

C. 柯萨奇病毒、HIV、麻疹病毒、EB 病毒

D. 冠状病毒、腮腺炎病毒、ECHO 病毒、柯萨奇病毒

E. EB 病毒、ECHO 病毒、脊髓灰质炎病毒、柯萨奇病毒

（7）引起婴幼儿腹泻的病毒主要是（　　）。

A. 脊髓灰质炎病毒　　　　　　　　B. 埃可病毒

C. 柯萨奇病毒　　　　　　　　　　D. 人类轮状病毒

E. 肠道病毒 72 型

（8）下列病毒中不属于肠道病毒属的是（　　）。

A. 脊髓灰质炎病毒　　　　　　　　B. 柯萨奇病毒

C. ECHO 病毒　　　　　　　　　　D. 轮状病毒

E. 肠道病毒 68 型

（9）轮状病毒的特点是（　　）。

A. 属于小 RNA 病毒科　　　　　　B. 核酸类型为单股正链 RNA

C. 具有双层衣壳　　　　　　　　　D. 有 100 余种血清型

E. 除引起腹泻外还可引起呼吸道感染

（崔秀吉）

第八章　肝炎病毒

　　肝炎病毒是一类主要侵犯肝细胞并引起肝炎的病毒。主要引起人类病毒性肝炎的病毒包括甲型肝炎病毒（hepatitis A virus，HAV）、乙型肝炎病毒（hepatitis B virus，HBV）、丙型肝炎病毒（hepatitis C virus，HCV）、丁型肝炎病毒（hepatitis D virus，HDV）和戊型肝炎病毒（hepatitis E virus，HEV）。这 5 种病毒不仅归属于不同的病毒科和病毒属，而且它们的传播途径也不同（表 8 – 1）。除了 5 种肝炎病毒，还有 10% ～ 20% 的肝炎病因不明，说明存在尚未发现的新的肝炎病毒。

表 8 – 1　人类肝炎病毒的主要特征

病毒	分类	大小/nm	基因组	主要传播途径	所致疾病	致癌性
HAV	小 RNA 病毒科，嗜肝病毒属	27	ssRNA，7.5 kb	粪—口途径	急性甲型肝炎	否
HBV	嗜肝 DNA 病毒科，正嗜肝 DNA 病毒属	42	dsDNA，3.2 kb	血源性，母婴传播	急、慢性乙型肝炎；重型肝炎，肝硬化	是
HCV	黄病毒科，丙型肝炎病毒属	60	ssRNA，9.5 kb	血源性，母婴传播	急、慢性丙型肝炎；重型肝炎，肝硬化	是
HDV	未确定，Delta 病毒属	35	ssRNA，1.7 kb	血源性，母婴传播	急、慢性丁型肝炎；重型肝炎，肝硬化	是
HEV	戊肝病毒科，戊肝病毒属	30 ～ 32	ssRNA，7.6 kb	粪—口途径	急性戊型肝炎	否

第一节　甲型肝炎病毒

　　甲型肝炎病毒（hepatitis A virus，HAV）归属于小 RNA 病毒科（Picornaviridae）的嗜肝病毒属（Hepatovirus），是甲型肝炎的病原体。HAV 颗粒是 1973 年 Feinstone 用免疫电镜技术第一次在急性肝炎患者的粪便中发现的。甲型肝炎表现为急性自限性疾病，很少发展为慢性疾病，其患者很少发展为病毒携带者，预后良好。

一、生物学性状

（一）形态与结构

HAV 的直径为 27～32 nm，颗粒呈球形，核衣壳为二十面体立体对称的单正链 RNA 裸露病毒。基因组长度约为 5 kb，由 5′-末端非编码区（5′-noncoding region, 5′-NCR）、编码区和 3′-末端非编码区（3′-noncoding region, 3′-NCR）组成。编码区只有 1 个可读框（ORF），包含 3 个功能区（P1、P2、P3），P1 区编码 VP1、VP2、VP3 及 VP4 4 种多肽。其中，VP1～VP3 主要构成病毒衣壳，含有中和抗原表位，可诱导机体产生中和抗体。VP4 的合成量很少，且其功能尚不清楚。P2 和 P3 区携有病毒 RNA 多聚酶、蛋白酶等非结构蛋白的基因编码。

HAV 毒株的抗原性稳定，仅有一个血清型。根据基因组 1D 和 2A 连接处基因序列的同源性，HAV 可被分为 7 个基因型（Ⅰ～Ⅶ型），其中Ⅰ～Ⅲ型又可被各分为 A、B 两个亚型。Ⅰ～Ⅲ、Ⅶ型均可感染人类，但其中Ⅲ型最为广泛。在中国流行的主要为ⅠA 亚型。

（二）抵抗力

HAV 普遍耐热、耐酸、耐碱、耐乙醚，能在 60 ℃孵育 12 h 仍保持感染性。此外，其在 pH 为 2.0～10.0 的环境中性质稳定，在淡水、海水、泥沙和毛蚶等水生贝类中可存活数天至数月。但 HAV 可被高温（如在 100 ℃下孵育 5 min）、75% 乙醇溶液、紫外线、甲醛和氯灭活。

（三）病毒分离培养

1. 动物模型

短尾猴 HAV 感染动物模型最早由中国学者毛江森等建立。此外，HAV 可感染黑猩猩、狨猴猕猴等的肝细胞，经口或静脉注射感染 HAV 后均可发生肝炎、粪便中排出 HAV 颗粒、血清中检测出 HAV 特异性抗体。动物模型主要用于 HAV 复制机制的研究、疫苗免疫效果的评价及抗病毒药物的筛选等。

2. 细胞培养

HAV 可在多种原代及传代细胞系中增殖，如原代绒猴肝细胞、传代恒河猴胚肾细胞（FRhk4FRk6）、非洲绿猴肾细胞（vero）、人胚肺二倍体细胞（MRC5 或 KMB17）及人肝癌细胞（PLC/PRF/S）等。但是病毒在培养细胞中的增殖速度缓慢，且不引起 CPE，因此，需要通过检测病毒的抗原或核酸确定病毒在细胞中的增殖程度。

二、致病性与免疫性

（一）传染源与传播途径

HAV 的传染源为急性期患者和隐性感染者。HAV 一般通过污染水产品、食具等粪—口途径传播，引起散发流行或暴发流行。1988 年春季，上海市发生因食用被 HAV 污染的未烹熟的毛蚶导致甲型肝炎暴发流行事件，患者多达 30 余万例。甲型肝炎的平均潜伏期为 30 d（15～50 d）。值得注意的是，在病毒感染潜伏期末病毒随粪便大量排出，此时传染性比较强。发病 2 周后，肠道中产生抗 HAV IgA 抗体，血清中产生抗 HAV IgM 抗体和 IgG 抗体，此时粪便中少有病毒排出，传染性弱。

（二）致病与免疫机制

HAV 经口腔进入人体后，首先在口咽部或唾液腺中少量增殖，然后到达肠黏膜及肠道局部淋巴结中大量增殖，并释放进入血液循环，进而随着血流最终感染肝脏。在肝细胞中增殖的大量病毒随胆汁排入肠道，并通过粪便排出。甲型肝炎患者的肝组织有明显的病变，出现肝细胞肿胀、核增大、气球样变性及炎症细胞浸润等病理现象。临床上根据有无黄疸可分为无黄疸型肝炎和黄疸型肝炎。无黄疸型甲肝出现以中等程度发热、乏力、厌食、恶心、呕吐、腹痛、肝脾大、血清中丙氨酸转移酶（ALT）升高等肝脏炎症为主要表现的典型临床特征，黄疸型甲肝除有上述的临床表现外还可出现皮肤及巩膜黄染、尿色深黄和黏土样粪便等。一般病程持续 3～4 周，预后良好。

HAV 的肝细胞损伤机制尚不十分明确。普遍观点认为，HAV 在肝细胞内增殖过程中一般不会直接引起肝细胞的损害，因此，其致病机制可能主要与免疫反应相关。在感染早期，自然杀伤细胞（NK 细胞）破坏 HAV 感染的肝细胞。随后机体特异性细胞免疫被激活，细胞毒性 T 淋巴细胞（CTL）在 MHC-Ⅰ 分子的介导下直接破坏感染的肝细胞，同时HAV 诱导机体产生干扰素，如 IFN-γ，促进肝细胞表达 MHC-Ⅰ 分子，增强 CTL 抗病毒作用。在感染早期可出现抗 HAV IgM，1 周达高峰，并维持 2 个月左右后逐渐下降。在急性期末或恢复期出现抗 HAV IgG，并长时间维持对 HAV 的再感染（图 8-1）。成人多为隐性感染，中国成人血清 HAV 抗体阳性率达 70%～90%。

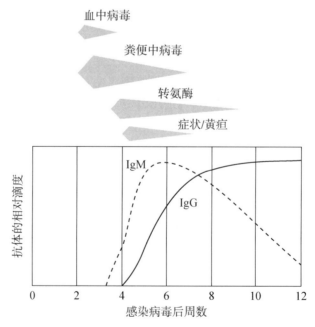

图 8-1　甲型肝炎病毒感染的临床与血清学过程

三、微生物学检查法

以血清学检查和病原学检查为主，通常不进行病毒的分离培养。血清学检查包括用

ELISA 检测血清中的抗 HAV IgM 和 lgG。早期出现抗 HAV 的 IgM 是早期诊断可靠的血清学指标，但消失快。抗 HAV IgG 的阳性结果表明有既往感染史，通常应用于流行病学调查。病原学检查主要是从粪便标本中提取病毒核酸，并利用 RT-PCR 或 RT-qPCR 法检测 HAV RNA。

四、防治原则

甲型肝炎的一般性预防措施是做好卫生宣传、加强食物、水源管理，严格消毒处理患者的排泄物、食具、物品和床单衣物等。预防甲型肝炎的有效手段是接种疫苗，已有的减毒活疫苗和灭活疫苗可用于特异性预防。2008 年，中国将儿童人群也纳入甲型肝炎疫苗接种计划。

尚无特异性的抗 HAV 药物，临床上主要以对症治疗及支持疗法为主。

第二节 乙型肝炎病毒

乙型肝炎病毒（heratitis B virus，HBV）归属于嗜肝 DNA 病毒科（Hepadnaviridae）的正嗜肝 DNA 病毒属（*Orthohepainavinus*），主要引起乙型肝炎。1965 年，Blumberg 等首次从澳大利亚土著人血清中检测出与肝炎相关的抗原成分，称为澳大利亚抗原或肝炎相关抗原（hepatitis associated antigen，HAA），随后证实为 HBV 的表面抗原。1970 年，Dane 利用电镜技术，发现患者血清中的 HBV 颗粒。据统计，全世界 HBV 携带者高达 3.7 亿人。中国是乙型肝炎的高发和高流行区，总人口中约 7.18% 的人群为 HBV 携带者。HBV 感染机体后可发展为急性肝炎、慢性肝炎、无症状携带者或重症肝炎，其中，部分慢性乙型肝炎可发展成肝硬化或肝细胞癌（hepatocellular carcinoma，HCC）。

一、生物学性状

（一）形态与结构

在电镜下血清中的 HBV 颗粒可表现为 3 种不同形态，即大球形颗粒、小球形颗粒和管形颗粒（图 8 - 2）。

1. 大球形颗粒

大球形颗粒又被称为 Dane 颗粒，是具有感染性的完整的 HBV 颗粒，电镜下呈球形，直径约为 42 nm，衣壳为二十面体立体对称的双链 DNA 包膜病毒。有 3 种包膜蛋白，分别为小蛋白（small protein，S protein）、中蛋白（middle protein，M protein）和大蛋白（large protein，L protein），三者的数量比例约为 4 : 1 : 1。S 蛋白为 HBV 的主要表面抗原（hepatitis B surface antigen，HBsAg），可诱导产生中和抗体。M 蛋白比 HBsAg 在 N 端多含有 S2 蛋白（preS2），L 蛋白含 HBsAg、preS2 和前 S1 蛋白（preS1）。核衣壳直径约为 27 nm，主要有衣壳蛋白，即 HBV 核心抗原（hepatitis B core antigen，HBcAg）。衣壳内部含病毒的双链 DNA 和 DNA 多聚酶等（图 8 - 3）。

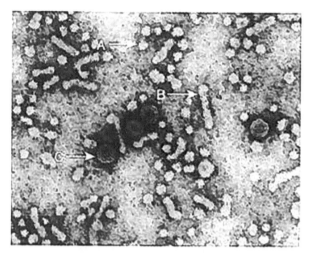

图8-2 HBV感染患者血清电镜照片
A. 小球形颗粒；B. 管形颗粒；C. Dane 颗粒。

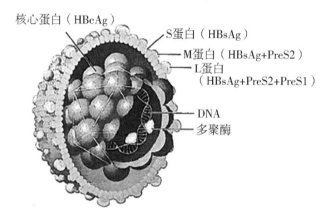

图8-3 HBV 的形态与结构示意

2. 小球形颗粒

小球形颗粒的直径为22 nm，主要成分为HBsAg，不含有衣壳和核酸，由HBV复制时产生过剩的HBsAg装配而成，大量存在于感染者的血液中，无感染性。

3. 管形颗粒

管形颗粒由小球形颗粒重叠聚合而成，直径也是22 nm，但长度为100～500 nm，无感染性。

（二）基因组结构与编码蛋白

HBV基因组的特点为不完全双链环状DNA（relaxed circular DNA，RC DNA）。两条DNA链的长度不一，长链为负链，约有3 200个核苷酸，是完整的HBV基因组；短链为正链，长度是负链的50%～99%。正负链的5'端之间有约250个碱基相互配对，使DNA分子构成环状结构。在正负链的5'端两侧各有由11个核苷酸（TTCACCTCTGC）组成的直接重复序列（direct repeat，DR），被称为DR区。DR区是病毒DNA成环和病毒复制的关键序列。在病毒复制时病毒 DNA 聚合酶 N 末端的末端蛋白（terminal protein，TP）与负链 DNA 的 5′末端呈共价结合，从而开始合成负链 DNA。负链 DNA 含有 4 个编码可读框（ORF），分别称为 S 区、C 区、P 区和 X 区（图 8 - 4）。

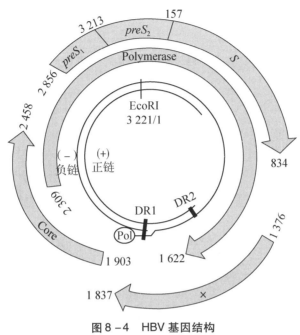

图 8 - 4　HBV 基因结构

1. S 区

S 区包含 S 基因、preS₂ 基因和 preS₁ 基因，均有各自的起始密码子。S 基因编码表面蛋白，即 HBsAg；S 基因和 preS₂ 基因编码 M 蛋白，即 HBsAg；preS₁ 基因、preS₂ 基因和 S 基因编码 L 蛋白，即 HBsAg + preS₂ 蛋白 + preS₁ 蛋白。血液中的 HBsAg 是 HBV 感染的主要标志。HBsAg 含有 B 细胞和 T 细胞表位，可诱导机体产生保护性体液和细胞免疫应答，因此，HBsAg 是保护性疫苗制备的最主要成分。

2. C 区

C 区由前 C（preC）基因和 C 基因组成，分别编码 HBeAg 和 HBcAg。HBeAg 为非结构蛋白，只有在病毒复制的过程中产生，因此，HBeAg 是病毒复制的标志。HBeAg 可诱导机体产生抗 HBe 抗体，无中和作用。但该抗体能通过补体介导的杀伤作用破坏感染肝细胞，从而协助清除病毒。

HBcAg 是衣壳的主要成分，一般存在于感染细胞的胞核、胞质和胞膜上，但一般不游离于血液循环中，故不容易从血液中检测到 HBcAg。

3. P 区

P 区编码 DNA 聚合酶，主要参与病毒核酸的复制。DNA 聚合酶含有 4 个结构域，即 N 末端蛋白区（terminal protein，TP）、DNA 聚合酶/逆转录酶区（Pol/reverse transcriptase，RT）、间隔区（spacer）、RNase H 区。因此该酶既具有 DNA 聚合酶的活性亦具有逆转录酶和 RNase H 的活性。

4. X 区

X 区编码 X 蛋白，可激活多种细胞信号通路，是一种多功能蛋白质。此外，可以与 *p53* 基因相互作用及影响细胞周期等活性，因此，X 蛋白能促进 HBV 的复制并与肝癌的发生发展密切相关。

（三）HBV 的复制

HBV 的复制机制尚未明确，其复制过程大致如下（图 8-5）：

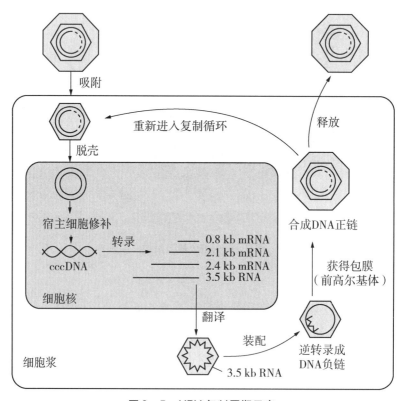

图 8-5　HBV 复制周期示意

（1）HBV 可能通过包膜 L 蛋白的 preS1 区吸附于肝细胞表面特异性受体，即钠离子牛磺胆酸共转运多肽（sodium taurocholate cotransporting polypeptide，NTCP），进而进入肝细胞内，然后脱壳。

（2）脱壳后，转送病毒 DNA 至细胞核内，在 HBV 编码的 DNA 聚合酶的催化下，以负链 DNA 为模板，延长修复正链 DNA 缺口，修复缺口后形成共价闭合环状 DNA（covalently closed circular DNA，cccDNA）。ccc DNA 在细胞 RNA 聚合酶的作用下，以其负链 DNA 为模板，转录出 3.5 kb、2.4 kb、2.1 kb 和 0.8 kb 4 种 RNA，其中的 3.5 kb mRNA 既可作为病毒前基因组 RNA（pregenomic RNA，pgRNA）复制子代病毒 DNA，又可以以 PreC/Core RNA 为模版翻译 HBcAg 和 DNA 聚合酶；2.4 kb mRNA，即 *preS_1/preS_2/S* mRNA，分别编码包膜 L 蛋白；2.1 kb mRNA，即 *preS_2/S* mRNA，编码包膜 M 蛋白和 S 蛋白；

0.8 kb mRNA 编码 X 蛋白。

（3）合成衣壳蛋白、聚合酶和病毒前基因组 RNA 后在细胞质中装配核衣壳。

（4）在核衣壳内，利用逆转录酶活性的 DNA 聚合酶，并以前基因组 RNA 为模板的逆转录合成 HBV 全长负链 DNA。完成负链 DNA 后，前基因组 RNA 模板被 RNase H 降解。再以新合成的负链 DNA 作为模板合成子代正链 DNA，最终形成不完整双链 DNA。

（5）在核衣壳内合成不完整双链 DNA 后，核衣壳进入内质网和高尔基体内进行蛋白加工，同时获得包膜，成为完整的病毒颗粒。最后通过细胞分泌释放到细胞外。

（四）HBV 的血清型和基因型

1. 血清型

HBsAg 分子中的一段氨基酸序列具有很强的抗原性，被称为 a 抗原表位。此外还有两组互相排斥的抗原表位（d/y 和 w/r）。按照这些抗原表位的不同组合可构成 HBsAg 的 4 种主要血清型，即 adr、adw、ayr、ayw。HBsAg 血清型的分布具有显著的地区性和种族差异。中国汉族以 adr 多见，少数民族多为 ayw。因 4 种血清型具有共同的 a 抗原表位，故不同血清型之间有一定的交叉反应。

2. 基因型

依据 HBV 基因组中核苷酸序列的差异不小于 8%，HBV 可分为 A～J 10 个基因型，各基因型又可分为多个亚型。HBV 基因型的分布也具有地域性，A 型主要分布于美国和西欧，D 型主要分布于中东，亚洲以 B 型为主。

（五）病毒分离培养

HBV 具有严格的种属特异性，宿主范围比较狭窄，在自然状态下只能感染人和少数灵长类动物。虽然黑猩猩是研究 HBV 的致病机制和评价疫苗效果最好的动物模型，但是成本太高，不常用。嗜肝 DNA 病毒科的其他成员，如鸭乙型肝炎病毒、土拨鼠肝炎病毒及地松鼠肝炎病毒等可在其相应的天然宿主中发生类似人类乙型肝炎的感染，因此，这些动物常被作为实验动物模型。

对于 HBV 的体外培养，主要采用人原代肝细胞或病毒 DNA 转染肝癌细胞系（如 HepG2）培养 HBV。

（六）抵抗力

HBV 对外界环境的抵抗力较强，对低温、干燥、紫外线均有耐受性。不被 75% 乙醇溶液灭活。但用高压蒸汽灭菌法、在 100 ℃条件下加热 10 min 都可灭活 HBV。

二、致病性与免疫性

（一）传染源

HBV 的主要传染源为 HBV 携带者。在 HBV 感染者的体液（如血液、尿液、唾液、乳汁、阴道分泌物、精液等）中均可检测到 HBV。但在血液以外的体液中的病毒含量非常低，因此，感染风险也较低。

（二）传播途径

1. 血液、血液制品及医源性传播

每毫升 HBV 感染者血液中的病毒颗粒含量可高达 10^{10} 个，少量的污染血进入人体即可导致感染。输血或血液制品、器官移植、外科手术、牙科手术、血液透析、采血、注射及内镜等诊疗过程接触污染的血液均可导致传播。此外，使用 HBV 污染的器具进行针刺（文身）等亦可导致感染。

2. 母婴传播

HBsAg 和 HBeAg 均为阳性的母亲传播给孩子的概率高达 95%，其传播方式包括宫内感染、围产期传播、哺乳或密切接触传播。在中国，围产期传播是母婴传播的主要传播途径，发生于分娩时新生儿破损的皮肤黏膜与母体的血液接触。HBV 的宫内感染不常见，但若孕妇体内病毒载量高，亦能发生胎儿宫内感染。

3. 性传播及密切接触传播

由于 HBV 感染者的体液（如唾液、精液及阴道分泌物等）中均可含有病毒，因此，性滥交者、同性恋者及不安全性行为者是 HBV 感染的高危人群，HBV 感染者的配偶也比其他家庭成员更易受到感染。在低流行区，HBV 感染主要通过性生活紊乱者和静脉药瘾者传播，因此，西方国家将乙型肝炎列为性传播疾病。

（三）致病与免疫机制

乙型肝炎病毒的潜伏期为 $30 \sim 160$ d，可表现为无症状 HBV 携带、急性肝炎、慢性肝炎及重症肝炎。HBV 的致病机制尚未明确，但因 HBV 感染通常不会对肝细胞造成直接损伤，因此，普遍的观点是病毒与宿主细胞的相互作用引起的免疫反应才是 HBV 的主要致病机制。HBV 感染可诱导机体的固有免疫反应和适应性免疫反应。

1. 细胞免疫及其介导的免疫病理反应

活化的 $CD8^+$ 和 $CD4^+T$ 细胞主要通过以下方法参与清除 HBV：①$CD8^+$ T 细胞通过识别肝细胞膜上的 MHC-Ⅰ 和 HBV 抗原肽复合物后，分泌穿孔素和颗粒酶等分子，直接破坏感染的肝细胞；②活化的 $CD4^+T$ 细胞能分泌 IFN-γ、IL-2 和 TNF-α 等多种细胞因子，并激活巨噬细胞、NK 细胞，诱导炎症反应等，发挥抗病毒效应；③HBV 诱导肝细胞表面高表达 Fas，$CD8^+$ T 细胞表面的 FasL 与之结合后引导肝细胞凋亡。但是在清除病毒的同时也引起肝细胞损伤，而过度的细胞免疫反应导致大面积的肝细胞破坏，导致重型肝炎。若细胞免疫反应未能完全清除病毒，病毒可持续性地增殖，继而发展为慢性乙型肝炎。

2. 体液免疫及其介导的免疫病理反应

HBV 感染后机体可产生抗 HBsAg 的特异性抗体，这些抗体在血循环里中和游离的病毒。然而，HBV 诱导产生抗体，如抗-HBs 抗体、抗-HBe 抗体和抗-HBe 抗体与其相应的抗原结合形成免疫复合物，沉积于肾小球基底膜、关节滑液囊等处，并激活补体，发生Ⅲ型超敏反应。因此，乙型肝炎患者可伴有肾小球肾炎、关节炎等并发症。免疫复合物大量沉积于肝组织内可堵塞肝毛细管，引起急性肝组织坏死，临床上表现为重型肝炎。

3. 自身免疫反应引起的病理损害

HBV 感染也可使肝特异性脂蛋白（liver specific protein，LSP）和肝细胞膜抗原（LMAg）暴露于细胞表面。这些自身抗原可诱导机体产生自身抗体，再通过 ADCC 作用、CTL 的杀伤作用或释放细胞因子等直接或间接损伤肝细胞。在慢性乙型肝炎患者的血清中常可检测到 LSP 抗体、抗核抗体或抗平滑肌抗体等自身抗体。

4. 免疫耐受与慢性肝炎

HBV 持续性感染的重要原因之一是 HBV 的免疫耐受。当机体的免疫功能低下或丧失时，机体既不能有效地清除病毒，也不能产生相应的抗体。此时，病毒与宿主之间 "和平共处"，形成免疫耐受，临床上表现为无症状 HBV 携带者或慢性持续性乙型肝炎。对 HBV 的免疫耐受容易发生在母婴垂直传播中，当发生 HBV 宫内感染时，胎儿胸腺淋巴细胞与 HBV 抗原相遇，导致特异性淋巴细胞克隆被排除而发生免疫耐受。幼龄儿在感染 HBV 后，因其免疫系统未完全发育成熟，也可对病毒形成免疫耐受。成人感染 HBV 后，如果病毒的载量大，可耗竭特异性 T 细胞而导致免疫耐受。

值得注意的是，机体对 HBV 的免疫反应具有双重性，即在清除病毒的同时，也会损伤肝细胞。

5. 病毒变异与免疫逃逸

HBV 基因的突变可改变抗原性，对机体的免疫反应产生影响。常见的变异形式有以下几种：①编码 "a" 抗原的基因变异可导致 HBsAg 抗原性改变，使其在现有的诊断方法下呈现 HBsAg 阴性，出现所谓的 "诊断逃逸"。②*preC* 基因的变异常发生在第 1 896 位核苷酸，该位核苷酸由鸟嘌呤（G）变为腺嘌呤（A），使 pC 区的第 28 位密码子由 TGG 变为终止密码子 TAG，从而不能转译出完整的 HBeAg，表现为 HBeAg 阴性，也出现 "诊断逃逸"。③ *C* 基因编码的 HBcAg 是特异性 CIL 的靶点，该基因的突变可产生 "CTL 逃逸突变株"，影响 CTL 的杀伤效应。④长期的逆转录酶抑制剂或 DNA 聚合酶抑制剂治疗可诱导 HBV 的 P 区的基因突变，导致耐药。

6. HBV 与原发性肝癌

HBV 感染与原发性肝细胞癌的发生、发展相关。研究发现，出生即感染土拨鼠肝炎病毒（woodchuck hepatitis virus，WHV）的土拨鼠，经 3 年饲养后，100% 的已感染 WHV 的土拨鼠发生肝癌，而没有感染 WHV 的土拨鼠未发生肝癌。据统计，中国 90% 以上的原发性肝细胞癌患者感染过 HBV，并且 HBSAg 携带者较正常人发生原发性肝癌的危险性高 200 倍以上。

三、微生物学检查法

HBV 感染的实验室诊断方法主要包括抗原抗体检测和病毒核酸检测等。

（一）HBV 抗原、抗体检测

用 ELISA 检测主要患者血清中 HBsAg、抗 – HBs、HBeAg、抗 – HBe 及抗 – HBc（俗称 "两对半"），是目前临床上诊断乙型肝炎最常用的检测方法。必要时也可检测 PreS1 抗原和 PreS2 抗原。

1. HBsAg 和抗 – HBs

血液中 HBsAg 是感染 HBV 后最早出现的血清学指标，是 HBV 感染的重要标志。急性乙型肝炎患者恢复后，一般在 1 ~ 4 个月 HBsAg 消失；若 HBsAg 持续 6 个月以上，则被认为是慢性乙型肝炎。一般无症状 HBV 携带者的肝功能正常，但可长期检测出 HBsAg 阳性。抗 – HBs 是 HBV 的特异性中和抗体，见于乙型肝炎恢复期或接种 HBV 疫苗后。抗 – HBs 的出现表示机体对 HBV 感染有免疫力。

2. HBeAg 和抗 – HBe

HBeAg 是非结构蛋白，在病毒增殖过程中产生，因此，HBeAg 阳性提示 HBV 在体内活跃增殖；若 HBsAg 转为阴性，表示病毒增殖减弱或停止。抗 – HBe 阳性表示机体已获得一定的免疫力，HBV 复制能力减弱，传染性降低。但增殖过程之中 *preC* 基因常发生变异而不表达 HBeAg，即使变异之前野生株诱导产生的抗 – HBe 抗体为阳性，病毒仍大量增殖。因此，对抗 – HBe 阳性的患者也应注意检测其血中的 HBV DNA，以更好地选择临床诊断和治疗方式。

3. 抗 – HBc

HBcAg 是病毒的衣壳蛋白，一般不在血液循环中游离。因为 HBcAg 不易在血清中检出，所以不用于常规检测。抗 – HBc 出现早、滴度高、持续时间长，几乎在所有急性期病例均可检出。抗 – HBc lgM 阳性提示 HBV 处于复制状态，具有强的传染性。抗 – HBc IgG 在血液中的持续时间较长，低滴度是曾经感染过 HBV 的标志，高滴度则提示急性感染。

4. PreS1 抗原和 PreS2 抗原

PreS1 抗原和 PreS2 抗原阳性提示病毒处于活跃增殖期，且其含量的变化与血液中 HBV DNA 的含量成正比。因此，这两种抗原的检出可作为病毒复制的指标。但抗 – PreS1 及抗 – PreS2 检测在临床上不常用。

HBV 抗原、抗体检测结果及临床意义见图 8 – 6 及表 8 – 2。

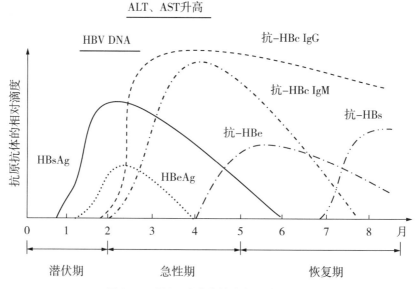

图 8 – 6 HBV 感染的临床与血清学过程

表 8 - 2　HBV 抗原、抗体检测结果及临床意义

HBsAg	HBeAg	抗 – HBs	抗 – HBe	抗 – HBc IgM	抗 – HBc IgG	结果分析
+	–	–	–	–	–	HBV 感染者或无症状携带者
+	+	–	–	+	–	急性或慢性乙型肝炎（传染性强，俗称"大三阳"）
+	–	–	+	–	+	急性感染趋向恢复（俗称"小三阳"）
+	+	–	–	+	+	急、慢性乙型肝炎或无症状携带者
–	–	+	+	–	+	既往感染
–	–	–	–	–	+	既往感染
–	–	+	–	–	–	既往感染或接种过疫苗

（二）血清 HBV DNA 检测

目前，一般采用 PCR 法或 qPCR 法检测血清中 HBV DNA。HBV DNA 是病毒复制和传染性的较可靠的指标，因此，已被广泛应用于临床诊断和药物效果评价。

除了上述的检测方法，近年来，一些新型的检测方法，如 cccDNA 检测、HBsAg 及 HBeAg 的定量分析等也被用于 HBV 感染的诊断药物效果评价和预后评估。

四、防治原则

HBV 感染的一般性预防包括：①加强对供血员的筛选，以降低输血后引起的乙型肝炎病毒感染；②严格消毒患者的血液、分泌物和排泄物，用过的食具、药杯、衣物、注射器和针头等；③注意个人卫生，避免共用牙刷、剃刀、指甲钳和其他可能污染血液的个人用品等。

（一）预防

1. 主动免疫

疫苗接种是有效预防 HBV 感染的最佳方法，中国已将乙型肝炎疫苗接种纳入计划免疫，从而大幅度降低了中国 HBV 的携带率。HBsAg 血源疫苗曾作为第一代乙型肝炎疫苗广泛使用。但由于这种疫苗需要从 HBsAg 携带者血液中提纯，虽经甲醛灭活，其来源及安全性均存在问题，目前已停用。第二代乙型肝炎疫苗为基因工程疫苗，是将编码 HBsAg 的基因克隆到酵母菌或哺乳动物细胞中高效表达后纯化而来，其优点是安全性好，而且可以大量制备。中国乙型肝炎疫苗全程免疫共接种 3 次，即按 0 个月、1 个月、6 个月方案接种，可获良好的免疫保护作用。

2. 被动免疫

含高效价抗 – HBs 抗体的人血清免疫球蛋白（HBIG）可用于紧急预防。意外暴露于 HBV 的感染者在 7 d 内注射 HBIG 0.08 mg/kg，1 个月后重复注射 1 次，可获得免疫保护。

出生于 HBsAg 阳性母亲的新生儿应在出生后 24 h 内注射 HBIG 1 mL，然后再全程接种 HBV 疫苗，可有效预防新生儿感染。

（二）治疗

尚无可完全清除 HBV 的药物。常用的抗病毒药物有免疫调节剂（如干扰素）和逆转录酶抑制剂（如核苷类似物）两大类。干扰素类药物包括 IFN-α 和聚乙二醇干扰素（pegylated interferon，Peg-IFN）。核苷类似物常用的有恩替卡韦（entecavir，ETV）、阿德福韦酯（adefovir dipivoxil，ADV）、拉米夫啶（lamivudine，LAM）等。这类药物通过竞争性抑制 HBV DNA 聚合酶的逆转录酶活性而抑制病毒复制。逆转录酶抑制剂虽可有效抑制病毒复制，但难于彻底清除病毒。

 第三节　丙型肝炎病毒

丙型肝炎病毒（hepatitis C virus，HCV）被归类为黄病毒科（Flaviviridae）的丙型肝炎病毒属（*Hepaciuirus*），可引起丙型肝炎，曾被称为非甲非乙型肝炎（parenterally transmitted nonA，nonB hepatitis，PT-NANB）。1989 年，美国学者 Choo 等首次在实验感染 PT-NANB 的黑猩猩血浆中获得 HCV 的 RNA，并测定约 70% 的 HCV 基因序列，并用这些基因表达产物作为扰原检测到 PT-NANB 患者血清中存在该抗原的特异性抗体。随后又从 PT-NANB 患者的血清中获得病毒全基因组序列，从而确认 PT-NANB 的病原体，并将其命名为 HCV。HCV 感染途径与 HBV 感染途径相似，主要经血液或血液制品传播。

一、生物学特性

（一）形态结构

HCV 呈球形，直径为 55～65 nm，为单正链 RNA 包膜病毒。基因组由 5′端非编码区（5′UTR）、编码区和 3 端非编码区（3′UTR）组成，在编码区 *E* 基因内含有一个约 40 个核苷酸的高度变异区（highly variable region，HVR-1）（图 8-7）。5′端非编码区是保守序列，是设计诊断用 PCR 引物的首选部位，此外，还含有 1 个内部核糖体进入位点，可调控 HCV 基因的表达。编码区仅含 1 个长的可读框（ORF），编码 1 个大分子的多聚蛋白前体。该蛋白前体进一步被病毒蛋白酶和宿主信号肽酶切割，产生病毒的 3 种结构蛋白和 7 种非结构蛋白。结构蛋白有衣壳蛋白（C 蛋白）和包膜蛋白 E1 和 E2。衣壳蛋白可与病毒 RNA 结合，并一起组成病毒的核衣壳；同时，衣壳蛋白具有很强的抗原性，可诱导细胞的免疫反应。包膜蛋白 E1 和 E2 是高度糖基化的蛋白，其编码基因具有高度变异性，导致包膜蛋白的抗原性容易产生变异，是 HCV 疫苗研制障碍之一。非结构蛋白包括 NS2、NS3、NS4A、NS4B、NS5A、NS5B 和 p7 蛋白，其中的 NS3 蛋白具有解旋酶和丝氨酸蛋白酶活性，但其丝氨酸蛋白酶活性需要 NS4A 作为辅助因子，因此，也被称为 NS3/NS4A 蛋白酶。NS5B 是依赖 RNA 的 RNA 多聚酶，参与病毒基因的复制，是新型抗病毒药物的靶点；p7 为一种小分子膜相关蛋白质，其功能尚未明确，可能参与病毒的装配和释放。

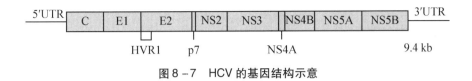

图 8 – 7　HCV 的基因结构示意

（二）基因分型

根据 HCV 基因组全序列同源性的差异，可将 HCV 分为 7 个基因型和至少 100 个基因亚型。基因型分布具有地域性，欧美的主要流行株多为 1 型和 2 型；中东地区的流行株以 4 型为主；中国的流行株以 1 型、2 型、3 型和 6 型为主。

（三）培养特性

尚无 HCV 体外细胞感染培养模型。常用的方法为利用 HCV cDNA 或 RNA 转染肝癌细胞系的培养系统（HCV cell culture，HCVcc），其中，较常用的是 JHF-l/HCVcc 系统。该系统可稳定表达具有感染性的 HCV 病毒颗粒。黑猩猩对 HCV 敏感，是目前常用的动物模型。

（四）抵抗力

对于理化因素，HCV 抵抗力不强。加入乙醚、三氯甲烷等有机溶剂，在 100 ℃ 条件下孵育 5 min、用紫外线照射，借助甲醛溶液（1∶6 000）、20% 次氯酸溶液、2% 戊二醛溶液等均可以灭活。血液或血液制品经 60 ℃ 条件下处理 30 h 可以使 HCV 丧失其传染性。

二、致病性与免疫性

传染源主要为急、慢性丙型肝炎患者和 HCV 携带者。HCV 主要通过输血或血液制品传播。此外，亦可通过非输血途径，如隐性微小创伤、性接触、家庭密切接触及母婴传播。人群普遍易感 HCV，但同性恋者、静脉药瘾者及血液透析的患者更易感。

HCV 感染极易慢性化，40%～50% 的丙肝患者可发展为慢性肝炎。多数急性 HCV 感染者的临床表现不明显，发现时已转变为慢性肝炎。约 20% 的慢性丙型肝炎可发展为肝硬化，再进一步发展为肝细胞癌。

HCV 的致病机制尚不明确，可能与病毒的直接致病作用、细胞免疫反应及 NK 细胞的杀伤作用相关。HCV 包膜蛋白 E2 与肝细胞表面的 CD81 分子结合后，病毒进入肝细胞。病毒在肝细胞内的复制导致肝细胞结构和功能的改变，或表达干扰蛋白，导致肝细胞变性与坏死。细胞免疫反应是 HCV 的另一个重要致病机制。HCV 激活 CTL 损伤 HCV 感染的肝细胞；此外，激活 CD4$^+$T 细胞释放多种炎症细胞因子、诱导自身免疫反应、产生 Fa/FaL 介导的细胞凋亡均可造成肝细胞损伤。NK 细胞的杀伤作用也在肝细胞损害的致病机制中发挥重要作用。

HCV 感染易于慢性化，其机制可能与以下几点相关：①HCV 基因组变异导致免疫逃逸；②HCV 在体内低水平复制不能诱导强烈的免疫应答；③HCV 存在于肝外组织内，如外周血单核细胞等，不易被清除。

HCV 感染后虽可产生特异性 IgM 型和 lgG 型抗体，但免疫保护作用不强。这可能与病毒易于变异，不断出现免疫逃逸突变株相关。

三、微生物学检查法

（一）检测病毒核酸

检测 HCV RNA 是判断病毒感染及传染性的可靠指标。目前，常用方法有 RT-PCR 法和 RT-qPCR 法。这些方法的敏感性高、检测率高，可用于早期诊断及指导治疗。

（二）检测抗体

利用 HCV 的 C22、NS3、NS4、NS5 等基因重组蛋白为制备抗原，然后用 ELISA 和 Western blot 方法检测血清中相应特异性抗体，是比较简便、快速、特异性高的检测方法，可用于丙型肝炎的诊断、献血员的筛选和流行病学调查。

四、防治原则

尚无丙型肝炎病毒疫苗，因此，需要严格筛选献血员、加强血液制品管理。在中国采用聚乙二醇干扰素和利巴韦林（ribavirin，RV）联合用药治疗 HCV 感染，该疗法的有效率为 50%～80%。随着新的抗病毒药物的研发，一批具有良好疗效的直接抗病毒药物（direct antiviral agents，DAAs）已用于临床，如 NS3/NS4A 蛋白酶抑制剂特拉匹韦（telaprevir）、博赛匹韦（boceprevir）和 satneprevir 等。

此外，NS5B 聚合酶抑制剂索菲布韦（sofosbuvir）和 NssA 抑制剂雪迪帕韦（ledipasvir）等药物的直接抗毒治疗可使 90% 以上的患者获得持续病毒学应答（sustained viral response，SVR）。

第四节　丁型肝炎病毒

1977 年，意大利学者 Rizzetto 在用免疫荧光法检测乙型肝炎患者的肝组织切片时，发现肝细胞内除 HBsAg 外还有一种新的抗原，当时称之为 δ 因子或 δ 病毒。通过黑猩猩实验证实，这是一种不能独立复制的缺陷病毒（defective virus），需要在 HBV 或其他嗜肝 DNA 病毒的辅助下才能感染和增殖。1983 年，该病毒被正式命名为丁型肝炎病毒（hepatitis D virus，HDV）。

一、生物学特性

HDV 为球形，直径为 35～37 nm，为单负链环状 RNA 包膜病毒。但 HDV 的基因不编码自身包膜蛋白，而是使用 HBV 的 HBsAg 形成包膜（图 8-8）。HDAg 是 HDV 基因组编码的唯一的蛋白质，以 P24 和 P27 两种多肽形式存在，在病毒复制过程中起重要作用。HDAg 主要存在于肝细胞内，虽在血清中出现早，但维持时间短，故不易被检出。HDAg 可刺激机体产生相应抗体，用于检测抗-HD 抗体。

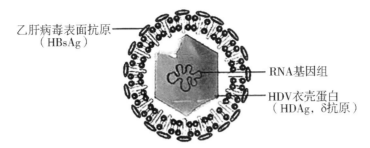

乙肝病毒表面抗原（HBsAg）

RNA基因组

HDV衣壳蛋白（HDAg，δ抗原）

图 8 –8　HDV 的形态与结构示意

二、致病性与免疫性

HDV 的传染源为丁型肝炎患者和 HDV 携带者，其传播途径与 HBV 的相同，以血源性传播为主。HDV 感染机体后可引起急性肝炎、慢性肝炎，或使患者成为无症状携带者。HDV 感染有联合感染（coinfection）和重叠感染（superinfection）两种形式。联合感染是指 HBV 阴性的正常人同时感染 HBV 和 HDV；重叠感染是指乙型肝炎患者或无症状的 HBsAg 携带者继发感染 HDV。重叠感染常可加重乙型肝炎病情，易于发展为重型肝炎。故在发生重症肝炎时，应注意是否存在 HBV 与 HDV 的重叠感染。

在感染早期，HDAg 主要存在于肝细胞核内，随后出现 HDAg 血症。HDV 的致病机制可能与病毒对肝细胞的直接损伤和机体的免疫反应相关。HDAg 可刺激机体产生特异性 lgM 和 lgG 型抗体。但 HDAg 不是中和抗体，不能清除病毒。

三、微生物学检查法

（一）抗原抗体检测

丁型肝炎病程早期，在血清中可检测到 HDAg，因此，HDAg 可作为病毒感染的早期诊断。但 HDAg 在血清中存在时间短，平均仅 21 d 左右，因此，采集标本时间尤为重要，是决定检出率的主要因素。HDAg 在部分患者血清中可存在较长时间，但其滴度较低，检出率低。目前，诊断 HDV 感染的常规方法为利用 RIA 或 ELISA 检测血清中 HDV 抗体。HDV 感染机体后，抗 – HD IgM 在 2 周后出现，4 ～ 5 周达高峰，随之迅速下降，可作为早期诊断指标。抗 – HD IgG 产生较晚，在恢复期才出现。若 HDV 抗体持续保持高的效价，可作为慢性 HDV 感染的指标。

（二）HDV RNA

在患者血清中或肝组织中通过斑点杂交或 RT-PCR 等技术检测 HDV RNA 是诊断 HDV 感染的可靠方法。

四、防治原则

因 HDV 的包膜是由 HBV 的包膜蛋白组成，因此，其预防原则与乙型肝炎的相同。须加强血液和血液制品管理、严格筛选献血员，以及广泛接种乙肝疫苗等。尚无直接抗 HDV 的抗病毒药物，但 IFN-α 及聚乙二醇干扰素有一定疗效。

第五节 戊型肝炎病毒

戊型肝炎病毒（hepatitis E virus，HEV）引起的戊型肝炎曾被认为是经消化道传播的非甲非乙型肝炎。1989 年，美国学者 Reyes 等成功地克隆了 HEV 基因组，并将其正式命名为 HEV。戊型肝炎在印度次大陆高发流行，但在中国为地方性流行，全国各地均有戊型肝炎发生。1986 年，中国新疆南部发生戊型肝炎大流行，约 12 万人感染，700 余人死亡，这是迄今世界上最大的一次流行。

HEV 病毒呈球形，直径为 32～34 nm，为单正链 RNA 裸露病毒。HEV 归属于戊肝病毒科（Hypoviridae），戊肝病毒属（*Hepevirus*）。HEV 对高盐、氯化铯、三氯甲烷等敏感；在 −70～8 ℃条件下易裂解，但在液氮中稳定。HEV 可感染食蟹猴、非洲绿猴、猕猴、黑猩猩及乳猪等多种动物。

HEV 基因组共有 3 个 ORF，ORF1 编码依赖 RNA 的 RNA 多聚酶等非结构蛋白，ORF2 编码衣壳蛋白，ORF3 与 ORF1 和 ORF2 有部分重叠，其编码的多肽具有型特异性抗原表位（图 8 −9）。

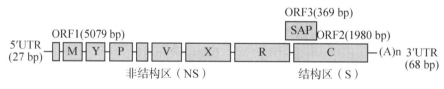

图 8 −9 HEV 的基因结构示意

目前，HEV 至少存在 8 个基因型，基因型 Ⅰ 和基因型 Ⅱ 分别以缅甸株（HEVB）和墨西哥株（HEVM）为代表。在中国流行的 HEV 为基因型 Ⅰ 和基因型 Ⅳ。

二、致病性与免疫性

HEV 的传染源为戊型肝炎患者和病毒携带者，猪、牛、羊等啮齿类动物也可携带HEV，可成为散发性戊型肝炎的传染源。HEV 主要经粪—口途径进入胃肠道，再进入血流。HEV 在肝细胞内复制后释放到血液和胆汁中，经粪便排出体外。粪便中的病毒污染水源、食物和周围环境而造成传播，其中，水源污染引起的流行较为多见。戊型肝炎的潜伏期为 10～60 d，平均为 40 d。潜伏期末和急性期初的患者的粪便排毒量最大，传染性最强，是本病的主要传染源。其临床表现类似于甲型肝炎，多为急性感染，分为急性黄疸型肝炎和急性无黄疸型肝炎。部分急性戊型肝炎可发展成胆汁淤积型肝炎或重症肝炎。HEV 感染对孕妇的影响较大，尤以怀孕 6～9 个月最为严重，流产或死胎病死率达 10%～20%。戊型肝炎为自限性疾病，多数患者于发病后 6 周左右后好转或痊愈。多数患者产生抗 − HEV IgG 后于 5～6 个月后逐渐消失，因此，多数人虽然在儿童期曾感染过 HEV，但在青壮年后仍会再次感染。

目前，临床上常用 ELISA 检查血清中的抗 – HEV IgM 或 IgG，抗 – HEV IgM 是早期诊断依据。此外，粪便或胆汁中的 HEV RNA 可用 RT-PCR 法检测，或在病毒浓度高的前提下也可用电镜或免疫电镜技术检测 HEV 颗粒。

四、防治原则

HEV 的传播途径与 HAV 的相似，主要是严格管理水源、粪便、食品卫生，注意个人和环境卫生等。2012 年，世界首支戊型肝炎疫苗在中国研制成功，可用于预防 HEV 感染。

问题讨论

有研究表明，20 岁以下人群的甲型肝炎病毒（hepatitis A virus，HAV）抗 – HAV 抗体阳性率在不同的社会经济发展水平的国家之间存在差异。例如，非发达国家的 20 岁以下人群的抗 – HAV 抗体阳性率几乎可以达到 100%，相反，发达国家的只有 10% 左右。导致这种差异的原因是什么呢？是否与 HAV 的传播方式相关？

思　考

（1）肝炎是肝细胞损伤引起的炎症。有哪些病毒主要感染肝细胞而引起肝炎？

（2）HAV 和 HEV 均是通过粪—口途径传播，临床表现也相似，但 HEV 对孕妇有一定的危害性。HEV 对孕妇的危害性是什么？

（3）乙型、丙型、丁型肝炎病毒通过什么方式传播？在中国的发病率分别有多少？应该怎么预防？

（4）乙型肝炎病毒是五种肝炎病毒中唯一的 DNA 病毒，它的结构有什么特点？

（5）我们常说的"两对半"检测指的是什么？

（6）丁型肝炎病毒不能独自感染肝细胞，那么，它需要在哪一种肝炎病毒的帮助下才能感染肝细胞？

测试题（单项选择题）

（1）HAV 的主要传播途径是（　　）。

A. 呼吸道传播　　　　　　　　　B. 消化道传播

C. 血液传播　　　　　　　　　　D. 蚊虫叮咬

E. 性接触

（2）下述病毒中属于缺陷病毒的是（　　）。

A. HAV　　　　　　　　　　　　B. HBV

C. HDV　　　　　　　　　　　　D. EBV

E. ECHO 病毒

（3）甲型肝炎病毒由粪便排毒的高峰期是（　　）。

A. 潜伏期　　　　　　　　　　　B. 黄疸期

C. 急性期　　　　　　　　　　　D. 恢复期

E. 潜伏期末至急性期初

（4）下列理化因素中能灭活 HAV 的是（　　　）。

A. 乙醚　　　　　　　　　　　　　　B. 60 ℃，加热 1 h

C. pH 为 3　　　　　　　　　　　　 D. 氯仿

E. 100 ℃，加热 5 min

（5）HCV 与 HBV 的不同点是（　　　）。

A. 主要经血液传播　　　　　　　　　B. 可转为慢性肝炎、肝硬化和肝癌

C. 不能细胞培养　　　　　　　　　　D. 表面蛋白抗原性易变异，病后易再感染

E. 抗原携带者为重要传染源

（6）HDV 复制中，HBV 为其提供的主要物质是（　　　）。

A. 复制酶　　　　　　　　　　　　　B. 整合酶

C. 逆转录酶　　　　　　　　　　　　D. 外衣壳蛋白

E. 核蛋白

（7）关于 HDV 的叙述，下列哪项是错误的（　　　）。

A. 是一种缺陷病毒　　　　　　　　　B. 其基因组是已知动物病毒中最小的

C. 传播途径与 HBV 相同　　　　　　 D. 其感染常可导致乙肝患者症状加重与恶化

E. 其抗原性弱，通常机体不产生其相应抗体

（8）HEV 的传播与流行主要是通过（　　　）。

A. 血液和血液制品　　　　　　　　　B. 性接触

C. 日常生活接触　　　　　　　　　　D. 水源或食物被粪便污染

E. 垂直传播

（9）HEV 与 HAV 不同点是（　　　）。

A. 粪—口途径传播　　　　　　　　　B. 隐性感染多见

C. 一般不转为慢性　　　　　　　　　D. 潜伏期末至急性期初，粪便排毒最多

E. 患者多为成人，病死率高

（10）孕妇感染后死亡率较高的病毒是（　　　）。

A. HAV　　　　　　　　　　　　　　B. HBV

C. HCV　　　　　　　　　　　　　　D. HDV

E. HEV

（11）目前，对 HEV 的预防措施主要是（　　　）。

A. 注射丙种球蛋白　　　　　　　　　B. 接种灭活疫苗

C. 接种减毒活疫苗　　　　　　　　　D. 加强血液制品的检测

E. 保护水源，切断传播途径

（12）关于肝炎病毒的描述哪项不正确？（　　　）

A. 病毒性肝炎的病原体　　　　　　　B. 主要有甲、乙、丙、丁、戊五种类型

C. 均为单股 RNA 病毒　　　　　　　 D. 甲、戊两型为胃肠道传播

E. 乙、丁两型病毒感染者血中可检出 HBsAg

（13）关于 HAV 的描述哪项不正确？（　　　）

A. HAV 主要经粪—口途径传播　　　　B. 可致暴发流行并大多转为慢性感染

C. 曾经归类于肠道病毒 72 型　　　D. 首先发现是用免疫电镜技术

E. 已能在体外进行细胞培养

（崔秀吉）

第九章 虫媒病毒与出血热病毒

 第一节 虫媒病毒

虫媒病毒（arbovirus），即节肢动物媒介病毒，主要是指一大类通过吸血节肢动物（蚊、蜱等）叮咬人和易感的脊椎动物而传播的病毒。目前已证实的传播虫媒病毒的媒介达 580 多种，如蚊、蜱、蠓、白蛉、蚋、蜡、虱、螨、臭虫和虻等，其中，蚊和蜱是最重要的传播媒介。虫媒病毒是一个生态学名称，是根据其传播方式归纳在一起的一大类病毒。虫媒病毒广泛分布全球各地，种类繁多。已经发现的虫媒病毒包括 6 个病毒科的至少 557 种病毒，其中的 130 余种可对人畜致病。虫媒病毒病的临床表现呈多样性，可表现为脑炎或脑脊髓炎、发热、皮疹、关节痛、出血热、休克等，严重者可引起死亡。黄热病、登革热、流行性乙型脑炎、寨卡病毒病和白蛉热等在世界范围内流行。中国流行的主要虫媒病毒病包括流行性乙型脑炎、登革热、克里米亚-刚果出血热和森林脑炎等，以及近年来在中国发现并流行的发热伴血小板减少综合征等。

一、流行性乙型脑炎病毒

流行性乙型脑炎病毒（epidemic type B encephalitis virus）被简称为乙脑病毒，属于黄病毒科（Flaviviridae）的黄病毒属（*Flavivirus*），为流行性乙型脑炎的病原体。该病毒最早于 1935 年由日本学者从脑炎死亡患者的脑组织中分离到，故国际上也称为日本脑炎病毒（Japanese encephalitis virus，JEV）。乙型脑炎（乙脑）是中国和亚洲地区的一种严重的急性传染病，患者多为儿童和年长者。乙脑病毒主要侵犯中枢神经系统，严重者病死率高，幸存者常留有神经系统后遗症。

（一）生物学性状

1. 形态结构

乙脑病毒的形态结构、基因组特征、蛋白合成及加工成熟等具有虫媒病毒的典型特点。病毒颗粒呈球形，直径为 45～50 nm，核衣壳呈二十面体立体对称，有包膜，包膜上含有糖蛋白刺突。病毒核酸为单正链 RNA，基因组全长约 11 kp。编码区仅含 1 个可读框（ORF），先翻译成 1 个由 3 432 个氨基酸组成的多聚蛋白前体，然后经宿主蛋白酶和病毒蛋白酶切割加工成 3 种结构蛋白和至少 7 种非结构蛋白。

病毒基因组编码的 3 种结构蛋白分别为衣壳蛋白（capsid protein，C 蛋白）、前膜蛋白（pre-membrane protein，prM 蛋白）和包膜蛋白（envelope protein，E 蛋白）。C 蛋白构成病毒的核衣壳。M 蛋白与核衣壳紧密相连，参与病毒的装配过程。E 蛋白是镶嵌在病毒包膜上的糖基化蛋白，是病毒表面的主要成分，具有与细胞表面受体结合和介导膜融合等活性，与病毒的吸附、穿入、致病等作用密切相关，含型特异性抗原表位和中和抗原表位，并具有血凝活性，可凝集雏鸡、鸽、鹅和绵羊的红细胞，能刺激机体产生中和抗体和血凝抑制抗体。

2. 抗原性和分型

乙脑病毒抗原性稳定，只有 1 个血清型。基于 E 基因全序列的同源性，乙脑病毒可分为 5 个基因型（Ⅰ型、Ⅱ型、Ⅲ型、Ⅳ型和Ⅴ型），各基因型之间具有较强的交叉免疫保护作用。中国流行的主要为基因Ⅰ型和Ⅲ型。

3. 培养特性

乙脑病毒在动物、鸡胚和体外培养细胞内均能增殖，能在白纹伊蚊 C6/36 细胞、Vero 细胞及 BHK21 细胞等多种传代和原代细胞中增殖，引起明显的细胞病变。乳鼠是最易感的动物，脑内接种 3 ~ 5 d 后发病。被感染的乳鼠有病毒血症，脑组织中含有大量病毒。病毒在培养细胞中连续传代后可使毒力下降，中国研制成功的减毒活疫苗就是将强毒株在原代仓鼠肾细胞中连续传代后选育而来的。

4. 抵抗力

乙脑病毒对理化因素的抵抗力弱。对酸、乙醚和三氯甲烷等脂溶剂敏感，不耐热，在 56 ℃条件下持续 30 min、100 ℃条件下持续 2 min 均可使之灭活。对化学消毒剂也较敏感，多种消毒剂可使之灭活。

（二）流行病学特征

1. 传染源和宿主

乙脑是人兽共患自然疫源性疾病，主要传染源是携带病毒的猪、牛、羊、马、驴、鸭、鹅、鸡等家畜、家禽和各种鸟类。动物感染后，症状较轻，但病毒血症明显，成为传染源。在中国，幼猪是最重要的传染源和中间宿主，具有较高的感染率和高滴度的病毒血症。通常猪的感染高峰期比人群的发病高峰期早 3 周左右，因此，可通过检查猪的感染率预测当年的流行趋势。人感染病毒后仅发生短暂的病毒血症，而且血液中病毒滴度不高，因此，患者不是主要的传染源，人类在乙脑的传播链中是终末宿主。蚊子感染后不发病，但可带毒越冬并可经卵传代，因此，蚊子既是传播媒介又是重要的储存宿主。

2. 传播媒介和宿主

乙脑病毒的主要传播媒介是三带喙库蚊（*Culex tritaeniorhynchus*），此外，致乏库蚊、白纹伊蚊、二带喙库蚊、雪背库蚊、中华按蚊等亦可带毒。蚊子吸血后，病毒先在其中肠上皮细胞中增殖，然后经血腔进入唾液腺，通过叮咬猪、牛、羊、马等家畜或禽类等易感动物而传播。病毒通过蚊子在动物—蚊—动物传播链中形成自然循环，其间带毒蚊子叮咬人类，则可引起人类感染。

3. 易感人群

人群对乙脑病毒普遍易感，感染后多数呈隐性感染，显性感染与隐性感染的比例约为 1：300。成人可因隐性感染获得免疫力，因此，患者大多为 10 岁以下儿童。近年来由于在儿童中普遍接种乙脑疫苗，儿童和青少年发病率有较大幅度下降。

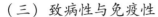

（三）致病性与免疫性

1. 致病性

感染病毒的蚊子叮咬人后，病毒侵入人体，先在皮下毛细血管内皮细胞及局部淋巴结增殖，经毛细血管和淋巴管进入血液，引起第一次病毒血症。病毒随血液散播到肝、脾等的单核巨噬细胞中继续大量增殖，再次进入血液，引起第二次病毒血症，患者出现发热、头痛、寒战、全身不适等类似流感症状。机体免疫功能正常、应激免疫力强时，病情不再继续发展，成为顿挫感染。但在少数免疫低下的感染者，病毒可突破血脑屏障，侵犯中枢神经系统，在脑组织神经细胞内增殖，引起神经细胞变性、坏死、脑实质和脑膜炎症，临床上出现中枢神经系统症状和体征，如高热、昏睡、头痛、意识障碍、抽搐和脑膜刺激征等，严重者可进一步发展为昏迷、中枢性呼吸衰竭或脑疝，病死率可高达 10%～30%，5%～20%的幸存者留下痴呆、失语、瘫痪及精神障碍等后遗症。若在妊娠期第 1～2 个月被感染则可能导致死胎和流产。

2. 免疫性

乙脑病毒感染后免疫力稳定而持久，即使是隐性感染，机体也可获得牢固的免疫力。机体对乙脑病毒的免疫包括体液免疫、细胞免疫和完整的血脑屏障，以体液免疫起主要作用。感染后机体可产生具有中和作用的特异性 IgM、IgG 抗体和血凝抑制抗体。

（四）微生物学检查法

1. 病毒分离培养

乙脑病毒主要存在于脑组织中。采集发病初期患者的血清或脑脊液，用细胞培养法或乳鼠脑内接种法分离、培养乙脑病毒，但阳性率不高。

2. 病原抗体检测

采用 ELISA 或免疫荧光法检测发病初期患者血液或脑脊液中的乙脑病毒抗原，阳性结果对早期诊断有重要意义。

3. 血清学试验

血清学试验包括用血凝抑制试验、ELISA 等检测特异性抗体。乙脑病毒特异性 IgM 抗体一般在感染后 4 d 开始出现，2～3 周达高峰。采用 IgM 抗体捕获的 ELISA 检测患者血清或脑脊液中的特异性 IgM 抗体，阳性率可达 90% 以上，因此，ELISA 可用于早期快速诊断。乙脑病毒特异性 IgG 抗体检测通常需检测急性期和恢复期的双份血清。当恢复期的血清抗体效价比急性期的升高 4 倍或 4 倍以上时，才有诊断价值。

4. 病毒核酸检测

用实时荧光定量 PCR 方法检测乙脑病毒特异性基因片段是一种特异而敏感的诊断方法，近年来已广泛用于乙脑的早期快速诊断。

（五）防治原则

乙脑治疗主要以对症支持疗法为主，预防尤为重要。预防乙脑的关键措施包括疫苗接种、防蚊灭蚊和动物宿主管理。目前，国际上使用的乙脑疫苗主要是鼠脑来源的灭活疫苗。中国主要使用地鼠肾细胞培养的灭活疫苗，对儿童进行计划免疫，获得显著效果，有效地控制了乙脑的流行。此外，中国研制的乙脑减毒活疫苗具有良好的安全性和免疫保护效果，已成为中国预防乙脑的主要疫苗，也是目前唯一用于人类的乙脑减毒活疫苗。猪是乙脑病毒的主要传染源和中间宿主，因此，必须做好猪的管理，有条件者可以给猪接种疫苗，以降低乙脑的发病率。

二、登革病毒

登革病毒（dengue virus, DENY）是登革热（dengue fever, DF）、登革出血热（DHF）或登革休克综合征（dengue shock syndrome, DSS）的病原体。登革热主要以埃及伊蚊（*A. aegypti*）和白纹伊蚊（*A. albopictus*）作为传播媒介，人类和灵长类动物是登革病毒的自然宿主。登革热是一种急性传染病，流行于全球热带、亚热带的 100 多个国家和地区，以东南亚和西太平洋地区的流行最为严重，已成为热带、亚热带地区严重的公共卫生问题。自 1978 年以来，中国南方不断有登革热的流行或暴发流行。

（一）生物学性状

1. 形态与结构

登革病毒形态、结构和基因组特征与乙脑病毒的相似。根据抗原性不同，登革病毒分为 4 个血清型（DENV1 ～ DENV4），各型病毒间有交叉抗原性。

登革病毒的基因组为单正链 RNA，长约为 11 kb，只有 1 个可读框（ORF），编码 3 种结构蛋白和至少 7 种非结构蛋白。结构蛋白包括衣壳蛋白（C 蛋白）、膜蛋白（M 蛋白）和包膜蛋白（E 蛋白）。C 蛋白为一种非糖基化蛋白，是病毒的衣壳蛋白。M 蛋白是一种非糖基化膜蛋白，位于包膜内侧。E 蛋白是病毒的主要包膜糖蛋白，在病毒的致病和免疫过程中起重要作用。

2. 培养特性

对登革病毒较敏感的实验动物是乳鼠，可用来进行脑内接种、分离、培养病毒。猩猩、猕猴和长臂猿等灵长类动物对登革病毒易感，并可诱导特异性免疫反应，可以作为疫苗研究的动物模型。多种哺乳类及昆虫来源的传代细胞也对登革病毒敏感，其中，白纹伊蚊 C6/36 细胞是常用的细胞，病毒在细胞中增殖并引起明显的细胞病变。此外，白纹伊蚊、埃及伊蚊和巨蚊经胸腔接种登革病毒后，可产生高滴度的病毒。

（二）流行病学特征

人和灵长类动物是登革病毒的主要储存宿主，登革热患者是主要传染源，白纹伊蚊和埃及伊蚊是主要传播媒介。人对登革病毒普遍易感。感染者在发病前 24 h 到发病后 5 d 内出现病毒血症，血液中含有大量的病毒，在此期间通过蚊虫叮咬而传播，形成人—蚊—人循环。

（三）致病性与免疫性

登革病毒通过蚊子叮咬进入皮肤后，在毛细血管内皮细胞和淋巴结的单核细胞中继续增殖，经 3 ～ 8 d 增殖后随血液播散，引起疾病，潜伏期为 4 ～ 8 d。临床上，登革热可表现为两种不同类型：一种类型为登革热（DF），也被称为典型登革热，为自限性疾病，病情较轻，以高热、头痛、皮疹、全身肌肉和关节疼痛等为典型临床特征。其发热一般持续 3 ～ 7 d 后骤退至正常，部分患者在热退后 1 ～ 5 d 体温又再次升高，表现为双峰热或马鞍热（saddleback fever）。少数患者的疼痛剧烈，因此，登革热也曾被称为"断骨热"。另一种类型为登革出血热或登革休克综合征，前者是登革热的严重临床类型，病情较重，初期有典型登革热的症状体征，随后病情迅速发展，出现严重出血现象，表现为皮肤大片紫癜

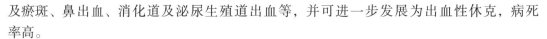
及瘀斑、鼻出血、消化道及泌尿生殖道出血等，并可进一步发展为出血性休克，病死率高。

（四）微生物学检查法

1. 病毒的分离培养

采用早期患者血清接种白纹伊蚊 C6/36 细胞或鼠脑内接种进行病毒的分离培养，亦可用白纹伊蚊或埃及伊蚊胸腔接种法分离培养病毒。

2. 血清学检查

应用抗体捕获 ELISA 或免疫层析法检测登革热患者血清中特异性 IgM 抗体，是常用的登革热早期快速诊断技术。用 ELISA 或免疫层析法检测血清中特异性 IgG 抗体也广泛用于登革热的实验室诊断。若应用特异性 IgG 抗体检测，需要取急性期和恢复期的双份血清。恢复期血清的 IgG 抗体水平比急性期的呈 4 倍或 4 倍以上升高有诊断意义。此外，在登革病毒感染早期，NS1 抗原大量存在于感染者的血液中，因此，用 ELISA 检测患者血清中登革病毒 NS1 抗原亦可对登革热进行早期快速诊断。

3. 病毒核酸检测

应用实时荧光定量 PCR 技术检测登革病毒核酸，可用于病毒的早期快速诊断及病毒分型。

（五）防治原则

防蚊、灭蚊是目前预防登革热的主要手段。疫苗接种是预防登革热的较有效的途径。近年来，登革疫苗的研究取得重要进展，数种基因工程疫苗已进入临床试验，其中，重组四价减毒活疫苗（CYD-TDV）获准在一些流行区使用。该疫苗含有登革病毒 4 种血清型的抗原成分，但其安全性、有效性和免疫持久性尚需进一步确认。

三、发热伴血小板减少综合征病毒

发热伴血小板减少综合征病毒（severe fever with thrombocytopenia syndrome virus，SFTSV）是发热伴血小板综合征（severe fever with thrombocytopenia syndrome，SFTS）的病原体，该病毒是中国学者于 2009 年首次从发热伴血小板减少综合征的患者体内分离到的一种新的布尼亚病毒。通过对病毒进行全基因组序列分析和电子显微镜形态观察，确认该病毒为布尼亚病毒科白蛉病毒属的一个新成员。

SFTSV 感染引起 SFTS，临床主要表现为发热、白细胞减少、血小板减少和多器官功能损害等，严重者可因多器官衰竭而死亡。SFTSV 的传播媒介和自然宿主尚未明确。目前的观点是，蜱可能是 SFTSV 的传播媒介，蜱叮咬可致人类感染。急性期患者的血液和血性分泌物具有传染性，直接接触患者的血液或血性分泌物亦可导致感染。SFTSV 流行季节主要是春夏季，病例主要分布在山区和丘陵地带的农村地区，多呈散发流行，亦有少数为聚集性病例。人群对 SFTSV 普遍易感，从事野外作业和户外活动的人群的感染风险较高。目前，SFTS 主要流行于中国河南、湖北、山东、安徽、辽宁、江苏等 10 余个地区。2013 以来，韩国、日本等均已有 SFTS 病例报告。

SFTSV 感染的微生物学检查主要包括用 Vero 或 Vero E6 等敏感细胞来分离培养病毒，用实时荧光定量 PCR 法检测病毒核酸，用 ELISA 法检测血清中的 SFTSV 特异性 IgM 或 IgG

抗体等。对 SFTS 尚无特异性治疗手段，临床上主要应用对症支持治疗疗法，绝大多数患者预后良好。

 第二节　出血热病毒

出血热（hemorrhagic fever）不是某一种疾病的名称，而是一大类疾病的统称。这类疾病在临床上以"3H"症状，即以 hyperpyrexia（高热）、hemorrhage（出血）、hypotension（低血压）为主要的共同特征，并有较高的病死率。其不同之处主要表现在发热的程度、热型，出血程度、部位，以及损害的脏器等。

引起出血热的病毒种类较多。根据国际病毒分类委员会第十次会议确定的最新分类，它们分属于 7 个病毒科的 8 个病毒属，并经由不同的媒介和途径传播，引起不同的出血热（表 9 - 2）。中国已发现的出血热病毒主要有汉坦病毒、登革病毒和克里米亚 - 刚果出血热病毒。

表 9 - 2　人类出血热病毒及其所致疾病

病毒类型	病毒	主要媒介	所致疾病	主要分布
汉坦病毒科	汉坦病毒	啮齿动物	肾综合征出血热	亚洲、欧洲、非洲、美洲
			汉坦病毒肺综合征	美洲、欧洲
内罗病毒科	克里米亚 - 刚果出血热病毒	蜱	克里米亚 - 刚果出血热	非洲、中亚、中国新疆
白细病毒科	Rift 山谷热病毒	蚊	Rift 山谷热	非洲
	发热伴血小板减少综合征病毒	蜱	发热伴血小板减少综合征	东亚
黄病毒科	登革病毒	蚊	登革热	亚洲、南美洲
	黄热病病毒	蚊	黄热病	非洲、南美洲
	Kyasanur 森林热病毒	蜱	Kyasanur 森林热	印度
	鄂目斯克出血热病毒	蜱	鄂目斯克出血热	俄罗斯
披膜病毒科	基孔肯雅病毒	蚊	基孔肯雅热	亚洲、非洲
沙粒病毒科	Junin 病毒	啮齿动物	阿根廷出血热	南美洲
	马丘波病毒	啮齿动物	玻利维亚出血热	南美洲
	Lassa 病毒	啮齿动物	Lassa 热	非洲
	Sabia 病毒	啮齿动物	巴西出血热	南美洲
	Guanarito 病毒	啮齿动物	委内瑞拉出血热	南美洲
丝状病毒科	埃博拉病毒	未确定	埃博拉出血热	非洲、美洲
	马堡病毒	未确定	马堡出血热	非洲、欧洲

一、汉坦病毒

汉坦病毒属于布尼亚病毒目（Bunyavirales）、汉坦病毒科（Hantaviridae）的正汉坦病毒属（*Ortho-hantavirus*）。该病毒名称来自汉坦病毒科的原型病毒汉滩病毒（Hantaan virus），为避免发生混乱，故在译名用字上加以区别。在中文文献中使用"汉坦病毒"时一般是泛指，既表示汉坦病毒这一科，也泛指其下属的各型病毒；而用"汉滩病毒"时则是特指，即指正汉坦病毒属中的一个型别——汉滩型。根据汉坦病毒的抗原性和基因结构特征的不同，已知的正汉坦病毒属包括 40 多个不同的型别。

汉坦病毒在临床上主要引起两种急性传染病，一种是以发热、出血、急性肾功能损害和免疫功能紊乱为主要特征的肾综合征出血热（hemorrhagic fever with renal syndrome，HFRS）；另一种是以肺浸润及肺间质水肿（迅速发展为呼吸窘迫、呼吸衰竭）为主要特征的汉坦病毒肺综合征（hantavirus pulmonary syndrome，HPS）。

中国是世界上 HFRS 疫情严重的国家，流行范围广、发病者数多、病死率较高；但尚无 HPS 的病例报道。因此，本节主要以 HFRS 为例来介绍汉坦病毒。

（一）生物学性状

1. 形态结构

汉坦病毒的核酸类型为单股负链 RNA，分为 L、M、S 3 个片段，分别编码病毒的 RNA 聚合酶（L）、包膜糖蛋白（Gn 和 Gc）和核衣壳蛋白（NP）。不同血清型汉坦病毒的 S、M、L 片段的末端 14 个核苷酸序列高度保守，3′端为 AUCAUCAUCUGAGG，5′端为 UAGUAGUAG（G/A）CUCC。这些互补序列可使病毒基因组 RNA 通过非共价的碱基配对形成环状或柄状结构，从而保持 RNA 的稳定性，并与病毒的复制和装配相关。

汉坦病毒颗粒具有多形性，多数呈圆形或卵圆形，直径为 75～210 nm（平均为 120 nm）。汉坦病毒的这种多形性在新分离的病毒表现得尤为明显。而经过连续体外传代培养，其形态和大小便趋于一致。病毒颗粒表面有脂质双层包膜，包膜表面有由 Gn 和 Gc 糖蛋白组成的突起。汉坦病毒的 NP 具有很强的免疫原性，可刺激机体的体液免疫和细胞产生免疫应答。Gn 和 Gc 糖蛋白上均有中和抗原位点和血凝活性位点（图 9-1）。病毒的 pH 为 5.6～6.4 时可凝集鹅红细胞。

2. 培养特性

多种传代、原代及二倍体细胞均对汉坦病毒敏感。常用非洲绿猴肾细胞（Vero E6）来分离、培养该病毒。汉坦病毒在培养的细胞中生长较为缓慢，病毒滴度一般在接种病毒后的 7～14 d 才达高峰。不同型别，甚至同一型别的不同病毒株在细胞中的生长速率有一定的差异，这主要与病毒在培养系统中的适应性有关，与病毒致病性的强弱可能也有一定关系。目前，适合汉坦病毒生长的几种细胞系在病毒感染后大多并不产生明显的细胞病变（CPE），通常需要采用免疫学方法来检测证实；部分毒株在感染的 Vero 细胞中可出现典型的 CPE，其特征为细胞黏聚、融合及出现网格样改变。

汉坦病毒对大多数啮齿动物（如黑线姬鼠、小白鼠、大白鼠、长爪沙鼠等）均呈自限性的隐性感染，仅有小白鼠乳鼠和几种免疫缺陷动物（如裸鼠、接受免疫抑制剂的金黄地鼠等）在接种感染后出现不同的发病症状，甚至死亡。

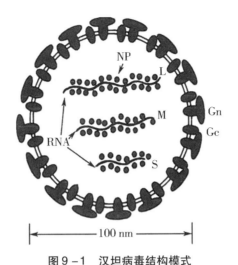

图9-1　汉坦病毒结构模式

L、M、S为基因片段；NP为核衣壳蛋白。

3. 抵抗力

汉坦病毒的抵抗力不强，对酸和脂溶剂（如乙醚、二氯甲烷、丙酮、苯等）敏感；一般消毒剂（如苯扎溴铵等）能灭活病毒；在 56～60 ℃ 条件下持续 1 h、以紫外线照射（50 cm，1 h）或 ^{60}Co 照射等也可灭活病毒。

（二）流行病学特征

1. 传染源和储存宿主

HFRS 是一种多宿主性的自然疫源性疾病，其主要宿主动物和传染源均为啮齿动物，在啮齿动物中又主要是鼠科中的姬鼠属、家鼠属和仓鼠科中的林鼠平属、白足鼠属等。一般的观点是，汉坦病毒有较严格的宿主特异性，不同型别的汉坦病毒有着不同的啮齿动物宿主，因此，不同型别汉坦病毒的分布主要是由宿主动物的分布决定。

2. 传播途径

HFRS 的传播途径尚未明确。可能的途径有 3 类 5 种，即动物源性传播（包括通过呼吸道、消化道和伤口途径）、垂直（胎盘）传播和虫媒（螨）传播。其中，动物源性传播是主要的传播途径，即携带病毒的动物通过唾液、尿液、粪便等排出病毒，污染环境，人或动物通过呼吸道、消化道摄入或直接接触感染动物受到传染。感染病毒的孕妇有可能经胎盘将病毒传给胎儿，带毒孕鼠亦可将病毒传给胎鼠。这一传播途径对人类 HFRS 的传播意义不大，但对维持该病毒自然疫源地的形成和发展具有重要作用。虽然能够从 HFRS 患者的血液、尿液中分离到病毒，但尚未见在人—人之间水平传播 HFRS 的报道，只是在 HPS 中证实存在人—人之间的水平传播。

3. 易感人群

人类对汉坦病毒普遍易感，但多呈隐性感染，仅少数人发病；正常人群的隐性感染率因病毒型别和生产、生活条件的不同而异，呈 1%～20% 不等。

4. HFRS 的流行地区和季节

HFRS 的发生和流行具有明显的地区性和季节性，这与宿主动物的分布与活动密切相关。在中国，汉坦病毒的主要宿主动物和传染源是黑线姬鼠和褐家鼠，它们主要存在姬鼠型（汉滩型）疫区、家鼠型（汉城型）疫区和混合型疫区。姬鼠型疫区的 HFRS 流行高峰在 11～12 月份（6～7 月份间还有 1 个小高峰）。家鼠型疫区的流行高峰在 3～5 月份，而混合型疫区在冬、春季均可出现流行高峰。

（三）致病性与免疫性

1. 致病性

HFRS 的潜伏期一般约为 2 周，起病急，发展快。典型病例具有三大主症，即发热、出血和肾脏损害。典型临床经过可分为 5 期，即发热期、低血压休克期、少尿期、多尿期和恢复期。

HFRS 的发病机制及病理变化很复杂，有些环节尚未明确，可能与病毒的直接损伤作用和免疫病理损伤作用相关。

（1）病毒的直接损伤作用。近年来对汉坦病毒受体的研究取得一定的进展，已证实致病性和非致病性汉坦病毒的主要受体分别是 β3 整合素和 β1 整合素。汉坦病毒具有泛嗜性，可感染体内的多种组织细胞（如血管内皮细胞、淋巴细胞、单核巨噬细胞、血小板等），但主要的靶细胞是血管内皮细胞。病毒在血管内皮细胞内增殖，引起细胞肿胀和损伤、细胞间隙形成、血管通透性增加。血管内皮生长因子通路在病毒致内皮细胞通透性增加和损伤的过程中起了重要作用。另外，汉坦病毒感染还可造成血小板的损伤，并直接导致细胞凋亡感染的单核细胞携带病毒向其他组织扩散。

（2）免疫病理损伤。汉坦病毒诱导机体产生的体液免疫和细胞免疫具有双重作用，既参与机体对病毒的清除，又可介导对机体的免疫损伤，参与病毒的致病过程：①体液免疫应答。HFRS 患者早期血清中 IgE 和组胺水平明显增高，毛细血管周围有肥大细胞浸润和脱颗粒，说明存在 I 型超敏反应。在 HFRS 发病早期患者的血液中即产生大量特异性抗体。它们迅速形成的循环免疫复合物沉积到小血管、毛细血管、血小板、肾小球、肾小管基底膜等处，随之激活补体，促使肥大细胞及受损血小板释放血管活性物质、凝血因子等，参与血管扩张和增加其通透性，引起血管和组织的病理损伤，产生低血压、休克和肾脏功能障碍。大量血小板聚集、破坏并发生功能障碍等，是引起广泛出血的原因之一。以上均表明Ⅲ型超敏反应参与发病。②细胞免疫应答。HFRS 患者急性期外周血中特异性 CD8$^+$T 细胞、NK 细胞活性增强，IFN、TNF、sIL-2 受体水平明显增高，IL-2 水平下降，这提示细胞免疫在汉坦病毒的致病过程中也具有重要作用。

2. 免疫性

HFRS 患者发热 1～2 d 即可被检测出特异性 IgM 抗体，于 7～10 d 达高峰；2～3 d 可被检测出特异性 IgG 抗体，于 14～20 d 达高峰，可持续多年甚至终生；但隐性感染产生的免疫力不持久。近年来的研究结果表明，在不同的抗体成分中，对机体起免疫保护作用的主要是由病毒包膜糖蛋白刺激产生的中和抗体；细胞免疫在对机体的免疫保护中也起重要作用。HFRS 病后机体可获稳定而持久的免疫力，二次感染发病者罕见。

（四）微生物学检查法

1. 血清学检查

（1）检测特异性 IgM 抗体。特异性 IgM 抗体在发病后 1～2 d 即可检出，早期阳性率可达 95% 以上，不典型病例或轻型病例亦是如此，因此，检测出此抗体具有早期诊断价值。检测方法有间接免疫荧光法和 ELISA 法，后者又可分为 IgM 捕捉法和间接法，以 IgM 捕捉法的敏感性和特异性为佳。

（2）检测特异性 IgG 抗体。病后特异性 IgG 抗体出现得较早，且维持时间很长，因此，需要检测双份血清（间隔至少 1 周），第二份血清抗体滴度升高 4 倍以上方可确诊。常用检测方法为间接免疫荧光法和 ELISA 法。这两种方法还可用于 HFRS 的血清流行病学调查。

2. 病毒分离

病毒分离只用于少数情况下，如某一地区首例 HFRS 患者的确定，或被怀疑感染新的病毒亚型等。取患者急性期血液（或死者脏器组织）或感染动物肺、脑等组织接种于 Vero E6 细胞，培养 7～14 d 后，用免疫荧光染色法检测细胞内是否有病毒抗原。若胞质内出现黄绿色颗粒状荧光，则判为阳性结果。也可取检材，通过颅内途径接种小白鼠乳鼠，逐日观察动物有无发病或死亡，并定期取动物脑、肺等组织，用免疫荧光法或 ELISA 法检测是否有病毒抗原。用细胞或动物分离培养阴性者应继续传代，连续三代阴性者方能被定为阴性结果。

（五）防治原则

1. 预防

预防主要采取灭鼠、防鼠、灭虫、消毒和个人防护措施。目前，中国国内使用的 HFRS 疫苗主要是细胞培养灭活双价疫苗（包括汉滩型和汉城型）。这些疫苗被接种人体后可刺激产生特异性抗体，对预防 HFRS 有较好效果。

2. 治疗

对于 HFRS 早期患者，一般采用卧床休息，以及以"液体疗法"（输液调节水与电解质平衡）为主的综合对症治疗措施，利巴韦林具有一定疗效。

中国国内研制的"注射用抗肾综合征出血热病毒单克隆抗体"的临床试验结果表明，其安全性好，疗效确切，并优于常规治疗药物。

二、克里米亚－刚果出血热病毒

克里米亚－刚果出血热病毒（Crimean-Congo hemorrhagic fever virus）引起以发热、出血、高病死率为主要特征的克里米亚－刚果出血热。该病于 1944 年首先在苏联的克里米亚半岛被发现。1967 年，学者从患者及疫区捕获的硬蜱中分离到病毒，并证实该病毒与在 1956 年从刚果的一名发热儿童中分离到的病毒相同，于是命名为克里米亚－刚果出血热病毒。1965 年，中国新疆部分地区发生一种以急性发热伴严重出血为特征的急性传染病，该病与当时国内其他地区流行的出血热不同，故定名为新疆出血热；后来从患者的血液、尸体内脏及疫区捕获的硬蜱中分离出病毒，经形态学和血清学等研究证实，该病毒与已知的克里米亚－刚果出血热病毒相同。因此，新疆出血热实际上是克里米亚－刚果出血热在新疆地区的流行。

（一）生物学和流行病学特征

克里米亚－刚果出血热病毒属于布尼亚病毒目的内罗病毒科（Nairoviridae）的正内罗

病毒属（*Orthonairovirus*）。该病毒的形态、结构、培养特性和抵抗力等与汉坦病毒的相似，但其抗原性、传播媒介、传播方式、致病性及部分储存宿主却异于汉坦病毒。

克里米亚－刚果出血热是一种自然疫源性疾病。除野生啮齿类动物外，牛、羊、马、骆驼等家畜及野兔、刺猬和狐狸等也是病毒的主要储存宿主。硬蜱，特别是亚洲璃眼蜱（*Hyalomma asiaticum*）既是该病毒的传播媒介，也因病毒在蜱体内可经卵传代而成为储存宿主。该病的传播途径包括虫媒传播、动物源性传播和人—人传播。虫媒传播是主要的传播途径，通过带毒硬蜱的叮咬而感染；动物源性传播主要指与带毒动物直接接触或与带毒动物的血液、排泄物接触传播；人—人传播主要通过接触患者的血液、呼吸道分泌物、排泄物等引起感染。

克里米亚－刚果出血热的发生有明显的地区性和季节性，在中国，主要见于新疆地区，青海、云南等地亦有自然疫源地。每年 4～5 月份为该病发病高峰期，这与蜱在自然界的消长情况及牧区活动的繁忙季节相一致。

（二）致病性与免疫性

人群普遍易感，但患者多为青壮年。本病的潜伏期为 5～7 d，临床表现为高热、剧烈头痛和肌痛等中毒症状；出血现象明显，轻者多为皮肤黏膜的点状出血，重者可有鼻出血、呕血、血尿、便血，甚至低血压休克等；患者一般无明显的肾功能损害。本病的致病机制尚不清楚，可能与 HFRS 相似，即病毒的直接损害和通过抗体介导的免疫病理损伤均起作用。

发病后 1 周左右血清中出现中和抗体，2 周左右达高峰，并可持续多年。病后免疫力持久。

（三）微生物学检查法和防治原则

采集急性期患者的血清、血液或尸检样本，或动物、蜱的样本，经脑内途径接种小白鼠乳鼠分离病毒，阳性率可达 90% 以上。可采用 RT-PCR 技术检测标本中的病毒核酸，或采用间接免疫荧光试验、ELISA 等检测患者血清中的特异性 IgM 抗体，均可做出早期诊断。

主要预防措施为加强个人防护、防止被硬蜱叮咬、避免与传染源（特别是患者的血液或动物血液或脏器等）直接接触。中国研制的新疆出血热疫苗（精致乳鼠脑灭活疫苗）已在牧区试用，其免疫预防效果有待进一步考察。

三、埃博拉病毒

埃博拉病毒（Ebola virus）以首先发现患者的地点（扎伊尔北部的埃博拉河流域）而得名，具有高度传染性，可引起高致死性的出血热，其主要临床特征为高热、全身疼痛、广泛性出血、多器官功能障碍和休克。该病主要流行于非洲，自 1976 年已在非洲暴发数次大流行，是人类迄今所发现的致死率最高的病毒之一。最近的一次暴发流行发生于几内亚、利比里亚、塞拉利昂和尼日利亚等西非国家，2013 年 12 月至 2014 年 11 月 12 日，共报告埃博拉病毒感染病例 14 098 例，其中 5 160 人死亡，这是有史以来规模最大的一起埃博拉出血热疫情。

（一）生物学特性

埃博拉病毒属于丝状病毒科（Filoviridae）的埃博拉病毒属（*Ebolavirus*），其基因组为单股负链 RNA，长约为 12.7 kb，由 7 个可读框组成，依次为 5′ - L - VP24 - VP30 - G - VP40 - VP35 - N - 3′，基因之间有重叠。病毒颗粒为多形性的细长丝状，直径为 80 nm，长度差异很大，一般约为 800 nm，最长的可达 1 400 nm。核衣壳呈螺旋对称，有包膜，包膜表面有长约 7 nm 的糖蛋白刺突。根据埃博拉病毒抗原的不同，可将埃博拉病毒分为 5 个型别：①扎伊尔型，对人致病性最强，曾多次引起暴发流行；②苏丹型，对人致病性次于扎伊尔型，也曾多次引起暴发流行；③本迪布焦型，对人致病性更次，曾引起过两次暴发流行；④塔伊森林型，也被称为科特迪瓦型，对黑猩猩致病性强，对人致病性较弱；⑤莱斯顿型，尚无引起人类疾病的相关报道。

埃博拉病毒可在多种培养细胞中生长，最常用的是 Vero 细胞、MA-104、SW-13 及人脐静脉内皮细胞等。病毒在细胞胞质内增殖，以出芽方式释放。

埃博拉病毒的抵抗力不强，对紫外线、脂溶剂、β - 丙内醋、酚类及次氯酸敏感；在 60 ℃条件下持续 30 min 可将该病毒灭活，但在室温（20 ℃）下病毒可稳定地保持其感染性。

（二）流行病学特征

埃博拉病毒的自然储存宿主尚未明确，狐蝠科的果蝠可能是其中之一；终末宿主是人类和非人灵长类，如大猩猩、黑猩猩、猕猴等。埃博拉病毒可经感染的人和非人灵长类传播。传播途径主要有：①密切接触。急性期患者血液中病毒含量非常高，这种高病毒血症可持续至患者死亡。患者的呕吐物、排泄物和结膜分泌物等都具有高度的传染性。接触患者的血液、体液和排泄物是产生感染病例的最重要原因。医护人员或患者家庭成员与患者密切接触是造成埃博拉出血热扩大蔓延的一个重要因素。②注射传播。使用受到污染、未经消毒的注射器和针头可造成埃博拉出血热的传播。③空气传播。研究证实，猕猴中埃博拉出血热的传播可因气溶胶引起，但该途径在人类埃博拉出血热传播中的作用尚有待证实。

（三）致病性与免疫性

埃博拉病毒主要在猴群中传播，通过猴传给人，并在人群间传播和流行。病毒通过皮肤黏膜侵入宿主，主要在肝内增殖，亦可在血管内皮细胞、单核 - 巨噬细胞及肾上腺皮质细胞等增殖，导致血管内皮细胞损伤，继而导致组织细胞溶解、器官坏死和严重的病毒血症。单核 - 巨噬细胞释放 TNF-α 等炎症介质及血管内皮细胞损伤是导致毛细血管通透性增加、皮疹、广泛性出血和低血容量性休克的主要原因。

埃博拉出血热的潜伏期为 2 ～ 21 d。临床特征是突发起病，开始表现为高热、头痛、肌痛等，随后病情迅速进展，出现恶心、呕吐、腹痛、腹泻等，随后可发生出血现象，表现为黏膜出血、呕血、黑便等。患者明显消瘦、虚脱和感觉迟钝。发病后 7 ～ 16 d 常因休克、多器官功能障碍而死亡。

患者发病 7 ～ 10 d 后出现特异性 IgM、IgG 抗体，但即使在疾病的恢复期也难检出中和抗体。

（四）微生物学检查法和防治原则

由于埃博拉病毒传染性极强，其微生物学检验必须在高等级生物安全实验室中进行。在实验室检查中，必须仔细收集和处理标本，严格采取安全防御措施。可用组织和血液标本进行动物接种或细胞培养以分离病毒；并可用病毒感染的 Vero 细胞或其提取物作抗原，以免疫荧光法和 ELISA 检测血清抗体；还可用实时荧光定量 PCR 法检测病毒 RNA。

目前，对埃博拉出血热尚无安全有效的疫苗，预防主要采取综合性措施，包括发现可疑患者应立即隔离，严格消毒患者接触过的物品及妥善处理其分泌物、排泄物和血液等，尸体应立即被火化。与患者密切接触者应受到监视，出现发热时立即入院隔离。

埃博拉出血热的治疗很困难，尚无有效的化学治疗剂和生物制剂，因此主要采取强化支持疗法。

问题讨论

近年来，新的虫媒病毒（如发热伴血小板减少综合征病毒、阿龙山病毒等）不断出现，这些新发虫媒传染病的病原体是从哪里来的？为什么近年来增加速度如此之快？

思 考

（1）什么是虫媒病毒？虫媒病毒有哪些共同特性？

（2）流行性乙型脑炎病毒的传播途径、致病性与免疫性及防治原则有哪些？流行性乙型脑炎病毒的微生物学检查法有哪些？

（3）登革热病毒作为全球范围内感染率最高的虫媒病毒，它的主要生物学性状、致病性特点、流行病学特征、免疫性和微生物学检查是什么？

测试题（单项选择题）

（1）流行性乙型脑炎的病原体是（　　）。

A. 森林脑炎病毒　　　　　　　　B. 东方马脑炎病毒

C. 西部马脑炎病毒　　　　　　　D. 委内瑞拉马脑炎病毒

E. 日本乙型脑炎病毒

（2）流行性乙型脑炎的传播媒介是（　　）。

A. 蚊　　　　　　　　　　　　　B. 蜱

C. 白蛉　　　　　　　　　　　　D. 幼猪

E. 鼠

（3）在流行性乙型脑炎的流行环节中，蚊子是（　　）。

A. 传染源　　　　　　　　　　　B. 中间宿主

C. 储存宿主　　　　　　　　　　D. 传播媒介和储存宿主

E. 传染源和储存宿主

（4）在流行性乙型脑炎的流行环节中，幼猪是（　　）。

A. 传染源　　　　　　　　　　　B. 中间宿主

C. 传染源和扩散宿主　　　　　　D. 储存宿主

E. 传染源和储存宿主

（5）乙型脑炎病毒感染人体的主要临床表现是（　　）。

A. 隐性感染　　　　　　　　　　B. 轻型感染

C. 隐性感染或轻型感染　　　　　　　D. 中枢神经系统症状

E. 出血热

（6）中国流行性乙脑病毒的主要传播媒介是（　　　）。

A. 库蚊　　　　　　　　　　　　　　B. 按蚊

C. 伊蚊　　　　　　　　　　　　　　D. 蚤或虱

E. 硬蜱

（7）登革病毒的传播媒介是（　　　）。

A. 库蚊　　　　　　　　　　　　　　B. 按蚊

C. 伊蚊　　　　　　　　　　　　　　D. 蜱

E. 以上都不是

（8）森林脑炎病毒的传播媒介有（　　　）。

A. 蚊　　　　　　　　　　　　　　　B. 蜱

C. 蚤　　　　　　　　　　　　　　　D. 白蛉

E. 虱

（9）流行性乙型脑炎的传播是通过（　　　）。

A. 吸入含病毒的尘埃　　　　　　　　B. 食入病毒污染的食品

C. 输血　　　　　　　　　　　　　　D. 昆虫粪便进入伤口

E. 蚊叮咬

（10）预防乙脑的关键是（　　　）。

A. 防蚊和灭蚊　　　　　　　　　　　B. 易感人群普遍接种疫苗

C. 幼猪接种疫苗　　　　　　　　　　D. 隔离患者

E. 研制有效药物

（尹飞飞）

第十章 疱疹病毒

疱疹病毒（herpes virus）是一类中等大小、结构相似、有包膜的双链 DNA 病毒，归类于疱疹病毒科（Herpesviridae）。现已发现的疱疹病毒有 110 多种，广泛分布于哺乳类、鸟类和两栖类等动物体内。根据其生物学特性可分为 α、β、γ 3 个亚科；其中，与人感染相关的疱疹病毒被称为人疱疹病毒（human herpes viruses，HHV），已知的有 8 种（表10-1）：α 疱疹病毒亚科的单纯疱疹病毒 1 型和 2 型、水痘-带状疱疹病毒，均能感染人上皮细胞，可形成多核巨细胞，多潜伏于感觉神经节内；β 疱疹病毒亚科的巨细胞病毒、人疱疹病毒 6 型和 7 型的宿主范围较窄，这些病毒多在肾脏、唾液腺和单核吞噬细胞系统中建立潜伏感染；γ 疱疹病毒亚科的 EB 病毒和人疱疹病毒 8 型的宿主范围最窄，这些病毒主要感染和潜伏在 B 淋巴细胞，多不引起溶细胞病变。

表 10-1 人类疱疹病毒的种类及其所致主要疾病

命名	常用名	亚科	潜伏部位	所致疾病
人类疱疹病毒 1 型（HHV-1）	单纯疱疹病毒 1 型（HSV-1）	α	三叉神经节、颈上神经节	唇疱疹、口龈炎、角膜炎等
人类疱疹病毒 2 型（HHV-2）	单纯疱疹病毒 2 型（HSV-2）	α	腰骶神经节	生殖器疱疹、新生儿疱疹等
人类疱疹病毒 3 型（HHV-3）	水痘-带状疱疹病毒（VZV）	α	脊神经后根及感觉神经节	水痘、带状疱疹、肺炎及脑炎
人类疱疹病毒 4 型（HHV-4）	EB 病毒（EBV）	γ	淋巴组织	传染性单核细胞增多症、Burkitt 淋巴瘤、鼻咽癌
人类疱疹病毒 5 型（HHV-5）	巨细胞病毒（CMV）	β	腺体、肾、白细胞	巨细胞包涵体病、肝炎、肺炎及先天畸形
人类疱疹病毒 6 型（HHV-6）	人疱疹病毒 6 型（HHV-6）	β	同 CMV	婴儿急疹、间质性肺炎等
人类疱疹病毒 7 型（HHV-7）	人类疱疹病毒 7 型（HHV-7）	β	同 CMV	未确定
人类疱疹病毒 8 型（HHV-8）	卡波西肉瘤相关疱疹病毒（KSHV）	γ	同 EBV	Kaposi 肉瘤
B 病毒	猴疱疹病毒	—	同 HSV	脊髓炎、出血性脑炎

值得注意的是，作为动物源性病毒的猴疱疹病毒 B（Herpes simian B virus）也可感染人，引起脊髓灰质炎、脑炎等神经系统感染，病死率可达 80%。疱疹病毒科病毒的共同特征如下：

一、疱疹病毒的主要生物学特性

（1）完整的病毒呈球形，有包膜的成熟病毒直径为 150～200 nm，蛋白质衣壳为二十面体立体对称结构，由 162 个壳微粒组成。核心与衣壳构成核衣壳，核衣壳周围有一层厚薄不等的非对称性蛋白质被膜，又被称为内膜或皮质（tegument）。最外层是包膜，含有病毒编码的糖蛋白刺突（图 10-1）。

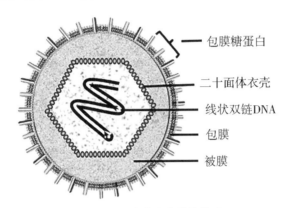

图 10-1　疱疹病毒结构模式

（2）病毒基因组为线形双链 DNA，长度为 125～245 kb，具有长片段单一序列（unique long，UL）和短片段单一序列（unique short，US），中间和两端有重复序列，故疱疹病毒基因组可发生重组和形成异构体（图 10-2）。

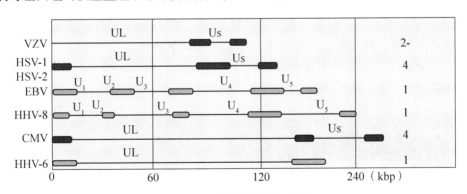

图 10-2　疱疹病毒基因组模式

在图 10-2 中，框为重复序列；黑色：倒置重复；灰色：顺向重复；UL：长片段单序列；US：短片段单序列；HSV 和 HCMV 有两组倒置序列，可形成 4 种异构体；VZV 有 1 组倒置重复，可形成 2 种异构体；EBV、HHV-8 和 HHV-6 仅有顺向重复，故无异构体。

（3）病毒基因组既能编码多种病毒结构蛋白，又能编码多种功能蛋白（如 DNA 多聚酶、解旋、胸苷激酶、转录因子、蛋白激酶),参与病毒复制或核酸代谢、DNA 合成、基因表达和调控等,是抗病毒药物作用的靶位。

(4)病毒在细胞核内复制和装配,通过核膜出芽,由胞吐或溶细胞方式释放,病毒还可通过细胞间桥直接扩散,感染细胞可与邻近未感染细胞融合,形成多核巨细胞。

(5)病毒感染细胞后,可表现为多种感染类型:①显性感染。病毒大量增殖,细胞破坏并出现临床症状。②潜伏感染。病毒不增殖,无细胞破坏,病毒基因组的表达受到抑制,潜伏感染的个体在免疫力低下(如器官移植、艾滋病、肿瘤等)时病毒可被激活,转为显性感染。③整合感染。病毒基因组的一部分整合于宿主细胞 DNA 中,导致细胞转化,这种作用与某些疱疹病毒的致癌机理密切相关,如 EBV 与鼻咽癌、HHV-8 或被称为卡波西肉瘤相关疱疹病毒、卡波西肉瘤等。④先天性感染。病毒经胎盘感染胎儿,可引起先天畸形、流产、死胎等,如 HCMV 和 HSV。

(6)病毒感染的控制主要依赖细胞免疫。

二、疱疹病毒的复制

病毒与细胞表面受体相互作用介导病毒包膜与细胞膜融合,病毒进入细胞,其核衣壳与核膜相连,病毒基因组释放至核内,启动转录和翻译。疱疹病毒基因组调控病毒基因转录和蛋白质的合成过程,根据转录翻译的先后顺序将病毒蛋白分为即刻早期蛋白(α 蛋白)、早期蛋白(β 蛋白)和晚期蛋白(γ 蛋白):①即刻早期蛋白(immediate early protein)为 DNA 结合蛋白,可反式激活和调节 β 基因和 γ 基因的表达,促进早期蛋白和晚期蛋白的合成。②早期蛋白(early protein)主要是转录因子和聚合酶等,参与病毒 DNA 复制、转录和蛋白质合成,也是 γ 基因的反式激活因子,可抑制细胞的大分子生物合成。③晚期蛋白(late protein)主要是结构蛋白,在病毒基因组复制后产生,对即刻早期蛋白和早期蛋白有反馈抑制作用。DNA 复制和装配在细胞核内进行,核衣壳通过核膜或高尔基体获得包膜。在增殖性感染期,病毒产生的即刻早期蛋白具有抑制细胞 DNA 修复酶的功能,使病毒基因组维持线性,进行 DNA 复制和转录,产生感染性病毒颗粒;而在潜伏感染时,细胞 DNA 修复酶将病毒线性 DNA 环化,环化的 DNA 基因组潜伏在细胞内,仅能产生潜伏相关转录体(latency-associated transcripts,LAT),但不能翻译蛋白。

 第一节 单纯疱疹病毒

单纯疱疹病毒(herpes simplex virus,HSV)是疱疹病毒的典型代表,因在感染急性期易出现水泡性皮疹即单纯疱疹(herpes simplex)而得名。HSV 是人类最常见的病原体之一,可感染人及多种动物(包括兔、豚鼠和小鼠等实验动物),宿主范围广泛,人群中感染率高,是目前世界上第四大感染性疾病。HSV 具有嗜神经性,易在人体中产生持续性感染。

一、生物学性状

（一）形态结构

HSV 具有典型的疱疹病毒科病毒的形态特征。完整病毒颗粒呈球形，直径为 150 ～ 200 nm，有 4 个同心结构，由内到外依次为核心、衣壳、被膜和包膜。核心由线形双链 DNA 组成，衣壳为 162 个壳微粒组成的二十面体立体对称结构，直径为 100 nm。核心与衣壳形成核衣壳，周围有 1 层蛋白质被膜，最外层为典型脂质双层包膜，上有糖蛋白刺突。

（二）基因结构

HSV 基因组分子质量约为 108 Da，长度约为 152 kb（取决于末端重复序列的数量）。HSV-1 中（G + C）含量为 68%，HSV-2 中为 69%。HSV-1 和 HSV-2 的基因组编码至少 84 个不同的多肽（87，114）。HSV 基因组由共价键连接的长片段（L）和短片段（S）组成，L 和 S 的两端均有一小段反向重复序列，由于 L、S 存在末端互补反向重复序列，使 L、S 之间可以以不同方向相连，构成 4 种异构体。

（三）分型

HSV 有 2 种血清型，即 HSV-1 和 HSV-2，其基因组结构相似，核苷酸序列约有 50% 同源，因此，两型间既有共同抗原，也有型特异性抗原，但通过序列分析或限制性内切酶谱分析可区分。已命名的 HSV 包膜糖蛋白有 gB、gC、gD、gE、gG、gH、gI、gJ、gK、gL、gM 和 gN，以单体或复合体的形式发挥作用；其中的 gB 和 gD 是与特异性细胞受体相互作用的配体分子，与感染起始时病毒吸附和穿入有关；gB、gD、gH 和 gL 介导病毒包膜和细胞膜的融合，介导病毒穿入；gC 是补体 C3b 的受体，抑制补体介导的免疫反应；gE、gI 复合物是 IgGFc 的受体，能抑制抗体的抗病毒作用，均与病毒的免疫逃逸有关；gD 是 HSV-1 和 HSV-2 的共同抗原，诱导产生中和抗体的能力最强，是研制亚单位疫苗的最佳选择；gH 与病毒释放有关；gG 为型特异性糖蛋白，分为 gG-1 和 gG-2，以区分 HSV-1 和 HSV-2 血清型。

（四）培养特性

HSV 能在多种细胞中增殖，初次分离时常用原代乳兔肾细胞、人胚肺细胞、人胚肾细胞等，传代培养常用 BHK 细胞、Vero 细胞和 Hep-2 细胞等，病毒复制迅速（8 ～ 16 h/周期），感染细胞很快出现细胞病变，部分出现嗜酸性核内包涵体。HSV 宿主范围广泛，家兔、豚鼠及小鼠是常用的实验动物。病毒接种途径不同，感染的结果也不同。例如，在动物颅内接种可引起疱疹性脑炎，在小鼠足垫接种可引起中枢神经系统致死性感染，在家兔角膜接种可引起疱疹性角膜炎。

二、致病性与免疫性

人群中 HSV 感染十分普遍，呈全球性分布。传染源是患者和健康带毒者。密切接触和性接触是主要传播途径，病毒经口腔、呼吸道、生殖道黏膜和破损皮肤等途径进入人体。HSV 致细胞病变快，细胞病理损伤明显，表现为细胞气球样变、核内染色质萎缩、出现嗜酸性核内包涵体、细胞融合形成多核巨细胞等。细胞融合是 HSV 在细胞间扩散的有

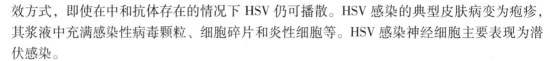

效方式，即使在中和抗体存在的情况下 HSV 仍可播散。HSV 感染的典型皮肤病变为疱疹，其浆液中充满感染性病毒颗粒、细胞碎片和炎性细胞等。HSV 感染神经细胞主要表现为潜伏感染。

（一）感染类型

1. 原发感染（primary infection）

原发感染的主要临床表现为黏膜与皮肤的局部疱疹，潜伏期为 2～12 d（平均为 3～5 d），病程持续 2～3 周。6 个月至 2 岁的婴幼儿易发生 HSV-1 原发感染，经飞沫或直接接触唾液传播，原发感染较轻，仅 10%～15% 的患儿表现显性感染，以腰以上部位感染为主，常出现龈口炎，在牙龈、咽颊部黏膜产生成群疱疹，破裂后形成溃疡。此外，该病毒还可引起疱疹性角膜炎、皮肤疱疹性湿疹和疱疹性脑炎。HSV-2 导致的感染则以腰部以下及生殖器感染为主，主要经性行为传播，引起生殖器疱疹。但 HSV-1 和 HSV-2 感染途径及其分布也可交叉重叠，原发性生殖器疱疹中约 80% 由 HSV-2 引起，少数由 HSV-1 所致。

2. 潜伏感染（latent infection）

原发感染后，若机体不能彻底清除病毒，病毒沿感觉神经轴突（retrograde axonal flow）移行到感觉神经节，以静止状态潜伏于神经细胞中，持续终生。一般 HSV-1 潜伏于三叉神经节和颈上神经节；HSV-2 潜伏于骶神经节。在潜伏期，原发感染灶附近检测不到病毒。潜伏的病毒不复制，对抗病毒药物不敏感。

3. 复发性感染（recurrent infection）

当机体受非特异性刺激，如发热、寒冷、月经、情绪紧张或其他细菌、病毒感染，或细胞免疫被抑制时，潜伏病毒被激活，沿感觉神经纤维轴索下行到末梢，在其支配的上皮细胞中复制，引起复发性疱疹。HSV 复发感染往往在同一部位，例如，原发感染是龈口炎，复发感染往往是在同一部位出现疱疹；若原发感染是疱疹性角膜炎，复发感染一般也是角膜炎，角膜炎反复发作，可导致角膜瘢痕形成，甚至引起失明。复发感染的组织损伤一般比原发感染的轻，病程更短，但可反复发作，复发频率因人而异。

（二）所致疾病

1. 与 HSV-1 感染有关的疾病

（1）龈口炎。龈口炎多属儿童原发感染，以发热、口腔黏膜水疱性损伤为主。多数患儿的龈口炎为无症状原发感染。

（2）唇疱疹。唇疱疹多为复发性感染，常见于口唇、鼻腔黏膜皮肤交界处的成群水疱。

（3）疱疹性角膜结膜炎。疱疹性角膜结膜炎以角膜溃疡为主，常伴结膜上皮细胞损伤，严重者可导致瘢痕和失明。

（4）病毒性脑炎。原发和复发性感染均可引起病毒性脑炎。可出现多种神经系统后遗症，病死率较高。

2. 与 HSV-2 感染有关的疾病

（1）生殖系统疱疹。男女生殖道出现疼痛性水疱，原发感染所致的损伤比复发感染的更严重和持久。

（2）先天感染和新生儿感染。妊娠期妇女因 HSV-1 原发感染或潜伏的病毒被激活，病毒可经胎盘感染胎儿，导致胎儿流产、早产、死胎或先天畸形。另外，新生儿可经产道和产后接触感染，以产道感染为常见（约为 75%），引起皮肤、眼睛和口腔的局部感染。重症患儿表现为疱疹性脑膜炎或全身播散性感染。新生儿全身感染罕见，但预后差，病死率达 80%，存活者往往伴有永久性神经损伤。

（3）与宫颈癌的关系。一般认为，HSV-2 在宫颈癌发生中主要起协同作用，即 HSV-2 感染可增加高危型 HPV（如 HPV16、HPV18）所致宫颈癌的概率。

3. 免疫缺陷患者的复发感染

免疫力低下的患者（如同种异体移植或艾滋病患者等）易发生严重疱疹病毒感染（复发性疱疹），好发于呼吸道、食管、肠道黏膜等部位。

（三）免疫性

在 HSV 原发和复发性感染中，细胞免疫发挥重要作用；干扰素、NK 细胞、迟发型超敏反应和 CTL 发挥主要作用，它们可以控制和清除病毒感染。在发生原发感染 1 周左右，血清中出现中和抗体，于 3～4 周达到高峰，可持续多年。抗病毒表面糖蛋白的中和抗体可阻断病毒感染细胞，但抗体应答与疱疹病毒的复发频率无关，不能阻止潜伏病毒的激活，但可改变病程。由于病毒糖蛋白 gC 和 gE/gI 复合物分别与补体 C3 和抗体 Fc 段结合，抑制了体液免疫的抗病毒作用。

三、微生物学检查法

（一）细胞学诊断

取皮肤、口腔、角膜等处疱疹基底部刮取物，或采集疱疹性脑炎患者的脑脊液，接种于人胚肾、人羊膜或兔肾细胞，用荧光素或酶标记抗体染色，检查细胞内 HSV 抗原；亦可用 Wright-Giemsa 对标本进行染色、镜检，寻找细胞核内包涵体及多核巨细胞。

（二）核酸检测

采用 PCR 或原位杂交技术检测标本中 HSV-DNA，方法快速、敏感而特异；尤其是脑脊液标本的 HSV PCR 检测被认为是诊断疱疹性脑炎的标准方法。

（三）分离培养

采集水疱液、唾液、角膜拭子、阴道拭子或脑脊液等，常规处理后接种于人胚肾、兔肾等细胞进行病毒分离。HSV 引起的细胞病变常在感染后 2～3 d 出现，根据典型的细胞病变特征作出初步判断。

（四）血清学检查

常用 ELISA 和间接免疫荧光法（IFA）检测 HSV 抗体。特异性 IgM 抗体的阳性结果提示近期感染。特异性 IgG 抗体检测常用于回顾性诊断或流行病学调查。

四、防治原则

尚无预防 HSV 感染的特异性方法，亚单位疫苗正在研制中。目前的主要预防方式为避免与患者密切接触，切断传播途径。新生儿和湿疹患者应避免接触活动期 HSV 感染者。注意性生活安全；在外阴及肛门皮肤黏膜受损时应避免接触病毒污染的马桶圈、浴巾等，以减少 HSV 感染的风险。抗病毒药物阿昔洛韦（acyclovir，ACV）、更昔洛韦（ganciclovir，GCV）等对生殖器疱疹、疱疹性脑炎、复发性疱疹和疱疹性角膜炎的疗效较好，与干扰素联用可提高疗效，但均不能清除潜伏的病毒或阻断潜伏感染的复发。

 第二节　水痘－带状疱疹病毒

一、生物学性状

水痘－带状疱疹病毒（varicella-zoster virus，VZV）是引起水痘和带状疱疹的病原体。由呼吸道传播，儿童原发感染时多表现为水疱、丘疹等。病愈后病毒潜伏在体内，潜伏病毒激活后引起带状疱疹，多见于老人和成年人。VZV 只有 1 个血清型，实验动物和鸡胚对 VZV 均不敏感，病毒潜伏于脊神经后根神经细胞，引起复发性感染。病毒只在人或猴成纤维细胞中增殖。出现嗜酸性核内包涵体和多核巨细胞，但 CPE 出现缓慢。基因组长度为 120 ～ 130 kb，编码 71 种蛋白。皮肤损伤以水疱为特征。对抗病毒药物敏感。细胞免疫能限制重症水痘的发生。

二、致病性与免疫性

VZV 可通过飞沫或直接接触传播。带状疱疹患者也是儿童水痘的传染源。人类是 VZV 的唯一自然宿主，病变主要累及皮肤。10 岁以下的儿童易感，感染率可达 90%，传染性强，水痘患者急性期上呼吸道分泌物及水痘或带状疱疹患者水疱中均含有高滴度的感染性病毒颗粒。

（一）感染类型

1. 水痘

水痘为 VZV 的原发感染，多见于儿童，多在冬春季流行。病毒由呼吸道黏膜进入局部淋巴结增殖，约 5 d 后出现第一次低水平的病毒血症，继而进入肝脏和脾脏中大量复制增殖；11 ～ 13 d 后，出现第二次病毒血症，并将病毒输送至皮肤，引起典型的皮肤病变，如斑丘疹、水疱疹，部分可发展为脓疱疹。皮疹呈向心性分布，以躯干部位较多，常伴有发热。数天后结痂，无继发感染者皮损恢复不留痕迹。儿童水痘一般病情较轻，为自限性。成人水痘一般病情较重，20%～30% 的患者并发病毒性肺炎，病死率高。患水痘的孕妇可将病毒传播给胎儿，导致流产、胎儿畸形或死胎。新生儿水痘多呈播散性，病死率高，水痘性脑炎可留有永久性神经系统损伤。另外，免疫缺陷患者易出现重症水痘，并发肺炎、脑炎等致死性疾病。

2. 带状疱疹

带状疱疹为 VZV 的复发性感染。VZV 潜伏于脊神经后根或颅神经的感觉神经节中。当机体免疫力下降或受到某些刺激时，潜伏的 VZV 被激活，沿感觉神经轴索下行到达其所支配的皮肤，在细胞内增殖引起疱疹。因疱疹沿感觉神经支配的皮肤分布，串联成带状，故被称为带状疱疹，多见于胸、腹或头颈部，10%～15% 的带状疱疹发生于三叉神经眼支所支配的部位，疼痛剧烈。此外，肿瘤、器官移植、接受糖皮质激素治疗及 HIV 感染的人群合并带状疱疹时可出现严重的并发症。

（二）免疫性

细胞免疫在抗病毒免疫中发挥重要作用。特异性抗体可限制 VZV 经血行播散，但不能阻止潜伏病毒的激活和带状疱疹的发生。另外，干扰素也在抗 VZV 中发挥重要作用。

三、微生物学检查法

水痘和带状疱疹的临床表现较典型，一般根据临床表现即可做出 VZV 感染的诊断。必要时取疱疹基底部标本、皮肤刮取物、水疱液、活检组织等染色，寻找核内嗜酸性包涵体和多核巨细胞等；或用直接免疫荧光法检测 VZV 抗原；或用 ELISA 法、间接免疫荧光法和微量中和试验等检测特异性 IgM 抗体；也可用电镜直接检查水泡液中的病毒颗粒；原位杂交技术或 PCR 也可用于组织或体液中 VZV 核酸的检测。一般不依赖病毒的分离培养。若有需要，可选用人二倍体成纤维细胞进行病毒分离培养，但带状疱疹形成 5 d 以上的病毒分离率很低。

四、防治原则

VZV 减毒活疫苗有一定预防作用，适宜人群为 1 岁以上健康的易感儿童。在接触传染源 72～96 h 内，水痘带状疱疹免疫球蛋白（varicella-zoster immunoglobulin，VZIG）对预防感染或减轻临床症状有一定效果，对免疫功能低下的儿童尤为必要，但无治疗和预防复发的作用；抗病毒药物主要包括阿糖腺苷、阿昔洛韦、泛昔洛韦和大剂量干扰素等。

第三节 人巨细胞病毒

人巨细胞病毒（human cytomegalovirus，HCMV）是引起巨细胞包涵体病的病原体，由于使感染的细胞肿大并出现巨大的核内包涵体而得名。该病在人群中感染率高，以隐性感染多见。该病毒可垂直传播，是引起先天畸形的重要病原体，也是导致 AIDS、器官移植和肿瘤患者死亡的重要原因。

一、生物学性状

HCMV 形态和基因结构与 HSV 的极其相似，但其感染的宿主范围较窄，人类是其唯一宿主，是引起先天性畸形的最常见病原体。尚无 HCMV 感染动物模型。

HCMV 病毒颗粒直径为 180～250 nm，基因组长度为 240 kb，编码蛋白超过 200 个，其包膜蛋白具有 Fc 受体的功能。HCMV 在体内可感染上皮细胞、白细胞和精子细胞等，但在体外仅在人成纤维细胞中增殖。病毒增殖缓慢，复制周期长（为 48～72 h），出现细胞病变需要 2～6 周，表现为细胞肿胀、核增大而形成巨核细胞。培养物中游离病毒较少，病毒主要通过细胞—细胞间扩散，核内出现致密的大型嗜酸性包涵体，周围绕有一轮晕，宛如"猫头鹰眼"状（图 10 - 3）。HCMV 对脂溶剂敏感，热（56 ℃，30 min）、酸、紫外线均有灭活病毒的作用。

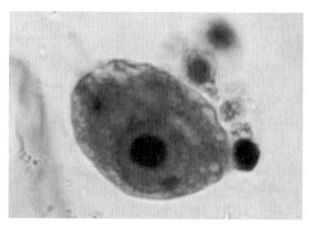

图10-3　尿液标本细胞中的巨细胞病毒包涵体（1 800×）

二、致病性与免疫性

HCMV 感染极为普遍，中国成人的 HCMV 抗体阳性率达 60%～90%。原发感染多发生在 2 岁以下，通常为隐性感染，仅少数人有临床表现，但免疫功能低下的机体易发生显性感染。多数人可长期带毒，病毒主要潜伏在唾液腺、乳腺、精液、阴道分泌物中，可长期或间歇性地排毒。潜伏病毒被激活可导致复发感染。在妊娠期间，潜伏的 HCMV 被激活后从宫颈排毒。HCMV 的传染源为患者及隐性感染者。病毒可通过垂直或水平方式传播：①母婴传播，病毒可通过胎盘感染胎儿，也可经产道和（或）乳汁感染新生儿；②接触传播，通过密切接触经口—口或手—口等途径传播；③性传播，通过性接触传播；④医源性传播，包括输血和器官移植等方式传播。

（一）感染类型

1. 先天性感染（congenital infection）

HCMV 是引起先天性感染的主要病原体之一，引起的先天畸形远高于风疹病毒。孕妇在妊娠 3 个月内感染，病毒可通过胎盘感染胎儿，可出现死胎或先天性疾病。先天性感染率为 0.5%～2.5%，其中的 5%～10% 出现临床症状，如肝脾肿大、黄疸、血小板减少性紫癜、溶血性贫血及神经系统损伤等。少数合并先天性畸形，如小头畸形伴智力低下、耳聋、脉络膜视网膜炎等。严重者可出现流产和死胎，也有 10% 的亚临床感染者在出生后数月至数年才出现智力减退或耳聋等。

2. 围产期感染（perinatal infection）

经产道、母乳等途径感染。一般多无明显临床症状，少数表现为短暂的间质性肺炎、肝脾轻度肿大、黄疸。多数患儿的预后良好。

3. 儿童和成人原发感染

通常呈隐性感染，感染后多数转为潜伏感染，长期或间歇地排毒。仅少数感染者出现临床症状，表现为巨细胞病毒单核细胞增多症，并出现疲劳、肌痛、发热、肝功能异常和单核细胞增多等症状，但异嗜性抗体检查结果呈阴性。

4. 免疫功能低下者感染

对于免疫功能低下者（如接受过器官移植或患艾滋病的患者，或长期使用免疫抑制剂的患者等），HCMV 原发感染或潜伏病毒的激活均可引起严重后果，如 HCMV 肺炎、肝炎和脑膜炎等。HCMV 是导致艾滋病患者机会感染的常见病原体之一。HCMV 感染也可影响机体的免疫功能。

（二）免疫性

母体 HCMV 感染诱导的特异性 IgG、IgM 和 IgA 抗体，有减轻新生儿感染症状的作用，但不能完全阻断母婴传播和围产期感染，也不能抑制潜伏病毒的激活。通常的观点是，细胞免疫在限制病毒播散、潜伏病毒激活中发挥重要作用。

三、微生物学检查法

1. 细胞学检查

收集咽喉洗液、宫颈分泌物等标本，经离心后取沉渣涂片，以吉姆萨染色，进行镜检，观察巨大细胞及包涵体。细胞学检查方法简便，可用于辅助诊断，但阳性检出率并不高。

2. 病毒分离

将尿液、血液、咽部和宫颈分泌物接种于人胚肺成纤维细胞，培养 4～6 周后，观察细胞病变，也可培养 2～4 d 后，用免疫荧光法或酶联免疫法检测病毒早期抗原（如 pp65 蛋白）。

3. 血清学检查

应用 ELISA 法检测 HCMV-IgM，可用于近期感染的诊断。若从新生儿血清中检出 HC-MV-IgM，表示宫内感染。急性期和恢复期的双份血清 IgG 检测可用于临床诊断。

4. 核酸检测

荧光定量 PCR 技术检测标本中病毒 DNA 的拷贝数或 RT-PCR 法检测病毒的 mRNA，可以用于快速诊断。

四、防治原则

目前尚无安全有效的 HCMV 疫苗。通过筛选血液制品能避免某些患者的感染。孕妇要避免接触 HCMV 感染者，患者应及时隔离以防交叉感染。可联合高滴度抗 HCMV 免疫球蛋白和抗病毒药物（如更昔洛韦等）治疗严重的 HCMV 感染。

第四节　EB 病毒

EB 病毒（Epstein-Barr virus，EBV）是 Epstein 和 Bar 等研究非洲儿童恶性淋巴瘤时从肿瘤细胞培养物中发现的一种新型人疱疹病毒，其电镜下结构与其他疱疹病毒相似，但抗原性不同。在 EBV 原发感染中，约 50% 的患者表现为传染性单核细胞增多症。非洲儿童恶性淋巴瘤和鼻咽癌易发生于感染过 EBV 的患者，故 EBV 被认为是一种重要的肿瘤相关病毒。用 EBV 感染人 B 淋巴细胞，可建立永久化的细胞系，但只有少数永生化的细胞产生病毒颗粒。

一、生物学性状

（一）

EBV 的形态、结构与其他疱疹病毒相似，完整的病毒颗粒呈圆形，直径约为180 nm，核衣壳呈二十面体立体对称，包膜表面有糖蛋白刺突。EBV 基因组为线性 DNA，全长为 172 kb，至少编码 100 种病毒蛋白。EBV 感染可表现为溶细胞性感染和潜伏性感染。在潜伏状态时，EBV 基因组以游离环状附加子（episome）的形式存在于感染的细胞核内。溶细胞性感染是指 EBV 在细胞中急性增殖性感染，病毒大量复制，子代病毒以出芽方式释放。B 淋巴细胞是 EBV 的主要靶细胞。EBV 膜蛋白 gp350/gp220 与 B 淋巴细胞表面的 C3d 补体受体分子（CD21 或 CR2）结合，介导病毒进入靶细胞，gH、gL 和 gB 介导病毒与细胞的融合。EBV 进入 B 淋巴细胞后，可直接进入潜伏状态，潜伏状态时病毒持续存在，有限的病毒蛋白表达具有被激活而进入复制周期的潜能。EBV 可感染人口咽部、腮腺和宫颈上皮细胞。

（二）EBV 特异性抗原

1. 增殖性感染表达的抗原

（1）EBV 早期抗原（early antigen，EA）。EA 是病毒增殖早期诱导的非结构蛋白，分为 2 种：EA-R（restricted）和 EA-D（diffuse），前者局限于细胞质，后者弥散至细胞质和细胞核，具有 DNA 聚合酶活性。EA 表达是 EBV 增殖活跃的标志。EA 抗体出现于感染的早期。非洲儿童恶性淋巴瘤患者的抗 EA-R 抗体检测结果往往呈阳性，鼻咽癌患者抗 EA-D 抗体检测结果往往呈阳性。

（2）EBV 晚期抗原。EBV 晚期抗原是病毒的结构蛋白，包括衣壳蛋白和包膜蛋白，病毒增殖时大量表达。EBV 膜抗原是其中和性抗原，其中的糖蛋白 gp350/gp220 可诱导产生中和性抗体，gp350 诱导的特异性 CTL 在控制 EBV 感染中发挥重要作用。

2. 潜伏感染期表达的抗原

（1）EBV 核抗原（EB nuclear antigen，EBNA）。在被感染的 B 淋巴细胞核内可检出 EBNA。EBNA 为 DNA 结合蛋白，有 6 种。其中的 EBNA-1 是 EBV 在各种潜伏状态下均表达的唯一病毒蛋白，主要作用是稳定病毒环状附加体，以维持病毒基因组在感染细胞增殖中不丢失；EBNA-1 还可抑制细胞处理和提呈抗原，使感染细胞逃避细胞毒 T 细胞的杀伤作用。EBNA-2 在细胞永生化过程中发挥关键作用。EBNA 抗体出现在感染的晚期。

（2）潜伏膜蛋白（latent membrane protein，LMP）。LMP 存在于 B 淋巴细胞膜表面，包括 LMP-1、LMP-2 和 LMP-3。LMP-1 类似活化的生长因子受体，具有与肿瘤坏死因子受体相关因子（tumor necrosis factor receptor-associated factor，TRAF）相互作用、抑制细胞凋亡、影响 B 淋巴细胞转化等活性，是一种致癌蛋白，在鼻咽癌等上皮细胞源性肿瘤中起重要作用。LMP-2 为细胞酪氨酸激酶的底物，具有阻止潜伏病毒激活的功能。

二、致病性与免疫性

（一）致病性

EBV 在人群中感染非常普遍，中国 3 岁左右儿童的 EBV 抗体阳性率高达 90% 以上，多为隐性感染。少数患儿出现咽炎和上呼吸道感染症状，初次感染后病毒潜伏于体内，终生带毒。

EBV 传染源为患者和隐性感染者，主要经唾液传播，也可经性接触传播。EBV 感染机体后，在口咽部或腮腺上皮细胞增殖，继而感染局部淋巴组织中的 B 淋巴细胞，病毒进入血液后导致全身性感染。对于免疫功能正常个体，大多数感染的病毒被清除，只有少量 EBV 潜伏于 B 淋巴细胞（$1/10^6$ 淋巴细胞）。

EBV 是 B 淋巴细胞有丝分裂原，可激活多克隆 B 淋巴细胞，产生异嗜性抗体。被感染的 B 淋巴细胞能刺激 T 细胞和 NK 细胞增殖，形成非典型淋巴细胞，使外周血单核细胞明显升高。非典型淋巴细胞亦具有细胞毒作用，能杀伤 EBV 感染的细胞。EBV 基因表达的 IL-10 类似物（BCRF-1）能抑制 Th1 细胞，阻止 IFN-γ 的释放和 T 细胞对病毒的免疫应答。B 淋巴细胞的持续增殖与其他协同因子的刺激可诱发淋巴瘤。在免疫抑制者中，EBV 感染与肿瘤发生相关。

EBV 所致主要疾病如下：

1. 传染性单核细胞增多症（infectious mononucleosis）

传染性单核细胞增多症是一种急性全身淋巴细胞增殖性疾病，见于青春期初次感染大量 EBV 者。潜伏期约为 40 d，典型症状为发热、咽炎、颈淋巴结炎、肝脾肿大、血单核细胞和异形淋巴细胞增多，肝功能异常。病程可持续数周，预后较好。有严重免疫缺陷的儿童、艾滋病患者及器官移植者的病死率高。急性患者的口腔黏膜上皮细胞内含有大量病毒，唾液排毒可持续 6 个月之久。95% 的传染性单核细胞增多症患者均可恢复，仅有少数患者可发生脾破裂，故在急性期应避免剧烈运动。

2. 非洲儿童恶性淋巴瘤

非洲儿童恶性淋巴瘤又被称为 Burkitt 淋巴瘤（Burkitt lymphoma，BL），是一种低分化的单克隆 B 淋巴细胞瘤，中非、新几内亚、南美洲等某些温热带地区多见。好发于 6 岁左右儿童，好发部位为颜面、腭部。在 Burkitt 淋巴瘤发生前，所有患者的 EBV 抗体检测结果均为阳性，80% 以上的抗体效价高于正常人，在肿瘤组织中亦发现 EBV 基因组，故一般认为 EBV 与非洲 Burkitt 淋巴瘤密切相关。

3. 鼻咽癌

鼻咽癌主要发生在东南亚、北非和北美洲北部地区。中国在广东、广西、福建和台湾等南方地区高发。患者多为 40 岁以上人群。EBV 感染与鼻咽癌密切相关的主要依据为：①在所有鼻咽癌组织中均可检出 EBV 的核酸（EBNA）和抗原（LMP）；②鼻咽癌患者血清中的 EBV 抗体（VCA、EA、MA、EBNA 的 IgG 及 IgM）效价高于正常人，某些患者的 EBV 抗体水平升高出现在肿瘤发生之前；③鼻咽癌患者经治疗病情好转后抗体效价逐渐下降。

4. 淋巴组织增生性疾病

在免疫缺陷患者中，易发生 EBV 诱发的淋巴组织增生性疾病。1%～10% 的移植患者会发生淋巴组织增生性疾病，且多为原发感染，如恶性单克隆 B 淋巴细胞瘤。艾滋病患者常发生 EBV 相关淋巴瘤、舌毛状白斑症（oral hairy leukoplakia）。此外，几乎所有的中枢神经系统非霍奇金淋巴瘤均与 EBV 感染相关，但不到 50% 的瘤组织 EBV DNA 检测结果呈阳性。

（二）免疫性

原发感染后，EBV 刺激机体产生特异性中和抗体和细胞免疫应答。首先出现 EBV 衣壳蛋白和包膜糖蛋白抗体，即 VCA 抗体和 MA 抗体，其后出现 EA 抗体。VCA-IgM 出现早，消失快；VCA-IgG 出现晚，持续时间长。MA-IgM 可用作早期诊断，MA-IgG 可用作流行病学调查。中和抗体可防止外源性 EBV 再感染，但不能完全清除细胞内潜伏的病毒。细胞免疫在限制原发感染和慢性感染中发挥重要作用。潜伏的病毒与宿主保持相对平衡状态，EBV 可在口咽部继续低滴度增殖，并可持续终生。

三、微生物学检查法

EBV 分离培养较为困难，一般用血清学检查，如免疫酶染色法或免疫荧光法检测抗体。

（一）血清学诊断

1. 异嗜性抗体的检测

异嗜性抗体的检测主要用于传染性单核细胞增多症的辅助诊断。在发病早期，血清中出现的抗绵羊红细胞的 IgM 型抗体，是 EBV 感染后非特异性活化 B 淋巴细胞产生的抗体，效价在发病 3～4 周达高峰，在恢复期逐渐下降。抗体效价不小于 1∶224 有诊断意义，阳性率为 60%～80%。

2. EBV 特异性抗体检测

免疫荧光法或酶免疫法检测 EBV 特异性抗体有助于 EBV 感染的诊断。VCA-IgM 的存在提示 EBV 原发性感染。VCA-IgG 出现早于 EBNA-IgG 抗体，因两者均能持久存在，故 VCA-IgG 抗体或 EBNA-IgG 抗体检测结果呈阳性均表示既往感染。EA-IgA 和 VCA-IgA 效价持续升高，对鼻咽癌有辅助诊断意义。

（二）EBV 核酸及抗原检测

用原位杂交或 PCR 技术检测 EBV DNA，也可用免疫荧光法检测细胞中的 EBV 抗原。

（三）病毒的分离培养

将唾液、咽部分泌物、外周血细胞和肿瘤组织等标本接种至新鲜的人 B 淋巴细胞或脐血淋巴细胞，4 周后用荧光抗体染色技术检测 EBV 抗原，以鉴定病毒。

四、防治原则

预防 EBV 感染的疫苗正在研制中。及时检测 EBV 抗体对于鼻咽癌早期诊断、早期治疗具有重要作用。近年来，纯化 EBV 多肽取得进展，可用 MA、LMP 等多肽疫苗免疫，以阻断 EBV 的原发感染。

可选用阿昔洛韦进行治疗，抑制 EBV DNA 多聚酶活性，减少病毒复制。

第五节　新型人疱疹病毒

一、人疱疹病毒 6 型

人疱疹病毒 6 型（human herpes virus-6，HHV-6）是于 1986 年美国癌症中心的 Salahuddin 等首先从淋巴增生性疾病和 AIDS 患者外周血单个核细胞中分离到的一种新病毒，其形态结构与疱疹病毒科其他成员的相似，但分子病毒学和免疫学研究结果显示 HHV-6 的形态结构又不同于其他病毒的，故命名为 HHV-6。

HHV-6 是有包膜的病毒，成熟病毒的直径为 170～200 nm，具有典型疱疹病毒的特征。核心是双链线状 DNA，基因组长度为 160～170 kb，结构与 HCMV 的相似。根据其抗原性的不同，分为 HHV-6A 和 HHV-6B，它们的生物学性状、免疫原性和致病性等存在差异。此外，两者的抗原性仅与 HHV-7 的有少量交叉，而与其他疱疹病毒无交叉。

HHV-6 有广泛的嗜细胞性，包括 B 淋巴细胞、神经胶质细胞、成纤维细胞和巨核细胞等，但最敏感的还是 $CD4^+T$ 细胞，人细胞的 CD46 是该病毒的受体。HHV-6 所致的细胞病变缓慢，可使细胞出现空泡样变、气球样变。HHV-6 折光性强，有时可形成多核巨细胞。

HHV-6 在人群中感染十分普遍，血清流行病学调查发现 60%～90% 的儿童及成人血清中可检出 HHV-6 抗体。传染源主要是健康带毒者，HHV-6 感染机体后潜伏于体内，持续终生。大多数成人的唾液中含有病毒，该病毒经唾液传播。

HHV-6B 原发感染后，多数患儿表现为隐性感染，少数患儿可出现丘疹或玫瑰疹，伴发热，称为幼儿急疹（exanthem subitum）或幼儿玫瑰疹（roseola infantum）。一般潜伏期为 4～7 d，患儿突然出现高热及上呼吸道感染症状，热退后在颈部和躯干出现淡红色斑丘疹，维持 24～48 h。多数预后良好，偶见脑炎、肺炎、肝炎和惊厥等。

免疫功能低下的患者，潜伏的 HHV-6 可被激活，出现急性感染，引起间质性肺炎、脑炎及多器官功能衰竭等。HHV-6 是器官移植者感染的重要病原体之一，可加速排斥反应的发生、中枢神经系统的损伤。细胞免疫能限制感染的进展，缓解病情。

对于 HHV-6 感染的实验室诊断，可在感染早期采集患儿唾液或外周血单核细胞以分离病毒，但需要 10～30 d。采用间接免疫荧光法检测特异性 IgM 有助于近期感染的诊断，也可用 PCR 技术检测标本中的 HHV-6 核酸。

尚无 HHV-6 的特异性预防疫苗。

二、人疱疹病毒 7 型

人疱疹病毒 7 型（human herpes virus 7，HHV-7）是一种嗜 T 细胞的人疱疹病毒，由 Frenkel 等于 1990 年从健康人外周血活化的 $CD4^+T$ 细胞中分离。HHV-7 的形态结构与 HHV-6 的相似，但免疫学特性显著不同，其基因组与 HHV-6 只有 50%～60% 的同源性。HHV-7 仅在 PHA 刺激的人脐血淋巴细胞和 HupT1 细胞株中增殖。血清流行病学调查结果显示，HHV-7 是一种普遍存在的人类疱疹病毒，2～4 岁儿童的抗体阳性率达到 50%，成人抗体阳性率高达 90% 以上。HHV-7 主要潜伏在人外周血单核细胞和唾液腺中。该病毒主要经唾液传播。

HHV-7 感染与疾病的关系尚待证实，可能与幼儿玫瑰疹、神经损伤和器官移植并发症有关。HHV-7 的分离培养与 HHV-6 相似，也可用 PCR 等分子诊断学方法进行鉴定病毒。尚无有效的预防和治疗措施。

三、人疱疹病毒 8 型

人疱疹病毒 8 型（human herpes virus 8，HHV-8）由 Yuan Chang 等于 1994 年自艾滋病患者的卡波西肉瘤（Kaposi's sarcoma，KS）活检组织中发现，故又被命名为卡波西肉瘤相关疱疹病毒（Kaposi's sarcoma associated herpesvirus，KSHV）。HHV-8 基因组长度约为 165 kb，为双链线性 DNA，在细胞中以附加体形式存在。HHV-8 基因组除编码病毒结构蛋白和代谢相关蛋白质外，还编码一些与细胞因子和细胞因子受体同源的分子，如 cyclin D、JL-6、Bcl-2、G 蛋白偶联受体及干扰素调节因子等，与致病机制相关。

HHV-8 的传播途径尚未明确，性接触可能是 HHV-8 的重要传播方式。此外，HHV-8 也可经唾液、器官移植或输血传播。1%～4% 的正常人感染过 HHV-8，感染可持续终生。健康人感染后无症状但可向外排毒，而在免疫缺陷的患者（如艾滋病患者、器官移植者、免疫抑制剂使用者等）易发生显性感染。HHV-8 主要潜伏在 B 淋巴细胞中，当宿主免疫功能低下时进入皮肤真皮层血管或淋巴管内皮细胞，形成病变。HIV 感染可通过相关细胞因子激活潜伏的 HHV-8。

目前的观点为，HHV-8 与 KS 的发生密切相关，感染 3 年内 KS 的发病率比阴性者的高 5 倍，并呈现高度相关。在各类型的 KS 中（如 HIV 相关 KS、器官移植后 KS 等）HHV-8 DNA 的检出率较高。

HHV-8 感染可通过病毒 DNA 序列测定或采用免疫荧光法、ELISA、免疫印迹等方法检测血清抗原或抗体来诊断 HHV-8。

尚无 HHV-8 的特异性预防和治疗措施。抗疱疹病毒有效的药物（如更昔洛韦和西多福韦等）可用于预防 KS 的发生。但一旦肿瘤发生，抗病毒药物则失去功效。

四、B 病毒

B 病毒（B virus）也被称为猴疱疹病毒，虽在人体的传播有限，但对人的致病性极高，人感染后死亡率约为 60%，主要引起脑脊髓膜炎。B 病毒可在猴肾、兔肾及人体细胞中生长，形成较短的增殖周期，细胞病变与单纯疱疹病毒增殖产生的细胞病变相似。与其他疱疹病毒一样，B 病毒可在感染宿主体内形成潜伏感染。B 病毒感染恒河猴后极少导致疾病，病毒可传播至其他猴、兔、豚鼠、鼠等，人体通过被猴咬伤而感染。人与人之间的传播较少见，但亦可通过密切接触传播。尚无有效的特异性预防及治疗措施。从事动物工作的人需要加强防护。治疗方面，在接触病原体后立即使用阿昔洛韦有一定作用。

问题讨论

患儿3岁，急性起病，出现高热、头痛、呕吐、肌阵挛和癫痫发作，伴有意识障碍。体检发现患者口唇有疱疹。眼底检查可见视乳头水肿，颈项强直、脑膜刺激征阳性、睑下垂、双侧瞳孔大小不等。病毒学检查结果为：双份脑脊液单纯疱疹病毒抗体滴度增高4倍以上；单份脑脊液上述抗体滴度大于1∶80；单份血清/脑脊液抗体滴度不小于40，血清中和抗体或补体结合抗体滴度渐增加到4倍以上。该患儿感染了何种病原体？该病原体的致病机制有哪些？如何治疗？

思 考

（1）疱疹病毒是疱疹病毒科的一类中等大小、结构相似、有包膜的双链 DNA 病毒。目前已知的能引起人感染的疱疹病毒主要有8种。这8种病毒有哪些相似之处？（要回答这个问题，需要了解各型疱疹病毒的生物学特性及复制特点等。）

（2）人群中 HSV 感染十分普遍，呈全球性分布，原发感染主要表现为龈口炎、疱疹性角膜炎、疱疹性脑炎、生殖器疱疹等，如果原发感染后机体不能彻底清除病毒，病毒会在机体内建立潜伏感染。病毒是如何完成潜伏的？什么情况下潜伏的病毒可被重新激活？激活的病毒是如何致病的？（要回答以上问题，需要全面把握 HSV 的致病特征及致病机制。）

（3）HSV 可引起人体多个部位的感染。如果怀疑患者感染 HSV，应如何进行微生物学检查？请制订合理的检测方案。

（4）10岁以下的儿童易患水痘，成人易患带状疱疹，为什么？（要回答此问题，需要融会贯通水痘－带状疱疹的致病特点及机制。）

（5）HCMV 感染极为普遍，中国成人 HCMV 抗体阳性率达60%～90%。原发感染一般发生在2岁以下的患儿，通常为隐性感染，但尤以先天感染危害最大，为什么？怎样才能预防感染？（要对此问题进行解答，需要全面掌握 HCMV 的感染特征及传播途径。）

（6）EB 病毒作为常见的病原体，可引起多种疾病。EB 病毒可引起哪些疾病？致病机制有哪些？（要回答此问题，需要全面掌握 EB 病毒的致病性和致病机制。）

测试题（单项选择题）

（1）通过性接触传播的疱疹病毒有（　　）。

A. EBV、HSV

B. CMV、EBV

C. VZV、HSV

D. HSV、HCMV

E. VZV、EBV

（2）疱疹病毒不包括（　　）。

A. HSV

B. VZV

C. CMV

D. HBV

E. EBV

（3）HSV-1 主要潜伏部位是（　　）。

A. 口唇皮肤　　　　　　　　　　B. 唾液腺

C. 脊髓后根神经节　　　　　　　D. 脑神经节

E. 三叉神经节

（4）HSV-2 主要潜伏于（　　）。

A. 骶神经节　　　　　　　　　　B. 三叉神经节

C. 颈上神经节　　　　　　　　　D. 局部淋巴结

E. 肾脏

（5）VZV 侵犯的主要细胞是（　　）。

A. 上皮细胞　　　　　　　　　　B. 神经细胞

C. 白细胞　　　　　　　　　　　D. 巨噬细胞

E. B 细胞

（6）巨细胞病毒常引起（　　）。

A. 唇疱疹　　　　　　　　　　　B. 带状疱疹

C. 病毒性脑炎　　　　　　　　　D. 先天性畸形

E. 传染性单核细胞增多症

（7）EBV 主要侵犯的细胞是（　　）。

A. CD4 细胞　　　　　　　　　　B. 红细胞

C. T 细胞　　　　　　　　　　　D. B 细胞

E. 单核细胞

（8）下列哪种疱疹病毒在感染细胞后既能形成巨大细胞，又能在细胞核内形成包涵体？（　　）

A. HSV-1　　　　　　　　　　　B. HCMV

C. EBV　　　　　　　　　　　　D. VZV

E. HSV-2

（9）下列哪种不是 HCMV 的传播途径？（　　）

A. 先天性感染　　　　　　　　　B. 围产期感染

C. 呼吸道感染　　　　　　　　　D. 接触感染

E. 输血感染

（10）哪种疱疹病毒与鼻咽癌发病有关？（　　）

A. HSV　　　　　　　　　　　　B. VZV

C. CMV　　　　　　　　　　　　D. EBV

E. HHV-6

（11）关于 HSV 的描述哪项是错误的？（　　）

A. 人群中 HSV 感染较为普遍　　　B. 人是 HSV 的自然宿主

C. 密切接触和性接触为主要传播途径　　D. 初次感染中 80%～90% 为显性感染

E. 一般初次感染恢复后多数转为潜伏感染

（12）儿童患水痘病愈后，病毒潜伏的部位是（　　）。

A. 局部淋巴结

B.（皮肤/黏膜）上皮细胞

C. 上皮细胞

D. 脊髓后根神经节

E. 以上都不是

（王永霞）

第十一章　逆转录病毒

逆转录病毒是一类含有逆转录酶（reverse transcriptase，RT）的 RNA 病毒。逆转录病毒科（Retroiridae）中对人类致病的病毒主要为：正逆转录病毒亚科（Orthoretroviridae）慢病毒属（*Lentivirus*）中的人类免疫缺陷病毒（human immunodeficiency virus，HIV），以及 δ 逆转录病毒属（*Deltaretrovirus*）中的人类嗜 T 细胞病毒 1 型（Human T Lymphotropic Viruses-1，HTLV-1）。此外，人及多种动物组织中可检出整合于细胞染色体上的逆转录病毒基因序列，该病毒被称为内源性逆转录病毒（endogenous retrovirus），但该病毒与疾病的相关性尚未明确。逆转录病毒的主要特征为：①病毒颗粒呈球形，直径为 80 ～ 120 nm，有包膜，表面有刺突；②病毒基因组由两条相同单正链 RNA 组成，病毒核心中含有逆转录酶；③病毒复制须经逆转录过程，病毒基因组 RNA 先逆转录为双链 DNA，然后整合到细胞染色体 DNA 中，构成前病毒；④具有 *gag*、*pol* 和 *env* 3 个结构基因和多个调节基因；⑤易感宿主细胞受体决定病毒的细胞或组织嗜性；⑥成熟的病毒颗粒以出芽方式释放并获得包膜。

 ## 第一节　人类免疫缺陷病毒

HIV 可引起获得性免疫缺陷综合征（acquired immune deficiency syndrome，AIDS），为艾滋病的病原体。

1981 年，美国加州大学洛杉矶分校 Michael S. Gottlieb 描述了最初发现的 5 例艾滋病病例（"卡氏肺囊虫肺炎 – 洛杉矶"），这些患者均为青年同性恋者。同年，纽约大学医学中心 Alvin E. Friedman-Kien 发表的《男同性恋者中的卡波西肉瘤和卡氏肺囊虫肺炎》论文引起医学界的关注。患者均出现严重免疫缺陷。研究结果证实，该病毒可通过血液制品及性传播，美国疾病控制与预防中心将由该病毒引起的疾病命名为 AIDS。1983 年，法国病毒学家 Luc Montagenier、Francoise Barre-Sinoussi 等分离、鉴定出该病毒，并命名为人类免疫缺陷病毒。

30 多年来，AIDS 在不同地区、不同种族流行，艾滋病的大流行使之成为目前全球范围内第四大死亡原因。一旦感染 HIV，病毒将在体内持续存在，不经治疗的感染者一般在 10 年内因免疫功能缺陷导致严重的机会性感染和肿瘤。AIDS 是当前最严重的世界性公共卫生问题。自 1985 年国内发现首例 AIDS，中国感染人数逐年快速增加。目前，感染者已散布全国，成为一个不容忽视的公共卫生问题。

HIV 主要有两型：HIV-1 和 HIV-2，它们之间的核苷酸序列相差超过 40%。HIV-1 是导致 AIDS 的主要病原体，引起全球范围的感染，因此，目前关于 HIV 的了解主要来自对

HIV-1 的研究。HIV-2 在西非呈地区性流行。HIV 主要通过性接触、血液、垂直感染等方式传播。HIV 或 AIDS 在中国流行的特点是：①性接触为主要传播途径，男同性恋者性传播比例明显上升；②局部地区和特定人群疫情严重。

一、生物学性状

（一）病毒的形态结构

HIV 呈球形，直径为 100 ～ 120 nm，内部有一致密的圆锥状核心，有包膜，嵌有 gp120 和 gp41 两种病毒特异糖蛋白。前者构成包膜上的刺突，后者为跨膜蛋白。核衣壳呈二十面体，含有衣壳蛋白 p24，病毒核心含病毒 RNA、逆转录酶和整合酶等。核衣壳与包膜之间有基质蛋白（MA，p17）（图 11 - 1）。

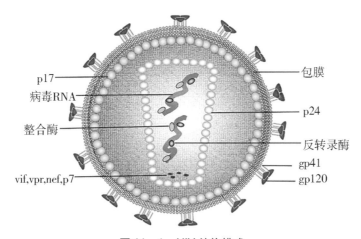

图 11 - 1　HIV 结构模式

（二）HIV-1 基因组及其编码蛋白

HIV 基因组由两条相同的正链 RNA 组成，HIV-1 的每个 RNA 链长约 9.18 kb，HIV-2 基因组长约 10.36 kb。序列两端是长末端重复序列（long terminal repeat，LTR），5′端 LTR 包含病毒转录的增强子/启动子，3′端 LTR 有多聚腺苷酸信号。基因组均具有 *gag*（group-specific antigen）、*pol*（polymerase）和 *env*（envelope）3 个结构基因，*gag*、*pol*、*env* 基因排列顺序相同。病毒基因组从 5′端到 3′端依次为 *gag* 基因、*pol* 基因和 *env* 基因，*gag* 基因编码病毒结构蛋白（分别为衣壳蛋白、核衣壳蛋白和基质蛋白），*pol* 基因编码病毒酶类（分别为逆转录酶、整合酶和蛋白酶），*env* 基因编码包膜蛋白（为糖蛋白 gp120 和跨膜糖蛋白 gp41）。

此外，HIV-1 还有 *tat*、*rev*、*nef*、*vif*、*vpr* 和 *vpu* 6 个调节基因，编码相应调控蛋白和辅助蛋白（Tat、Rev、Nef、Vif、Vpr、Vpu）（图 11 - 2，表 11 - 1），这些基因和蛋白在病毒 RNA 转录、转录后加工、蛋白质翻译及病毒释放过程中起着十分重要的作用。

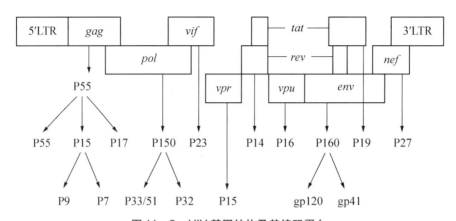

图 11-2 HIV 基因结构及其编码蛋白

注：带"p"或"gp"者为蛋白，其余为基因。

表 11-1　HIV 主要基因及其编码蛋白

HIV 主要基因	基因	编码蛋白
结构基因	*gag*	P24、P7、P17
	pol	逆转录酶、RNA 酶 H、蛋白酶、整合酶
	env	gp120、gp41
调节基因	*tat*	Tat（激活 HIV 基因转录）
	rev	Rev（促进 mRNA 转运）
	nef	Nef（增强 HIV 复制）
	vif	Vif（促进病毒装配和成熟）
	vpr	转运病毒 DNA 至胞核
	vpu	Vpu（促进病毒释放）

（三）病毒的感染与复制

HIV 的 gp120 糖蛋白与靶细胞表面受体结合决定病毒的亲嗜性。HIV 的 gp120 具有 5 个可变区（V1～V5）和 6 个恒定区（C1～C6），与受体 CD4 分子结合的结构域位于恒定区，而与辅助受体（CXCR4/CCR5）的结合域位于可变区 3（V3 环）。gp41 介导病毒包膜与宿主细胞膜的融合。根据对辅助受体的偏好性，HIV-1 分为 T 淋巴细胞嗜性（X4，CXCR4 偏好），巨噬细胞嗜性（R5，CCR5 偏好）和双嗜性（X4 或 R5）。因 HIV 的受体 CD4 分子、辅助受体 CXCR4 或 CCR5 主要位于 CD4$^+$ T 淋巴细胞、单核/巨噬细胞系的细胞和朗格汉斯细胞、树突状细胞和神经胶质细胞的胞膜上，HIV 主要感染这些细胞。辅助受体协助病毒包膜与细胞膜的融合，CCR5 缺失或 CCR5 基因突变者可以避免 HIV-1 感染或延缓病程。

HIV-1 的表面糖蛋白 gp120 与跨膜糖蛋白 gp41 以非共价方式连接，在病毒表面以多聚体（常为三聚体）的形式存在。gp120 首先与靶细胞表面的 CD4 分子结合，继而与辅助受体结合，gp120 与 gp41 分离，gp41 构象改变而暴露融合肽，介导病毒包膜与细胞膜的融合，使病毒核衣壳进入胞质。感染细胞表达的病毒包膜糖蛋白可与未被感染的 CD4$^+$T 淋巴细胞融合，为病毒在细胞间的传播提供便利。在感染早期，病毒优先使用 CCR5，呈现巨噬细胞嗜性（R5 病毒）。随着感染进程推移，HIV-1 可使用 CXCR4，呈现 T 型淋巴细胞嗜性（X4 病毒）。

HIV-1 核衣壳进入细胞后，在胞质内脱壳并释放出基因组 RNA，在逆转录酶的催化下，逆转录成互补负链 DNA（cDNA），形成中间体 RNA：DNA。中间体的 RNA 被 RNaseH 水解，再合成互补正链 DNA，形成双链 DNA（dsDNA）。在整合酶的作用下 dsD-NA 整合到细胞染色体中，成为前病毒，病毒进入潜伏状态。激活的前病毒在细胞 RNA 聚合酶的催化下，以病毒 DNA 为模板转录 RNA，一些 RNA 作为病毒子代的基因组 RNA，另一些成为病毒 mRNA，mRNA 先翻译成多聚蛋白，在病毒蛋白酶的作用下，多聚蛋白被裂解成多种病毒结构蛋白和非结构蛋白。最后，病毒子代基因组 RNA 与病毒结构蛋白装配成核衣壳，并从宿主细胞膜获得包膜形成完整的有感染性的子代病毒。

（四）病毒的变异

因 HIV 的逆转录酶无校正功能，错配率极高，基因组极易变异，编码包膜糖蛋白的 *env* 基因和调节基因 *nef* 变异性最大。gp120 表面抗原变异有利于病毒逃避免疫清除，因此，HIV 疫苗研制困难。根据 *env* 基因序列的差异将 HIV-1 分为 M（main）、O（outlier）和 N（new）3 组；进而根据 *env*、*gag* 等基因序列可分为 13 个亚型。HIV-2 至少有 7 个亚型（A～G）。不同地区流行的亚型及重组亚型不同。中国以 HIV-1 为主要流行株，在部分地区发现有少数 HIV-2 感染者。

（五）抵抗力

HIV 对理化因素敏感。常用消毒剂有 0.5% 次氯酸钠溶液、5% 甲醛溶液、2% 戊二醛溶液、0.5% 过氧乙酸溶液、70% 乙醇溶液等，室温下处理 10～30 min 均可灭活病毒。高压灭菌（121 ℃，20 min），或者在 100 ℃ 条件下持续 20 min 均可达到灭活病毒的目的；但冷冻血液制品须经 68 ℃ 条件加热 72 h 才能保证病毒灭活。HIV 对紫外线有较强的抵抗力，在室温中可存活 7 d。

二、致病性与免疫性

（一）传染源和传播途径

AIDS 的传染源是 HIV 感染者和 AIDS 患者。HIV 病毒携带者是重要的传染源。HIV 主要存在于血液、精液、阴道分泌物、乳汁等体液中，主要的传播途径如下：

1. 性传播

AIDS 是重要的性传播疾病（STD），性传播是 AIDS 的主要传播方式。性活跃人群（包括同性恋者）是高危人群。患有其他性传播疾病可能增加 HIV 感染的风险，因梅毒、淋病、生殖器疱疹等所引起的炎症和溃疡可破坏生殖器黏膜屏障，使 HIV 更易入侵。

2. 血液传播

输注含有 HIV 的血液或血液制品，进行骨髓或器官移植，或使用被污染的注射器、针头、手术器械等，均有感染 HIV 的风险。静脉药瘾者也是高危人群。

3.母婴传播

HIV 可通过胎盘、产道、哺乳等母婴途径传播，其中，经胎盘感染者最为常见。若不采取预防措施，HIV 母婴传播的概率为 15%～45%。HIV 感染的母亲接受抗逆转录病毒治疗可降低母婴间的传播。

此外，医护人员及检测、研究人员接触 HIV 感染者或 AIDS 患者血液和体液的机会较多，应注意生物安全防护。

（二）致病机制

HIV 主要侵犯 CD4$^+$ 细胞，引起以 CD4$^+$T 细胞缺损为主的严重免疫缺陷。由于 T 细胞减少和功能丧失，患者除有严重细胞免疫缺陷外，还伴有体液免疫功能障碍，导致 AIDS 患者发生机会感染或肿瘤。

1.单核－巨噬细胞损伤

感染早期，以嗜巨噬细胞性 HIV（R5）为优势。单核－巨噬细胞可抵抗 HIV 裂解细胞的作用，病毒可在细胞内长期潜伏并随其游走扩散，破坏细胞的趋化、吞噬及抗原呈递功能。感染的单核－巨噬细胞可成为 HIV 的重要储存库。在疾病晚期 CD4$^+$T 细胞大量破坏发生机会性感染时，巨噬细胞中复制生产病毒的情况更加明显。

2.CD4$^+$T 淋巴细胞的损伤

CD4$^+$T 淋巴细胞是 HIV 的主要靶细胞。随着感染进程，HIV 的细胞亲嗜性转为嗜 T 淋巴细胞为主。HIV 损伤 CD4$^+$T 细胞的机制较为复杂，可通过直接或间接方式杀伤 CD4$^+$T 细胞，机制主要有：①HIV 在感染细胞内增殖，产生大量病毒颗粒，造成感染细胞破坏；感染细胞包膜上的 gp120 和其他 CD4$^+$ 细胞的受体结合，诱导细胞融合，形成多核细胞导致细胞死亡。②特异性 CTL 对病毒感染 CD4$^+$T 细胞的杀伤作用。③HIV 抗体介导的 ADCC 对靶细胞的杀伤作用。④HIV 感染促进 CD4$^+$T 细胞凋亡。可溶性 gp120 和 HIV 感染树突状细胞表面的 gp120 可与 T 细胞表面 CD4 分子交联，通过激活钙通道而使细胞内 Ca^{2+} 浓度升高，导致细胞凋亡，gp120 与 CD4 分子交联还能促使靶细胞表达 Fas 分子，通过 Fas 途径诱导凋亡，最终导致 CD4$^+$T 细胞数量减少、功能受损，引起 Th1/Th2 失衡，Th2 呈极化优势。部分感染者的 CD4$^+$T 细胞能够存活并分化为记忆细胞，在 CD4$^+$ 记忆 T 细胞中 HIV 基因表达极低。病毒可长期潜伏于这些细胞，成为 HIV 潜伏的主要储库。

3.其他免疫细胞的损伤

HIV gp41 可诱导多克隆 B 细胞活化，导致 B 细胞功能紊乱及抗体应答能力下降。HIV 感染可导致 NK 细胞杀伤功能及 IL-2、IL-12 等细胞因子分泌能力降低，还可引起树突状细胞数量减少及功能下降。

（三）免疫性

在 HIV 感染过程中，机体可产生高滴度的抗 HIV 抗体，包括抗 gp120 的中和抗体和抗核蛋白（p24）的抗体。中和抗体具有一定的保护作用，主要是在急性感染期降低血中的病毒量，但不能清除病毒，HIV 感染也会刺激机体产生细胞免疫应答，包括 CD8$^+$T 细胞应答、CD4$^+$T 细胞应答。机体主要通过特异性细胞免疫应答抑制 HIV 感染，特别是 CTL 对 HIV 感染细胞的杀伤作用，但 CTL 不能彻底清除体内潜伏感染的细胞。此外，由于 HIV 变异株的出现，可逃避体液免疫和细胞免疫的杀伤作用。因此，尽管机体产生对 HIV 的细胞和体液免疫应答，HIV 仍能持续地在体内活跃复制，形成长期慢性感染状态。NK 细胞可通过 ADCC 效应杀伤表达 gp120 的靶细胞，在 HIV 感染早期发挥重要作用，但随病程进展，NK 细胞功能减弱。

（四）临床表现

AIDS 的潜伏期长，可达 2 ～ 10 年或更久。HIV-1 感染的不同时期有不同临床特点，病程可分为 4 个阶段：急性感染期、无症状潜伏期、AIDS 相关综合征期和免疫缺陷期。

1. 急性感染期

HIV 感染后在 T 淋巴细胞、单核 - 巨噬细胞、树突状细胞等细胞中大量复制、释放，出现病毒血症。病毒血症维持 5 ～ 7 d，病毒 RNA 载量可超过每毫升 10^7 个。急性感染期 $CD8^+$ T 细胞数量增加，伴各种细胞因子和趋化因子的合成与分泌，感染者出现类似流感的非特异性症状，如发热、头痛、乏力、咽痛、腹泻等。一般 2 ～ 3 周后，症状自行消退，进入无症状潜伏期。急性感染后期，病毒载量下降，$CD4^+$ T 细胞耗竭，症状逐渐消失。急性期，血中可检到 HIV 抗原 p24，但 HIV 抗体可能尚未转阳，通常 HIV 抗体在感染 4 ～ 8 周后才能在血液中检出。

2. 无症状潜伏期

在急性感染后 3 ～ 6 个月，$CD4^+$ T 细胞的数量慢慢恢复，接近正常水平。之后，其细胞数量通常会以每年每微升 25 ～ 60 个细胞的数量稳定持续下降。HIV-1 可潜伏长达数年至数十年。此期间患者一般无临床症状或症状轻微，伴无痛性淋巴结肿大。病毒潜伏在淋巴结等组织细胞中，低水平复制，血液中检测不到病毒。血中的 HIV 载量明显降低，感染者血中 HIV 抗体阳性。

3. AIDS 相关综合征（AIDS-related complex，ARC）期

随着 HIV 大量复制，免疫细胞大量破坏，机体免疫系统功能严重受损，出现艾滋病相关症候群，表现为低热、盗汗、全身倦怠、慢性腹泻及全身持续性淋巴结肿大等，症状逐渐加重。

4. 典型 AIDS 期

此期患者血中 HIV 载量高，$CD4^+$ T 细胞明显下降（小于每微升 200 个细胞），免疫功能严重缺陷，从而引起各种机会性感染和恶性肿瘤。未经治疗者通常在临床症状出现后 2 年内死亡。AIDS 患者常见的机会性感染有：①真菌感染。主要有白假丝酵母菌引起的白假丝酵母菌病、肺孢子菌引起的肺孢子菌肺炎、新型隐球菌病等。②细菌感染。主要有结核分枝杆菌、李斯特菌、某些沙门菌和链球菌感染引起的疾病。③病毒感染。常见的有巨细胞病毒、单纯疱疹病毒和水痘带状疱疹病毒等引起的疾病。④原虫感染。主要有卡氏肺囊虫性肺炎、隐孢子虫腹泻、弓形虫脑炎等。

常见 AIDS 相关恶性肿瘤包括卡波西肉瘤、恶性淋巴瘤、Burkitt 淋巴瘤、生殖道恶性肿瘤等。此外，许多 AIDS 患者还会出现神经系统病变，如癫痫、AIDS 痴呆综合征等。

三、微生物学检查

检测 HIV 目的主要在于：①AIDS 诊断；②指导抗病毒药物的治疗；③及时筛查和确认 HIV 感染者，以阻断 HIV 的传播。HIV 感染的实验室诊断主要有两大类：一类是抗体

检测，是目前最常用的方法；另一类是病毒及其组分测定。

（一）抗体检测

1. 初筛试验

常用 ELISA 法初筛 HIV 抗体，由于 HIV 全病毒抗原和其他逆转录病毒存在交叉反应，假阳性率高，故对初筛阳性者必须再用确证试验证实后才能确诊。

2. 确认试验

常采用特异性高的免疫印迹法（Western blot）检测 HIV 衣壳蛋白（P24）抗体和糖蛋白（gp41、gp120/gp160）抗体等，以排除初筛试验的假阳性标本。此外，亦可用放射免疫沉淀试验检测抗体做确证试验，其特异性和敏感性比 WB 还要高。感染 6～12 周，多数人可在血液中检出 HIV 抗体，6 个月后几乎所有感染者的抗体均呈阳性反应。

（二）病毒及其组分检测

1. 病毒抗原的检测

ELISA 法检测外周血中 HIV P24 抗原可用于早期诊断。P24 抗原在感染早期（2～3 周）即可检测到，但应注意的是一旦抗体产生，P24 抗原常转为阴性。可用于 HIV-1 抗体不确定或窗口期的辅助诊断。

2. 病毒核酸检测

常采用实时荧光定量 PCR 法测定血浆中 HIV RNA 的拷贝数（病毒载量），用于判断新生儿感染、监测病情和评价抗病毒治疗效果。PCR 方法也可检测感染细胞中的 HIV 前病毒 DNA，用于诊断血清阳转前的急性感染。

3. 病毒分离培养和鉴定

临床不常用，目前主要用于研究。常采用共培养法，即正常人外周血单核细胞加 PHA 刺激后，与患者外周血单核细胞混合培养，检测 HIV 增殖的指标（如融合细胞、逆转录酶活性、p24 抗原等）。值得注意的是 HIV 培养应在生物安全三级实验室条件下进行。

四、防治原则

尚无有效的 HIV 疫苗上市，疫苗正处于研发之中。艾滋病的防控措施如下：

（一）综合预防措施

艾滋病是一种全球性疾病，近几年来，该病病例数几乎逐年成倍增长。由于艾滋病的高致死性与惊人的蔓延速度，WHO 和许多国家都已采取预防 HIV 感染的综合措施，包括：①开展广泛宣传教育，普及预防知识，认识艾滋病的传播方式及危害，杜绝吸毒和性滥交。②控制传染源，建立 HIV 感染的监控系统，掌握流行动态。③切断传播途径，对供血者进行 HIV 抗体检查，一切血液制品均应通过严格检疫，确保输血和血液制品的安全；器官捐献者、精液捐献者等必须做 HIV 抗体检测，并辅以抗原检测及核酸检测；禁止共用注射器、注射针、牙刷和剃须刀等。④HIV 抗体阳性妇女，应避免怀孕或避免母乳喂养。⑤工作人员职业暴露后或其他易感者有感染风险时应尽早（72 h 内）寻求专业的阻断治疗，可极大降低感染风险。

（二）疫苗研究

迄今，对艾滋病的特异性预防尚缺乏理想疫苗。HIV 疫苗研究遇到的最大的问题是病

毒 *env* 基因的高度变异性，使其编码的包膜糖蛋白 gp120 在不同亚型的毒株中存在明显差异，给研发具有广泛保护作用的疫苗带来困难。

（三）抗病毒治疗

目前，临床上用于治疗艾滋病的药物分为 3 类：①核苷类逆转录酶抑制剂，如齐多夫定（zidovudine，AZT）、拉米夫定（3TC）、叠氮胸苷（AZT）、双脱氧胸苷（DDC）、双脱氧肌苷（DDI）等。AZT 能干扰病毒 DNA 合成，抑制 HIV 增殖。DDC 是最有效的 HIV 抑制剂，能明显减少 HIV 复制、改善免疫功能。DDI 抗病毒范围窄，但毒性低，半衰期长。②非核苷类逆转录酶抑制剂，如地拉韦啶（delavirdine）、奈韦拉平（nevirapine，NVP）。③蛋白酶抑制剂，如沙奎那韦（saquinavir）、利托那韦（ritonavir）等，可抑制 HIV 的蛋白水解酶，影响病毒的成熟和装配。④病毒入胞抑制剂，如融合抑制剂（FI）和 CCR5 拮抗剂、病毒包膜融合抑制剂 T-20，以病毒包膜糖蛋白的 gp41 为作用靶点，抑制病毒进入靶细胞。⑤整合酶抑制剂（INSTI）。为防止产生耐药性，提高疗效，目前常用多种抗 HIV 药物的联合方案，称为高效抗逆转录病毒治疗（highly active antiretroviral therapy，HAART），俗称"鸡尾酒"疗法。HAART 治疗中常用核苷类和（或）非核苷类逆转录酶抑制剂与蛋白酶抑制剂组合成二联或三联疗法。HAART 可控制病情，延长 AIDS 患者寿命，由于抗病毒治疗能降低体液中的病毒量，传染他人的风险也随之降低。因此，WHO 建议，HIV 感染者应该尽早接受抗病毒治疗；当感染者血液中 $CD4^+T$ 淋巴细胞低于每微升 350 个（以往治疗指标是低于每微升 200 个），甚至低于每微升 500 个时就应开始抗病毒治疗。但目前的治疗手段只能减轻患者症状、延长生命，尚不能彻底治愈 AIDS。

 ## 第二节　人类嗜 T 细胞病毒

人类嗜 T 细胞病毒（human T lymphotropic viruses，HTLV）归属于人类逆转录病毒科的 δ 逆转录病毒属，是引起人类恶性肿瘤的 RNA 病毒。于 20 世纪 80 年代初从 T 淋巴细胞白血病患者的外周血淋巴细胞中分离获得。HTLV 分为 HTLV-1 和 HTLV-2 两型。HTLV-1 引起成人 T 淋巴细胞白血病（adult T cell leukemia，ATL），而 HTLV-2 引起毛细胞白血病。

一、生物学性状

（一）病毒形态与结构

HTLV 颗粒呈球形，直径为 100～120 nm。有包膜，包膜糖蛋白 gp46 可与靶细胞表面的 CD4 分子结合，包膜上嵌有跨膜蛋白 gp21。核衣壳为二十面体立体对称结构，内含衣壳蛋白（CA，p24）、核衣壳蛋白（NC，p15）以及两条相同的单正链 RNA 基因组和逆转录酶等。

（二）病毒感染与复制

HTLV-1、HTLV-2 具有 60%～70% 的序列同源性，均具有 *gag*、*pol*、*env* 3 种主要基因。HTLV-1 基因组全长约为 8 507 bp，为两条相同单正链 RNA，两端为长末端重复

（LTR）序列，中间有 *gag*、*pol*、*env* 3 个结构基因和 *tax*、*rex* 2 个调节基因。病毒复制时，以 RNA 为模板，逆转录为 DNA，整合于细胞染色体上。

HTLV 的 *gag* 基因编码前体蛋白，经蛋白酶切割形成基质蛋白（p19）、衣壳蛋白（p24）和核衣壳蛋白（pl5），组成病毒的衣壳或核衣壳。在感染患者血清中通常可检测到 p24 抗体和 p19 抗体。*pro* 基因编码蛋白酶。*pol* 基因主要编码逆转录酶和整合酶。逆转录酶抗原性较强，在感染者血清中常可检测到逆转录酶抗体。*env* 基因主要编码表面糖蛋白（SU，gp46）以及跨膜蛋白（TM，gp21），形成病毒包膜上的刺突，gp46 可刺激机体产生中和性抗体。

与 HIV 感染不同的是，HTLV-1 感染者的血浆中检测不到游离的病毒，HTLV 的基因组也高度保守。对非人灵长类动物模型的研究显示，HTLV-1 的主要储存库可能是外周血淋巴细胞、脾脏和淋巴结。

二、致病性与免疫性

HTLV 主要感染 CD4$^+$T 细胞，诱导 T 细胞转化，最后发展成 T 细胞白血病。该病毒还能引起热带下肢痉挛性瘫痪和 B 细胞淋巴瘤等。T 细胞白血病最早于 1977 年由日本报道，高发区在日本、印度、非洲等。中国福建沿海和北方少数民族地区发现有小流行，其他地区有少数散在病例。

HTLV-1 的传染源是患者和 HTLV 感染者，主要通过输血、性接触传播，亦可经胎盘、产道和哺乳等途径传播。HTLV 感染后多无临床症状，经过长潜伏期，约有 1/20 的感染者发展为 T 细胞白血病，多见于 40 岁以上成人，主要临床表现为淋巴结和肝脾肿大、皮肤损害等，有些病例出现高钙血症、外周血白细胞增高并出现异形淋巴细胞。急性型和淋巴瘤型 T 细胞白血病病情进展快，预后不良。HTLV 的致瘤机制与其他 RNA 肿瘤病毒不同，目前的观点认为，HTLV-1 诱发 T 细胞白血病的机制与其产生的调节蛋白 Tax 有关。Tax 能反式激活多种细胞因子基因，间接促进 T 细胞的异常增殖。此外，前病毒 DNA 整合导致染色体畸变，也可引起细胞转化，最终演变为白血病细胞。

被 HTLV-1 感染后，机体可产生特异性抗体和细胞免疫。细胞免疫可杀伤病毒感染的靶细胞；但抗体出现后病毒抗原表达减少，影响细胞免疫清除感染的靶细胞。

三、微生物学检查

目前，HTLV 感染的病原学诊断主要依靠血清中 HTLV 特异性抗体的检测及细胞中 HTLV 前病毒 DNA 的检测。

（一）血清学检查

1. 初筛试验

初筛试验包括：①提取病毒裂解物作包被抗原或裂解物加重组 env p21 蛋白作包被抗原，ELISA 法检测血清中 HTLV-1 或 HTLV-2 抗体（HTLV-1 和 HTLV-2 有交叉反应）；使用重组 env 蛋白或型特异合成肽抗原检测相应抗体，能区别 HTLV-1 和 HTLV-2 感染，使诊断更为特异。②免疫荧光法以 HTLV-1 或 HTLV-2 感染的 T 细胞株作抗原，应用间接免疫荧光法测血清中的抗体。

2．确认试验

上述初筛试验阳性的血清标本需经 Western blot 试验确认。

（二）病毒核酸检测

应用 PCR 检测外周血单个核细胞中的 HTLV 前病毒 DNA，敏感性高，可协助诊断。

四、防治原则

尚无特异的预防性疫苗。及时发现感染者、切断传播途径为主要控制措施。治疗可采用逆转录酶抑制剂、IFN-α、联合化疗等综合方案。

▌●问题讨论●▌

由于免疫系统功能代偿平衡，HIV 感染的潜伏期阶段处于相对无症状期，但不同患者体内病毒在外周血的复制水平波动极大，复制水平较高的患者，也更快进入 AIDS 期。当 CD4 阳性细胞计数小于每毫升 200 个，且频繁出现严重的机会性感染时，说明患者进展为 AIDS。结合该病毒的生物学性状、致病性和免疫性等讨论 HIV 在体内的复制过程及引起患者 AIDS 的原因、机制及所经历的病程。

▌●思　考●▌

（1）逆转录病毒是一类含有逆转录酶的 RNA 病毒，已在脊椎动物体内存在了数百万年，部分对人具有致病性的逆转录病毒有哪些主要特征？

（2）HIV 是引起艾滋病的病原体，主要有两个型别，即 HIV-1 和 HIV-2。这两种型别的 HIV 均可引起严重的免疫缺陷。请描述它们的传播途径和所致疾病的临床表现。

（3）30 多年来，AIDS 在不同地区不同种族流行，成为全球范围内第四大死因。一旦感染 HIV，病毒将在体内持续存在，导致免疫功能缺陷引起严重的机会性感染和肿瘤，成为当前严重的全球性公共卫生问题。中国自 1985 年发现首例 AIDS，感染人数逐渐增加，感染者已遍布全国。HIV 感染后导致免疫功能缺陷的根本原因是什么？（要回答这个问题，需要全面了解 HIV 的致病机制。）

（4）HIV 感染可引起人类严重的免疫功能缺陷，全球感染和死亡人数不断增加，人们对该病毒的研究也越来越重视，逐渐揭开其形态特征、致病性和免疫性等特点。该病毒的生物学性状有哪些？医学生应如何全面把握其致病性和免疫性、微生物学检查及防治方面的知识？

（5）人类嗜 T 细胞病毒（HTLV）是引起人类恶性肿瘤的 RNA 病毒。HTLV 分为 HTLV-1 和 HTLV-2 两型。HTLV-1 引起成人 T 淋巴细胞白血病，HTLV-2 引起毛细胞白血病。该病毒的生物学性状和致病机制有哪些？

▌●测试题（单项选择题）●▌

（1）带有逆转录酶的病毒有（　　　）。

A. 人类免疫缺陷病毒　　　　　　　　B. EB 病毒

C. 单纯疱疹病毒　　　　　　　　　　D. 人乳头瘤病毒

E. 乙型肝炎病毒

（2）HIV 的核酸类型是（   ）。

A. 单链 DNA
B. 双链 DNA
C. 单正链 RNA
D. 双链 RNA
E. 单负链 RNA

（3）AIDS 的病原体是（   ）。

A. 人类 T 细胞白血病病毒Ⅰ型和Ⅱ型
B. 人类免疫缺陷病毒Ⅰ型和Ⅱ型
C. 人类乳头瘤病毒
D. 泡沫病毒
E. 缺陷型病毒

（4）HIV 侵犯的主要细胞是（   ）。

A. T 细胞
B. CD8$^+$T 细胞
C. CD4$^+$T 细胞
D. B 细胞
E. T 细胞和 B 细胞

（5）在 HIV 急性感染期可检测血浆中的哪种抗原用于早期辅助诊断（   ）。

A. 包膜糖蛋白（gp120）
B. 包膜糖蛋白（gp41）
C. 核衣壳蛋白（P7）
D. 内膜蛋白（P17）
E. 衣壳蛋白（P24）

（6）HIV 最易发生变异的部位是（   ）。

A. 核衣壳
B. 衣壳
C. 刺突糖蛋白
D. 内膜
E. 包膜

（7）大多数 AIDS 的病原体是（   ）。

A. HTLV-1 型
B. HTLV-2 型
C. HPV
D. HIV-1 型
E. HIV-2 型

（8）HIV 的结构蛋白中，哪种可刺激机体产生中和抗体？（   ）

A. gp120
B. P19
C. P7
D. P14
E. P24

（9）长期储存 HIV 的细胞是（   ）。

A. B 细胞
B. T 细胞
C. 单核巨噬细胞
D. 血小板
E. 红细胞

（10）HIV 致病的关键因素是（   ）。

A. HIV 基因组的活化
B. 因各种类型的机会性感染而致死
C. gp120 易变异，逃避免疫攻击
D. 侵犯免疫细胞，造成严重的免疫缺陷
E. 发生各种肿瘤而致死

（11）HIV 结构具有 CD4 分子受体的部位是（   ）。

A. 核蛋白   B. 衣壳

C. 内膜   D. 包膜

E. 刺突

（12）HIV 编码衣壳蛋白的基因是（   ）。

A. *env*   B. *pol*

C. *gag*   D. *nef*

E. *rev*

（13）HIV 吸附易感细胞的表面蛋白是（   ）。

A. P24   B. P17

C. gp160   D. gp120

E. gp41

（14）编码 HIV 逆转录酶的基因是（   ）。

A. *pol*   B. *gag*

C. *nef*   D. *env*

E. *LTR*

（15）AIDS 患者哪种标本不能分离出 HIV？（   ）

A. 血液   B. 精液

C. 唾液   D. 脑脊液

E. 粪便

（16）HIV 的传播方式不包括（   ）。

A. 性接触传播   B. 输血传播

C. 垂直传播   D. 使用血液制品

E. 食品、餐具传播

（17）HIV 疫苗研制目前遇到的最大问题是（   ）。

A. 病毒无法培养   B. 无感染动物模型

C. 病毒型别多   D. 病毒包膜糖蛋白的高度变异性

E. 以上都不是

（18）临床筛查 AIDS 常用（   ）。

A. CD4 细胞培养分离 HIV   B. PCR 测定 HIV 核酸

C. ELISA 测定 P24 抗原   D. ELISA 测定 HIV 抗体

E. Western blot 测 HIV 抗体

（19）用于确证 HIV 感染的实验方法是（   ）。

A. ELISA   B. Western blot

C. 凝胶内沉淀法   D. 放射免疫测定法

E. 火箭电泳法

（20）齐多夫定（AZT）治疗 AIDS 的机理是（   ）。

A. 抑制病毒的逆转录酶   B. 抑制病毒核酶

C. 抑制病毒蛋白质合成   D. 阻止病毒的出芽释放

E. 干扰病毒的合成

（21）HIV 中特异性最高的蛋白是（　　）。

A. 包膜蛋白（gP120）

B. 包膜蛋白（gP41）

C. 核衣壳蛋白（P7）

D. 衣壳蛋白（P24）

E. 内膜蛋白（P17）

（王永霞）

第十二章　其他病毒

其他病毒包括乳头瘤病毒科的人乳头瘤病毒、弹状病毒科的狂犬病病毒、痘病毒科的痘病毒和细小病毒科的细小 DNA 病毒，主要引起狂犬病、子宫颈癌和疣、传染性红斑、天花等。

 ## 第一节　人乳头瘤病毒

人乳头瘤病毒（human papillomavirus，HPV）属于乳头瘤病毒科（Papillomaviridae）的乳头瘤病毒属（*Papillomavirus*），是一组无包膜的小 DNA 病毒，可以通过人体间的密切接触传播，如低危型 HPV（如 6 型、11 型等）引起被感染者的皮肤出现寻常疣和肛门生殖器尖锐湿疣等病变，被列为引起性传播疾病的一种病毒。1955 年 6 月，国际癌症研究中心（IARC）公布的研究结果证实，高危型 HPV（如 16 型、18 型等）与宫颈癌、子宫颈癌有密切的因果关系。

一、生物学特性

乳头瘤病毒具有相似的形态特征，病毒颗粒直径为 52～55 nm，呈二十面体对称，无包膜。病毒基因组是超螺旋、双链环状 DNA，长度为 7 200～8 000 个碱基对。含 ORF 的编码 DNA 链大致可分为 3 个区域，即早期蛋白编码区（early region，ER）、晚期蛋白编码区（late region，LR）和上游调控区（upstream regulatory region，URR）。

ER 约占 4 kb，含 6 个 ORF，即 E1、E2、E4、E5、E6 和 E7，编码与病毒复制、转录调控、翻译和细胞转化有关的早期蛋白。E1 参与病毒 DNA 复制，在病毒复制早期起关键作用。E2 是一种反式激活蛋白，参与病毒 DNA 转录的反式激活。E4 的主要作用是晚期成熟病毒颗粒的释放。E5、E6 和 E7 与细胞转化及致癌有关。LR 约占 3 kb，包括 2 个 ORF，分别编码病毒主要衣壳蛋白 L1 和次要衣壳蛋白 L2。基因工程表达的 L1 和 L1 + L2 蛋白具有自我组装的特性，在真核细胞内可组装成病毒样颗粒（virus-like particle，VLP），VLP 不含病毒核酸，其空间构象及抗原性与天然 HPV 颗粒相似，可诱发机体产生中和抗体。URR 区位于 E 区和 L 区之间，长约 1 kb，是基因组变异较大的一个区域，含有乳头瘤病毒基因组 DNA 的复制起点和基因表达所必需的调控元件。乳头瘤病毒的基因组结构非常保守。

根据 L1 基因核苷酸序列的差异，可将 HPV 分型，现已发现 100 多个型别。与已知 HPV 型别 DNA 相比，如果 L1 基因序列只有 2%～10% 的 DNA 差异，可被认为是同一型别的不同亚型；如果 L1 基因序列差异大于 10%，则认为是新的 HPV 型别。

HPV 对皮肤和黏膜上皮细胞具有高亲嗜性，可以通过微小的创口感染鳞状上皮的基底层细胞。病毒一旦进入细胞，则伴随着基底上皮细胞向表层上皮分化的过程而完成 DNA 复制。在基底上皮细胞中，病毒的复制处于非产生病毒颗粒阶段，病毒以附加子（episome）形式维持低拷贝数量的 DNA；在分化的表层上皮细胞中，病毒转换了复制模式，开始合成高拷贝数量的 DNA，并合成衣壳蛋白，组装释放病毒颗粒。同时，病毒 DNA 复制主要发生在表层上皮的棘细胞层和颗粒层，可造成棘细胞增生，形成表皮增厚和表皮角化。上皮的增殖可形成乳头状瘤，称为疣（wart）。另外，病毒 DNA 的一段附加体常能插入宿主染色体的任意位置，而导致细胞转化与癌变。由于 HPV 复制需要依赖与细胞分化阶段密切相关的上皮细胞因子等，尚不能在常规的组织细胞中进行培养。

二、致病性和免疫性

乳头瘤病毒在自然界中分布广泛。病毒通过感染人和多种高级脊椎动物的皮肤和黏膜而引起病变。根据感染部位不同，可将其分为嗜皮肤性和嗜黏膜性两大群，两群之间有一定交叉。皮肤受 X 射线、日光或紫外线等照射后造成微小损伤，生殖道黏膜损伤等因素均可为病毒的感染创造便利条件。病毒主要通过直接接触感染者的病变部位，或间接接触被病毒污染的物品等进行传播。生殖道感染与性行为，尤其与性行为活跃度密切相关。HPV 阳性率与性伴侣数量呈正相关，故 HPV 是性传播疾病的病原体，所引起的生殖道感染属于 STD。患有生殖道 HPV 感染的母亲在分娩过程中，可通过母婴垂直传播引起新生儿感染。HPV 所致疾病因病毒型别及感染部位不同而异，包括皮肤疣、尖锐湿疣和喉部乳头瘤等。

皮肤疣包括扁平疣（common wart）、跖疣（plantar wart）、寻常疣（verruca vulgaris）、和肉贩疣（butcher wart）等，病毒仅停留于局部皮肤和薪膜中，不产生病毒血症，多属于自限性和一过性损害。扁平疣主要由 HPV3 型和 HPV10 型引起，多发于青少年颜面、手背与前臂等处；跖疣主要由 HPV1 型和 HPV4 型引起，多发于足底、足趾等处。另外，HPV1 型、HPV2 型、HPV3 型和 HPV4 型主要引起手和足部角化上皮细胞感染，引起寻常疣，多见于少年和青年；HPV7 型主要感染屠夫及肉贩的手部皮肤，引起肉贩疣。

尖锐湿疣（condyloma acuminatum）主要由 HPV6 型和 HPV11 型感染泌尿生殖道皮肤黏膜所致，也被称为生殖器疣（genital wart，GW），属于性传播疾病，近年来，其发病率有逐年增高的趋势。女性感染部位主要是阴道、阴唇和子宫颈，男性多见于外生殖器及肛周等部位。HPV6 型和 HPV11 型属低危性 HPV，很少引起癌变。此外，HPV6 型和 HPV11 型还可引起儿童咽喉乳头瘤，虽属良性瘤，但严重者可因阻塞气道而危及生命。

宫颈癌等生殖道恶性肿瘤主要与多型别高危性 HPV 感染相关，病毒感染引起的子宫颈、外阴及阴茎等生殖道上皮肉瘤样变，长期发展可成为恶性肿瘤，最常见的子宫颈癌为鳞状细胞癌。与宫颈癌发生最相关的是 HPV16 型、HPV18 型，其次是 HPV31 型、HPV45 型、HPV33 型、HPV35 型、HPV39 型、HPV51 型、HPV52 型和 HPV56 型。HPV57b 型与鼻腔良、恶性肿瘤有关。

目前的观点为，HPV 感染正常宫颈鳞状上皮细胞是引发宫颈癌的始动因素。HPV 感染机体后，经过一段潜伏期，$E6$、$E7$ 基因表达增加，并分别与 P53 和 PRB 蛋白结合，促使 P53 和 PRB 蛋白降解，阻断其对细胞周期的负调节作用，而诱导细胞永生化，导致感染细胞发生转化。HPV 感染并非宫颈癌发生的唯一因素，感染过程中宿主基因突变、野生型 P53 基因突变或其他环境因素的作用等均可影响宫颈癌的发生、发展。

三、微生物学检查

一些 HPV 相关疾病可根据其临床症状、体征结合病理组织学检查做出初步判断；但对于亚临床感染的病例，则需要进行细胞学、免疫学和分子生物学等实验辅助诊断。

（一）核酸分析

DNA 分子杂交可用于 HPV 分型和实验室诊断。一般使用 HPV 共有序列或型特异性探针，可检测到组织中约 50 个 HPV 基因组拷贝；原位杂交可检测到组织切片上每个细胞最少 10 个病毒基因拷贝。

（二）PCR

采用直接酶标引物扩增特异的 DNA 序列，探针杂交法检测扩增产物。由于所需要的样品少、速度快、特异性好，PCR 已被广泛采用。

（三）血清学试验

以人工合成的病毒蛋白表位抗原或基因工程表达的 HPV 病毒样颗粒（VLP）抗原设计 VLP-ELISA，或用表达 HPV 融合蛋白为抗原的蛋白印迹法，可以检测患者血清中的抗体。

四、防治原则

大多数皮肤和黏膜部位的疣可以自发消退，但依病变部位和病变程度的不同，一些患者可有各种不适感。对这部分患者的治疗效果评价较困难，一方面是因为疣可以自发消退，另一方面疣容易复发。临床上经常应用的治疗方法包括中医中药治疗、局部药物治疗、冷冻疗法、电灼疗法、激光疗法、手术疗法等，可用于皮肤、黏膜的寻常疣和尖锐湿疣的治疗。

预防性疫苗选用抗原一般为病毒衣壳蛋白 L1 和 L2，由 L1 + L2 或单独 L1 蛋白均能形成病毒样颗粒，制备的 HPV 病毒样颗粒疫苗（Human papillomavirus virus-like particle vaccine，HPV VLP vaccine）包括 HPV 二价（HPV16 型、HPV18 型）疫苗、HPV 四价（HPV6 型、HPV11 型、HPV16 型、HPV18 型）疫苗和 HPV 九价（HPV6 型、HPV11 型、HPV16 型、HPV18 型、HPV31 型、HPV33 型、HPV45 型、HPV52 型、HPV58 型）疫苗，可用来预防宫颈癌以及生殖器疣等。

第二节　狂犬病病毒

狂犬病病毒（rabies virus）属于弹状病毒科（Rhabdoviridae）的狂犬病病毒属（*Lyssavirus*），是一种嗜神经性病毒。狂犬病毒广泛存在于狗、猫、狐狸、狼和蝙蝠等多种动物的体内，并可通过动物咬伤或密切接触等形式，在动物之间或动物与人之间传播而引起狂犬病。狂犬病（rabies）又被称为恐水症（hydrophobia），是一种人兽共患的自然疫源性疾病，是目前病死率最高的传染病。一旦发病，病死率近乎100%，尚无有效的治疗方法。预防狂犬病的发生尤其重要。

一、生物学性状

（一）形态结构

狂犬病病毒形态似子弹状，一端钝圆，另一端扁平，平均大小为（130～300）nm ×（60～85）nm，有包膜由核蛋白 N、磷蛋白 P（或称基质蛋白 M1）和聚合酶 L 蛋白组成病毒的蛋白质衣壳，并呈螺旋对称排列包裹病毒 RNA，共同形成病毒核衣壳。病毒包膜由外层糖蛋白 G 和内层基质蛋白 M2 组成（图 12－1）。

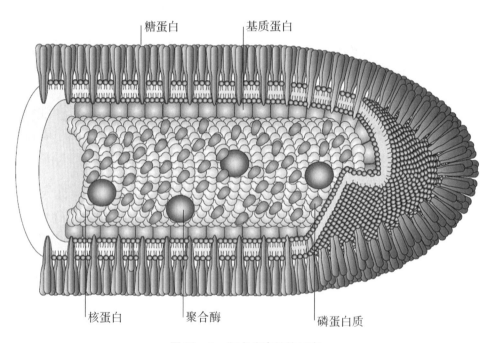

图 12－1　狂犬病毒结构示意

狂犬病毒基因组为一条约 12 000 个核苷酸组成的单股、负链 RNA（ssRNA），从功能上分为先导 RNA、编码区、非编码区和间隔区 4 部分，其中，5 个结构蛋白的编码区排列非常紧凑。基因组自 3′到 5′端依次排列着 N、M1、M2、G 和 L，共 5 个结构基因，每个基因由编码区、3′非编码区和 5′非编码区组成。狂犬病病毒主要编码 5 种病毒蛋白：N 蛋白为具有保护病毒 RNA 功能的核蛋白；M1、M2 蛋白分别构成病毒衣壳和包膜；L 蛋白为RNA 依赖的 RNA 聚合酶；G 蛋白构成病毒包膜的糖蛋白刺突，决定病毒的感染性、血凝性和毒力等。

（二）病毒的复制

狂犬病病毒在感染细胞的细胞质中进行复制。病毒包膜表面糖蛋白 G 与神经细胞表面的乙酰胆碱受体（acetyicholine receptor，AChR）特异结合后，病毒吸附并引起吸附病毒部位的细胞膜内陷、包裹病毒穿入细胞；进而通过膜融合和脱衣壳的过程将病毒的核酸释放至细胞质中，随后病毒 – ssRNA 分别指导病毒基因的 mRNA 转录及 N、M1、M2、G 和 L 蛋白的合成，并合成互补正链 RNA 作为模板复制子代病毒的 – ssRNA；最后病毒 – ssRNA 与 N、Ml 和 L 蛋白质装配成核衣壳，以出芽形式释放出病毒颗粒，同时获得包含 G 蛋白和 M2 蛋白的病毒包膜。

狂犬病病毒可在多种家畜或宠物（如犬、猫等）及野生动物（如狼、狐狸等）中自然感染与传播。在易感动物或人的中枢神经细胞（主要是大脑海马回的锥体细胞）中增殖时，可在细胞质中形成一个或多个、圆形或椭圆形、直径为 20～30 nm 的嗜酸性包涵体。这些嗜酸性包涵体被称为内基小体（negri body），可作为辅助诊断狂犬病的指标。

（三）病毒抗原和毒力变异

病毒包膜糖蛋白 G 和核蛋白 N 是狂犬病病毒的重要抗原。糖蛋白 G 可以刺激机体产生中和抗体、血凝抑制抗体和进行细胞免疫应答；核蛋白 N 具有病毒的属特异性，能够以核糖核蛋白（ribonucleoprotein，RNP）的形式诱导机体产生保护性细胞免疫应答，并产生补体结合抗体和沉淀素抗体，但不产生保护性抗体。另外，不同来源的狂犬病病毒分离株的抗原性不同，主要是病毒包膜糖蛋白 G 的抗原性差异所致。

狂犬病病毒可以发生毒力变异。从自然感染动物体内分离到的病毒毒力强，被称为野毒株（wild strain）或街毒株（street strain）。将野毒株在家兔脑内连续传代后，病毒对家兔致病的潜伏期随传代次数的增加而逐渐缩短，至 50 代左右时潜伏期由原来的 4 周左右缩短为 4～6 d；但继续进行传代，潜伏期不再缩短，并表现为对家兔的致病性增强，对人或犬的致病性明显减弱，且不能通过脑外途径接种引起犬的脑神经组织感染而发生狂犬病。这种变异的狂犬病病毒被称为固定毒株（fixed strain）。

（四）抵抗力

狂犬病病毒对热、紫外线、日光、干燥的抵抗力弱。病毒悬液在 56 ℃条件下持续 30～60 min 或 100 ℃条件下持续 2 min 后病毒即失去活力。但在脑组织内的病毒于室温或 4 ℃条件下，可保持传染性 1～2 周。冷冻干燥后的病毒可保存数年。酸、碱、脂溶剂、肥皂水、去垢剂等有灭活病毒的作用。

二、致病性与免疫性

（一）致病性

狂犬病病毒能引起多种家畜和野生动物（如犬、猫、牛、羊、猪、狼、狐狸、鹿、臭鼬、野鼠、松鼠等）的自然感染。蝙蝠等也可能是该病毒在自然界的重要储存宿主。动物间的狂犬病主要是通过患病动物咬伤健康动物而传播的。病犬的临床表现分为狂暴型和麻痹型两种。狂暴型包括前驱期、兴奋期和麻痹期 3 个阶段；而麻痹型主要以麻痹症状为主，兴奋期极短或没有。病犬的整个病程一般在 5～6 d，病猫的临床表现主要以狂暴型为多，病程较短。

病犬是发展中国家狂犬病的主要传染源，80%～90% 的狂犬病病例由病犬传播，其次是由家猫和狼传播。而野生动物（如狐狸、蝙蝠、臭鼬和浣熊等）已成为发达国家狂犬病的重要传染源。患病动物唾液中含有大量的病毒，于发病前 5 d 即具有传染性。隐性感染的犬、猫等动物亦有传染性。

人对狂犬病病毒普遍易感，主要通过被患病动物咬伤、抓伤或密切接触而感染和引起狂犬病。黏膜也是狂犬病病毒的重要侵入门户。例如，人的眼结膜被患病动物的唾液污染时也可引起发病。人被狂犬咬伤后的发病率为30%～60%，潜伏期通常为3～8周，短者为10 d，长者可达数月或数年。咬伤部位距头部愈近、伤口愈深或伤者年龄愈小，则潜伏期越短。此外，入侵病毒的数量、毒力及宿主的免疫力等因素也与狂犬病的发生相关。狂犬病一旦发生，病死率近乎100%。

狂犬病病毒对神经组织有很强的亲和力。病毒在被咬伤部位周围的横纹肌细胞内缓慢增殖4～6 d后侵入周围神经，进而沿周围传入神经迅速上行到达背根神经节后大量增殖；并侵入脊髓和中枢神经系统，侵犯脑干及小脑等处的神经元，使神经元肿胀、变性，形成以神经症状为主的临床表现（如痉挛、麻痹和昏迷等）。最后，病毒沿传出神经进入各组织与器官（如舌、唾液腺和心脏等），引起迷走神经核、舌咽神经核和舌下神经核受损，导致患者容易发生呼吸肌、吞咽肌痉挛，在临床上出现恐水、呼吸困难和吞咽困难等症状。其中，特殊的恐水症状表现在患者饮水或听到流水声时，均可引起严重的咽喉肌痉挛，故被称为恐水症。另外，当交感神经受刺激时，可出现唾液和汗腺分泌增多；当迷走神经节、交感神经节和心脏神经节受损时，可引起心血管功能紊乱或猝死。

（二）免疫性

狂犬病病毒感染机体后可引起细胞免疫和体液免疫应答。杀伤性T淋巴细胞可特异性地结合于病毒G蛋白和N蛋白而引起病毒溶解，单核细胞产生的IFN和IL-2具有抑制病毒复制和抵抗病毒攻击的作用。中和抗体、血凝抑制抗体及抗体依赖细胞毒作用等均可发挥抗病毒作用，主要机制包括中和游离状态的病毒、阻断病毒进入神经细胞，以及调节T淋巴细胞对狂犬病病毒抗原的作用等。

三、微生物学检查

根据动物咬伤史和典型的临床症状，通常可以诊断狂犬病。但对于处在潜伏期、发病早期或咬伤不明确的可疑患者，需要及时进行微生物学检查辅助确诊。

首先，对可疑动物进行隔离、观察，对发病动物进行微生物学检查；捕获可疑动物并隔离观察7～10 d。若动物出现狂犬病症状，杀死动物，取其脑组织并制成切片或印片后，进行直接免疫荧光检查病毒抗原或内基小体；或者将动物的10%脑组织悬液接种于小鼠脑内，再对发病小鼠脑组织中的内基小体或病毒抗原进行检查，这样可以提高阳性检出率。

其次，通过免疫学检测、病毒分离等方法进行微生物学检查，可以辅助诊断可疑患者的狂犬病病毒感染。但是，微生物学检查结果为阴性的可疑患者仍然需要早期接种狂犬病病毒疫苗。

（一）免疫学检测

对可疑患者的唾液、尿沉渣、角膜印片等标本，可以用免疫荧光、酶联免疫等技术特异性检测其中的病毒抗原及血清中的相应抗体，进行狂犬病病毒感染的快速诊断及流行病学调查。当病毒感染后约1周时，感染者血清中的中和抗体效价逐渐上升，但接种过狂犬病疫苗的可疑患者的中和抗体效价必须超过 1 : 5 000 才有诊断价值。

（二）病毒分离

可取可疑患者的唾液、脑脊液或死亡患者脑组织混悬液等材料，接种于易感动物，进行病毒分离。然后用中和试验进行病毒鉴定和确诊，但阳性率低。此外，还可以通过制备死亡患者脑组织印片或病理切片，用特殊染色或免疫荧光标记后观察脑组织中的内基小体以确诊，阳性率为 70%～80%。

四、防治原则

狂犬病一旦发病，其病死率几乎为 100%。因此，对预防人群接种狂犬病疫苗是控制狂犬病发生的关键。对于被咬伤的人，不管诊断结果如何，均应及时进行预防性处理。通过对犬等动物进行预防接种、严格管理及捕杀野犬等措施，可有效地降低狂犬病的发病率。

（一）局部伤口处理

使用肥皂、碘酒和去污剂等可灭活狂犬病病毒的液体对伤口进行彻底冲洗，要尽量避免对伤口进行缝合。对于严重咬伤者较深的伤口，应该对伤口深部进行灌流清洗，再用75% 乙醇溶液或碘附涂擦消毒。

（二）狂犬疫苗的使用

人被狂犬病病毒感染后，发生狂犬病的潜伏期较长，应及时进行暴露后狂犬病疫苗预防接种（post-exposure prophylaxis），可以有效控制狂犬病的发生。常用人二倍体细胞培养制备的狂犬病病毒灭活疫苗（human diploid cell vaccine，HDCV）进行全程免疫，即分别于当天、第 3、第 7、第 14 和第 28 天进行肌内（在三角肌或大腿前侧肌肉）注射。全程免疫后可以在 7～10 d 产生中和抗体，并保持免疫力约 1 年。对于长期接触家畜、野生动物或进行狂犬病病毒研究的高危人群，可以进行暴露前预防接种（pre-exposure prophylaxis），即分别于第 0、第 7、第 21 或第 28 d 接种狂犬病疫苗 4 次，并定期检查血清抗体水平，及时进行加强免疫；加强免疫通常是在第 0、第 3 d 接种疫苗 2 次。在伤口严重等特殊情况下，应联合使用人抗狂犬病免疫球蛋白（rabies immune globulin，RIG）或马抗狂犬病血清进行被动免疫（passive immunization）；必要时再联合使用 IFN 以增强保护效果，并在疫苗全程注射后加强免疫接种 2～3 次。进行被动免疫时，需要预先进行皮肤过敏试验。狂犬疫苗应符合 WHO 规定的最低剂量（每剂 2.5 IU）的要求。

第三节 痘 病 毒

痘病毒（poxvirus）属于痘病毒科（Poxviridae），可引起人类和多种脊椎动物的自然感染。其中，天花病毒（variola virus）和传染性软疣病毒（molluscum contagiosum virus，MCV）仅感染人类，但猴痘病毒（monkeypox virus）、牛痘病毒（cowpox virus）和其他动物痘病毒也可以引起人类的感染。

痘病毒是体积最大、结构最复杂的病毒，呈（300～450）nm×260 nm×170 nm 的砖型或卵型结构，有包膜。由 30 种以上结构蛋白组成的蛋白衣壳呈复合对称形式（图 12 - 2），病毒核心由双股线形 DNA（为 130～375 kb）组成，病毒核心两侧有 1～2 个侧体（lateral body）。痘病毒在感染细胞质内复制，病毒基因组约含有 185 个 ORF，可指导合成 200 种以上的病毒蛋白质。成熟的病毒以出芽形式释放。

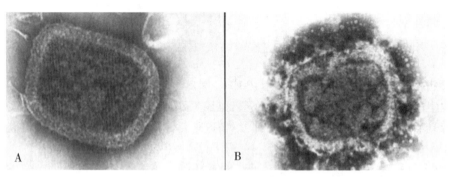

图 12 -2　天花病毒电子显微镜图像
注：A：变性前；B：变性后。

痘病毒感染的传染源是已感染的人或动物，主要通过呼吸道分泌物接触、直接接触等途径传播。人类的痘病毒感染主要包括天花、人类猴痘和传染性软疣等。

（一）天花（smallpox）

天花是由天花病毒引起的烈性传染性疾病，曾经在世界各地广泛流行。人是天花病毒感染的唯一宿主，主要通过呼吸道和直接接触传播，引起高热、面部及全身皮肤出现水疱或脓疱等症状，病死率很高，部分痊愈者面部等部位残留有明显的瘢痕。自 WHO 启动全球消灭天花计划（global smallpox eradication program）至 1980 年，人们已在全球范围内根除了天花。目前，由于计划免疫的终止而形成的人群无免疫状态，又使天花病毒成为潜在的生物武器而重新受到重视。

（二）人类猴痘（human monkeypox）

人类猴痘与天花的临床表现相似，人类猴痘主要表现为高热、局部淋巴结肿大和全身发生水疱和脓疱，并伴有出血倾向，病死率约为 11%。主要是人与野生动物（草原土拨鼠等）直接接触感染猴痘病毒所致。最早见于非洲扎伊尔，近年来在美国等地也有感染病例出现。

（三）牛痘（cowpox）

牛痘是牛痘病毒引起的挤奶工人等密切接触者的轻度皮肤水疱样改变，一般无严重的全身感染。痘苗病毒（vaccinia virus）是一种牛痘病毒的毒力变异株，与天花病毒具有交叉免疫性，主要作为疫苗用于天花的计划免疫。接种后通常仅在接种部位引起轻微的皮肤反应，但在免疫缺陷的人群中可能引起严重的进行性牛痘（progressive vaccinia）、疫苗接种后脑炎（post-vaccinal encephalitis）和扩散性种痘疹（generalized vaccinia rash）等疾患。目前，痘苗病毒主要作为研究痘病毒基因调控的模型或表达外源蛋白质的载体而广泛应用。

（四）传染性软疣（molluscum contagiosum）

传染性软疣是由传染性软疣病毒引起的皮肤白色疣状物，主要通过皮肤接触传播。人是其唯一的感染宿主，儿童多见。可经性接触传播，引起生殖器传染性软疣。软疣可自行消退，不留瘢痕。

接种疫苗可以预防天花、人类猴痘的发生。但一般不采用大规模疫苗接种的方式，仅针对高危人群接种。注射痘苗免疫球蛋白（vaccinia immune globin, VIG）可以获得良好的被动免疫效果。

 ## 第四节　细小 DNA 病毒

细小 DNA 病毒（parvovirus）属于细小病毒科（Parvoviridae），细小病毒亚科（Parvovirinae），是一类形态最小、具有单股 DNA 基因组的 DNA 病毒。目前，对人致病的细小 DNA 病毒有红病毒属（*Erythrovirus*）的 B19 病毒（human parvovirus B19, B19）、博卡病毒属（*Bocavirus*）的人类博卡病毒（human Bocavirus, HBoV）和依赖病毒属（*Dependovirus*）的腺病毒伴随病毒（adeno-associated virus, AAV）。

细小 DNA 病毒直径为 18～26 nm，呈二十面体对称结构的蛋白衣壳由 3 种蛋白组成，无包膜，对脂溶剂、热不敏感。病毒基因组为线状单链 DNA（ssDNA），基因组长度为 4～6 kb（图 12-3），通常编码 2 个主要的蛋白质，非结构蛋白 NS1 和病毒衣壳蛋白 VPs。

细小 DNA 病毒在细胞核中复制。根据病毒在细胞中独立复制的能力，可以分为自主复制型（如 B19 病毒、HBoV）和复制缺陷型（如 AAV）两个类型。其中，自主复制型病毒必须在分裂增殖活跃的细胞中进行复制，复制缺陷型病毒则需要辅助病毒（如腺病毒）的存在才能复制。

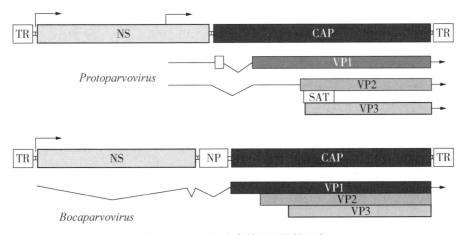

图 12-3　细小病毒基因组结构示意

细小 DNA 病毒主要通过呼吸道和消化道黏膜及血液和胎盘途径引起感染与传播。B19 病毒对骨髓中分裂增殖活跃的红细胞前体细胞具有高度亲嗜性，通过直接杀细胞作用和免疫病理损伤而致病，与人类的传染性红斑（erythema infectiosum）、镰状细胞贫血患者的一过性再生障碍危象（transit aplastic crisis）及先天感染造成的自发性流产（spontaneous abortion）等相关。B19 病毒感染孕妇后，可以通过胎盘感染胎儿，杀伤红细胞前体细胞，并引起胎儿严重贫血、流产或死亡。机体感染 B19 病毒后，可产生特异性的 IgM 和 IgG 抗体。

HBoV 是 2005 年瑞典学者首次在儿童呼吸道分泌物中发现的一种新型人类细小 DNA 病毒，是婴幼儿急性下呼吸道感染的重要病原体之一。HBoV 感染主要流行在 12 月份和 1 月份，感染者几乎全部是婴幼儿，感染率约为 5.6%。HBoV 感染与呼吸道合胞病毒感染相似，主要引起肺炎或支气管肺炎等。

AAV 有 1~6 个血清型，各型之间有共同抗原。部分型别 AAV 可以引起人群的自然感染，并产生抗体，但确切的临床表现不明。另外，由于 AAV 具有整合于人类第 19 号染色体长臂的特点，AAV 载体可应用于基因治疗。

对细小 DNA 病毒感染可根据典型临床表现进行诊断。通过检测病毒 DNA 或特异性抗体可确诊。尚无有效的疫苗和特异性治疗方法。

问题讨论

动物源性病毒通常稳定存在于自然宿主的细胞中，而且不引起自然宿主的临床症状。当这些病毒突破物种屏障感染人类或其驯养动物时，往往会对人类健康和生命安全造成极大的威胁。请结合病毒学的相关知识，分析这些动物源性病毒感染人类后会引起哪些严重的疾病？

思　考

（1）乳头瘤病毒在自然界中分布广泛，病毒通过感染人和多种高级脊椎动物的皮肤和黏膜而引起病变。请简述人乳头瘤病毒（HPV）的致病性。通过了解 HPV 的致病性，熟悉不同型别的 HPV 与疾病的关系。

（2）人对狂犬病病毒普遍易感，主要通过被患病动物咬伤、抓伤或密切接触而感染和引起狂犬病。人被狂犬咬伤后应采取哪些措施？（要想回答这个问题，需要了解病毒灭活以及狂犬病疫苗暴露后预防接种的相关知识。）

（3）痘病毒可引起人类和多种脊椎动物的自然感染。其中，天花病毒和传染性软疣病毒仅感染人类，其他动物源性痘病毒（如猴痘病毒）、牛痘病毒及其他动物痘病毒是否可以引起人类感染？

（4）细小病毒通过呼吸道和消化道黏膜及血液和胎盘途径引起感染。细小病毒亚科的一些病毒是引起人和其他哺乳动物疾病的重要病原体。但细小病毒的致病机制还需要进一步研究。

测试题（单项选择题）

（1）分离狂犬病病毒最好采取（　　）。

A. 尿液　　　　　　　　　　　　　　　B. 咽漱液

C. 血液　　　　　　　　　　　D. 脑组织

E. 粪便

（2）HPV 的宿主范围是（　　　）。

A. 人和哺乳动物　　　　　　　B. 人和灵长类动物

C. 人和猩猩　　　　　　　　　D. 所有温血动物

E. 人

（3）寻常疣和尖锐湿疣的病原是（　　　）。

A. CMV　　　　　　　　　　　B. HSV-2

C. HIV　　　　　　　　　　　D. HPV

E. EBV

（4）HPV 不经过哪种途径传播？（　　　）

A. 垂直传播　　　　　　　　　B. 直接接触

C. 间接接触　　　　　　　　　D. 性接触

E. 呼吸道

（5）狂犬病病毒的内基小体最易在哪种组织中检出（　　　）。

A. 血液　　　　　　　　　　　B. 骨髓

C. 外周神经　　　　　　　　　D. 大脑海马回

E. 淋巴结

（6）内基小体是（　　　）。

A. 狂犬病病毒包涵体　　　　　B. 麻疹病毒包涵体

C. 腺病毒包涵体　　　　　　　D. 疱疹病毒包涵体

E. 衣原体包涵体

（7）感染人体后可引起"恐水病"的病毒是（　　　）。

A. 流行性乙型脑炎病毒　　　　B. 狂犬病病毒

C. 汉坦病毒　　　　　　　　　D. 登革病毒

E. 麻疹病毒

（8）被狂犬咬伤后最正确的处理方式是（　　　）。

A. 注射狂犬病病毒免疫血清 + 抗病毒药物

B. 注射大量丙种球蛋白 + 抗病毒药物

C. 清创 + 抗生素

D. 清创 + 接种疫苗 + 注射狂犬病病毒免疫血清

E. 清创 + 注射狂犬病病毒免疫血清

（杜江）

第十三章　朊　　粒

朊粒（prion）是一种由宿主细胞基因编码、构象异常、具有自我复制能力和传染性的蛋白质，是人和动物传染性海绵状脑病（transmissible spongiform encephalopathy，TSE）的病原体，最近也被认为与其他神经退行性疾病（如阿尔茨海默病和帕金森病）的发病机制有关。

20 世纪 50 年代末，美国学者 Gajdusek DC 首次证明库鲁（kuru）病是一种新的致病因子所致的传染性疾病。因此他获得 1976 年诺贝尔生理学或医学奖。1982 年，美国学者 Stanley B. Prusiner 首次证实羊瘙痒病的致病因子是一种传染性蛋白颗粒，并将这种蛋白颗粒命名为 prion。Prusiner 因其在 prion 研究方面的杰出贡献，于 1997 年获诺贝尔生理学或医学奖。

一、生物学性状

朊粒又被称为朊蛋白（prion protein，PrP），其本质是一种蛋白质，不含核酸。人类和多种哺乳动物的染色体中存在编码朊蛋白的基因，人类 *PrP* 基因定位于第 20 号染色体。

在正常情况下，*PrP* 基因编码细胞朊蛋白（cellular prion protein，PrP^c）。PrP^c 是一种正糖基化膜蛋白，由 253 个氨基酸组成，分子量为 33～35 kD，通过糖基磷脂酰肌醇（GPI）锚定于细胞膜表面，在多种器官和组织中均有表达，在中枢和外周神经系统中表达水平较高。目前，PrP^c 确切的生理功能尚未明确，研究结果表明，PrP^c 与其他膜蛋白协同发挥，可能与细胞跨膜信号传导、细胞黏附与识别等相关。PrP^c 对蛋白酶 K 敏感，可溶于非变性去污剂；对人和动物无致病性，不具有传染性。

PrP^c 的分子构象主要以 α 螺旋为主，某些因素可致 PrP^c 错误折叠，使其构象发生异常改变，形成具有致病作用的羊瘙痒病朊蛋白（scrapie prion protein，PrP^{Sc}）。PrP^{Sc} 是 PrP^c 的同源异构体，两者均由同一染色体基因编码，一级结构完全相同，但空间构型存在差异。PrP^{Sc} 的分子构象以 β 折叠为主，分子量为 27～30 kD，仅存在于感染的人和动物组织中，对蛋白酶 K 有抗性，具有致病性和传染性。电子显微镜下 PrP^{Sc} 呈纤维状或杆状，直径为 10～20 nm，长为 100～200 nm。在患 TSE 的人和动物的脑组织中，PrP^{Sc} 大量聚集可形成光学显微镜下可见的淀粉样斑块。PrP^c 与 PrP^{Sc} 的主要区别见表 13-1。

表 13-1　PrP^c 与 PrP^{Sc} 的主要区别

项目	PrP^c	PrP^{Sc}
来源	正常人及动物	感染的人及动物
分子构象	α 螺旋占 42%，β 折叠占 3%	α 螺旋占 30%，β 折叠占 43%

续表 13 - 1

项目	PrP^c	PrP^{Sc}
对蛋白酶 K 的作用	敏感	抗性
对去污剂的溶解性	可溶	不可溶
致病性与传染性	无	有

促使 PrP^c 转变为 PrP^{Sc} 的因素尚未明确，可能主要有 3 种情况：①PrP^{Sc} 侵入，与体内 PrP^c 结合后催化其转变为 PrP^{Sc}，见于传染性 TSE。②体内 *PrP* 基因突变使 PrP^c 结构失去稳定性，自发转变为 PrP^{Sc}，见于遗传性 TSE。③自发性的 PrP^c 异常折叠形成 PrP^{Sc}，见于散发性 TSE，较为少见。

朊粒可在小鼠神经母细胞瘤细胞 Neuro2α、大鼠嗜铬细胞瘤细胞 PC12 等的来源于神经组织的细胞系中增殖。近年已成功建立猩猩、恒河猴、仓鼠、小鼠、大鼠、转基因鼠等动物感染模型。

朊粒对理化因素的抵抗力很强。因缺乏核酸，朊粒能耐受灭活核酸的物理方法（如紫外线照射、电离辐射等）和化学方法（如核酸酶、羟胺等）；对热、酸、碱及常用消毒剂也有很强的抗性；对蛋白酶 K 不敏感。目前灭活朊粒的方法主要包括：①用 1 mol/L 氢氧化钠溶液于 20 ℃作用 1 h 后，再置于高压蒸汽灭菌器（134 ℃，不少于 2 h）；②用 10% 漂白粉溶液或 5% 次氯酸钠溶液处理 2 h。

二、致病性

（一）传染源

感染 PrP^{Sc} 或由于 *PrP* 基因变异产生 PrP^{Sc} 的人和动物。

（二）传播途径

1. 消化道传播

人和动物均可通过进食含有朊粒的宿主组织（尤其是脑组织）及其加工物而受感染。

2. 医源性感染

人体的各种组织含有朊粒的危险性和传染性不同（表 13 - 2）。通过器官（如角膜、硬脑脊膜）移植、应用垂体来源激素（如促性腺激素、生长激素）、神经外科手术等，均可导致朊粒的医源性感染。

表 13 - 2　人体各组织中朊粒的传染性

组织液、分泌物和排泄物	传染性
脑、脊髓、眼	高
脑脊液、肾脏、肝脏、肺、淋巴结、脾脏、胎盘、血液	低
眼泪、唾液、汗液、浆液性渗出物、乳汁、精液、脂肪组织、甲状腺、肾上腺、心肌、肠、骨骼肌、前列腺、睾丸、粪便	无

3. 其他途径

朊粒病既是传染病，又是遗传病，可因 *PrP* 基因变异而发病并遗传给下一代。

（三）致病机制

朊粒的致病机制尚未完全阐明。研究表明，PrP^c 转变成 PrP^{Sc}、PrP^{Sc} 聚集并蓄积在神经元中是朊粒病发生的基本条件。PrP^{Sc} 抵抗蛋白酶的消化，并按指数形式复制和增长，沉积于神经元溶酶体内，导致被感染的脑细胞损伤、凋亡和坏死。释放出的朊粒继续侵犯其他脑细胞，使病变不断扩散。朊粒有不同的株型，引起不同的疾病，但大体具有类似的神经病理变化，包括弥漫性神经细胞丢失、反应性胶质细胞增生、淀粉样斑块形成和神经细胞空泡形成。这些变化使病理切片上观察到的脑组织呈海绵状改变，故此类疾病被称为传染性海绵状脑病。朊粒病的病变区域没有炎症反应和免疫学应答的形态学改变，即病变区域无淋巴细胞和炎性细胞浸润，表明朊粒感染不激发宿主的免疫应答。患者一般在出现临床症状时就有海绵样变性，而当星状胶质细胞增生发生和一些主要神经细胞坏死时，病情迅速发展并导致死亡。

（四）所致疾病

朊粒病（TSE）是一类侵犯人类和动物中枢神经系统的人畜共患性疾病，是一种慢性、进行性和致死性的中枢神经系统变性脑病。该疾病的共同特点是：①潜伏期长，可达数年甚至数十年；②一旦发病，病程呈亚急性、进行性发展，最终导致死亡；③临床表现以痴呆、共济失调、震颤等中枢神经系统症状为主；④病理学特征表现为脑皮质神经元空泡变性、死亡，星状胶质细胞增生，脑皮质疏松呈海绵状，并有淀粉样斑块形成，脑组织中无炎症反应。已知的人类和动物朊粒病见表 13-3。

表 13-3　人类及动物朊粒病

类型	疾病
人类朊粒病	克-雅病（Creutzfeld-Jakob disease）、变异型克-雅病（variant CJD）、库鲁病（Kuru disease）、格斯特曼综合征（Gerstmann-Straussler syndrome）和致死性家族性失眠症（fatal familial insomnia）
动物朊粒病	羊瘙痒病（scrapie of sheep and goat）、水貂传染性脑病（transmissible mink encephalopathy）、鹿慢性消瘦症（chronic wasting disease）、牛海绵状脑病（bovine spongiform encephalopathy）和猫海绵状脑病（feline spongiform encephalopathy）

1. 主要的人类朊粒病

根据感染的来源不同，可将人类朊粒病分为传染性、遗传性和散发性 3 种类型。传染性朊粒病是外源性朊粒感染所致，包括库鲁病、医源性克-雅病及与疯牛病相关的变异型克-雅病；遗传性朊粒病与宿主 *PrP* 基因突变有关，包括家族性克-雅病、GSS 和 FFI；散发性朊粒病的发病机制尚未明确，如散发性克-雅病的发生，可能与 PrP^c 自发性异常折叠有关。

（1）克-雅病（CJD）。克-雅病是最常见的人类 TSE，由 Creutzfeld 和 Jakob 两位神经病理学家分别于 1920 和 1921 年相继报道，故名为克 - 雅病。此病呈世界性分布，常累及 50～75 岁人群，发病率约为百万分之一。CJD 潜伏期为 10～15 年，典型临床表现为进行性发展的痴呆、肌痉挛、小脑共济失调、运动性失语，并迅速发展为半瘫、癫痫，甚至昏迷。患者最终死于感染或中枢神经系统功能衰竭。

根据病因不同，可将 CJD 分为散发性、家族性和医源性 3 种类型。散发性 CJD 较常见，约占 CJD 的 85%，其病因不明，在散发性 CJD 患者中尚未鉴定出 *PrP* 基因的特殊突变。家族性 CJD 约占 15%，具有家族性常染色体的显性遗传，患者家族中都有 *PrP* 基因的突变。值得注意的是，CJD 患者的某些组织或器官中（尤其是神经、淋巴组织）含有朊粒，可通过医源性途径传播。目前，全世界报道的医源性 CJD 病例已达 400 余例。

（2）变异型克 - 雅病（vCJD）。1996 年 3 月，英国 CJD 监测中心报道 10 例新现人类 TSE，其在易感年龄、临床特征、脑电图及病理变化等方面与典型 CJD 均有明显差异，故称之为变异型 CJD。该病多发于 18～40 岁年轻人，潜伏期为 10～30 年，主要临床症状表现为精神异常、行为改变、运动失调、痴呆等，病情呈进行性加重。绝大多数 vCJD 发生于疯牛病高发的英国等国家，患者病变组织中 PrP^{Sc} 与疯牛病的 PrP^{Sc} 相似，患者脑组织的病理学特征亦与疯牛病的相似。研究结果证实，与疯牛接触或进食疯牛肉是 vCJD 最主要的发病原因，但确切致病机制尚未明确。

（3）库鲁病。20 世纪库鲁病流行于大洋洲巴布亚新几内亚东部高原 Fore 部落，由美国学者 Gajdusek DC 和 Zigas 于 1975 年首先报道，与该部落原始的食尸宗教祭祀仪式有关。库鲁病潜伏期为 4～30 年或更长，发病后常在 6～9 个月死亡。早期的临床表现以共济失调、颤抖等神经系统症状为主，故被称为 kuru（当地土语 kuru 为颤抖之意）；晚期患者多因继发感染而死亡。改变食尸这一陋习后，库鲁病也逐渐随之消失。

2. 主要的动物朊粒病

（1）羊瘙痒病。羊瘙痒病是最先发现的动物传染性海绵状脑病，于 1732 年在英国首先报道，后在亚洲、欧洲和美洲均有病例报道。此病因病羊常在围栏上摩擦身体以减轻瘙痒而得名，多发生于绵羊和山羊。潜伏期一般为 1～3 年，病羊以消瘦、步态不稳、脱毛、麻痹等为临床特征，病死率极高。

（2）牛海绵状脑病。BSE 于 1986 年首先在英国发现，随后在欧洲广为流行，美国、日本和加拿大等也有报道，中国尚未发现有此病。BSE 潜伏期为 4～5 年，因病牛表现为步态不稳、体重下降，可出现神经质，甚至狂乱，故该病又被称为疯牛病（mad cow disease）。研究证实，BSE 的病原体源于用羊瘙痒病病羊骨肉粉和内脏制作的饲料，疯羊 PrP^{Sc} 借此进入牛食物链，导致牛感染、发病，并在牛群中流行。1988 年 7 月，英国政府立法禁止用反刍动物来源的蛋白质饲养牛等反刍动物，并屠杀疯牛和疑似疯牛，疯牛病的发病率已显著下降。

三、微生物学检查法

朊粒病的临床诊断可根据流行病学资料、临床表现、脑组织神经病理变化、脑组织活检、PrP^{Sc} 检测、脑脊液 14 - 3 - 3 蛋白检测等。免疫学方法（如免疫组化、免疫印迹等）是目前监测 TSE 的主要手段。取可疑患者的脑组织或淋巴组织进行切片，经预处理（如高温、甲醛处理破坏其感染性，蛋白酶 K 破坏 PrP^c）后，用特异性单克隆或多克隆抗体检测病理组织中的 PrP^{Sc}，还可观察 PrP^{Sc} 在组织中的分布情况。从疑似患者的外周血或组织中提取 DNA，对第 20 号染色体 *PrP* 基因进行分子遗传学分析，可用于遗传型 TSE 的协助诊断。另外，蛋白质错误折叠循环扩增（protein misfolding cyclic amplification，PMCA）、实时振荡诱变实验（real-time quaking-induced conversion assay，RT-QuIC）等技术能够更加快速和敏感地检测人血液和脑脊液中的微量 PrP^{Sc}，可用于 TSE 的早期检测。

四、防治原则

迄今，TSE 尚缺乏特效治疗，疫苗尚在研制之中，亦无可供被动免疫的免疫球蛋白。目前主要是针对朊粒病的传播途径采取相应措施进行预防。

（一）医源性朊粒病的预防

采取有效措施，彻底灭活朊粒，防止经献血、器官移植、外科手术（尤其是神经外科、眼外科手术）的器械导致的医源性感染。严禁朊粒病及任何退行性中枢神经系统疾病患者的组织和器官用于器官移植。医护人员及实验室研究人员应严格遵守病原微生物实验室生物安全操作规程。

（二）BSE 及 vCJD 的预防

禁止用牛、羊等反刍动物的骨肉粉作为饲料添加剂喂养牛、羊等反刍动物，以防止病原因子进入食物链。对从有 BSE 的国家进口的活牛（包括胚胎）或者牛制品，必须严格检疫，防止输入性感染。

‖● 问题讨论 ●‖

2004 年，英国一项回顾调查研究结果提示，在确诊的 147 名 vCJD 患者中有 27 名曾经献过血。对其中 16 名献血者所献的 57 份成分血进行追踪，发现在受血者中，先后有 2 人被确诊为 vCJD。其中的一名受血者在输血 6 年后出现 vCJD 症状，但在其死前未能做出临床诊断。另一名受血者死于其他无关疾病，生前无 vCJD 的神经表现，但经尸检在其脾脏和淋巴结中分别检测到 PrP^{Sc}，这是历史上首次诊断亚临床型 vCJD 病例。结合朊粒的致病特征，思考在临床诊疗过程中，哪些情况可能造成医源性的朊粒传播？如何避免？

‖● 思　考 ●‖

（1）何谓朊粒？朊粒与病毒有何区别？

（2）朊粒的本质是朊蛋白，PrP、PrP^c、PrP^{Sc} 3 者之间有何关联和区别？

（3）朊粒病是一类侵犯人类和动物中枢神经系统的人畜共患性疾病，是一种慢性、进行性和致死性的中枢神经系统变性脑病，即传染性海绵状脑病（TSE）。根据感染的来源不同，可将人类朊粒病分为哪几种类型？主要的人类朊粒病有哪些？

‖● 测试题（单项选择题）●‖

（1）能引起羊瘙痒病的病原体是一种（　　　）。

A. 细菌　　　　　　　　　　　　　　B. 类病毒

C. 朊粒   D. 细小病毒

E. 真菌

（2）下列疾病中，属于 prion 病的是（   ）。

A. 狂犬病   B. 艾滋病

C. 屠夫寻常疣   D. 非洲儿童恶性淋巴瘤

E. 鹿慢性消瘦症

（3）朊粒引起的主要疾病是（   ）。

A. 狂犬病   B. 克雅病

C. 艾滋病   D. 莱姆病

E. 恙虫病

（4）朊粒的化学组成是（   ）。

A. DNA 和蛋白质   B. RNA 和蛋白质

C. 脂多糖和蛋白质   D. 传染性核酸

E. 传染性蛋白质

（5）仅含有蛋白质而不含有核酸的病原体是（   ）。

A. 缺陷病毒   B. 朊粒

C. 类病毒   D. 拟病毒

E. 卫星病毒

（6）关于朊粒的叙述，下列哪项是错误的？（   ）

A. 又名传染性蛋白粒子   B. 化学成分为蛋白酶 K 抗性的蛋白

C. 检出 PrP 即可诊断为 prion 病   D. 可引起人和动物感染

E. 为传染性海绵状脑病的病原体

（饶朗毓）

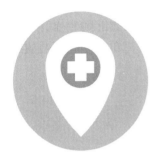

第三编 | 原核细胞型微生物

第十四章 细菌学概述

细菌（bacterium）是一种原核细胞型微生物，在广义上泛指各类原核细胞型微生物，包括细菌、放线菌、支原体、衣原体、立克次体、螺旋体。在狭义上则专指其中数量最大、种类最多、具有典型代表性的细菌。它们形体微小，结构简单，具有原始的细胞结构，除核糖体外无其他细胞器。

第一节 细菌的生物学性状

一、细菌的形态

（一）细菌的大小

细菌以微米（μm）作为测量单位，需要用显微镜放大数百至上千倍才能看到。各种细菌的大小各不同，同种细菌大小也可因生长情况有所差异。多数球菌的直径约为 1.0 μm，中等大小的杆菌长为 2.0～3.0 μm，宽为 0.3～0.5 μm。

（二）细菌的形态

细菌的基本形态有球菌、杆菌和螺形菌三大类（图 14 - 1）。

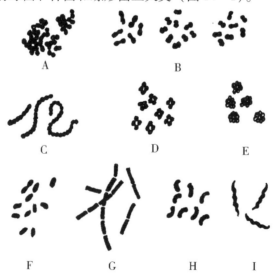

图 14 - 1 细菌的基本形态

注：A：葡萄球菌；B：各种双球菌；C：链球菌；D：四联球菌；E：八叠球菌；
F：球杆菌；G：链杆菌；H：弧菌；I：螺菌。

1. 球菌（coccus）

球菌呈球形或近似球形，直径约为 1.0 μm。细菌繁殖时分裂方向和分裂后细菌分离粘连程度的不同使球菌形成不同的排列方式，这些排列方式可用于一些球菌的鉴别。

（1）双球菌。双球菌在一个平面上分裂，分裂后的两个菌体成双排列，如脑膜炎奈瑟菌。

（2）链球菌。链球菌在一个平面上分裂，分裂后的菌体粘连成链状排列，如溶血性链球菌。

（3）葡萄球菌。葡萄球菌在多个方向上不规则分裂，分裂后的细菌杂乱堆积成葡萄串状，如金黄色葡萄球菌。

（4）四联球菌。四联球菌在两个相互垂直平面上分裂，分裂后 4 个菌体排列呈正方形，如四联加夫基菌。

（5）八叠球菌。八叠球菌沿上下、左右、前后 3 个相互垂直的平面分裂，分裂后 8 个菌体重叠排列成立方体，如藤黄八叠球菌。

各类球菌除上述典型排列的球菌外，还可以以单个分散的菌体形式存在。

2. 杆菌（bacillus）

杆菌多数呈直杆状，另外有细长或稍有弯曲的，也有粗短近似卵圆形（球杆菌）。其大小差别也较大，大杆菌如炭疽芽孢杆菌长 3 ～ 10 μm，宽 1.0 ～ 1.5 μm；中等的杆菌如大肠埃希菌长 2 ～ 3 μm，宽 0.5 ～ 0.7 μm；小杆菌（如流感嗜血杆菌）长仅有 0.3 ～ 1.4 μm，宽 0.5 ～ 0.7 μm。多数杆菌菌体两端钝圆，少数为平齐或尖细，有的一端或两端膨大呈棒状，成为棒状杆菌。多数杆菌分裂后呈不规则排列，少数呈链状、分枝状或栅栏状排列。

3. 螺形菌（spirillar bacterium）

菌体弯曲或扭转，可分为两类。

（1）弧菌。只有一个弯曲的螺形菌被称为弧菌，形态呈弧形或是逗点样，其代表是霍乱弧菌。

（2）螺菌。螺菌的菌体稍长，有数个弯曲，如鼠咬热螺菌。

上述各种典型形态是细菌在幼龄和适宜环境下表现的典型状态，当环境条件改变时细菌可能表现多形性。

二、细菌的结构

细菌的结构包括基本结构和特殊结构。基本结构每个细菌都具有，包括细胞壁、细胞膜、细胞质和核质等；特殊结构只有部分细菌才具有，包括荚膜、鞭毛、菌毛和芽孢等（图 14 - 2）。

（一）细菌的基本结构

1. 细胞壁（cell wall）

细胞壁是菌细胞最外层，并具有一定坚韧和弹性的膜状结构。主要功能有：①维持菌体固有形态。②保护细菌在低渗环境下存活。菌体内渗透压可因为细胞质内有高浓度的无机盐和大分子营养物质而高达 5 ～ 25 个大气压，正是细胞壁的保护作用，让细菌能在相对的低渗条件下生存，不会破裂死亡。③物质交换作用。细胞壁上有许多微孔，与细胞膜共同完成胞内外物质的交换。④具有抗原性。细胞壁上还带有多种抗原决定簇，决定了细菌的抗原性。⑤与致病性有关。

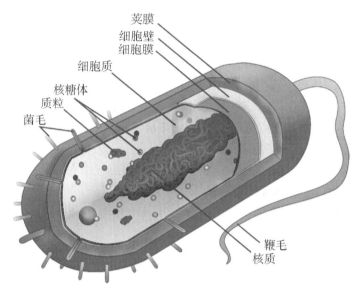

菜膜
细胞壁
细胞膜
细胞质
核糖体
质粒
菌毛
鞭毛
核质

图 14 - 2　细菌的结构模式

细胞壁的主要组分是肽聚糖，革兰氏阳性菌和革兰氏阴性菌尚各有特殊组分。

（1）肽聚糖（peptidoglycan）。肽聚糖又被称为粘肽或胞壁质，是原核细胞所特有。革兰氏阳性菌由聚糖骨架、四肽侧链和五肽交联桥 3 部分组成；革兰氏阴性菌由聚糖骨架和四肽侧链组成。

聚糖骨架由 N - 乙酰葡糖胺和 N - 乙酰胞壁酸两种氨基糖经 β - 1,4 糖苷键联结而成。革兰氏阳性菌和革兰氏阴性菌细胞壁的聚糖骨架均相同。

四肽侧链连接于聚糖骨架 N - 乙酰胞壁酸分子上。不同的细菌肽侧链上氨基酸的数量、种类和联结方式各不相同。例如，葡萄球菌（革兰氏阳性菌）细胞壁的四肽侧链的氨基酸依次分别为 L - 丙氨酸、D - 谷氨酸、L - 赖氨酸和 D - 丙氨酸。

五肽交联桥是由 5 个甘氨酸组成的多肽，两端分别连接相邻两条四肽侧链上的 L - 赖氨酸和 D - 丙氨酸，构成机械强度十分坚韧的三维立体结构（图 14 - 3）。革兰氏阴性菌没有五肽交联桥。例如，大肠埃希菌的四肽侧链中，第三位氨基酸是二氨基庚二酸（DAP），并由 DAP 与相邻四肽侧链末端的 D - 丙氨酸直接连接，因而只形成单层平面网络的二维结构（图 14 - 4）。其他细菌还可有不同的氨基酸组成和联结方式。

肽聚糖是细菌细胞壁的主要成分。可以通过破坏肽聚糖结构达到抑制或杀菌作用。例如，溶菌酶可以水解 β - 1,4 糖苷键；万古霉素、杆菌肽可抑制四肽侧链的联结；青霉素、头孢菌素能干扰甘氨酸交联桥与四肽侧链上 D - 丙氨酸之间的联结，这些都可以破坏肽聚糖，引起菌体膨胀、崩解。人和动物的细胞因为没有细胞壁结构，也无肽聚糖，故这些药物不会破坏人体细胞。

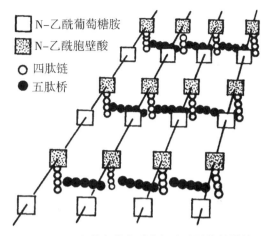

图 14 - 3 金黄色葡萄球菌细胞壁肽聚糖结构

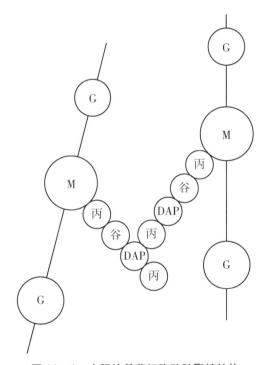

图 14 - 4 大肠埃希菌细胞壁肽聚糖结构

（2）革兰氏阳性菌细胞壁特殊组分。革兰氏阳性菌的细胞壁较厚，具有 15 ～ 50 层肽聚糖结构，同时具有大量磷壁酸（teichoic acid）（图 14 - 5）。

磷壁酸由核糖醇或甘油残基通过磷酸二酯键互相连接，以多个磷壁酸分子组成长链形式穿插分布于肽聚糖层中。按照结合的部分，磷壁酸可以分为壁磷壁酸和膜磷壁酸，也被称脂磷壁酸（LTA）。前者的一端通过磷脂与肽聚糖上的胞壁酸共价结合，后者其长链末端糖脂与细胞膜外层糖脂共价结合，两者的另一端均伸出肽聚糖层游离于外。磷壁酸有一定的抗原性，构成革兰氏阳性菌的重要表面抗原。

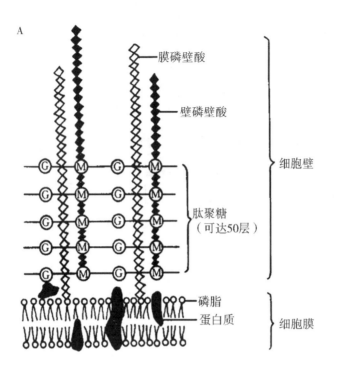

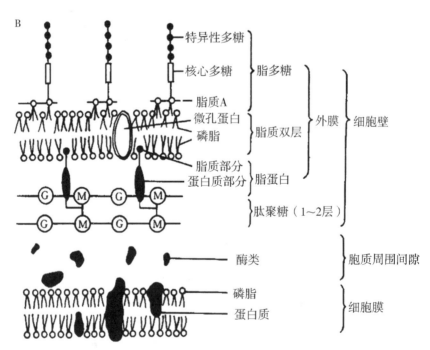

图 14-5　细菌细胞壁结构模式

注：A：革兰氏阳性菌；B：革兰氏阴性菌。

此外，某些革兰氏阳性菌细胞壁表面尚有一些特殊的表面蛋白质组分，如 A 群链球菌的 M 蛋白和金黄色葡萄球菌的 A 蛋白等。

　　（3）革兰氏阴性菌细胞壁特殊组分：革兰氏阴性菌细胞壁较薄，只有 1～2 层的肽聚糖，不过其也有特殊组分外膜（图 14 - 5）。

　　外膜是革兰氏阴性菌细胞壁中的主要结构，由脂质双层、脂蛋白和脂多糖构成。脂质双层的结构类似细胞膜结构，其微孔蛋白形成的约 1 nm 左右的微孔，水溶性小分子可以通过。通过脂蛋白脂质双层可以联结在肽聚糖层上。脂多糖（Lipopolysaccharide，LPS）是由脂质双层向细胞外伸出的结构。脂多糖包括脂质 A、核心多糖和特异多糖 3 部分，其中脂质 A 较耐热，是内毒素的主要生物学活性组分，与细菌致病性密切有关，不具有种属特异性。核心多糖位于脂质 A 的外层，具有属特异性。脂多糖的最外层是特异多糖，构成革兰氏阴性菌的菌体抗原（O 抗原），具有种特异性。

　　革兰氏阳性菌与革兰氏阴性菌细胞壁结构比较如表 14 - 1。

表 14 - 1　革兰氏阳性菌与革兰氏阴性菌细胞壁结构比较

细胞壁结构	革兰氏阳性菌	革兰氏阴性菌
强　　度	较坚韧	较疏松
厚　　度	厚，20～80 nm	薄，10～15 nm
肽聚糖层数	多，可达 50 层	少，1～3 层
磷 壁 酸	+	-
外　　膜	-	+
脂 蛋 白	-	+
脂 多 糖	-	+

　　（4）细菌细胞壁缺陷型：当细菌细胞壁受到理化或药物因素作用遭到破坏时，细菌往往会在低渗环境下胀裂死亡，但在高渗环境下，它们仍可存活，称为细胞壁缺陷型细菌，也叫细菌 L 型。细菌 L 型因缺失细胞壁而呈多形性，呈球状、杆状和丝状等，大小不同，着色也不均，细菌形成 L 型后其染色性大多为革兰氏阴性。

　　2. **细胞膜**（cell membrane）

　　细胞膜是位于细胞壁内侧、细胞质外侧的一层生物膜，其柔软富有弹性，同时具有半渗透性。其由脂质双层并镶嵌有多种具有特殊作用的酶和载体蛋白构成。细胞膜不含有胆固醇，可以与真核细胞区分。其功能包括物质转运、呼吸和分泌、生物合成及参与细菌的分裂。

　　细胞膜向胞浆内凹陷折叠成囊状物，称为中介体，多见于革兰氏阳性菌，与细胞分裂、呼吸、胞壁合成和芽孢形成有关。

　　3. **细胞质**（cytoplasm）

　　细胞质是由细胞膜包裹着的溶胶性物质，基本成分是水、蛋白质、脂类、核酸及少量的糖和无机盐。细胞质中含有一些比较重要的结构。

（1）胞质颗粒：多数是细菌储存的营养物质，包括多糖、脂类、多磷酸盐等。不同细菌胞质颗粒的大小和数量不同，不同的生长环境也会导致其大小各异。胞质颗粒中较为常见的是异染颗粒，是一种以 RNA 和多偏磷酸盐为主要成分的颗粒，嗜碱性强，用特殊染色可染成比菌体颜色更深或与菌体颜色不同的颗粒，在白喉棒状杆菌、鼠疫耶尔森菌和结核分枝杆菌等细菌的胞质中常见。

（2）质粒（plasmid）：是染色体外的遗传物质。由双链 DNA 分子构成的环状闭合结构，可以自我复制，并编码相应的生物学性状。质粒并非细菌所必需的遗传物质，失去质粒的细菌仍能正常生活。

（3）核蛋白体：也称核糖体，化学组成是 RNA 和蛋白质。其是细菌蛋白质合成的场所。细菌核蛋白体沉降系数为 70 S，由 50 S 和 30 S 两个亚基组成。链霉素通过与细菌核蛋白体的 30 S 亚基结合，红霉素通过与 50 S 亚基结合，干扰蛋白质的合成达到杀菌作用，但对人体不起作用，因为真核生物沉降系数为 80 S，由 60 S 和 40 S 两个亚基组成。

4. 核质

细菌没有典型的细胞核，无核膜和核仁，遗传物质是裸露的，称为核质（nuclear material），或称拟核，即细菌的染色体，控制着细菌的生命活动和遗传变异。

（二）细菌的特殊结构

1. 荚膜

某些细菌在生长过程中，会合成并分泌紧紧包围在细胞壁外侧的一层黏液性物质，如果黏液性物质具有一定外形、界限清晰、性质稳定，则称为荚膜（capsule），厚度一般大于或等于 0.2 μm，若小于 0.2 μm 则称为微荚膜。若黏液性物质界限不清、性质不稳定且较厚则称为黏液层；大多数细菌的荚膜是多糖，炭疽芽孢杆菌等少数菌荚膜为多肽。一般在动物体内或营养丰富的培养基中容易形成荚膜，在普通培养基上则易消失。荚膜不易着色，普通染色只能见到菌体周围有未着色的透明圈。如用墨汁作负染色，则荚膜显现更为清楚（图 14 - 6）。

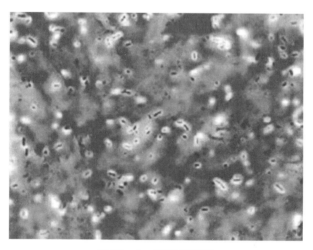

图 14 - 6　细菌的荚膜

细菌荚膜的功能：①抗吞噬作用。荚膜具有抵抗宿主吞噬细胞的吞噬和消化作用，与致病性有关。②抗干燥作用。与致病性有关。③黏附作用。有利于细菌黏附宿主细胞表面，与致病性有关。④抗有害物质的损伤，比如抵抗体液因子的杀菌作用。⑤用于细菌的鉴别分型。荚膜具有抗原性，与同型抗血清结合发生反应后即逐渐增大，出现荚膜肿胀反应，可藉此将细菌定型。

2. 鞭毛（flagellum）

鞭毛是细菌的运动器官，是某些菌体上附有的细长并呈波状弯曲的丝状物，在鉴别细菌上具有一定意义。作为细菌的运动器官，鞭毛与致病性密切相关，可以有效突破机体屏障。其化学成分为蛋白质，通常被称为 H 抗原。鞭毛也可用于细菌鉴定和分类。需要用电子显微镜观察或经特殊染色法使鞭毛增粗后才能在普通光学显微镜下看到（图 14 –7）。

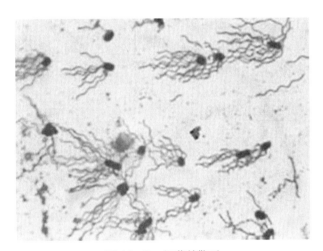

图 14 –7 细菌的鞭毛

根据鞭毛的数量和部位，可将有鞭毛菌分成 4 类。①单毛菌。只有一根鞭毛，位于菌体一端，如霍乱弧菌。②双毛菌。菌体两端各有一根鞭毛，如空肠弯曲菌。③丛毛菌。菌体一端或两端有一丛鞭毛，如铜绿假单胞菌。④周毛菌。菌体周身遍布许多鞭毛，如伤寒沙门菌。

3. 菌毛

许多革兰氏阴性菌和少数革兰氏阳性菌菌体表面附着有极其纤细的蛋白性丝状物，这称为菌毛（pilus）。菌毛比鞭毛更细、更短而直。其化学组分是菌毛蛋白，与细菌的运动无关。菌毛在普通光学显微镜下看不到，必须用电子显微镜观察。菌毛分为普通菌毛和性菌毛两种。

（1）普通菌毛。普通菌毛遍布菌体表面，具有黏附的作用，细胞借此黏附于宿主消化道、呼吸道和泌尿生殖道的黏膜上皮细胞，与致病性密切相关。具有普通菌毛的细菌，黏附能力强；不具有普通菌毛的细菌则容易通过肠蠕动或尿液冲洗作用而被排出体外。

（2）性菌毛。少数革兰氏阴性菌具有性菌毛。数量少，一个细菌只有 1～4 根。比普通菌毛长而粗，中空呈管状。性菌毛由质粒携带的一种被称为致育因子的基因编码，又被称"F菌毛"。带有性菌毛的细菌称为"F⁺菌"，无性菌毛的为"F⁻菌"。当F⁺菌与F⁻菌相遇时，F⁺菌的性菌毛与F⁻菌的相应性受体相结合，F⁺菌体内的遗传物质可通过中空的性菌毛传入F⁻菌体内。

4. 芽孢

某些革兰氏阳性细菌在一定的环境条件下，细胞质脱水浓缩，在菌体内部形成一个圆形或卵圆形小体，这称为芽孢（spore）。芽孢形成后仍含有核质、酶和合成菌体的结构，可以保存细菌的全部生命活性。但因为芽孢代谢过程减慢、分裂繁殖停止，所以芽孢是细菌的休眠状态。与芽孢相比，未形成芽孢而具有繁殖能力的菌体可被称为繁殖体。在营养供应充足，并有热、酸等刺激物作用下，芽孢皮质肽聚糖被自溶酶溶解，水分进入，芽孢发芽而形成新的菌体。一个细菌只形成一个芽孢，一个芽孢经发芽后也只能生成一个具有繁殖能力的细菌体。细菌数量并未增加，因而芽孢不是细菌的繁殖方式，只是细菌的休眠状态。产生芽孢的细菌都是革兰氏阳性菌。

不同细菌的芽孢的大小、形状和在菌体中的位置各不相同，具有重要的鉴别意义。例如，炭疽芽孢杆菌的芽孢为卵圆形，比菌体小，位于菌体中央；而破伤风梭菌芽孢为正圆形，比菌体大，位于顶端，呈鼓槌状。

成熟的芽孢具有多层厚膜结构（图14-8）。芽孢核心含有细菌的核质和蛋白质。核心的外层依次为内膜、芽孢壁、皮质、外膜、芽孢壳和外衣，将核心层层包裹，成为坚实的球状体，常致密，对热力、干燥、辐射、化学消毒剂等理化因素均有强大的抵抗力，可耐100℃沸水数小时。芽孢并不直接引起疾病，但转化为繁殖体后就能迅速大量繁殖而致病。杀灭芽孢最可靠的方法是高压蒸汽灭菌法。

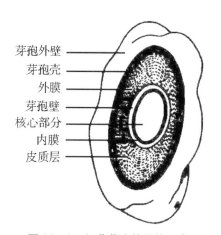

图14-8 细菌芽孢的结构示意

芽孢抵抗力强的原因有：①芽孢有多层致密的膜结构，起了保护作用，化学药物和紫外线不易透入。②芽孢含水量少，约占菌体的40%，蛋白质遇热不易凝固变性。③芽孢核心和皮质中含有大量耐热的吡啶二羧酸（DPA）钙盐，是芽孢独有的成分，在细菌繁殖体中则不存在。芽孢中的酶类与DPA结合后，即能获得对热的高度抵抗力。

（三）细菌的形态与结构的检查方法

1. 显微镜放大法

（1）普通光学显微镜。普通光学显微镜是细菌形态学检查中最常用的方法，一般细菌的大小约为 1 μm。使用油镜放大 1 000 倍，可观察细菌形态与结构。

（2）电子显微镜。电子显微镜是以电子流代替光线，以电磁圈代替放大透镜的放大仪器。电子的波长极短，约为 0.005 nm，能分辨 1 nm 的微粒。借助电子显微镜可观察细菌内部的超微结构。

2. 不染色标本检查法

细菌标本不经染色，用悬滴法或压片法，直接以显微镜或暗视野显微镜观察，可看到活菌形态的轮廓、动力和繁殖方式等。因细菌是无色半透明体，若直接观察，不能清晰地观察其形态。不染色标本检查法一般只用于观察细菌的运动。

3. 染色标本检查法

由于细菌的等电点在 pH 为 2～5，在近于中性的环境中多带负电荷，易与带正电荷的碱性染料结合。在染色过程中为增加染料和细菌的亲和力，常加入媒染剂。媒染剂本身不是染料，但可促进或增强染料和被染物的结合力。常用的细菌染色法如下：

（1）单染色法。仅用一种染料进行染色，如美蓝染色法。用此法可把各种细菌染成一种颜色，可观察细菌的大小、形态与排列。

（2）鉴别染色法。用两种以上的染料染色，将不同细菌染成不同的颜色，既能观察细菌的大小、形态与排列，还能鉴别细菌不同的染色性。常用的有革兰氏染色法和抗酸染色法。

A. 革兰氏染色法（Gram stain）。革兰氏染色法是丹麦细菌学家革兰氏所发明，应用广泛，是细菌学上最经典的染色方法。通过革兰氏染色法可以将细菌染成紫色的革兰氏阳性（G⁺）菌和红色的革兰氏阴性（G⁻）菌两大类。

B. 抗酸染色法（acid-fast stain）。借助抗酸染色法可鉴别抗酸性杆菌和非抗酸性杆菌。结核分枝杆菌、麻风分枝杆菌等抗酸性杆菌可被染成红色，而非抗酸性细菌则被染成蓝色。

C. 特殊染色法。对于细菌的特殊结构（如鞭毛、荚膜、芽孢以及细胞壁、异染颗粒等），用上述染色法不易着色，必须用特殊染色法才能着色。

三、细菌的生理

（一）细菌的理化性状

1. 细菌的化学组成

细菌的化学组成包括水、无机盐、蛋白质、糖类、脂质和核酸等。水占菌体重量的75%～90%。除水外的其他成分（包括蛋白质、糖类、脂类、核酸、无机盐等）中，以蛋白质含量最多。细菌还有一些特有的化学成分，如肽聚糖、磷壁酸、二氨基庚二酸、吡啶二羧酸等，这些物质在真核生物细胞中至今未发现。

2. 细菌的物理性状

（1）光学特性。细菌是半透明体，可以吸收和折射光线，细菌的悬液呈现混浊状，浊度与细菌量呈正相关。通过比浊法或分光光度计可以粗略地估计细菌的数量，同时可用相差显微镜观察其形态和结构。

（2）表面积。细菌的体积微小，相对表面积较大，有利于细菌与外界进行物质交换。例如，葡萄球菌的直径约为 1 μm，其 1 cm³ 体积的表面积可达 60 000 cm²；而直径为 1 cm 的生物体，每 1 cm³ 体积的表面积仅为 6 cm²，两者有 10 000 倍的差距。如此大的表面积使细菌的代谢旺盛，繁殖非常迅速。

（3）带电现象。细菌的蛋白质由兼性离子氨基酸组成。G⁻ 菌的等电点 pH 为 4～5，而 G⁺ 菌的等电点 pH 为 2～3。因此，在近中性或弱碱性环境中，G⁻ 菌和 G⁺ 菌均带负电荷，G⁺ 菌所带的电荷更多。细菌的这种带电现象与细菌的染色反应、凝集反应、抑菌和杀菌作用等密切相关。

（4）半透性。细菌的细胞壁和细胞膜都具有半透性的特点，允许水及部分小分子物质自由通过，可以更好地吸收营养和排出代谢产物。

（5）渗透压。细菌具有高渗透压性。例如，G⁺ 菌的渗透压高达 20～25 个大气压，G⁻ 菌的为 5～6 个大气压。

（二）细菌的营养与生长繁殖

1. 细菌的营养类型

细菌的营养类型分为自养菌和异养菌两大类。

（1）自养菌（autotroph）。这种类型的细菌以无机物作为原料，它们可以利用二氧化碳作为碳源，利用氮气和硝酸根等作为氮源，进而合成菌体成分。如果所需的能量来自无机物的氧化，该自养菌被称为化能自养菌（chemotroph）；如果通过光合作用获得能量，该自养菌被称为光能自养菌（phototroph）。

（2）异养菌（heterotroph）。这种类型的细菌必须以多种有机物为原料，需要利用蛋白质、糖类等，才能合成菌体成分，以此获得能量。如果以动植物尸体、腐败食物等作为营养物质，该异养菌被称为腐生菌（saprophyte）；如果寄生于活体内，从宿主的有机物获得营养物质，该异养菌被称为寄生菌（parasite）。几乎所有的病原菌都是异养菌，大部分属寄生菌。

2. 细菌摄取营养的机制

细菌具有半透膜性质的细胞壁和细胞膜，水和水溶性物质通过半透膜结构进入细胞内；蛋白质和多糖等大分子物质，经过其产生分泌的胞外酶分解成小分子物质才能被吸收。细菌摄取营养的机制有被动扩散和主动转运。

（1）被动扩散。被动扩散是指营养物质从浓度高的一侧向浓度低的一侧扩散，浓度梯度构成其驱动力，不需要能量参与。这个过程中，不需要任何细菌组分的参与帮助，营养物质便可以进入细胞质内，这个过程被称为简单扩散。利用细菌细胞的某些特异性蛋白作为辅助或促进营养物质的跨膜转运被称为易化扩散。例如，甘油的转运属于易化扩散，需要被甘油激酶催化，形成磷酸甘油才能在菌体内积累。

（2）主动转运。主动转运是营养物质从浓度低的一侧向浓度高的一侧转运，需要能量参与，是细菌吸收营养物质的主要方式。

各种细菌转运营养物质的方式往往不同。即使是同一种物质，不同细菌的摄取机制也有所不同。

3. 细菌生长繁殖的条件

1) 充足的营养物质。

（1）水。水是组成细菌的重要成分之一，也是细菌生长繁殖过程中需要的物质之一。营养物质的吸收、渗透、分泌、排泄及代谢过程均需要在有水的条件下进行。

（2）碳源。碳源用于合成菌体的糖类、脂类、蛋白质和核酸等，并为细菌代谢提供能源。病原菌的碳源主要来源为糖类物质。

（3）氮源。氮源用于合成菌体的蛋白质、酶和核酸等。病原菌氮源的主要来源是蛋白质及其水解产物，如蛋白胨、氨基酸等。

（4）无机盐类。细菌需要钾、钠、钙、镁、硫、磷等无机盐，无机盐构成菌体成分、构成酶的组分并维持酶的活性、参与能量的储存和转运、调节细胞渗透压和酸碱平衡等。某些元素与细菌的生长繁殖和致病性相关。

（5）生长因子。有些细菌生长还需要其自身不能合成的有机化合物，主要是 B 族维生素，如核黄素、生物素、硫胺素、泛酸等。它们主要作为构成某些辅酶或酶辅基的组分。

2) 适宜的酸碱度。

一般每个细菌都有一个相对可生长的 pH 范围，大多数病原菌在 pH 为 7.2～7.6 的条件下，细菌的酶活性强，生长繁殖旺盛，这是最适合生长的 pH 范围。个别细菌的嗜碱性明显。例如，霍乱弧菌在 pH 为 8.4～9.2 条件下生长最好，结核分枝杆菌最适宜生长条件是 pH 为 6.5～6.8。

3) 合适的温度。

不同的细菌对温度的要求不同。嗜冷菌的生长温度范围是 -5～30 ℃，最适合的温度是 10～20 ℃；嗜温菌的生长温度范围是 10～45 ℃，最适合温度是 20～40 ℃；嗜热菌的生长温度范围是 25～95 ℃，最适合温度是 50～60 ℃。大多数病原菌生长最适温度为 37 ℃，与人类的体温相似。

4) 必要的气体环境。

病原菌生长繁殖需要的气体是氧和二氧化碳。一般细菌在代谢过程中自身产生的二氧化碳即可满足需要。有些细菌（如脑膜炎奈瑟菌、淋病奈瑟菌、牛布鲁菌等）在初次人工培养时，5%～10% 的二氧化碳才能让其生长。根据各种细菌对氧气的需要程度，细菌可分为 4 类。

（1）专性需氧菌（obligate aerobe）。这类细菌有完善的酶系统，需要分子氧作为最后的受氢体以完成呼吸作用。在无游离氧的环境中不能生长，如结核分枝杆菌。

（2）微需氧菌（microaerophilic bacterium）。这类细菌在低氧压（5%～6%）下生长良好，高氧压（>10%）对其有抑制作用，如空肠弯曲菌等。

（3）兼性厌氧菌（facultative anaerobe）。这类细菌在有氧或无氧环境中均能生长，在无氧环境中生长较好，大多数病原菌属于此类，如葡萄球菌。

（4）专性厌氧菌（obligate anaerobe）。这类细菌缺乏完善的呼吸酶系统，只能进行无氧发酵，它们不能利用分子氧，而且游离氧对其有毒性作用，如破伤风梭菌。

专性厌氧菌在有氧环境中不能生长，可能的原因为：①缺乏氧化还原电势高的呼吸酶，如细胞色素酶和细胞色素氧化酶等。在有氧的环境中培养基中的营养物质为氧化型，电势较高。在氧化还原过程中，电势高的物质可氧化电势低的物质，反之不能。细菌必须具有电势比它们更高的呼吸酶如细胞色素酶和细胞色素氧化酶，才能氧化环境中的营养物质。专性厌氧菌缺乏这类高电势呼吸酶，所以在有氧环境中不能生长。②缺乏分解有毒氧基团的酶。细菌在有氧环境中代谢时，常产生具有强烈杀菌作用的超氧离子（O_2^-）和过氧化氢（H_2O_2）。需氧菌有超氧化物歧化酶和触酶。前者将超氧离子还原成过氧化氢，后者将过氧化氢分解为水和分子氧。有的细菌则产生过氧化物酶（peroxidase），将 H_2O_2 还原成无毒的水分子。专性厌氧菌缺乏这 3 种酶，故在有氧时受有毒氧基团的影响，就不能生长繁殖。

4. 细菌繁殖的方式与速度

细菌繁殖方式为以二分裂方式无性繁殖，在适宜条件下，繁殖速度极快，多数细菌只需 20～30 min 即可分裂 1 次，这被称为一代（个别细菌分裂缓慢，如结核分枝杆菌繁殖一代，需要 12～24 h）。但是细菌的繁殖不可能始终保持很高的速度，而是有一定的规律（图 14－9）。

细菌的生长繁殖分 4 个时期：①迟缓期（lag phase）。一般为最初培养的 1～4 h，是细胞适应新环境，为繁殖做准备的阶段。此时细菌代谢活跃，体积增大，但不分裂，菌数不增加。②对数期（logarithmic phase）。培养至 8～18 h，细菌生长繁殖迅速，菌数按几何级数增长，细菌数目呈对数直线上升。此期中细菌的形态、大小、染色性典型，对抗生素敏感。研究细菌最好选用此期的细菌。③稳定期（stationary phase）。由于培养环境中营养物质大量消耗，代谢产物积累及 pH 的改变，细菌生长繁殖速度下降，繁殖数与死亡数趋于平衡。细菌形态与生理特性发生变化。细菌的代谢产物、抗生素及芽孢等多在此期产生。④衰亡期（decline phase）。细菌繁殖减慢或停止，死菌数迅速超过活菌数。

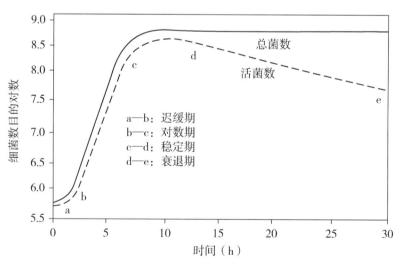

图 14－9　细菌的生长曲线

（三）细菌的新陈代谢

细菌的新陈代谢包括分解代谢和合成代谢。分解代谢是将复杂的营养物质降解为简单的化合物，为合成菌体组分提供原料和能量。合成代谢是将简单的小分子化合物合成复杂的菌体组分，以保证细菌的生长繁殖。

1. 细菌的分解代谢产物及生化反应

细菌的分解代谢产物因各种细菌所具有的酶不完全相同而有所差异，可借此鉴定细菌。其代谢产物可通过生化试验的方法检测，通常被称为细菌的生化反应。

1）糖类代谢及分解产物。

绝大多数细菌都能利用糖类生成丙酮酸，进一步因细菌的酶及环境不同，生成的中间及终末产物各异，有的产酸或产气，有的生成醇类。

（1）糖发酵试验。不同细菌分解糖类的能力和代谢产物不同。例如，大肠埃希菌能发酵乳糖和葡萄糖，而伤寒沙门菌只能发酵葡萄糖。又如大肠埃希菌有甲酸解氢酶，能将发酵糖类生成的甲酸进一步分解为二氧化碳和氢气，故产酸并产气，以"⊕"表示；而伤寒沙门菌缺乏该酶，发酵葡萄糖仅产酸不产气，以"＋"表示。

（2）VP 试验。大肠埃希菌和产气杆菌均能发酵葡萄糖，产酸产气。但产气杆菌能使丙酮酸脱羧，生成中性的乙酰甲基甲醇。乙酰甲基甲醇在碱性溶液中被空气中的分子氧所氧化，生成二乙酰；二乙酰与培养基中含胍基的化合物发生反应，生成红色化合物，VP试验结果呈阳性。而大肠埃希菌不能生成乙酰甲基甲醇，故 VP 试验结果呈阴性。

（3）甲基红试验：在 VP 试验中，产气杆菌分解葡萄糖产生的二分子酸性的丙酮酸转变为一分子中性的乙酰甲基甲醇，故最终的酸类较少，培养液的 pH 大于5.4；以甲基红作指示剂时溶液呈橘黄色，甲基红试验结果呈阴性。大肠埃希菌分解葡萄糖时，丙酮酸不转变为乙酰甲基甲醇，故培养液酸性较强，pH 不大于4.5，甲基红指示剂呈红色，甲基红试验结果呈阳性。

2）蛋白质代谢及分解产物。

（1）吲哚（靛基质）试验。有些细菌（如大肠埃希菌、变形杆菌、霍乱弧菌等）能分解培养基中的色氨酸生成吲哚（靛基质）。但因靛基质无色，不能观察，若在培养物中加入靛基质试剂（对二甲基氨基苯甲醛），则与吲哚结合生成玫瑰吲哚显红色，吲哚试验结果呈阳性。

（2）硫化氢试验。有些细菌（如变形杆菌、乙型副伤寒沙门菌等）能分解胱氨酸、甲硫氨酸等含硫氨基酸，生成硫化氢。若与醋酸铅或硫酸亚铁发生反应，则生成黑色的硫化铅或硫化亚铁。

（3）尿素酶试验。变形杆菌有尿素酶，能分解培养基中的尿素而产生氨，使培养基的碱性增加，用酚红指示剂检测时呈红色，尿素酶试验结果呈阳性。沙门菌无尿素酶，其培养基与苯酚红指导剂不发生化学反应，尿素酶试验结果呈阴性。

3）枸橼酸盐利用试验。

某些细菌（如产气杆菌）能利用枸橼酸盐作为唯一的碳源，可分解枸橼酸盐生成苯酚盐，并分解培养基中的铵盐而生成氨，使培养基由酸性变为碱性，从而使培养基中的指示剂溴麝香草酚蓝由淡绿色转为深蓝色，枸橼酸盐利用试验（citrate utilization test）结果呈阳性。大肠埃希菌不能利用枸橼酸盐作为唯一碳源，在该培养基上不能生长，培养基颜色不改变，枸橼酸盐试验结果呈阴性。

细菌的生化反应对鉴别细菌有重要作用。吲哚（I）试验、甲基红（M）试验、VP（V）试验、枸橼酸盐利用（C）试验4种试验常用于鉴定肠道杆菌，合称为IMVC试验。大肠埃希菌、产气杆菌对这4种试验的结果分别为：大肠埃希菌的是阳性、阳性、阴性和阴性，而产气杆菌则为阴性、阴性、阳性和阳性。

现代临床细菌学方法已普遍采用微量、快速的生化鉴定手段，将从临床标本分得的纯培养物加至事先加有多种相应底物和指示剂的微孔板，经数小时的短期培养即可得到准确的鉴定结果。

2．细菌的合成代谢产物

细菌除合成菌体自身成分外，同时还合成一些其他代谢产物。

（1）热原质（pyrogen）。热原质也被称为致热源，是由细菌（多数是革兰氏阴性菌）合成的一种物质，注入人体或动物体后能引起发热反应，故名热原质。革兰氏阴性菌热原质的组分其实是细胞壁的脂多糖组分。革兰氏阳性菌则是一种致热多糖。热原质对温度的耐受性强，高压蒸气灭菌121 ℃下20 min亦不被破坏。用吸附剂和特殊石棉滤板可除去液体中的大部分热原质。蒸馏法效果更好，玻璃器皿须在250 ℃高温下干烤30 min或在180 ℃干烤2 h，热原质才会被破坏。因此，在制备和使用注射药剂过程中应严格遵守无菌操作，防止细菌污染。

（2）毒素和侵袭性酶。细菌产生的毒素有外毒素和内毒素两类。外毒素是蛋白质，主要在细菌生长繁殖过程中释出；产毒菌大多为革兰氏阳性菌，少数是革兰氏阴性菌。内毒素存在于革兰氏阴性菌的胞壁中，即脂多糖，当菌体死亡崩解后才游离出来。外毒素毒性强于内毒素。

某些细菌还能产生具有侵袭性的酶，可损伤机体组织，促进细菌的侵袭、扩散，如产气荚膜梭菌的卵磷脂酶、链球菌的透明质酸酶等。

（3）色素。某些细菌在营养丰富、氧气充足、温度适宜时，能产生不同颜色的色素。细菌色素有两种。一种为水溶性色素，能弥散至培养基等周围环境中。例如，铜绿假单胞菌产生的色素可使培养基呈现绿色，其感染的脓液及纱布等敷料也均带绿色。另一种为脂溶性色素，只存在于菌体，不扩散至含水的培养基中。例如，金黄色葡萄球菌产生的色素只使其菌落显色，培养基的颜色不变。细菌色素有助于鉴别细菌。

（4）抗生素。抗生素是指由某些微生物在代谢过程中产生的一类化学物质，能抑制或杀死某些病原微生物和肿瘤细胞。抗生素大多由放线菌和真菌产生，由细菌产生的少，只有多黏菌素、杆菌肽数种。

（5）细菌素。细菌素是指某些细菌产生的一类具有抗菌作用的蛋白质。与抗生素不同的是，细菌素的作用范围狭窄，仅对与产生菌有近缘关系的细菌有杀伤作用。例如，大肠埃希菌产生的细菌素被称为大肠菌素，只作用于同种或遗传学上相近种的菌株。细菌素的这种狭谱作用特性，可被用来进行某些细菌的分型，但无治疗意义。

（6）维生素。细菌能合成某些维生素，除供自身所需外，还能分泌至周围环境中。例如，人体肠道内大肠埃希菌合成的维生素 B_6、维生素 B_{12}、维生素 K_2 等，人体可吸收利用。用抗生素杀灭肠道的大肠埃希菌，可引起人体的维生素 B、维生素 K 等缺乏症。

（四）细菌的人工培养

人工培养细菌对细菌感染性疾病的诊断与治疗，以及生物制品的研制等具有实际意义。

1. 培养基（culture medium）

培养基是用人工方法将适合于细菌需要的各种营养物质在无菌的条件下配制而成的营养基质。培养基中含有细菌必需的营养物质（如碳源、氮源、无机盐、生长因子、水等），pH 一般为 7.2～7.6，经灭菌后即可使用。培养基的分类如下：

（1）基础培养基。含细菌所需的基本营养成分，能满足一般细菌生长繁殖的需要。最常用的是肉汤培养基，为液体培养基，其成分是牛肉浸膏或肉汤、蛋白胨、氯化钠、水等。若在肉汤中加入 2%～3% 琼脂，可制成固体琼脂培养基。琼脂是由海藻中提取的多糖类，加热至 100 ℃时可溶解，冷却至 45 ℃时即可凝固，是一种良好的赋形剂。若在肉汤中加入 0.2%～0.5% 的琼脂，可制成半固体培养基。

（2）营养培养基。在基础培养基中加入葡萄糖、血液、血清、酵母浸膏等物质，专供营养要求较高的或有特殊需求的细菌生长，为营养培养基。血琼脂培养基是常用的营养培养基。

（3）选择培养基。利用不同细菌对某些化学物质敏感性的差异，在培养基中加入一定量的化学物质，抑制某些细菌的生长，利于另一些细菌的繁殖，这类培养基被称为选择培养基，可用于选择目的菌。例如，SS 培养基含有胆盐、枸橼酸、煌绿等能抑制革兰氏阳性菌及大肠埃希菌的生长的物质，同时，煌绿对沙门菌、志贺菌属等革兰氏阴性致病菌具有刺激生长的作用，因此，常用于肠道病原菌的分离选择培养。

（4）鉴别培养基。利用各种细菌分解糖和蛋白质的能力不同，在培养基中加入作用底物和指示剂。细菌在此类培养基中生长后，分解不同底物产生不同物质。用化学方法检测，从而达到鉴别细菌的目的，如糖发酵管、中国蓝培养基等。

（5）厌氧培养基。专性厌氧菌须在无氧环境中才能生长，进行厌氧培养一般采用两种方法：一是将细菌接种在普通的营养培养基上，然后置于无氧环境中培养，如厌氧袋、厌氧罐、厌氧箱。另一种为厌氧培养基培养法，在培养基中加入还原性物质或还原剂以降低培养基的氧化还原电位。接种细菌后在培养基表面覆盖凡士林或用石蜡封闭，以免外界空气进入，使培养基本身成为无氧环境，如疱肉培养基。

2. 细菌在培养基中的生长现象

将细菌接种到培养基中，置于 37 ℃培养箱中培养 18～24 h 后，即可观察到生长现象。生长缓慢的细菌的培养时间须相应延长，方能看到生长现象。

1）细菌在液体培养基中的生长现象。

细菌在液体培养基上的生长现象有 3 种，分别是：菌膜生长、沉淀生长和均匀混浊生长的生长方式。兼性厌氧菌往往呈现均匀混浊的生长方式。

2）细菌在固体培养基上的生长现象。

用划线分离法将细菌接种在琼脂平板培养基表面，经过 18～24 h 培养后，由单个细菌繁殖形成的肉眼可见的细菌集团被称为菌落（colony）。一个菌落是由一个细菌繁殖而来，故该法可用作纯种的分离。菌落的大小、形状、色泽、边缘、透明度、凹凸、湿润度和溶血现象，可因细菌的种类和所用的培养基不同而有差异。菌落的特征是鉴别细菌的重要依据之一。当细菌在固体培养基表面密集生长时，多个菌落融合形成菌苔。

（1）光滑型菌落（smooth colony，S 型菌落）。这种类型菌落的表面光滑、湿润，边缘整齐。新分离的细菌多数呈现这种菌落性状。

（2）粗糙型菌落（rough colony，R 型菌落）。这种类型的菌落表面粗糙、干燥，有时呈现皱纹或颗粒状。R 型菌落多数由 S 型菌落变异而来。但也有少数细菌新分离的毒力菌株本身就是 R 型菌落。

（3）黏液型菌落（mucoid colony，M 型菌落）。这种类型的群落黏稠、有光泽，呈水珠样。有厚荚膜或黏液层的细菌菌落多呈现此种类型。

3）细菌在半固体培养基上的生长现象。

细菌在半固体培养基中生长时，因培养基中琼脂含量少、硬度低，有鞭毛的细菌可沿穿刺线生长并向四周游动扩散，使培养基呈混浊状，穿刺线模糊不清。无鞭毛的细菌只沿穿刺线生长，而穿刺线周围的培养基仍透明澄清。因此，半固体培养基可用作检查细菌有无鞭毛和动力。

（五）细菌的命名原则

细菌属于原核细胞型微生物，分类层次和其他生物的相同，也是界、门、纲、目、科、属（genus）、种（species）。种是细菌的基本分类单位，生物学性状基本相同的细菌群构成菌种。性状相同的若干菌种构成属。同一种细菌的性状基本相同，但某些方面有差异时，差异明显的称为亚种（subspecies）或变种（variety）；差异微小的称为型（type），如根据抗原结构的差异分为各血清型。将不同来源的同种细菌称为菌株（strain）。

细菌的命名采用拉丁文双名法，每个菌名由两个拉丁字组成。例如，大肠埃希菌拉丁名为 *Escherichia coli*，前字第一字母大写为属名；后字均小写是种名。

四、细菌的遗传与变异

在一定的环境条件下，细菌的形态、结构、代谢、毒力、抗原性及对药物的敏感性等性状相对稳定，并能代代相传，子代与亲代表现为相似性，这种现象被称为遗传（heredity）。若子代与亲代之间存在不同程度的差异，这种现象被称为变异（variation）。遗传使细菌的生物学性状保持相对稳定，以维持其种属的繁衍；变异可使细菌产生变种和新种，有利于细菌的生存和进化。

（一）细菌的变异现象

细菌可自发地或人为地发生变异，其变异现象或变异发生的机制均是多样的。

1. 形态上的变异

在异常环境中（如含青霉素、氯化锂等药物，或在陈旧的培养物中），正常的细菌形态、大小发生变异。

2. 结构与抗原性的变异

（1）荚膜。有荚膜的细菌在特定条件下可丧失形成荚膜的能力。例如，炭疽芽孢杆菌在动物体内或某些特殊的培养基中可形成荚膜，而在普通培养基中不能形成荚膜。

（2）鞭毛。有鞭毛的细菌在某种培养条件下，可以失去鞭毛。鞭毛抗原被称为"H"抗原，菌体抗原被称为"O"抗原。"H→O"变异是指由有鞭毛到无鞭毛的变异，细菌失去运动性的同时，也失去 H 抗原。

（3）芽孢。能形成芽孢的细菌，在一定条件下可丧失其形成芽孢的能力。例如，将炭疽芽孢杆菌长时间培养于 43 ℃温度下，炭疽芽孢杆菌可丧失形成芽孢的能力，其毒力也相应减弱。

3. 菌落变异

常见的细菌菌落有两种类型，即光滑型（S 型）和粗糙型（R 型）。细菌的菌落从光滑型变为粗糙型时，被称为 S→R 变异。在正常情况下，较少出现 R→S 的回归变异。

4. 毒力变异

细菌的毒力有增强或减弱的变异。让细菌连续通过易感动物，可使其毒力增强。将细菌长期培养于不适宜的环境中或反复通过不易感的动物时，可使其毒力减弱。

5. 营养缺陷型的变异

当细菌失去合成某种生长因子的能力时，所发生的变异型被称为营养缺陷型。例如，一般的大肠埃希菌能在培养基中以铵盐为氮源来合成色氨酸而生长，但营养缺陷型的大肠埃希菌只在含有它需要的色氨酸的培养基中才能生长。这种变异菌株对研究细菌代谢产物的生物合成途径，以及作为杂交、转化、转导等研究中的标记菌种均有重要意义。

6. 抗药性的变异

细菌对许多抗菌药物敏感，但在使用某些药物治疗疾病过程中，抗菌药物的疗效逐渐降低，甚至无效。这是由于细菌对该种药物产生抵抗力，这种现象被称为耐药性变异。

（二）细菌遗传变异的物质基础

1. 细菌染色体

细菌染色体是一个环状双螺旋 DNA 长链，在细菌内呈超螺旋形式并缠绕成团。细菌的 DNA 也按碱基配对原则进行复制。复制过程中子代 DNA 碱基若发生变化，就会使子代发生变异而出现新的性状。

2. 质粒

质粒存在于胞质中，是细菌内染色体外的遗传物质，也是双股、闭合环状双螺旋 DNA。但有时质粒也可以呈线状或超螺旋状，可以自身复制。

质粒不是细菌生命活动所必需的，可以自行丢失（频率为 $10^{-8} \sim 10^{-2}$），或者经人工处理而消除。质粒还可以从一个细菌转移至另一个细菌，携带的性状也随之转移。质粒既可以通过性菌毛的接合而转移，也可以通过以噬菌体为载体或直接进入另一个细菌而转移。

医学上重要的质粒有：①致育质粒或 F 质粒，编码有性生殖。有 F 质粒的细菌有性菌毛，为雄菌；无 F 质粒的细菌无性菌毛，为雌菌。②毒力质粒或"Vi"质粒，编码细菌毒力。③"R"质粒或耐药性因子，决定细菌对抗生素或重金属盐类的耐药性。④"Col"质粒，决定大肠埃希菌产生大肠菌素。

3. 噬菌体

噬菌体是感染细菌、真菌、放线菌及螺旋体等微生物的病毒，具有病毒的基本特性。

根据噬菌体和宿主菌的关系可以将噬菌体分为毒性噬菌体和温和噬菌体。

1）噬菌体生物学性状。

电子显微镜下可见噬菌体呈现蝌蚪形、微球形和细杆状。蝌蚪形噬菌体由头部和尾部两大部分构成。头部呈六边立体对称，尾部由尾髓、尾鞘、尾板、尾刺和尾丝等构成（图14－10）。噬菌体的化学组成主要有核酸和蛋白质。核酸是噬菌体的遗传物质，位于噬菌体头部内部。噬菌体头部的衣壳和尾部结构包括尾部的尾髓、尾鞘、尾板、尾刺和尾丝等结构，这些均由蛋白质构成，起到保护的作用。噬菌体的核酸有 DNA 或 RNA，因此，噬菌体分为 DNA 噬菌体和 RNA 噬菌体。噬菌体具有一定的抗原性，可以刺激机体产生相应的抗体。此抗体有一定抵抗噬菌体的侵袭作用，不过，对已经吸附或是已经侵入细胞内的噬菌体的作用甚微。噬菌体的抵抗力比一般细菌繁殖体的强，在 70 ℃下作用 30 min 仍能存活。但其对紫外线敏感，一般紫外线照射 10～15 min 可使其失活。

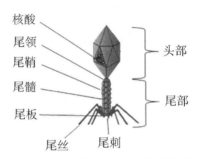

核酸
尾领
尾鞘
尾髓
尾板
尾丝　尾刺
头部
尾部

图 14－10　蝌蚪形噬菌体结构模式

2）毒性噬菌体（virulent phage）。

能在敏感细菌中增殖并引起细菌裂解的噬菌体，被称为毒性噬菌体。该噬菌体以复制方式在宿主菌细胞内增殖，以及裂解细菌的过程被称为溶菌周期。增殖过程包括吸附、穿入、生物合成、组装和释放等阶段。

（1）吸附。噬菌体通过表面蛋白结构与相应宿主菌表面相应受体相结合，从而有效地吸附到宿主菌表面。蝌蚪形噬菌体主要通过尾丝和尾刺与相应受体结合完成吸附作用。

（2）穿入。蝌蚪形噬菌体吸附于宿主菌后，利用尾部末端的溶菌酶破坏宿主菌细胞壁形成小孔，再通过尾鞘的收缩，将头部的核酸注入菌体细胞内。微球形与细杆形噬菌体可以通过融合的方式，脱壳后核酸进入菌体细胞内。

（3）生物合成。噬菌体核酸进入宿主菌细胞后，一方面复制出大量子代噬菌体所需要的核酸，另一方面通过转录、翻译成子代噬菌体所需的蛋白质、酶等成分。

（4）组装。成熟子代噬菌体所需的蛋白质与核酸分别合成后，便在宿主菌细胞质中开始装配成完整的成熟噬菌体。

（5）释放。当装配成熟的子代噬菌体达到一定量时，开始裂解宿主菌细胞释放出子代噬菌体，子代噬菌体又可开始感染新的宿主菌。

噬斑（plaque）是指在固体培养基上，将适量的噬菌体和宿主菌液混合接种培养后，培养基表面可出现透亮的溶菌空斑。每个噬斑是由一个噬菌体复制增殖并裂解宿主菌后形成的。通过噬斑计数，可测知一定体积内的噬斑形成单位（plaque forming units，PFU）数目，此数目也是噬菌体的数量。在液体培养基中，噬菌体裂解宿主菌而使菌液变澄清。

3）温和噬菌体。

感染细胞后不增殖，不引起宿主菌裂解，而是将其基因整合于细菌染色体中，随宿主菌的 DNA 复制而复制，并随宿主菌的分裂而传代的噬菌体被称为温和噬菌体。温和噬菌体有溶原性周期和溶菌性周期。温和噬菌体有 3 种存在状态：①游离的具有感染性的噬菌体颗粒；②宿主菌细胞质内类似质粒形式的噬菌体核酸；③前噬菌体。整合在细菌染色体上的噬菌体核酸即为前噬菌体。带有前噬菌体的细菌被称为溶原性细菌（lysogenic bacterium）。前噬菌体有时会自发地或在某些理化因素的刺激下脱离宿主菌染色体而进入溶菌周期，从而裂解宿主菌。

（三）细菌变异的发生机制

细菌的遗传性变异，主要通过基因突变、基因的转移与重组两种方式实现。

1. **基因突变（gene mutation）**

突变包括基因突变和染色体突变两种。基因突变由个别碱基的置换、插入或缺失引起。影响一个或几个基因的改变，被称为点突变。染色体突变由大段的转位因子的转位引起，同时涉及许多基因的改变，经常导致细菌的死亡。细菌突变的规律如下：

（1）可以自发突变，也可以诱发突变。自发突变是指细菌在外界条件下不经人工处理而自然发生的变异。突变率一般为 $10^{-9} \sim 10^{-8}$。诱发突变是用人工方法诱导细菌产生的突变。能够诱导细菌产生变异的因素有高温、X 射线、γ 射线、紫外线等物理因素，以及金属离子、化学试剂、抗生素和药物等化学因素。

（2）突变与选择。突变是随机的，不定向的。细菌突变所产生的突变株极少，存在于未突变的细菌群体中，常因难于大量繁殖而可能被淘汰。只有当未变异的细菌在不适宜生长繁殖而突变株能繁殖的条件下，突变株才有机会被选择出来。影印培养法可证明耐药菌是自发产生的，由抗生素将其选择出来。将少量细菌涂布在琼脂平板上，待细菌长成分散的单个菌落后，取一块包有无菌丝绒的压模，在琼脂平板表面轻轻按印，丝绒表面即粘有细菌菌落的印迹。将此丝绒压模按印在另一个含抗生素的琼脂平板表面，经培养后可见平板上有个别耐药菌菌落生长。根据含抗生素平板上耐药菌菌落的位置，可在原来无抗生素的平板上找出相应的菌落。这些菌落中的细菌从未接触过抗生素，但对抗生素已有抗性（图 14 - 11）。此实验证明突变是自发的、随机的；突变是在接触抗生素之前就已经发生，抗生素只是起筛选作用，而不是起诱导作用。

（3）转位因子与突变。转位因子是细菌基因组中能改变自身位置的一段 DNA 序列。转位因子从染色体的一个位置转移到另一位置，从质粒至染色体或质粒至质粒的行为称为转位。转位因子按结构与功能的不同分为两类：①插入序列（insertion sequence，IS），结构简单，仅 750 ~ 2 000 个碱基对。除插入功能外，没有其他已知功能，不带有其他遗传信息。IS 既可独立存在，也可成为转座子的一部分。②转座子（transposon，Tn），结构比较复杂，由 2 000 ~ 8 000 碱基对组成。Tn 两端的反向重复序列具有插入功能，事实上就是已知的 IS。中心序列带有遗传信息，如抗生素耐药基因、产细菌毒素基因等。这些遗传信息可随 Tn 的插入而转移引起突变或基因转移。

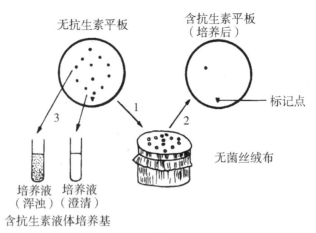

图 14 −11　影印培养示意

2. 基因转移和重组（gene transfer and recombination）

遗传物质由一个细菌（供体菌）进入另一个细菌（受体菌），使受体菌获得供体菌的某些特性，被称为基因转移。转移的基因可与受体菌基因进行重组。基因转移和重组的方式有接合、转化、转导、溶源性转换和细胞融合等方式。

1）转化（transformation）。

供体菌游离的 DNA 片段直接进入受体菌，使受体菌获得新的性状的过程，被称为转化。诱导转化的 DNA 既可以是细菌溶解后释放的，也可以是用人工方法提取而获得的。

转化现象首先是 1928 年由 Griffith 在肺炎链球菌中发现（图 14 −12）。肺炎链球菌根据其荚膜多糖抗原不同，可分为Ⅰ、Ⅱ、Ⅲ等型。用加热杀死的Ⅲ型有荚膜的肺炎链球菌（死ⅢS 型）和活的Ⅱ型无荚膜的肺炎链球菌（活ⅡR 型），分别给两组小鼠注射，小鼠均存活。将死ⅢS 型与活ⅡR 型混合在一起给小鼠注射，则小鼠死亡，并能从死鼠血中分离出活的ⅢS 型肺炎链球菌。后经 Avery（1944 年）证实，转化的本质是死菌 DNA 被活菌摄取，并能稳定地遗传给子代细菌，故小白鼠发病死亡。细菌发生转化与下列因素有关：①供体菌与受体菌的 DNA 应具有同源性，即亲缘关系愈近，转化率愈高；②受体菌应处于感受态，此时细菌表面有较多的吸附 DNA 的受体，容易吸收供体菌的 DNA 而发生转化。

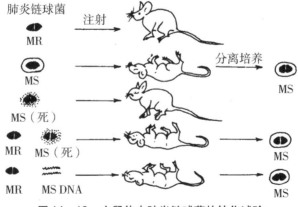

图 14 −12　小鼠体内肺炎链球菌的转化试验

2）接合（conjugation）。

供体菌通过性菌毛相互沟通，将供体菌的遗传物质（质粒或染色体）转移给受体菌。质粒有接合性质粒和非接合性质粒。接合性质粒有 F 质粒、R 质粒、Col 质粒、毒力质粒等。

（1）F 质粒的接合。F 质粒编码性菌毛。当 F^+ 菌与 F^- 菌接触时，F^+ 菌的性菌毛末端与 F^- 菌表面受体结合，菌毛缩短使两菌紧靠并沟通，F^+ 菌中 F 质粒的一条 DNA 进入 F^- 菌体内，从而使 F^- 菌获得 F^+ 菌的性状，长出性菌毛，而原来的 F^+ 菌仍为 F^+ 菌。

（2）R 质粒的接合。R 质粒上可含有一种或多种耐药性基因。R 质粒的结构分两部分，即耐药传递因子（RTF）和耐药决定因子（γ 决定因子）。耐药传递因子编码性菌毛，功能与 F 质粒相似。耐药决定因子编码对抗菌药物的耐药性。这两部分可以单独存在，也可以结合在一起成为一个复合物，但必须两部分结合在一起时，才能将耐药性转移给其他细菌。例如，金黄色葡萄球菌的 R 质粒只带有编码产生青霉素酶的耐药决定因子，而无耐药传递因子，因此，葡萄球菌不能通过接合方式直接向其他细菌传递耐药决定因子，而以噬菌体转导方式向其他细菌转移遗传物质。在肠道杆菌中，R 质粒具有上述两部分结构，则可通过接合方式转移。因此，许多细菌即使从未接触过某些药物，也可从耐药菌株直接获得 R 因子而产生耐药性。γ 决定因子上可有多个 Tn 相邻排列连接是造成多重耐药的原因。例如，Tn9 带有氯霉素耐药基因，Tn4 带有氨苄西林、磺胺、链霉素、Hg^{2+} 耐药基因，Tn5 带有卡那霉素耐药基因。每个 Tn 两端也均有可以自由结合的 IS。如果 R 质粒在传递过程中丢失，细菌的耐药性亦可随之消失。

R 质粒决定细菌产生耐药性的机理：①某些细菌的 R 质粒可编码产生各种钝化酶，如青霉素酶、头孢菌素酶等，此类酶可使 β - 内酰胺类抗生素的内酰胺环发生水解，使 β - 内酰胺类抗生素形成不具抗菌活性的化合物。②R 质粒可通过控制某些细菌的细胞膜，使其通透性发生改变，以阻止四环素、异烟肼等药物进入菌体内。③质粒控制细菌改变接受药物的作用部位。例如，链霉素的抗菌作用是通过链霉素与细胞核蛋白体上 30 S 亚单位结合，从而影响细菌蛋白质的生物合成过程。R 质粒可控制细菌 30 S 亚单位发生改变，使链霉素不能与细菌结合。因此，链霉素不能发挥杀菌作用。

3）转导（transduction）。

转导是以噬菌体为载体，将供体菌的遗传物质转移到受体菌中，使受体菌获得供体菌部分遗传性状的过程。根据噬菌体转导的性状范围，转导可分为普遍性转导和局限性转导。

对于普遍性转导，毒性噬菌体和温和噬菌体均可发生，与噬菌体裂解期相关。普遍性转导是通过进入裂解期的噬菌体为媒介，将供体菌染色体上任何一个或数个基因装入噬菌体蛋白质外壳中，转导给受体菌的过程。由于这种错误包装是随机的，许多细菌染色体片段均有同等的机会被包入噬菌体外壳蛋白，甚至质粒基因也可被包入，故这种转导被称为普遍性转导。

普遍性转导又分为完全性转导和不完全性转导。

（1）完全转导。噬菌体在转导过程中，将供体菌的 DNA 片段通过交换整合在受体菌的 DNA 中，成为受体菌的一部分，并随染色体同步复制，随细菌分裂而分配给子代菌体，使受体菌及其子代均表现出供体菌的某些性状。

（2）流产转导。噬菌体在转导过程中带出供体菌的 DNA 片段至受体菌，但未整合在受体菌的 DNA 中，仍保持游离状态，也不复制，因此，当细菌分裂时始终只有一个子代细菌保留此基因及某种性状。

局限性转导与温和噬菌体的溶源期有关。当温和噬菌体进入溶源期时，以前噬菌体形式被整合在细菌染色体的某一位置。当其自发或经诱导终止溶源状态，前噬菌体脱离细菌染色体时，脱离的碱基位置发生差错，携带出与它紧密连锁的细菌 DNA 片段，并转移、整合到受体菌中去，使受体菌获得供体菌的某种遗传性状。由于所转移的只限于供体菌 DNA 上的个别特定的基因，因此，这被称为局限性转导。例如，大肠埃希菌温和噬菌体 λ 可整合入大肠埃希菌染色体上半乳糖基因（gal）及生物素基因（bio）之间，则该噬菌体只能转导半乳糖基因或生物素基因进入这被受体菌中。金黄色葡萄球菌对青霉素、氯霉素、四环素和红霉素等的耐药性基因，也可通过噬菌体的转导，将耐药性传递给敏感菌。

4）溶源性转换（lysogenic conversion）。

侵入细菌的噬菌体在溶源期可以前噬菌体形式在细菌内与细菌的染色体发生重组，导致细菌的基因型发生改变而获得新的性状，这被称为溶源性转换。例如，无毒的白喉棒状杆菌感染了 β–棒状杆菌噬菌体后，此噬菌体以溶源状态整合到细菌中去，使无毒的白喉棒状杆菌变为产毒素的白喉棒状杆菌。当丢失 β–棒状杆菌噬菌体后，又出现无毒的白喉棒状杆菌。溶源性转换和转导不同，转导是通过噬菌体介导，将某一细菌基因转入另一个细菌中去，而溶源性转换是噬菌体将本身的基因变为细菌的基因而引起细菌性状的变异。

5）原生质融合（protoplast fusion）。

将两种不同的细菌经溶菌酶或青霉素处理失去细胞壁而变为原生质体后进行融合。聚乙二醇可促进两种原生质体间的融合。融合的双倍体细胞寿命很短，但染色体可以发生重组，可获得多种不同表型的重组融合体。融合体经培养可返回有细胞壁的细菌，从中再选出所需要的重组菌。

（四）细菌变异在医学上的意义

1. 用于细菌学诊断

在临床细菌学检验的过程中，可能出现一些变异菌株，在形态、菌落、生化反应、毒力、抗原性等方面都不典型，甚至出现细菌的 L 型，给细菌鉴定带来了一定困难。例如，金黄色葡萄球菌随着耐药菌株的增多，绝大多数菌株产生的色素也由金黄色变为灰白色。对其致病性的确定，应以血浆凝固酶为主要标准。

2. 用于疾病的治疗

抗菌药物的广泛使用使耐药菌株日益增多，尤其是 R 质粒可以通过噬菌体或性菌毛在细菌之间转移，使耐药菌株的出现更为频繁。为了提高抗菌药物的疗效，防止耐药菌株的扩散，在治疗前应从患者体内分离致病菌，并做细菌的药物敏感试验，根据试验结果选用敏感药物，并达到足够剂量，才能达到满意的治疗效果。对于需要长期用药的某些慢性传染病患者，应考虑将几种药物联合应用。

3. 用于疾病的预防

现在使用的活菌苗，如卡介苗、炭疽及鼠疫菌苗，几乎都由病原微生物的减毒变异株制成。只有在未能获得理想减毒变异株时，才制成死菌苗。在制备死菌苗时，也应选择光滑型菌落的细菌，才能取得较好的免疫效果。

4. 基因工程上的应用

基因工程是根据遗传变异中细菌基因可转移和重组而获得新性状的原理，从供体细胞DNA上切取所需的目的基因。目的基因结合到载体（质粒或噬菌体）上，再将此重组体转移到一个受体细菌内，此细菌经表达并扩增就能得到大量目的基因的产物。

五、细菌的耐药性

抗菌药物（antibacterial agents）是指具有杀菌或抑菌活性的药物，用于治疗和预防细菌感染性疾病，包括抗生素（antibiotics）和人工合成的药物。随着1940年青霉素的问世，人类治疗和预防细菌感染性疾病进入一个新的时代，临床上应用各类抗生素治疗感染性疾病。然而，随着抗菌药物的广泛应用，细菌耐药现象越来越普遍，甚至出现多重耐药菌，近些年还出现对几乎任何抗菌药物都耐受的"细菌"。

细菌耐药性（bacterial antimicrobial resistance）也被称为细菌的抗药性，是指细菌对抗菌药物的相对不敏感性和抵抗性，以该药物对细菌的最小抑菌浓度（minimum inhibitory concentration，MIC）表示。在临床上，该药正常治疗量的血清浓度大于最小抑菌浓度为敏感，反之则为耐药。

加强对细菌耐药性的研究，更合理地运用抗菌药物，以及寻找对耐药菌具有高效、低毒、药理性能好的抗菌药物，是当前面临的严峻挑战和紧迫任务。

（一）抗菌药物的种类及其作用机制

1. 抗菌药物的种类

（1）按抗菌药物化学结构和性质分类。

A. β-内酰胺类（β-lactam）。所有β-内酰胺类抗生素的化学结构中都含有β-内酰胺环。β-内酰胺类抗生素包括的种类较多，包括以下几种：

（A）青霉素类（penicillin）。青霉素类包括青霉素G、苯氧青霉素、耐酶青霉素（苯唑西林、甲氧西林）和广谱青霉素（氨苄西林、阿莫西林）。

（B）头孢菌素类（cephalosporin）。按照其抗菌谱和对革兰氏阴性菌的抗菌活性特点，头孢菌素分为5代：第1代主要用于能够产生青霉素酶的金黄色葡萄球菌和某些革兰氏阴性菌的抗感染，常见的有头孢唑林；第2代头孢菌素对革兰氏阴性菌的作用比第1代有所增强，常见的有头孢呋辛；第3代头孢菌素对多种β-内酰胺酶稳定，同时对革兰氏阴性菌作用也良好，常见的有头孢他啶；第4代头孢菌素对革兰氏阳性菌的抗菌作用较之前3代有所提高，常见的有头孢匹罗和头孢吡肟；第5代头孢菌素对多种革兰氏阳性菌和革兰氏阴性菌及耐药菌均有较强作用，常见的有头孢吡普和头孢洛林酯等。

（C）头孢霉素类。常见的有头孢西丁（头霉甲氧噻吩）等。

（D）单环β-内酰胺类。常见的有氨曲南等。

（E）碳青霉烯类。常见的有亚胺培南等，亚胺培南与西司他丁合用称为泰能。

（F）β-内酰胺酶抑制剂。常见的有青霉烷砜（舒巴坦）和克拉维酸（棒酸）等，可使β-内酰胺酶失活。

B. 大环内酯类（macrolide）。常见的有红霉素、螺旋霉素和阿奇霉素等。

C. 氨基糖苷类（aminoglycoside）。常见的有链霉素、庆大霉素、卡那霉素、妥布霉素和阿米卡星等。

D. 四环素类（tetracycline）。常见的有四环素、土霉素、多西环素和米诺环素等。

E. 氯霉素类（chloramphenicol）常见的有氯霉素等。

F. 人工合成的抗菌药物主要有：①磺胺类（sulfonamide）。常见的有磺胺嘧啶等。②喹诺酮类（quinolone）。常见的有诺氟沙星、环丙沙星、氧氟沙星和洛美沙星等。

G. 其他抗结核药物。常见的有利福平、异烟肼、多黏菌素、万古霉素、杆菌肽、林可霉素和克林霉素等。

2. 抗菌药物的作用机制

（1）破坏细胞壁合成。例如，β–内酰胺类抗生素可以有效破坏细菌的细胞壁，达到杀菌的作用，而人体细胞无细胞壁，其对人体细胞无伤害。

（2）破坏细胞膜功能。多黏菌素等抗生素分子其亲水端与细胞膜的蛋白质结合，亲脂端与细胞膜内磷脂相结合，可以引起细胞膜破坏，导致细菌死亡；两性霉素 B 和制霉菌素能与真菌细胞膜上的固醇类结合，破坏真菌细胞膜，导致真菌死亡，而细菌细胞膜缺乏固醇类物质，故抗真菌类药物对细菌无效。

（3）影响细菌蛋白质合成。抗生素可以通过不同的作用机制抑制细菌蛋白质的合成，不同的抗生素作用部位及作用时段不尽相同。例如，氨基糖苷类和四环素类抗生素主要作用于细菌核糖体的 30 S 亚单位，氯霉素、红霉素和林可霉素类等抗生素主要作用于 50 S 亚单位，影响细菌蛋白质的合成。

（4）影响核酸和叶酸代谢。抗生素的抗菌作用还可以通过影响细菌核酸和叶酸代谢来实现。例如，利福平能够与依赖 DNA 的 RNA 聚合酶结合，抑制 mRNA 的转录。喹诺酮类抗生素作用于细菌 DNA 旋转酶而抑制细菌繁殖。磺胺类药物因为其具有与对氨基苯甲酸相似的化学结构，可以竞争二氢叶酸合成酶，进一步导致二氢叶酸合成减少，从而影响核酸的合成，影响细菌繁殖。另外，甲氧苄胺嘧啶具有与二氢叶酸分子中的蝶啶相似的结构，可以竞争抑制二氢叶酸还原酶，导致四氢叶酸的生成受到抑制。因此，如果 TMP 与磺胺药合用有协同作用。

（二）细菌的耐药机制

1. 细菌耐药的遗传机制

1）固有耐药性（intrinsic resistance）。

固有耐药性亦被称为天然耐药性，是指细菌对某些抗菌药物具有的天然耐受性。固有耐药性的产生往往是因为细菌本身染色体上具有相应抗菌药物的耐药基因或天然缺乏相应抗菌药物的作用靶位，具有始终如一的特性，可以传代和细菌种属特异性等特点。例如，两性霉素 B 作用于真菌胞膜上固醇类物质而杀真菌，但对细菌无效；革兰氏阳性菌胞壁肽聚糖有四肽链与五肽桥连接，对青霉素敏感，革兰氏阴性菌则对青霉素不敏感。

2）获得耐药性（acquired resistance）。

获得耐药性指在正常情况下，敏感的细菌中出现对抗菌药物耐药性的菌株，往往因为细菌 DNA 的变异导致其获得耐药性表型。可由基因突变、基因的转移和重组引起。

（1）基因突变。在生长繁殖中，细菌基因可发生自发的、随机性的突变，突变率约为每一世代 $10^{-10} \sim 10^{-6}$，其中的一些突变可以使细菌获得耐药性。

（2）基因转移与重组。基因转移与重组是细菌获得耐药性的常见和主要原因。

A．R 质粒的转移。R 质粒的转移是质粒传播耐药性最常见的方式，R 质粒上可含有一种或多种耐药性基因，细菌可以通过 R 质粒的转移和重组获得耐药性。

B．转座子的介导。转座子（transposon，Tn）的基因片段比质粒更小，其可在细菌或其他生物的基因组（如染色体、质粒和噬菌体等）中移动，改变自身位置，可加速耐药质粒的进化，既能造成耐药性传播的宿主范围的改变，也是造成多重耐药性的原因之一。

C．整合子的介导。整合子（integron）是移动性的 DNA 序列，可以捕获外源基因，转变成功能性基因的表达单位。同一类整合子上携带有不同的耐药基因，同一个耐药基因又可以存在在不同的整合子上，整合子是多重耐药性传播和扩散的重要原因之一。

3）多重耐药性。

（1）多重耐药性（multi-drug resistance，MDR）指细菌同时对多种作用机制不同或结构完全各异的抗菌药物具有耐药性。

（2）交叉耐药性（cross resistance）是细菌对某一种抗菌药物产生耐药性后，对其他作用机制相似的抗菌药物也产生耐药性。

（3）泛耐药菌（pan-drug resistant bacteria）是对除多黏菌素以外所有临床上的抗菌药物均耐药的细菌，如假单胞菌属、不动杆菌属、窄食单胞菌属和克雷伯菌属等。

因为细菌耐药性的存在，临床上发现了一类对几乎所有抗菌药物都耐药的细菌。2017年 2 月底，世界卫生组织（WHO）列出 12 种"超级细菌"。根据细菌对新型抗生素需求的迫切性分为紧急、高等优先级和中等优先级。紧急者包括对碳青霉烯类耐药的鲍曼不动杆菌、铜绿假单胞菌和肠杆菌。高等优先级者包括耐甲氧西林的葡萄球菌、耐万古霉素的葡萄球菌、耐克拉霉素的幽门螺杆菌、耐氟喹诺酮类的弯曲杆菌和沙门菌、耐头孢菌素的淋病奈瑟菌和耐氟喹诺酮类的淋病奈瑟菌。中等优先级者包括耐青霉素的肺炎链球菌、耐氨苄青霉素的流感嗜血杆菌和耐氟喹诺酮类的志贺菌。

2. 细菌耐药的生化机制

细菌耐药的生化机制包括钝化酶的产生、药物作用靶位的改变、抗菌药物的渗透障碍、主动外排机制、生物膜形成和细菌自身代谢状态的改变等。

（1）钝化酶的产生。钝化酶（modified enzyme）具有破坏或灭活抗菌药物活性，可以通过水解或修饰破坏抗菌药物，使其失去抗菌活性，是细菌耐药性产生的最重要机制之一。几种比较重要的钝化酶如下：

A．β－内酰胺酶（β－lactamase）。产生 β－内酰胺酶的细菌，可以通过该酶特异性地裂解 β－内酰胺环，使青霉素类和头孢菌素类抗生素完全失去抗菌活性，引起细菌对青霉素类和头孢菌素类耐药。

B．氨基糖苷类钝化酶（aminoglycoside-modified enzyme）。细菌可以由质粒介导产生氨基糖苷类钝化酶，多达 30 多种。这些酶类通过羟基磷酸化、氨基乙酰化或羧基腺苷酰化等作用，使药物的分子结构发生构象改变，从而失去抗菌作用。由于氨基糖苷类抗生素结构比较类似，所以这类药物常出现交叉耐药的现象。

C. 氯霉素乙酰转移酶。使氯霉素乙酰化而失效。

D. 甲基化酶。金黄色葡萄球菌携带的质粒编码甲基化酶，导致 50 S rRNA 上的嘌呤甲基化，从而对红霉素耐药。

（2）药物作用靶位的改变。细菌有时会导致抗生素作用靶位的蛋白结构和数量发生变化，导致抗生素与细菌结合的有效部位发生变化，进而影响药物的有效结合，使抗生素失去作用靶点和（或）亲和力降低，获得耐药性，但不影响细菌的正常生理功能，如细菌上青霉素结合蛋白的改变，从而使细菌对 β - 内酰胺类抗生素耐药。

（3）抗菌药物的渗透障碍。药物如果不能很好地渗透到细菌内，作用于有效靶位，就会影响其抗菌作用。细菌的细胞壁和（或）外膜的障碍作用，一定程度上影响着细菌的渗透性。例如，革兰氏阴性杆菌细胞壁外膜屏障作用是由一类孔蛋白决定的。由于细菌基因突变，造成孔蛋白丢失或表达降低，影响药物从细胞外向细胞内的运输。例如，β - 内酰胺抗生素、喹诺酮类药物、氯霉素、四环素等，不能通过孔蛋白运输而形成耐药。

（4）主动外排机制。已发现数十种细菌的外膜上有特殊的药物主动外排系统，可将不同种类药物同时泵出，形成耐药性。比如，铜绿假单胞菌对 β - 内酰胺抗生素、喹诺酮类药物、氯霉素、四环素等具有主动外排机制，形成耐药性。大肠埃希菌具有四环素的外排系统。

（5）细菌生物被膜作用及其他。为适应环境，细菌会形成细菌生物被膜（bacterial biofilm，BF），以有效地阻挡抗菌药物和机体免疫物质。生物被膜形成后可通过几个方面的机制增强细菌耐药性：①抗菌药物不能有效清除 BF 中众多微菌落膜状物；②BF 中有大量胞外多糖（EPS）等形成的分子和电荷屏障，可阻止或延缓药物的渗透；③BF 中细菌多数都是低代谢和慢生长的状态，对抗菌药物多数不具敏感性；④BF 中常有较高浓度的水解酶，可以灭活抗菌药物。

此外，细菌通过改变自身代谢状态也可以形成耐药性，如呈休眠状态的芽孢菌和营养缺陷型细菌等形成对多种药物的耐受。细菌通过增加代谢拮抗剂的产生也可以抑制抗菌药物从而获得对抗生素的耐药性，如金黄色葡萄球菌通过增加对氨基苯甲酸的产生，导致对磺胺类药物耐受。

（三）细菌耐药性的防治

1. 合理使用抗菌药物

教育医务工作者和患者严格遵守和掌握抗菌药物的局部应用、预防应用和联合用药原则，严格规范化使用抗菌药物。应尽可能地进行病原学检测和进行药敏试验，选择合适的抗菌药物。

2. 严格执行消毒隔离制度

对耐药菌感染的患者应予隔离制度，防止耐药菌的交叉感染。医务人员也应该定期检查其带菌情况，避免医院内感染的发生。

3. 加强药政管理

加强药政管理的措施有：①建立细菌耐药性监测系统，掌握本地区、本单位重要致病菌和抗菌药物的耐药性变迁情况，为临床提供有效用药信息；②严格执行抗菌药物凭医生处方供应的规定；③严格规范农牧渔业抗菌药物的使用，降低抗菌药物在自然界造成的选择性压力；④细菌耐药性一旦产生，在停用相关药物后，经过一定的时间，耐药突变株逐渐失去与野生敏感株的竞争优势，数量逐渐减少甚至消失，对恢复药物敏感性有帮助。

4．研发抗菌药物

研发现有抗生素的措施：①改良现有抗生素；②研制更具活性的新型药物；③针对耐药菌产生的钝化酶，寻找有效的酶抑制剂；④研发阻断耐药质粒转移和传播的药物；⑤开发抗菌肽、微生物制剂和植物来源的抗菌药物等。

5．寻找新手段

从事疫苗研发可以有效降低感染的发生，也是解决难治性耐药菌（如铜绿假单胞菌）感染的有效方法；建立新一代基于噬菌体疗法的快速诊断和治疗体系，也是针对耐药菌的新方法。

6．破坏耐药基因

有效消除细菌的耐药基因，可以让其恢复对抗菌药物的敏感性。

 第二节　细菌的致病性

细菌侵入宿主后与宿主防御功能相互作用引起不同程度的病理过程，被称为细菌感染。能使宿主致病的为病原菌（pathogenic bacterium）或致病菌（pathogen），不能造成宿主感染的为非病原菌（nonpathogenic bacterium）或非致病菌（nonpathogen）。在自然界中绝大多数细菌为非致病菌，只有少数为致病菌。

细菌对宿主能引起疾病的性能被称为致病性（pathogenicity）。病原菌致病力的强弱程度称为毒力（virulence），即致病性的程度，是量的概念。毒力常用半数致死量（median lethal dose，LD_{50}）或半数感染量（median infective dose，ID_{50}）表示。即在一定时间内，通过一定接种途径，能使一定体重或年龄的某种动物半数死亡或感染需要的最小细菌数或毒素量。

病原菌的致病作用与其毒力、侵入机体的数量及侵入途径有密切的关系。

一、细菌的毒力

构成细菌毒力的要素是侵袭力和毒素。

（一）侵袭力

病原微生物突破宿主机体的防御功能，并能在体内一定部位定居、繁殖和扩散的能力，被称为侵袭力（invasiveness）。

1．菌体表面结构

（1）黏附因子。细菌引起感染时首先黏附在宿主的呼吸道、消化道或泌尿生殖道等黏膜上皮细胞，以免被呼吸道的纤毛运动、肠蠕动或黏液分泌等活动所清除。然后，在局部繁殖。

具有黏附作用的细菌结构被称为黏附因子或黏附素，一般在革兰氏阴性菌上为菌毛。革兰氏阳性菌的黏附因子是菌体表面的毛发样突出物，如 A 群链球菌的膜磷壁酸。

菌毛的黏附作用具有组织特异性。例如，志贺菌黏附于结肠黏膜，产毒性大肠埃希菌黏附于小肠黏膜，A 族链球菌黏附于咽喉部。

（2）荚膜和微荚膜。荚膜具有抵抗吞噬和体液中杀菌物质的作用，使病原菌能留在宿主体内迅速繁殖，当失去荚膜后能迅速被吞噬和清除，如肺炎链球菌荚膜。A 群链球菌的 M 蛋白、伤寒沙门菌的 Vi 抗原，以及某些大肠埃希菌 K 抗原等微荚膜的功能与荚膜的相似。

2. 侵袭性酶类

侵袭性酶类属于胞外酶，一般不具有毒性，但在感染过程中可协助病原菌以抗吞噬或扩散。主要侵袭性酶如下：

（1）透明质酸酶。透明质酸酶为可溶解结缔组织中起粘合作用的透明质酸，可使细胞间隙扩大，有利于细菌及其毒素的扩散。溶血性链球菌能产生此酶，故感染链球菌时，其病变有显著的扩散倾向。

（2）链激酶。链激酶又被称为溶纤维蛋白酶。致病性链球菌能产生链激酶，能激活血浆中的溶纤维蛋白酶原，转变为溶纤维蛋白酶。此酶能溶解纤维蛋白凝块，促使链球菌及其毒素产物扩散。

（3）胶原酶。胶原酶为蛋白水解酶。产气荚膜梭菌能产生此酶，分解结缔组织中的胶原纤维，可促进该菌在组织内扩散。进入组织液的细菌可通过淋巴管进入淋巴结。若不能被清除，则可在其中繁殖，并通过输出淋巴液扩散至远处淋巴结或血液中。

（4）SIgA 酶。有些病原菌能分泌 SIgA 酶，破坏 SIgA 对黏膜的免疫保护作用。

（5）血浆凝固酶。血浆凝固酶是病原性葡萄球菌产生的胞外酶。其作用是使血浆中的纤维蛋白原转变为纤维蛋白，使血浆发生凝固。凝固物沉积在菌体表面或病灶周围，保护细菌不被吞噬细胞吞噬和杀灭。

（二）毒素

细菌毒素（toxin）按其来源、性质和作用等可分为外毒素（exotoxin）和内毒素（endotoxin）两类。

1. 外毒素

（1）来源。外毒素为细菌生长繁殖过程中产生并分泌到菌体外的毒性物质。许多革兰氏阳性菌和部分革兰氏阴性菌均能产生。但少数细菌的外毒素合成后存在于细菌细胞内，当细菌溶解后才释放出来，如痢疾志贺菌、产肠毒素的大肠埃希菌。

（2）化学成分与抗原性。化学成分是蛋白质，性质不稳定，不耐热，易被热、酸碱、蛋白酶破坏。例如，白喉毒素在 $58 \sim 60 \ ^{\circ}\mathrm{C}$ 下持续 $1 \sim 2 \ \mathrm{h}$，破伤风外毒素在 $60 \sim 80 \ ^{\circ}\mathrm{C}$ 下持续 $20 \ \mathrm{min}$ 即被破坏，但葡萄球菌肠毒素例外，能在 $100 \ ^{\circ}\mathrm{C}$ 下持续 $30 \ \mathrm{min}$。外毒素经 $0.3\% \sim 0.4\%$ 甲醛作用后，可成为失去毒性而仍保留抗原性的类毒素。外毒素与类毒素抗原性强，可刺激机体产生抗毒素。抗毒素可中和游离外毒素的毒性作用。

（3）毒性与致病作用。外毒素毒性极强，极微量即可使易感动物死亡。各种外毒素均对组织器官有高度的选择性，只能与特定的组织受体结合，引起特有的临床症状。例如，破伤风外毒素主要与中枢神经系统抑制性突触前膜结合，阻断抑制性介质释放，引起骨骼肌强直性痉挛收缩；肉毒毒素主要作用于胆碱能神经轴突终末，干扰乙酰胆碱释放，引起肌肉松弛性麻痹，出现软瘫。

多数外毒素由 A 和 B 两个亚单位组成，A 亚单位是毒素的活性部分，即毒性中心；B 亚单位无毒性，能与敏感细胞膜上特异性受体结合，决定毒素对机体细胞的选择亲和性。每个亚单位单独对机体无致病作用，必须同时存在才能发挥毒性作用。

根据外毒素对细胞的亲和性及作用机理，可分为细胞毒素、神经毒素、肠毒素三大类（表 14 - 2）。

表 14 - 2　主要的细菌外毒素

类型	细菌	外毒素	作用机制	症状和体征
神经毒素	破伤风梭菌	痉挛毒素	阻断神经元之间的抑制性冲动的传导	骨骼肌强直性痉挛
	肉毒梭菌	肉毒毒素	抑制乙酰胆碱能神经释放乙酰胆碱	肌肉松弛性麻痹
细胞毒素	白喉棒状杆菌	白喉毒素	抑制细胞蛋白质的合成	肾上腺出血、心肌损伤、外周神经麻痹
	产气荚膜梭菌	α - 外毒素	抑制细胞蛋白质的合成	化脓性感染
肠毒素	霍乱弧菌	肠毒素	激活腺苷酸环化酶，cAMP↑	小肠上皮细胞过度分泌，腹泻、呕吐
	产毒性大肠埃希菌	肠毒素	不耐热肠毒素同霍乱肠毒素，耐热肠毒素使细胞内 cGMP↑	同霍乱肠毒素
	产气荚膜梭菌	肠毒素	同霍乱肠毒素	呕吐、腹泻
其他	葡萄球菌	表皮剥脱毒素	表皮与真皮脱离	表皮剥脱性病变
	A 群链球菌	致热外毒素	破坏毛细血管内皮细胞	猩红热皮疹

2．内毒素

（1）来源。内毒素是革兰氏阴性菌细胞壁的外层结构，只有当细菌死亡裂解或用人工方法裂解菌体后，才能游离释放出来。

（2）化学成分与特性。主要化学成分是 LPS。脂多糖位于胞壁外膜的最外层，由 O - 特异性多糖、非特异性核心多糖、类脂 A 3 部分组成。O - 特异性多糖链游离于菌体表面，由 3 ～ 5 个单糖组成的基本单位重复连接成为多糖链，具有种的特异性。核心多糖位于中间层，同属细菌该结构相同，有属的特异性，但在不同属细菌之间可有交叉抗原。类脂 A 在内层，是一种特殊的糖磷脂，也是内毒素主要的毒性成分，无种属特异性。

内毒素耐热，在 100 ℃下加热 1 h，内毒素没有被破坏，必须经 160 ℃作用 2 ～ 4 h 才能被灭活。不能用甲醛脱毒的成为类毒素。有免疫原性，可刺激机体产生特异性抗体。

（3）致病作用。各种内毒素引起的病理变化及临床症状基本相似，一般情况下会引起发热及白细胞反应。在严重感染，大量内毒素入血时，则可引起糖代谢紊乱、细胞生物氧化过程障碍、肾上腺功能异常、巨噬细胞系统功能减低、血液中多种酶系统被激活，发展为内毒素中毒性休克、弥漫性血管内凝血（DIC），危及生命。

A. 发热反应。少量内毒素（1 ng）入血即可引起发热反应。内毒素被吞噬细胞吞饮后，细胞释放出内源性致热原、TNF-α、IL-1、IFN-β_2，经血流到达下丘脑，并通过刺激下丘脑释放 PGE$_2$，作用于体温调节中枢引起发热。

B. 白细胞反应。内毒素能使大量白细胞黏附于微血管壁，引起血循环中白细胞急剧下降，但数小时后白细胞数又增多，在 12～24 h 达高峰。这是脂多糖诱生的中性粒细胞释放因子刺激骨髓，使骨髓中大量白细胞入血的缘故。内毒素本身也有致有丝分裂的作用。但伤寒沙门菌内毒素可使白细胞减少，原因不明。

C. 内毒素血症与内毒素休克。当血液中细菌或病灶内细菌释放大量内毒素入血时，可导致内毒素血症。内毒素作用于血小板、白细胞、补体系统、激肽系统等，形成和释放组胺、5-羟色胺、前列腺素、激肽等血管活性介质，使血小管收缩和舒张功能紊乱而造成微循环障碍，表现为血液淤滞于微循环、循环血量减少、血压下降、组织器官毛细血管灌注不足、缺氧、酸中毒等，严重时则形成以微循环衰竭和低血压为特征的内毒素休克。

D. 弥漫性血管内凝血。内毒素可直接激活凝血系统，也可通过损伤血管内皮细胞间接激活凝血系统，导致该系统发生连锁反应形成微血栓，引起弥漫性血管内凝血。由于血管内凝血，大量消耗凝血因子和血小板，造成凝血因子和血小板的减少。内毒素还能直接激活和促进纤溶酶系统，引起纤维蛋白溶解，使血管内凝血又被溶解，因而可有出血现象，表现为皮肤黏膜出血点和广泛内脏出血、渗血，严重者可导致死亡。

E. Shwartzman 现象。是内毒素引起 DIC 的一种特殊表现，有局部和全身两种类型。若将革兰氏阴性菌培养物上清液或杀死的菌体注入家兔皮内，8～24 h 后再以同样或另一种革兰氏阴性菌行静脉注射，约 10 h 后，在第一次注射部位的局部皮肤可出现出血和坏死。若两次均为静脉注射，则动物两侧肾皮质呈现坏死，动物最终死亡。以上分别是局部和全身 Shwartzman 现象。该现象不是抗原抗体结合的免疫应答反应，因两次注射间隔时间短，且两次注射的革兰氏阴性菌可无交叉抗原。

因此，对严重的内毒素中毒的患者，应使用大量抗菌药物、给予足量的肾上腺皮质激素、改善微循环状况、补充有效循环量、纠正酸中毒、补充能量，及时抢救。

（4）内毒素的检测。内毒素检测常用于两种情况：①临床快速诊断患者是否发生内毒素血症，以便及时治疗；②确定注射用液和生物制品是否有内毒素污染。检测方法常用家兔发热法和鲎试验法。家兔发热法操作烦琐，影响因素不易控制，而鲎试验已应用于革兰氏阴性菌感染的快速诊断。鲎是栖生海边的大型节肢动物，其体内血细胞（变形细胞）溶解产物内含有凝固酶原和凝固蛋白原。凝固酶原遇内毒素，可被激活转化成具有活性的凝固酶，此酶可使凝固蛋白原变为凝固蛋白，而呈凝胶状态。鲎试验法高度敏感，可测出极微量（0.01～1.0 ng/mL）的内毒素，比家兔发热法敏感 10～100 倍。

细菌外毒素与内毒素的区别见表 14-3。

表14-3　细菌外毒素与内毒素的区别

区别要点	外毒素	内毒素
来源	革兰氏阳性菌及部分革兰氏阴性菌分泌或溶解后释放出	革兰氏阴性菌细胞壁组成成分，菌体裂解后释放出
化学成分	蛋白质	脂多糖
稳定性	60～80 ℃，30 min 被破坏	160 ℃，2～4 h 被破坏
抗原性	强，易刺激机体产生抗毒素。甲醛处理后脱毒形成类毒素	较弱，能刺激机体产生抗体，不能制成类毒素
生物学活性	毒性强，各种细菌外毒素对组织器官有选择性毒害作用，引起特殊临床症状	毒性较弱，各种细菌毒性反应大致相似，引起发热、白细胞变化、微循环障碍、休克、DIC 等

二、细菌的侵入数量

细菌毒力愈强，引起感染所需的菌数愈小；反之则需要菌数愈大，二者呈反比关系。例如，毒力特别强大的鼠疫耶尔森菌，在无特异性免疫力的机体中，有数个菌侵入就可发生感染；但如毒力弱的沙门菌属中能引起食物中毒的病原菌，常需摄入数亿个菌才导致急性胃肠炎。

三、细菌的侵入部位

有了一定毒力和足够数量的病原菌，若侵入易感机体的部位不适宜，仍不能引起感染。例如：伤寒沙门菌必须经口侵入；脑膜炎奈瑟菌应经呼吸道途径侵入；破伤风梭菌的芽孢进入深部创伤部位，在厌氧环境中才能发芽。

四、感染的发生与发展

细菌的感染过程是细菌与宿主相互斗争的过程，这个过程可表现为不同的感染类型，有隐性感染（inapparent infection）、显性感染（apparent infection）和带菌状态（carrier-state）等。

（一）隐性感染

当机体的抗菌免疫较强，或入侵的病菌数量较少、毒力不强，感染后可能不出现或出现不明显的临床症状，这被称为隐性感染或称亚临床感染（subclinical infection）。发生隐性感染后，机体通过免疫应答常可获得一定的特异性免疫能力，能预防同种致病菌的再次感染。在传染病流行时，隐性感染者一般约占人群的90%或以上，如结核、伤寒等常见隐性感染。

（二）显性感染

当机体的抗菌免疫较弱，或入侵的病菌数量较多、毒力较强，感染后可出现明显的临床症状，这被称为显性感染。显性感染可表现为轻、重、缓、急等不同模式。

（1）临床上根据病情缓急可分为急性感染和慢性感染。

A. 急性感染（acute infection）。发作突然，病程较短，一般是数日至数周。病愈后，彻底消灭病原菌。例如，脑膜炎奈瑟菌、霍乱弧菌等可引起急性感染。

B. 慢性感染（chronic infection）。病程缓慢，常可持续数月至数年。胞内菌常常引起慢性感染。例如，结核分枝杆菌、麻风分枝杆菌等可引起慢性感染。

（2）临床上根据感染的部位不同，可分为全身感染和局部感染。

A. 全身感染（generalized infection，systemic infection）。多为胞外菌感染引起，致病菌或其产生的毒性代谢产物向全身播散导致感染，引起相应症状。其表现如下：

（A）毒血症（toxemia）。致病菌侵入机体后，只在局部生长繁殖，不进入血液，由其产生的外毒素进入血液，导致感染引起相应症状。例如，白喉棒状杆菌可以引起毒血症。

（B）菌血症（bacteremia）。致病菌侵入机体后，由局部侵入血流，但其并未在血流中生长繁殖，只是一过性地通过血液循环到达体内适宜的生长部位，再停留下来进行生长繁殖，导致感染引起相应症状。例如，伤寒沙门菌可引起菌血症。

（C）败血症（septicemia）。致病菌侵入机体后，进一步侵入血流，并在血流中大量繁殖，同时产生大量毒性产物，导致感染引起全身性中毒症状。患者可表现为高热、皮肤和黏膜瘀斑、肝脾大等。例如，金黄色葡萄球菌、鼠疫耶尔森菌和炭疽芽孢杆菌等可引起败血症。

（D）内毒素血症（endotoxemia）。革兰氏阴性菌侵入机体后，进一步侵入血流，并在血流中大量繁殖，死亡、崩解后释放出大量内毒素；也可由病灶内大量革兰氏阴性菌死亡、释放的内毒素入血，导致感染引起相应的临床症状。

（E）脓毒血症（pyemia）。脓毒血症指化脓性细菌侵入机体后，进一步侵入血流后，在血流中大量繁殖，并通过血流循环，进一步扩散机体其他组织或器官，产生新的化脓性病灶。例如，金黄色葡萄球菌可引起脓毒血症，引起多发性肝脓肿、皮下脓肿和肾脓肿等。

B. 局部感染（local infection）。致病菌侵入机体后，局限在一定部位生长繁殖并引起病变，如化脓性球菌所致的疖、痈等。

（三）带菌状态

经过显性或隐性感染后，病原菌并没有立刻消失，而是持续在体内存留一定时间，与机体免疫系统形成相对平衡状态，这被称为带菌状态，该宿主被称为带菌者。带菌者没有临床症状但可传播病原菌，是非常重要的传染源。

第三节　细菌感染的检测方法与防治原则

致病菌能引起多种感染和传染病，其诊断除可根据临床症状、体征和一般检验外，采取合适的临床标本进行细菌学和血清学检验，在明确病因上尤为重要。

一、细菌感染的检测方法

（一）标本采集与送检过程的注意事项

（1）采集标本时应注意无菌操作，尽量避免杂菌污染。

（2）根据致病菌在患者不同病变、不同病期采集不同标本。例如，对于流行性脑脊髓膜炎患者，取脑脊液、血液或出血瘀斑；对于伤寒患者，在病程 1～2 周内取血液，2～3 周时取粪便。

（3）采集标本应在使用抗菌药物之前，否则这种标本在分离培养时要加入药物拮抗剂。使用青霉素的加青霉素酶、磺胺药的加对氨苯甲酸。采集局部病变标本时，不可用消毒剂。必要时宜以无菌生理盐水冲洗，拭干后再取材。

（4）尽可能采集病变明显部位的材料。例如，对菌痢患者取其沾有脓血或黏液的粪便，对肺结核患者取其干酪样痰液等。

（5）标本必须新鲜，采集后尽快送检。

（6）送检过程中，除不耐寒冷的脑膜炎奈瑟菌、淋病奈瑟菌等要保暖外，对于多数细菌，可冷藏运送。粪便标本含杂菌多，常被置于甘油缓冲盐水保存液中。

（二）致病菌的检测

致病菌的检测主要有直接涂片镜检、分离培养、生化试验、血清学试验等。有的尚需做动物实验、药物敏感性试验等。近年来，发展的细菌学快速检验技术尚有气相色谱检测、核酸杂交技术和多聚酶链反应（polymerase chain reaction，PCR）等。

1. 直接涂片检查

凡在形态和染色性上具有特征的致病菌，直接涂片染色后镜检有助于初步诊断。例如，痰中查见抗酸性细长杆菌，脓液中发现革兰氏阳性葡萄串状球菌，或咽喉假膜中有异染颗粒的棒状杆菌时，可分别初步诊断为结核分枝杆菌、葡萄球菌或白喉棒状杆菌。在某些情况下，也可在直接涂片后，以特异性荧光抗体染色在荧光显微镜下观察。

2. 分离培养

原则上所有标本均应做分离培养，以获得纯培养后进一步鉴定。原为无菌部位采集的血液、脑脊液等标本，可直接接种至营养丰富的液体或固体培养基。从正常菌群存在部位采取的标本，应接种至选择或鉴别培养基。接种后置于 37 ℃ 条件下孵育，一般经 16～20 h 大多可生长良好或形成菌落。少数如布鲁菌、结核分枝杆菌生长缓慢，分别需要经 3～4 周和 4～8 周才长成可见菌落。分离培养的阳性率要比直接涂片镜检的高，但需时较久。因此，诊断急性传染病时，可根据患者临床表现和直接涂片镜检结果做出初步诊断并及时治疗，不必等待培养报告，以免贻误治疗时间。

3. 生化试验

不同致病菌具有不同的酶系统，故其代谢产物不尽相同，借此可对一些致病菌进行鉴别。现已有多种微量、快速、半自动或自动的细菌生化反应试剂条（板）和检测仪器研制成功。

4. 血清学试验

采用含有已知特异抗体的免疫血清与分离培养出的未知纯种细菌进行血清学试验，可

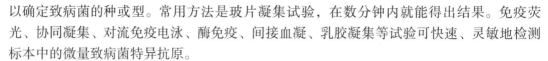

以确定致病菌的种或型。常用方法是玻片凝集试验，在数分钟内就能得出结果。免疫荧光、协同凝集、对流免疫电泳、酶免疫、间接血凝、乳胶凝集等试验可快速、灵敏地检测标本中的微量致病菌特异抗原。

5. 动物实验

动物实验主要用于分离、鉴定致病菌，测定菌株产毒性等。常用实验动物有小鼠、豚鼠和家兔等。接种途径有皮内注射、皮下注射、腹腔注射、肌内注射、静脉注射、脑内给药和灌胃给药等。

6. 药物敏感试验

药物敏感性试验对指导临床选择用药、及时控制感染有重要意义。方法有单片纸碟法、小杯法、凹孔法和试管稀释法等，以单片纸碟法和试管稀释法常用。

7. 分子生物学技术

近年来，应用核酸杂交和 PCR 检测致病微生物核酸是临床诊断学的重大发展。

（1）核酸杂交。原理是应用放射性核素或生物素、地高辛、辣根过氧化物酶等非放射性物质标记的已知序列核酸单链作为探针，在一定条件下，按照碱基互补原则与待测标本的核酸单链退火而形成双链杂交体。然后，通过杂交信号的检测，鉴定样本中有无相应的病原体基因及其分子大小。

（2）PCR。PCR 是一种无细胞的分子克隆技术，能在体外经数小时的处理即可扩增成上百万个同一基因分子。基本步骤为：从标本中提取 DNA 作为扩增模板；选用一对特异寡核苷酸作为引物，经不同温度的变性、退火、延伸等使之扩增；将扩增产物做溴乙锭染色的凝胶电泳，紫外线灯下观察特定碱基对数的 DNA 片段；出现橙红色电泳条带者为阳性结果。

（三）血清学诊断

人体受致病菌感染后，其免疫系统被刺激后发生免疫应答而产生特异性抗体。抗体的量常随感染过程而增多，表现为效价（titer）或滴度的升高。因此，用已知的细菌或其特异性抗原检测患者体液中有无相应特异抗体和其效价的动态变化，可作为某些传染病的辅助诊断。一般采取患者的血清进行试验，故这类方法通常被称为血清学诊断（serological diagnosis）。

机体血清中若出现某种抗体，除患与该抗体相应的疾病外，亦可因曾受该菌隐性感染或近期预防接种所致。因此，抗体效价明显高于正常人的水平或随病程递增的结果才有诊断价值。血清学诊断试验中，最好采取患者急性期和恢复期双份血清标本，当后者的抗体效价比前者升高不低于4倍者才有意义。

二、细菌感染的防治原则

（一）人工主动免疫

人工主动免疫（artificial active immunity）是将疫苗（vaccine）或类毒素接种于人体，使机体产生获得性免疫力的一种防治微生物感染的措施，主要用于预防。

1. 死疫苗

选用免疫原性强的细菌，经人工大量培养后，用理化方法杀死制成死疫苗。死疫苗的优点是易于保存，一般在 4 ℃条件下可保存 1 年左右。缺点是接种剂量大，注射的局部和全身性副反应较大，且需要多次接种。为减少接种手续，可将不同种类的死疫苗适当混合组成联合疫苗。

2. 活疫苗

用减毒或无毒力的活病原体制成活疫苗。活疫苗的菌株可以从自然界发掘，或通过人工培育筛选。接种活疫苗后，减毒或无毒菌仍可在宿主体内有一定的生长繁殖，犹如轻型或隐性感染。一般只需要接种 1 次，剂量较小，副反应轻微或无；而免疫效果优于死疫苗，因能同时产生细胞免疫和体液免疫两种应答，死疫苗只产生体液免疫应答；免疫较持久。活疫苗的缺点是需要冷藏保存，且保存期短，但此不足可用冻干法改进剂型来克服。

3. 类毒素

细菌外毒素经 0.3%～0.4% 的甲醛溶液作用 3～4 周后，毒性消失但仍保持免疫原性。在这种类毒素中加入适量磷酸铝或氢氧化铝等吸附型佐剂，就可制成精致吸附类毒素。它们在机体内吸收缓慢、能较长时间刺激机体以增强免疫效果。

4. 亚单位疫苗

根据细菌抗原分析，查明不同致病菌的主要保护性免疫原存在的组分，然后将之制成的疫苗被称为亚单位疫苗。然后采用化学方法将这些免疫原物质予以抽取、纯化；亦可通过基因工程生产。

5. DNA 重组疫苗

通过 DNA 重组技术所制备的疫苗为 DNA 重组疫苗。例如，福氏志贺菌 2a 株与大肠埃希菌 MH 株的杂交株疫苗、带有宋内志贺菌表面抗原质粒的伤寒沙门菌 Ty21a 重组疫苗等。

6. 核酸疫苗

核酸疫苗又被称为 DNA 疫苗、基因疫苗，是将能编码引起保护性免疫应答的病原体免疫原基因片段和质粒载体直接注射入宿主体以表达目的免疫原，进而诱导出保护性体液抗体和以特异性 CTL 为代表的保护性细胞免疫的新型疫苗。核酸疫苗具有外源基因直接在宿主体细胞内完成表达和后加工，能完整地保留产物的天然结构和免疫原性；能同时诱生机体的体液免疫和细胞免疫；若选择目的基因合适，可诱发异源性保护免疫；可大量制备，且成本低廉等优点。目前，学者们对核酸疫苗的确切作用机制，以及接种人体的安全性等问题正在继续深入研究之中。

治疗性免疫近年的许多临床试验表明，相应的病原体疫苗对结核病、单纯疱疹、乙型肝炎、利什曼病等慢性复发性感染患者可增强其免疫应答，显示不同程度的疗效。这主要是疫苗可与药物起协同作用，促进患者的康复。

（二）人工被动免疫

当宿主已受感染，采用人工主动免疫已为时过晚，此时宜行人工被动免疫（artificial passive immunization）。人工被动免疫是注射含有特异性抗体的免疫血清或纯化免疫球蛋白抗体，或细胞因子等细胞免疫制剂，使机体即刻获得特异性免疫的一种免疫手段。但这些免疫物质不是患者自己产生，故维持时间短。人工被动免疫主要用于治疗或紧急预防（表 14–4）。

表 14 - 4　两种人工免疫的比较

区别	人工主动免疫	人工被动免疫
免疫物质	抗原	抗体或细胞因子等
免疫出现时间	慢，2～4 周	快，立即
免疫维持时间	长，数月至数年	短，2～3 周
主要用途	预防	治疗或紧急预防

1. 抗毒素

一般用细菌类毒素或外毒素多次免疫马匹，待马匹产生高效价抗毒素后采血，分离出血清，提取其免疫球蛋白精制成抗毒素制剂。抗毒素能中和相应外毒素。目前，中国的白喉和破伤风的抗毒素均用马来制造，因而使用这种异种抗毒素时应注意 I 型超敏反应问题。

2. 胎盘球蛋白、丙种球蛋白胎盘球蛋白

胎盘球蛋白、丙种球蛋白胎盘球蛋白是从健康产妇的胎盘和婴儿脐带血中提取制成，主要含有丙种球蛋白。从胎盘球蛋白提出的丙种球蛋白被称为胎盘丙种球蛋白，从正常成人血清中提取的被称为人血清丙种球蛋白。因为大多数成人经历常见消化道和呼吸道传播致病菌的隐性感染，有的曾患过某些传染病，故其血清（或胎盘）中可含有多种病原体抗体。这种制剂源自人血清球蛋白，对患者虽有同种抗原问题存在，但由于免疫原性较弱，一般不会发生超敏反应。这类制剂不是专门制备针对某一特定病原体的特异抗体，故其免疫效果不如高效价的特异免疫球蛋白抗体。

3. 细胞免疫制剂

参与细胞免疫的有关细胞和细胞因子较多，相互间的调控关系复杂。因此，细胞免疫制剂在抗菌感染免疫中的应用不多，而主要试用于一些病毒性疾病和肿瘤的治疗中，如转移因子、干扰素、IL-2、LAK 细胞（lymphokine-activated cell）等。

（三）细菌感染的治疗

对细菌感染主要使用抗菌药物来治疗。抗菌药物一般是指具有杀菌或抑菌活性的药物，以及由微生物合成的抗生素类药物。抗菌药物应用的基本原则有：①有细菌性感染指征者方可使用；②尽快确认病原体，综合病原种类及抗菌药物敏感试验结果，以选用合适的抗菌药物；③按照药物的抗菌作用特点及其体内代谢过程特点选择用药；④制订抗菌药物治疗方案时应综合参考患者病情、病原菌种类及抗菌药物特点等多方面资料。

‖● 问题讨论 ●‖

列文虎克发明第一台显微镜观察并描述了细菌后，人类开始认识微观世界，这也为人类治疗细菌感染性疾病提供有利的帮助。不过，人类在治疗疾病过程中难免会对微观世界产生影响，甚至是破坏。习近平总书记提出"坚持人与自然和谐共生"，这种和谐共生包括人类与微观世界的和谐共生吗？应该如何更好地处理人类与微观世界的关系？

思 考

（1）细菌是原核细胞型微生物，其形态和大小如何？

（2）细菌具有基本结构和特殊结构，两者对细菌的意义如何？

（3）人工该如何培养细菌？结合细菌生长繁殖的条件进行思考和总结。

（4）细菌的毒力决定着其致病性的强弱，那么决定细菌毒力的物质基础又有哪些因素？

（5）进行细菌学检查时对标本的采集和送检过程应遵守怎么样的原则？

测试题（单项选择题）

（1）细菌细胞壁的主要功能是（　　）。

A. 生物合成　　　　　　　　　　B. 维持细菌的外形

C. 参与物质交换　　　　　　　　D. 呼吸作用

E. 能量产生

（2）具有抗吞噬作用的细菌基本结构是（　　）。

A. 细胞壁　　　　　　　　　　　B. 荚膜

C. 芽孢　　　　　　　　　　　　D. 鞭毛

E. 菌毛

（3）细菌的芽孢（　　）。

A. 是细菌的繁殖形式　　　　　　B. 是细菌的有性遗传物质

C. 仅在肠杆菌科出现　　　　　　D. 通常是在缺氧条件下形成

E. 是细菌在不利环境条件下形成的休眠体

（4）不属于细菌基本结构的是（　　）。

A. 鞭毛　　　　　　　　　　　　B. 细胞质

C. 细胞膜　　　　　　　　　　　D. 核质（拟核）

E. 细胞壁

（5）测量细菌大小用以表示的单位是（　　）。

A. nm　　　　　　　　　　　　　B. μm

C. cm　　　　　　　　　　　　　D. mm

E. dm

（6）革兰氏阳性菌与革兰氏阴性菌细胞壁化学组成的共同成分是（　　）。

A. 肽聚糖　　　　　　　　　　　B. 磷壁酸

C. 外膜　　　　　　　　　　　　D. 脂多糖

E. 脂蛋白

（7）溶菌酶的作用机理是（　　）。

A. 溶解菌细胞膜　　　　　　　　B. 水解细胞壁磷壁酸

C. 水解肽聚糖的 β - 1，4 糖苷键　　D. 抑制肽聚糖的合成

E. 破坏革兰氏阴性菌的外膜结构

（8）青霉素的抗菌机理是（　　　）。

A. 破坏肽聚糖的聚糖支架　　　　　　B. 损害细胞膜

C. 干扰菌细胞的酶系统　　　　　　　D. 作用于核糖体抑制蛋白质合成

E. 抑制四肽侧链 D－丙氨酸与甘氨酸交联桥的联结

（9）芽孢抵抗力强是指（　　　）。

A. 能在体内抵抗吞噬细胞的吞噬　　　B. 对外界理化因素抵抗力强

C. 能抵抗溶菌酶的杀菌作用　　　　　D. 能抵抗青霉素的杀菌作用

E. 既能抵抗吞噬细胞的吞噬又能抵抗外界因素的作用

（10）IMVC 试验大肠埃希菌的结果是（　　　）。

A. ＋＋－－　　　　　　　　　　　　B. ＋－＋－

C. ＋＋＋＋　　　　　　　　　　　　D. －－＋＋

E. －－－－

（11）对人致病的细菌大多是（　　　）。

A. 专性需氧菌　　　　　　　　　　　B. 专性厌氧菌

C. 微需氧菌　　　　　　　　　　　　D. 兼性厌氧菌

E. 以上都对

（12）下列物质中不是细菌合成代谢产物的是（　　　）。

A. 色素　　　　　　　　　　　　　　B. 细菌素

C. 热原质　　　　　　　　　　　　　D. 抗毒素

E. 抗生素

（13）大多数细菌繁殖一代所需时间为（　　　）。

A. 10～15 min　　　　　　　　　　　B. 20～30 min

C. 30～40 min　　　　　　　　　　　D. 1 h

E. 2 h

（14）"菌落"是指（　　　）。

A. 不同种的细菌在培养基上生长繁殖而形成肉眼可见的细菌集团

B. 细菌在培养基上生长繁殖而形成肉眼可见的细菌集团

C. 一个细菌在培养基上生长繁殖而形成肉眼可见的细菌集团

D. 一个细菌

E. 从培养基上脱落的细菌

（15）细菌生长繁殖的方式是（　　　）。

A. 二分裂　　　　　　　　　　　　　B. 有丝分裂

C. 孢子生殖　　　　　　　　　　　　D. 复制

E. 出芽

（16）细菌代谢产物中与致病性无关的是（　　　）。

A. 外毒素　　　　　　　　　　　　　B. 内毒素

C. 侵袭性酶　　　　　　　　　　　　D. 热原质

E. 细菌素

（17）下列细菌中繁殖代时最长的是（　　）。

A. 大肠埃希菌　　　　　　　　　B. 链球菌

C. 脑膜炎奈瑟菌　　　　　　　　D. 结核分枝杆菌

E. 葡萄球菌

（18）研究细菌性状应选用的细菌群体生长繁殖期（　　）。

A. 稳定晚期　　　　　　　　　　B. 迟缓期

C. 稳定期　　　　　　　　　　　D. 对数期

E. 衰退期

（19）观察细菌动力最常使用（　　）。

A. 液体培养基　　　　　　　　　B. 半固体培养基

C. 固体平板培养基　　　　　　　D. 固体斜面培养基

E. 厌氧培养基

（20）与细菌耐药性有关的遗传物质是（　　）。

A. 性菌毛　　　　　　　　　　　B. 细菌染色体

C. 质粒　　　　　　　　　　　　D. 毒性噬菌体

E. 异染颗粒

（21）细菌耐药性形成的主要方式是（　　）。

A. 转换　　　　　　　　　　　　B. 转化

C. 转导　　　　　　　　　　　　D. 溶原性状态

E. 接合

（22）与细菌耐药性有关的质粒是（　　）。

A. F 质粒　　　　　　　　　　　B. R 质粒

C. Col 质粒　　　　　　　　　　D. 产毒性质粒

E. 非接合质粒

（23）以噬菌体为载体，将供菌遗传物质转移到受菌中的过程是（　　）。

A. 转化　　　　　　　　　　　　B. 转导

C. 接合　　　　　　　　　　　　D. 溶原性转换

E. 原生质融合

（24）前噬菌体是指（　　）。

A. 整合到宿主菌染色体上的噬菌体基因组　B. 进入宿主菌体内的噬菌体

C. 尚未感染细菌的游离噬菌体　　　　　　D. 尚未完成装配的噬菌体

E. 成熟的子代噬菌体

（25）构成细菌毒力的是（　　）。

A. 基本结构　　　　　　　　　　B. 特殊结构

C. 侵袭力和毒素　　　　　　　　D. 分解代谢产物

E. 侵入机体的途径

（26）与细菌致病性无关的结构是（　　）。

A. 荚膜　　　　　　　　　　　　B. 菌毛

C. 磷壁酸   D. 脂多糖

E. 异染颗粒

（27）与细菌侵袭力无关的物质是（   ）。

A. 荚膜   B. 菌毛

C. 芽孢   D. 血浆凝固酶

E. 透明质酸酶

（28）细菌内毒素的成分是（   ）。

A. H 抗原   B. 肽聚糖

C. O 抗原   D. 脂多糖

E. 荚膜多糖

（29）病原菌侵入血流，大量繁殖产生毒素，并随血流到达全身其他脏器引起多发性脓肿被称为（   ）。

A. 菌血症   B. 脓毒血症

C. 内毒素血症   D. 毒血症

E. 败血症

（30）能使细菌吸附到黏膜上皮细胞上的结构是（   ）。

A. 鞭毛   B. 菌毛

C. 荚膜   D. R 因子

E. 芽孢

（31）不属于细菌生化反应的试验是（   ）。

A. VP 试验   B. 外斐试验

C. 糖发酵试验   D. 靛基质试验

E. 甲基红试验

（32）IMVC 试验常被用于鉴别（   ）。

A. 化脓性球菌   B. 棒状杆菌

C. 分枝杆菌   D. 肠杆菌科细菌

E. 厌氧菌

（陈锦龙）

第十五章　球　　菌

球菌包括革兰氏阳性球菌和革兰氏阴性球菌两类。前者有葡萄球菌、链球菌、肺炎链球菌等；后者有脑膜炎球菌、淋病奈瑟菌等。对人有致病作用的球菌被称为病原性球菌。球菌主要引起化脓性炎症，如疖、痈、蜂窝织炎、脓肿等，故又被称为化脓性球菌。

第一节　葡萄球菌属

葡萄球菌属（*staphylococcus*）的葡萄球菌是常见的化脓性球菌之一，80％以上的化脓性疾病由它引起。本菌广泛分布于自然界，人、动物的皮肤及与外界相通的腔道中，大部分是非致病菌。本属菌在皮肤上可生存较久，常隐藏在毛囊、汗腺和皮脂腺内。在进行注射、外科手术和接生时，一定要严格消毒，防止化脓性炎症发生。

一、生物学特性

（一）形态与染色

葡萄球菌呈球形，直径为 0.4～1.2 μm，排列不规则，常堆积呈葡萄串状（图 15－1）。在脓汁或液体培养基中生长，常成双或短链状排列，易与链球菌混淆。无鞭毛，无芽孢，个别菌株可形成荚膜。革兰氏染色结果呈阳性，衰老死亡被吞噬细胞吞噬后，或对青霉素耐药的某些株的革兰氏染色结果常为阴性。

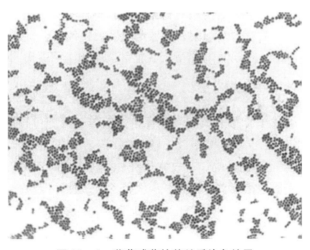

图 15－1　葡萄球菌的革兰氏染色结果

（二）培养特性

葡萄球菌对营养的要求不高，在普通培养基上生长良好，为需氧菌或兼性厌氧菌，也有少数是专性厌氧菌。最适宜的生长温度为 37 ℃。最适宜的 pH 约为 7.4，耐盐性强，能在含 10%～15% 的氧化钠培养基上生长。在普通琼脂平板上可生长成圆形。为凸起、光滑、湿润、不透明的菌落，直径为 1～2 μm。不同的菌种产生的色素不同，如金黄色、乳白色、柠檬色。色素为脂溶性，不溶于水，只是显色菌落。在血液琼脂平板上，多数致病性葡萄球菌的菌落周围可形成狭窄、透明的溶血环。在肉汤培养基中呈均匀混浊生长，管底稍有沉淀。轻轻振荡，沉淀物即上升且易消失。

（三）生化反应

多数葡萄球菌能分解葡萄糖、麦芽糖和蔗糖，产酸不产气。致病菌能分解甘露醇，非致病菌株一般无此作用。

（四）抗原结构

主要的抗原结构有两种，即蛋白质抗原和多糖抗原。

1. 蛋白质抗原

蛋白抗原为完全抗原，主要是葡萄球 A 蛋白（SPA）。90% 以上的金黄色葡萄球菌有 SPA，SPA 在细胞壁表面。SPA 可与人和多种哺乳动物血清中 IgG 的 Fc 段发生特异性结合，因此，SPA 有 2 种意义：①SPA 能与吞噬细胞争夺血清中 IgG 的 Fc 受体，拮抗血清中 IgG 对吞噬细胞的调理作用，具有抗吞噬作用；②SPA 能与血清中 IgG 分子的 Fc 段受体结合。而 IgG 的 Fab 段仍能与相应的抗原发生特异性结合，故可用此结合反应设计一种快速诊断方法用于抗原或抗体的检测，如协同凝集反应。

2. 多糖抗原

多糖抗原具有型特异性，存在于细胞壁。

（五）分类

根据色素和生化反应等的不同，葡萄球菌可分两类：①金黄色葡萄球菌，能产生金黄色色素和血浆凝固酶，有 A 蛋白，分解甘露醇，在血琼脂平板上菌落周围形成狭窄、透明的溶血环，致病力强；②表皮葡萄球菌，多数产生乳白色色素，少数产生柠檬色色素，不产生血浆凝固酶和 A 蛋白，不分解甘露醇，在血琼脂平板上菌落周围无溶血环，致病力弱或无。

（六）抵抗力

葡萄球菌是无芽孢菌中抵抗力较强者，在干燥的脓、痰中可存活数月，80 ℃条件下持续 30 min 才被杀死，在 5% 石苯酚溶液、1% 升汞中浸泡 10～15 min 死亡，$1/20×10^8$～$1/10×10^8$ 的龙胆紫溶液能抑制其生长，故常用龙胆紫溶液治疗皮肤浅表创伤。对磺胺类药中度敏感，对青霉素、红霉素、金霉素、庆大霉素较敏感，但易产生耐药性。

二、致病性与免疫性

（一）致病物质

病原性葡萄球菌能产生多种侵袭性酶类和毒素。

1. 血浆凝固酶

血浆凝固酶能使人及家兔的血浆发生凝固。可在感染部位使血浆中的纤维蛋白原转变为纤维蛋白，并沉积于菌体表面，阻碍吞噬细胞的吞噬与杀灭作用。纤维蛋白原还可沉积在病灶周围，阻止药物或体内杀菌物质与细菌接触，利于细菌繁殖。大量形成的纤维蛋白能限制细菌扩散。葡萄球菌引起的化脓性感染多为局限性，与血浆凝固酶相关。

2. 葡萄球菌溶血素

葡萄球菌溶血素是一种外毒素，多数致病性葡萄球菌能产生此毒素。根据抗原性不同，葡萄球菌可分为 5 种（α 溶血素、β 溶血素、γ 溶血素、σ 溶血素和 ε 溶血素），对人有致病作用的主要是 α 溶血素。α 溶血素对白细胞、血小板和多种组织细胞有破坏作用，能引起小血管收缩，导致局部组织缺血和坏死。α 溶血素抗原性强，经甲醛溶液处理可制成类毒素，用于预防葡萄球菌感染。

3. 肠毒素

肠毒素是一种外毒素，约 1/3 的金黄色葡萄球菌能产生此毒素。肠毒素有多个血清型，大多数型别能引起急性胃肠炎即食物中毒，以 A 型、D 型最多见。肠毒素耐热，在 100 ℃ 条件下持续 30 min 不能完全被破坏，也不受胰蛋白酶影响。

4. 杀白细胞素

杀白细胞素是一种外毒素，能破坏中性粒细胞和巨噬细胞，故能抵抗宿主细胞的吞噬作用，对增强细菌的侵袭力有一定意义。

此外，有些金黄色葡萄球菌尚能产生红疹毒素、剥脱性毒素及葡激酶、透明质酸酶、脂酶、耐热核酸酶等酶类。

（二）所致疾病

葡萄球菌可经皮肤黏膜等创伤、汗腺、毛囊等多种途径侵入人体，引起化脓性炎症。主要引起的疾病如下：

1. 局限性化脓性炎症

葡萄球菌可引起局限性化脓性炎症，如毛囊炎、疖、痈、蜂窝织炎、伤口化脓、脓肿、脓疱疮等。此外，葡萄球菌还可引起脑膜炎、胸膜炎、骨髓炎、中耳炎、肺炎、气管炎等。化脓灶多为局限性且有明显的界限，脓汁黄而黏稠。

2. 食物中毒

食入有肠毒素污染的食物后，1～6 h 为潜伏期，患者可出现恶心、呕吐、腹痛、腹泻等急性胃肠炎症状，一般以呕吐为主。

3. 假膜性肠炎

假膜性肠炎又被称为葡萄球菌性肠炎。有些人因长期服用广谱抗生素，引起正常菌群失调，耐药的葡萄球菌可乘机在肠道中大量繁殖而产生毒素，引起呕吐、腹泻等肠炎症状，以排出大量水样便和黏膜状物为主。由于炎症渗出，肠黏膜坏死和细菌等使肠黏膜被上一层炎性假膜，该病故而得名。

4. 中毒性休克综合征

中毒性休克综合征由产生肠毒素 F 的金黄色葡萄球菌引起。主要表现为高热、头痛、腹泻、红斑皮疹、低血压或休克等症状，病死率高。

（三）免疫性

病后机体能产生一定的免疫力，但免疫力维持时间短，可再次被感染。

三、微生物检查法

（一）标本

根据不同病种采集不同标本。例如，对化脓性灶采集脓液，对败血症采集血液，对食物中毒采集呕吐物、粪便、剩余食物，等等。

（二）检查法

1. 直接涂片检查

用标本直接涂片，行革兰氏染色，镜检，根据形态、排列、染色性做出初步诊断。

2. 分离培养与鉴定

将脓液标本直接种在血琼脂平板上。若标本为血液标本，先经肉汤增菌，再接种到血琼脂平板，待菌种生长后观察菌落特征。挑取可疑菌落涂片，进行革兰氏染色，镜检，并做血浆凝固酶试验。

致病性葡萄球菌的主要特点是：①金黄色色素，少数为浅黄色或白色；②菌落周围有狭窄、透明的溶血环；③血浆凝固酶试验结果呈阳性。

对食物中毒除了做细菌分离鉴别，还可将标本种于肉汤培养基后，将肉汤培养物的滤过液注射入 6～8 周龄小猫腹腔中，约经 4 h 可出现呕吐、腹泻、体温升高或死亡等现象，这提示有肠毒素存在。

四、防治原则

预防措施有：①增强体质，提高机体免疫力；②注意个人卫生，严格消毒，隔离，防止医源性感染；③加强饮食卫生管理，防止葡萄球菌引起的食物中毒。

在治疗上，可根据药物敏感性试验结果选用敏感的抗生素。

五、凝固酶阴性葡萄球菌

过去的研究者曾经认为，凝固酶阴性的葡萄球菌（coagulase negative staphylococcus，CNS）对人不致病；但近年来临床和实验室的检测结果证实，CNS 已经成为医源性感染的常见重要病原菌，并出现耐药菌株，这引起临床微生物学工作者关注。

CNS 是人体皮肤和黏膜的正常菌群，检出率约为 90%。CNS 往往引起机会性感染，致病机制主要有：①细菌胞壁外黏质（extracellular slime substance，ESS），其化学成分是多糖，是一层黏液物质。ESS 可以帮助细菌黏附和抵抗宿主的免疫防御作用。②溶血素。例如，溶血葡萄球菌的溶血性与其致病性相关。③腐生葡萄球菌对尿道上皮细胞有选择性的吸附作用，可引起定植，导致感染。

CNS 引起感染有：①泌尿系统感染；②细菌性心内膜炎；③败血症；④术后及医疗器械植入感染。

第二节　链球菌属

链球菌属（*streptococcus*）球菌又被称为链球菌，广泛分布于自然界和上呼吸道及胃肠道等处。大部分链球菌无致病性。少数链球菌可引起人类疾病，主要是引起各种化脓性炎症，如丹毒、蜂窝织炎、痈等。此外，链球菌还可引起猩红热、产褥热及链球菌性超敏反应性疾病等。链球菌中，对人类致病的主要是 A 群链球菌和肺炎链球菌。

主要分类方法如下。

1. 按溶血作用分类

根据血琼脂平板上的溶血情况，可将链球菌分为 3 类。

（1）甲型（α）溶血性链球菌。在菌落周围可见狭窄半透明的草绿色溶血环（被称为甲型溶血环），故又被称为草绿色链球菌。溶血环内的绿色物质是由于细菌产生的过氧化氢使血红蛋白氧化成正铁血红蛋白所致。甲型溶血性链球菌是鼻咽部正常菌群，在一定条件下可引起亚急性细菌性心内膜炎。

（2）乙型（β）溶血性链球菌。乙型溶血性链球菌能产生强烈的溶血素，菌落周围形成宽大透明的溶血环（被称为乙型溶血环），故又被称为溶血性链球菌。此菌的致病力强，常引起人类多种疾病。

（3）丙型（γ）链球菌。菌落周围无溶血环，故又被称为不溶血性链球菌。一般无致病性。

2. 按抗原结构分类

链球菌用于分类的抗原结构有两种：①多糖抗原，又被称为 C 抗原。根据多糖抗原的不同，可将链球菌分为 A ～ H、K ～ V 20 个群，对人类致病的 90% 的链球菌属于 A 群。②蛋白质抗原，位于多糖抗原的外层，故又被称为表面抗原，此抗原分为 M、R、T、S 4 种。与致病性有关的是 M 蛋白抗原。A 群链球菌根据 M 蛋白抗原的不同又可分为 60 多个型别。

一、A 群链球菌

（一）生物学特性

1. 形态与染色

A 群链球菌菌体呈球形或卵圆形，直径为 0.5 ～ 1.07 μm，常呈链状排列。链的长短不一，随着菌种生长环境而异，在液体培养基中形成长链，为 20 ～ 30 个菌细胞；在固体培养基中或脓液中常呈短链，成双或有 4 ～ 8 个短链。无芽孢、无鞭毛，幼龄时有荚膜。革兰氏染色结果呈阳性（图 15 – 2），在陈旧培养基中或被吞噬细胞吞噬后，可能呈阴性。

2. 培养特性

A 群链球菌对营养的要求较高，在普通培养基中生长不良，须加入含血液、血清、腹水等的培养基才能生长良好。为需氧或兼性厌氧菌，最适宜的生存温度为 37 ℃，pH 为 7.4 ～ 7.6，在血琼脂平板上形成灰白色、表面光滑、有乳光、半透明或不透明、直径为

0.50～0.75 μm 的圆形突起的微小菌落。不同的菌株菌有不同的溶血现象。在血清肉汤中易形成长链，在管底常呈絮状沉淀生长。

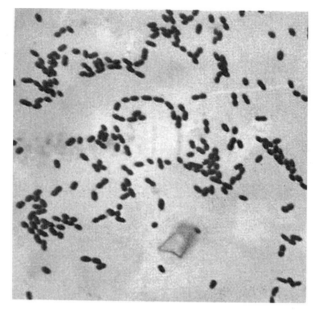

图 15 - 2　链球菌革兰氏染色结果

3．生化反应

链球菌一般不分解菊糖，不被胆汁或 10% 去氧胆酸钠溶液溶解。这些特性可作为甲型溶血性链球菌和肺炎链球菌的鉴别参考依据。

4．抵抗力

链球菌的抵抗力不高，除 D 群等少数链球菌耐受 60 ℃ 条件下持续 30 min 温度外，其他链球菌可被 60 ℃ 条件下持续 30 min 的温度杀死。在干燥尘埃中可生存数月。乙型溶血性链球菌对青霉素、红霉素、四环素和磺胺等药物敏感。少见对青霉素耐药的菌株。

（二）致病性与免疫性

1．致病物质

A 族链球菌有较强的侵袭力、胞外酶及外毒素。

（1）侵袭力。

A．黏附素。细胞壁的成分是其重要的黏附素。黏附素主要有脂磷壁酸和 F 蛋白。A 族链球菌通过脂磷壁酸和 F 蛋白发挥黏附和定值作用。

B．M 蛋白。M 蛋白为 A 族链球菌细胞壁中的蛋白成分，具有抗吞噬和抗吞噬细胞内杂菌作用。M 蛋白具有抗原性，与心机、肾小球基底膜有共同抗原，作用于机体可产生特异性抗体，可引起急性肾小球肾炎等超敏反应性疾病，也可损害人心血管等组织。

C．透明质酸酶。透明质酸酶又被称为扩散因子。此酶能分解疏松结缔组织间的透明质酸，让结缔组织间隙扩大，使病菌在组织间扩散。

D．链激酶。链激酶又被称为链球菌溶纤维蛋白酶。能使血液中的纤维蛋白酶原变为纤维蛋白酶，阻止血浆凝固或溶解血块，有利于细菌在组织中扩散。

E. 链道酶。链道酶又被称为链球菌 DNA 酶，能分解脓液中高度黏稠的 DNA，使脓液稀薄，有利于细菌扩散。

（2）毒素。

A. 链球菌溶血素。链球菌溶血素由乙型溶血性链球菌产生。链球菌溶血素有两种。

（A）链球菌溶血素 O。绝大部分 A 族及少数 G 族、C 族链球菌能产生此溶血素。此溶血素是一种含 –SH 的蛋白质，对氧敏感，缺氧时 –SH 被氧化成 –S–S–，暂时失去溶血能力。若加入亚硫酸钠或半胱氨酸钠等还原剂，可恢复溶血能力。细胞膜上的胆固醇是链球菌溶血素 O 的 –SH 结合部位。两者结合后，细胞膜出现微孔，细胞溶解。链球菌溶血素 O 对哺乳动物的白细胞、血小板、巨噬细胞、心肌细胞等有毒性作用。

链球菌溶血素 O 的抗原性强。人感染 A 群链球菌 2～3 周后，80%～90% 的患者血清中出现抗 SLO 的抗体。病愈后该抗体可维持数月甚至年余，效价在 1：400 以上，这可作为诊断近期链球菌感染或风湿热活动期的依据之一。

（B）链球菌溶血素 S。此溶血素对氧稳定，对热和酸敏感，不易保存，无抗原性。血琼脂平板菌落周围出现的溶血环为此溶血素所致。动物实验 SLS 对多种组织细胞有毒性作用。

B. 致热外毒素。致热外毒素又被称为红疹毒素或猩红热毒素，是人类猩红热的主要毒性物质，由 A 族链球菌溶源性菌产生。

2. 所致疾病

90% 链球菌感染的疾病由 A 族链球菌引起。

（1）化脓性炎症。A 族链球菌经皮肤黏膜侵入机体，引起局部化脓性炎症，如丹毒、脓肿、蜂窝织炎、痈等，还可沿着淋巴回流引起淋巴管炎、淋巴结炎，进入血流而引起败血症及多发性脓肿。本菌常侵犯上呼吸道黏膜，引起扁桃腺炎、咽喉炎、扁桃体周围炎等。化脓性炎症的特征是明显扩散、界限不清、脓液稀薄、带血性。

（2）毒素性疾病。链球菌感染可以引起猩红热。链球菌可经飞沫传播，产生致热毒素。毒素进入血液，导致全身红疹、高热等症状。

（3）超敏反应性疾病。患有链球菌感染的咽喉炎、扁桃腺炎后，患者可出现风湿热或急性肾小球肾炎。若在病变部位未检出 A 族链球菌，但检出 A 族链球菌的抗原抗体复合物，该结果提示可能与链球菌感染后引起的超敏反应相关。

A. 急性肾小球肾炎。临床表现为蛋白尿、浮肿、高血压等症状。被 A 族链球菌感染后，血清中可检出高滴度的 M 蛋白抗原与其相应的 M 蛋白抗体形成的免疫复合物。这些复合物沉积于肾小球基底膜，可能激活补体，导致损伤，出现第 Ⅲ 型超敏反应；也可能是 A 族链球菌的某些抗原物质与肾小球基底膜细胞有共同抗原，这些抗原物质刺激机体，产生的相应抗体与肾小球基底膜细胞结合，而形成免疫复合物，激活补体，导致肾小球基底膜损伤，出现第 Ⅱ 型超敏反应。

B. 风湿热。临床表现主要为关节炎、全心炎。其发病机理可能是 M 蛋白的复合物沉积于心瓣膜及关节滑膜上，激活补体，造成心脏和关节的组织损伤，出现第 Ⅲ 型超敏反应；也可能是 A 族链球菌的多糖抗原与心瓣膜，关节组织的糖蛋白、链球菌的细胞壁抗原与心肌成分有共同抗原，由此导致心瓣膜、关节组织及心肌组织的损伤，出现第Ⅱ型超敏反应。

C. 亚急性细菌性心内膜炎。A 型溶血性链球菌是口腔鼻咽部正常菌群。当拔牙或摘除扁桃体时，细菌侵入血液。若心内膜已有缺损或损伤，病菌就在损伤部位附着繁殖，引起亚急性细菌性心内膜炎。

3. 免疫性

人体感染链球菌后，机体可获得一定的免疫力。但由于链球菌型别多，各型之间无交叉免疫力，可再次感染。

（三）微生物学检查

1. 采集标本

根据链球菌所致疾病不同采集不同标本。例如，对于皮肤黏膜化脓性炎症患者，采集其脓液；对于鼻咽喉的化脓性炎症患者，采集棉拭子；对于败血症患者，采集血液；对于风湿热患者，采集血清以测定链球菌溶血素"O"抗体。

2. 直接镜检

脓液标本（血液标本）或经增菌后，涂片，进行革兰氏染色，镜检。若出现革兰氏阳性球菌，并呈链状排列，可初步诊断。

3. 分离培养鉴定

将标本接种于血琼脂平板，经 37 ℃恒温箱培养 24 h，根据菌落特征及溶血情况做出初步鉴定。必要时可做生化反应鉴定。

4. 血清学试验

抗链球菌溶血素 O 试验（antistreptolysin O test），常用于风湿热的辅助诊断，风湿热患者血清中抗链球菌溶血素"O"抗体较高，大多约为 250 U，活动期风湿热患者的更高，一般超过 400 U。

（四）防治原则

对皮肤黏膜创伤要及时消毒处理，防止感染。对急性咽喉炎、扁桃体炎要彻底治疗，防止或减少风湿热或急性肾小球肾炎的发生。

应做药物敏感试验，应选用敏感药物进行治疗。

二、肺炎链球菌

肺炎链球菌（*Spneumoniae*）在自然界中广泛分布，亦常寄居于正常人鼻咽腔中，多数不致病，少数有致病性，是细菌性肺炎的主要病原菌。

（一）生物学性状

1. 形态与染色

革兰氏染色结果呈阳性，菌体呈矛头状或瓜子仁状，常成对排列，钝端相对。在临床标本中细菌亦可呈单个或短链状排列。无鞭毛，无芽孢。有毒菌株在机体内常形成宽大的荚膜，经人工培养后荚膜逐渐消失。

2. 培养特性

兼性厌氧。对营养的要求较高，须在含有血液或血清的培养基中生长。最适宜的生长温度为 37 ℃，最适宜生长的 pH 为 7.4～7.8。在血平板上孵育后生长的菌落细小，呈圆形略扁、灰白、半透明状，直径为 0.5～1.5 nm，菌落周围有 α 溶血环，与甲型溶血性链球菌菌落极为相似。若培养时间超过 48 h，肺炎链球菌产生的自溶酶可使菌体逐渐溶解，菌落中心下陷呈脐窝状。在血清肉汤培养基中孵育，初期肺炎链球菌呈混浊生长，稍久后亦因菌体自溶而使培养液变澄清。自溶酶可被胆汁或胆盐等物质激活，促进菌体的溶解，因此，胆汁溶菌试验可作为肺炎链球菌与甲型溶血性链球菌的鉴别试验之一。

3. 生化反应

肺炎链球菌可分解葡萄糖、麦芽糖、乳糖、蔗糖等，产酸不产气。大多数新分离菌株可分解菊糖。菊糖发酵试验对鉴别肺炎链球菌和甲型溶血性链球菌有一定的参考价值。

4. 抗原构造与分型

（1）荚膜多糖抗原。根据荚膜多糖抗原的不同，可将肺炎链球菌分为 84 个血清型，分别以 1、2、3、4……表示。其中，3 型的毒力最强。同一型别的肺炎链球菌还可因荚膜多糖的差异而被分为不同的亚型。

（2）菌体抗原。C 特异多糖抗原存在于肺炎链球菌细胞壁中，为各型共有。此抗原在钙离子存在时，可与血清中的 C 反应蛋白结合。C 反应蛋白不是抗体，而是血清中的一种 β 球蛋白。正常人血清中其含量甚微，急性感染时可高达 2～100 倍，感染控制后又迅速恢复至正常水平。临床上常可用肺炎链球菌的 C 特异多糖来测定血清中的 C 反应蛋白，作为急性炎症和活动性风湿病的辅助诊断。C 反应蛋白与菌体中的 C 特异多糖抗原结合后可激活被体，并能增强吞噬细胞的吞噬功能。

5. 抵抗力

肺炎链球菌的抵抗力弱，在加热 56 ℃并持续 15～20 min 的条件下即死亡。对一般化学消毒剂敏感。有荚膜的菌株的抵抗力较强。该菌株耐干燥，在干燥痰液中可存活 1～2 个月。对青霉素、红霉素等多种抗生素敏感。

（二）致病性与免疫

1. 致病物质

（1）荚膜。荚膜是肺炎链球菌的主要致病因素，具抗吞噬作用，可使细菌在体内大量繁殖。当有荚膜的光滑（S）型菌株失去荚膜成为粗糙（R）型时，毒力即降低或消失。

（2）肺炎链球菌溶血素 O（pneumolysin O）。肺炎链球菌溶血素 O 与细胞膜上胆固醇结合，可破坏膜使其出现小孔，能溶解羊、兔、马和人的红细胞；也可以通过经典途径激活补体，导致发热、炎症及组织损伤等。

（3）脂磷壁酸。脂磷壁酸可以发挥黏附作用，促进该菌黏附在肺上皮细胞或血管内皮细胞的表面。

（4）神经氨酸酶。该酶可以分解细胞膜和糖脂的 N-乙酰神经氨酸，可帮助肺炎链球菌定植、繁殖和扩散。

2. 所致疾病

肺炎链球菌主要引起人类大叶性肺炎，以 1 型、2 型和 3 型引起者多见。其中，3 型肺炎链球菌能产生大量荚膜物质，毒力最强，致病死率较高。

肺炎链球菌在正常人的口腔及鼻咽部经常存在，一般不致病，只形成带菌状态。当机体免疫力低下时，尤其是麻疹等呼吸道病毒感染后，易造成本菌的继发感染。

3. 免疫性

肺炎链球菌感染机体后，可以获得同型特异性免疫，主要为荚膜多糖型特异性抗体。抗体具调理吞噬作用。但由于肺炎链球菌型别多，各型之间无交叉免疫，故可再感染其他型别而患病。

（三）微生物学检查

根据病种，可取痰液、脓汁、血液、脑脊液标本进行分离培养及鉴定。

对痰液、脓汁、脑脊液沉渣等可直接进行涂片、革兰氏染色及镜检。若发现典型的革兰氏阳性双球菌，可做出初步诊断。分离培养时，可将上述标本直接接种于血平板上。若为血液标本，则须先经肉汤增菌。培养后若发现有草绿色溶血环的可疑菌落，则应与甲型链球菌区别。胆汁溶菌试验、菊糖发酵试验是常用的方法，必要时可做小白鼠毒力试验和荚膜肿胀试验予以鉴别。在上述试验中，肺炎链球菌检测结果均为阳性，而甲型链球菌检测结果均为阴性。

（四）防治原则

对儿童、老年人和慢性病患者可以使用多价肺炎链球菌荚膜多糖疫苗预防。

肺炎链球菌对青霉素、林可霉素等敏感，本菌对磺胺药易产生耐药性。

 第三节 肠球菌属

肠球菌（*Enterococcus*）为院内感染的重要病原菌，不仅可引起尿路感染、皮肤软组织感染，还可引起危及生命的腹腔感染、败血症、心骨膜炎和脑膜炎。由于其固有耐药性，所致感染的治疗较为困难。

一、生物学特性及分类

肠球菌为圆形或椭圆形、呈链状排列的革兰氏阳性球菌，无芽孢，无鞭毛，为需氧或兼性厌氧菌。对营养的要求较高，在含有血清的培养基上生长良好。在血平板上经 37 ℃培养 18 h 后，可形成灰白色、不透明、表面光滑、直径为 0.5～1.0 mm 的圆形菌落。不同的菌株表现不同的溶血现象。与同科链球菌的显著不同在于，本菌在生化反应上能耐受高盐和胆汁培养基，并对许多抗菌药物表现固有耐药。

根据其利用糖类的特征可将肠球菌分为 3 组：第一组以鸟肠球菌为代表；第二组以粪肠球菌、屎肠球菌为代表；第三组以坚韧肠球菌为代表。其中，对人类致病者主要为粪肠球菌和屎肠球菌。在临床分离菌中粪肠球菌占 85%～95%、屎肠球菌占 5%～10%，其余少数为坚韧肠球菌和其他肠球菌。

二、肠球菌的致病性

一般而言，肠球菌的毒力不高。与金黄色葡萄球菌和化脓性链球菌相比，肠球菌对大多数动物的半数致死量（LD_{50}）值相当高，而且肠球菌很少引起蜂窝织炎和呼吸道感染。

肠球菌只有在宿主组织寄殖，耐机体非特异及免疫防御机制，并引起病理改变时，才能导致感染。黏附测定显示肠球菌可通过细菌表面表达的为黏附素，吸附至肠道、尿路上皮细胞及心脏细胞。

（一）致病物质

1. 碳水化合物黏附素

肠球菌通过碳水化合物黏附素发挥黏附作用，吸附至肠道、尿路上皮细胞及心脏细胞。

2. 聚合物

肠球菌能够产生一种表面蛋白，这种表面蛋白可以使供体与受体菌聚集，有利于质粒转移，在体外增强肠球菌对肾小管上皮细胞的黏附。

3. 细胞溶素（cytolysin）

细胞溶素由肠球菌质粒编码产生，在加重感染中发挥重要作用。

4. 多形核白细胞趋化因子

粪肠球菌产生的多形核白细胞趋化因子可介导与肠球菌感染相关的炎症反应。

（二）所致疾病

1. 尿路感染

尿路感染在粪肠球菌所致的感染中较为常见，绝大部分为院内感染。16%的院内尿路感染由肠球菌引起，仅次于大肠埃希菌。尿路感染多与留置导尿管操作不当、其他器械操作不当和尿路结构异常相关，一般表现为膀胱炎、肾盂肾炎，少数表现为肾周围脓肿等。

2. 腹腔、盆腔感染

腹腔、盆腔感染在肠球菌感染中居第二位。

3. 败血症

败血症在肠球菌感染中居第三位。

4. 心内膜炎

5%～20%的心内膜炎由肠球菌引起，为引起心内膜炎的第三位病原菌。

三、耐药性

肠球菌的细胞壁坚厚，对许多抗生素表现出固有耐药。

（1）对青霉素的敏感性较差，对头孢菌素类药物耐药。主要耐药机制为：细菌产生一种特殊的青霉素结合蛋白，后者与青霉素的亲和力减低，从而导致药物耐药。

（2）对氨基糖苷类耐药。

（3）肠球菌有抗万古霉素的基因，分为 *Van* A～*Van* E 5 个型，*Van* A 基因位于转座子上，有高度的耐药性。

第四节 奈瑟菌属

奈瑟菌属（*Neisseria*）是一群革兰氏阴性双球菌，无鞭毛，无芽孢，有菌毛。奈瑟菌属包括脑膜炎奈瑟菌、淋病奈瑟菌、干燥奈瑟菌、微黄奈瑟菌、浅黄奈瑟菌等，对人有致病性的仅有脑膜炎奈瑟菌和淋病奈瑟菌。

一、脑膜炎奈瑟菌

脑膜炎奈瑟菌（*N meningitidis*），是流行性脑脊髓膜炎的病原菌。

（一）生物学性状

1. 形态与染色

脑膜炎奈瑟菌革兰氏染色结果呈阴性。菌体为肾形或豆形（图 15 - 3），人工培养后可呈卵圆形或球状，直径为 $0.6 \sim 0.8 \, \mu m$。多为成对排列，两菌接触面平坦或略向内陷，也可出现单个或 4 个菌体相连。培养时间稍久后菌体的大小常不一致，着色亦深浅不匀。在患者脑脊液的中性粒细胞内常见到形态典型的双球菌，新分离菌株大多有荚膜和菌毛。

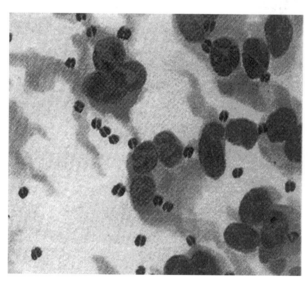

图 15 - 3　脑膜炎奈瑟菌

2. 培养特性

脑膜炎奈瑟菌对营养的要求较高，须在含有血清、血液等培养基中方能生长。常用的培养基为巧克力平板，系经 80 ℃加热的血液琼脂培养基，因血液加热后呈巧克力色而得名。专性需氧，初次分离时需要供给 5%～10% 的二氧化碳。最适宜的生长温度为 37 ℃，低于 30 ℃或高于 40 ℃均不能生长。最适宜生长的 pH 为 7.4～7.6。在巧克力平板上孵育 24 h 后，形成直径为 1.0～1.5 mm 的无色、透明圆形、凸起、光滑、似露滴状的菌落。在血琼脂平板上不溶血，在血清肉汤中呈混浊生长。细菌可产生自溶酶。人工培养物若不及时被移种，超过 48 h 后细菌即死亡。

3. 生化反应

大多数菌株分解葡萄糖和麦芽糖，产酸不产气。氧化酶试验结果呈阳性。

4. 抗原构造与分类

脑膜炎奈瑟菌的抗原构造较为复杂，其中，与分类相关的主要是荚膜多糖抗原。根据荚膜多糖抗原的不同，脑膜炎奈瑟菌可分为 12 个血清群，对人类致病的多属 A 群、B 群、C 群。目前，中国流行的血清群中，95% 的为 A 群，其次为 B 群和 C 群；其他国家主要流行菌群已转为 B 群和 C 群。

5. 抵抗力

抵抗力弱。对干燥、寒冷、热、紫外线等均极敏感。在室温下 3 h 或在 55 ℃下 5 min 内即死亡。在 75% 乙醇溶液、0.1% 新洁尔灭、1% 苯酚溶液中均迅速死亡。

（二）致病性与免疫性

1. 致病物质

脑膜炎奈瑟菌的致病物质包括荚膜、菌毛和内毒素。新分离的菌株有荚膜和菌毛，荚膜具抗吞噬作用，增加菌体对机体的侵袭力，可使细菌在机体内大量繁殖。菌毛可介导细菌黏附至易感细胞表面，利于细菌的侵入。内毒素是主要的致病因子，对血管的侵害较大，可引起坏死性出血，导致高热、毛细血管栓塞、出血、皮肤瘀斑、肾上腺出血等，严重时可发生 DIC 和中毒性休克。

2. 所致疾病

脑膜炎奈瑟菌是流行性脑脊髓膜炎的病原菌。其病菌通过飞沫传播，侵入人体的鼻咽部，依靠菌毛吸附在黏膜的上皮细胞表面，引起局部感染。大多数感染只表现为鼻咽炎或带菌状态，仅 2%～3% 患者出现流行性脑脊髓膜炎的症状。潜伏期为 2～3 d，长者可达 10 d。

流行性脑脊髓膜炎的病情轻重不一，可分为普通型、暴发型和慢性败血型。普通型和暴发型以儿童和青少年多见。病菌经鼻咽部繁殖后侵入血流，引起菌血症或败血症。患者突发寒战、高热，皮肤黏膜上出现出血点或瘀斑，继而细菌通过血脑屏障引起脑脊髓膜化脓性炎症，出现典型的流脑症状。少数患者表现为暴发型，起病急剧凶险。慢性败血型少见，多在成人患者出现，病情可迁延数日。

3. 免疫性

病后或隐性感染后机体均可获得免疫力。机体对脑膜炎奈瑟菌的免疫以体液免疫为主。群特异性多糖抗体和型外膜蛋白抗体（如 IgG、IgM、SIgA）有调理吞噬作用，并可激活补体以发挥溶菌作用。母体的 IgG 类抗体可穿过胎盘，故 6 个月内婴儿患流行性脑脊髓膜炎者少见。儿童血脑屏障发育尚不成熟，因此，流行性脑脊髓膜炎的发病率较高。

（三）微生物检查

送检标本包括患者的脑脊液、血液或刺破出血瘀斑的渗出物、带菌者的鼻咽拭子等。

1. 直接涂片检查

（1）脑脊液。取离心后的沉淀物进行涂片、革兰氏染色和镜检。若在中性粒细胞内、外见革兰氏阴性肾形双球菌，可做出初步诊断。

（2）瘀斑渗出物。用碘酊、乙醇消毒病变皮肤，以无菌针头挑破瘀斑，挤出少量渗出液，制成印片。干燥后进行革兰氏染色和镜检。此法的阳性率可约达 80%，利于早期诊断。

2. 分离培养与鉴定

脑膜炎奈瑟菌的抵抗力弱，对低温、干燥均较敏感，故标本采集后应注意保暖并立即送检。接种的培养基亦宜预温，最好为床边接种。血液标本须先经血清肉汤增菌，脑脊液经离心后取沉淀物，接种于巧克力平板。将该平板置于含 5%～10% 二氧化碳的环境中孵育。培养后挑取可疑菌落涂片和进行染色检查，并做生化反应和凝集试验鉴定。

3. 快速诊断法

因脑膜炎奈瑟菌易自溶，故患者脑脊液和血清中有可溶性抗原存在，可用已知抗体快速检测相应抗原。

（四）防治原则

流行期间应注意及时隔离患者，带菌者可适当服用抗生素或磺胺类药物。目前，中国对易感儿童已广泛应用 A 群和 C 群脑膜炎奈瑟菌荚膜多糖菌苗，保护率在 90% 以上。脑膜炎奈瑟菌对青霉素、磺胺药、氯霉素等敏感。磺胺药易穿过血脑屏障，故治疗效果较好。

二、淋病奈瑟菌

淋病奈瑟菌（*Ngonorrhoeae*）是中国目前性传播疾病——淋病患者数最多的病原菌。

（一）生物学性状

1. 形态与染色

淋病奈瑟菌形态与脑膜炎奈瑟菌的相似，革兰氏染色结果呈阴性，常成对排列，直径为 0.6～0.8 μm（图 15-4）。脓汁标本中细菌常位于中性粒细胞内，分布不匀，从数个到数十个不等。在慢性淋病中则多存在于细胞外。无芽孢，无鞭毛，有菌毛和荚膜。

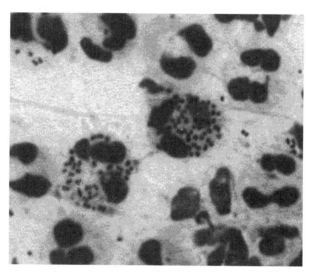

图 15-4　淋病奈瑟菌

2. 培养特性

淋病奈瑟菌对营养的要求高，常用的培养基为巧克力血琼脂平板，或选用加入万古霉素、多黏菌素的选择培养基。初次分离时须供给 5%～10% 的二氧化碳，最适宜的生长温度为37 ℃，最适宜的生长pH为7.5。在孵育24～48 h后，形成圆形、凸起、灰白色、直径为0.5～1.0 mm的光滑型菌落。

3. 生化反应

淋病奈瑟菌只分解葡萄糖，产酸不产气。不分解其他糖类。氧化酶试验结果呈阳性。

4. 抵抗力

淋病奈瑟菌对理化因子的抵抗力弱，对热、冷、干燥等较敏感。在55 ℃时仅存活5 min，在100 ℃时立即死亡，室温下能存活1～2 d；在干燥环境下，仅能存活1～2 h，但在不完全干燥的条件下（如附着于衣物和被褥中）则能生活18～24 h，在厚层脓液或湿润的物体上能存活数天。对消毒剂，尤其是可溶性银盐较敏感，1∶4 000硝酸酸银溶液作用2 min、1%苯酚溶液作用1～3 min均能杀死本菌。对青霉素和磺胺敏感，但耐药菌株日益增多。

（二）致病性

1. 致病物质

主要致病物质是表面结构，如菌毛、荚膜、外膜蛋白等。

一些毒株可借助菌毛吸附于泌尿生殖道黏膜，不易被尿液冲去；失去菌毛后细菌的毒力亦消失。荚膜等有抗吞噬作用，即使被吞噬，也可在吞噬细胞中存活。外膜蛋白PⅠ分子可破坏中性粒细胞膜的结构，导致膜损伤；PⅡ分子参与淋病奈瑟菌间及淋病奈瑟菌与宿主细胞间的黏附作用；PⅢ分子可抑制杀菌抗体的活性。此外，淋病奈瑟菌尚能产生IgA1蛋白酶，可破坏黏膜表面的特异性IgA1，使细菌能在黏膜上存活并繁殖。

2. 所致疾病

淋病奈瑟菌是淋病的病原菌。淋病是世界上发病率最高的性传播性疾病。人是淋病奈瑟菌的唯一宿主。

淋病主要通过性接触传播，细菌进入泌尿生殖道而感染。对男性患者主要引起急性尿道炎，若不及时治疗，可上行感染而引起前列腺炎、输精管炎、附睾丸炎等；对女性患者主要侵犯子宫颈及尿道，造成化脓性炎症，若未及时治疗，也可上行感染造成子宫内膜炎、输卵管炎、盆腔炎等。球菌感染扩散至生殖系统，引起慢性炎症时，常可导致不孕不育。母体患淋菌性阴道炎或子宫颈炎者，其胎儿出生通过产道时常可感染淋病奈瑟菌而患淋病奈瑟菌性结膜炎。

（三）微生物学检查

1. 标本

泌尿生殖道脓性分泌物。

2. 直接涂片镜检

将脓性分泌物进行涂片、固定、革兰氏染色后进行镜检。若在中性粒细胞内见有数量不等的革兰氏阴性双球菌，则有诊断价值。将男性患者的急性期分泌物直接涂片后，检出率高达98%；女性患者的阳性率略低，为50%～70%。

3. 分离培养与鉴定

淋病奈瑟菌较娇嫩，采取标本后应注意保暖、保湿，并及时送检。标本应被接种至预温的巧克力血琼脂平板或淋病奈瑟菌选择培养基上。在含5%～10%二氧化碳环境下孵育

24～48 h，挑取可疑菌落，进一步做生化反应鉴定。

（四）防治原则

淋病是一种性病，主要的预防措施是防止不当的两性关系，采取综合治理措施，加强卫生宣传教育。患者的诊断明确后，要彻底治疗，治疗的首选药物为青霉素，但近年来耐青霉素菌株日益增多。婴儿出生时，无论母亲有无淋病，均应立即以1%硝酸银溶液滴眼，以预防新生儿淋病性结膜炎的发生。

⫶● 问题讨论 ●⫶

抗生素可用以治疗细菌感染性疾病，不过细菌的耐药性问题也随之出现。例如，出现耐甲氧西林金黄色葡萄球菌，甚至出现所谓的"超级细菌"。结合所学的知识，你认为出现超级细菌的可能原因有哪些？

⫶● 思　考 ●⫶

（1）细菌学各论中分别对不同细菌的生物学性状、致病性、免疫性、微生物学检查法和防治原则进行论述，其内容与细菌学总论中的内容有着怎样的联系？

（2）通过对比不同球菌的生物学性状、致病性、免疫性、微生物学检查法和防治原则，可以发现其异同之处，有助于对知识点的理解和记忆，试着列表来对比其异同。

⫶● 测试题（单项选择题）●⫶

（1）金黄色葡萄球菌产生的毒素是（　　）。

A. θ毒素　　　　　　　　　　　　B. 红疹毒素

C. 紫癜形成因子　　　　　　　　　D. 致死因子

E. 杀白细胞素

（2）与链球菌无关的疾病是（　　）。

A. 过敏性鼻炎　　　　　　　　　　B. 扁桃体炎

C. 感染性心内膜炎　　　　　　　　D. 中耳炎

E. 猩红热

（3）各型链球菌中，致病力最强的是（　　）。

A. B群链球菌　　　　　　　　　　B. 乙型溶血性链球菌

C. 丙型链球菌　　　　　　　　　　D. 甲型溶血性链球菌

E. D群链球菌

（4）治疗链球菌引起的感染，应首选（　　）。

A. 红霉素　　　　　　　　　　　　B. 链霉素

C. 青霉素　　　　　　　　　　　　D. 克林霉素

E. 多黏菌素

（5）引起亚急性细菌性心内膜炎最常见的致病菌是（　　）。

A. 金黄色葡萄球菌　　　　　　　　B. 甲型溶血性链球菌

C. 肺炎链球菌　　　　　　　　　　D. 乙型溶血性链球菌

E. 肠链球菌

（6）风湿热的辅助诊断应采用（　　）。

A. 细菌培养　　　　　　　　　　B. OT 试验

C. ASO 试验　　　　　　　　　　D. 串珠试验

E. Widal 试验

（7）肺炎链球菌能在鼻咽部和支气管黏膜上定居、繁殖和扩散，可能与下列哪项有关？（　　）

A. 荚膜　　　　　　　　　　　　B. 自溶酶

C. 神经氨酸酶　　　　　　　　　D. 溶血素

E. 胆汁溶菌酶

（8）淋病奈瑟菌的主要传播途径是（　　）。

A. 呼吸道传播　　　　　　　　　B. 消化道传播

C. 创伤伤口感染　　　　　　　　D. 性接触传播

E. 节肢动物叮咬

（9）金黄色葡萄球菌所致皮肤化脓性感染多为局限性，是因该菌能产生（　　）。

A. 溶血毒素　　　　　　　　　　B. 杀白细胞素

C. 血浆凝固酶　　　　　　　　　D. DNA 酶

E. 耐热核酸酶

（10）肺炎链球菌的致病物质主要是（　　）。

A. 内毒素　　　　　　　　　　　B. 外毒素

C. 侵袭性酶　　　　　　　　　　D. 荚膜

E. 菌毛

（11）引起流行性脑脊髓膜炎的病原体是（　　）。

A. 流行性乙型脑炎病毒　　　　　B. 森林脑炎病毒

C. 流行性感冒杆菌　　　　　　　D. 脑膜炎奈瑟菌

E. 新生隐球菌

（12）淋病奈瑟菌致病最重要的因素是（　　）。

A. 内毒素　　　　　　　　　　　B. 外毒素

C. 菌毛　　　　　　　　　　　　D. 荚膜

E. 鞭毛

（陈锦龙）

第十六章 肠杆菌科

肠杆菌科（*Enterobacteriaceae*）细菌是一大群具有相似生物学性状的革兰氏阴性杆菌，通常寄居在人和动物肠道内，也存在于土壤、水和腐物中。肠杆菌科细菌种类繁多，根据生化反应、抗原结构和基因组 DNA 序列分析，已有 44 个属，170 多个种。

肠杆菌科细菌生物学特性的共同点如下：

1. 形态与结构

肠杆菌科细菌为革兰氏阴性杆菌，大小为（0.3～1.0）μm×（1～6）μm，无芽孢，有周鞭毛，致病性菌株多有菌毛，少数菌株有荚膜。

2. 培养特性

肠杆菌科细菌为兼性厌氧或需氧。营养要求不高，在普通琼脂培养基上生长良好，形成中等大小、直径为 2～3 mm、湿润、光滑、灰白色菌落；在血琼脂培养基上，有些菌落可产生溶血环；在液体培养基中，呈均匀混浊生长。

3. 生化特征

肠杆菌科细菌具有丰富的酶，生化反应活泼。触酶后呈阳性，能将硝酸盐还原为亚硝酸盐，氧化酶呈阴性。氧化酶试验在肠道杆菌和假单胞菌属细菌的鉴别上有重要价值。在肠杆菌科中，乳糖发酵试验为鉴别志贺菌、沙门菌等致病菌和其他大部分非致病肠道杆菌的重要依据。志贺菌、沙门菌等致病菌不发酵乳糖。

4. 抗原结构

肠杆菌科细菌抗原构造复杂，主要有菌体 O 抗原、鞭毛 H 抗原和荚膜抗原。其他的肠杆菌科细菌尚有菌毛抗原。

（1）O 抗原。O 抗原存在于细菌细胞壁最外层，其化学成分是脂多糖（LPS），具有属、种特异性。脂多糖的核心多糖是肠杆菌科细菌的共同抗原，决定 O 抗原的特异性。O 抗原耐热，在 100 ℃条件下不能将其灭活。O 抗原主要引起 IgM 型抗体。

（2）H 抗原。H 抗原存在于鞭毛蛋白，不耐热，在 60 ℃条件下持续 30 min 即被破坏。抗原主要引起 IgG 型抗体。

（3）荚膜抗原。荚膜抗原存在于 O 抗原外围的多糖抗原，能阻止 O 抗原凝集现象，具有型特异性。不耐热，在 60 ℃条件下持续 30 min 即被破坏。重要的有伤寒沙门菌 Vi 抗原、志贺菌 B 抗原和大肠埃希菌 K 抗原等。

5. 抵抗力

因无芽孢，肠杆菌科细菌对理化因素的抵抗力不强。在 60 ℃条件下持续 30 min 即可被杀死。对一般化学消毒剂敏感。常用氯进行饮水消毒。胆盐、煌绿等染料在一定程度上可抑制非致病性肠杆菌科细菌生长，此特性常被用于制备选择培养基来分离病原菌。

6. 变异性

（1）S–R变异：细菌若失去O特异性多糖，菌落由光滑型（S）转变为粗糙型（R），为S-R变异。

（2）H–O变异：细菌失去鞭毛后，O抗原外露，为H–O变异。

肠杆菌科细菌容易发生变异，除S–R变异、H–O变异等自发变异外，还因共同密切处于同一肠道微环境，可以在噬菌体、质粒、转座子和毒力岛介导下，通过转导、接合、转化等基因的转移和重组方式，使受体菌获得新性状而发生变异。最常见是耐药性变异。此外还有细菌毒素产生、生化反应、抗原性等特性改变。变异在细菌致病性、耐药性及鉴定等方面均有重要意义。

尽管该科种属复杂，但经常引起人类感染的菌种却不到20个（表16–1），临床标本中可检出约40个种。与医学相关的肠杆菌科细菌大致可分为3种：①致病菌，容易引起人类疾病，如伤寒沙门菌、志贺菌、鼠疫耶尔森菌等；②机会致病菌，属于正常菌群，在宿主免疫力降低或细菌移位至肠道以外部位时，可引起机体机会性感染，如大肠埃希菌、肺炎克雷伯菌、奇异变形杆菌等；③由正常菌群而来的致病菌，如大肠埃希菌，通过获得噬菌体、质粒或毒力岛上的毒力因子基因，成为致病菌而引起胃肠炎。

表16–1　常见的引起人类感染的肠杆菌科细菌

属	种
枸橼酸杆菌属（Citrobacter）	弗劳地枸橼酸杆菌（C. freundii）、柯塞枸橼酸杆菌（C. koseri）
克洛诺杆菌属（Cronobacter）	阪崎克洛诺杆菌（C. sakazakii）
爱德华菌属（Edwardsiella）	迟钝爱德华菌（E. tarda）
埃希菌属（Escherichia）	大肠埃希菌（E. coli）
肠杆菌属（Enterobacter）	产气肠杆菌（E. aerogenes），阴沟肠杆菌（E. cloacae）
克雷伯菌属（Klebsiella）	肺炎克雷伯菌肺炎亚种（K. pneumoniae subsp. pneumoniae）、催娩克雷伯菌（K. oxytoca）
摩根菌属（Morganella）	摩根摩根菌摩根亚种（M. morganii subsp. morganii）
泛菌属（Pantoea）	成团泛菌（P. agglomerans）
邻单胞菌（Plesiomonas）	类志贺邻单胞菌（P. shigelloides）
变形杆菌属（Proteus）	奇异变形杆菌（P. mirabilis）普通变形杆菌（P. vulgaris）
普罗威登斯菌属（Providencia）	产碱普罗威登斯菌（P. alcalifaciens）
沙门菌属（Salmonella）	肠道沙门菌肠道亚种（S. enterica subsp. enterica）
沙雷菌属（Serratia）	黏质沙雷菌黏质亚种（S. marcescens subsp. marcescens）
志贺菌属（Shigella）	宋内志贺菌（S. sonnei）、福氏志贺菌（S. flexneri）痢疾志贺菌（S. dysenteriae）、鲍氏志贺菌（S. boydii）
耶尔森菌属（Yersinia）	鼠疫耶尔森菌（Y. pestis）、小肠结肠炎耶尔森菌小肠结肠炎亚种（Y. enterocolitica subsp. enterocolitica）、假结核耶尔森菌假结核亚种（Y. pseudotuberculosis subsp. pseudotuberculosis）

肠杆菌科细菌感染可累及全身。传染源可能来自受感染动物宿主（如耶尔森菌感染、大多数沙门菌感染等）；也可能来自带菌者（如志贺菌感染、伤寒沙门菌感染等）；也可能来自细菌内源性播散（如大肠埃希菌的机会性感染）。

第一节　埃希菌属

埃希菌属（*Escherichia*）细菌广泛分布于人和动物肠道，临床标本中分离到的有6个菌种，包括大肠埃希菌（*E. coli*）、蟑螂埃希菌（*E. blat. tae*）、弗格森埃希菌（*E. fergusonii*）、赫尔曼埃希菌（*E. hermannii*）、伤口埃希菌（*E. vulneris*）。其中，大肠埃希菌（图16-1）是临床上常见、重要的一个菌种，主要表现在：①大肠埃希菌是肠道中重要正常菌群，且能为宿主提供一些具有营养作用的合成代谢产物；②大肠埃希菌在宿主免疫力下降或离开肠道寄居部位侵入机体其他部位时，可成为机会致病菌引起肠道外感染，以泌尿道感染最多见；③某些血清型大肠埃希菌有致病性，能直接引起人类胃肠炎；④大肠埃希菌在环境卫生和食品卫生学中，常被用作粪便污染卫生学检测指标。

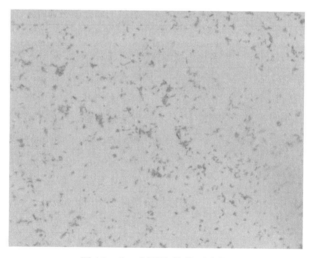

图16-1　大肠埃希菌形态图

一、生物学性状

大肠埃希菌是大小为（0.4～0.7）μm×（1～3）μm的革兰氏阴性杆菌。多数有周身鞭毛，无芽孢，某些能引起肠外感染的菌株有菌毛或荚膜。不同菌株的基因组大小差异较大。例如，O157：H7 Sakai株染色体大小为5.59 Mb，含1个质粒；O157：H7 EDL933株染色体大小为5.4 Mb，含2个质粒；K12株染色体大小为4.6 Mb，不含质粒。

大肠埃希菌兼性厌氧，对营养的要求不高，在普通琼脂培养基生长良好，在37 ℃条件下培养24 h后，形成直径为2～3 mm的圆形、凸起、灰白色S型菌落。在液体培养基中，大肠埃希菌呈均匀混浊。培养物常有粪臭味。但在人和动物的肠道中，大肠埃希菌的繁殖速度比人工培养的要慢得多，成倍增长的时间为 1 d。在肥沃土壤表层可存活数月。

大肠埃希菌能发酵多种糖类，产酸并产气。绝大多数菌株发酵乳糖。在克氏双糖斜面琼脂中，斜面和底层均产酸产气，H_2S 阴性，动力阳性，可与沙门菌、志贺菌等致病菌区别。IMVC 试验（即吲哚、甲基红、VP 试验、枸橼酸盐试验）的结果为"阳性、阳性、阴性、阴性"。

大肠埃希菌有 O、H 和 K 3 种抗原，这是血清学的分型依据。已知的 O 抗原有 171 种，与其他属细菌可出现交叉。某些型别的 O 抗原与腹泻、泌尿道感染等密切相关。已知的 H 抗原超过 50 种，与其他肠道菌株基本无交叉反应。已知的 K 抗原超过 100 种，具多糖性质，可被分为 2 组（分别为组 1 和组 2）。

大肠埃希菌能产生大肠菌素（colicin）。大肠菌素产生的菌株对自身细菌菌素有抗性，为大肠埃希菌的分型依据。

二、致病性和免疫性

（一）致病物质

1．黏附素

黏附素是大肠埃希菌表面的一类生物大分子，能使细菌紧密地黏附在泌尿道和肠道的细胞上，不受尿液冲刷和肠道蠕动作用而被清除。其特点是特异性高。黏附素包括定植因子抗原（colonization factor antigen，CFA）Ⅰ、定植因子抗原Ⅱ、定植因子抗原Ⅲ、聚集黏附菌毛（aggregative adherence fimbriae，AAF）Ⅰ和Ⅲ、束形成菌毛（bundle forming pili，BFP）、紧密黏附素（intimin）、P 菌毛（能与 P 血型抗原结合）、Dr 菌毛（能与 Dr 血型抗原结合）、Ⅰ型菌毛（其受体含有 D – 甘露糖）和侵袭质粒抗原（invasion plasmid antigen，Ipa）蛋白等。

2．外毒素

大肠埃希菌能产生多种不同的外毒素，包括志贺毒素Ⅰ（Shiga toxins，Stx-1）、志贺毒素Ⅱ（Shiga toxins，Stx-2）、耐热肠毒素 a（heat stable enterotoxin，STa）、耐热肠毒素 b（heat stable enterotoxin，STb）、不耐热肠毒素Ⅰ（heat labile enterotoxin，LT-Ⅰ）、不耐热肠毒素Ⅱ（heat labile enterotoxin，LT-Ⅱ）、溶血素 A（hemolysin，HlyA）等。HlyA 在尿路致病性大肠埃希菌（uropathogenic *E. coli*，UPEC）致病中有重要作用。

此外，还有内毒素、荚膜、载铁蛋白和Ⅲ型分泌系统（type Ⅲ secretion system）等。载铁蛋白可通过获得铁离子而导致宿主损伤；Ⅲ型分泌系统如同分子注射器，是在细菌接触宿主细胞后，能将毒性基因产物输入宿主细胞内的细菌效应系统，由 20 余种蛋白组成。

（二）所致疾病

1．肠道外感染

多数大肠埃希菌在肠道内不致病，但离开肠道并进入肠道外组织或器官后可引起肠外感染，以化脓性感染和泌尿道感染为常见。化脓性感染包括腹膜炎、阑尾炎、手术创口感染、败血症和新生儿脑膜炎等。泌尿道感染包括尿道炎、膀胱炎、肾盂肾炎等。大肠埃希菌常来源于患者肠道，为内源性感染（新生儿脑膜炎除外）。

（1）败血症。在败血症患者中分离到的革兰氏阴性菌中常见的病原菌是大肠埃希菌（占45%）。大肠埃希菌败血症常由大肠埃希菌性尿道或胃肠道感染引起。例如，肠穿孔可导致腹腔内感染。大肠埃希菌败血症的死亡率高，尤其是婴儿、老人、免疫功能低下者或原发感染为腹腔或中枢神经系统的患者。

（2）新生儿脑膜炎。大肠埃希菌是1岁以下的婴儿中枢神经系统感染的主要病原体之一。

（3）泌尿道感染。引起泌尿道感染的大肠埃希菌大多来源于结肠。它们可污染尿道，上行至膀胱，甚至上行至肾脏和前列腺。女性泌尿道的感染率比男性高。性交、怀孕、男性前列腺肥大等是危险因素。尿道插管和膀胱镜等操作也有可能带进细菌，造成感染危险。虽然大多数大肠埃希菌菌株都能引起泌尿道感染，以某些特殊血清型引起的感染为常见，这些能引起泌尿系统感染的特殊血清型被统称为尿路致病性大肠埃希菌（UPEC），常见的有O1、O2、O4、O6、O7、O16、O18、O75等。这些血清型能产生独特的毒力物质，如P菌毛，AAF/Ⅰ，AAF/Ⅱ和Dr菌毛等黏附素，以及溶血素HlyA，后者能溶解红细胞和其他一些类型细胞，导致细胞因子释放和炎症反应。

2. 胃肠炎

某些血清型大肠埃希菌可引起人类胃肠炎，与食入污染食品和水相关，为外源性感染。根据大肠埃希菌的不同致病机制，胃肠炎可分为5种类型（表16-2）。

表16-2　引起胃肠炎的大肠埃希菌

菌株	作用部位	疾病与症状	致病机制	常见O血清型
ETEC	小肠	旅行者腹泻；婴幼儿腹泻；水样便，恶心，呕吐，腹痛，低热	质粒介导LT和ST肠毒素，大量分泌液体和电解质；分泌黏附素	6、8、15、25、27、63、119、125、126、127、128、142
EIEC	大肠	水样便，继以少量血便，腹痛，发热	质粒介导侵袭和破坏结肠黏膜上皮细胞	78、115、148、153、159、167
EPEC	小肠	婴儿腹泻；水样便，恶心，呕吐，发热	质粒介导A/E组织病理变化，伴上皮细胞绒毛结构破坏，导致吸收受损和腹泻	26、55、86、111、114、125、126、127、128、142
EHEC	大肠	水样便，继以大量出血，剧烈腹痛，低热或无，可并发HUS、血小板减少性紫癜	溶原性噬菌体编码Stx-Ⅰ或Stx-Ⅱ，中断蛋白质合成；A/E损伤，伴小肠绒毛结构破坏，导致吸收受损	157、26、28ac、111、112ac、124、136、143、144、152、164
EAEC	小肠	婴儿腹泻；持续性水样便，呕吐，脱水，低热	质粒介导集聚性黏附上皮细胞，伴绒毛变短，单核细胞浸润和出血，液体吸收下降	超过50个O血清型

（1）肠产毒素性大肠埃希菌（enterotoxigenic *E. coli*，ETEC）。ETEC 是 5 岁以下婴幼儿和旅游者腹泻的重要病原菌。在热带和发展中国家常见，年发病率约为 6.5×10^8 人次。污染的水源和食物在疾病传播中有重要作用。在人与人之间不传播。临床症状可从轻度腹泻到严重的霍乱样腹泻，病程平均为 3～4 d。肠毒素和定植因子是主要致病物质。

由质粒编码的 ETEC 肠毒素分为不耐热和耐热肠毒素。

不耐热肠毒素 Ⅱ（heat labile enterotoxin，LT-Ⅱ）与人类疾病无关，不耐热肠毒素 Ⅰ（heat labile enterotoxin，LT-Ⅰ）是引起人类胃肠炎的致病物质，在结构和功能上与霍乱弧菌产生的肠毒素有密切关系，对热不稳定，在 65 ℃ 条件下持续 30 min 可被破坏。LT-I 由 1 个 A 亚基和 5 个 B 亚基组成。A 亚基功能为 ADP-核糖基转移酶，是毒素活性部位。B 亚基与肠黏膜上皮细胞 GM1 神经节苷脂（ganglioside）有力结合后，导致 A 亚基穿越细胞膜与腺苷环化酶（adenylyl cyclase）作用，令胞内 ATP 转化为 cAMP。胞质内 cAMP 水平增高后，肠黏膜细胞内水、氯和苯酚氢钾等过度分泌至肠腔；同时，钠再吸收减少，引起可持续几天的腹泻。毒素还可刺激前列腺素的释放和炎症因子的产生，进一步导致水分丧失。LT 在结构和功能上与霍乱肠毒素相似，两者间的氨基酸组成同源性约为 75%；它们的抗原性高度交叉；两者 B 亚基的肠黏膜结合受体都是同一个 GM1 神经节苷脂。LT-I 可刺激机体产生相应中和抗体，有保护作用。

ETEC 的耐热肠毒素（heat stable enterotoxin，ST）可分为 STa 和 STb 两型，STa 为低分子量多肽（MW 1 500～4 000），对热稳定，在 100 ℃ 条件下加热 20 min 仍不失去活性，免疫原性差。STa 的作用机制与 LT-I 的不同，成熟的 STa 是一种 18‑氨基酸或 19‑氨基酸的分泌肽，通过与肠黏膜细胞刷状缘的鸟苷环化酶（guanylyl cyclase）结合，引起胞内 cGMP 浓度升高而导致腹泻。STb 与人类疾病无关。

编码 LT-I 和 STa 的基因存在于同一个转移性质粒上，该质粒同时携带编码黏附素（如 CFA/Ⅰ、CFA/Ⅱ 和 CFA/Ⅲ）的基因。黏附素是 ETEC 致病的另一重要因素。已经证实大肠埃希菌失去定植因子 K88 后丧失了导致猪腹泻的能力。

（2）肠侵袭性大肠埃希菌（enteroinvasive *E. coli*，EIEC）。EIEC 引起志贺样腹泻，有发热、腹痛、腹泻、里急后重、少便且内含黏液、血液和炎症细胞等症状，主要侵犯较大儿童和成人。EIEC 与志贺菌均从一个共同祖先进化而来，两者有很多共同的遗传和临床特征。但 EIEC 只有经大量（$10^8 \sim 10^{10}$ CFU）接种才能致病，这一点与志贺菌的不同。EIEC 不产生肠毒素，质粒上携带侵袭性基因，能侵入结肠黏膜上皮细胞中而生长繁殖，直至杀死感染细胞，继而扩散至邻近正常细胞，引起组织的破坏和炎症。

（3）肠致病性大肠埃希菌（enteropathogenic *E. coli*，EPEC）。EPEC 是最早发现引起腹泻的大肠埃希菌，主要引起幼儿，包括新生儿腹泻，严重者可致死。该菌引起的较大儿童和成人感染少见，可能与产生保护性免疫相关。目前，EPEC 感染导致的腹泻是发展中国家婴幼儿（包括散发和流行）死亡的重要原因。EPEC 不产生肠毒素及其他外毒素，无侵袭力。病菌通过 Bfp 先黏附于小肠上皮细胞，随后破坏刷状缘，进而导致微绒毛（microvilli）萎缩、变平、消失，即（attachment/effacement，A/E）组织病理损伤，造成严重水样腹泻。导致 A/E 损伤的基因位于染色体毒力岛"肠细胞刷平位点"内，有 40 多个。

EPEC 黏附和破坏肠黏膜结构的过程是：Bfp 首先介导细菌与细胞的疏松黏附，随后细菌的Ⅲ型分泌系统主动分泌一些蛋白质进入宿主上皮细胞，其中的一种被称为转位紧密素受体（translocated intimin receptor，Tir）的蛋白，被插入到上皮细胞膜中，作为细菌的一种外膜蛋白黏附素即紧密黏附素（intimin）的受体，介导细菌与细胞之间的紧密结合。细胞内肌动蛋白重排，导致微绒毛破坏，严重干扰对肠道中液体等的吸收功能。

（4）肠出血性大肠埃希菌（enterohemorrhagic *E coli*，EHEC）。EHEC 是出血性结肠炎和溶血性尿毒综合征（hemolytic uremic syndrome，HUS）的病原体，于 1982 年在美国被发现。1996 年，在日本大阪地区发生流行，患者逾 1 万人，死亡 11 人。2011 年，在欧洲爆发，导致 800 多例 HUS 和 54 人死亡，造成极大的社会和经济问题。5 岁以下的儿童易感染，感染菌量可低于 100 个，在夏季多见。症状轻重不一，可为轻度水样腹泻至伴剧烈腹痛的血便。小于 10 岁患儿中，约 10% 病例可并发肾衰竭、血小板减少、溶血性贫血的 HUS，死亡率达 3%～5%。被污染的食品是 EHEC 感染的重要传染源，如未煮透的牛排和其他肉类制品、水、未经过巴氏消毒的牛奶、果汁和生的蔬菜、水果。在这组细菌中，O157：H7 是最突出的血清型。牛可能是 O157：H7 的主要储存宿主。

EHEC 菌株产志贺毒素（Stx-I 和/或 Stx-Ⅱ），可引起上皮细胞微绒毛的 A/E 损伤。EHEC 菌株还具有携带多种其他毒性因子的质粒。Stx-I 与痢疾志贺菌产生的志贺毒素基本相同，Stx-Ⅱ与 Stx-I 有 60% 的同源，两型毒素均由溶原性噬菌体编码。Stx 是含有 1 个酶活性 A 亚基和 5 个相同 B 亚基的多聚体，B 亚基与宿主肠绒毛和肾上皮细胞上的糖脂受体（Gb3）特异结合。A 亚基内在化后可裂解 60 S 核糖体亚基的 28 S rRNA，不可逆地阻止其与氨酰 tRNA 的结合，终止蛋白质合成，肠绒毛结构的破坏引起吸收减低和液体分泌的相对增加。HUS 的发生在表达 Stx-Ⅱ的 EHEC 中较多见，因 Stx-Ⅱ能选择性地破坏肾小球内皮细胞。这种破坏引起肾小球滤过减少和急性肾衰竭。Stx 还能刺激炎症细胞因子（如 TNF-α、IL-6）表达和增强糖脂受体表达。

目前，已分离到 50 多个血清型 EHEC，但引起人类疾病主要是 O157：H7 血清型。不同国家的流行株可以不相同。

（5）肠聚集性大肠埃希菌（enteroaggregative *E. coli*，EAEC）。EAEC 引起婴儿和旅行者持续性水样腹泻，伴脱水，偶有血便，不侵袭细胞。这类细菌的特点是能在细胞表面自动聚集，形成砖状排列。感染导致微绒毛变短，单核细胞浸润和出血。介导这种排列的是 60-MDa 质粒编码的 Bfp、AAF/I 和 AAF/Ⅱ。EAEC 还能刺激分泌黏液，使细菌形成生物被膜以覆盖小肠上皮。此外，致病物质还可能包括毒素。

三、微生物学检查法

（一）临床标本的检查

1. 标本

对肠道外感染应尽量在抗菌药物使用前采集标本，依据不同病种采集脓液、中段尿、血液、脑脊液、痰、分泌物等；对胃肠炎则取粪便。

2. 分离培养与鉴定

（1）肠道外感染。除血液标本外，所有标本均须做涂片染色检查。分离培养时在血液标本中先接种肉汤增菌，待细菌生长后再分离接种至血琼脂培养基。体液标本的离心沉淀物和其他标本被直接划线分离于血琼脂培养基，在 35～37 ℃下孵育 18～24 h 后观察菌落形态特征。初步鉴定根据 KIA/MIU（AA +-/++-）和 IMViC（++--）试验，最后鉴定依据为一系列生化反应和血清学试验。对尿路感染尚需要计算菌落量，每毫升的尿液细菌量不低于 10 万个才有诊断价值。

（2）肠道内感染。将粪便标本接种于肠道选择培养基，挑选可疑菌落并鉴定为大肠埃希菌后，再分别用 ELISA、PCR、核酸杂交等方法检测不同类型致胃肠炎的大肠埃希菌肠毒素、毒力因子和血清型等。

（二）卫生细菌学检查

寄居在肠道中的大肠埃希菌随着粪便不断被排出体外，可污染水源、饮料、食品及周围环境。样品中检出大肠埃希菌愈多，表示粪便污染愈严重，也间接表明可能有肠道致病菌污染。因此，常以总大肠菌群、耐热大肠埃希菌、大肠埃希菌作为饮用水、食品等卫生细菌学指标。

总大肠菌群是指 1 000 mL（g）样品中的大肠菌群数。大肠菌群指在 37 ℃下培养 24 h 内发酵乳糖产酸产气的肠道杆菌，包括埃希菌属、枸橼酸杆菌属、克雷伯菌属及肠杆菌属等。中国《生活饮用水卫生标准》（GB 5749—2006）规定，在 100 mL 饮用水中不得检出大肠菌群、耐热大肠埃希菌或大肠埃希菌。饮用水中细菌总数不得超过 100 CFU/mL。

四、防治原则

使用人工合成的 ST 产物与 LT B 亚基交联的疫苗可以预防人类 ETEC 感染，应用 O157 LPS 抗原作为主要的疫苗成分以预防 O157 感染的疫苗也在研究中。

许多大肠埃希菌菌株已获得耐一种或几种抗生素的质粒，耐药性非常普遍。因此，抗生素治疗应在药物敏感试验指导下进行，特别是细菌性脑膜炎。

尿道插管和膀胱镜检查应严格执行无菌操作。对腹泻患者应进行隔离治疗，及时纠正水和电解质平衡，采取各种适宜措施以减少医院感染。

污染的水和食品是 ETEC 重要的传染媒介，EHEC 则常由污染的肉类和未消毒的牛奶引起，充分烹饪可减少 ETEC 和 EHEC 感染的风险。

 第二节 志贺菌属

志贺菌属（*Shigella*）被俗称为痢疾杆菌属（*Dysentery bacterium*），志贺菌是人类细菌性痢疾（即菌痢）的病原体，也是主要的肠道病原菌之一。灵长类动物是其天然宿主。细菌性痢疾是一种常见病，主要流行于发展中国家，全世界年病例数超过 2 亿例，其中的 500 万例需要住院治疗，年死亡病例达 65 万例。自 2003 年，根据中国卫生部门公布的法定报告传染病发病数和死亡数排序，痢疾发病数均在前五位，死亡数在前十位。

一、生物学性状

志贺菌为（0.5～0.7）μm×（2～3）μm 的革兰氏阴性杆菌，菌体短小。无芽孢，无鞭毛，无荚膜，有菌毛。染色体 DNA 大小介于 4.6～5.0 Mb，并含有 0～5 个质粒。中国细菌性痢疾的优势流行株福氏志贺菌 2a 型 301 株基因组包括 1 条 4.6 Mb 的环状染色体，1 个含 221 kb 的侵袭性大质粒 DCP301，以及另外 2 个小质粒。

志贺菌对营养的要求不高，在普通琼脂培养基上生长良好。在肠道选择培养基上形成不发酵乳糖、直径为 0.5～1.0 mm 中等大小、无色半透明的光滑型菌落。志贺菌属中的宋内志贺菌通常出现扁平的粗糙型菌落。可分解葡萄糖，产酸不产气。除宋内志贺菌个别菌株迟缓发酵乳糖（一般需要 3～4 d）外，其他菌株均不发酵乳糖。故在克氏双糖铁斜面培养基中，斜面不发酵，底层产酸不产气，H_2S 阴性，动力阴性，可与沙门菌、大肠埃希菌等区别。

志贺菌有 O 抗原，无 H 抗原，部分菌种有 K 抗原。O 抗原是分类依据，分群特异抗原和型特异抗原 2 种。根据 O 抗原不同和血清学特征，将志贺菌属分为 4 个血清群（A 群、B 群、C 群和 D 群）和 42 个血清型。从生化特性看，除 A 群外，B 群、C 群、D 群志贺菌均能发酵甘露醇；除 D 群外，A 群、B 群和 C 群志贺菌均无鸟氨酸脱羧酶（表 16 - 3）。K 抗原存在于 A 群和 C 群的全部菌型及 B 群中的 2a、b 等菌种，在分类上无意义。K 抗原的存在能阻断 O 抗原与相应抗血清的凝集反应。因 K 抗原不耐热，加热至 100 ℃并持续 60 min 可消除 K 抗原对 O 抗原的阻断作用。

表 16 - 3　志贺菌属的分类

菌种	群	型	亚型	甘露醇	鸟氨酸脱羧酶
痢疾志贺菌	A	1～10	8a、8b、8c	-	-
福氏志贺菌	B	1～6，x，y 变型	1a、1b、2a、2b、3a、3b、4a、4b	+	-
鲍氏志贺菌	C	1～18	无	+	-
宋内志贺菌	D	1	无	+	+

A 群，菌种为痢疾志贺菌（*S. dysenertiae*），有 10 个血清型（1～10），其中 8 型尚可分为 3 个亚型，是唯一不发酵甘露醇的一群志贺菌。各型之间无共同抗原成分。该群各菌型均有 K 抗原（A1～A10）。

B 群，菌种为福氏志贺菌（*S. flexneri*），有 13 个血清型（包括变型和亚型），各型间有交叉反应。均不具有 K 抗原。

C 群，菌种为鲍氏志贺菌（*S. boydii*），有 18 个血清型，尚未发现亚型。均含有 K 抗原。

D 群，菌种为宋内志贺菌（*S. sonnei*），抗原单一，只有一个血清型，是唯一具有鸟氨酸脱羧酶的一群志贺菌。宋内志贺菌有 I 相和 II 相两个交叉变异相。I 相呈 S 型菌落，对小鼠有致病力，常从急性期感染患者标本中分离而得。II 相为 R 型菌落，对小鼠不致病，常从慢性患者或带菌者检出。R 型菌落不能被 S 型血清所凝集。

志贺菌对理化因素的抵抗力比其他肠杆菌科细菌弱，加热至 60 ℃并持续 10 min 可被杀死。对酸和一般消毒剂敏感。在粪便中，志贺菌常因其他肠道菌产酸或噬菌体作用只存活数小时，故粪便标本应被迅速送检。但在污染物品及瓜果、蔬菜上，志贺菌可存活 10 ～ 20 d。在适宜温度下，志贺菌可在水及食品中繁殖，引起水源或食物型的暴发流行。由于磺胺及抗生素的广泛使用，志贺菌多重耐药性问题日趋严重，即使在边远地区，分离到的志贺菌也常出现 4 ～ 8 种抗药谱，极大影响临床疗效。

二、致病性和免疫性

（一）致病物质

致病物质包括侵袭力和内毒素，有的菌株尚能产生外毒素。

1. 侵袭力

志贺菌侵袭和生长繁殖的靶细胞是回肠末端和结肠部位的黏膜上皮细胞。结构基因编码的蛋白介导志贺菌黏附、侵入细胞内繁殖及引起从细胞到细胞间的扩散。这些基因都位于 100 ～ 200 kb 质粒上，它们的表达由染色体基因调节。因此，仅有质粒的存在还不足以保证功能性基因的活性。

志贺菌先黏附并侵入位于派尔集合淋巴结（Peyer's patch）的 M 细胞，而不是黏附于分化的黏膜细胞。细菌黏附后，通过Ⅲ型分泌系统向上皮细胞和巨噬细胞分泌 4 种蛋白（IpaA、IpaB、IpaC、IpaD），诱导细胞膜凹陷，导致细菌的内吞。志贺菌能溶解吞噬小泡，继而进入细胞浆内生长繁殖。通过宿主细胞内肌动纤维重排，推动细菌进入毗邻细胞，开始从细胞到细胞间的扩散。这样，细菌逃避了免疫的清除作用而得到自身保护，并通过诱导细胞程序性死亡而存活。在这过程中，被感染的肠上皮细胞释放细胞因子 IL-1β，吸引更多的免疫细胞，特别是多形核白细胞聚集到感染部位，进而破坏肠壁的完整性，细菌得以到达较深层的上皮细胞，加速了细菌扩散。坏死的黏膜、死亡的白细胞、细胞碎片、纤维蛋白和血液构成脓血黏液便。

2. 内毒素

志贺菌的所有菌株都有强烈的内毒素。内毒素作用于肠黏膜，使其通透性增高，进一步促进对内毒素的吸收，引起发热、神智障碍，甚至中毒性休克等一系列症状。内毒素亦可破坏肠黏膜，促进炎症、溃疡、坏死和出血。内毒素尚能作用于肠壁自主神经系统，使肠功能发生紊乱、肠蠕动失调和肠痉挛，尤其是直肠括约肌痉挛最明显，因而出现腹痛、里急后重等症状。

3. 外毒素

A 群志贺菌Ⅰ型和Ⅱ型能产生同一种外毒素，这种外毒素被称为志贺毒素（shiga toxin，Stx）。其与 EHEC 产生的毒素相同，由 1 个 A 亚基和 5 个 B 亚基组成。B 亚基与宿主细胞糖脂受体（Gb3）结合，导入细胞内的 A 亚基可裂解 60 S 核糖体亚基的 28 S rRNA，阻止其与氨酰 tRNA 的结合，致使蛋白质合成中断。毒素作用的基本表现是上皮细胞损伤。志贺菌Ⅰ型产生的志贺毒素从肠道转移到血液中，与肾小球内皮细胞结合后可介导细胞损伤，导致溶血性尿毒综合征。

（二）所致疾病

志贺菌引起细菌性痢疾。痢疾志贺菌感染患者的病情较重，易引起小儿急性中毒性菌痢和溶血性尿毒综合征及痢疾的流行。宋内志贺菌多引起轻型感染，福氏志贺菌感染易转变为慢性，病程迁延。中国常见的流行型别主要为福氏志贺菌和宋内志贺菌。

患者和带菌者是传染源。急性期患者的排菌量大，每克粪便可有 $10^5 \sim 10^8$ 个菌体，传染性强；慢性期患者的排菌时间长，可长期储存病原体；恢复期患者带菌可达 2 ～ 3 周，有的可达数月。传播途径主要通过粪—口途径，志贺菌随饮食进入肠道。对志愿者的研究结果表明，人类对志贺菌较易感，10 ～ 150 个志贺菌即可引起典型的细菌性痢疾感染。常见的感染剂量为 10^3 个细菌，比沙门菌和霍乱弧菌的感染剂量低 2 ～ 5 个数量级。

志贺菌感染几乎只局限于肠道，一般不入侵血液。

志贺菌感染包括急性感染和慢性感染，典型的急性细菌性痢疾经过 1 ～ 3 d 潜伏期后，突然发病。常有发热、腹痛和水样腹泻。约 1 d 后，腹泻次数增多（每天十多次至数十次），并由水样腹泻转变为脓血黏液便，伴有里急后重（tenesmus）、下腹部疼痛等。50% 以上的病例于 2 ～ 5 d 内发热和腹泻后可自发消退。若及时治疗，预后良好。但对于体弱儿童和老人，由于水分和电解质丧失，可导致脱水、酸中毒，在不少病例中还可引起溶血性尿毒综合征，甚至死亡。痢疾志贺菌引起的细菌性痢疾特别严重，死亡率可高达 20%。

急性中毒性痢疾多见于小儿，各型志贺菌都有可能引起，该病常无明显消化道症状而表现为全身中毒症状。原因是内毒素致使微血管痉挛、缺血和缺氧，导致 DIC、多器官功能衰竭和脑水肿。临床主要以高热、休克、中毒性脑病为表现，可迅速发生循环及呼吸衰竭，若抢救不及时，往往会造成死亡。

急性细菌性痢疾如治疗不彻底，可造成反复发作，迁延不愈，病程在 2 个月以上的属慢性。该病有 10% ～ 20% 的患者可转为慢性病，症状不典型者，易被误诊而影响治疗。在少数感染者中，细菌可在结肠形成无症状的定植，成为持续的传染源。

（三）免疫性

志贺菌感染恢复后，大多数人在血液中可产生循环抗体，但无保护作用。抗感染免疫物质主要是消化道黏膜表面的分泌型 IgA（sIgA）。病后免疫期短暂，也不牢固，多与志贺菌感染只停留在肠壁局部及其型别等有关。

三、微生物学检查法

（一）标本

标本应在使用抗生素之前采样，无菌操作挑取粪便的脓血或黏液部分，注意避免与尿混合。标本应新鲜，若不能及时送检，宜将标本保存于 30% 甘油缓冲盐水或专门送检的培养基内。中毒性痢疾患者可取肛拭子。

（二）分离培养与鉴定

标本接种于肠道选择性培养基上，在 37 ℃下孵育 18 ～ 24 h，挑取无色半透明可疑菌落，进行生化反应和血清学试验，以确定其菌群（种）和菌型。

（三）毒力试验

测定志贺菌的侵袭力可用豚鼠眼结膜试验（Sereny 试验）。即将受试菌生长 18 ～ 24 h 的固体培养物，用生理盐水配制成 9×10^9 CFU/mL 菌悬液，接种于豚鼠眼结膜囊内。若发生角膜结膜炎，则 Sereny 试验阳性，表明受试菌有侵袭力。志贺菌 ST 的测定，可用 HeLa 细胞成 Vero 细胞，也可用 PCR 技术直接检测其产生的毒素 stx Ⅰ、stx Ⅱ。

（四）快速诊断法

1. 免疫法

将粪便标本与志贺菌抗血清混匀，在光镜下观察有无凝集现象。

2. 免疫荧光菌球法

将标本接种于含有荧光素标记的志贺菌免疫血清液体培养基中，在 37 ℃孵育 4～8 h。若标本中含有相应型别的志贺菌，则生长繁殖后与荧光抗体凝集成小球，在荧光显微镜下易被检出。

3. 协同凝集试验

以志贺菌 IgG 抗体与 Cowan Ⅰ葡萄球菌结合成为试剂，可用来检测患者粪便中有无志贺菌可溶性抗原。

4. 胶乳凝集试验

用志贺菌抗血清致敏胶乳，使其与诊断粪便中的志贺菌抗原发生凝集反应，也可用志贺菌抗原致敏胶乳来诊断粪便中有无志贺菌抗体。

5. 分子生物学方法

分子生物学方法是指用 PCR 技术、基因探针检测 140 MD 的大质粒等。

四、防治原则

细菌性痢疾属于法定传染病，其防治原则应采取综合措施。在消灭和管理传染源方面，应对急性、慢性细菌性痢疾患者和带菌者实行早诊断、早隔离、早治疗的"三早"措施。

由于人类是志贺菌主要宿主，因此，非特异性预防应以人为中心，努力防治人的感染和传播，其措施包括水、食物和牛奶的卫生学监测，垃圾处理和灭蝇；隔离患者且消毒排泄物；检测查找亚临床病例和带菌者，特别是饮食从业人员；用抗生素治疗感染个体。

治疗志贺菌感染的药物颇多，但此菌很易出现多重耐药菌株。对于患者，多选用环丙沙星等新型抗菌药物，亦可应用磺胺药物和抗生素，最好联合使用，以防止细菌产生耐药性。同一菌株可对 5～6 种甚至更多药物耐药，给防治工作带来很大困难。

鉴于志贺菌的免疫防御机制主要是分泌至肠黏膜表面的 slgA，而 slgA 需要由活菌作用于黏膜局部才能诱发。因此，目前医学界只致力于活疫苗的研究。研究主要分为减毒突变株、用不同载体菌构建的杂交株以及营养缺陷减毒株 3 类。如链霉素依赖株（streptomycin dependent strain，Sd）活疫苗是一种减毒突变株，当环境中存在链霉素时能生长繁殖，将其制成活疫苗给志愿者口服后，因正常人体内不存在链霉素，该 Sd 株不能生长繁殖，但也不立即死亡，且有一定程度的侵袭肠黏膜的能力，因而可激发局部免疫应答，产生保护性 slgA。Sd 活疫苗的免疫保护具有特异性，如今已能生产多价志贺菌 Sd 活疫苗。多重杂交株活疫苗也在研究之中，如将志贺菌的大质粒导入另一弱毒或无毒菌株，形成二价减毒活疫苗等，曾被选为研究对象的有宋内志贺菌与伤寒沙门菌 Ty2la 的杂交疫苗等。

第三节　沙门菌属

沙门菌属（*Salmonella*）是一群寄生在人类和动物肠道中，形态学特征、生化反应和抗原结构相关的革兰氏阴性杆菌。沙门菌属细菌现已超过 2 500 个血清型（血清变型）。根据 DNA 同源性，沙门菌属分两个种，即肠道沙门菌（*S. enterica*）和邦戈沙门菌（*S. bongori*）。肠道沙门菌又分为 6 个亚种，囊括了所有能感染人类的沙门菌血清型，约 1 400 多种，主要在第一亚种，即肠道沙门菌肠道亚种（*S. enterica subsp. Enterica*）中。长期以来，沙门菌血清型的命名采用国际通用的拉丁文双命名法，由属和种构成，如伤寒沙门菌（*Salmonella typhi*）。正确的命名是肠道沙门菌肠道亚种伤寒血清型（*Salmonella enterica subsp.* enterica serotype Typhi），并可缩写为伤寒血清型沙门菌（*Salmonella Typhi*，属名用斜字体，血清型用罗马字型）。

沙门菌属中少数血清型细菌有种系特异性。如伤寒沙门菌、甲型副伤寒沙门菌、肖氏沙门菌和希氏沙门菌是人的病原菌，对人类有直接致病作用，引起肠热症，对非人类宿主不致病。绝大多数血清型宿主范围广泛，家畜、家禽、野生脊椎动物以及冷血动物、软体动物、环形动物、节肢动物（包括苍蝇）等均可带菌，其中部分沙门菌是人畜共患病的病原菌，可引起人类食物中毒或败血症。动物感染大多数无症状或为自限性胃肠炎。

一、生物学性状

沙门菌属是大小（0.6 ～ 1.0）μm ×（2 ～ 4）μm 的革兰氏阴性杆菌（图 16 - 2），多具有周身鞭毛（除鸡沙门菌和雏鸭沙门菌等个别例外），有菌毛，一般无荚膜，均无芽孢；兼性厌氧菌，营养要求不高，在普通琼脂培养基上可生长，在 SS（Salmonella-Shigella）选择性培养基上形成中等大小、无色、半透明的 S 型菌落。

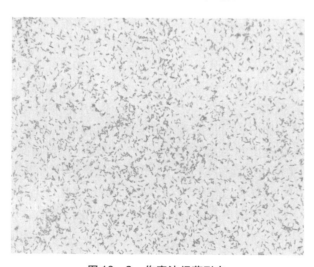

图 16 - 2　伤寒沙门菌形态

能发酵葡萄糖、麦芽糖和甘露糖，除伤寒沙门菌产酸不产气外，其他沙门菌均产酸产气。沙门菌在克氏双糖管中，斜面不发酵和底层产酸产气，H_2S 阳性或阴性，动力阳性与大肠埃希菌、志贺菌等有区别；在此基础上，利用尿素酶试验可同变形杆菌相区别。生化特性对沙门菌属各菌的鉴定有重要意义（表16－4）。

表16－4　主要沙门菌的生化特性

菌名	葡萄糖	乳糖	H_2S	枸橼酸盐	动力
甲型副伤寒沙门菌	⊕	－	－／＋	＋	＋
肖氏沙门菌	⊕	－	＋＋＋	＋／－	＋
鼠伤寒沙门菌	⊕	－	＋＋＋	＋	＋
希氏沙门菌	⊕	－	＋	＋	＋
猪霍乱沙门菌	⊕	－	＋／－	＋	＋
伤寒沙门菌	＋	－	－／＋	－	＋
肠炎沙门菌	⊕	－	＋＋＋	－	＋

注：＋阳性或产酸；⊕产酸产气；－阴性。

沙门菌属细菌主要有O抗原和H抗原两种抗原。少数菌中存有一种表面抗原，功能上与大肠埃希菌K抗原类同，一般认为它与毒力（virulence）有关，故这些物质称Vi抗原（表16－5）。

表16－5　常见沙门菌的抗原组成

组	菌名	O抗原	H抗原 第Ⅰ相	H抗原 第Ⅱ相
A组	甲型副伤寒沙门菌（S. Paratyphi A）	1，2，12	a	－
B组	肖氏沙门菌（S. Schottmuelleri）	1，4，5，12	b	1，2
	鼠伤寒沙门菌（S. Typhimurium）	1，4，5，12	i	1，2
C组	希氏沙门菌（S. Hirschfeldii）	6，7，Vi	c	1，5
	猪霍乱沙门菌（S. Cholerae - suis）	6，7	c	1，5
D组	伤寒沙门菌（S. Typhi）	9，12，Vi	d	－
	肠炎沙门菌（S. Enteritidis）	1，9，12	g，m	－

沙门菌O抗原为细菌细胞壁脂多糖中特异性多糖部分，以阿拉伯数字顺序排列。每个沙门菌血清型含一种或多种O抗原。凡含有相同抗原组分的归为一个组，引起人类疾病的沙门菌大多数在A～E组。

沙门菌H抗原分第Ⅰ相和第Ⅱ相两种。第Ⅰ相特异性高，以a、b、c……表示。第Ⅱ相特异性低，可为多种沙门菌共有，以1、2、3……表示。一个菌株同时有第Ⅰ相和第Ⅱ相H抗原的称双相菌。每一组沙门菌根据H抗原不同，可进一步将组内沙门菌分为不同菌型。

Vi抗原存在于细菌表面，可阻止O抗原与其相应抗体的凝集反应。新分离的伤寒沙门菌和希氏沙门菌（原称丙型副伤寒沙门菌）有Vi抗原。Vi抗原不稳定，经60℃加热，石炭酸处理或多次传代培养后易消失。沙门菌对理化因素的抵抗力较差，湿热65℃，15～30 min即被杀死。对一般消毒剂敏感，但对某些化学物质如胆盐、煌绿等的耐受性较其他肠道菌强，故用作沙门菌选择培养基的成分。该菌在水中能存活2～3周，粪便中可存活1～2个月，在冰中能存活更长时间。

二、致病性和免疫性

（一）致病物质

沙门菌感染需要经口进入足够数量的细菌，并克服肠道正常菌群和胃酸的作用、局部肠道免疫等机体防护屏障，到达且定植于小肠，才能引发疾病。根据研究结果，大多血清型，半数感染量在10^5～10^8个/mL，伤寒沙门菌可少达到10^3个/mL。但在暴发流行或机体免疫力下降时，自然感染剂量一般都低于10^3个/mL，有时甚至少于100个/mL。

沙门菌有较强的内毒素，并有一定的侵袭力，个别菌型还能产生肠毒素。

1. 侵袭力

沙门菌有能侵袭小肠黏膜的毒株。当细菌被摄入并通过胃后，细菌先穿入小肠末端位于派尔集合淋巴结的M细胞并在其中生长繁殖。M细胞的主要功能是输送外源性抗原至其下方的巨噬细胞供其吞噬和清除。有两个Ⅲ型分泌系统［沙门菌致病性岛Ⅰ（*Salmonella* pathogenicity island Ⅰ，SPI-Ⅰ）和Ⅱ（SPI-Ⅱ）］介导细菌对肠黏膜的最初侵入（SPI-I）和随后的全身性疾病（SPI-Ⅱ）。沙门菌通过种特异性菌毛先与M细胞结合，接着SPI-Ⅰ分泌系统向M细胞中输入沙门菌分泌侵袭蛋白（salmonella-secreted invasion protein，Sips），引发宿主细胞内肌动纤维重排，诱导细胞膜内陷，导致细菌内吞。沙门菌在吞噬小泡内生长繁殖，导致宿主细胞死亡，细菌扩散并进入毗邻细胞淋巴组织。

沙门菌还具有一种耐酸应答基因（acid tolerance response，ATR），可使细菌在胃和吞噬体的酸性环境下得到保护。氧化酶、超氧化物歧化酶和因子亦可保护细菌不被胞内杀菌因素杀伤。

伤寒沙门菌和希氏沙门菌在宿主体内可以形成Vi抗原，该抗原具有微荚膜功能，能抵御吞噬细胞的吞噬和杀伤，并阻挡抗体、补体等的破坏作用。

2. 内毒素

沙门菌死亡后可释放出内毒素，引起宿主体温升高、白细胞总数下降，量大时导致中毒症状甚至休克。这些与内毒素激活补体替代途径产生C3a、C5a等以及诱发免疫细胞分泌TNF-α、IL-1、IFN-γ等细胞因子有关。

3. 肠毒素

个别沙门菌如鼠伤寒沙门菌可产生肠毒素，其性质类似ETEC产生的肠毒素。

（二）所致疾病

沙门菌可引起多种感染，轻者为自愈性胃肠炎，重者可引起致死性伤寒等。传染源为患者和带菌者（恢复期带菌者和健康带菌者），后者在沙门菌感染中的作用更重要。一是被含菌粪便污染的水源或污染水体中的贝壳类生物常常是造成该病暴发流行的主要原因；二是带菌动物及其动物产品。带菌动物在其组织（肉）、排泄物和蛋中都存在细菌。因此，来自感染动物或被污染或消毒不当的奶和奶制品、肉和肉类制品、冷藏蛋类和蛋粉都可引起沙门菌病。由于用含有抗生素的饲料喂饲动物增多，使耐药的沙门菌菌株增加，对人造成了更大的潜在性危害。

沙门菌感染人类所致疾病主要有 4 个类型：

1. 肠热症（enteric fever，typhoid fever）

肠热症是一种以发热和腹痛为特征的全身性疾病，包括伤寒沙门菌引起的伤寒，以及甲型副伤寒沙门菌、肖氏沙门菌（原称乙型副伤寒沙门菌）、希氏沙门菌引起的副伤寒。伤寒和副伤寒的致病机制和临床症状基本相似，但是伤寒一般比副伤寒的病情重、病程长（约 4 周）。据统计，全球每年肠热症有 2 700 万例，每年有 20 万～60 万人死于该病。肠热症的高发病率与卫生条件差和缺乏干净饮用水有关。

沙门菌是胞内寄生菌。当细菌被摄入并通过胃后，细菌经 M 细胞被吞噬细胞吞噬。部分细菌经淋巴液到达肠系膜淋巴结而大量繁殖，经胸导管进入血流引起第一次菌血症，细菌随血流进入肝、脾、肾、胆囊等器官。患者出现发热、不适、全身疼痛等前驱症状。从病菌经口进入人体到疾病发作的时间短则 3 d，长者可达 50 d。潜伏期通常为 10～14 d，但根据菌量及宿主健康和免疫状况的不同，潜伏期可介于 5～21 d。病菌在肝、脾、肾、胆囊等器官繁殖后，再次入血造成第二次菌血症。在未经治疗的病例中，该时段症状明显，体温先呈阶梯式上升，持续 1 周，然后高热（39～40 ℃）保持 7～10 d；同时出现缓脉、肝脾肿大，全身中毒症状显著，皮肤出现玫瑰疹，外周白细胞明显下降。胆囊中的细菌随胆汁进入肠道，一部分随粪便排出体外，另一部分再次侵入肠壁淋巴组织，使已致敏的组织发生超敏反应，导致局部坏死和溃疡，严重者有出血或肠穿孔等并发症。肾脏中的细菌可随尿排出。以上病变在疾病的第 2～3 周出现，若无并发症，则第 3～4 周后病情开始好转。

5%～10% 未经治疗的患者可出现复发。但与初始疾病相比，病程一般较短，病情较轻，但也有严重病例，甚至死亡者。未经治疗的典型伤寒患者死亡率约为 20%。

2. 急性胃肠炎（食物中毒）

急性肠胃炎是最常见的沙门菌感染，约占沙门菌感染的 70%。由摄入大量（>10^8）被鼠伤寒沙门菌、猪霍乱沙门菌、肠炎沙门菌等污染的食品引起。常见的食物主要为畜、禽肉类食品，其次为蛋类、奶和奶制品，系动物生前感染或加工处理过程被污染所致。这种胃肠炎和其他肠道病原菌引起的胃肠炎不易区分。细菌对肠黏膜的侵袭以及细菌释放的内毒素可能是主要致病机制。该病潜伏期为 6～24 h。起病急，主要临床症状为发热、恶寒、呕吐、腹痛、水样腹泻，偶有黏液或脓性腹泻。严重者可伴有迅速脱水，导致休克、肾衰竭而死亡。死亡率可达 2%，多见于老人、婴儿和体弱者。一般沙门菌胃肠炎多在 2～3 d 自愈。

3. 败血症

病菌以猪霍乱沙门菌、希氏沙门菌、鼠伤寒沙门菌、肠炎沙门菌等常见。患者多见于儿童和免疫力低下的成人。经口感染后,病菌早期即进入血液循环。败血症症状严重,有高热、寒战、厌食和贫血等现象,但肠道症状较少见。约10%的患者,因细菌的血流播散,可出现局部化脓性感染,如脑膜炎、骨髓炎、胆囊炎、心内膜炎、关节炎等。

4.无症状带菌者

有1%~5%的伤寒或副伤寒患者,在症状消失1年后仍可在其粪便中检出相应沙门菌,转变为无症状(健康)带菌者。无症状(健康)带菌也可能是感染后唯一的临床表现。这些细菌留在胆囊中,有时也可在尿道中,成为人类伤寒和副伤寒病原菌的储存场所和重要传染源。年龄和性别与无症状带菌关系密切。20岁以下,无症状带菌率常小于1%,而50岁以上者,可达10%以上。女性转变为无症状带菌状态的概率是男性的2倍。其他沙门菌感染,50%患者在5周内停止排菌,90%患者在感染后9周培养阴性;转变为无症状带菌者很少,不到1%;在人类的感染中无症状带菌者不是主要的传染源。

(三) 免疫性

肠热症患者治愈后可获得一定程度的免疫性,恢复后2~3周复发的情况存在,但比首次感染要轻得多。沙门菌侵入宿主之后,主要在细胞内生长繁殖,要彻底杀灭这类胞内寄生菌,特异性细胞免疫是主要防御机制。在致病过程中,沙门菌亦可有存在于血流和细胞外的阶段,故特异性抗体也有辅助杀菌作用。胃肠炎的恢复与肠道局部生成 slgA 有关。

三、微生物学检查法

(一) 标本

肠热症细菌出现的主要部位随病程的进展而有不同,因而应根据病程的不同采取不同标本。第一周取外周血,第二周起取粪便,第三周起还可取尿液,从第1~3周均可取骨髓液(图16-3)。副伤寒病程较短,因此采样时间相对提前。胃肠炎取粪便和可疑食物。败血症取血液。胆道带菌者可取十二指肠引流液。

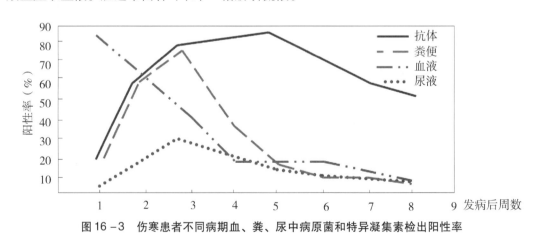

图16-3　伤寒患者不同病期血、粪、尿中病原菌和特异凝集素检出阳性率

(二) 分离培养和鉴定

血液和骨髓液需要增菌,然后再划种于肠道选择性培养基;粪便和经离心的尿沉淀物等直接接种于 SS 选择性培养基或者其他肠道鉴别培养基;37 ℃孵育24 h后,挑取无色半

透明的乳糖不发酵可疑菌落接种于双糖或三糖铁培养基。若疑为沙门菌，继续做系列生化反应，并用沙门菌多价抗血清做凝集试验以确诊。也可采用 SPA 协同凝集试验、对流免疫电泳、乳胶凝集试验和 ELISA 法等，来快速早期诊断粪便、血清或尿液中的沙门菌等可溶性抗原。PCR 法等分子生物学技术也可用于沙门菌感染的快速诊断。

有些沙门菌，在血清学分型的基础上，可用 Vi 噬菌体分型。标准 Vi 噬菌体有 33 个型，该法用于流行病学调查、传染源追踪和判断传播途径。

（三）血清学诊断

肠热症病程长，因目前普遍使用抗生素，肠热症的症状常不典型，临床标本阳性分离率低，故血清学试验仍有协助诊断意义。用于肠热症的血清学试验有肥达试验（Widal test）、间接血凝法、EIA 法等，其中肥达试验较为普及。

肥达试验是用已知伤寒沙门菌菌体 O 抗原、H 抗原和引起副伤寒的甲型副伤寒沙门菌、肖氏沙门菌和希氏沙门菌的 H 抗原作为诊断菌液，与受检血清做试管或微孔板定量凝集试验，测定受检血清中有无相应抗体及其效价。

肥达试验结果的解释必须结合临床表现、病程、病史以及地区流行病学情况。

1. 临床正常值

正常人因隐性感染或预防接种，血清中可有一定浓度的伤寒或副伤寒抗体，且其效价会随地区而有所不同。正常值一般是伤寒沙门菌 O 凝集效价小于 1∶80，H 凝集效价小于 1∶160，引起副伤寒的沙门菌 H 凝集效价小于 1∶80。只有当检测结果等于或大于上述相应数值时才有诊断意义。

2. 动态观察

伤寒自发病第二周血清学试验呈阳性，以后随病程周期增加，在病程中应逐周复查。只有效价逐次递增或恢复期效价比初次效价增高 4 倍或以上才具有诊断意义。

3. 伤寒沙门菌 O 与伤寒沙门菌 H 抗体的诊断意义

在患伤寒或副伤寒后，伤寒沙门菌 O 与伤寒沙门菌 H 在体内的消长情况不一样。IgM 类 O 抗体出现较早，存在于血清内的时间较短，持续约半年，消退后不易受非伤寒沙门菌等病原体的非特异刺激而重现。IgG 类 H 抗体出现较晚，持续时间长达数年，消退后易受非特异性病原刺激而短暂地重新出现。因此，若伤寒沙门菌 O、伤寒沙门菌 H 凝集效价均超过正常值，则肠热症的可能性大；若两者均低，患者可能性小；若伤寒沙门菌 O 高而伤寒沙门菌 H 不高，则可能是感染早期或与伤寒沙门菌 O 抗原有交叉反应的其他沙门菌（如肠炎沙门菌）感染。建议 1 周后复查，如 1 周后伤寒沙门菌 H 也有升高，可证实为肠热症；若伤寒沙门菌 O 不高而伤寒沙门菌 H 高，有可能是预防接种、非特异性回忆反应或疾病的晚期。

4. 其他

有少数病例，在整个病程中，肥达试验始终在正常范围内。其原因可能是早期使用抗生素治疗，或患者免疫功能低下等。

（四）伤寒带菌者的检出

最可靠的诊断方法是分离出病原菌，以可疑带菌者的粪便、胆汁或尿液为标本进行检测，但通常检出率不高。因此，一般先用血清学方法检测 Vi 抗体进行筛选，若 Vi 抗体效价≥1∶10，再反复取粪便等进行分离培养，以确定是否为伤寒带菌者。

四、防治原则

加强水源、食品和乳类的卫生监督和管理，防止被沙门菌感染的人和动物的粪便污染；加强屠宰业的卫生监督预防食物中毒，因为病畜是食物中毒的主要传染源。感染动物的肉类、蛋等制品要彻底烹熟。

早期发现患者，除及时隔离和治疗外，还应对传染性排泄物及时消毒处理，尤其注意对带菌者做排泄物检测。带菌期间不能从事食品行业的工作，并严格遵循卫生注意事项。

此外，建立全国沙门菌病的监测网络系统，进行病原菌的菌性分布、噬菌体分型和耐药性情况的调查，对了解该病流行情况、追踪传染源等都有重要意义。

伤寒、副伤寒的免疫预防，过去一直沿用皮下接种死疫苗的方法，虽有一定的保护作用，但效果差、不良反应大、不够理想。目前国际上公认的新一代疫苗是伤寒 Vi 荚膜多糖疫苗，已有很多资料表明 Vi 抗原是一种保护性抗原。在法国、墨西哥已获准生产，中国也已正式批准使用。与注射灭活疫苗相比，该疫苗安全、不良反应较少，但免疫预防效果却大致相同。该疫苗易于制造保存、运输方便，注射一针即可具有一定的保护力，免疫力持久，有效期至少 3 年。

肠热症的治疗早期使用氯霉素，1948 年就开始使用，使持续几周危及生命的严重疾病成为短期的热性疾病，死亡率也从 20% 下降到 2% 以下。但由于氯霉素对骨髓有毒性作用；同时，20 世纪 70 年代世界各地也广泛出现了质粒介导的氯霉素抗性菌株，临床治疗便开始使用替代药物，主要是与氯霉素具有相当功效的氨苄西林和复方三甲氧烯胺。然而自 1989 年起，多重耐上述药物的菌株在世界很多地方又出现，目前使用的有效药物主要是环丙沙星。

 第四节　其他菌属

一、克雷伯菌属

克雷伯菌属（*Klebsiella*）共有 7 个种，其特点为革兰氏阴性、球杆状、无鞭毛、多数菌株有菌毛。与其他肠杆菌科的细菌相比，最显著的特点是有较厚的多糖荚膜，在普通培养基上能生长，呈黏液型菌落，以接种环挑之易拉成丝。荚膜与其毒力有关，其中肺炎克雷伯菌肺炎亚种（*K. pneumoniae subsp. pneumoniae*）俗称肺炎杆菌和催娩克雷伯菌（*K. oxytoca*），是最常见的分离菌种。

肺炎克雷伯菌肺炎亚种的易感者有糖尿病和恶性肿瘤患者、全身麻醉者、抗生素应用者、年老体弱者和婴幼儿等。尤其是新生儿，因免疫力低下有更高的危险性。新生儿的感染可来自产道，也可以是外源性。

肺炎克雷伯菌肺炎亚种常见的感染有肺炎、支气管炎、泌尿道和创伤感染。该菌引发的肺炎病情严重，肺部出现广泛出血性、坏死性肺实变，其引起的败血症后果较严重，死亡率较高。

鼻炎克雷伯菌鼻炎亚种（*K. ozaenae subsp. ozaenae*）可从萎缩性鼻炎和鼻黏膜的化脓性感染标本中分离到。鼻硬结克雷伯菌硬结亚种（*K. rhinoscleromatis subsp. rhinoscleromatis*）可引起呼吸道黏膜、口咽部、鼻和鼻旁窦感染，导致肉芽肿性病变和硬结形成。

肉芽肿克雷伯菌（*K. granulomatis*）是引起生殖器和腹股沟部位的肉芽肿疾病（Donovanosis）的病原体，该菌在无细胞的培养基中不能生长，可在单核细胞培养系统中分离得到。用 Giemsa 或 Wright 染色法可在组织细胞、多形核白细胞和浆细胞的细胞质中观察到大小（0.5～1.0）μm×1.5 μm 的杆菌，有荚膜。

二、变形杆菌属

变形杆菌属（*Proteus*）为肠道的正常菌群，在自然界分布也很广，存在于土壤、污水和垃圾中。变形杆菌属有 8 个菌种，其中奇异变形杆菌（*P. mirabilis*）和普通变形杆菌（*P. vulgaris*）两个菌种与医学关系最为密切。

其特点为革兰氏阴性、大小（0.4～0.6）μm×（1～3）μm、有明显多形性、无荚膜、有周身鞭毛、运动活泼、有菌毛，营养要求不高。在固体培养基上呈扩散生长，形成以菌接种部位为中心的厚薄交替、同心圆形的层层波状菌苔，称为迁徙生长现象（swarming growth phenomenon）。若在培养基中加入 0.1% 苯酚等则迁徙现象消失，是因为其抑制了鞭毛的生长。不发酵乳糖在 SS 平板上的菌落形态和在双糖管中的生化反应模式与沙门菌属十分相似，可用尿素酶试验区别。变形杆菌属具有能迅速分解尿素的尿素酶。

普通变形杆菌 X19、X2 和 Xk 菌株的菌体 O 抗原与斑疹伤寒立克次体和恙虫病立克次体有共同抗原，故可用 OX19、OX2 和 OXk 代替立克次体作为抗原与相应患者血清进行交叉凝集反应。此为外斐试验（Weil-Felix test），用以辅助诊断立克次体病。

奇异变形杆菌和普通变形杆菌只有离开肠道后才能引起人的原发和继发感染，是仅次于大肠埃希菌泌尿道感染的主要病原菌。其尿素酶可分解尿素产氨，使尿液 pH 增高，以利于变形杆菌的生长。碱性环境亦可促进肾结石和膀胱结石的形成；同时，高碱性尿液对尿道上皮也有毒性作用。变形杆菌高度的运动能力与其对泌尿系统的侵袭有关。此外，有的变形杆菌株可引起脑膜炎、腹膜炎、败血症和食物中毒等疾病，亦是医学感染的重要病原菌。

三、肠杆菌属

肠杆菌属（*Enterobacter*）有 14 个种，广泛分布于土壤和水中，是肠杆菌科中最常见的环境菌群；不是肠道的常居菌群，偶尔可从粪便和呼吸道中分离到。其特点为革兰氏阴性粗短杆菌、周身鞭毛、无芽孢、有的菌株有荚膜；营养要求不高，在普通琼脂培养基上形成湿润、灰白或黄色的黏液状大菌落，发酵乳糖，不产生 H_2S。产气肠杆菌和阴沟肠杆菌常可从临床标本中分离到，为条件致病菌，与泌尿道、呼吸道和伤口感染有关，偶引起败血症和脑膜炎。杰高维肠杆菌可引起泌尿道感染，从呼吸道和血液中可分离出。坂崎肠杆菌引起的新生儿脑膜炎和败血症，死亡率高达 75% 左右。阿氏肠杆菌可从血液、粪便、尿液、呼吸道分泌液和伤口渗出液等标本中分离到。肠杆菌属细菌的致病物质有 Ⅰ 型和 Ⅲ

型菌毛，大多数菌株还表达产气菌素介导的铁摄取系统、溶菌素等。阴沟肠杆菌的外膜蛋白 OmpX 能减少孔蛋白的产生，使其对 β－内酰胺抗生素的敏感性下降以及发挥对宿主的侵袭作用。

四、沙雷菌属

沙雷菌属（*Serratia*）有 13 个种，为革兰氏阴性小杆菌，周身鞭毛，一般不形成荚膜，但在通气好、低氮和磷的培养基上可形成荚膜；无芽孢，室温下可以生长，营养要求不高。菌落不透明，白色、红色或粉红色。从土壤、水中可分离出沙雷菌，人的粪便偶尔也可以分离到。

黏质沙雷菌黏质亚种可在住院患者中引起感染，如泌尿道和呼吸道感染、脑膜炎、败血症、心内膜炎以及外科术后感染；此外，黏质沙雷菌是细菌中最小的，常用于检查滤菌器的除菌效果。其他沙雷菌可通过输液直接进入血流，引起败血症。沙雷菌的主要致病机制有菌毛血凝素、肠杆菌素介导的和产气菌素介导的铁摄取系统、胞外酶和志贺毒素等。

五、枸橼酸杆菌属

枸橼酸杆菌属（*Citrobacter*）有 12 个种，为革兰氏阴性杆菌，有周身鞭毛，无芽孢，能形成荚膜；营养要求不高，菌落灰白色、湿润、隆起、边缘整齐，发酵乳糖，产生 H_2S。其 O 型抗原与沙门菌和大肠埃希菌常有交叉。

枸橼酸杆菌广泛存在于自然界，是人和动物肠道的正常菌群，也是机会致病菌。弗劳地枸橼酸杆菌能引起胃肠道感染，德国报道有的菌株产生 Vero 毒素，曾暴发出血性肠炎流行，并有溶血性尿毒综合征（heomlytic uremic syndrome，HUS）并发。柯塞枸橼酸杆菌可引起新生儿脑膜炎和脑脓肿。无丙二酸盐枸橼酸杆菌有时可以从粪便标本中分离到。枸橼酸杆菌有时与产黑色素类杆菌等革兰氏阴性无芽孢厌氧菌合并感染。

六、摩根菌属

摩根菌属（*Morganella*）有两个亚种，摩根摩根菌摩根亚种（*M. morganii subsp. Morganii*）和摩根摩根菌西伯尼亚种（*M. morganii subsp. siboniii*）。摩根菌的形态、染色和生化反应特征与变形杆菌相似，但无迁徙现象；以枸橼酸盐阴性、H_2S 阴性和鸟氨酸脱羧酶阳性为其特征。摩根摩根菌摩根亚种可致患者和免疫低下患者泌尿道感染和伤口感染，有时可引起腹泻。

▐▌● 问题讨论 ●▐▌

小明聚餐后第三天开始出现发热，体温达 39～40 ℃，畏寒、腹痛腹泻，查体：肩背部出现玫瑰疹，右下腹深压痛，肝脾肿大。请分析考虑这是什么感染？依据是什么？还可以通过哪些检查项目来辅助诊断？

▐▌● 思 考 ●▐▌

（1）肠杆菌科（Enterobacteriaceae）细菌是一大群具有相似生物学性状的革兰氏阴性

杆菌。肠杆菌科细菌的生物学性状有哪些共同点？

（2）引起胃肠炎的血清型大肠埃希菌主要有 5 种类型，它们是如何引起疾病的呢？

（3）常以总大肠菌群、耐热大肠埃希菌、大肠埃希菌作为饮用水、食品等卫生细菌学指标。中国最新生活饮用水卫生标准对此是如何规定的？

（4）细菌性痢疾属于法定传染病，由志贺菌属细菌引起，试阐述其致病性物质。

（5）肠热症细菌随病程的进展而出现在不同的部位，因而要依不同的病程采取不同标本。

（6）肥达试验是诊断肠热症的血清学试验，肥达试验结果具有什么临床意义呢？

（7）如何鉴别大肠埃希菌、福氏志贺菌和伤寒沙门菌？

测试题（单项选择题）

（1）以下哪种单糖发酵试验用于鉴别肠道致病菌和非致病菌（　　）。

A. 葡萄糖　　　　　　　　　　B. 麦芽糖

C. 乳糖　　　　　　　　　　　D. 甘露醇

E. 蔗糖

（2）中国饮用水的卫生标准（GB 5749—2006）中规定（　　）。

A. 每毫升饮水中细菌总数不超过 10 CFU

B. 每毫升饮水中细菌总数不超过 100 CFU

C. 每毫升饮水中细菌总数不超过 1000 CFU

D. 每 100 mL 饮水中细菌总数不超过 10 CFU

E. 每 500 mL 饮水中细菌总数不超过 10 CFU

（3）关于肠杆菌科细菌描述错误的是（　　）。

A. 生物学性状相似，均为革兰氏阴性杆菌　　B. 常寄居在人和动物的消化道

C. 肠杆菌科细菌都属于正常菌群　　　　　　D. 肠杆菌科细菌易出现变异菌株

E. 可成为条件致病菌引起疾病

（4）关于大肠埃希菌的特性，下列叙述错误的是（　　）。

A. 多数菌株有周身鞭毛　　　　　B. 常被用作粪便污染的卫生学检测指标

C. 分解乳糖产酸产气　　　　　　D. IMVC 试验（＋、＋、－、－）

E. 为肠道正常菌群，无致病作用

（5）分解葡萄糖产酸产气，不分解乳糖，产生 H_2S，动力试验阳性，可能是下列肠道菌中的（　　）。

A. 大肠埃希菌　　　　　　　B. 志贺菌

C. 肠球菌　　　　　　　　　D. 沙门菌

E. 变形杆菌

（6）大肠埃希菌引起的尿路感染，尿液计数菌落量的诊断标准是（　　）。

A. ≤ 10 万/mL　　　　　　　B. ≤10 万/mL

C. ≤100 万/mL　　　　　　　D. ≤10/mL

E. ≤ 50 万/mL

（7）下列哪一类大肠埃希菌临床上可引起类似志贺样腹泻症状？（　　　）

A. ETEC

B. EPEC

C. EIEC

D. EAEC

E. EHEC

（8）沙门菌分离时选取标本不正确的是（　　　）。

A. 第 3 周取静脉血

B. 第 1～3 周取骨髓液

C. 第 2 周起取粪便和尿液

D. 肠炎型取粪便、呕吐物和可疑食物

E. 菌血症取血液

（9）可区分大肠埃希菌和变形杆菌的试验是（　　　）。

A. 动力试验

B. 吲哚试验

C. 葡萄糖发酵试验

D. 甲基红试验

E. 尿素分解试验

（10）辅助诊断伤寒的是（　　　）。

A. 外斐试验

B. 肥达反应

C. 抗"O"试验

D. Sereny 试验

E. IMVC 试验

（11）下列哪一项不是肠杆菌科的共同特性？（　　　）

A. 革兰氏阴性杆菌

B. 兼性厌氧或需氧，营养要求不高

C. 少数有荚膜

D. 有芽孢

E. 多数由鞭毛

（12）下列哪种细菌感染后易引起 HUS？（　　　）

A. O157：H7 大肠埃希菌

B. 假结核耶尔森菌

C. 痢疾志贺菌

D. 变形杆菌

E. 肺炎克雷伯菌

（王英）

第十七章 螺 形 菌

螺形菌（*spiral bacterium*）是菌体弯曲的细菌的总称，与人类感染关系密切的螺形菌主要包括弧菌属、螺杆菌属和弯曲菌属。

 第一节 弧 菌 属

弧菌属（*Vibrio*）细菌是一群菌体短小、弯曲成弧状的革兰氏阴性菌，具有单鞭毛、运动极活泼、广泛分布于自然界、多存在于水中等特性。弧菌属有 119 个种，其中至少有 12 个种与人类感染有关，霍乱弧菌和副溶血性弧菌尤为重要。

一、霍乱弧菌

霍乱弧菌（*V. cholerae*）是烈性肠道传染病——霍乱（cholera）的病原体。霍乱发病急、传播迅速，为中国法定的甲类传染病。自 1817 年以来，已发生过 7 次世界性霍乱大流行（表 17 - 1）。1883 年第五次大流行期间，Koch 自患者粪便中分离出霍乱弧菌，明确了该病的病原体。

表 17 -1 霍乱世界性大流行史

次序	时间（年）	地区	霍乱弧菌（分群）
1	1817—1823	从印度恒河三角洲蔓延至欧洲	O1 群古典生物型
2	1826—1837	穿越俄罗斯后扩散到整个欧洲	O1 群古典生物型
3	1846—1863	波及整个北半球	O1 群古典生物型
4	1865—1875	亚洲、欧洲、非洲、美洲	O1 群古典生物型
5	1883—1896	亚洲、欧洲、非洲、美洲	O1 群古典生物型
6	1899—1923	亚洲、欧洲、美洲	O1 群古典生物型
7	1961—1975	从印度尼西亚波及五大洲 140 多个国家和地区	O1 群埃尔托生物型

（一）生物学性状

1. 形态与染色

菌体为弧形或逗点状，革兰氏染色阴性，大小为（0.5～0.8）μm×（1.5～3）μm，菌体一端有单鞭毛，运动活泼；有菌毛，有些菌株（O139 群）有荚膜。从患者体内新分离出的霍乱弧菌形态典型，但经人工培养后常呈杆状。患者粪便直接涂片染色镜检，可见细菌相互衔接，排列如"鱼群"状。取患者"米泔水"样粪便在暗视野做悬滴镜检，可见细菌呈流星样穿梭运动（图 17-1）。

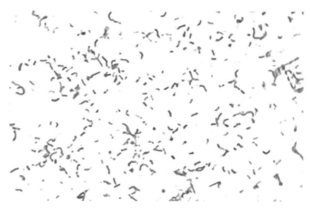

图 17-1　霍乱弧菌形态

2．培养特征

该菌兼性厌氧，营养要求不高，适宜温度为 18～37 ℃。其耐碱不耐酸，适宜为 pH 8.8～9.0，初次常用碱性蛋白胨水增菌，在碱性琼脂平板上呈圆形、透明或半透明、无色、扁平、直径约 2 mm 的 S 型菌落；在暗绿色的硫代硫酸盐-柠檬酸盐-胆盐-蔗糖（thiosulfate-citrate-bile-sucrose，TCBS）琼脂平板上因可分解蔗糖形成黄色菌落。

3．生化反应

其氧化酶和触酶试验阳性，能发酵葡萄糖、蔗糖和甘露醇等，产酸不产气，不分解阿拉伯糖，还原硝酸盐，明胶试验、吲哚试验阳性。

4．抗原构造与分型

该菌有耐热的 O 抗原和不耐热的 H 抗原。H 抗原无特异性；O 抗原特异性高，有群特异性和型特异性两种，是霍乱弧菌分群和分型的基础。根据 O 抗原不同，现已有超过 200 个血清群，其中只有 O1 群和 O139 群可引起霍乱流行。

（1）O1 群：根据表型和遗传差异，可分为古典生物型（classical biotype）和 EL Tor 生物型（EL Tor biotype）（表 17-2）。

表 17-2　古典生物型与 EL Tor 生物型的区别

型别	VP 试验	多黏菌素 B 抑制试验	第Ⅳ组噬菌体裂解试验	羊红细胞溶血试验	鸡红细胞凝集试验
古典生物型	-	+	+	-	-（+）
EL Tor 生物型	+（-）	-（+）	-（+）	+（-）	+

O1 群霍乱弧菌根据 O 抗原的 3 种抗原因子 A、B、C，可分为小川型（Ogawa）、稻叶型（Inaba）和彦岛型（Hikojima）3 种血清型（表 17-3）。

表 17-3　O1 群霍乱弧菌的三种血清型

血清型	抗原组分			出现频率	造成流行
	A	B	C		
小川型	+	+	−	常见	是
稻叶型	+	−	+	常见	是
彦岛型	+	+	+	极少见	未知

（2）O139 群：在抗原性方面与 O1 群无交叉，序列分析发现 O139 群失去了 O1 群的 O 抗原基因，出现了一个约 36 kb 的新基因，编码与 O1 群不同，但与 O22 和 O155 等群可产生抗原性交叉。

（二）致病性与免疫性

1．致病物质

（1）侵袭力相关因素：①活泼的鞭毛运动有助于细菌穿过肠黏膜表面黏液层而接近上皮细胞；②毒素协同调节菌毛 A（toxin coregulated pilus A，TcpA）、趋化蛋白（chemotaxis proteins，cep）等介导细菌黏附于小肠黏膜上皮细胞表面；③霍乱弧菌可在肠黏膜表面聚集，形成微菌落和生物膜，在定植致病中发挥重要作用。

（2）霍乱毒素（cholera toxin，CT）：霍乱弧菌产生的主要致病物质是目前已知的致泻毒素中最为强烈的毒素，是肠毒素的典型代表。CT 是分子量为 84 kD 的热不稳定多聚体蛋白，有一个 28 kD 的 A 亚单位和 5 个分子量为 11.6 kD 的 B 亚单位，分别由霍乱毒素噬菌体 CTXφ 携带的 $ctxA$ 和 $ctxB$ 编码。B 亚单位识别并结合小肠黏膜上皮细胞的神经节苷脂（GM_1）受体，介导 A 亚单位进入细胞内。A 亚单位在内质网内被裂解为 A_1 和 A_2 多肽链，A_1 作为腺苷二磷酸核糖基转移酶可使 NAD（辅酶 I）上的腺苷二磷酸核糖转移到 G 蛋白上，导致腺苷酸环化酶的持续活化，使细胞内 ATP 不断转化成为 cAMP，刺激肠黏膜隐窝细胞过度分泌水、氯离子和碳酸氢根离子，抑制肠绒毛细胞对钠离子和氯离子的吸收，使水和电解质在肠腔聚集，引起严重的腹泻与呕吐。

（3）其他毒力因子：副霍乱肠毒素（accessory cholera enterotoxin，ACE）可增加小肠黏膜细胞的液体分泌，促进腹泻发生；紧密连接毒素（zonula occludens toxin，ZOT）可松解小肠黏膜细胞的紧密连接，增加小肠的通透性；神经氨酸酶能修饰细胞表面以增加霍乱毒素的 GM1 结合位点；血凝素/蛋白酶有助于细菌从死亡细胞上解离；溶血毒素、空泡毒素等可产生细胞毒作用。O139 群还存在多糖荚膜和特殊 LPS 毒性决定簇，可抗吞噬和抵抗杀菌物质的作用，并具有黏附作用。

2．所致疾病

O1 群和 O139 群霍乱弧菌感染导致霍乱。在自然情况下，人类是霍乱弧菌的唯一易感者，患者和无症状带菌者是主要传染源。霍乱弧菌主要通过污染的水源、食物（如海产品、蔬菜等）经口摄入，日常生活接触以及苍蝇也可传播，公共水源污染是霍乱暴发流行的重要因素。霍乱弧菌对酸敏感，在正常胃酸条件下，需要摄入超过 10^8 个霍乱弧菌方能导致感染。某些因素（如服用抑制胃酸的药物、大量饮水、大量进食稀释胃酸）可使感染的剂量降低，$10^3 \sim 10^5$ 个霍乱弧菌即可导致感染。霍乱弧菌抵达小肠后，通过鞭毛运动和蛋白酶的作用穿过黏液层，在 TcpA 和血凝素的作用下黏附于小肠上段肠黏膜上皮细胞刷状缘，并不侵入肠黏膜下层。霍乱弧菌在小肠碱性环境中生长繁殖，产生 CT 而致病。

临床表现可从无症状或轻型腹泻到严重的致死性腹泻，一般将典型病例病程分为 3 期。

（1）吐泻期：以剧烈腹泻开始，继之出现呕吐，不伴有发热或仅低热，持续数小时至 $1 \sim 2$ d。腹泻特征为无里急后重感，多不伴有腹痛。粪便初为黄色稀便，后为黄色水样便，严重者呈白色混浊的"米泔水"样便。腹泻次数由每天数次至数十次不等。呕吐一般发生在腹泻之后，多为喷射性，不伴有恶心。呕吐物初为胃内容物，后为"米泔水"样。泻吐严重者每小时失液量可高达 1 L。

（2）脱水期：由于大量水和电解质丧失，可迅速发展为脱水、肌肉痉挛、电解质紊乱和代谢性酸中毒，严重者会发生循环衰竭。此期一般持续数小时至 $2 \sim 3$ d，病程长短取决于治疗是否及时和正确。

（3）恢复期：腹泻停止、脱水纠正后多数患者症状消失，体征恢复正常。少数病例由于残留于肠腔内的 LPS 被吸收入血，引起发热，体温可达 $38 \sim 39$ ℃，持续 $1 \sim 3$ d 后自行消退，以儿童多见。病愈后一些患者可短期带菌，一般不超过 2 周，个别 EL Tor 生物型患者病后可带菌长达数月至数年。

典型霍乱根据失水程度、血压和尿量情况，可分为轻、中、重 3 型。O1 群古典生物型所致疾病较 EL Tor 生物型严重；O139 群霍乱弧菌多引起重症。除典型病例外，尚有一种罕见的干性霍乱（中毒型霍乱），起病急骤，尚未出现腹泻和呕吐症状，即迅速进入中毒性休克甚至死亡。

其他群的霍乱弧菌致病力较弱，一般引起轻度水样腹泻。

3．免疫性

霍乱弧菌感染后可获得牢固免疫力，再感染者少见。病后免疫力以体液免疫为主，包括血液中的保护性抗 CT 抗体（IgM 和 IgG）和肠黏膜表面的抗菌抗体（sIgA）。抗 CT 抗体主要针对霍乱毒素 B 亚单位，阻断毒素与小肠黏膜上皮细胞受体的结合。抗菌抗体主要针对 O 抗原，sIgA 可凝集黏膜表面的霍乱弧菌，使其失去动力；可与菌毛等黏附因子结合而阻止黏附。O1 群与 O139 群无交叉免疫保护作用。

（三）微生物学检查法

霍乱是甲类传染病，对首例患者的病原学诊断应快速、准确，并及时报告疫情。

1．标本

该病标本来自患者粪便、呕吐物或肛拭，流行病学调查还包括水样。标本最好就地接种于碱性蛋白胨水增菌；不能及时接种者置于 Cary - Blair 保存液中保存和运送。

2．快速诊断

（1）直接镜检：革兰氏阴性弧菌，呈"鱼群"样排列。

（2）动力试验和制动试验：暗视野显微镜镜检，可见穿梭样运动的弧菌，即为动力试验阳性；随后滴加 1 滴 O1 群（或 O139 群）抗血清，如细菌停止运动，提示为 O1 群（或 O139 群）霍乱弧菌。

3. 分离培养和鉴定

标本先接种于碱性蛋白胨水中增菌，在 37 ℃下孵育 6～8 h 后直接镜检并做分离培养。在 TCBS 培养基 37 ℃下培养 24 h 形成黄色菌落。挑选可疑菌落进行生化反应，与 O1 群和 O139 群多价和单价抗血清做玻片凝集，并与其他弧菌进行鉴定。

4. 其他检测方法

如用胶体金检测 O1 群和 O139 群霍乱弧菌抗原成分，操作简单，主要用于快速检测；用 PCR 方法可检测霍乱毒素基因 *ctxA*、O1 和 O139 特异性 *rfb* 基因等；免疫学方法可检测患者血清中的抗凝集素抗体，主要用于流行病学的追溯诊断和粪便培养阴性的可疑患者的诊断。

（四）防治原则

严格隔离，及时补液，辅以抗菌和对症治疗。

1. 控制传染源

早发现、早隔离、早治疗，严格消毒患者的排泄物。

2. 切断传播途径

加强水源和食品管理及粪便处理；培养良好个人饮食卫生习惯。

3. 接种疫苗

目前应用的霍乱疫苗主要包括重组霍乱毒素 B 亚单位 – 全菌（O1 群 EL Tor 和古典生物型）疫苗、灭活霍乱弧菌全菌疫苗（O1 群 EL Tor 和古典生物型、O139 群）、口服减毒活疫苗 CVD103 – HgR，主要用于保护地方性流行区的高危人群。

4. 治疗

及时正确地补充水和电解质，预防低血容量性休克和酸中毒是治疗霍乱的关键，根据失水程度选择静脉补液或口服补液疗法。抗菌药物的应用目的是缩短病程、减少腹泻次数、加速细菌的清除，可选用环丙沙星、诺氟沙星、多西环素等。

二、副溶血性弧菌

副溶血性弧菌（*V. parahaemolyticus*）广泛分布于海洋和河海交接水域，可存在于鱼类、贝壳类等海产品中，是造成中国沿海地区食物中毒最常见的一种病原菌。

（一）生物学性状

副溶血性弧菌呈弧状、杆状或卵圆状，革兰氏染色阴性，可形成端鞭毛和侧鞭毛，运动活泼。该菌为嗜盐菌，在 3%～4% 氯化钠、37 ℃、pH 7.7 的环境中生长良好，无盐不能生长。在适宜条件下，繁殖速度快，传代时间为 8～12 min。在 TCBS 培养基上形成蓝绿色 S 型菌落。致病株能溶解人及家兔红细胞，在高盐（7%）的人 O 型血或兔血及以 D – 甘露醇作为碳源的我妻氏血琼脂（Wagatsuma agar）平板上可产生完全透亮的 β 溶血，称为神奈川现象（Kanagawa phenomenon，KP）。

根据其菌体（O）抗原和表面（K）抗原的不同，可分为 13 个群、69 个血清型。目前流行的菌株主要为 O3：K6、O4：K68 以及部分 O1 群。

副溶血性弧菌抵抗力较强，在海水中可存活 47 d，淡水中存活 1～2 d；不耐热，在 56 ℃条件下 5 min 或 90 ℃条件下 1 min 即被杀死；对酸敏感，在 1% 醋酸或 50% 食醋中 1

min 即死亡。

（二）致病性与免疫性

1. 致病物质

（1）侵袭力：Ⅲ型分泌系统（T3SS）、毒力岛（genomic islands，GIs）、鞭毛、黏附因子、荚膜、生物膜和外膜蛋白等。

（2）外毒素：耐热直接溶血素（thermostable direct hemolysin，TDH）和耐热相关溶血素（thermostable related hemolysin，TRH）。TDH 也称为神奈川溶血素，为耐热二聚体蛋白质，在 100 ℃条件下 10 min 仍有活性。TDH 具有直接溶血毒性和肠毒素活性，通过增加肠黏膜上皮细胞内的钙含量，诱导细胞分泌氯离子，从而引发腹泻。部分菌株可产生TRH，其生物学功能与 TDH 相似，是 KP 阴性株主要的致病物质。

2. 所致疾病

副溶血性弧菌主要经进食烹饪不当的污染本菌的海产品（包括螃蟹、虾、贝类、牡蛎和蛤类等）、盐分较高的腌制食品、本菌污染的餐具或砧板等传播。经口感染的副溶血性弧菌主要引起细菌性食物中毒，常年均可发生，在东南亚、日本以及中国沿海和海岛地区常见。潜伏期为 5～72 h，可从自限性腹泻至中度霍乱样病症，有恶心、呕吐、腹痛、腹泻和低热，粪便多为水样，少数为血水样。病程较短，恢复快，病后免疫力不强，可重复感染。伤口接触带有副溶血性弧菌的海水亦可引发蜂窝织炎。严重感染或免疫功能低下者可引发败血症。

（三）微生物学检查法

腹泻患者取粪便、肛拭或剩余食物，伤口感染者和败血症患者分别采集伤口分泌物和血液。标本接种于含 3% 氯化钠的碱性蛋白胨水中增菌后，转种 TCBS 培养基，可疑菌落进一步做嗜盐性试验与生化反应，最后用诊断血清进行鉴定。粪便标本或剩余食物以基因探针杂交及 PCR 法检测 *tdh* 和 *trh* 基因可做快速诊断。

（四）防治原则

加强海产品市场和食品加工过程的卫生监督管理；不生食牡蛎或其他贝类等海产品；伤口避免接触海水。该病目前尚无有效的疫苗。

副溶血性弧菌引发的急性胃肠炎病程较短，多为自限性。治疗一般无须抗菌治疗，以对症治疗为主，严重病例须输液和补充电解质。严重胃肠炎、伤口感染和败血症患者可选用抗菌药物进行治疗。

第二节　螺杆菌属

螺杆菌属（*Helicobacter*）已有 20 余种正式命名的螺杆菌，与人类疾病相关的主要为定植在胃黏膜的胃螺杆菌和定植在肠道的肠肝螺杆菌。幽门螺杆菌（*Helicobater pylori*，Hp）是该菌属的代表性菌种。

一、幽门螺杆菌

幽门螺杆菌感染是慢性胃炎、胃溃疡和十二指肠溃疡的主要病因，并与胃癌和胃黏膜相关淋巴组织淋巴瘤的发生密切相关。1994年世界卫生组织癌症研究机构将其列为一类致癌因子。澳大利亚病理科医生 Robin Warren 和消化科医生 Barry Marshall 因发现了幽门螺杆菌在胃炎和胃溃疡中的作用获得2005年诺贝尔生理学或医学奖。

（一）生物学性状

1. 形态与染色

其菌体细长，弯曲呈螺形、S形或海鸥状，大小为（2～4）μm×（0.5～1.0）μm，革兰氏染色阴性。菌体一端或两端有多根鞭毛，运动活泼，有菌毛。抗生素治疗或胃黏膜发生病理性改变时，幽门螺杆菌也可由螺杆状转变成圆球形。

2. 培养特性

其培养特性为微需氧，生长时需要5%～10%的二氧化碳和5%的氧气；营养要求高，培养需要加动物血清或血液，最适温度为37 ℃，最适 pH 为7.0～7.2（5.5～8.5均可生长），生长缓慢，2～6 d 可见针尖状无色透明菌落。

3. 生化反应

其生化反应不活泼，不分解糖类；尿素酶丰富，可迅速分解尿素产氨，是鉴定该菌的主要依据；过氧化氢酶、氧化酶、碱性磷酸酶阳性。

4. 抵抗力

其抵抗力较弱，在4 ℃水中至少可存活1年，但在室温空气中只能存活数小时；对酸敏感，pH 低于3.5活力明显减弱，但与其他细菌相比有一定的抗酸性。

（二）致病性与免疫性

慢性胃炎、胃溃疡和十二指肠溃疡患者的胃黏膜中，幽门螺杆菌检出率可高达80%～100%。流行病学资料显示，幽门螺杆菌主要经口—口途径或粪—口途径在人与人之间传播。

1. 致病物质

（1）侵袭力：包括尿素酶、鞭毛和菌毛等。在胃酸性环境中，幽门螺杆菌产生的尿素酶分解尿素产生氨，菌体表面形成"氨云"中和胃酸，缓解局部胃酸的杀菌作用。幽门螺杆菌借助活泼的鞭毛运动穿过胃黏膜表面黏液层而到达胃黏膜上皮细胞表面，继而依靠菌毛定植于细胞表面，幽门螺杆菌通过招募免疫细胞至胃黏膜组织，启动免疫应答，促进胃部炎症发生。

（2）毒素：空泡毒素 A（vacuolating cytotoxin antigen A，VacA）和细胞毒素相关蛋白 A（cytotoxin associated protein A，CagA）是 Hp 主要的毒力因子。VacA 可导致胃黏膜上皮细胞产生空泡样病变；CagA 通过细菌Ⅳ型分泌系统转移到胃黏膜上皮细胞内，激活细胞癌基因的表达，抑制抑癌基因的表达，诱发恶性转化。

2. 所致疾病

一般 Hp 感染后大多无任何症状，新近感染者可出现急性胃炎，约30%感染者发展为慢性胃炎，10%～20%感染者发展为消化性溃疡，少数可发展为胃癌和黏膜相关淋巴组织

（MALT）淋巴瘤。

3. 免疫性

Hp 感染者血液、胃液中可检出 IgM、IgG 和 IgA 型抗体，但这些抗体无保护性作用。

（三）微生物学检查法

1. 病原学检查

（1）直接镜检：胃黏膜组织活检标本，涂片后做革兰氏染色，观察革兰氏染色呈阴性弯曲状或螺旋形细菌，可用于快速诊断，但在菌量少时易漏诊。

（2）组织学检查：胃黏膜组织活检经固定后，选用 Warthin-Starry 银染色、改良 Giemsa 染色、HE 染色、免疫组化、荧光原位杂交等方法染色，该法敏感性和特异性较高。

（3）分离培养是诊断幽门螺杆菌感染的"金标准"。将胃黏膜组织磨碎后接种于含万古霉素、多黏菌素 B 等的选择培养基，微需氧和湿润条件下，37 ℃培养 2～6 d 后挑取可疑菌落，通过尿素酶试验、氧化酶和过氧化氢酶试验进行鉴定。

2. 依赖尿素酶的检查

（1）快速尿素酶试验（rapid urease test，RUT）：临床常用方法之一，将胃黏膜活检组织置于含尿素的试剂中，以酚红为指示剂。如组织中有 Hp，因尿素酶水解尿素产氨，pH 上升，试剂由黄变红，即为阳性。

（2）尿素呼气试验（urea breath test，UBT）：包括 13C – UBT 和 14C – UBT。经口服用带有稳定性核素^{13}C 或^{14}C 标记的尿素，Hp 产生尿素酶分解尿素释放二氧化碳，可从患者呼出的气体中检测到带有核素标记的二氧化碳。该法敏感性和特异性高，且为非侵入性，故目前广泛运用于 Hp 感染的诊断和疗效评估。

3. 免疫学检查

采用 ELISA 法检测血清中的 Hp 特异性抗体，主要用于流行病学调查。ELISA 法检测粪便中的 Hp 抗原（HpSA），阳性反应为活动性感染，适用于 Hp 感染的筛查。

4. 核酸检测

活检组织标本经 PCR 扩增和凝胶电泳鉴定，可进行耐药基因和 *CagA* 毒力基因等的检测。

（四）防治原则

目前 Hp 的特异性疫苗尚在研制中。注意饮食卫生，防止病从口入；做好消化内镜的消毒，防止交叉感染。

抗 Hp 治疗以胶体铋剂和（或）质子泵抑制剂（PPI）为基础，加两种抗生素组成三联或四联疗法。常用抗生素组合包括阿莫西林＋克拉霉素、阿莫西林＋左氧氟沙星、阿莫西林＋呋喃唑酮、四环素＋甲硝唑或呋喃唑酮，但需要注意其耐药性。

第三节 弯曲菌属

弯曲菌属（*Campylobacter*）是一类呈逗点状或"S"形的革兰氏阴性细菌，广泛分布于动物界，主要宿主为家禽、家畜及野生动物等。对人致病的主要是空肠弯曲菌

（*C. jejuni*）、大肠弯曲菌（*C. coli*）和胎儿弯曲菌（*C. sputorum*）等，其中以空肠弯曲菌空肠亚种（*C. jejuni subsp. jejuni*）最为常见。

一、空肠弯曲菌

（一）生物学性状

1. 形态与染色

该菌为革兰氏染色阴性，菌体细长，呈弧形、螺旋形、S 形或海鸥状，大小为（0.2～0.5）μm×（1.5～5）μm。菌体一端或两端有单根鞭毛，运动活泼，呈特征性的螺旋状运动。

2. 培养特性

其培养时微需氧，需要在 5% 氧气或 10% 二氧化碳和 85% 氮气的环境中生长，最适生长温度为 42 ℃。营养要求高，在含血清培养基上初次分离时可出现两种菌落，一种为扁平粗糙型菌落，另一种为细小光滑型菌落。

3. 生化反应

其生化反应不活泼，不发酵糖类，触酶和氧化酶阳性。马尿酸盐水解试验阳性，是区分空肠弯曲菌和其他弯曲菌的主要试验。

4. 抵抗力

其抵抗力较弱，对冷、热、干燥及消毒剂均敏感。培养物置于 4 ℃ 冰箱中很快死亡，室温中可存活 2～24 周，在 56 ℃ 条件下 5 min 即被杀死，干燥环境中仅存活 3 h。

（二）致病性与免疫性

1. 致病物质

其致病物质主要有黏附素、细胞毒性酶和肠毒素。进入小肠上部的细菌借鞭毛侵袭运动到达肠黏膜上皮细胞表面，经菌毛定植于细胞。细菌生长繁殖释放肠毒素，细菌裂解释出内毒素，引起炎症反应。

2. 所致疾病

空肠弯曲菌是散发性细菌性胃肠炎最常见的菌种之一，人群普遍易感，主要通过饮食或与动物直接接触。在发展中国家，该菌 50% 以上的感染由污染的鸡肉引起，发病者多为 2 岁以下儿童。由于空肠弯曲菌对胃酸敏感，经口食入超过 10^4 个细菌才有可能致病。典型临床表现为发热、痉挛性腹痛、腹泻、血便或果酱样便，量多。通常该病自限，病程 5～8 d。少数患者可出现菌血症、牙周炎、腹膜炎、胆囊炎、尿道炎、脑膜炎等肠外病变；部分患者可引发吉兰 – 巴雷综合征（Guillain-Barre syndrome，GBS）和反应性关节炎，这与细菌表面抗原脂低聚糖与人体组织引发的交叉反应有关。

3. 免疫性

患者感染后产生特异性抗体，可通过调理作用、活化补体等增强吞噬细胞的吞噬、杀伤作用及补体的溶菌作用。

（三）微生物学检查法

粪便标本涂片镜检，查找革兰氏阴性弧形或海鸥状弯曲菌；悬滴法观察可见特征性螺旋状运动。分离培养常选用 Campy – BAP 培养基，为含有多黏菌素 B、万古霉素和甲氧苄啶的选择性培养基，可以抑制正常肠道菌群，有利于弯曲菌的生长。标本于 42 ℃ 和 37 ℃ 微需氧环境下培养 48 ～ 72 h，鉴定主要马尿酸水解试验等生化反应。PCR 法可快速检测粪便中的弯曲菌特异性 DNA。血清抗体的检测可用于流行病学调查。

（四）防治原则

目前尚无特异性疫苗。预防主要是注意饮水和食品卫生，加强人、畜、禽类的粪便管理。患者进行消化道隔离，以维持水电解质平衡、降温等对症支持治疗为主。轻症患者无须抗菌治疗；中、重度患者或伴有免疫功能低下者，可选用红霉素、阿奇霉素、庆大霉素、诺氟沙星等，以加速恢复、减少复发及缩短排菌时间。

问题讨论

患者，男性，43 岁，因头晕、腹胀、剧烈腹泻呈水样便伴呕吐 1 d 就诊。患者在 2 d 前曾食用生鱼片，1 d 前出现上腹部不适，8 h 前出现腹泻，早期可见粪质，后逐渐发展为稀水样，每小时排便 1 ～ 2 次并伴呕吐。无腹痛，无里急后重，无发热。查体：疲倦面容、皮肤与口唇干燥、眼窝内陷。血压 80/60 mmHg。粪便镜检见大量革兰氏阴性弧菌，滴片观察运动活泼。引起该病最有可能的是哪类病原体？患者为何会有"疲倦面容、皮肤与口唇干燥、眼窝内陷"的体征？针对该患者的治疗措施主要包括哪些？

思 考

（1）霍乱弧菌是烈性肠道传染病霍乱的病原体，菌体微小，弧形，革兰氏阴性菌，具单鞭毛、运动活泼；抵抗力不强，耐碱不耐酸。霍乱弧菌的主要致病物质有哪些？为何会导致剧烈腹泻和呕吐？为何不将抗菌作为霍乱的首要治疗原则？

（2）副溶血性弧菌是一类嗜盐性细菌，请结合其嗜盐性分析其生存环境、传播过程及致病特点。

（3）幽门螺杆菌（Hp）是引起胃炎和消化性溃疡的重要致病因子。Hp 具有哪些结构和生化反应，使其能在胃部的酸性环境中生存？Hp 又如何引起胃黏膜上皮细胞的损伤？如何通过非侵入性方法进行 Hp 感染的诊断？

（4）空肠弯曲菌是散发性细菌性胃肠炎最常见的菌种之一，其菌体形态有何特征？其培养条件有何特点？

测试题（单项选择题）

（1）关于霍乱弧菌的生物学性状错误的是（　　　）。

A. 革兰氏阴性弧菌，有单鞭毛

B. 霍乱弧菌耐碱不耐酸

C. 患者粪便悬滴标本中可见"流星样"穿梭

D. El Tor 生物型抵抗力强，是因有芽孢

E. 有菌毛和荚膜

（2）关于霍乱肠毒素，叙述正确的是（　　　）。

A. A 亚单位与细胞受体结合　　　　　　B. B 亚单位进入细胞发挥毒性作用

C. 激活鸟苷酸环化酶，使 cGMP 升高　　D. 其受体是糖蛋白

E. 不耐热外毒素致病

（3）关于霍乱的叙述错误的是（　　　）。

A. 属于烈性传染病　　　　　　　　　B. 人类是霍乱弧菌的唯一易感者

C. 病愈后，少数患者可长期带菌　　　D. 病后的免疫力短暂

E. 接种霍乱死菌苗可增强人群特异性免疫力

（4）对可疑患者的"米泔水"样大便作细菌培养，应接种于（　　　）。

A. S.S 琼脂平板　　　　　　　　　　B. 巧克力色琼脂平板

C. 血清肉汤培养基　　　　　　　　　D. 血琼脂平板

E. 碱性蛋白胨水培养基

（5）幽门螺杆菌具有的特殊结构是（　　　）。

A. 芽孢　　　　　　　　　　　　　　B. 鞭毛

C. 荚膜　　　　　　　　　　　　　　D. 孢子

E. 菌丝

（6）鉴别幽门螺杆菌的主要依据之一是（　　　）。

A. 耐热核酸酶　　　　　　　　　　　B. 尿素酶

C. 凝固酶　　　　　　　　　　　　　D. 色素

E. 外毒素

（7）幽门螺杆菌与弯曲菌的重要鉴别点之一（　　　）。

A. 最适温度 35 ℃　　　　　　　　　B. 最适温度 25 ℃

C. 最适温度 42 ℃　　　　　　　　　D. 最适温度 30 ℃

E. 37 ℃最适，25 ℃不长，42 ℃少数生长

（8）散发性细菌性胃肠炎最常见的菌种是（　　　）。

A. 霍乱弧菌　　　　　　　　　　　　B. 鼠伤寒沙门菌

C. 福氏志贺菌　　　　　　　　　　　D. 幽门螺杆菌

E. 空肠弯曲菌

（9）空肠弯曲菌生化反应的特点是（　　　）。

A. 生化反应活泼　　　　　　　　　　B. 发酵糖类

C. 液化明胶，分解尿素　　　　　　　D. VP 试验和甲基红试验均阳性

E. 氧化酶阳性

（饶朗毓）

第十八章　厌氧性细菌

厌氧性细菌（*anaerobic bacterium*），简称厌氧菌，是指一群生长和代谢过程中不需要氧气，利用发酵获取能量的细菌的总称。该群细菌须在低氧分压条件下才能生长，而在含10%二氧化碳的固体培养基表面不能生长。根据能否形成芽孢，可将厌氧性细菌分为两大类：有芽孢的厌氧芽孢梭菌和无芽孢厌氧菌。临床常见致病性的厌氧芽孢梭菌属包括破伤风梭菌、产气荚膜梭菌、肉毒梭菌和艰难梭菌，多见于外源性感染。无芽孢厌氧菌则包括多个属的球菌和杆菌，大多是人体正常菌群，少数能够引起内源性感染。近年来，随着科学技术的不断发展，对于厌氧菌的认识越来越深入，厌氧菌作为临床重要的致病菌越来越受到重视。本章将对厌氧芽孢梭菌和无芽孢厌氧菌分别展开阐述。

第一节　厌氧芽孢梭菌属

厌氧芽孢梭菌属（*Clostridium*）的细菌是一群革兰氏染色阳性、具有芽孢的大杆菌。该菌芽孢直径比菌体宽，使菌体膨大呈梭形，故称为梭菌。该菌属大多数为严格厌氧菌，主要分布于土壤、人和其他动物肠道，多数为腐生菌，少数为致病菌。在适宜条件下，芽孢出芽形成增殖体，会产生并分泌强烈的外毒素，引起人类或动物疾病。其中，在人类中主要引起破伤风、气性坏疽和肉毒中毒等严重疾病。此外，还与皮肤、软组织感染，抗生素相关的腹泻和肠炎有关。该菌属对热、干燥和消毒剂均有强大的抵抗力。绝大部分该菌属的细菌均有周鞭毛、无荚膜，仅产气荚膜梭菌等极少数菌除外。该菌属不同细菌特点不同，了解这些有助于菌种的鉴定。

一、破伤风梭菌

破伤风梭菌（*C. tetani*）是破伤风的病原菌，为外源性感染。当机体受到外伤，创口被污染，或分娩时使用不洁器械剪断脐带或脐部消毒不严格等情况下，该菌均可侵入；芽孢开始增殖，细菌分裂繁殖，释放外毒素。患者发病时，机体呈强直性痉挛、抽搐，可因窒息或呼吸衰竭而死亡。据估计世界上每年约有100万病例发生，死亡率在30%～50%之间，其中约一半的死亡病例是新生儿。

（一）生物学性状

细菌细长，大小为（0.5～1.7）μm×（2.1～18.1）μm，革兰氏染色呈阳性，有周鞭毛，无荚膜。芽孢呈正圆形，直径大于菌体，位于菌体顶端，使细菌呈鼓槌状，为该菌典型特征；菌落疏松，不规则，看似羽毛状，边缘不整齐，呈锯齿状（图18-1）。该菌严格厌氧，在血平板上37℃下培养48 h后，能够见到薄膜状爬行生长物，伴有β溶血。

芽孢通常在 100 ℃高温下 1 h 才能够被完全破坏，而在普通干燥土壤和尘埃中能够存活数年。

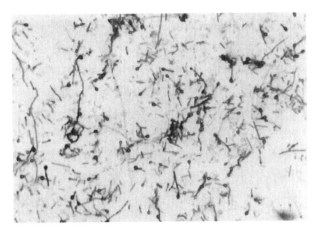

图 18 −1 破伤风梭菌（芽孢染色）

（二）致病性与免疫性

1. 致病条件

破伤风梭菌由深而窄的伤口侵入机体，引发破伤风。但在一般浅表的伤口中，由于无法形成该菌生长所需的厌氧环境，故该菌无法生长致病。因此，该菌致病的重要条件是伤口需形成厌氧微环境：窄而深的伤口（如刺伤），伴有泥土或异物污染；大面积创伤、烧伤的坏死组织多，局部组织缺血亦会引发该菌的感染，但往往同时伴有需氧菌或兼性厌氧菌混合感染。该菌无侵袭力，仅在局部繁殖，其致病作用完全依赖于该菌产生的外毒素。

2. 致病物质

破伤风梭菌能产生两种外毒素：一种是对氧敏感的破伤风溶血毒素（tetanolysin），其在功能上和抗原性上与链球菌溶血素 O 相似，但其破伤风疾病的致病机制尚不清楚；另一种为破伤风痉挛毒素（tetanospasmin），是目前已知的引起破伤风的主要致病物质。

破伤风痉挛毒素属神经毒素（neurotoxin），毒性极强，仅次于肉毒毒素。腹腔注入小鼠的半数致死量（LD_{50}）为 0.015 ng，对人的致死量小于 1 μg。毒素在细菌溶解时释放，其化学性质为蛋白质，不耐热，在 65 ℃条件下 30 min 即被破坏；亦可被肠道中存在的蛋白酶所破坏。该毒素对脊髓前角细胞和脑干神经细胞有高度的亲和力。由菌体释放的毒素或被局部神经细胞吸收或经淋巴、血液循环到达中枢神经系统而致病。

该细菌最初合成的痉挛毒素是分子量约 150 kDa 的多肽，释放出菌体时，即被细菌蛋白酶裂解为两条分子量不同的肽链：一条分子量约 50 kDa 的轻链（A 链）和一条分子量为 100 kDa 的重链（B 链），轻链和重链间仍由二硫键连接在一起。其中轻链为毒性部分，重链具有结合神经细胞和转运毒素分子的作用。重链通过其羧基端识别神经肌肉接头处运动神经元胞膜上的受体并与之结合，随后与细胞膜共同构成小泡，沿外周神经末梢经神经轴突逆行向上，到达运动神经元，通过跨突触运动（trans-synaptic movement），小泡从运动神经元进入传入神经末梢，从而进入中枢神经系统；其通过重链氨基端介导轻链的转位至神经细胞胞质。轻链是一种锌内肽酶（zinc endopeptidase），可抑制神经元突触前膜储存的抑制性神经递质（γ-氨基丁酸、甘氨酸等）的释放。

在正常生理情况下，当机体屈肌的运动神经元受到刺激而兴奋时，同时兴奋抑制性神经元，使其释放出抑制性递质，以抑制支配同侧伸肌的运动神经元，因此，当屈肌收缩时，伸肌自然松弛，肢体屈伸动作十分协调。此外，屈肌运动神经元还受到抑制性神经元的反馈调节，使其兴奋程度受到控制，不致过高。而破伤风痉挛毒素阻止抑制性神经递质从抑制性神经元突触前膜释放，导致屈肌、伸肌同时发生收缩，出现强直性痉挛。

3. 所致疾病

（1）破伤风：分为全身型和局限型。全身型是临床上最常见的类型，全球每年约100万病例，潜伏期一般7～8 d，多数在外伤后3周内发病。潜伏期长短与芽孢侵入部位距离中枢神经系统的远近有关。全身的肌肉群均可受累。早期典型的症状是咀嚼肌痉挛所造成的苦笑面容和牙关紧闭，逐步出现持续性背部肌肉痉挛、角弓反张。外界因素刺激可致手足抽搐，但神志清楚。重症患者可出现自主神经功能障碍，如血压波动、心律不齐和因大量出汗造成的脱水，死亡率高达52%。局限型少见且症状相对较轻，仅以受伤部位或邻近肌肉持续性强直痉挛为主，预后较好。

（2）新生儿破伤风：主要是因为分娩时使用不洁器械剪断脐带或脐部消毒不严格，破伤风梭菌芽孢侵入脐部所致；一般出生后4～7 d发病，俗称"七日风""脐风""锁口风"。早期出现哭闹、张口及吃奶困难等症状，有助于诊断；进展的症状与全身型破伤风相同，死亡率为3%～88%。

4. 免疫性

机体对破伤风的免疫主要依靠体液免疫，即抗毒素对毒素的中和作用。然而，破伤风痉挛毒素毒性很强，极少量毒素即可致病，但如此少量的毒素尚不足以刺激机体产生抗毒素，故病后一般不会获得牢固免疫力。获得有效抗毒素的途径是进行人工被动免疫。

（三）微生物学检查法

一般不进行微生物学检查。临床上根据典型的症状和病史即可做出诊断。

（四）防治原则

1. 治疗原则

治疗中遵循中和毒素、消除细菌、控制症状和加强护理的原则，对降低死亡率极其重要。

（1）中和毒素：一旦毒素与神经细胞受体结合，抗毒素就不能中和其毒性作用。因此，对已发病者，应早期、足量使用人抗破伤风免疫球蛋白（TIG），肌内注射3 000～10 000 IU；或破伤风抗毒素（tetanus antitoxin，TAT），剂量为2万～5万IU，静脉滴注。TAT是用破伤风类毒素免疫马所获得的马血清纯化制剂，注射前必须先做皮肤试验，测试有无超敏反应，必要时可采用脱敏注射法。

（2）清除细菌：抗菌治疗首选青霉素和甲硝唑，以杀灭破伤风梭菌的繁殖体。

（3）非特异性治疗：如控制痉挛、缓解疼痛、保持呼吸道通畅、注意水和电解质平衡等。

2．预防措施

破伤风是可预防的急性感染性疾病。预防措施主要包括以下几个方面：

（1）正确处理伤口：伤口应及时清创和扩创，清除坏死组织和异物，并用3%过氧化氢冲洗。

（2）人工主动免疫：中国采用含有白喉类毒素、百日咳死菌苗和破伤风类毒素的百白破三联疫苗（Diphtheria-Pertussis-Tetanus vaccine，DPT）制剂，对3～5个月的儿童进行免疫，可同时获得对这3种感染性疾病的免疫力。计划免疫程序为婴儿出生后第3、4、5个月连续免疫3次，2岁和6岁各加强一次，以建立基础免疫。易感成人或外伤后，在基础免疫基础上，可再加强接种破伤风类毒素1次，血清中和抗毒素滴度在3～7内即可迅速升高。

（3）人工被动免疫：对伤口污染严重而又未经过基础免疫者，可立即肌内注射TAT或TIG做紧急预防。

二、产气荚膜梭菌

产气荚膜梭菌（*C. perfringens*）广泛存在于土壤、人和动物肠道中，既是人和动物的胃肠疾病最常见的病原菌，也是引起人类严重创伤感染的重要病原菌。

（一）生物学性状

1．形态与染色

产气荚膜梭菌为两端略钝圆的革兰氏阳性粗大杆菌，大小为（0.6～2）μm ×（1～19）μm。芽孢呈椭圆形，直径略小于菌体，位于次极端，但在组织中或体外培养物中均很少能观察到芽孢，无鞭毛，在被感染的人或动物体内能形成荚膜（图18-2）。

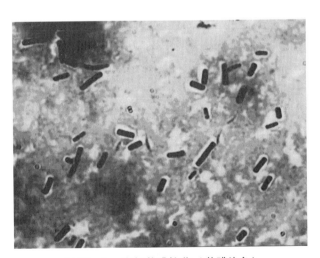

图18-2　产气荚膜梭菌（荚膜染色）

2．培养特性

该菌厌氧，但不十分严格，20～50 ℃均能旺盛生长，在最适应生长温度42 ℃，该菌分裂增殖周期仅为8 min，易于分离培养。在血琼脂平板上形成中等大小的光滑型菌落，多数菌株有双层溶血环，内环是由 θ 毒素引起的完全溶血，外环是由 α 毒素引起的不完全溶血。在卵黄琼脂平板上，菌落周围出现乳白色混浊圈，是由细菌产生的 α 毒素分解卵磷脂所致；若在培养基中加入特异性抗血清，则不出现混浊，此现象称为 Nagler 反应，为该菌的特点。该菌代谢十分活跃，可分解多种常见的糖类，产酸产气；在庖肉培养基中可分解肉渣中糖类而产生大量气体，肉渣呈淡粉红色，不被消化。在牛乳培养基中能分解乳糖产酸，使其中酪蛋白凝固；同时产生大量气体（氢气和二氧化碳），可将凝固的酪蛋白冲成蜂窝状，将液面封固的凡士林层上推，甚至冲走试管口棉塞，气势凶猛，称"汹涌发酵"（stormy fermentation）现象。

3. 分型

根据产气荚膜梭菌的 4 种主要毒素（α、β、ε、ι）产生情况，可将其分为 A、B、C、D 和 E 5 个血清型。A 型在自然界广泛存在，如在土壤、污水及人和动物的肠道内均可分离到。B～E 型在土壤中不能存活，但可寄生在动物肠道内，引起动物的胃肠疾病。对人致病的主要为 A 型，C 型是坏死性肠炎的病原菌。

（二）致病性

1. 致病物质

产气荚膜梭菌至少能产生 12 种与致病性有关的外毒素和酶。

（1）α 毒素（alpha toxin）：又称为磷脂酶 C（phospholipase C），是产气荚膜梭菌产生的毒性最强、最重要的毒素。各型菌均能产生，以 A 型产量最大。α 毒素能分解细胞膜上磷脂和蛋白形成的复合物，造成红细胞、白细胞、血小板和内皮细胞溶解，引起溶血、血管通透性增加伴出血、组织坏死、肝脏毒性和心肌功能受损，在气性坏疽的形成中起主要作用。

（2）β 毒素（beta toxin）：C 型菌株产生，与肠黏膜损伤、坏死，及进展为坏死性肠炎有关。

（3）ε 毒素（epsilon toxin）：B 型菌株和 D 型菌株产生的一种毒素前体，被胰蛋白酶激活，增加胃肠壁血管的通透性。

（4）ι 毒素（iota toxin）：E 型菌株产生，导致坏死和增加血管壁的通透性。

（5）肠毒素：主要由 A 型菌株产生，为不耐热的蛋白质，在 100 ℃条件下瞬时被破坏，毒性可被胰蛋白酶作用后增强。肠毒素与回肠和空肠上皮细胞刷状缘上的受体结合后，整段肠毒素肽链嵌入细胞膜，改变了细胞膜的通透性，导致细胞内液体和离子的丢失，引起腹泻。肠毒素还可作为超抗原，激活 T 淋巴细胞并释放各种细胞因子，参与致病作用。

2. 所致疾病

（1）气性坏疽：60%～80% 的病例由 A 型菌株引起，但除产气荚膜梭菌外，至少还有 5 种其他梭菌也能引起气性坏疽。该病多见于战伤和地震灾害，也可见于平时大面积创伤的工伤、车祸等，致病条件与破伤风梭菌相似。

气性坏疽潜伏期短，一般仅为 8～48 h，致病菌通过产生多种毒素和侵袭性酶，破坏组织细胞，发酵肌肉和组织中的糖类，产生大量气体，造成气肿；同时血管通透性增加，水分渗出，局部水肿，进而挤压软组织和血管，影响血液供应，造成组织坏死。严重病例表现为组织胀痛剧烈，水气夹杂，触摸有捻发感，最后产生大块组织坏死，并有恶臭。病菌产生的毒素和组织坏死的毒性产物被吸收入血，引起毒血症、休克，死亡率高达 40%～100%。

（2）食物中毒：该病为食入被大量细菌（10^8～10^9 个）繁殖体污染的食物（主要为肉类食品）所致，潜伏期约 10 h，临床表现为胀痛、腹胀、水样腹泻；无发热、无恶心呕吐，1～2 d 后自愈；如不进行细菌学检查常难确诊。

（3）坏死性肠炎：由 C 型菌污染食物引起，累及空肠。临床表现为急性腹痛、呕吐、血样腹泻、肠壁溃疡甚至穿孔导致腹膜炎和休克。

（三）微生物学检查法

该法主要针对气性坏疽。因气性坏疽一旦发生，病情凶险，须尽快做出诊断。

1. 直接涂片镜检

这是极有价值的快速诊断法。从深部创口取材涂片，革兰氏染色镜检见革兰氏阳性大杆菌、白细胞数量甚少且形态不典型（因毒素作用，白细胞无趋化反应）、伴有其他杂菌等 3 个特点，即可报告初步结果。早期诊断能避免截肢或死亡。

2. 分离培养与动物实验

取坏死组织制成悬液，接种血平板或庖肉培养基，厌氧培养，观察生长和菌落特点；取培养物涂片镜检，并用生化反应鉴定。必要时可取细菌培养液 0.5～1 mL 静脉注射小鼠，10 min 后处死，置 37 ℃经 5～8 h 后观察，如动物躯体膨胀，取肝或腹腔渗出液涂片镜检并分离培养。

疑为产气荚膜梭菌引起的食物中毒，在发病后一日内取剩余食物或粪便做细菌学检查，若检出大于 10^5 个病菌/克食品或 10^6 个病菌/克粪便可确诊；或采用免疫学方法检测粪便中的肠毒素。

（四）防治原则

对局部感染应尽早施行外科清创手术，切除感染和坏死组织，必要时截肢以防病变扩散。使用大剂量的青霉素等抗生素以杀灭病原菌和其他细菌。有条件可使用气性坏疽多价抗毒素治疗和高压氧舱治疗，后者可使血液和组织氧含量提高 15 倍，能部分抑制厌氧菌生长。目前尚无疫苗用于预防。

三、肉毒梭菌

肉毒梭菌（*C.botulinum*）主要存在于土壤中，在厌氧环境下能产生毒性极强的肉毒毒素（botulinum toxin）而引起疾病，最常见的为食源性肉毒中毒和婴儿肉毒中毒。

（一）生物学特性

肉毒梭菌为革兰氏阳性粗短杆菌，大小为 1 μm×（4～6）μm，芽孢呈椭圆形，直径大于菌体，位于次极端，使细菌呈网球拍状（图 18-3）；有鞭毛，无荚膜，严格厌氧，可在普通琼脂平板上生长；能产生酯酶，在卵黄培养基上，菌落周围出现混浊圈。根据产生毒素的抗原性分 A、B、C、D、E、F 和 G 7 个型。大多数菌株只产生一种型别毒素；只有 C 型和 D 型毒素是由噬菌体感染梭菌经溶源性转换产生，其他型毒素均由染色体上的基因编码。对人致病的主要有 A、B 和 E 型，F 型极少见；中国报告大多为 A 型。C 型或 D 型毒素的菌株主要引起鸟类疾病。

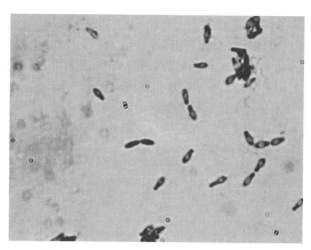

图 18-3　肉毒梭菌（革兰氏染色）

（二）致病性

1. 致病物质

肉毒梭菌产生剧烈的神经毒素——肉毒毒素。肉毒毒素是已知的最剧烈毒物，毒性比氰化钾强 1 万倍，纯结晶的肉毒毒素 1 mg 能杀死 2 亿只小鼠，对人的致死量约为 0.1 μg。肉毒毒素不耐热，煮沸 1 min 即可被破坏。肉毒毒素的结构、功能和致病机制与破伤风痉挛毒素非常相似，前体和裂解后片段的大小也相当。主要不同之处在于：肉毒毒素进入小肠后跨过黏膜层被吸收进入血液循环；肉毒毒素作用于外周胆碱能神经；重链羧基端结合神经元细胞膜表面的受体（唾液酸和糖蛋白），内化进入细胞质形成含毒素的突触小泡，与破伤风痉挛毒素沿神经轴突上行不同的是，肉毒毒素保留在神经肌肉接头处，含毒素的突触小泡与内体融合、酸化，导致重链氨基端与轻链解离并释放轻链入细胞质中。随后，轻链也具有锌内肽酶活性，可灭活神经元突触小泡内参与乙酰胆碱释放的膜蛋白，抑制神经肌肉接头处神经递质乙酰胆碱的释放，导致弛缓性瘫痪（flaccid paralysis）。

2. 所致疾病

依据毒素和（或）芽孢的侵入途径，分为以下类型：

（1）食源性肉毒毒素（food-borne botulism）：因进食含肉毒毒素或肉毒梭菌芽孢的食物所引起的。食源性肉毒中毒在中国十几个省、区均有发现，其中新疆较多。引起该病的食物中，国外以罐头、香肠和腊肠等制品为主；国内据新疆统计，由发酵豆制品（如臭豆腐、豆瓣酱等）引起的占 80% 以上，发酵面制品（如甜面酱等）占 10% 左右。

该病的临床表现与其他食物中毒不同，胃肠道症状很少见，以弛缓性瘫痪为主。潜伏期可短至数小时，一般先有乏力、头疼等不典型症状，接着出现复视、斜视、眼睑下垂等眼肌麻痹症状；再是吞咽、咀嚼困难，口干、口齿不清等咽部肌肉麻痹症状；进而膈肌麻痹、呼吸困难，直至呼吸停止导致死亡；很少见肢体麻痹，不发热，神志清楚。完全康复需要几个月到几年，直到受累的神经末梢再生。

（2）婴儿肉毒中毒（infant botulism）：常发生在 1 岁以下，尤其是 6 个月以内的婴儿。因为婴儿肠道的特殊环境及缺乏能拮抗肉毒梭菌的正常菌群，食入被肉毒梭菌芽孢污染的食品（如蜂蜜）后，芽孢能在肠道发芽、繁殖，产生的毒素经肠道吸收入血导致中毒。早期症状是便闭，吮吸、啼哭无力，也可进展为弛缓性麻痹，死亡率低（1%～2%）。

（3）创伤、医源性或吸入性肉毒中毒：若伤口被肉毒梭菌芽孢污染后，芽孢在局部的厌氧环境中能发芽并释放出肉毒毒素，吸收后导致创伤肉毒中毒；因美容或治疗而应用肉毒毒素超过剂量，可导致医源性肉毒中毒；肉毒毒素还可被浓缩成气溶胶形式作为生物武器，经呼吸道吸入导致吸入性肉毒中毒，病情进展快速，死亡率高。

（三）微生物学检查法

对临床上最常见类型如食源性肉毒中毒、婴儿肉毒中毒，可取患者的粪便、剩余食物来分离病原菌，同时检测患者粪便、血清或胃液中的毒素活性。粪便、食物等标本中的细菌检测，可先经 80 ℃加热 10 min，杀死标本中所有的细菌繁殖体，再用加热标本进行厌氧培养分离本菌。可将培养物滤液或食物悬液上清液分成两份进行毒素检查，其中一份与抗毒素混合，然后分别注射小鼠腹腔，如果经肉毒抗毒素处理的小鼠得到保护，表明样品有毒素存在。

（四）防治原则

对患者应根据症状尽早做出诊断，随后迅速注射 A、B、E 三型多价抗毒素中和血清总游离毒素；对症治疗，特别是维持患者呼吸功能能显著降低死亡率。依据病原体的分离情况，选择甲硝唑或青霉素治疗。预防强调加强食品卫生管理和监督，食品应低温保存，防止芽孢发芽；食用前应经 80 ℃以上加热食品 20 min 破坏毒素。

四、艰难梭菌

艰难梭菌（*C. difficile*）广泛分布于土壤、多种家畜和野生动物中，甚至人类的粪便中均有发现。1935 年 Hall 和 O' Toole 首次从新生儿粪便中分离到该菌。因该菌对氧气极为敏感，当时难以从粪便中分离和培养而得名。艰难梭菌感染流行于世界各地，多数为无症状携带者，因此过去也错认为艰难梭菌是构成人类肠道正常菌群的成员。1978 年 Tedesco 首次鉴定产生毒素的艰难梭菌与林可霉素治疗后出现的假膜性结肠炎相关。目前，艰难梭菌已被公认是医源性腹泻最重要的病原体之一，在美洲、欧洲和亚洲的发病率均较高，易致如感染的老年人和接受抗生素治疗导致肠道菌群失调的人群死亡，临床上受到了高度重视。

（一）生物学特性

艰难梭菌为革兰氏阳性粗长杆菌，大小为（0.5～2）μm ×（3～17）μm，芽孢呈卵圆形，直径比菌体略大，位于次极端；有周鞭毛，严格厌氧。血琼脂平板上形成直径较大、白色或淡黄色、不溶血的粗糙型菌落；在环丝氨酸－头孢西丁－果糖琼脂平板可产生黄色菌落，紫外线可见黄绿色荧光。艰难梭菌的芽孢对常用消毒剂、抗生素、高浓度氧或胃酸均有很强的抵抗力，但其繁殖体对这些因素较为敏感。

（二）致病性

1. 致病物质

（1）黏液层：疏松地附着在细菌表面，黏液层蛋白 A（SlpA）有利于艰难梭菌在肠道上皮细胞表面黏附和定植。

（2）细胞表面蛋白 84（cell surface protein 84，Csp84）：是细菌分泌的一种黏膜裂解酶，能导致结肠黏膜的降解。

（3）外毒素：多数致病性艰难梭菌菌株能产生艰难梭菌毒素 A（Tcd A）和（或）艰难梭菌毒素 B（Tcd B）。此外，部分菌株可产生艰难梭菌转移酶。这些毒素都是细胞毒素，但导致细胞死亡的机制有所不同。

Tcd A 和 Tcd B 是存在于不同菌株染色体上相同位置的一个长度为 19.6 kb 的致病基因，区域所编码的分子量分别为 308 kD 和 270 kD。两者的氨基酸序列具有同源性，均属于葡糖基转移酶，可灭活上皮细胞内的 Rho 蛋白家族，导致细胞凋亡并产生细胞病变效应，是艰难梭菌最重要的致病物质，与 CDI 出现的临床症状密切相关。此外，大于 0.1 nmol/L 的 Tcd B 还可增加细胞内活性氧中间物而促进细胞坏死。

艰难梭菌转移酶（CDT），又名二元毒素（binary toxin），由 CDTa 和 CDTb 两个组分组成，是部分致病菌株染色体上另一个长度为 6.2 kb 的致病基因所编码的。CDTb 结合细胞表面受体并介导毒性亚单位 CDTa 进入细胞质；CDTa 破坏细胞骨架，导致上皮细胞死亡。

2. 所致疾病

艰难梭菌经粪—口途径传播，所致疾病统称为艰难梭菌感染（CDI），包括无症状感染、医源性腹泻和假膜性结肠炎等不同类型。

（1）无症状菌体携带者是重要的传染源。已证实 60%～70% 的新生儿、3% 的 3 岁以上的儿童、3% 的成人和 10% 的老年人都无症状携带艰难梭菌。新生儿和婴儿肠道缺乏艰难梭菌毒素的受体，常携带细菌但不致病。

（2）医源性腹泻：曾经有住院史、罹患基础疾病、老龄化、抑酸剂的使用和曾接受过抗生素治疗等是该病危险诱因。其中，抗生素治疗史是最重要的高危诱因，常在抗生素预防或治疗应用 5～10 d 后，出现水样腹泻，传统上也称为抗生素相关性腹泻（antibiotic-associated diarrhea），占腹泻病例的 10%；20%～30% 由艰难梭菌所致，其他如金黄色葡萄球菌和产气荚膜梭菌等也可导致。然而，超过 30% 的腹泻病例，未曾有抗生素治疗史，与住院史、患者的年龄或罹患基础疾病等相关。有报道在住院 1 周内，13%～20% 的住院患者可检测到艰难梭菌，入院 4 周内的检出率可增加到 50%。

艰难梭菌经胃进入十二指肠后，芽孢受到来源于肝脏初级胆汁酸的刺激开始发芽并形成繁殖体。尽管所有抗生素，甚至抑酸剂治疗都与 CDI 相关，但林可霉素、头孢菌素和喹诺酮类抗生素是最常见的诱因；抗生素可破坏肠道的正常菌群，而正常菌群对艰难梭菌芽孢发芽形成繁殖体和毒素的产生均有显著的抑制作用。除抗生素的类型外，抗生素的作用时间、剂量和联合作用均是重要的影响因素。在结肠，次级胆汁酸抑制艰难梭菌的芽孢发芽、促进繁殖体形成芽孢并随粪便排出体外。

（3）假膜性结肠炎（pseudomemebranous colitis）：约 5% 的 CDI 患者可出现血水样腹泻，排出假膜，并伴有发热、白细胞增多等全身中毒表现，严重者可危及生命。

（三）微生物学检查法

由于无症状携带者的比例较高，即使从粪便中分离培养到艰难梭菌，也不能作为诊断疾病的依据。可分别采用免疫学方法或分子诊断方法，从有临床症状的患者的粪便标本中检测到细菌产生的毒素或毒素编码基因，以辅助诊断 CDI。

（四）防治原则

治疗 CDI 的主要措施包括：立即停用相关抗生素，轻度腹泻症状即可缓解；较重的腹泻或结肠炎患者最好采用甲硝唑或万古霉素治疗；20%～30% 的患者会复发，甚至反复发作，主要原因是抗生素可杀灭细菌繁殖体但未杀灭芽孢，可尝试采用健康人的粪菌移植（fecal microbiota transplantation，FMT）治疗。

因艰难梭菌在医疗环境和自然环境中广泛存在，预防 CDI 较为困难。医疗从业人员应重视卫生并推荐使用含氯消毒剂，对芽孢污染的医疗环境可采用过氧化氢气化灭菌；合理使用抗生素等，可显著降低 CDI 的发生率。目前尚无可用于预防的疫苗。

 第二节　无芽孢厌氧菌

与人类疾病有关的无芽孢厌氧菌，主要寄生于人和动物的体表及与外界相通的腔道黏膜表面，构成人体的正常菌群，包括革兰氏阳性和革兰氏阴性的球菌和杆菌。在人体正常菌群中，无芽孢厌氧菌占有绝对优势，是其他非厌氧性细菌（需氧菌和兼性厌氧菌）的 10～1000 倍。例如在肠道菌群中，厌氧菌占 99.9%，大肠埃希菌等只占 0.1%。皮肤、口腔、上呼吸道和泌尿生殖道黏膜的正常菌群中，80%～90% 为无芽孢厌氧菌。一般情况下，正常菌群不仅是对机体无害的，还能促进机体内环境的稳定。但是，在某些特定条件下，菌群失调，这些厌氧菌作为机会致病菌可导致内源性感染，引发疾病。临床上，以口腔、胸腔、腹腔和盆腔感染多见，无芽孢厌氧菌占这些部位感染的 70%～93%，且以混合感染为多见。此外，近些年，随着机体微生态研究的快速进展，发现无芽孢厌氧菌与多种疾病的发生、发展均密切相关，确切作用及机制仍需进一步研究阐述。

一、生物学性状

无芽孢厌氧菌有 30 多个菌属，200 余个菌种，其中与人类疾病相关的主要有 10 个属（表 18-1）。

表 18-1　与人类疾病密切相关的主要无芽孢厌氧菌

菌种	革兰氏染色	形态	定植部位
类杆菌属 Bacteroides	革兰氏阴性	杆菌	口腔、肠道和阴道
普雷沃均属 Prevotella	革兰氏阴性	杆菌	口腔、肠道和阴道
紫单胞菌属 Porphyromonas	革兰氏阴性	杆菌	口腔、肠道
梭杆菌属 Fusobacterium	革兰氏阴性	杆菌	口腔、肠道和阴道
韦荣菌属 Veillonella	革兰氏阴性	球菌	口腔、咽部、胃肠道
丙酸杆菌属 Propionibacterium	革兰氏阳性	杆菌	皮肤

续表 18 - 1

菌种	革兰氏染色	形态	定植部位
双歧杆菌属 *Bifidobacterium*	革兰氏阳性	杆菌	肠道
真杆菌属 *Eubacterium*	革兰氏阳性	杆菌	口腔和肠道
乳杆菌属 *Lactobacillus*	革兰氏阳性	杆菌	口腔、肠道和阴道
消化链球菌属 *Peptostreptococcus*	革兰氏阳性	球菌	阴道

（一）革兰氏阴性厌氧杆菌

临床上最常见的革兰氏染色厌氧杆菌中，以类杆菌属的脆弱类杆菌（*B. fragilis*）最为重要。在无芽孢厌氧感染中，其占临床厌氧菌分离株的 25% 、类杆菌分离株的 50% 。该菌的形态特征为两端钝圆而浓染，中间着色浅似空泡状，有荚膜。类杆菌属有典型的革兰氏阴性菌细胞壁，但其脂多糖无内毒素活性，主要因为其氨基葡萄糖残基上缺乏磷酸基团且结合的脂肪酸较少。梭杆菌属细胞两端尖细、中间膨胀呈梭形，其余菌属形态都非常小。除类杆菌在培养基上生长迅速外，其余菌属均生长缓慢，需要 3 d 以上。

（二）革兰氏阴性厌氧球菌

此类菌以韦荣球菌属最重要，其他革兰氏阴性球菌仍难以分离。韦荣球菌属细菌直径为 0.3 ～ 0.5 μm，常成对、成簇或短链状排列；在临床分离的厌氧菌标本中，分离率小于 1% ，且为混合感染菌之一。

（三）革兰氏阳性厌氧杆菌

此类菌在临床厌氧菌分离株中约占 22% ，其中 57% 为丙酸杆菌，23% 为真杆菌。

（1）双歧杆菌属：菌体呈多形性，细菌单个或排列呈 V 形、星形或棒状，染色不均匀。双歧杆菌在婴儿、成人肠道菌群中占很高比例，婴儿尤为突出，构成体内的生物屏障并发挥拮抗作用，合成多种维生素，延缓衰老并增强机体的免疫力。然而，齿双歧杆菌（*B. dentium*）与龋齿和牙周炎有关，但其致病机制仍不明确。

（2）乳杆菌属：因发酵糖类产生大量乳酸而命名，寄居在人体口腔、肠道和阴道，对侵入这些部位的病原菌繁殖有抑制作用。但是，嗜酸乳杆菌（*L. acidophilus*）与龋齿密切有关。

（3）丙酸杆菌：因能发酵葡萄糖产生丙酸而命名。与人类疾病有关的有 3 个菌种，其中痤疮丙酸杆菌（*P. acnes*）最为常见，菌体微弯，呈棒状，一端钝圆，另一端尖细，经植入修复物或器械来引起感染。

（4）真杆菌属：部分菌种与感染有关，但都出现在混合感染中，最常见的为迟钝真杆菌（*E. lentum*）。该菌菌体细长，单个或排列呈 "V" "Y" 形或棒状，20% 胆汁可促进其生长，生化反应不活泼。

（四）革兰氏阳性厌氧球菌

有临床意义的是消化链球菌属，菌体小，直径为 0.5 ～ 0.6 μm，常成对或短链状排列。在血琼脂平板上形成灰白色、不溶血的光滑型小菌落。在临床厌氧菌分离株中，占 20% ～ 35% ，为第二位，仅次于脆弱类杆菌，但大多亦为混合感染。厌氧菌菌血症仅 1%

由革兰氏阳性球菌引起，主要为本菌属，常由女性生殖道感染引起。

二、致病性

（一）致病条件

无芽孢厌氧菌是寄生于人体体表及与外界相通腔道黏膜表面的正常菌群，当其在寄生部位发生改变、宿主免疫力下降和菌群失调等情况下，常伴有局部厌氧微环境的形成，如烧伤、放化疗、肿瘤压迫等组织缺氧或氧化还原电势降低，易引起菌群失调，引发内源性感染。

（二）细菌毒力

无芽孢厌氧菌的毒力主要表现在下列几方面：①通过菌毛、荚膜等表面结构吸附和侵入上皮细胞和各种组织；②产生多种毒素、胞外酶和可溶性代谢物，如脆弱类杆菌某些菌株产生的肠毒素、胶原酶、蛋白酶、纤溶素、溶血素、DNA 酶和透明质酸酶等；③改变其对氧的耐受性，如类杆菌属很多菌种能产生超氧化物歧化酶（SOD），使其对局部微环境氧的耐受性增强，有利于该菌适应新的生态环境而致病。

（三）感染特征

感染特征：①内源性感染是其主要感染形式，感染部位可遍及全身，多呈慢性过程；②无特定病型，大多为化脓性感染，形成局部脓肿或组织坏死，也可侵入血流形成脓毒血症；③分泌物或脓液黏稠，呈乳白色、粉红色、血色或棕黑色，有恶臭，有时有气体；④使用氨基糖苷类抗生素（链霉素、卡那霉素和庆大霉素等）治疗无效；⑤分泌物直接涂片可见细菌，但普通培养法细菌无法生长。

（四）所致疾病

1. 脓毒血症

随着抗厌氧菌抗生素的广泛应用，近年来临床脓毒血症标本中厌氧菌培养阳性率只有 5%，多数为脆弱类杆菌，其次为革兰氏阳性厌氧球菌。原发病灶约 50% 来自胃肠道，20% 来自女性生殖道。病死率为 15% ～ 35% 。

2. 中枢神经系统感染

最常见的为脑脓肿，主要继发于中耳炎、乳突炎和鼻窦炎等邻近感染，亦可直接扩散和转移而形成。分离的细菌种类与原发病灶有关，革兰氏阴性厌氧杆菌最为常见。

3. 口腔感染

主要引起牙髓炎、牙周炎和牙龈脓肿等。常由革兰氏阴性厌氧杆菌引起，核梭杆菌（*F. nucleatum*）和普雷沃菌属占主导地位。

4. 呼吸道感染

无芽孢厌氧菌可感染上、下呼吸道的任何部位，如扁桃体周围蜂窝织炎、吸入性肺炎、坏死性肺炎、肺脓肿和脓胸等。无芽孢厌氧菌的肺部感染发生率仅次于肺炎链球菌。呼吸道感染分离最多的厌氧菌为普雷沃菌属、坏死梭杆菌（*F. necrophorum*）、核梭杆菌、消化链球菌和脆弱类杆菌等。

5. 腹部感染

因手术、损伤、穿孔及其他异常导致肠内容物污染腹腔为常见。因肠道含有大量的厌氧菌，因此感染以混合感染为主，主要细菌为脆弱类杆菌。腹腔内感染早期表现为腹膜炎、腹腔脓肿，部分伴菌血症。40%～60%的肝脓肿由厌氧菌感染所致，主要为类杆菌、梭杆菌等；25%～90%的阑尾炎由脆弱类杆菌所致；因结石阻塞所致胆囊炎则以厌氧链球菌为主。

6. 女性生殖道与盆腔感染

手术或其他并发症引起的女性生殖道一系列严重感染如盆腔脓肿、输卵管及卵巢脓肿、子宫内膜炎、脓毒性流产等。无芽孢厌氧菌是主要病原体，脆弱类杆菌占病原菌的60%以上。因阻塞引起的泌尿道感染亦以无芽孢厌氧菌为主。

7. 菌群失调

由于无芽厌氧菌占到肠道菌群的较高比例，近些年研究表明，可能通过菌群失调参与了多种慢性代谢性疾病的发生、发展，如2型糖尿病、肥胖、非酒精性脂肪肝、动脉粥样化症等，其机制可能涉及炎症、代谢以及肠—肝轴、肠—脑轴等，确切机制尚不清楚。

8. 其他

尚可引起皮肤、软组织感染和心内膜炎等。

三、微生物学检查法

（一）标本采集

标本的采集对临床诊断非常关键。标本应注意避免局部环境中正常菌群的污染，且一切可能污染正常菌群的标本均不宜进行厌氧菌分离鉴定，如咽拭子、痰液、粪便和阴道分泌物等。最可靠的标本是血液、无菌切取或活检得到的组织标本、从感染深部吸取的渗出物或脓液等。厌氧菌大多对氧敏感，采集后应立即放入特制的厌氧标本瓶中，并迅速送检。

（二）直接涂片镜检

脓液或穿刺液标本可直接涂片染色，观察细菌的形态特征、染色性及菌量，用于初步判断结果的参考。

（三）分离培养与鉴定

这是证实无芽孢厌氧菌感染的关键方法。标本应立即接种到营养丰富的、新鲜的、含有还原剂的培养基或特殊培养基、选择培养基中。最常见的培养基是牛心脑浸液为基础的血平板。接种最好在厌氧环境中进行（如厌氧手套箱等），接种后置于37 ℃厌氧培养2～3 d，如无菌生长，继续培养至1周。挑取生长菌落接种到两个血平板中，分别置于有氧和无氧环境中培养，在两种环境中都能生长的是兼性厌氧菌，只能在厌氧环境中生长的才是专性厌氧菌。获得纯培养物后，再经生化反应等进行鉴定。

（四）分子诊断

分子诊断也是快速鉴定的方法。常见如核酸杂交和PCR，或利用气相色谱－质谱检测细菌代谢终末产物，需氧菌和兼性厌氧菌只能产生乙酸，而检测出其他短链脂肪酸如丁酸、丙酸，则提示为厌氧菌。

四、防治原则

外科清创去除坏死组织和异物，维持局部良好的血液循环，预防局部出现厌氧微环境。要合理选择抗生素，对患者应在获得实验室检测结果前开展抗厌氧菌治疗。对不能立即清创或腹部贯穿性外伤并累及直肠等情况，可预防性应用抗厌氧菌药物。临床上95%以上的无芽孢厌氧菌包括脆弱类杆菌对甲硝唑、亚胺培南、哌拉西林和克林霉素等敏感；万古霉素适用于所有革兰氏阳性厌氧菌感染。无芽孢厌氧菌对氨基糖甙类抗生素具有抗性；最常见的脆弱类杆菌和其他种类常产生 β - 内酰胺酶，可破坏青霉素和头孢霉素。因此，对分离株要进行抗生素敏感性测定，以指导临床正确地选用抗生素用于治疗。

问题讨论

农民，男，40岁，入院前8天撒猪粪时不慎被竹签刺入左手掌，未做特殊处理，伤口表面慢慢结痂，仅略有红肿。5天后患者自觉乏力，张口进食有些阻力，头颈活动稍受限制。当地卫生员以落枕处理，给予针灸治疗，以后逐渐出现全身肌肉间歇性抽动，不久发展至牙关紧闭，头颈向后强直，全身抽搐，声音光线刺激均可加重症状，即来院求治。该患者应诊断为何病？诊断依据是什么？一根竹签刺入皮肤，为何会引起该病？根据微生物学知识，你认为该患者应如何治疗？该农民受伤后应如何处理可防止发生该病？

思 考

（1）破伤风梭菌主要经什么部位感染？致病物质主要是什么？通过这个问题，明确破伤风梭菌的特殊外伤史以及主要致病物质。

（2）破伤风梭菌的生物学特性有哪些？明白了其生物学特性，结合病史，将有助于做出诊断与鉴别诊断。

（3）目前针对破伤风采用破伤风抗毒素进行治疗。其作用机制是什么？这里不仅要明白有效的防治措施，还要清楚其背后的机理。

（4）鉴定产气荚膜梭菌的主要生化反应是什么？加深对于该菌培养特性的认识。

（5）产气荚膜梭菌的致病性主要表现有哪些？这里主要提示其鲜明的致病特点。

（6）请说明预防大面积创伤患者发生气性坏疽的措施，这对于防止临床发生严重的气性坏疽至关重要。

（7）目前已知的细菌毒素毒性最强的是哪一种？这里强调肉毒梭菌的危害性。

（8）肉毒梭菌感染的主要途径是什么？一旦感染，主要致病物质是什么？致病机理是怎样的？

（9）厌氧菌作为人类呼吸道、消化道、泌尿生殖道中的主要菌群组成成分，在维持机体微生态平衡中发挥重要作用，但在菌群失调时则会导致疾病的发生。菌群在健康与疾病中的作用究竟是怎样的？

测试题（单项选择题）

（1）厌氧芽孢梭菌能耐受恶劣环境条件的原因是（　　　）。

A. 释放少量毒素于动物体内　　　　B. 产生多种侵袭性酶

C. 以芽孢形式存在　　　　D. 以具有感染性的繁殖体形式存在

E. 致病性强

（2）无芽孢厌氧菌引起的感染不包括（　　）。

A. 脓肿　　　　　　　　　　　　　B. 败血症

C. 组织坏死　　　　　　　　　　　D. 局部炎症

E. 食物中毒

（3）肉毒中毒的感染途径是（　　）。

A. 污染伤口　　　　　　　　　　　B. 食用污染食物

C. 节肢动物叮咬　　　　　　　　　D. 吸入污染的空气

E. 接触肉毒患者的用品

（4）以神经毒素致病的细菌有（　　）。

A. 链球菌　　　　　　　　　　　　B. 产气荚膜梭菌

C. 霍乱弧菌　　　　　　　　　　　D. 肉毒梭菌

E. 金黄色葡萄球菌

（5）一位患者伤口深而窄且有泥土污染，未接种过类毒素，应首先考虑注射（　　）。

A. 丙种球蛋白　　　　　　　　　　B. 类毒素和抗毒素

C. 百白破三联疫苗　　　　　　　　D. 破伤风类毒素

E. TAT 和抗生素

（6）关于 TAT 的特性，下列错误的是（　　）。

A. 中和破伤风痉挛毒素　　　　　　B. 只对游离的痉挛毒素有阻断作用

C. 注射前必须先做皮试　　　　　　D. 免疫马而制备的免疫球蛋白

E. 破伤风病后可产生大量 TAT

（7）破伤风梭菌的致病机制是（　　）。

A. 破伤风梭菌通过血流侵入中枢神经系统大量增殖致病

B. 破伤风梭菌产生内毒素引起休克

C. 破伤风溶血毒素侵入中枢神经系统致病

D. 破伤风痉挛毒素侵入中枢系统致病

E. 破伤风梭菌引起败血症

（8）对气性坏疽的叙述，不正确的是（　　）。

A. 常由多菌混合感染，以产气荚膜梭菌最常见

B. 其致病菌接种于牛乳培养基中产生"汹涌发酵"现象

C. 病原菌侵入血流并繁殖，产生大量毒素致病

D. 手术切除感染部位坏死组织是主要治疗措施

E. 临床上以组织坏死、严重水肿、气肿及全身中毒症状为特点

（9）肉毒梭菌污染的食物，多见于（　　）。

A. 腊肉　　　　　　　　　　　　　B. 发酵豆制品

C. 发酵面制品　　　　　　　　　　D. 鲜鱼

E. 水果罐头

（10）患者男，系在家分娩接生，出生后第四天因全身肌肉抽动、头颈向后强直之急症入院。患儿呈苦笑面容，神志不清，颈部强直。脑脊液检查正常。立即注射破伤风抗毒

素及抗生素。住院第二天仍反复抽搐，抢救无效死亡。患儿死于（　　　）。

 A. 急性脑膜炎   B. 新生儿破伤风

 C. 病毒性脑炎   D. 狂犬病

 E. 中毒性菌痢

（11）鉴定产气荚膜梭菌的主要生化反应是（　　　）。

 A. 疱肉培养基中的生长现象   B. 高层琼脂上的断裂现象

 C. 牛乳培养基上汹涌发酵现象   D. 葡萄糖发酵试验

 E. 焦性没食子酸血平板上的生长现象

（12）治疗气性坏疽可使用（　　　）。

 A. 注射 TAT   B. 注射庆大霉素

 C. 注射链霉素   D. 高压氧舱

 E. 口服异烟肼

（13）破伤风梭菌感染的重要条件为（　　　）。

 A. 该菌芽孢污染伤口   B. 菌群失调

 C. 伤口的厌氧微环境   D. 该菌繁殖体污染伤口

 E. 机体无免疫力

（14）关于无芽孢厌氧菌感染的叙述，错误的是（　　　）。

 A. 以内源性感染为主

 B. 致病因子为外毒素

 C. 分泌物直接涂片可见细菌，一般培养无细菌生长

 D. 与机体的免疫力降低密切相关

 E. 常为混合感染

（15）在人体肠道正常菌群中，占绝对优势的是（　　　）。

 A. 链球菌   B. 大肠埃希菌

 C. 无芽孢厌氧菌   D. 白假丝酵母菌

 E. 变形杆菌

（王浩）

第十九章　分枝杆菌属

分枝杆菌属（*Mycobacterium*）是一类细长而略弯曲的杆菌，有分枝生长的趋势，因而命名，属于放线菌目、分枝杆菌科。根据分枝杆菌属的致病特点，可分为结核分枝杆菌复合群、非结核分枝杆菌和麻风分枝杆菌 3 类。结核分枝杆菌复合群能引起人或动物结核病，非结核分枝杆菌不能致病或条件致病，麻风分枝杆菌引起麻风病。

分枝杆菌属在人工培养基中生长较缓慢，致病性分枝杆菌需要培养数周才能长出肉眼可见的菌落，而且所需营养复杂。分枝杆菌含有大量脂质，超过菌体干重的 20%，因而不容易被一般染料着色，需要加温或延长时间才能着色，一旦着色则可以抵抗含有 3% HCl 的乙醇脱色，这种特性被称为抗酸性，是本属细菌与其他种属细菌的重要区别，因此也称其为抗酸杆菌（*acid-fast bacilli*）。

 第一节　结核分枝杆菌

结核分枝杆菌复合群（*Mycobacterium tuberculosis complex*，MTBC）包括结核分枝杆菌、牛分枝杆菌、非洲分枝杆菌和田鼠分枝杆菌等，均可引起人类结核病，以结核分枝杆菌最常见。

结核分枝杆菌（*Mycobacterium tuberculosis*）俗称结核杆菌，1882 年由德国细菌学家 Robert Koch 发现。该菌可侵犯全身多种组织器官，以肺部感染最多见，称为肺结核，呈世界性分布，是一种古老的传染病，可上溯至新石器时代。据 WHO 报告，全球超过 20 亿人感染结核分枝杆菌，每年结核病新发病例达 800 万～1000 万，其中绝大多数在发展中国家，是全球前 10 位致死病因之一。中国是结核病高负担国家之一，结核患者数居世界第二。

一、生物学性状

（一）形态与染色

结核分枝杆菌为细长、直或略带弯曲的杆菌，大小约（1～4）μm×0.4 μm，无鞭毛、无芽孢，电镜下可见微荚膜。光学显微镜下呈单个或分枝状排列，常可见聚集成团或成束状；在陈旧病灶和培养物中，或使用抗结核药物后，可呈多形性，出现如颗粒状、串珠状、短棒状、长丝状等。结核分枝杆菌属革兰氏阳性菌，但革兰氏染色难以着色，常用齐-尼（Ziehl-Neelsen）抗酸染色，该菌能抵抗盐酸酒精的脱色而染成红色，非抗酸性细菌及细胞等则染成蓝色。还可以使用荧光染色法，经金胺 O 荧光染色后，在荧光显微镜下结核分枝杆菌菌体发出明亮的橘黄色荧光。

结核分枝杆菌的菌体成分中含有大量的脂类物质，特别是细胞壁中含有大量脂质，可占细胞壁干重的60%，主要包括磷脂、脂肪酸和蜡质D，大多与阿拉伯糖和甘露糖结合成糖脂。这些脂类物质与其致病性，以及抵抗力、治疗等密切相关。

（二）培养特性与生化反应

结核分枝杆菌为专性需氧菌，最适生长温度为37 ℃，营养要求高，生长缓慢。在普通琼脂培养基上不能生长，常用含蛋黄、甘油、马铃薯、天门冬酰胺等的罗氏培养基培养，传代时间较长，12～24 h繁殖一代，接种后培养3～4周才出现肉眼可见的菌落。典型菌落干燥、坚硬、不透明，表面粗糙，呈颗粒状、结节状或菜花状，乳白色或米黄色。在液体培养基中生长较快些，液面可形成菌膜，呈束状或团块状生长。

结核分枝杆菌生化反应不活泼，不发酵糖类，中性红试验呈阳性，热触酶试验呈阴性。结核分枝杆菌可还原硝酸盐及合成烟酸，而牛结核分枝杆菌则不能。

（三）抵抗力

结核分枝杆菌含有大量的脂类物质，对于干燥、酸碱等理化因素抵抗力较强。黏附于尘埃上可保持传染性8～10 d，在干燥痰液中可存活6～8个月，在3%盐酸、6%硫酸或4%氢氧化钠溶液中能耐受30 min。因此常以酸碱处理污染的标本杀死杂菌和消化标本中的黏稠物质，提高结核分枝杆菌的检出率。本菌对湿热、紫外线及乙醇敏感，在液体中62～63 ℃条件下加热15 min或煮沸即被杀死，在日光下照射2～3 h也可杀死，而置75%乙醇中则数分钟死亡。细菌存在的环境对其抵抗力有密切关系，如要杀死存在于痰液中的结核分枝杆菌，大多数消毒剂均需大大延长作用时间。

（四）变异性

结核分枝杆菌容易发生形态、菌落、毒力及耐药性的变异。临床标本中的结核分枝杆菌常可出现颗粒状、串珠状、短棒状等不典型形态。在不良环境中，如较低浓度的某些抗菌药物等作用下，细菌可失去细胞壁而成为L型细菌，此时细菌形态不典型，抗酸性减弱或消失，菌落也由粗糙型变为光滑型。在人工培养基上长期连续传代，细菌毒力会减弱，如卡介苗（BCG），是法国细菌学家Calmette和助手Guerin将牛分枝杆菌培养在含甘油、胆汁、马铃薯的培养基中，历时13年经230次传代，细菌发生毒力变异而对人无致病性，但仍具有免疫性，从而获得减毒活菌株，广泛用于预防结核病。

结核分枝杆菌对异烟肼、利福平、链霉素等容易产生耐药性，其耐药性变异主要与染色体基因突变有关。

二、致病性

结核分枝杆菌不产生内毒素、外毒素，也不产生侵袭性酶类，但仍然是一种毒力较强的细菌，其致病性与细菌在组织细胞内顽强增殖引起炎症反应，以及诱导机体产生细胞免疫应答和迟发型超敏反应的免疫病理损伤有关。

（一）致病物质

结核分枝杆菌的致病物质与其菌体成分如脂质、蛋白质及荚膜有关，特别是与细胞壁中所含的脂质成分密切相关。

1. 脂质（lipid）

脂质是结核分枝杆菌的主要毒力因子，多以糖脂或脂蛋白的形式存在于菌体中。主要包括：①索状因子（cord factor）。其是存在于细胞壁中的一种糖脂，可使细菌在液体培养基中紧密黏连成索状，是结核分枝杆菌重要的致病因子，可以损伤宿主细胞线粒体膜，影响细胞的呼吸作用；与巨噬细胞结合，诱导抗炎细胞因子，促进肉芽肿形成，引起慢性肉芽肿；与树突状细胞结合，在感染早期可抑制致敏T细胞游走移行到病灶处。②硫酸脑苷脂。其抑制吞噬细胞中的吞噬体与溶酶体融合，从而不能杀死被吞噬的结核分枝杆菌，使其得以在吞噬细胞中长期存活。③磷脂。其促进单核细胞增生，使病灶内的巨噬细胞转变为上皮样细胞，形成结核结节，与干酪样坏死有关。④蜡质D。其是肽糖脂与分枝菌酸的复合物，具有佐剂的作用，可激发迟发型超敏反应的发生。

2. 蛋白质

结核分枝杆菌编码 3 590～4 189 个蛋白，多种蛋白具有抗原性，多为脂蛋白或糖蛋白，致病作用较为广泛。结核菌素（tuberculin）主要是细菌分泌的耐热的蛋白质成分，将结核分枝杆菌接种于液体培养基，并收集培养滤液经制备所得。结核菌素与具有佐剂活性的糖脂结合后能使机体发生超敏反应，引起组织损伤，促进结核结节的形成。

3. 荚膜

结核分枝杆菌在静置培养和感染机体内易形成微荚膜，主要成分是多糖，以及部分脂质和蛋白质，可以黏附宿主细胞而有助于细菌侵入细胞，能抵抗吞噬细胞的吞噬及免疫活性分子的杀伤。

（二）所致疾病

人对结核分枝杆菌普遍易感，可引起肺部和肺外多种组织器官的感染，以肺结核最为常见；发病缓慢、病程长、临床症状轻重不一，轻者可无症状。感染的发生、发展及结局，受到菌株毒力、侵入的细菌数量、机体的易感性及免疫状态等多种因素的影响。当产生少量或毒力弱的菌株感染时，人体免疫力能有效抵抗，只有产生大量或毒力强的菌株感染且机体免疫力较低时才能致病。根据机体感染结核分枝杆菌时的状态、感染后免疫应答的特点等，分为原发感染和原发后感染两类。

1. 原发感染（primary infection）

该病由结核分枝杆菌初次感染所致，多见于儿童，以肺部感染最常见。细菌经呼吸道吸进到达肺部、侵入肺泡后，被巨噬细胞吞噬，但是结核分枝杆菌的硫酸脑苷脂等细胞成分能抑制巨噬细胞的杀伤和溶菌作用，导致细菌在细胞内存活并大量繁殖，最终引起巨噬细胞死亡，释放出更多的结核分枝杆菌。这些细菌可在细胞外繁殖，或再被巨噬细胞吞噬，重复上述过程，引起肺泡渗出性炎症病灶，称为原发灶。原发灶多发于通气较好的部位，多见于肺上叶下部和下叶上部。原发灶内的结核分枝杆菌可经淋巴管扩散至肺门淋巴结，引起淋巴结肿大和淋巴管炎。原发灶、淋巴结肿大、淋巴管炎3者在X射线胸片上显示为哑铃状阴影，称为原发综合征或科恩综合征。随着感染的进行，机体逐渐建立起特异性免疫应答，更多的免疫细胞被激活，释放细胞因子，免疫细胞的活性增强，并被募集到感染部位，有效杀死细菌，形成慢性肉芽肿，出现结核病的特征性病理改变，即结核结节。原发感染大多可经纤维化和钙化而自愈。

原发结核病患者临床症状和体征多不明显，少数较重者可出现乏力、食欲下降、潮热和盗汗等症状。少数原发感染者可出现血行播散至全身其他器官，如脑、肾、骨、关节等，极少数免疫力低下儿童甚至出现全身粟粒型结核或结核性脑膜炎。原发灶内可长期潜伏少量的结核分枝杆菌，细菌不能繁殖或缓慢繁殖，成为持留菌或休眠菌，机体处于带菌状态，称为潜伏感染。当免疫力下降时，细菌可以大量增殖，结核复发，这也是日后内源性感染的主要来源。

2. 原发后感染（post-primary infection）

该病又称继发感染（secondary infection），指经过初次感染后再次发生的结核分枝杆菌感染，大多为原发或继发病灶中潜伏的结核分枝杆菌引起的内源性感染，少数由外源性感染所致，以成年人为多见。继发感染时，机体已经形成了对结核分枝杆菌的特异性免疫应答，对再次感染的细菌有较强的免疫能力，因此病灶多局限，一般不累及邻近的淋巴结，很少引起血行播散，病变发展较为迅速。局部病灶内炎症反应剧烈，主要表现为慢性肉芽肿性炎症，形成结核结节，易发生纤维化或干酪样坏死和形成空洞。多见于肺尖部，包括浸润型肺结核、慢性纤维空洞型肺结核等类型。

无论是原发性还是继发性肺结核，若病灶处结核结节中心干酪样坏死液化，则利于结核分枝杆菌生长繁殖，可能导致结核分枝杆菌经血液、淋巴液扩散侵入肺外组织器官，引起肺外感染，如脑、肾、骨、关节、胸膜、生殖系统、皮肤等结核。在免疫力明显低下人群（如艾滋病患者）中，可出现广泛的病变、空洞和播散，严重时可导致全身播散性结核，如全身粟粒性结核、结核性脑膜炎等。另外，肺结核患者痰菌被咽入或正常人饮用带菌乳品等则可能引起肠结核、腹膜结核等。

三、免疫性

人体对结核分枝杆菌有一定的天然免疫力，因此人类虽然对结核分枝杆菌感染率很高，但发病率却较低。抗结核分枝杆菌感染中起重要作用的既有固有免疫，也有适应性免疫。

（一）固有免疫

参与结核分枝杆菌固有免疫的细胞主要是巨噬细胞、树突状细胞、中性粒细胞和自然杀伤细胞。这些固有免疫细胞表面存在模式识别受体（pattern recognition receptor，PRR），如 Toll 样受体、Nod 样受体、C 型凝集素受体、补体受体等。当结核分枝杆菌进入机体时，这些固有免疫细胞通过 PRR 识别细菌而被激活，诱导固有免疫应答，产生防御性免疫反应，如吞噬、凋亡、分泌免疫活性分子等，同时还能加工处理细菌抗原，递呈抗原信息给 T 淋巴细胞而启动适应性免疫应答。

（二）适应性免疫应答

结核分枝杆菌是一种细胞内寄生菌，抗感染免疫主要是以 T 淋巴细胞为主的细胞免疫；机体同时还产生多种抗体，但这些抗体无法中和寄生于细胞内的结核分枝杆菌，一般没有保护作用。机体对结核分枝杆菌的细胞免疫应答激活较缓慢，感染 10 天后，感染的树突状细胞才到达局部淋巴结诱导激活 T 细胞；感染后约 21 天，活化的 Th1 细胞到达肺部感染灶，发挥细胞免疫效应功能。同时 Th1 细胞释放大量细胞因子，如 IL-2、IFN-γ 和

IFN-α 等，募集免疫细胞聚集到炎症部位，增强免疫细胞的活性，进一步促进炎症的发展，形成肉芽肿，使感染局限化。

机体对结核分枝杆菌产生适应性免疫应答的同时，细菌的糖脂和结核菌素等成分也可引起迟发型超敏反应，形成以单核细胞浸润为主的炎症反应，容易发生干酪样坏死，形成空洞等，常见于成人的原发后感染。结核分枝杆菌诱导机体产生细胞免疫和迟发型超敏反应的抗原成分不同，前者主要是细菌核糖体 RNA，后者主要是结核菌素和蜡质 D；激活的 T 淋巴细胞亚群及释放的细胞因子也不同。迟发型超敏反应对机体抗感染免疫有一定的积极作用，与致病作用也有关系。

四、微生物学检查法

结核分枝杆菌可以感染机体多个部位，需要根据不同的感染类型，于病灶处采取适当的标本，如痰液、尿液、粪便、血液、脑脊液、胸腹水、关节液、活检组织或吸出物等，其中以痰液最为常见。在标本采集过程中，要注意生物安全防护。

（一）直接涂片检查

标本涂片后，进行抗酸染色，在显微镜下查找呈红色的抗酸杆菌，是结核病实验室检查最基本、最常用的方法，该法简单、快速且价廉。若找到抗酸杆菌，则报告"查到抗酸性杆菌"；若未发现抗酸杆菌，则报告阴性。也可以将标本进行必要的处理后经离心集菌再直接涂片，抗酸染色后显微镜下查找抗酸菌，有助于提高阳性检出率。若涂片后做金胺 O 染色，则需用荧光显微镜在高倍镜下查找，结核杆菌呈明亮的橘黄色荧光，该法敏感性较抗酸染色高，常用于筛查。

（二）分离培养

结核分枝杆菌营养要求高、生长非常缓慢，待检标本需进行培养前处理、杀死其他杂菌，再接种于罗氏培养基。培养时间较长，通常需要增长 4～8 周，直至有菌落生长，取菌涂片做抗酸染色，并进一步做鉴定试验，报告最终结果。

结核分枝杆菌培养是确诊结核菌感染最可靠的方法，但是传统培养法检测周期长，不利于较快得到检验结果。目前临床上已有多种结核分枝杆菌的自动化快速培养系统，如 BACTEC460TB、MGIT960 等，在鉴定速度、准确性和敏感性方面有所提高，并能做到初步的自动化分析。

（三）基因检测

临床实验室用于结核分枝杆菌的基因检测方法主要有 PCR、基因测序、限制性长度多态性分析等。PCR 法检测结核分枝杆菌灵敏度高、速度快，无须培养，对于细菌量少或者不易分离培养的标本更有实用价值，可用于结核病的早期快速诊断。PCR 法还可用于结核分枝杆菌耐药性的基因型检测，如全自动半巢式实时 PCR 法。基因测序法能测定分枝杆菌 16 S rRNA 基因序列，也可以用于分枝杆菌鉴定。

（四）免疫学检查

1. 结核菌素皮肤试验（tuberculin skin test，TST）

结核菌素皮肤试验即应用结核菌素作为抗原进行皮肤试验，以测定机体是否对结核分枝杆菌的抗原产生Ⅳ型超敏反应。结核菌素是结核分枝杆菌的菌体成分，主要是蛋白质成分。目前该试验采用的结核菌素是纯蛋白衍生物（purified protein derivative，PPD），因此也被称为 PPD 试验。

受试者前臂内侧中央行皮内注射 5 个单位 PPD，48～72 h 后查验皮肤试验部位红肿硬结的直径大小。直径在 5～15 mm 之间为阳性，提示卡介苗接种成功或曾经感染过结核分枝杆菌；直径≥15 mm 或出现水泡、坏死、双圈者为强阳性，提示可能有活动性结核病，应进一步检查；直径 <5 mm 为阴性，提示无结核分枝杆菌感染，但可能是原发感染早期、严重结核病或其他严重疾病致细胞免疫功能低下者（如艾滋病患者、肿瘤患者、使用免疫抑制剂者等）。结核菌素试验可用于选择卡介苗接种对象及接种效果测定、婴幼儿结核病辅助诊断，也可用于流行病学调查、肿瘤患者细胞免疫功能测定。

2. 抗体检测

结核分枝杆菌感染后机体可以产生多种抗体，以结核杆菌的多种菌体成分作为抗原，采用 ELISA 法检测患者血清中的抗结核杆菌 IgG，可以检测活动性结核分枝杆菌感染，其阳性率可达 80%～90%。但该法有一定局限性，接种卡介苗、结核痊愈者以及非结核分枝杆菌感染者会出现假阳性。

此外，还有其他的免疫学检测方法，如 ELISA 法检测结核分枝杆菌的特异性抗原、IFN-γ 释放试验等。

（五）动物实验

动物实验用于结核分枝杆菌的毒力测定以及疑似菌的鉴别培养，常用动物为豚鼠或地鼠。取菌液行腹股沟皮下注射，喂养 3～4 周，观察有无结核病的相关症状，有则及时剖检，无则喂养至 6～8 周再剖检，并进行细菌学鉴定。

（六）药物敏感试验

用于结核分枝杆菌药物敏感试验的药物主要包括抗结核一线药物异烟肼、利福平、乙胺丁醇和吡嗪酰胺。结核分枝杆菌耐药率较高，临床上耐药菌株流行广泛，存在单耐药、多耐药、耐多药和广泛耐药等类型，因此美国 CDC 推荐对所有患者的分离菌株进行药敏试验，以便对用药做出预期的效果评价。

五、防治原则

（一）预防接种

卡介苗是目前临床上唯一批准的用于预防结核病的减毒活疫苗，全球有 160 多个国家和地区使用卡介苗。中国计划免疫中规定新生儿要进行卡介苗接种。新生儿接种卡介苗能有效地降低结核病的发病率，据统计，接种人群较未接种人群发病率可降低 80%。

卡介苗主要诱导机体产生细胞免疫，保护期 10～15 年，WHO 和中国均不推荐复种。卡介苗是减毒活菌疫苗，其剂型和活菌数会影响免疫接种的效果，也会不断发生变异，并不是所有接种者都能获得免疫力，因此人们正在研制其他新型疫苗，如亚单位疫苗、DNA 疫苗、重组活疫苗等，但目前卡介苗仍是最有效和使用最广泛的疫苗。

（二）治疗

早期、准确地发现和诊断活动性肺结核患者，进行隔离和有效的药物治疗，对预防和控制结核病流行至关重要。临床上主要通过病史、临床表现、实验室检查和影像学检查发现和诊断结核病，其中实验室细菌学检查和影像学检查是结核病诊断的主要依据。治疗结核病的核心是抗结核药物化学治疗，首选一线药物异烟肼、链霉素、利福平、乙胺丁醇、吡嗪酰胺等，当一线药物治疗无效时才使用二线药物，如对氨基水杨酸钠、阿米卡星、卷曲霉素等。治疗原则是采用标准化的方案，早期、联合、足量、规范、全程使用抗结核药。

WHO 推荐在全球实施结核病控制策略（DOTS），要求各国政府对控制结核病做出规划和承诺，通过痰涂片镜检发现患者，给予患者标准化短程化疗方案，并建立结核病监测、评价系统。中国从 1981 年起制定和实施全国结核病防治规划，几十年来，使痰涂片阳性肺结核患病率大幅下降。近年来，中国每年报告肺结核新发患者数约 100 万，仍位居甲乙类传染病的前列。中西部地区、农村地区结核病防治形势严峻，尤其是耐多药肺结核危害日益凸显。

第二节　麻风分枝杆菌

麻风分枝杆菌（*Mycobacterium leprae*）是麻风病（leprosy）的病原体。麻风病是一种慢性传染病，流行久远，在世界各地均有流行，但以热带和亚热带地区多见，主要集中在非洲、亚洲和拉丁美洲，是 WHO 认定的主要热带病之一。麻风病曾与结核病、梅毒并称为世界三大慢性传染病。中国大部分省份曾有不同程度的麻风病流行，以东南沿海和长江流域一带较多，经过几十年的大力防治，近年来稳定在 2 000 例左右，每年新发病例只有数百，已不再是中国重大公共卫生问题。

一、生物学性状

麻风分枝杆菌的形态和染色性与结核分枝杆菌相似，抗酸染色阳性，大小为（2～7）μm×（0.3～0.4）μm，常呈束状或团状排列。该菌是典型的胞内寄生菌，常在患处皮肤细胞中大量存在。寄生有大量麻风分枝杆菌的细胞胞质呈泡沫状，称为麻风细胞或泡沫细胞，是区别于结核分枝杆菌感染的一个重要特征。该菌迄今尚未人工培养成功，将麻风分枝杆菌接种小鼠足垫或犰狳，可形成感染，获得局部有限的繁殖，是研究麻风病的主要动物模型。麻风分枝杆菌抵抗力较强，在干燥环境中可存活 7 d；经日光照射 2～3 h、在 60 ℃条件下作用 1 h，或紫外线照射 2 h 均可死亡。

二、致病性与免疫性

麻风分枝杆菌主要经患者的鼻分泌物和破损的皮肤黏膜排出，传染性总体上较低。不同类型麻风病有所区别，长期直接接触可造成感染，主要通过呼吸道、破损的皮肤黏膜和密切接触等方式传播，以家庭内传播多见。流行地区人群多为隐性感染，仅部分人发病，以幼年最为敏感。本病潜伏期长，平均 2～5 年，有的可达数十年。人对麻风分枝杆菌有较强的抵抗力，以细胞免疫为主，其特点与结核分枝杆菌相似。

麻风病根据其临床表现、免疫状态、病理变化、细菌学检查结果等分为 4 类：瘤型麻风（lepromatous leprosy）、结核样麻风（tuberculoid leprosy）、界线类麻风（borderline leprosy）、中间型麻风（intermediate leprosy）。

（一）瘤型麻风

该型患者一般存在细胞免疫缺陷，麻风分枝杆菌在细胞内大量繁殖，主要侵犯皮肤、黏膜。机体免疫应答过程中产生的免疫复合物沉积在皮肤或黏膜下，形成麻风结节，面部结节可融合呈"狮面容"，是该型麻风的特征性表现；严重时可累及神经、内脏器官受损。因外周神经损伤，该神经支配部位出现感觉丧失或运动障碍。患者麻风菌素试验阴性，血清中自身抗体含量高，病变组织内含菌量多、传染性强。瘤型麻风为疾病的进行性和严重临床类型，治疗不及时可危及生命。

（二）结核样型麻风

结核样型麻风患者细胞免疫正常，麻风菌素试验阳性，病变主要在皮肤。细菌侵犯真皮浅层，不易检出麻风分枝杆菌，该菌传染性低。早期病变为小血管周围淋巴细胞浸润，也可累及神经，使病损处皮肤感觉缺失。常为自限性疾病，较稳定，损害可自行消退。

（三）界线类麻风

该型兼有瘤型麻风和结核样型麻风特点，病变部位可找到含菌的麻风细胞，有传染性，麻风菌素试验呈阴性。界线类麻风能向两型发展，免疫力较强者向结核样型麻风方面发展，免疫力低下或缺陷者向瘤型麻风方面发展。

（四）未定类麻风

属麻风病的早期病变，临床症状及病理变化方面均无显著特异性，有的可以自愈，大多数转化为结核样型麻风。病灶中很少找到麻风分枝杆菌。

三、微生物学检查法

麻风分枝杆菌无法进行人工培养，实验室诊断主要依靠直接显微镜检查，即从鼻黏膜或皮肤病变处刮取物作涂片，行抗酸染色查找有无排列成束的抗酸杆菌。一般瘤型和界线类麻风患者标本细胞内找到抗酸染色阳性杆菌即有诊断意义，而结核样型患者标本中则很难找到抗酸杆菌。也可以采用金胺染色后在荧光显微镜下检查，可以提高阳性率。

麻风菌素试验通常用于评价麻风患者的细胞免疫状态，在诊断上意义不大。用 PCR 法检测麻风分枝杆菌的特异性基因，有较好的特异性和敏感性。

四、防治原则

麻风病目前尚无有效可用的疫苗及理想的预防药物，主要依靠早期发现、早期隔离及早期治疗。对于流行区的儿童、患者家属，可以接种卡介苗，有一定的预防效果。

麻风病的治疗主要以多种化学药物联合进行，常用药物有砜类，如氨苯砜、苯丙砜、醋氨苯砜，以及利福平，氯苯吩嗪等。早期、足量、足疗程、规范化治疗，能取得非常好的疗效，且副作用小、复发率低。

第三节　非结核分支杆菌

非结核分枝杆菌（*non-tuberculous mycobacteria*，NTM）是指除结核分枝杆菌复合群和麻风分枝杆菌以外的分枝杆菌，又称为非典型分枝杆菌（*atypical mycobacteria*），它不是分类学上的名称。此类细菌广泛分布在自然界，存在于水、土壤、人体及动物机体中，也称为环境分枝杆菌（*environmental mycobacteria*）。非结核分枝杆菌形态和染色性与结核分枝杆菌相似，但生化反应各不相同，毒力较弱，大多不致病，或者仅为条件致病菌，引起免疫低下人群的机会性感染，如结核样病变、皮肤病、小儿淋巴结炎或皮肤创伤后脓肿等。

非结核分枝杆菌根据其培养中是否产生色素、生长速度和生化反应的特点，分为4组：第 I ～ III 组为慢生长群，2～3周可长出菌落；第 IV 组为快生长群，1周内长出菌落。

1. 光产色菌（photochromogen）

即第 I 组菌，生长缓慢，在暗处菌落呈奶油色，接触光线1 h后菌落呈橘黄色。其中堪萨斯分枝杆菌（*M. kansasii*）可引起人类肺结核样病变，主要分布于北美；海分枝杆菌（*M. marinum*）可通过擦伤的皮肤或黏膜引起手指、脚趾的皮肤及鼻黏膜感染，出现结节及溃疡性病变，是存在于水中的腐生菌。

2. 暗产色菌（scotochromogen）

即第 II 组菌，生长缓慢，暗处培养时菌落呈橘黄色，长时间曝光培养则呈赤橙色。其中瘰疬分枝杆菌（*M. scrofulaceum*）可引起儿童的颈部淋巴结炎，表现为一个或多个无痛性结节；戈登分枝杆菌（*M. gordonae*）一般不引起人类疾病，有报道该菌引起过术后脑膜炎、心内膜炎等，也可因实验室污染而分离。

3. 不产色菌（non-chromogen）

即第 III 组菌，生长缓慢，在光照和暗处都不产生色素。其中对人类有致病性的是鸟分枝杆菌复合群（*M. avium* complex，MAC），包括鸟分枝杆菌（*M. avium*）和胞内分枝杆菌（*M. intracellulare*），可引起免疫低下人群感染，是艾滋患者常见的机会性致病菌。多存在于水、土壤及其他环境中，是一类环境腐生菌。

4. 快速生长菌（rapid growers）

即第 IV 组菌，生长迅速，分离培养5～7 d可见粗糙型菌落，传代培养则3 d即可长出菌落。对人致病的有龟分枝杆菌（*M. chelone*）和偶发分枝杆菌（*M. fortuitum*），均存在于环境中，可引起皮肤创伤后脓肿；溃疡分枝杆菌（*M. ulcerans*）可引起皮肤无痛性坏死溃疡；耻垢分枝杆菌（*M. smegmatis*）常存在于阴部，不致病，查粪、尿时应与结核分枝杆菌加以区别。

中国非结核分枝杆菌菌株的分离阳性率呈上升的趋势，最常见的是鸟分枝杆菌，其次是偶发分枝杆菌和瘰疬分枝杆菌等。非结核分枝杆菌对常用的抗结核药有耐药性，有的经多年治疗不愈，应根据药敏结果组合多种药物联合用药，常用的药物有利福平、异烟肼、乙胺丁醇等。目前尚无疫苗预防非结核分枝杆菌感染。

问题讨论

2009 年起，国家卫生健康委员会与比尔及梅琳达·盖茨基金会合作启动了结核病防控项目，重点提升中国结核病的防控质量，特别是耐多药结核病的防控；2019 年双方再次签订备忘录，展开合作。你是如何理解耐多药结核病的？该从哪些方面进行防控？

思　考

（1）结核分枝杆菌是一种有分枝生长趋势的杆菌，采用常用的革兰氏染色方法难以着色，通常采用抗酸染色法。痰涂片抗酸染色查找细菌是临床实验室常用的方法。那么，如何快速准确地找到结核分枝杆菌呢？

（2）结核分枝杆菌是一种慢生长菌，而且营养要求较高，因此研究者常用"懒、癞、馋"来形容它，因此，需用 L-J 培养基培养 4～8 周才能看到菌落。

（3）结核分枝杆菌的致病机制不同于其他细菌，其致病物质主要是菌体内含有的大量脂类物质，细菌能够在组织细胞内顽强增殖引起炎症反应，以肺结核为常见。

（4）结核分枝杆菌是一种胞内寄生菌，其免疫性比较特别，称为传染免疫或有菌免疫，即人体内存在此菌时，才能产生有效的免疫力。这看上去有些矛盾、令人费解，你是如何理解的呢？

（5）麻风分枝杆菌和结核分枝杆菌是"亲兄弟"，他们在生物学性状上很相似，但是也有一些不同之处，如麻风分枝杆菌不能人工培养，它引起的是皮肤性传染病。如"狮面容"，它是典型麻风病的典型表现。

（6）非结核分枝杆菌包括多种，但对人类致病的只有鸟分枝杆菌和胞内分枝杆菌，而它们是机会致病性菌，免疫力低下人群可能感染。

测试题（单项选择题）

（1）下列细菌中传代时间最长的是（　　　）。

A. 大肠埃希菌　　　　　　　　　B. 金黄色葡萄球菌

C. 脑膜炎奈瑟菌　　　　　　　　D. 结核分枝杆菌

E. 炭疽芽孢杆菌

（2）抗酸染色时，结核分枝杆菌被染成红色的原因是（　　　）。

A. 所用的酒精浓度过高，不易被脱色

B. 菌体含有大量的脂类物质，盐酸酒精不易脱色

C. 脱色所用盐酸酒精 pH 过低，不易使结核分枝杆菌脱色

D. 美蓝不能用于染细菌

E. 菌体含有大量蛋白质，不易被酒精脱色

（3）与结核分枝杆菌毒力无关的是（　　　）。

A. 索状因子　　　　　　　　　　B. 腊质 D

C. 内毒素　　　　　　　　　　　D. 硫酸脑苷脂

E. 磷脂

（4）结核分枝杆菌能耐受干燥是因为（　　）。

A. 细菌细胞壁更厚且致密　　　　　　B. 能形成芽孢

C. 能形成荚膜　　　　　　　　　　　D. 含耐热的酶类

E. 细胞壁含大量脂质

（5）下列可以用于结核分枝杆菌人工主动免疫的制剂是（　　）。

A. BCG　　　　　　　　　　　　　　B. OT

C. PPD　　　　　　　　　　　　　　D. 丙种球蛋白

E. 灭活结核分枝杆菌

（6）结核分枝杆菌引起的机体免疫特点是（　　）。

A. 体液免疫为主　　　　　　　　　　B. 体液和细胞免疫并重

C. 可引起Ⅰ型超敏反应　　　　　　　D. 有菌免疫

E. 不能通过人工主动免疫获得

（7）关于结核菌素试验，下列表述错误的是（　　）。

A. 可检测机体对结核分枝杆菌的免疫状况

B. 可检测机体细胞免疫功能状况

C. 18～24 h 观察结果

D. 皮肤反应程度以局部红肿硬结的直径为标准

E. 属于皮肤迟发型超敏反应

（8）结核病的微生物学诊断方法不包括（　　）。

A. 直接涂片做抗酸染色　　　　　　　B. 浓缩集菌后做抗酸染色

C. 直接涂片做金胺 O 染色　　　　　　D. 浓缩集菌后接种 L-J 培养基

E. Schick 试验

（9）目前尚不能进行人工无生命培养基培养的细菌是（　　）。

A. 霍乱弧菌　　　　　　　　　　　　B. 结核分枝杆菌

C. 幽门螺杆菌　　　　　　　　　　　D. 麻风分枝杆菌

E. 堪萨斯分枝杆菌

（10）结核菌素试验阳性的临床意义不包括（　　）。

A. 已感染过结核分枝杆菌　　　　　　B. 机体对结核分枝杆菌产生变态反应

C. 有活动性结核存在　　　　　　　　D. 接种过卡介苗

E. 对结核分枝杆菌有免疫力

（彭江龙）

第二十章 动物源性细菌

以动物作为传染源，能引起动物和人类发生人畜共患病（zoonosis）的病原菌称为动物源性细菌。动物源性细菌通常以家畜或野生动物作为储存宿主，人类通过接触病畜及其污染物等途径感染而致病，主要包括布鲁菌属、耶尔森菌属、芽孢杆菌属、柯克斯体属、巴通体属、弗朗西斯菌属和巴斯德菌属等。

第一节 布鲁菌属

布鲁菌属（*Brucella*）是一类人畜共患传染病的病原菌，有 6 个生物种、19 个生物型，由英国医师 David Bruce 首先分离出来。本属细菌使人致病的有羊布鲁菌（*B. melltensis*）、牛布鲁菌（*B. abortus*）、猪布鲁菌（*B. sius*）和犬布鲁菌（*B. canis*），在中国流行的主要是羊布鲁菌病，其次是牛布鲁菌病。

一、生物学性状

（一）形态与染色

其性状为革兰氏阴性短小杆菌，长为 0.5～1.5 μm，宽为 0.4～0.8 μm；无芽孢，无鞭毛，光滑型菌株有微荚膜。

（二）培养特性

该菌属为需氧菌，牛布鲁菌在初分离时需要 5%～10% 二氧化碳；营养要求较高，在普通培养基上生长缓慢，若加入血清或肝浸液可促进生长。最适生长温度为 35～37 ℃，最适 pH 为 6.6～6.8。经 37 ℃ 培养 48 h 可长出微小、透明无色的光滑型（S）菌落，经人工传代培养后可转变成粗糙型（R）菌落。布鲁菌在血琼脂平板上不溶血，在液体培养基中可形成轻度混浊并有沉淀。

（三）基因组特征

布鲁菌属基因组是由两条独立且完整的环状 DNA 染色体组成，大小分别为 2.1 Mb 和 1.2 Mb，通常有 3 200～3 500 个开放读码框（ORF）。

（四）生化反应

大多能分解尿素和产生硫化氢。根据产生硫化氢的量和在含碱性染料培养基的生长情况，可鉴别羊、牛、猪等 3 种布鲁菌。

（五）抗原构造与分型

布鲁菌含有两种抗原物质，即 M 抗原（羊布鲁菌菌体抗原）和 A 抗原（牛布鲁菌菌体抗原）。两种抗原在不同的布鲁菌中含量不同，根据两种抗原量的比例不同，可对菌种进行鉴别，如牛布鲁菌 A：M＝20：1，而羊布鲁菌 A：M＝2：1。用 A 和 M 因子血清进行凝集试验可鉴别 3 种布鲁菌（表 20－1）。

表 20－1　主要布鲁菌的特性

菌种	二氧化碳需要	尿酶试验	硫化氢产生	含染料培养基中生长		凝集试验	
				复红（1：50000）	硫堇（1：20000）	抗 A 因子	抗 M 因子
羊布鲁菌	－	不确定	－	＋	＋	－	＋
牛布鲁菌	＋	＋	＋	＋	－	＋	－
猪布鲁菌	－	＋	＋／－	－	＋	＋	＋

（六）抵抗力

该菌属抵抗力较强，在土壤、毛皮、病畜的脏器和分泌物、肉和乳制品中可生存数周至数月。但在湿热 60 ℃作用 20 min 或阳光直接照射 20 min 可死亡；对常用消毒剂和广谱抗生素均较敏感。牛奶中的布鲁氏菌可用巴氏消毒法灭菌。

二、致病性与免疫性

（一）致病物质

其致病物质主要是内毒素。此外，荚膜与侵袭性酶（透明质酸酶、过氧化物酶等）增强了该菌的侵袭力，使细菌能突破皮肤、黏膜的屏障作用进入宿主体内，并在机体脏器内大量繁殖和快速扩散入血。

（二）所致疾病

布鲁菌感染家畜引起母畜流产，病畜还可表现为睾丸炎、附睾炎、乳腺炎、子宫炎等。人类主要通过接触病畜或被污染的畜产品，经皮肤、黏膜、眼结膜、消化道、呼吸道等不同途径感染。

（1）急性期：布鲁菌侵入机体经 1～6 周的潜伏期，在此期间细菌被中性粒细胞和巨噬细胞吞噬，成为胞内寄生菌，到达局部淋巴结生长繁殖并形成感染灶。当细菌繁殖达一定数量，突破淋巴结而侵入血流，出现菌血症，发热 2～3 周。随后，细菌进入肝、脾、骨髓和淋巴结等脏器细胞，发热也渐渐消退，间歇数日。细菌在细胞内繁殖到一定程度可再次入血，又出现菌血症而致体温升高。如此反复形成的菌血症，使患者的热型呈波浪热。感染易转为慢性。

（2）慢性期：病程超过 1 年，全身各处引起迁徙性病变，伴有发热、关节痛和全身乏力等症状；体征有肝脾肿大，神经系统病变也常见，如周围神经炎、脑膜炎等。时常出现泌尿生殖系统病变，如睾丸炎、卵巢炎等。

布鲁菌的致病过程与该菌引起的Ⅳ型超敏反应有关。菌体抗原成分与相应抗体形成的免疫复合物可导致急性炎症和坏死，病灶中有大量中性粒细胞浸润，可能是一种Ⅲ型超敏反应（Arthus 反应）。

（三）免疫性

机体感染布鲁菌后，以细胞免疫为主。病后机体产生的 IgM 型和 IgG 型抗体，可发挥免疫调理作用。各菌种和生物型之间可出现交叉免疫。过去认为当机体内布鲁菌存在时，对再次感染才有较强的免疫力，但近年来认为随着病程的延续和机体免疫力的增强，体内的布鲁菌不断被清除，因此体内存在较强的免疫记忆性，即无菌免疫。

三、微生物学检查法

（一）标本采集

常用血液标本，急性期血培养阳性率可高达 70%。在急性期、亚急性期患者可取骨髓分离。病畜的子宫分泌物、羊水，流产动物的肝、脾、骨髓等也可作为分离培养的标本。

（二）分离培养与鉴定

将标本接种于双相肝浸液培养基，置 37 ℃ 5%～10% 二氧化碳孵育箱中培养。菌落大多在 4～7 d 形成，若 30 d 时仍无菌生长可报告为阴性。若有菌生长，可根据涂片染色镜检、二氧化碳的要求、硫化氢产生、染料抑菌试验、玻片血清凝集等确定型别。

（三）血清学试验

（1）凝集试验：发病 1～7 d 后血清中开始出现 IgM 抗体，将患者血清倍比稀释，标准菌量为 1×10^9 个/mL，进行玻片凝集试验，1∶2000 有诊断意义。用胶凝集试验可在 6 min 内判定结果，方法简易可靠。

（2）补体结合试验：一般发病 3 周后出现 IgG 抗体，由于此抗体能维持较长时间，故对诊断慢性布鲁菌病意义较大。此试验特异性高，试验结果以 1∶10 为阳性。

（四）皮肤试验

取布鲁菌素（brucellin）或布鲁菌蛋白提取物 0.1 mL 做皮下注射，24～48 h 后观察结果，局部红肿浸润直径为 1～2 cm 者为弱阳性，大于 2～3 cm 为阳性，大于 3～6 cm 为强阳性，若红肿在 4～6 d 内消退者为假阳性，皮试阳性可诊断慢性或曾患过布鲁菌病。

四、防治原则

控制和消灭家畜布鲁菌病、切断传播途径和免疫接种是 3 项主要的预防措施。免疫接种以畜群为主，疫区人群也应接种减毒活疫苗，有效期约 1 年。

治疗时，若是急性期和亚急性期患者，WHO 推荐的首选方案是利福平与多西环素联合使用，或四环素与利福平联用；神经系统受累者选用四环素合用链霉素。若是慢性期患者，除采用上述治疗外，尚需要进行脱敏和对症治疗。

 第二节　耶尔森菌属

耶尔森菌属（*Yersinia*）属于肠杆菌科，是一类革兰氏阴性小杆菌，现已知 13 个种和亚种。其中鼠疫耶尔森菌、小肠结肠炎耶尔森菌和假结核耶尔森菌假结核亚种对人类的致病性已明确。本属细菌通常先引起啮齿类动物、家畜和鸟类等动物感染，人类通过接触已感染的动物、食入污染食物或节肢动物叮咬等途径而被感染。

一、鼠疫耶尔森菌

鼠疫耶尔森菌（*Y. pestis*）俗称鼠疫杆菌，是鼠疫的病原菌。鼠疫是一种自然疫源性的烈性传染病，人类历史上曾发生过 3 次世界性大流行，每次大流行的菌种在特点方面都有所差别，据此又分别命名为 3 种生物型，即古典型、中世纪型和东方型。人类鼠疫是被染疫的鼠蚤叮咬而受染或因直接接触、食用感染有鼠疫的动物（旱獭、绵羊等）。1989—1998 年，世界各地报告鼠疫病例共计 5 440 余例，死亡 681 例。1994 年，印度也出现了鼠疫的暴发，死亡率高达 10%～30%。鼠疫是中国重点监控的自然疫源性传染病，近数十年中国在防治鼠疫方面已取得显著成绩，但一些局部地区尚有鼠疫的散发病例。

（一）生物学性状

1. 形态与染色

该菌性状为两端钝圆、两极浓染的卵圆形短小杆菌（图 20-1），革兰氏染色阴性；有荚膜，无鞭毛，无芽孢；在不同的标本或培养标本中，表现出不同形态。用死于鼠疫的尸体或动物新鲜内脏制备的印片或图片，形态典型。但在腐败材料、陈旧培养物或生长在含高盐的培养基上则呈多形态性，可见菌体膨大呈球形、球杆形或哑铃状等，或见到着色极浅的细菌轮廓，称菌影（ghost）。

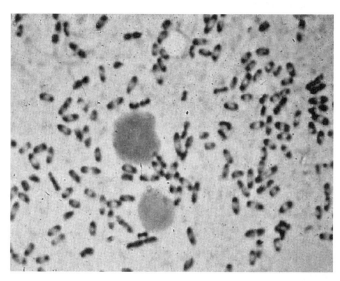

图 20-1　鼠疫耶尔森菌（美兰染色）

2. 培养特性

该菌兼性厌氧，最适生长温度为 27～30 ℃，pH 为 6.9～7.2。在含血液或组织液的培养基上生长，24～48 h 可形成细小、黏稠的粗糙型菌落。在肉汤培养管底部开始出现絮状沉淀物，48 h 肉汤表面形成菌膜，稍加摇动则菌膜呈"钟乳石"状下沉，此特征有一定的鉴别意义。

3. 基因组特征

基因组全长 4.65 Mb，约有 4 000 个基因，G + C 含量为 47.6%，有 3 个质粒。

4. 抗原结构

鼠疫耶尔森菌的抗原结构复杂，至少有 18 种抗原，重要的有 F1 抗原、V/M、外膜蛋白和鼠毒素、内毒素 5 种抗原（图 20 - 2）。

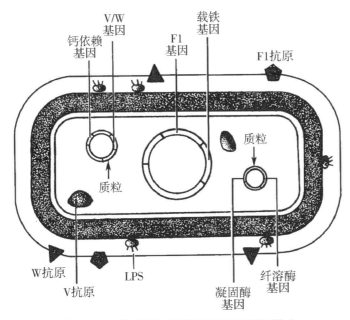

图 20 - 2　鼠疫耶尔森菌毒力因子的基因模式

（1）F1（fraction 1）抗原：是鼠疫耶尔森菌的荚膜抗原，由 110 kb 质粒 pMT 编码，具有抗吞噬的作用，故与其毒力有关。F1 抗原的免疫原性强，其相应的特异性抗体具有免疫保护作用。但 F1 抗原是一种不耐热的糖蛋白，在 100 ℃ 条件下 15 min 即变性。

（2）V/M 抗原：由 70 ～ 75 kb 的质粒 pLcr 编码。V 抗原存在于细胞质中，为可溶性蛋白。W 抗原位于菌体表面，是一种脂蛋白；两种抗原总是同时存在，具有抗吞噬作用，使细菌具有在细胞内存活的能力，与细菌毒力有关。

（3）外膜蛋白：其编码基因与 *V/M* 基因存在于 pLcr 质粒上，这些外膜蛋白能使细菌在突破宿主防御机制、导致机体发病等方面具有重要作用。

（4）鼠毒素（murine toxin, MT）：对鼠类有剧烈毒性的外毒素，由质粒 pMT 编码产生，为可溶性蛋白，1 μg 即可使鼠致死，主要作用于心血管系统，引起毒血症、休克。但对人的致病作用尚不清楚。MT 具有良好的免疫原性，经处理可制成类毒素，用于免疫动物制备抗毒素。

（5）内毒素：其性质与肠道杆菌内毒素类似，可致机体发热，产生炎症、休克和 DIC 等。

5. 抵抗力

对理化因素抵抗力弱。在湿热 70 ～ 80 ℃ 条件 10 min 或 100 ℃ 条件下 1 min 死亡；用

10 g/L 苯酚处理，20 min 内可将痰液中病菌杀死；但在自然环境的痰液中能存活 36 d；在蚤粪和土壤中能存活 1 年左右。

6. 变异性

鼠疫耶尔森菌通过自发或诱导性突变及基因转移等机制发生变异，其生化特性、毒力、耐药性和抗原构造等均可出现变异菌株。与多数肠道菌光滑型（S）菌落致病性弱的特征不同，野生菌株的菌落呈粗糙型（R），毒力强；经人工传代培养后，菌落逐渐转变为 S 型，其毒力也随之减弱。

（二）致病性与免疫性

1. 致病物质

鼠疫耶尔森菌的致病性主要与 F1 抗原、V/M 抗原、外膜抗原及鼠毒素相关。鼠毒素主要对鼠类致病，但只有细菌自溶裂解后才释放。鼠疫耶尔森菌的毒力很强，少量细菌即可使人致病。

2. 所致疾病

鼠疫是自然疫源性传染病。啮齿类动物（野鼠、家鼠、黄鼠等）是鼠疫耶尔森菌的贮存宿主，鼠蚤为主要传播媒介。鼠疫一般先在鼠类发病和流行，通过鼠蚤的叮咬而传染人类。当大批病鼠死亡后，失去宿主的鼠蚤转向人群或其他动物（如旱獭、绵羊等）。人患鼠疫后，又可通过人蚤或呼吸道等途径在人群间流行。临床常见有腺鼠疫、肺鼠疫和败血症型鼠疫。

（1）腺鼠疫：以急性淋巴结炎为特点。鼠疫耶尔森菌能在吞噬细胞内生长繁殖，沿淋巴管到达局部淋巴结，多在腹股沟和腋下引起严重的淋巴结炎，局部肿胀、化脓和坏死。

（2）肺鼠疫：吸入染菌的尘埃则引起原发性肺鼠疫，也可由腺鼠疫或败血症型鼠疫蔓延而致继发性肺鼠疫。患者高热寒战、咳嗽、胸痛、咯血，患者多因呼吸困难或心力衰竭而死亡。死亡患者的皮肤常呈黑紫色，故又称为"黑死病"。

（3）败血症型鼠疫：重症腺鼠疫或肺鼠疫患者的病原菌可侵入血流，导致败血症型鼠疫。患者体温升高至 39～40 ℃，发生休克和 DIC，皮肤黏膜见出血点及瘀斑，全身中毒症状和中枢神经系统症状明显，死亡率高。

3. 免疫性

感染鼠疫耶尔森菌后能获得牢固免疫力，再次感染罕见。机体主要产生针对 F1 抗原、V/M 抗原的抗体，具有调理作用、凝集细菌及中和毒素等作用。

（三）微生物学检查法

1. 标本的采集

因鼠疫为法定甲类传染病，标本应送到有严格防护措施的专用实验室检测。对疑似鼠疫的患者，应在服用抗菌药物前，按不同症状或体征，采样淋巴结穿刺液、痰液、血液、咽喉分泌物等。人或动物尸体应采样肝、脾、肺、淋巴结和心脏等，分别装入无菌容器；腐败尸体需采样骨髓。

2. 直接涂片镜检

检材直接涂片或印片，进行革兰氏染色或亚甲蓝染色，镜检观察典型形态与染色性。免疫荧光试验可用于快速诊断。

3. 分离培养与鉴定

将标本接种于血琼脂平板或 0.025% 亚硫酸钠琼脂平板，根据菌落特征，挑取可疑菌落进行涂片镜检、生化试验、血清凝集试验等进一步鉴定。国内外学者还采用噬菌体裂解试验、毒力因子检测、菌体脂肪酸成分分析等方法，对鼠疫耶尔森菌进行菌株分型。

4. 血清学试验

在不能获得鼠疫耶尔森菌的情况下，可检测人或动物血清中的鼠疫抗体滴度。同时也可以采用反向间接血凝试验、ELISA 等方法，检查有无鼠疫耶尔森菌抗原的存在。

5. 检测核酸

采用 PCR 技术检测鼠疫耶尔森菌核酸，具有快速、敏感的特点，可用于鼠疫的流行病学调查和紧急情况下的检测。

（四）防治原则

灭鼠、灭蚤是切断鼠疫传播环节、消灭鼠疫源的根本措施。一旦发现患者应尽早隔离，以阻断人与人之间的传播与流行。另外，应警惕生物武器，加强国境、海关检疫。与患者接触者可口服磺胺嘧啶，对具有潜在感染可能性的人群进行预防接种。中国目前使用无毒株 EV 活菌苗，接种方法为皮下划痕、皮下注射或皮内注射。免疫力可持续 8 ～ 10 个月。

凡对可疑的鼠疫病例，不论何种临床病型，早期应用抗生素是降低死亡率的关键。腺鼠疫常用链霉素加磺胺类药物治疗；肺鼠疫和败血症型鼠疫常用链霉素或阿米卡星加四环素治疗。

二、小肠结肠炎耶尔森菌小肠结肠炎亚种

小肠结肠炎耶尔森菌小肠结肠炎亚种（*Y. enterocolitica subsp. enterocolitica*）是引起人类严重小肠结肠炎的病原菌。该菌天然定植在多种动物体内，如鼠、兔、猪等，通过污染食物（牛奶、肉类等）和水，经粪—口途径感染或因结肠染疫动物而感染。近年来该菌中某些血清型引起的肠道感染正逐步上升，受到世界各国的普遍重视。

其性状为革兰氏阴性球杆菌，偶见两端浓染；无芽孢、无荚膜，25 ℃ 培养时有周身鞭毛，但 37 ℃ 培养时则很少或无鞭毛。营养要求不高，兼性厌氧；耐低温，在 4 ℃ 能生长，但最适温度为 20 ～ 28 ℃，最适 pH 为 7.6；在普通琼脂培养基上生长良好，在肠道选择培养基上培养可形成无色半透明、扁平的小菌落。根据菌体 O 抗原可将该菌分为 50 多种血清型，但仅有几种血清型与致病有关，且致病型别各地区也不同。中国主要为 O9 血清型、O8 血清型、O5 血清型和 O3 血清型等。此外，有毒力菌株大都具有 V 和 W 抗原、外毒素蛋白等。

该菌为一种肠道致病菌，具有侵袭性及产毒素性。V/W 抗原具有抗吞噬作用。O3 血清型、O8 血清型、O9 血清型等菌株产生耐热性肠毒素，与大肠埃希菌肠毒素 ST 相似。另外，某些菌株的 O 抗原与人体组织有共同抗原，可刺激机体产生自身抗体，引起自身免疫性疾病。

人类通过食用该菌污染的食物和水而受感染，潜伏期 3 ～ 7 d，以小肠、结肠炎多见。临床表现以发热、腹痛和腹泻（水样便或血样便）为主，病程 3 ～ 4 d，常呈自限性，而

有些患者可发展为自身免疫并发症的肠道外感染，如关节炎、结节性红斑等。败血症非常少见，多见于糖尿病、艾滋病或肿瘤等患者。

该菌引起的肠道感染常呈自限性，不需要做特殊治疗。但对于肠道外感染包括败血症患者的治疗，临床上常采用广谱的头孢菌素与氨基糖甙类联用，有较好的疗效。

三、假结核耶尔森菌假结核亚种

假结核耶尔森菌假结核亚种（*Y. pseudotuberculosis subsp pseudotuberculosis*）存在于多种动物的肠道中，人类感染较少，主要通过食用患病动物污染的食物而感染。由于该菌在动物感染的脏器中形成粟粒状结核结节，在人的感染部位形成结核样肉芽肿，故称为假结核耶尔森菌。

该菌为革兰氏阴性，无荚膜，无芽孢。该菌的生化反应与鼠疫耶尔森菌相似，根据菌体 O 抗原将细菌分为 6 个血清型，引起人类感染的主要是 O1 血清型。

假结核耶尔森菌对豚鼠、家兔、鼠类等有很强的致病性，患病动物的肝、脾、肺和淋巴结等可形成多发性粟粒状结核结节。人类感染多为胃肠炎、肠系膜淋巴结肉芽肿、回肠末端炎等。后者的症状与阑尾炎相似，多发生于 5～15 岁的学龄儿童，易发展为败血症；少数表现为高热、紫癜，并伴有肝脾大，类似肠伤寒的症状；也可发生呈结节性红斑等自身免疫病。

临床取粪便、血液等标本进行微生物学检查。多采用肠道选择性鉴别培养基进行分离培养，根据生化反应及动力等，做出初步判断，最后用血清学试验进行鉴定。治疗本菌感染可采用广谱抗生素。

第三节 芽孢杆菌属

芽孢杆菌属（*Bacillus*）的细菌是一群需氧、能形成芽孢的革兰氏阳性大杆菌。其中，炭疽芽孢杆菌是引起动物和人类炭疽病的病原菌，蜡样芽孢杆菌可产生肠毒素引起人食物中毒。其他大多为腐生菌，主要以芽孢形式存在于土壤、水和尘埃中，一般不致病，当机体免疫力低下时，如枯草芽孢杆菌等偶尔可引起结膜炎、虹膜炎及全眼炎等。此外，因芽孢对外环境抵抗力强，这些腐生菌也是实验室及制剂生产车间的常见污染菌。

一、炭疽芽孢杆菌

炭疽芽孢杆菌（*B. anthracis*）能引起炭疽病（anthrax），是芽孢杆菌属中主要的致病菌，也是人类历史上第一个被发现的病原菌。牛、羊等食草动物的发病率最高，人可通过摄食或接触患炭疽病的动物及畜产品而感染。

（一）生物学性状

1. 形态与染色

致病菌为革兰氏阳性粗大杆菌，宽为 1～3 μm，长为 5～10 μm；两端截平，无鞭毛。新鲜标本直接涂片时，常单个或呈短链状排列；经培养后则形成竹节状排列的长链

（图 20 - 3）；在有氧条件下形成椭圆形芽孢，位于菌体中央；有毒菌体在机体内或含血清的培养基中可形成荚膜。

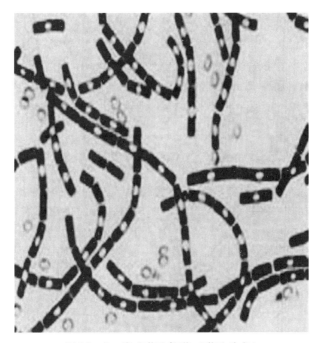

图 20 - 3　炭疽芽孢梭菌（芽孢染色）

2．培养特性

该菌需氧或兼性厌氧，最适温度为 30～35 ℃，在普通琼脂培养基上培养 24 h，形成灰白色粗糙型菌落，低倍镜下观察可见卷发状边缘。在血琼脂平板上不溶血，在肉汤培养基中由于形成长链而呈絮状沉淀生长。在明胶培养基中经 37 ℃ 培养 24 h 可使表面液化呈漏斗状，由于细菌沿穿刺线向四周扩散而呈倒松树状。有毒菌株在含碳酸氢钠的血琼脂平板上，在 37 ℃ 5% 二氧化碳孵育 24～48 h 可产生荚膜，变为黏液型菌落。

3．抗原结构

炭疽芽孢杆菌的抗原分为两部分，一部分是结构抗原，包括荚膜、菌体和芽孢等抗原成分；另一部分是炭疽毒素复合物。

（1）炭疽毒素：由保护性抗原、致死因子和水肿因子 3 种蛋白质组成的复合物，由质粒 PXO1 的基因（*pagaA*、*cya*、*lef*）编码，注射给实验动物可出现炭疽病典型中毒症状。但致死因子和水肿因子单独存在时则不会发挥生物学活性，二者必须与保护抗原结合后才能引起实验动物的水肿和致死。炭疽毒素具有抗吞噬作用和免疫原性。

（2）荚膜多肽抗原：由 D - 谷氨酸多肽组成，由 PXO2 质粒的基因（*capB*、*capC* 和 *capA*）编码。具有抗吞噬作用，与细菌毒力有关。

（3）芽孢抗原：由芽孢的外膜、皮质等组成的芽孢特异性抗原，具有免疫原性和血清学诊断价值。

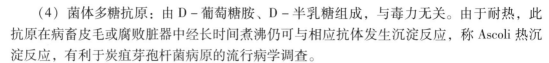

（4）菌体多糖抗原：由 D – 葡萄糖胺、D – 半乳糖组成，与毒力无关。由于耐热，此抗原在病畜皮毛或腐败脏器中经长时间煮沸仍可与相应抗体发生沉淀反应，称 Ascoli 热沉淀反应，有利于炭疽芽孢杆菌病原的流行病学调查。

4. 抵抗力

细菌芽孢在干燥土壤或皮毛中能存活数年至 20 余年，牧场一旦被污染，传染性可持续数十年。芽孢对化学消毒剂的抵抗力也很强，如用 5% 苯酚溶液需要 5 d 才被杀死。但对碘及氧化剂较敏感，用 1∶2 500 碘液处理 10 min、用 0.5% 过氧乙酸处理 10 min 即可杀死。压力蒸汽灭菌法 121 ℃ 条件下 15 min 能杀灭芽孢。该菌对青霉素、红霉素、氯霉素等均敏感。

（二）致病性与免疫性

1. 致病物质

炭疽芽孢杆菌主要致病物质是荚膜和炭疽毒素，其致病力取决于生成荚膜和毒素的能力，由质粒 DNA 控制荚膜和炭疽毒素产生。荚膜有抗吞噬作用，有利于细菌在宿主组织内繁殖扩散。炭疽毒素是造成感染者致病和死亡的主要原因，毒性作用直接损伤微血管内皮细胞，增加血管通透性而形成水肿，可抑制、麻痹呼吸中枢而引起呼吸衰竭甚至死亡。

2. 所致疾病

炭疽芽孢杆菌主要为食草动物（牛、羊、马等）炭疽病的病原菌，可经多种方式传播，引起人类炭疽病。

（1）皮肤炭疽：约占病例的 95% 以上，人因接触患病动物或受感染毛皮而引起皮肤炭疽。细菌由脸部、四肢等皮肤小伤口侵入，经 1 d 左右局部出现小疖，继而周围形成水疱、脓疱，最后出现坏死和黑色焦痂，故名炭疽。

（2）肠炭疽：食入未煮熟的病畜肉类、奶或被污染食物引起肠炭疽。出现连续性呕吐、肠麻痹及血便，但以全身中毒为主，2～3 d 后死于毒血症。

（3）肺炭疽：吸入含有大量病菌芽孢的尘埃可发生肺炭疽。出现呼吸道症状，很快也出现全身中毒症状甚至死亡。

上述 3 型均可并发败血症，偶见引起炭疽性脑膜炎，死亡率极高。

3. 免疫性

感染炭疽后可获得持久性免疫力。一般认为与机体针对炭疽毒素保护性抗原产生的保护性抗体及吞噬细胞的吞噬功能增强有关。

（三）微生物学检查法

1. 标本的采集

人类皮肤炭疽标本早期取水疱、脓疱内容物，晚期取血液；肠炭疽标本取粪便、血液及畜肉等；肺炭疽标本取痰、病灶渗出液及血液等。采取标本时要注意个人防护，炭疽动物尸体严禁在室外解剖，避免芽孢污染牧场及环境，一般在无菌条件下割取耳尖或舌尖组织送检。

2. 直接涂片镜检

镜检时取渗出液、血液涂片进行革兰氏染色，可发现有荚膜或呈竹节状排列的革兰氏阳性大杆菌；也可用特异性荧光抗体染色镜检、免疫组化染色技术等，结合临床症状可做出初步诊断。

3. 分离培养与鉴定

将标本接种于血琼脂平板和苯酚氢钠琼脂平板，孵育后观察菌落，用青霉素串珠试验、噬菌体裂解试验等进行鉴定。青霉素串珠试验的原理是炭疽芽孢杆菌在含微量（0.05～0.5 U/mL）青霉素的培养基上，其形态变异为大而均匀的圆球形，呈串珠状排列，而其他需氧芽孢杆菌无此现象。

必要时还可以把检材或培养物接种小鼠或豚鼠，2～3 d 动物发病，在内脏及血液中可检测出带荚膜的炭疽芽孢杆菌。

另外，可采用免疫荧光法检测荚膜抗体，ELISA 法检查炭疽毒素，PCR 技术检测核酸。该菌与其他需氧芽孢杆菌的区别见表 20-2。

表 20-2　炭疽芽孢杆菌与其他需氧芽孢杆菌的区别

性状	炭疽芽孢杆菌	其他需氧芽孢杆菌
荚膜	+	-
动力	-	+
血平板	不溶血或微溶血	多为迅速而明显溶血
碳酸氢钠琼脂平板	黏液型菌落（有毒株）	粗糙型菌落
青霉素串珠试验	+	-
噬菌体裂解试验	+	-
动物致病力试验	+	-

（四）防治原则

防治重点应放在控制家畜感染和牧场的污染。病畜应严格隔离或处死深埋，死畜严禁剥皮或煮食，必须焚毁或深埋。由于炭疽芽孢杆菌的特殊性，我们应当警惕国际上恐怖分子利用炭疽芽孢杆菌制造生物恐怖活动。

特异性预防用炭疽减毒活疫苗，皮上划痕接种，免疫力可持续 1 年。接种对象是疫区牧民、屠宰人员、兽医、皮革和毛纺工人等。治疗以青霉素 G 为首选药物，可与庆大霉素或链霉素联合使用；青霉素过敏者可用环丙沙星及红霉素等。

二、蜡样芽孢杆菌

蜡样芽孢杆菌（*B. cereus*）为革兰氏阳性大杆菌，芽孢多位于菌体中央或次极端。在普通琼脂平板上生长良好；菌落较大，灰白色，表面粗糙似熔蜡状，故名。该菌广泛分布于土壤、水、尘埃、淀粉制品、乳和乳制品等食品中，是仅次于炭疽芽孢杆菌的人类和动物的致病菌，可引起食源性疾病和机会性感染。

蜡样芽孢杆菌引起的食物中毒可分两种类型：①呕吐型：由耐热的肠毒素引起，于进食后出现恶心、呕吐症状，严重者偶可出现暴发性肝衰竭；②腹泻型：由不耐热肠毒素引起，进食后发生胃肠炎症状，主要为腹痛、腹泻和里急后重，偶有呕吐和发热。此外，该菌有时也是外伤后眼部感染的常见病原菌，引起全眼球炎，治疗不及时易造成失明。在免疫功能低下或应用免疫抑制药物的患者中可引起心内膜炎、菌血症和脑膜炎等。该菌对红霉素、氯霉素和庆大霉素敏感，对青霉素、磺胺类耐药。

 第四节　其他动物源性细菌

一、柯克斯体属

柯克斯体属（*Coxiella*）归属于柯克斯体科，其下只有一个种，即贝纳柯克斯体（*C. burnetii*），亦称为 Q 热柯克斯体，是 Q 热（query fever）的病原体。Q 热，为"疑问热"，指原因不明的发热。Burnet 等在 1937 年证明其病原体是一种立克次体，并命名为贝纳柯克斯体，以前将其归类于立克次体目的立克次体科，现归类于军团菌目中的柯克斯体科。

（一）生物学性状

贝纳柯克斯体形态为短杆状或球状，大小为（0.4～1.0）μm ×（0.2～0.4）μm，在细胞空泡（吞噬溶酶体）中繁殖；革兰氏阴性，有时亦可呈阳性，常用的 Gimenez 法染色呈鲜红色，Giemsa 法染色呈紫色或蓝色。该立克次体在专性细胞内寄生，在鸡胚卵黄囊中生长旺盛，能在多种原代及传代细胞内繁殖。

贝纳柯克斯体抗原相之间存在着可逆性变异，发生变异的主要成分为脂多糖。从动物或蜱组织新分离的贝纳柯克斯体为 I 相，含有大量的脂多糖，毒力强，与革兰氏阴性菌内毒素作用一致；若经鸡胚或组织细胞传代适应后则变异为 II 相，脂多糖减少，仅为 I 相的 1/10，毒力也相应降低，易被吞噬细胞吞噬；用 II 相贝纳柯克斯体感染动物又可变异为 I 相。

对于大多数理化因素，贝纳柯克斯体的抵抗力要强于立克次体及无芽孢细菌，耐热，需要 100 ℃至少 10 min 才能杀死。用 10 g/L 苯酚溶液或甲醛溶液灭活需要 24 h。其在干燥蜱粪中可保持活性 1.5 年左右。

（二）致病性与免疫性

Q 热的传播媒介是蜱，贝纳柯克斯体在蜱体内可长期存活，并经卵传代。蜱叮咬野生啮齿动物和家畜使其感染，并且被感染的家畜多数无症状，但却是主要的传染源，可通过乳、尿和粪便长期排泄病原体。人类主要经消化道或偶尔经呼吸道接触而感染。患者虽然不是传染源，但也有传染给周围人群的可能性。

该菌致病物质是与典型细菌内毒素毒性类似的脂多糖。贝纳柯克斯体某些抗原与相应抗体形成免疫复合物在组织表面沉积，从而引起的 III 型变态反应是 Q 热发病机制之一。

Q 热分急性与慢性两种。急性人类 Q 热的潜伏期一般为 14～28 d，症状类似流感或原发性非典型肺炎，发病突然，高热寒战，常有剧烈头痛、肌肉疼痛和食欲减退，很少出现皮疹；部分严重患者可并发心包炎和心内膜炎以及精神与神经等症状。近年慢性发病率日益增高，病变以心内膜炎为特征。贝纳柯克斯体感染后还可引起肉芽肿性肝炎。

病后可获得一定的免疫力，以细胞免疫为主，体液免疫也有一定的作用。

（三）微生物学检查法

该病在早期与流感相似，难以确诊。一般在发热期间，未使用抗生素之前采取外周血及其血清标本。豚鼠对贝纳柯克斯体易感，可采取患者血液进行豚鼠腹腔接种，发热时解剖取肝和脾涂片检查，Giemsa 染色后根据染色结果以及直接免疫荧光法等进行鉴定。贝纳柯克斯体 DNA 可用 PCR 或核酸探针检测。目前早期诊断多用间接免疫荧光试验和 ELISA 法，其敏感性和特异性较高。

（四）防治原则

预防应着重防止家畜的感染，要定期检疫，隔离传染源；要严格控制鲜乳和乳制品的卫生指标。对流行区的易感人群及家畜可接种 I 相菌株制成的灭活疫苗或减毒活疫苗。急性 Q 热可口服四环素或多西环素；慢性 Q 热多联合应用多西环素和利福平治疗。

二、巴通体属

巴通体属（Bartonella）归属于巴通体科，其中汉塞巴通体（B. henselae）为猫抓病（cat scratch disease，CSD）的主要病原体；五日热巴通体（B. quintana）为五日热的主要病原体。

（一）汉塞巴通体

汉塞巴通体形态多样，主要为杆状，大小为 1 μm×0.5 μm 左右；革兰氏染色呈阴性，Giemsa 染色呈紫蓝色，镀银染色呈棕黄色；从新鲜标本分离出来的有菌毛，经传代后菌毛可丧失，可在非细胞培养基中生长繁殖。

近年来由于饲养宠物猫、狗的人群日益增多，猫抓病发病率也逐年增高。传染源主要是猫和狗，尤其是幼猫，其口腔和咽部的病原体污染自身皮毛和爪，通过咬、抓或接触传播给人。患者大多有被猫或狗咬伤、抓伤或接触史，90% 的患者是儿童或青少年。病原体从伤口进入，潜伏期 14 d 左右，局部皮肤出现脓包，出现淋巴结肿大、发热、厌食、肌痛和脾肿大等临床综合征，常合并结膜炎伴耳前淋巴结肿大，称为帕里诺（Parinaud）眼淋巴结综合征，为"猫抓病"的重要特征之一。汉塞巴通体还可引起免疫功能低下的患者患杆菌性血管瘤 – 杆菌性紫癜（bacillary angiomatosisbacillary peliosis，BAP），其主要表现为皮肤损害和内脏小血管壁增生。杆菌性血管瘤可发生在任何内脏组织，而杆菌性紫癜则多发生在肝和脾。

预防目前尚无疫苗。对宠物定期检疫、杀灭感染宠物为有效手段，被宠物咬伤或抓伤后应局部用碘酒消毒。临床治疗应用环丙沙星、红霉素和利福平等。

（二）五日热巴通体

五日热巴通体旧称为五日热罗卡利马体，可在细胞外生长，在体虱肠腔中繁殖，是五日热（又称战壕热）的病原体。五日热是经虱传播的急性传染病，人为唯一传染源，春冬季发病较多。主要临床表现为周期性发热、严重肌肉疼痛，胫骨痛、眼球痛、复发倾向及持久的菌血症；少数患者可出现心内膜炎等；无症状菌血症可持续数月，甚至 1～2 年或更长。

实验室确诊有赖于血清免疫学如补体试验等，也可采用人工感染虱子法，以患者血液喂虱，在虱肠道中进行病原体检查，但需要与伤寒、流行性斑疹伤寒、回归热等进行

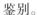

鉴别。

三、弗朗西斯菌属

弗朗西斯菌属（*Francisella*）的细菌是一类呈多形性的革兰氏阴性小杆菌，有蜃楼弗兰西斯菌（*F. philomiragia*）和土拉弗朗西斯菌（*F. tularesis*）两个种，前者发现于水中，仅对免疫抑制患者致病。土拉弗朗西斯菌包括 4 个亚种，其中土拉弗朗西斯菌土拉亚种为土拉热的病原体。该菌引起一些野生动物的感染，特别常见于野兔中，故俗称野兔热杆菌，人类常因接触野生动物或病畜引起土拉热。

该菌为球杆状小杆菌，大小为（0.2～0.3）μm×（0.3～0.7）μm，无芽孢，无鞭毛，在动物组织内有芽孢，专性需氧，营养要求高，普通培养基上不易生长，常用卵黄培养基或胱氨酸血琼脂培养基，孵育 24～48 h 形成灰白色细小、光滑、略带黏性的菌落。其对热敏感，在 56 ℃条件下 5～10 min 即死亡。但对低温有很强的耐受力，在 4 ℃水中或湿土中可存活 4 个月，在 0 ℃以下可存活 9 个月；对一般化学消毒剂敏感。

野兔、鼠类等多种野生动物和家畜都可被土拉弗朗西斯菌感染。动物之间主要通过蜱、蚊、蚤、虱等吸血节肢动物叮咬传播。人类也易感，可通过多种途径感染，如直接接触患病的动物或被动物咬伤、被节肢动物叮咬、食入污染食物，亦可经空气传播引起呼吸道感染。其致病物质主要是荚膜和内毒素。细菌侵袭力强，能穿过完整的皮肤和黏膜。另外，菌体多糖抗原可引起速发型超敏反应，蛋白质抗原可引起迟发型超敏反应等。人感染后潜伏期为 2～10 d，发病较急。临床表现为发热、剧烈头痛、关节痛等，重者出现衰竭与休克。由于感染途径不同，临床类型可多样化，有溃疡腺型、胃肠炎型、肺炎型和伤寒样型等。病后 2～3 周出现 IgM 和 IgG 抗体，可持续存在多年，但无保护作用。

病原学检查采取患者血液、组织穿刺液或活检组织。标本革兰氏染色镜检的价值不大，血清学试验是土拉热诊断最常用的方法，在病程中血管凝集效价呈 4 倍或以上增长或单位血清效价达 1：160 有诊断意义。

预防可用减毒活疫苗经皮上划痕接种。治疗选用链霉素或庆大霉素效果较好，也可用四环素类。

四、巴斯德菌属

巴斯德菌属（*Pasteurella*）的细菌为革兰氏阴性球杆菌，常寄生于哺乳动物和鸟类上呼吸道和肠道黏膜上。对人类致病的主要是多杀巴氏菌（*P. multocida*），为革兰氏阴性球杆菌，常呈两极浓染，无鞭毛，无芽孢，有荚膜。其营养要求较高，须在含血的培养基上生长，在血平板上形成白色、不溶血的半透明小菌落。

该菌属为动物源性细菌，致病物质为荚膜与内毒素。可引起低等动物的败血症和鸡霍乱。人可通过接触染病的动物而感染，所致疾病有伤口感染、脓肿、肺部感染、脑膜炎、腹膜炎、关节炎等。

实验室检查应采取患者血、痰、脑脊液或脓等直接涂片染色镜检，并接种血平板做分离培养。根据菌落特征和形态染色的结果，再做生化反应和血清学试验进行鉴定。治疗上可选择青霉素 G、四环素类或奎诺酮类等抗生素。

问题讨论

患者，男，33 岁，牧民。因反复发热、乏力，关节痛 1 月余入院。1 月余前，患者开始发热，全身无力，但数日后热退自觉症状好转，几日后又出现发热、乏力，至今已反复发热数次，并伴关节酸痛，过去曾有几次为流产羊羔接产史。体检：体温 38.7 ℃，慢性病容，皮肤潮湿，无皮疹，未见关节肿胀及畸形。心肺未见异常，肝于肋缘下刚触及，脾肋下一指。血培养 3 次均阴性；骨髓培养阳性，布鲁菌凝集抗体效价 1∶200，布鲁菌素试验 48 h 红肿硬结直径为 3 cm。提问：①该患者诊断为何病？根据是什么？如何引起？如何预防？②该患者入院后为何血培养是阴性、骨髓培养是阳性？③布鲁菌素试验阳性的机理是什么？布鲁菌凝集试验的原理是什么？这两种试验有何实际用途？

思　考

（1）中国流行的布鲁菌主要有哪几种？其中人类最易感并较为常见的是哪一种？

（2）人可经多种途径感染布鲁菌，具体有哪些？（强化记忆布鲁菌感染途径的多样性，对于预防感染至关重要。）

（3）布鲁菌引起波浪热症状的主要原因是什么？（这里旨在强化对布鲁菌感染机制的理解。）

（4）鼠疫耶尔森菌的储存宿主是什么？此菌主要通过哪种节肢动物传播，即传播方式是怎样的？鼠疫的预防措施有哪些？（理解该菌的感染自然疫源性特点，有助于明确疫情的防控。）

（5）鼠疫耶尔森菌的形态、染色特点是怎样的？其致病物质包括哪些？人鼠疫临床常见类型有哪几种？

（6）炭疽芽孢杆菌形态染色非常有特点，请描述。炭疽芽孢杆菌产生芽孢的条件是什么？人类炭疽可经多途径感染，主要包括哪些途径以及导致哪些临床类型的炭疽？对于人、畜炭疽的特异性预防措施有哪些？（这些问题涉及炭疽的主要特点、所致疾病及如何预防等重要知识要点，有助于理解记忆。）

测试题（单项选择题）

（1）患者，男，26 岁，屠宰工。临床症状为高热、寒战，右臂外侧皮肤有一 1 cm × 3 cm 的坏死。局部病灶初起时为丘疹，后转为水疱，周围组织水肿；继之中心区出血性坏死并有焦痂。局部疼痛不显著，无脓性分泌物。根据职业特点，分析该患者最可能患的病是（　　）。

A. 鼠疫　　　　　　　　　　　B. 皮肤炭疽

C. 布鲁菌病　　　　　　　　　D. 带状疱疹

E. 恙虫病

（2）布鲁菌引起波浪热症状的主要原因是（　　）。

A. 经常反复感染　　　　　　　B. 细菌容易变异

C. 布菌侵袭力较强　　　　　　D. 布菌有较特殊的内毒素

E. 细菌在胞内繁殖，到一定程度反复入血，出现菌血症

（3）啮齿类动物是鼠疫杆菌的储存宿主，此菌主要通过下述哪种节肢动物传播？（　　　）

A. 蚊　　　　　　　　　　　　　B. 蝇

C. 蚤　　　　　　　　　　　　　D. 蜱

E. 螨

（4）炭疽杆菌产生芽孢的条件是（　　　）。

A. 生活在人或动物体内　　　　　B. 在深层土壤中

C. 置于无氧环境中　　　　　　　D. 暴露于有氧环境中

E. 完整的动物尸体内

（5）在中国流行的布鲁菌最常见的是（　　　）。

A. 猪布鲁菌　　　　　　　　　　B. 牛布鲁菌

C. 羊布鲁菌　　　　　　　　　　D. 犬布鲁菌

E. 绵羊布鲁菌

（6）鼠疫特异性的预防措施是（　　　）。

A. 接种鼠疫杆菌类毒素　　　　　B. 接种鼠疫耶尔森菌抗毒素

C. 接种鼠疫减毒活菌苗　　　　　D. 灭鼠

E. 早期应用抗生素

（7）与炭疽芽孢杆菌毒力相关的主要是（　　　）。

A. 芽孢　　　　　　　　　　　　B. 荚膜

C. 内毒素　　　　　　　　　　　D. 荚膜和炭疽毒素

E. 致死因子

（8）关于鼠疫耶尔森菌下列错误的是（　　　）。

A. 陈旧培养物中菌体可呈多形态性　　B. 鼠是重要的传染源和传播媒介

C. 可通过鼠蚤传染给人　　　　　D. 临床类型有肺鼠疫、腺鼠疫和败血型鼠疫

E. 患者微循环障碍，有“黑死病”之称

（9）人类最常见的炭疽病是（　　　）。

A. 肺炭疽　　　　　　　　　　　B. 肠炭疽

C. 脑膜炎　　　　　　　　　　　D. 败血症

E. 皮肤炭疽

（10）患者，男，35 岁，牧民。1 年前曾有为流产羊羔接生史。近两个月反复发热。每次发热持续约 2 周，间隔 3 ～ 5 d 再次发热。发热期间伴肌肉疼痛和大关节游走性疼痛，热退时大汗淋漓。体检见各关节无明显红肿，肝脾均可触及，肋下 2 cm。实验室检查：白细胞总数正常，淋巴细胞增多，血沉增快，取血培养 3 次均阴性，布鲁菌素试验阳性。该牧民最可能患的病是（　　　）。

A. 登革热　　　　　　　　　　　B. 流行性出血热

C. 斑疹伤寒　　　　　　　　　　D. 波浪热

E. Q 热

（11）患者，女，33 岁，农民。临床症状为神志不清，呼吸急促，肤色发绀，口角渗

出大量血性泡沫状分泌物。体温为 39.8 ℃，心率为 120 次/分，皮肤黏膜多处见瘀斑，右侧腹股沟淋巴结肿大溃破，触之坚硬，与周围组织粘连，肺部闻及少量啰音。其在 3 d 前发现一只死旱獭，将之剁碎喂狗，当晚开始发烧。该患者最可能患的疾病是（　　）。

A. 猩红热 　　　　　　　　　B. 炭疽病

C. 肾综合征出血热　　　　　　D. 钩体病

E. 鼠疫

（12）某建筑工人，施工时不慎从 2 楼跌落，造成下肢股骨、胫骨多处开放性骨折，仅经过复位包扎固定处理。第三天，突然高烧（40 ℃），神志淡漠，面色苍白，局部肢体高度水肿，坏死组织呈灰黑色，血性渗出物有气泡、奇臭，伤口边缘有捻发音。患者立即送入院急救。应首先采取以下哪种方法给予处理?（　　）

A. 清创，扩创，给予 TAT 注射　　　B. 清创，扩创，注射 OPT

C. 清创，扩创　　　　　　　　　　　D. 简单处理伤口以便减少患者的疼痛

E. 立即截肢，注射大剂量产气荚膜梭菌多价抗毒素和抗生素

（13）对布鲁菌叙述错误的是（　　）。

A. 是波浪热的病原体　　　　　　　　B. 分 6 个生物种，中国流行羊、牛、猪 3 种

C. 为革兰氏阳性小杆菌　　　　　　　D. 重要抗原是 M 抗原和 A 抗原

E. 主要经呼吸道、消化道、皮肤黏膜等途径传播

（14）慢性波浪热患者分离布鲁菌阳性率最高的标本是（　　）。

A. 血液　　　　　　　　　　　B. 粪便

C. 尿液　　　　　　　　　　　D. 痰

E. 骨髓

（15）人类历史上第一个被发现的病原菌是（　　）。

A. 鼠疫耶尔森菌　　　　　　　B. 葡萄球菌

C. 炭疽芽孢杆菌　　　　　　　D. 布鲁菌

E. 白喉杆菌

（王浩）

第二十一章 其他细菌

本章描述了一群不同分类、常引起医院内感染、治疗比较困难的细菌。它们广泛存在于自然环境中，有的还是人体的正常菌群，但大多是条件致病菌，包括棒状杆菌属（如白喉棒状杆菌）、嗜血杆菌属（如流感嗜血杆菌）、鲍特菌属（如百日咳鲍特菌）、军团菌属（如嗜肺军团菌）、假单胞菌属（如铜绿假单胞菌）等细菌。

第一节 棒状杆菌属

棒状杆菌属（*Corynebacterium*）的细菌因在生长过程中会在菌体的一端或两端膨大形成棒状形态而得名。该菌革兰氏染色呈阳性，菌体着色不均，会出现浓染颗粒；用特殊方法染色，会出现异染颗粒；细菌排列不规则，常被描述为栅栏状、"V"形或"L"形。棒状杆菌属的细胞壁与分枝杆菌属的细胞壁非常相似，富含脂质成分，但与分枝杆菌不同的是，棒状杆菌中发现的是短链分枝菌酸（short-chain mycolic acids），因此菌体不抗酸。棒状杆菌种类较多，在动植物中普遍存在，在人体中通常寄生于皮肤、上呼吸道、胃肠道和泌尿生殖道，大多是条件致病菌。能引起人类传染性疾病的主要是白喉棒状杆菌（*C. diphtheriae*），即白喉的病原体，该菌与本属大多细菌不同的是能产生强烈外毒素，进入血液可引起全身中毒症状。

一、生物学性状

（一）形态与染色

其菌体呈杆状、细长、微弯曲；无荚膜、无芽孢、无鞭毛；革兰氏染色呈阳性，菌体呈现不规则棒状，会有浓染颗粒。用 Albert 或 Neisser 等方法染色后，会有与菌体颜色不同的着色颗粒，被称为异染颗粒（metachromatic granule）；颗粒的主要成分是核糖核酸和多偏磷酸盐（蜗壳蛋白），具有贮藏磷元素和能量以及降低细胞渗透压等作用。细菌衰老时异染颗粒可消失。异染颗粒对鉴定该种细菌有重要意义（图21-1）。

（二）培养特性

该菌需氧或兼性厌氧，不运动，过氧化氢酶阳性；在血琼脂培养基上生长良好，过夜培养可见 1～3 mm 的大菌落；在含有血清的吕氏培养基（Loeffler's medium）上生长迅速，经 12～18 h 培养可见圆形灰白色的小菌落，菌体更易于染色形成异染颗粒。在含有 0.03%～0.04% 碲酸盐的选择性培养基（亚碲酸钾血平板）上可见特征性的灰色或黑色菌落，因为细菌能使亚碲酸钾还原为黑色的金属元素碲。根据该菌在亚碲酸钾血平板上形成的菌落形态和生化反应，白喉棒状杆菌可分为 3 种生物型：轻型（mitis）、重型（gravis）和中间型

(intermedius)。轻型菌落中等大小，呈黑色，有暗灰色的整齐边缘，表面光滑有光泽，溶血；重型菌落较大，呈灰白色，表面光滑无光泽，边缘不规则且有条纹，不溶血；中间型菌落较小，呈灰黑色，表面较光滑，边缘较整齐，不溶血。3 种生物型的产毒株均能使人致病，且疾病的轻重与型别无明显关系。细菌型别鉴定有助于掌握白喉流行规律，指导制定预防措施。大多数疾病由轻型产毒株引起，但由非产毒株引起的感染数量正在逐渐增加。

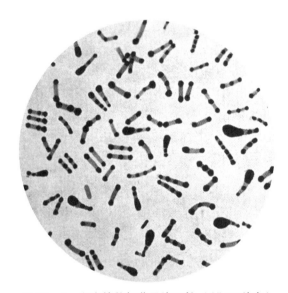

图 21 - 1　白喉棒状杆菌异染颗粒（Albert 染色）

（三）变异

白喉棒状杆菌的形态、菌落和毒力均可发生变异。菌落可由光滑型变为粗糙型。当白喉棒状杆菌无毒株携带了 β–棒状杆菌噬菌体而成为溶原性细菌时，便可成为能产白喉毒素的有毒株并遗传下去。此外，有一些白喉棒状杆菌携带毒素基因（Tox gene）却不产毒素，称为非产毒的含毒素基因菌株（non-toxigenic tox gene-bearing strains，NTTB），原因可能是发生了基因突变使 Tox 成为假基因；而 NTTB 还可能再次发生突变，恢复 Tox 基因活性而再次成为产毒株。

（四）抵抗力

白喉棒状杆菌对干燥、寒冷和日光的抵抗力较其他无芽孢细菌强。在衣物、床单、儿童玩具等多种物品中可生存数日至数周。但对湿热的抵抗力不强，100 ℃下 1 min 或 58 ℃下 10 min 即可将其杀死。对一般消毒剂敏感，用 1% 苯酚、3% 甲酚皂溶液处理 10 min 均可将其杀死。对青霉素及多数广谱抗生素敏感，但对磺胺不敏感。

二、致病性与免疫性

（一）致病物质

1. 白喉毒素（diphtheria toxin）

该毒素是白喉棒状杆菌最主要的毒力因子，是一种具有强烈毒性和强抗原性的蛋白质，由 β - 棒状杆菌噬菌体携带的外毒素 *Tox* 基因编码，该基因整合在白喉棒状杆菌染色体上。毒素由 A、B 两个肽链通过二硫键连接而成，是典型的 A-B 型分子结构。A 肽链结构稳定，是白喉毒素的毒性功能区，能强烈地抑制某些真核细胞的蛋白质合成。B 肽链本身无毒性，有一个受体结合区和一个转位区，其功能是吸附于宿主细胞膜上，然后通过转位作用协助 A 肽链进入易感细胞。许多真核细胞，特别是心肌和神经细胞上都有这种毒素的受体，这解释了为何严重的白喉患者可能有中毒性心肌炎和神经症状。当白喉毒素附着于宿主细胞后，通过 B 肽链的介导，促使 A 肽链释放到宿主细胞质；然后 A 肽链失活真核细胞翻译延伸因子 2（elongation factor 2，EF-2），使其失去转位活性从而中止肽链延长；细胞蛋白质合成受阻，导致细胞功能障碍，产生病变。*Tox* 基因的表达与菌体中无机铁含量密切相关，在低浓度铁离子的环境中毒素产量较高。

2. 索状因子（cord factor）

该因子是棒状杆菌细胞壁中一类含海藻糖的糖脂，能帮助细菌在上呼吸道中以索状聚集定植，并破坏宿主细胞中的线粒体，影响细胞呼吸与磷酸化。

3. K 抗原

该抗原为细胞壁外的不耐热糖蛋白，具有抗吞噬作用。

（二）所致疾病

人类是白喉棒状杆菌的唯一宿主，普遍易感，尤以儿童为甚。患者及带菌者是主要传染源。细菌主要通过飞沫传播，最常侵犯的是咽和扁桃体；也可通过受感染者皮损分泌物污染的物品，甚至皮肤创口接触传播。细菌侵入机体后可在鼻咽或皮肤局部生长繁殖，产毒株分泌白喉毒素被机体大量吸收（细菌一般不入血，仅产生的白喉毒素入血）。在细菌生长、毒素产生、下层组织坏死和宿主免疫反应共同作用下，在感染部位形成一层厚厚的灰白色假膜（pesudomembrane）。它牢牢地贴附在组织上，强行将其取出会导致出血。临床白喉有两种类型：鼻咽白喉和皮肤白喉。当假膜覆盖在鼻、扁桃体和喉咙中的组织时，可使呼吸和吞咽变得非常困难。幼龄儿童的颈部淋巴结可能受累，导致颈部深度肿胀，肿大如"牛颈"（bull neck），患者可能高烧（体温≥39 ℃）。咽部白喉的症状从轻度咽炎到因假膜阻塞气道而缺氧不等。皮肤白喉的皮损通常被灰褐色的假膜所覆盖。此外，白喉毒素对周围运动神经元和心肌有作用，因此可能出现危及生命的全身并发症，主要是运动功能丧失（如吞咽困难）和充血性心力衰竭。

（三）免疫性

白喉的免疫主要依靠抗毒素的中和作用。白喉病愈后、隐性感染及预防接种均可使人群获得免疫力。新生儿可自母体获得被动免疫达 6 个月。

三、微生物学检查法

微生物学检查既可用于临床确诊，也可用于流行病学调查。检查方法包括细菌学检查和细菌毒力测定两部分。

（一）标本采集

标本采集主要是用棉拭子从患者病变部位取材。由于白喉病变常被假膜覆盖，在用拭子擦拭之前，必须小心地暴露病变表面。

（二）涂片镜检

将棉拭子标本直接涂片，进行美蓝、革兰氏、奈瑟或 Albert 染色后镜检。若观察到有典型形态、独特排列方式、有浓染或异染颗粒的菌体，结合临床症状即可做初步诊断。白喉治疗是否及时与死亡率密切相关，故一般对可疑白喉患者在微生物学检查确诊之前即可给予抗毒素及抗生素治疗。

（三）分离培养

将标本接种于吕氏血清斜面上，培养至 18 h 即可见灰白色小菌落，再涂片染色镜检。必要时用生化反应和毒力试验进一步鉴定。

（四）毒力试验

毒力试验是鉴别产毒白喉棒状杆菌与其他棒状杆菌的重要方法，可以通过多种体外和体内试验来确定。最常见的体外毒性试验是 Elek 免疫扩散试验（琼脂平板毒力试验）。该试验基于白喉毒素和抗毒素在琼脂培养基中的双重扩散。将待检菌和阳性对照产毒菌平行划线接种在平板上，然后垂直铺一条无菌且浸泡抗毒素饱和的滤纸条，可在 18～48 h 内检测到白喉毒素的产生（在琼脂中形成毒素－抗毒素沉淀带）。另外，许多真核细胞系（如非洲绿猴肾、中国仓鼠卵巢）对白喉毒素敏感，体外组织培养试验亦可用于毒素的检测。

四、防治原则

（一）人工主动免疫

注射白喉类毒素能显著地降低白喉的发病率和死亡率。目前中国应用白喉类毒素、百日咳菌苗、破伤风类毒素的混合制剂（DPT 混合疫苗）进行人工主动免疫，效果良好。

（二）人工被动免疫

白喉患者及与白喉患者密切接触的易感儿童需要肌内注射 1 000～2 000 单位白喉抗毒素进行紧急预防；同时应注射白喉类毒素以延长免疫力。对白喉患者的治疗要早期、足量注射白喉抗毒素。注射前做皮肤试验，阳性者应采取脱敏注射。此外，还要注意对带菌者的检查及对患者的隔离治疗。

（三）抗菌治疗

临床上应选用红霉素或青霉素 G 等抗生素进行治疗，不仅能抑制白喉杆菌，还能抑制混合感染的细菌生长，预防继发感染及恢复期带菌者的出现。

第二节 嗜血杆菌属

嗜血杆菌属（*Haemophilus*）是一类无动力、无芽孢、呈球杆状或多形态的革兰氏阴性小杆菌。由于无法合成呼吸所需的细胞色素系统的酶或辅基，该属细菌在人工培养时必须提供新鲜血液或血液成分才能生长，故名嗜血杆菌。嗜血杆菌属共有 17 个种，多寄生于上呼吸道、口腔、阴道和肠道黏膜中；与临床有关的为 9 个种，它们会引起呼吸、骨骼和关节以及神经系统的疾病。常见致病菌有流感嗜血杆菌（*H. influenzae*），能引起幼儿脓毒症和细菌性脑膜炎；杜克雷嗜血杆菌（*H. ducreyi*）引起性病软下疳；溶血性嗜血杆菌（*H. paraphrophilus*）引起细菌性心内膜炎等。

一、生物学性状

（一）形态与染色

其性状为革兰氏阴性小型杆菌或球杆菌；无芽孢、无鞭毛，多数菌株有菌毛；有毒株有荚膜，且毒力较强。无毒株中的绝大多数是无荚膜的，是上呼吸道中的正常菌群。

该菌是波兰细菌学家 Richard Pfeiffer 于 1892 年流感大流行期间首次分离到的。有人认为这种细菌是流感的病原体，因此而得名。直到 1933 年，流感病毒被分离成功，才确定了流感的真正病原。但这一错误的名称仍沿用至今，由流感嗜血杆菌引起的感染仍被俗称为细菌性流感。

（二）培养特性

其培养特性为需氧或兼性厌氧菌，最适生长温度为 35～37 ℃。对营养有特殊要求，生长需要血红素（"X"因子）和烟酰胺腺嘌呤二核苷酸（NAD，也称为"V"因子）；而其他嗜血杆菌只需要 NAD^+。流感嗜血杆菌在巧克力色血琼脂平板上生长良好，是因为在培养基制备的加热过程中，红细胞膜上 V 因子的生长抑制物失活，NAD 从血液中释放出来发挥作用；同时细菌从未溶血和已溶血的血细胞中获得血红素（X 因子）。初次分离培养时，最好在 5% CO_2 的环境中，以促进其生长。在培养 24～48 h 后，可见圆形灰白色、较大的透明菌落，无溶血；有荚膜株的菌落表面更具黏液性。如将流感嗜血杆菌与金黄色葡萄球菌在同一血平板上共同培养，流感嗜血杆菌会在金黄色葡萄球菌的溶血区生长，这是因金黄色葡萄球菌在溶血过程中能够释放细菌生长所需的 V 因子。离金黄色葡萄球菌菌落越近，溶血区内 V 因子含量越高，流感嗜血杆菌菌落越大；离金黄色葡萄球菌菌落越远，营养物质越缺乏，流感嗜血杆菌菌落越小。此现象被称为"卫星现象"，有助于鉴定流感嗜血杆菌。

（三）生化反应与抗原结构

流感嗜血杆菌的过氧化氢酶和氧化酶呈阳性；对糖发酵能力不稳定，一般分解葡萄糖、蔗糖，不分解乳糖和甘露醇；能将硝酸盐还原为亚硝酸盐。根据细菌产吲哚量、脲酶活性和鸟氨酸脱羧酶反应，流感嗜血杆菌可分为 8 种生物型，以 I～III 型最为常见。

流感嗜血杆菌主要抗原是荚膜多糖抗原和菌体抗原。荚膜多糖抗原具有型特异性，根据此特性，可将流感嗜血杆菌分为 6 个血清型（a～f），其中 b 型的致病力最强，属于生物 I 型。菌体抗原主要指外膜蛋白抗原，特异性不强。

（四）抵抗力

流感嗜血杆菌抵抗力较弱，对热和干燥敏感，在 50 ℃下加热 30 min 即被杀死；干燥时易死亡，在人工培养基上也易死亡，室温保存下存活时间更长。其对常用消毒剂敏感。

二、致病性与免疫性

流感嗜血杆菌是寄居于人上呼吸道的正常菌群。细菌可以通过咳嗽或打喷嚏等进行飞沫传播，或通过直接接触呼吸道分泌物在人与人之间传播。当机体免疫力下降或有其他呼吸道感染（如流感）时，会增加感染此细菌的机会。但感染几乎只发生在 5 岁以下的儿童身上，一些因疾病或治疗而免疫受损的人也有感染的风险。

该菌的主要致病物质是荚膜、菌毛、IgA 蛋白酶和外膜蛋白等。荚膜具有抗吞噬作用，菌毛具有黏附和定植于细胞的作用；IgA 蛋白酶可降低黏膜局部免疫力。在一些缺乏菌毛的菌株中外膜蛋白（如 Hia 和 Hap）可以起到黏附因子的作用；某些菌株的外膜蛋白 P2、P5 能帮助细菌实现抗原漂移，躲避免疫清除。

流感嗜血杆菌所致疾病包括原发感染和继发感染。原发感染多见于婴幼儿，由 b 型流感嗜血杆菌（Hib.）有荚膜株引起的急性化脓性感染，常见如急性细菌性脑膜炎、肺炎、败血症；偶尔会引起蜂窝织炎、骨髓炎和感染性关节炎。继发感染多为内源性感染，由寄居在呼吸道的无荚膜株引起，常继发于其他呼吸道感染（如流感、麻疹、百日咳、结核病等），引起会厌炎、中耳炎、结膜炎、鼻窦炎、慢性支气管炎急性加重和非细菌性肺炎等。在欧美等发达国家由 Hib 引起的病例多见于脑膜炎，在发展中国家则以急性呼吸道感染多见。

机体对流感嗜血杆菌的免疫方式以体液免疫为主。3 个月以内的婴儿从母体获得血清抗体，但随着月龄增加，抗体水平逐渐下降，感染概率增高。荚膜多糖特异性抗体对机体有保护作用，可促进吞噬细胞的吞噬作用，能激活补体发挥杀菌作用。菌体外膜蛋白抗体也有促进补体介导的调理作用。

三、微生物学检查法

（一）标本采集

根据不同临床症状采集不同的标本，如血液、脑脊液、鼻咽分泌物、痰、脓液及关节抽吸物等。取样后立即送检，防止干燥。

（二）涂片镜检

镜检时直接涂片，进行革兰氏染色，显微镜检查；查到革兰氏阴性短小杆菌或多形态杆菌，结合临床症状，可做初步诊断。

（三）分离培养

将标本接种于巧克力色血琼脂平板或含脑心浸液的血琼脂上，在 37 ℃下培养 24～48 h 可见圆形灰白色、较大的透明菌落。根据分离培养中对 X、V 因子的需要、菌落形态、卫星现象，结合生化特性可以对细菌鉴定到种（species）。

（四）抗原检测

通常用乳胶凝集试验、免疫荧光或荚膜肿胀试验来检测 b 型多糖抗原，实现快速诊断。

四、防治原则

注射疫苗可以预防由流感嗜血杆菌引发的感染。b 型流感嗜血杆菌（Hib）荚膜多糖疫苗对 18 月龄以上婴幼儿的保护率为 69%～88%，对 18 月龄以下婴幼儿无效。目前市场多见的是将 Hib 荚膜多糖与蛋白载体结合制成的结合疫苗。然而，Hib 疫苗不能预防由其他类型流感嗜血杆菌引起的疾病。

治疗可选用广谱抗生素或磺胺类药物，具体取决于感染的严重程度和部位以及药敏试验的结果。

 第三节　鲍特菌属

鲍特菌属（*Bordetella*）是一类革兰氏阴性小球杆菌，有 8 个菌种，可引起人和动物的呼吸道疾病。临床上最重要的是百日咳鲍特菌（*B. pertussis*），可引起百日咳，人是它的唯一宿主。另外两种具有临床意义的是：①副百日咳鲍特菌（*B. parapertussis*），可感染人和绵羊，引起人急性呼吸道感染（轻度咽炎）；②支气管败血鲍特菌（*B. bronchiseptica*），主要感染动物，偶可感染人引起肺炎和中耳炎。本节主要介绍百日咳鲍特菌。

一、生物学性状

（一）形态与染色

其性状为革兰氏阴性短杆状或椭圆形球杆菌，用甲苯胺蓝染色可见两端浓染；具有鞭毛样结构，可运动；有毒株、荚膜和菌毛。

（二）培养特性与生化反应

该菌专性需氧，营养要求高，初次分离培养用含甘油、马铃薯和血液的鲍－金培养基（Bordet-Gengou medium）。其生长较缓慢，传代时间为 3.5～4 h；生化反应弱，不分解糖类，不产生吲哚，不生成硫化氢，不利用枸橼酸，不分解尿素等；但氧化酶阳性，触酶阳性。

（三）变异性

该菌易发生菌落变异。新分离菌株为光滑型（Ⅰ相菌），有荚膜，毒力强。人工培养后，逐渐形成粗糙型菌落（Ⅳ相菌），无荚膜，无毒力，同时其形态、溶血性、抗原构造、致病力等亦随之变异。这些变化与百日咳毒素、丝状血凝素、热不稳定毒素、腺苷酸环化酶毒素、凝集素和某些外膜蛋白的合成能力丧失有关。该菌的Ⅱ相、Ⅲ相为过渡相。

（四）抗原结构与抵抗力

该菌有 O 抗原和 K 抗原。K 抗原是该菌的表面成分，又称凝集原，包括凝集因子 1～6 型，它们有不同组合的血清型。凝集因子 1 为Ⅰ相菌的共同抗原，是种的特异性抗原。鉴于百日咳鲍特菌血清型的特异性，WHO 推荐在菌苗中应含有 1、2、3 因子血清型的菌株。

该菌抵抗力较弱，日光直射 1 h 或在 56 ℃下加热 30 min 均可被杀死。其在干燥尘埃中能存活 3 天。

二、致病性与免疫性

（一）致病性

百日咳鲍特菌主要侵犯婴幼儿呼吸道，人类是其唯一宿主。感染其早期有轻度咳嗽，1～2 周后出现阵发性痉挛性咳嗽，可持续数周，随后进入恢复期，全病程可达几个月，故称百日咳。该病的主要威胁是肺部继发感染、癫病发作、脑病和死亡。

致病物质有荚膜、菌毛及产生的多种毒素等。传染源为早期患者和带菌者，儿童易感。细菌主要通过飞沫传播，也可经受感染者分泌物污染的物品接触传播。潜伏期为 7 ～ 14 天。细菌最初附着在鼻咽的纤毛上皮细胞上，这是由一系列的蛋白黏附素介导完成。这些黏附素包括丝状血凝素、相关蛋白、菌毛和百日咳毒素等。最初的卡他性感染阶段会产生与普通感冒相似的症状，在此期间，细菌在咽部上皮细胞中大量增殖，并进一步扩散到呼吸道。细菌分泌多种毒素，有的可引起纤毛停滞（ciliostasis），以便于细菌进入气管或支气管纤毛细胞；有的可抑制上皮细胞 DNA 合成，引起细胞坏死、局部炎症，造成局部组织损伤；有的能帮助细菌逃避固有免疫。因此当黏稠分泌物增多而不能及时排出时，会出现阵发性痉挛性咳嗽，常伴吸气吼声（如"鸡鸣样"吼声），同时常有呕吐、呼吸困难、发绀等症状。若治疗不及时，少数患者因肺炎链球菌、金黄色葡萄球菌和溶血性链球菌等的继发感染，会出现肺炎、中耳炎等。

（二）免疫性

机体感染百日咳鲍特菌后会出现多种特异性抗体，如抗百日咳毒素（pertussis toxin，PT）或抗丝状血凝素（Filamentous hemagglutinin，FHA）的 IgM、IgG、IgA 类抗体等，对机体有一定的保护作用。但目前认为局部黏膜免疫起主要作用，局部 sIgA 具有抑制病菌黏附气管上皮细胞的作用。病后可获得持久免疫力，很少再次感染。

三、微生物学检查法

取鼻咽拭子或鼻咽抽吸物后，需要床旁接种或室温下立即送检，接种于鲍金培养基进行分离培养，观察菌落并进行染色镜检和生化反应鉴定。抗体可以通过酶联免疫吸附试验证明，也可用 PCR 法快速检测鲍特菌 DNA。

四、防治原则

预防百日咳主要依靠疫苗接种。WHO 规定制备疫苗菌株必须用含有 1 型、2 型、3 型凝集因子的 I 相菌株。目前应用的百日咳（死）菌苗有全菌体百日咳菌苗和仅含抗原的无菌体菌苗两种。中国采用 I 相百日咳死菌苗与白喉、破伤风类毒素制成三联疫苗（DPT）进行预防，收得了良好的预防效果。

治疗首选红霉素、罗红霉素等。

 第四节 军团菌属

军团菌属（*Legionella*）为类革兰氏阴性杆菌，广泛分布于自然界，尤其存在于温暖潮湿地带的天然水源及人工冷、热水管道系统中。该属细菌现已有 50 多个种，对人致病的主要为嗜肺军团菌（*L. pneumophila*），引起人类军团病（Legionnaires disease）。

军团病的名称来源于 1976 年 7 月在美国费城召开的一次退伍军人大会期间，突然流行的一种原因不明的肺炎，当时称为军团病。后从死亡者肺组织中分离出一种新的革兰氏阴性杆菌，将其命名为军团菌。1984 年，该菌被正式命名为军团菌属。此后在世界许多国家均有军团病的发生。中国 1982 年首次报道该菌感染，至今已有 10 余起暴发流行发生。该菌还能引起一种叫作庞蒂亚克热（Pontiae fever）的疾病，即临床表现为轻型的军团病。

一、生物学性状

（一）形态与染色

该菌性状为革兰氏阴性球杆菌，不易着色。菌体形态易变，在组织中呈短杆状，在人工培养基上成长丝状或多形性；常用 Giemsa 染色（呈红色）或 Dieterle 镀银染色（呈黑褐色）；有 1 至数根端鞭毛或侧鞭毛，有菌毛及微荚膜，但不形成芽孢。

（二）培养特性与生化反应

该菌为专性需氧菌，但在 2.5%～5% 二氧化碳下可促进其生长。最适生长温度为 35 ℃，最适 pH 为 6.4～7.2。兼性胞内寄生。其营养要求较高，生长时不仅需要多种元素，如钙、镁、铁、锰、锌和钼，还需要 L-半胱氨酸、甲硫氨酸等。在活性炭酵母浸出液琼脂（bullered charcoal yeast extract agar，BCYE）培养基上生长 3～5 d 可形成 1～2 mm、灰白色、有光泽的光滑型菌落。若在 BCYE 培养基中加入 0.1 g/L 溴甲酚紫，菌落呈浅绿色。该菌不发酵糖类，可液化明胶，触酶阳性，氧化酶阳性或弱阳性，不分解尿素；硝酸盐还原试验阴性。

（三）抗原组成

主要有 O 抗原和 H 抗原。根据 O 抗原将本菌分为 1～16 个血清型。其中 1 型是从人群分离到的最常见血清型，也是 1976 年军团病的病原菌。中国主要流行的是 1 型和 6 型。该菌的外膜蛋白具有良好的免疫原性，能刺激机体产生免疫应答。

（四）抵抗力

该菌抵抗力较强。在适宜环境中可较长期存活，原因可能是细菌能与环境中常见的原虫、微生物等形成共生关系。该菌对常用化学消毒剂、紫外线、干燥较敏感，但对氯或酸有一定抵抗力。

二、致病性与免疫性

（一）致病物质

细菌产生多种酶类、毒素和溶血素。军团菌是兼性胞内寄生菌，细菌通过补体受体与肺泡巨噬细胞结合并被吞噬到吞噬体空泡中，然后通过未知的机制阻止溶酶体与吞噬体融合，实现细菌在吞噬体内自由繁殖。细菌的生长、补体系统的激活和（或）肺泡巨噬细胞的死亡产生强大的趋化因子，导致单核细胞和多形核中性粒细胞大量涌入，肺泡被炎性渗液充塞（实变），损害呼吸功能。此外，菌毛的黏附作用、微荚膜的抗吞噬作用及内毒素毒性作用也参与发病过程。

（二）所致疾病

嗜肺军团菌主要引起军团病，也可引起医院感染。该病多流行于夏秋季节，主要经飞沫传播，带菌飞沫、气溶胶被直接吸入下呼吸道，引起以肺炎为主的全身性感染。

军团病临床表现主要是呼吸道感染。最常见的表现是急性肺炎（亦称军团病），其严重程度从不需要住院治疗的行走性肺炎（walking pneumonia）到致命的多叶性肺炎（multilobar pneumonia）不等。通常情况下，患者会持续高烧和咳嗽，但不会产生太多痰。患者可出现头痛、精神错乱、肌肉疼痛和胃肠道紊乱等肺外症状。还有一种罕见感染表现类似于急性流感（亦称庞蒂亚克热），为轻症感染，表现为发热、头痛和严重的肌肉疼痛，持续 3～5 d 症状缓解，预后良好，X 射线胸片无肺炎征象。菌血症发生在军团菌肺炎期间，偶尔出现肺外感染，为继发性感染，可出现脑、肾、肝等多脏器感染症状。

（三）免疫性

嗜肺军团菌是胞内寄生菌，细胞免疫在机体抗感染过程中既起着积极作用也起着消极作用。免疫系统抵抗军团菌病的关键组成部分尚未确定。

三、微生物学检查法

军团菌肺炎没有可靠的临床特征，必须经实验室确诊，包括细菌培养、体液中细菌抗原的检测或血清学反应，也可用 PCR 技术进行快速诊断。

四、防治原则

目前尚无嗜肺军团菌特异性疫苗。医院空调冷却水、辅助呼吸机等所产生的气溶胶颗粒中均能检出此菌。因此，应加强水源管理及人工输水管道和设施的消毒处理，防止军团菌造成空气和水源的污染是预防军团病扩散的重要措施。该病治疗首选红霉素。

 第五节　假单胞菌属

假单胞菌属（*Pseudomonas*）是一群革兰氏阴性小杆菌，广泛分布于土壤、水和空气中；有荚膜、鞭毛和菌毛，无芽孢，需氧；在所有的培养基上均生长良好。其种类繁多，目前发现的菌种已超过 150 个，与人类关系密切的主要有铜绿假单胞菌（*P. aeruginosa*）和荧光假单胞菌（*P. fluorescens*）。铜绿假单胞菌主要引起机会性感染，如输入了被铜绿假单胞菌污染的血液或血液制品后，可出现败血症或不可逆的休克。本节重点介绍铜绿假单胞菌。

铜绿假单胞菌俗称绿脓杆菌，广泛分布于自然界及人和动物体表及肠道中，是一种常见的机会致病菌。由于在生长过程中产生绿色水溶性色素，感染后的脓汁或病灶敷料上出现绿色，故得名。

一、生物学性状

（一）形态与染色

其性状为革兰氏染色呈阴性，直或微弯小杆菌，无芽孢，有荚膜，单端有 1～3 根鞭毛，属丛毛菌，运动活泼。临床分离的菌株常有菌毛。

（二）培养特性与生化反应

该菌专性需氧。在普通培养基上生长良好，最适生长温度为 35 ℃，在 4 ℃不生长而在 42 ℃ 可生长是铜绿假单胞菌的一个重要特点。该菌在 pH 为 5.0～7.0 的范围内生长较好，产生带荧光素的水溶性色素青脓素（pyoverdin）与绿脓素（pyocyanin），故使培养基变为亮绿色。在液体培养基中呈混浊生长，常在其表面形成菌膜。铜绿假单胞菌能够分解葡萄糖，产酸不产气，但不分解乳糖、麦芽糖、甘露醇和蔗糖；分解尿素，其氧化酶呈阳性，不形成吲哚。

（三）抗原组成

铜绿假单胞菌有 O 抗原和 H 抗原。O 抗原包括两种成分，一种是脂多糖；另一种为该菌的外膜蛋白，又称为原内毒素蛋白（original endoloxin protein，OEP），是一种免疫原性较强的高分子抗原，亦是一种保护性抗原。其抗体不仅对同型细菌有特异性保护作用，且对不同血清型的细菌也有共同保护作用。

（四）抵抗力

其抵抗力较其他革兰氏阴性菌强，对多种化学消毒剂与抗生素有抗性或耐药性。在 56 ℃ 下 1 h 才可将其杀死。

二、致病性与免疫性

铜绿假单胞菌是人体正常菌群之一，在肠道中繁殖，为环境中主要污染源之一。该菌能根据特定信号分子的浓度来监测周围环境中自身或其他细菌的数量变化，当信号达到一定的浓度阈值时，即启动菌体中相关基因的表达来适应环境中的变化，这一调控系统被称为细菌的密度感知信号系统（quorum sensing systcm，QS）。QS 系统在调控铜绿假单胞菌各种毒力因子的表达中起重要作用，同时影响宿主的免疫功能。

铜绿假单胞菌具有多种毒力因子，但它们在发病机制中的作用尚不清楚。大多数分离出的菌株能产生一种白喉毒素样外毒素（毒素 A）。所有菌株都有内毒素，内毒素是菌血症和败血症休克的主要毒力因子。

铜绿假单胞菌广泛分布于医院环境中，是引起医院感染的重要病原菌，感染主要发生在住院和免疫功能低下的患者以及囊性纤维化患者，多见于皮肤黏膜受损部位（如烧伤、创伤等处），表现为局部化脓性炎症，也可引起中耳炎、角膜炎、尿道炎、胃肠炎、心内膜炎和脓胸等，脓液呈蓝绿色。此外，由该菌引起的菌血症、败血症及婴儿严重的流行性腹泻也有报道。

中性粒细胞的吞噬作用在抗铜绿假单胞菌感染中起着重要的作用。感染后产生的特异性抗体，尤其是分泌型 IgA 的黏膜免疫作用，有一定的抗感染作用。

三、微生物学检查法与防治

根据疾病和检查目的不同分别采取标本：①炎症分泌物、脓液、血液、脑脊液等；②医院病区或手术室的物品、医疗器材等。将标本接种于血琼脂平板，培养后根据革兰氏染色形态、菌落形态、色素和在 42 ℃ 下生长的能力进行鉴定。血清学、绿脓菌素及噬菌体分型可供流行病学、医院内感染追踪调查等使用。

铜绿假单胞菌可由多种途径在医院内传播，主要是通过污染医疗器具及带菌医护人员引起的医源性感染，应对医院感染予以重视。铜绿假单胞菌对抗生素的耐药性日益增强，迫切需要疫苗，但目前还没有批准用于人类的铜绿假单胞菌疫苗，最近有希望的候选疫苗在大型临床试验中都失败了。越来越多的证据表明，有效的铜绿假单胞菌疫苗可能需要Th17 型 CD4$^+$T 细胞来预防感染。

目前治疗主要可选用庆大霉素、多黏菌素等。

 第六节 其 他

一、不动杆菌属

不动杆菌属（*Acinelobacter*）有至少 33 个菌种，是一群专性需氧、不发酵糖类的革兰氏阴性菌；呈球形或球杆状，有荚膜，无芽孢，无鞭毛。其广泛分布于土壤和水中，易在潮湿环境中生存，如浴盆、肥皂盒等处，也存在于健康人的皮肤、咽、结膜、唾液、胃肠道及阴道分泌物中，是机会致病菌。其中鲍曼不动杆菌（*A. baumnnii*）较多见，也是导致医院内感染的常见菌之一。醋酸钙不动杆菌（*A. calcoaceticus*）、洛菲不动杆菌（*A. loffi*）、溶血不动杆菌（*A. haemolytius*）、琼氏不动杆菌（*A. juni*）和约翰逊不动杆菌（*A. johnsoni*）及其他不动杆菌也偶尔可分离出。来自于患者标本的细菌在各种培养基上均生长良好。

该类细菌黏附力极强，易黏附在各类医用材料上，成为贮菌源。感染源可以是患者自身（内源性感染），亦可以是不动杆菌感染者或带菌者，尤其是双手带菌的医务人员。传播途径有接触传播和空气传播。在医院内，污染的医疗器械及医护人员的手是重要的传播媒介。易感者为老年患者、早产儿和新生儿；手术创伤、严重烧伤、气管切开或插管、使用人工呼吸机行静脉导管和腹膜透析者及广谱抗菌药物或免疫抑制剂应用者也易感染。该菌带多种耐药基因，可将其耐药性传递给其他细菌，而且还能接受其他细菌的耐药基因，故可对多种抗生素耐药。在经验用药阶段，往往首选头孢哌酮舒巴坦、亚胺培南西司他丁、替甲环素、米诺环素，然后根据药敏结果调整选用方案。目前推荐对多重耐药不动杆菌可经验选用含有舒巴坦复合制剂的联合抗感染方案。

二、窄食单胞菌属

窄食单胞菌属（*Stenotrophomonas*）有 6 个菌种，而嗜麦芽窄食单胞菌是最先发现的一个菌种，也是该菌属中主要致人类疾病的细菌。该菌广泛存在于土壤、植物、人和动物的体表、消化道及医院环境中，随着广谱抗菌药物和免疫抑制剂的广泛应用以及介入性医疗操作的不断增多，该菌的分离率呈逐年上升趋势，且在医院环境和医务人员皮肤上该菌的分离率更高。其临床分离率仅次于铜绿假单胞菌和鲍曼不动杆菌，居非发酵菌第 3 位，是人类重要的机会致病菌和医院感染菌。人类嗜麦芽窄食单胞菌感染的易感因素有机体自身和医源性两类：①自身因素包括年龄，老年人是高危易感者；基础性疾病，如肿瘤、慢性呼吸道疾病、糖尿病、尿毒症和艾滋病等。②医源性因素包括抗菌药物用药史、介入性医疗操作（如各种插管、人工瓣膜和引流管等）、化疗、放射治疗和是否严格执行消毒措施等。该菌对亚胺培南天然耐药，临床治疗首选甲氧苄啶磺胺甲恶唑。

三、莫拉菌属

莫拉菌属（*Moraxellu*）与不动杆菌属同属莫拉菌科，共有 15 个种。其为革兰氏染色阴性的小杆菌、球杆菌或球菌，无鞭毛，不发酵，吲哚试验阴性；氧化酶阳性，触酶阳性；属机会致病菌。感染多发生于肿瘤及化疗、放疗等免疫功能低下的患者。莫拉菌属中的大多数细菌对抗微生物药物敏感。卡他莫拉菌（*M. calarrhalis*）在痰液中常呈肾形双球菌状排列，存在于吞噬细胞内或外，一般不致病，是上呼吸道正常菌的成员。当机体免疫力低下时，可单独或与其他细菌共同引起黏膜卡他性炎症、急性咽喉炎、支气管炎、肺炎、急性中耳炎或脑膜炎等，是引起上呼吸道感染的第 3 位常见病原菌，仅次于流感嗜血杆菌和肺炎链球菌。其致病物质主要是内毒素。大多数菌株对青霉素、四环素喹诺酮和氨基糖苷类敏感，但该菌的 β - 内酰胺酶产生率高达 90% 以上，故临床治疗这类感染时，应根据药物敏感试验结果选用抗生素。

四、气单胞菌属

气单胞菌属（*Aeromonas*）有 30 个菌种，是一类具有单端鞭毛、有荚膜的革兰氏阴性短杆菌，两端钝圆，无芽孢；能利用 D - 葡萄糖作为唯一或主要碳源和能量来源。其中，嗜水气单胞菌嗜水亚种（*A. hydrophila* subsp. hydrophila）和豚鼠气单胞菌（*A. cawiac*）为主要致病的菌种，可引起人类胃肠炎、食物中毒、败血症及创伤感染等。嗜水气单胞菌为水中常居菌，普遍存在于淡水、污水淤泥、土壤、食品和粪便中；主要传染源为带菌动物和患者；冷血动物（鱼及蛙等）为该菌的重要自然宿主；是一种典型的人畜共患病原菌。进食被该菌污染的水和食物等而发生肠内感染，多见于 5 岁以下儿童和中年成人；也可引起肠外感染，如败血症、脑膜炎、骨髓炎等，能致肠内感染导致腹泻的气单胞菌可产生肠毒系。肠毒素根据其毒性分为细胞溶解性、细胞毒性和细胞兴奋性 3 种。治疗可用氨基糖苷类抗生素、氯霉素和喹诺酮类抗菌药物。

五、李斯特菌属

李斯特菌属（*Listeria*）有 10 个菌种，为一类革兰氏阳性、无芽孢的兼性厌氧杆菌，对外界环境耐受性较强，可在较高的盐浓度（10% NaCl）、较宽的 pH（pH 4.5～9.0）和温度范围（3～45 ℃）生长。其中仅单核细胞增生李斯特菌（*L. monocytogenes*）对人类致病，引起李斯特菌病，主要表现为脑膜炎和败血症等。曾有食用李斯特菌污染的熟肉制品等食物而致肠道感染的报告。

||◉ **问题讨论** ◉||

小芳，女，3 岁，随母由农村迁来城市（计划免疫执行情况未详）。近日突然发热，喉痛，疲乏。体检如下：体温 38.2 ℃，脉搏 100 次/分，鼻咽部有灰白色物，拭之不易除去。试问小芳可能患了什么病？对小芳及幼儿园其他小朋友应采取什么防治措施？

思 考

（1）白喉棒状杆菌为革兰氏染色阳性菌，致病物质主要为白喉外毒素。临床表现包括哪些类型？白喉类毒素和白喉抗毒素的使用对象和使用目的分别是什么？

（2）流感嗜血杆菌为革兰氏染色阴性菌，血清型中以 b 型致病力最强。请解释用血琼脂平板分离该菌为何可见"卫星现象"？

（3）百日咳鲍特菌为革兰氏染色阴性菌，有毒株具有荚膜和菌毛，易引起婴幼儿百日咳。典型临床表现是怎样？如何对重点人群进行保护？

（4）嗜肺军团菌为革兰氏染色阴性菌。临床有流感样型、肺炎型、肺外感染型等多种表现。该菌的免疫性特点是什么？

（5）铜绿假单胞菌为革兰氏染色阴性菌。属机会致病菌，感染多见于皮肤黏膜受损部位，如烧伤、创伤等处。为什么患者的脓液呈蓝绿色？

（6）这些细菌广泛存在于自然环境中，有的还是人体的正常菌群，大多是条件致病菌。常引起医院内感染，治疗起来比较困难。

测试题（单项选择题）

（1）关于白喉棒状杆菌，不正确的是（　　　）。
A. 菌体一端或两端可见异染颗粒　　　B. 在亚碲酸钾血琼脂平板上生成黑色菌落
C. 白喉毒素的产生与前噬菌体有关　　　D. 白喉的特异性治疗应早期足量使用类毒素

（2）白喉棒状杆菌的主要致病物质是（　　　）。
A. 菌毛　　　　　　　　　　　　B. 侵袭性酶
C. 荚膜　　　　　　　　　　　　D. 毒素

（3）白喉棒状杆菌感染后引起的局部病变特征是（　　　）。
A. 溃疡　　　　　　　　　　　　B. 红肿
C. 假膜　　　　　　　　　　　　D. 坏死

（4）流感嗜血杆菌的主要毒力因子是（　　　）。
A. 外毒素　　　　　　　　　　　B. 内毒素
C. 菌毛　　　　　　　　　　　　D. 荚膜

（5）下列关于流感嗜血杆菌的叙述，不正确的是（　　　）。
A. 生长需要 V 因子和 X 因子　　　B. 在血清肉汤中生长良好
C. 有卫星现象　　　　　　　　　D. 革兰氏阴性

（6）下列关于百日咳鲍特菌的叙述，正确的是（　　　）。
A. 革兰氏阳性小杆菌　　　　　　B. 兼性厌氧菌
C. 无芽孢、有荚膜　　　　　　　D. 抵抗力强，对紫外线不敏感

（7）有关百日咳鲍特菌，叙述不正确的是（　　　）。
A. 经呼吸道传播　　　　　　　　B. 体液免疫是其抗感染免疫机制
C. 病后能获得牢固免疫力　　　　D. 用灭活疫苗预防

（8）关于军团菌病的说法，不正确的是（　　　）。

A. 经呼吸道感染   B. 可发生肺外感染

C. 常发生人与人的相互传染   D. 感染主要来源是供水系统和空调

（9）关于铜绿假单胞菌的叙述，不正确的是（　　　）。

A. 广泛分布于自然界   B. 主要引起呼吸道感染

C. 致病物质主要为内毒素   D. 易产生耐药性，不能用单一药物治疗

（10）下列说法正确的是（　　　）。

A. 流感是由流感嗜血杆菌引起

B. 军团病主要发生于军队人群

C. 白喉棒状杆菌产生外毒素是因为基因发生了转化

D. 铜绿假单胞菌感染多为医源性感染

（伍丽娴）

第二十二章　放　线　菌

放线菌（Actinomycetes）是一类革兰氏阳性、丝状或链状、呈分枝生长的原核细胞型细菌。1877 年，Harz 在牛鄂肿病病灶中分离得到一种细菌，因其菌丝呈放射状排列，故名放线菌。放线菌形态及培养特征与真菌相似，具有菌丝与孢子，19 世纪以前把放线菌归类为真菌。随着科学技术的发展和应用，近代生物学手段的研究结果表明，放线菌的结构和化学组成与细菌类似，属于一类具有分枝状菌丝体的细菌。迄今，综合各种放线菌的研究证据，在《伯杰系统细菌学手册》（2004 年）中将放线菌提升为放线菌门，属于原核生物界细菌域第 14 门。

放线菌广泛分布于自然界，尤其是含有有机质的土壤中。该菌以分裂方式繁殖，易于人工培养。放线菌种类繁多，有 53 个属，数千个种。该菌大多数不致病，致病性放线菌主要为放线菌属（Actinomyces）和诺卡菌属（Nocardia）中的菌群。放线菌属为人体的正常菌群，可引起内源性感染；诺卡菌属为腐物寄生菌，广泛存在于土壤中，可引起外源性感染（表 22-1）。此外，放线菌是抗生素的主要产生菌，目前广泛使用的抗生素约 70% 由各种放线菌产生，如链霉素、卡那霉素、创新霉素、绛红霉素、利福霉素等分别来自链霉菌属、游动放线菌属和诺卡菌属。某些放线菌还能产生各种酶制剂、维生素和氨基酸等物质。

表 22-1　放线菌与诺卡菌属的比较

特征	放线菌属	诺卡菌属
分布	寄生在人和动物口腔、胃肠道、上呼吸道、泌尿生殖道	存在于土壤等自然环境中，多为腐生菌
培养特性	厌氧或微需氧，35～37 ℃生长，20～25 ℃不生长	专性需氧，37 ℃或 20～25 ℃均生长
感染性	内源性感染	外源性感染
抗酸性	无抗酸性	弱抗酸性
代表菌种	衣氏放线菌、牛型放线菌	星形诺卡菌、巴西诺卡菌

第一节 放线菌属

放线菌属（*Actinomyces*）在自然界广泛分布，正常寄居在人和动物口腔、上呼吸道、胃肠道和泌尿生殖道等与外界相通的腔道中。该菌属有 35 个钟，对人致病的主要有以下 5 种：衣氏放线菌（*A. israelii*）、牛型放线菌（*A. bovis*）、内氏放线菌（*A. naeslundii*）、黏液放线菌（*A. uiscous*）、龋齿放线菌（*A. odontolyticus*），其中对人致病性较强的为衣氏放线菌。

一、生物学性状

放线菌为革兰氏染色呈阳性、无芽孢、无荚膜、无鞭毛的非抗酸性丝状菌，菌丝直径为 0.5～0.8 μm。该菌以裂殖方式繁殖，常形成分枝状无隔菌丝，有时菌丝能断裂成链球或链杆状，形态与类白喉杆菌相似。

放线菌属培养比较困难，生长缓慢，厌氧或微需氧，其最适生长温度为 37 ℃，初次分离时加 5% CO_2 可促进其生长。放线菌属在血琼脂平板上培养 4～6 d 可长出灰白色或淡黄色、粗糙的微小圆形菌落，不溶血，显微镜下可见菌落呈蜘蛛网状；在葡萄糖肉汤培养基中培养 3～6 d，培养基底部可见灰白色球形小颗粒沉淀物；在脑心浸液琼脂培养基上培养 4～6 d 可形成白色、表面粗糙的"白齿状"大菌落。

在患者病灶组织和瘘管流出的脓汁中，可找到肉眼可见的黄色小颗粒，被称为硫黄样颗粒（sulfur granule），是放线菌在感染组织中形成的菌落。将硫黄样颗粒制成压片或组织切片，在显微镜下可见放射状排列的菌丝，菌丝末端膨大呈棒状，形似菊花状（图 22 - 1）。

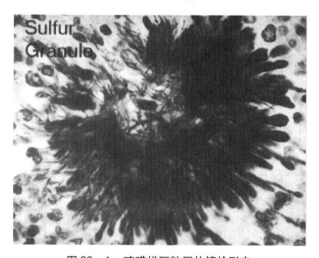

图 22 - 1 硫磺样颗粒压片镜检形态

放线菌属能发酵葡萄糖，产酸不产气，过氧化氢酶试验阴性。衣氏放线菌能还原硝酸盐、分解木糖，不水解淀粉，以此与牛型放线菌区别。

二、致病性与免疫性

放线菌属是人体的正常菌群。当机体抵抗力下降、口腔卫生不良、拔牙或口腔黏膜受损时，可致内源性感染，引起放线菌病。放线菌病是一种软组织的化脓性炎症，若无继发感染则多呈慢性肉芽肿，常伴有多发性瘘管形成，脓汁中可找到特征性的硫黄样颗粒。目前认为，多数放线菌病是一种多细菌混合感染性疾病，其在组织中的生长和致病可能与其他细菌所致的厌氧环境等因素有关。

根据感染途径和涉及的器官不同，临床可将放线菌病分为面颈部、胸部、腹部、盆部和中枢神经系统放线菌病。其中面颈部最为常见，约占患者的60%。面颈部放线菌病患者大多近期有口腔炎、拔牙史或下颌骨骨折史。临床表现为后颈面部肿胀，不断产生新结节、多发性脓肿和瘘管形成。放线菌可沿导管进入唾液腺和泪腺，或直接蔓延至鼻窦、眼眶和其他部位，若累及颅骨可引起脑膜炎和脑脓肿。肺部感染是经气管、支气管吸入或经血行扩散在肺部形成病灶，症状和体征酷似肺结核。放线菌病损害大多广泛、连续蔓延，可扩散到心包和心肌，并能穿破胸膜和胸壁，在体表形成多发性瘘管，排出脓液。腹部感染常能触及腹部包块与腹壁粘连，出现便血和排便困难，常被误诊为结肠癌。盆腔感染多继发于腹部感染，也可由子宫内放置不合适或不洁避孕用具所致。原发性皮肤放线菌病常由外伤或昆虫叮咬引起，先出现皮下结节，然后结节软化破溃形成窦道或瘘管。放线菌属还与龋齿和牙周炎有关，内氏和黏液放线菌能产生一种多糖物质6–去氧太洛糖（6-deoxytalose），可将口腔中的放线菌和其他细菌黏附在牙釉质上形成菌斑。由于细菌对食物中的糖类分解产酸腐蚀釉质，形成龋齿，其他细菌可进一步引起牙龈炎和牙周炎。

放线菌病患者血清中可检测到多种特异性抗体，但这些抗体无免疫保护作用，机体对放线菌的免疫以细胞免疫为主。

三、微生物学检查

主要的方法是在脓汁、痰液和组织切片中寻找硫黄样颗粒。将可疑颗粒制成压片，进行革兰氏染色，在显微镜下观察放射状排列的菊花状菌丝，即可确定诊断。也可取颗粒进行苏木精伊红染色，必要时把标本接种于沙保弱（Sabouraud）培养基和血平板上做厌氧培养。放线菌生长缓慢，常需观察2周以上。定期检查菌落生长情况并涂片染色观察。

四、防治原则

注意口腔卫生、及时治疗口腔疾病是预防放线菌病的主要方法。对患者的脓肿及瘘管应及时进行外科清创处理，同时应大剂量、长期使用抗生素治疗（6～12个月），首选青霉素，亦可用克林达霉素、红霉素和林可霉素治疗。

第二节 诺卡菌属

诺卡菌属（*Nocardia*）主要分布于土壤中，不属于人体正常菌群，有51个菌属，对人致病的主要有星形诺卡菌（*N. asteroides*）、巴西诺卡菌（*N. brasiliensis*）和鼻疽诺卡菌（*N. farcinica*）。其中星形诺卡菌致病力最强，在中国最常见。

一、生物学性状

形态与放线菌相似，革兰氏阳性杆菌，但菌丝末端不膨大，有时可见杆状与球状同时存在。部分诺卡菌抗酸染色阳性，但仅用1%盐酸乙醇延长脱色时间即可变为阴性，据此可与结核分枝杆菌鉴别。诺卡菌属大多数为专性需氧菌，营养要求不高，在普通培养基或沙保弱培养基、22 ℃或37 ℃条件下生长良好，但生长缓慢，一般1周左右长出菌落。菌落可呈干燥、皱褶或蜡样，颜色呈黄色、橘红色和黑色不等，在液体培养基的表面形成菌膜，液体澄清。

二、致病性和免疫学

诺卡菌属感染为外源性感染。星形诺卡菌主要由呼吸道或创口侵入机体，引起化脓性感染，特别是免疫功能低下的感染者（AIDS、肿瘤患者等）感染后可引起肺炎、肺脓肿，表现类似肺结核和肺真菌病。该菌可通过血行播散，引起脑膜炎和脑脓肿。若该菌经皮肤创伤感染，可侵入皮下组织引起慢性化脓性肉芽肿和形成瘘管。巴西诺卡菌可因外伤侵入皮下组织引起慢性化脓性肉芽肿，表现为肿胀、脓肿及多发性瘘管。其所致感染好发于腿部和足，称足分枝菌病（mycetoma）。

三、微生物学检查

检查的重点是在脓汁、痰等标本中查找黄色或黑色颗粒状的诺卡菌属菌落。将标本制成涂片或压片，染色镜检可见革兰氏阳性和部分抗酸性菌丝，其抗酸性弱，可与结核杆菌区别。分离培养可用沙保弱培养基和血平板，培养1周左右可见细小菌落；涂片染色镜检，可见革兰氏阳性纤细分枝菌丝，陈旧培养物中的菌丝可部分断裂成链杆状或球杆状。诺卡菌属侵入肺组织，可出现L型变异，故需要反复检查才能证实。

四、防治原则

该菌无特异预防方法。对脓肿和瘘管等可用手术清创，切除坏死组织。各种感染可用抗生素或磺胺类药物治疗，一般治疗时间不少于6周。

⦀●【 问题讨论 】●⦀

患者，女，36岁，4个月前发现左侧颌下有一豆粒大小肿物，无自觉不适症状，压之无疼痛感，未引起重视。肿物逐渐生长，近一周似乎附近出现同样小肿物，故患者就诊后收入院。查体：左侧颌下区弥漫性肿胀，皮肤表面呈棕红色，皮温不高，触诊质地硬，周围边界不清，有压痛，口内见左侧颌下腺导管开口处无红肿。实验室检查：WBC：18.6 × 10^9/L，RBC：4.70×10^{12}/L，Hb：153 g/L，PLT：6.3×10^9/L。入院后消炎治疗 1 周后，左侧颌下区肿胀局限，压痛减轻，故行左侧颌下腺切除术，术后病理报告结果为：左颌下腺放线菌病。术后 2 周患者痊愈出院。请问：①放线菌病的临床特点是什么？②为什么该患者术前没有被明确诊断？③术后病理切片中需要观察到什么指标才能诊断放线菌病？

思　考

（1）放线菌是一类原核细胞型微生物，结合所学知识，简要描述放线菌的形态、培养特性、结构、化学组成及药物敏感性。

（2）放线菌属是人体的正常菌群。当机体出现何种状况会引起放线菌病？

（3）放线菌病是一种软组织的化脓性炎症，若无继发感染则多呈慢性肉芽肿，常伴有多发性瘘管形成，在脓汁镜检中可发现什么？

（4）根据感染途径和涉及的器官不同，临床分为面颈部、胸部、腹部、盆部和中枢神经系统放线菌病。其中哪个部位感染最为常见？

（5）放线菌属中对人致病的主要是何菌？怎样进行鉴别诊断？

（6）诺卡菌属不属于人体正常菌群，可引起外源性感染，主要由呼吸道或创口侵入机体，引起化脓性感染，感染后可引起肺炎、肺脓肿。在中国最常见、致病力最强的是哪种诺卡菌？

测试题（单项选择题）

（1）放线菌病的好发部位是（　　　）。

A．胸腔　　　　　　　　　　　　　B．腹腔

C．盆腔　　　　　　　　　　　　　D．面颈部

E．四肢

（2）放线菌感染的脓液特征是（　　　）。

A．黏稠，呈金黄色　　　　　　　　B．黏稠呈血水样

C．稀薄呈蓝绿色　　　　　　　　　D．稀薄呈暗黑色

E．可见到硫黄样颗粒

（3）衣氏放线菌引起的感染类型属于（　　　）。

A．急性感染　　　　　　　　　　　B．隐性感染

C．外源性感染　　　　　　　　　　D．内源性感染

E．接触感染

（4）诺卡菌属引起的感染类型属于（　　　）。

A．急性感染　　　　　　　　　　　B．潜伏感染

C．外源性感染　　　　　　　　　　D．内源性感染

E．接触感染

（5）在患者病灶组织和瘘管流出的硫黄样颗粒实际上是（　　　）。

A. 放线菌产生的色素   B. 放线菌产生的代谢物质

C. 放线菌产生的硫黄   D. 放线菌产生的孢子

E. 放线菌在组织中形成的菌落

（6）放线菌最简单和最重要的诊断方法是（   ）。

A. 病灶中找硫黄样颗粒   B. 检测凝集素

C. 检测沉淀素   D. 检测补体结合抗体

E. 检测放线菌抗原

（7）放线菌感染后的免疫是（   ）。

A. 无免疫力   B. 体液免疫为主

C. 抗毒素免疫   D. 细胞免疫为主

E. 黏膜免疫

（8）衣氏放线菌感染的最常见部位是（   ）。

A. 神经系统   B. 肠道

C. 肺脏   D. 面颈部软组织

E. 肝脏

（9）放线菌主要引起哪种疾病？（   ）

A. 上呼吸道感染   B. 龋齿和牙周炎

C. 肺炎   D. 肝炎

E. 肠炎

（10）诺卡菌主要引起人类哪种疾病？（   ）

A. 上呼吸道感染   B. 脑脓肿

C. 肺炎   D. 肝炎

E. 腹膜炎

（李玥）

第二十三章 支 原 体

支原体（mycoplasma）是一类无细胞壁、形态多样、能通过滤菌器、在无生命培养基中能生长繁殖的最小原核细胞型微生物。1898 年 Nocard 等首次分离该微生物，1967 年正式将其命名为支原体。

 第一节 概 述

在生物分类学上，支原体归属于柔膜菌门、柔膜体纲、支原体目的支原体科。支原体科（Mycoplasmataceae）可分为支原体属（*Mycoplasma*）和脲原体属（*Ureaplasma*），前者有 133 个种，后者有 7 个种。对人类致病的支原体主要是肺炎支原体（*M. pneumoniae*）、人型支原体（*M. hominis*）、生殖支原体（*M. genitalium*）和解脲脲原体（*Ureaplasma urealyticum*）。此外，嗜精子支原体（*M. spermatophilum*）、穿透支原体（*M. penetrans*）、发酵支原体（*M. fermentans*）、梨支原体（*M. pirum*）和微小脲原体（*Ureaplasma parvum*）也对人类有致病性。

一、生物学性状

（一）形态与结构

支原体缺乏细胞壁，形态呈高度多形性，如球形、杆形、丝状和分支状等。菌体大小为 $0.2 \sim 0.3 \ \mu m$，基因组为环状双股 DNA。其革兰氏染色不易着色，常用 Giemsa 染色，菌体被染成淡紫色。支原体的细胞膜可分外、中、内 3 层，内外两层由蛋白质及糖类组成，中层为脂类，主要由磷脂和胆固醇组成，胆固醇约占 36%，有抵抗渗透压和维持细胞完整性的作用。有的支原体细胞膜外可有多聚糖组成的微荚膜样结构，有些支原体用特殊的顶端结构黏附于宿主上皮细胞表面，两种均与支原体的致病性有关。

（二）培养特性

寄生性支原体对营养的要求较高，培养基需加入血清和酵母浸膏等，以提供胆固醇、长链脂肪酸、核苷前体以及维生素等。大部分支原体为兼性厌氧或微需氧，$5\% \sim 10\% \ CO_2$ 可促进生长；适宜的 pH 通常为 $7.6 \sim 8.0$，但脲原体适宜的 pH 为 $5.5 \sim 6.5$。

支原体以二分裂繁殖为主，还可通过分节、断裂、出芽或分枝等方式繁殖。大部分支原体繁殖较缓慢，传代时间约 $3 \sim 4 \ h$。在低琼脂（<1.5%）固体培养基上培养 $2 \sim 7 \ d$ 可形成直径为 $10 \sim 600 \ \mu m$ 的"油煎蛋"样菌落。在液体培养基中，因菌数少、菌体小，一般不易观察培养基浑浊。

支原体的许多生物学性状与 L 型细菌相似，如缺乏细胞壁、呈多种形态、能通过滤菌器、对低渗透压敏感、"油煎蛋"样菌落。两者均可引起间质性肺炎、泌尿生殖道感染，故进行支原体分离鉴定时应注意区别（表23-1）。

表23-1　支原体与L型细菌的区别

主要性状	支原体	L型细菌
遗传	在遗传上与细菌无关	在遗传上与细菌相关
返祖	在任何情况下都不能变成细菌	在无诱导因素作用下易回复为原菌
细胞膜	胆固醇含量高	不含胆固醇
固体培养基	生长慢，菌落较小，直径0.1～0.3 mm	菌落稍大，直径0.5～1.0 mm
液体培养基	液体培养时混浊度极低	液体培养时混浊度低，可黏附于管壁或沉于管底
培养特性	需加胆固醇	需高渗透压

（三）生化反应

根据支原体能否利用葡萄糖、精氨酸和尿素作为能源，可鉴别支原体（表23-2）。

表23-2　人类主要支原体生物学性状

支原体	葡萄糖	精氨酸	尿素	pH	吸附细胞
肺炎支原体	+	-	-	7.5	红细胞
人型支原体	-	+	-	7.0	-
生殖支原体	+	-	-	7.5	红细胞
解脲脲原体	-	-	+	6.0	-
穿透支原体	+	+	-	7.5	红细胞，CD4$^+$T细胞

（四）抗原构造

其抗原结构主要是细胞膜上的蛋白和糖脂抗原。补体结合试验可检测糖脂类抗原，ELISA法可检测蛋白类抗原。用支原体特异性抗体进行的生长抑制试验（growth inhibition test，GIT）和代谢抑制试验（metabolic inhibition test，MIT），其特异性与敏感性均高，可用以鉴定支原体，也可用于支原体分型，如脲原体可分为14个血清型。

（五）抵抗力

支原体因无细胞壁，容易被脂溶剂或常用的消毒剂灭活；对结晶紫、铊盐和亚碲酸有抵抗力，可加到培养基中抑制污染菌生长。支原体对抑制细胞壁合成的抗菌药物天然耐受，但对干扰蛋白合成的大环内酯类和四环素类抗生素以及抑制核酸合成的喹诺酮类抗菌药物敏感。

二、致病性与免疫性

（一）致病性

支原体种类多，但大多不致病。对人致病的支原体引起细胞损伤的因素有：①黏附素。有些致病性支原体通过菌体一端的杯状或丝状的顶端结构（黏附素复合体）黏附于在宿主细胞。②荚膜或微荚膜。其具有抗吞噬作用，可形成多重耐药性。③毒性代谢产物。神经毒素、磷脂酶 C、活性氧、核酸酶等均能引起宿主细胞的病理损伤。④脂蛋白。支原体被单核细胞、巨噬细胞和自然杀伤细胞识别后可上调促炎细胞因子的表达，引起组织损伤。另外，穿透支原体可黏附并侵入 CD4$^+$T 淋巴细胞，导致免疫功能损伤。

（二）所致疾病

不同支原体可感染机体的不同部位，引起不同类型的疾病（表 23 - 3）。

表 23 - 3　人类疾病相关主要支原体及其致病性

种类	感染部位	所致疾病
肺炎支原体	呼吸道	非典型肺炎、支气管炎、咽炎等
生殖支原体	生殖道	非淋菌性尿道炎
人型支原体	呼吸道、生殖道	肾盂肾炎、产褥热、盆腔炎等
解脲脲原体	生殖道	非淋菌性尿道炎

（三）免疫性

人体感染支原体后可引起特异性体液免疫和细胞免疫。在抗支原体感染中，膜蛋白抗体发挥主要作用，尤其是 sIgA 可抵御支原体再次感染。细胞免疫主要是由 CD4$^+$Th$_1$ 细胞分泌 IL-2、TNF-α、IFN-γ 和 GM-CSF 等细胞因子，活化巨噬细胞清除支原体感染。免疫细胞不仅能清除支原体，同时也可释放大量促炎细胞因子引起自身组织损伤。

 第二节　主要致病性支原体

一、肺炎支原体

（一）生物学性状

该支原体大小为 0.2～0.3 μm，呈高度多形性，如丝状、球杆状、球形、棒状和分支状等。肺炎支原体 M129 株基因组大小为 816 394 bp，G + C mol % 约为 40%，有 677 个 ORF。初次分离培养应接种于含血清和新鲜酵母浸出液的培养基中，一般 10 天左右长出细小颗粒状的菌落，多次传代后形成典型的"油煎蛋"状菌落。肺炎支原体能分解葡萄糖，不分解精氨酸与尿素，能产生过氧化氢，对亚甲蓝、醋酸铊和青霉素不敏感。

（二）致病性与免疫性

肺炎支原体顶端结构中的表面膜蛋白 P1 蛋白（170 kD）和 P30 蛋白（32 kD）为其主要黏附因子，使肺炎支原体黏附于呼吸道黏膜上皮细胞并定植，产生过氧化氢等毒性代谢产物，使宿主细胞的触酶失去活力，纤毛运动逐渐停止，甚至导致纤毛脱落。代谢产物还可使宿主细胞内 RNA 及蛋白合成减少，使细胞功能受损，出现肿胀乃至坏死脱落。肺炎支原体膜抗原能刺激炎症细胞在释放大量 TNF-α、IL-1、IL-6 等细胞因子引起组织损伤。

肺炎支原体传染源为患者和带菌者，主要经飞沫传播，一年四季均可发病，多发生于夏末秋初，以 5～15 岁的儿童和青少年发病率最高，潜伏期为 1～3 周。

肺炎支原体感染主要引起间质性肺炎，又称为原发性非典型性肺炎（Primary atypical pneumonia）。一般临床症状较轻，以乏力、发热、头痛、咽痛和咳嗽为主，发病 5～10 d 后主要症状消失，但肺部 X 射线检查所示改变可持续 4～6 周。有时可并发支气管肺炎，重症患者还可发生呼吸道外并发症，如心肌炎、心包炎、脑膜炎、脑炎及皮疹等。

肺炎支原体感染以体液免疫为主，细胞免疫有一定的抗感染作用。呼吸道黏膜产生的 sIgA 有较强的防止再感染作用。

（三）微生物学检查

1. 分离培养

取疑似患者的痰液或咽拭子接种于含血清和酵母浸液的培养基或 SP-4 培养基中，挑取可疑菌落通过其形态、生化反应、血细胞吸附试验进行初步鉴定，进一步鉴定需要用特异性抗体做 GIT 与 MIT。肺炎支原体的分离培养耗时久且阳性率不高，故不适宜用于临床快速诊断。

2. 血清学检查

血清学检查常用冷凝集素试验。冷凝集素是机体感染支原体后产生的 IgM 型抗体，将患者血清与人 O 型红细胞或自身红细胞混合，在 4 ℃孵育过夜可发生凝集，在 37 ℃凝集消散，故称为冷凝集素试验。该试验是肺炎支原体感染的辅助诊断指标，仅 50% 左右患者出现阳性。此反应为非特异性，呼吸道合胞病毒、流感病毒、腮腺炎病毒等感染时也可出现冷凝集现象。

3. 快速诊断

目前临床诊断倾向抗原和核酸检测。常用方法有：①ELISA 法。用 P1 蛋白和 P30 蛋白单克隆抗体检测患者痰液、鼻洗液或支气管灌洗液中肺炎支原体抗原。②PCR。检测患者痰液标本中肺炎支原体的 16 S rRNA 基因或 P1 基因。此法快速简便、特异性高，适宜大量临床标本检查。

（四）防治原则

目前肺炎支原体感染多采用大环内酯类或喹诺酮类抗菌药物治疗，但有耐药菌株产生。肺炎支原体灭活疫苗和减毒活疫苗对人类的免疫保护作用弱，尚无理想的肺炎支原体疫苗。

二、解脲脲原体

（一）生物学性状

解脲脲原体直径为 0.05～0.3 μm，呈单个或成双排列。其基因组大小为 750 kb，G + C mol % 为 27.5%～28.5%，含 613 个蛋白编码基因。解脲脲原体在固体培养基上培养 48 h 后，可见直径 15～30 μm 的"油煎蛋"样菌落。解脲脲原体能分解尿素，不分解糖类和精氨酸；最适生长 pH 为 5.5～6.5，但在液体培养基中因分解尿素产生氨，使 pH 上升而导致自身死亡。

根据细胞膜多带抗原（MB 抗原）不同，解脲脲原体分为 14 个血清型、2 个生物型。根据 16 S rRNA 基因和 16～23 S rRNA 间区序列差异，14 个血清型分为解脲脲原体和微小脲原体 2 个种。

（二）致病性与免疫性

解脲脲原体属于条件致病菌，主要通过性接触传播，引起尿道炎，若上行感染可引起宫颈炎、盆腔炎及尿路结石等。主要致病物质及机制为：①黏附宿主细胞表面，利用其细胞膜脂质与胆固醇损伤细胞膜；②定植于泌尿生殖道上皮细胞表面，分解尿素产生对细胞有毒性的氨等代谢产物；③产生 IgA 蛋白酶，降解 SIgA，使黏膜免疫功能受损；④产生磷脂酶，水解宿主细胞膜中卵磷脂而导致宿主细胞膜损伤；⑤脲原体脂质相关膜蛋白（LAMPs）可加重局部组织的炎性损伤和宿主细胞损伤或凋亡，还可引起自身免疫病。

解脲脲原体感染的患者体内特异性血清 IgM、IgG 可升高。多数患者感染急性期 IgM 抗体升高，可用于早期诊断。IgG 抗体检测可用于流行病学调查。

（三）微生物学检查与防治原则

解脲脲原体感染的微生物学检查方法是分离培养与核酸检测。

1. 病原体检测

取泌尿生殖道标本（如阴道分泌物、精液、前列腺液和尿液等）接种于液体培养基，经 16～18 h 培养，分解尿素产氨，可使培养基中酚红指示剂变红；取 0.2 mL 液体培养基转种于固体培养基培养 24～48 h，低倍镜观察菌落；将可疑菌落经其形态和生化反应进行初步鉴定，也可用特异性抗血清做 GIT 与 MIT 试验进一步鉴定。

2. 核酸检测

用 PCR 检测，常用的靶基因为尿素酶、多带抗原（MB 抗原）和 16 S rRNA。

3. 血清学检测

采用 ELISA 法检测血清抗体，但其临床诊断价值不大。

（四）防治原则

加强宣传教育，注意性卫生。治疗解脲脲原体的感染首选大环内酯类、喹诺酮类和多西环素类抗菌药物，但有相应耐药菌株。目前尚无疫苗产品。

‖●　思　考　●‖

（1）支原体细胞结构有什么特点？该结构特点对抗菌药物的敏感性有何影响？

（2）肺炎支原体、生殖支原体以及人型支原体感染可致何种疾病？

（3）如何诊断肺炎支原体感染？

‖●　测试题（单项选择题）　●‖

（1）能在无生命培养基上生长繁殖的最小的原核细胞型微生物是（　　）。

A. 细菌　　　　　　　　　　　　B. 衣原体

C. 支原体　　　　　　　　　　　D. 立克次体

E. 病毒

（2）支原体感染选择哪类药物最敏感？（　　）

A. 破坏细胞壁的抗生素　　　　　　　B. 影响胞膜蛋白和胞浆蛋白合成的抗生素

C. 阻断肽聚糖合成的抗生素　　　　　D. 抑制磷壁酸合成的抗生素

E. 使细胞壁通透性增加的抗生素

（3）关于肺炎支原体，下述错误的是（　　）。

A. 是原发性非典型性肺炎的病原体

B. 主要经呼吸道传播

C. 侵入人体后靠顶端结构吸附于细胞表面

D. 患者血清可与人 O 型红细胞在 4 ℃以下发生凝集反应

E. 首选青霉素进行治疗

（李丽花）

第二十四章　立克次体

立克次体（rickettsia）是一类严格细胞内寄生、由媒介节肢动物传播的原核细胞型微生物。1906 年，美国病理学家 Howard Taylor Ricketts 首次发现立克次体，但他在研究斑疹伤寒期间因不幸感染而献身，故以他的名字命名这一类微生物以作纪念。

第一节　概　　述

根据 16 S rRNA 和 23 S rRNA 基因序列，将立克次体目（Rickettsiales）分为 3 个科，分别为立克次体科、无形体科和全孢菌科。对人类有致病的立克次体主要包括立克次体科的立克次体属和东方体属，无形体科的埃立克体属和无形体属。由于媒介节肢动物的地理分布有区域性，各种立克次体病的流行有明显的地区性。常见立克次体的分类、所致疾病和流行环节见表 24－1。

表 24－1　常见立克次体的分类、所致疾病和流行环节

属	群	种	所致疾病	地理分布	传播媒介	储存宿主
立克次体属	斑疹伤寒群（Typhus group）	普氏立克次体（*R. prowazekii*）	流行性斑疹伤寒	世界各地	人虱	人
		斑疹伤寒立克次体（*R. typhi*）	地方性斑疹伤寒	世界各地	鼠蚤	家鼠、其他啮齿类动物
	斑点热群（Spotted fever group）	立氏立克次体（*R. rickettsii*）	落基山斑点热	北美、南美	蜱	啮齿动物、犬
		西伯利亚立克次体（*R. sibirica*）	北亚蜱传斑点热	东北亚、中国	蜱	啮齿动物
		康氏立克次氏体（*R. conorii*）	地中海斑点热、肯尼亚和印度蜱传斑点热	地中海地区、非洲、南亚	蜱	啮齿动物
		澳大利亚立克次体（*R. australis*）	昆士兰蜱热	澳大利亚	蜱	啮齿动物
		小蛛立克次体（*R. akari*）	立克次体痘	北美、东北亚、南非	螨	家鼠、其他啮齿动物

续表 24-1

属	群	种	所致疾病	地理分布	传播媒介	储存宿主
东方体属	—	恙虫病立克次体（*O. tsutsugamushi*）	恙虫病	亚洲、大洋洲	螨	啮齿动物
无形体属	—	噬吞噬细胞无形体（*A. phagocytophilum*）	人粒细胞无形体病	美洲、欧洲、亚洲	蜱	啮齿动物、鹿、牛、羊
埃立克体属	—	查菲埃立克体（*E. chaffeensis*）	人单核细胞埃立克体病	美洲、欧洲、亚洲	蜱	啮齿动物、犬、鹿

立克次体的共同特点有：①革兰氏阴性；②有细胞壁，但形态多样；③专性细胞内寄生；④以二分裂方式繁殖；⑤以节肢动物作为传播媒介或储存宿主；⑥大多是人畜共患病的病原体，引起人类发热出疹性疾病；⑦对多种抗菌药物敏感。

一、生物学性状

（一）形态染色

立克次体形态多样，呈球杆状或杆状，大小为（0.2～0.6）μm×（0.8～2.0）μm；革兰氏染色呈阴性，但不易着色，常用 Gimenez 染色法、Giemsa 染色法或 Macchiavello 染色法进行染色。

（二）结构

大多数立克次体结构与其他革兰氏阴性细菌相似。立克次体属细胞壁含有肽聚糖和脂多糖，但东方体属、无形体属及埃立克体属细胞壁不含肽聚糖和脂多糖。多数立克次体细胞壁表面有微荚膜样蛋白层，由外膜蛋白 OmpA 和（或）OmpB 组成，使立克次体具有黏附宿主细胞和抗吞噬作用。

（三）培养特性

立克次体缺乏与生物合成和代谢相关的酶系统，需寄生于活细胞内；以二分裂方式繁殖，其传代时间为 8～10 h，最适宜生长温度为 34 ℃。可用鸡胚接种法、动物（常用豚鼠和小鼠）接种法和细胞培养法培养立克次体，但由于前两种方法较为烦琐，目前多采用细胞培养法（仅恙虫病东方体用动物接种法）。

（四）抗原结构

立克次体属细胞壁含脂多糖生物群特异性抗原，外膜蛋白是种特异性抗原。立克次体属和恙虫病东方体与变形杆菌有些菌株有共同抗原成分，故这些菌株的菌体抗原（OX$_{19}$、OX$_2$、OX$_k$）可代替立克次体抗原检测患者血清中是否有相应抗体。此非特异性凝集试验称为外斐反应（Weil-Felix reaction），可辅助诊断一些立克次体病（表 24-2），但因其敏感性低、特异性差，目前较少应用。

表 24 - 2　常见立克次体的主要生物学性状

种类	肽聚糖	脂多糖	主要靶细胞	生长位置	外斐反应		
					OX_{19}	OX_2	OX_k
普氏立克次体	有	有	内皮细胞	分散于细胞质内	++++	+	-
莫氏立克次体	有	有	内皮细胞	分散于细胞内外	++++	+	-
恙虫病立克次体	无	无	内皮细胞	成堆密集于细胞核旁	-	-	++++

（五）抵抗力

多数立克次体抵抗力较弱，对常用消毒剂敏感，在 56 ℃下 30 min 即被灭活。在 - 20 ℃或冷冻干燥可保存约 6 个月，在节肢动物粪便中可存活数月。其对四环素类和氯霉素抗菌药物敏感，但磺胺类药物可促进立克次体生长繁殖。

二、致病性和免疫性

（一）流行环节

立克次体需寄生于蜱、螨、虱、蚤等吸血节肢动物，由节肢动物的叮咬传播和感染脊椎动物宿主，啮齿类动物是常见的寄生宿主和储存宿主。

（二）所致疾病

大多数立克次体引起人畜共患病，多属于自然疫源性疾病，有明显的地区性。典型的临床表现为发热、头痛、皮疹、肝脾大等。

（三）致病机制

立克次体侵入人体后，通过淋巴管及血流播散至全身。立克次体属侵犯的主要宿主细胞为小血管及毛细血管内皮细胞，入侵宿主细胞的主要因素有外膜蛋白 OmpA 和 OmpB、磷脂酶 A 以及菌体细胞膜上附着的 Ⅳ 型分泌系统（T4SS）。立克次体进入胞质后大量繁殖，引起血管内皮细胞肿胀坏死、微循环内血栓形成。局部繁殖立克次体进入血液循环形成立克次体血症，扩散到全身脏器的小血管内皮细胞繁殖，再次释放进入血液循环引起第二次立克次体血症。立克次体引起广泛的血管炎、血管通透性增加，使患者出现发热、皮疹和脏器功能紊乱等。

埃立克体属和无形体属主要感染单核细胞和粒细胞，主要通过影响宿主细胞的基因转录、细胞凋亡以及吞噬功能等造成免疫病理损伤而致病。

（四）免疫性

立克次体是活细胞内寄生的病原体，感染后机体可产生特异性抗体，但机体抗感染免疫以细胞免疫为主，体液免疫为辅。病后可获得持久的特异性免疫力。

第二节 主要致病性立克次体

一、普氏立克次体

普氏立克次体（*R. prowazekii*）是流行性斑疹伤寒（epidemic typhus），又称为虱传斑疹伤寒（louse-borne typhus）的病原体。为纪念研究该病原体而献身的捷克科学家 Stanislav von Prowazek 而命此名。

（一）生物学性状

1. 形态与染色

其形态呈多形性，以短杆状为主，大小为（0.3～0.8）μm×（0.6～2.0）μm；革兰氏染色呈阴性，不易着色；Giemsa 染色呈紫色或蓝色，Gimenez 染色呈鲜红色，Macchiavello 染色呈红色；在感染细胞胞质内可见散存、呈单个或短链状排列的普氏立克次体。

2. 培养特性

细胞培养法可用鸡胚成纤维细胞、L929 细胞和 Vero 细胞等细胞株。鸡胚卵黄囊接种法可用于传代培养。传统的动物接种分离法较少使用。

3. 抗原构造

其有两类抗原，一类为由外膜蛋白构成的种特异性抗原，另一类为群特异性脂多糖抗原。普氏立克次体抗原与普通变形杆菌 OX_{19} 和 OX_2 菌株有共同多糖抗原成分。

4. 基因组

其基因组为一环状 DNA。普氏立克次体 Madrid E 株基因组大小为 1.11 Mb，有 834 个编码蛋白基因，但约 24% 的基因属于非编码区，在所有微生物基因组中属于最多。

5. 抵抗力

该体对热和消毒剂敏感，在 56 ℃下数分钟可被灭活，用 0.5% 苯酚或 75% 乙醇处理数分钟可被杀灭。离开宿主后迅速死亡，但在干燥虱粪中可保持活性两个月左右；对氯霉素类和四环素类抗菌药物敏感；磺胺类药物可促进其繁殖。

（二）致病性与免疫性

1. 流行环节

普氏立克次体的储存宿主和传染源是患者，主要传播媒介是人体虱，传播方式是虱 - 人 - 虱。体虱叮咬患者时，立克次体进入虱肠腔，在肠上皮细胞内繁殖。当受染体虱叮咬健康人时，立克次体随粪便排出体外，可从搔抓的皮肤破损处侵入人体。体虱通常感染后 1～3 周内死亡，且不能经卵传代，故体虱仅是传播媒介而非储存宿主。干虱粪中的立克次体偶可随气溶胶通过呼吸道或眼结膜导致感染。

2. 致病性

普氏立克次体借助微荚膜黏液层黏附于宿主细胞，且抗吞噬。OmpA 和 OmpB 等外膜蛋白与小血管内皮细胞表面受体结合，磷脂酶 A 溶解宿主细胞膜或胞内吞噬体膜，以帮助立克次体进入宿主细胞质内并在其中生长繁殖，导致细胞坏死，释放立克次体，引起第一次立克次体血症。立克次体随血液循环扩散至全身脏器的小血管内皮细胞内大量繁殖并释放入血，引起第二次立克次体血症。立克次体死后裂解释放脂多糖等毒性物质，损伤血管内皮细胞，增加血管通透性，有效循环血量下降。主要病理变化为血管内皮细胞增生，血栓形成，导致皮肤、心、肺和脑等多种器官的血管周围组织广泛性病变。

流行性斑疹伤寒的潜伏期为 1～2 周，主要症状是急性高热、剧烈头痛和全身肌痛。20%～80% 患者可出现斑丘疹，有的伴有神经系统、心血管系统或其他脏器功能紊乱。

3. 免疫性

其免疫性以细胞免疫为主，体液免疫为辅。CTL 细胞杀伤感染的血管内皮细胞，Th1细胞释放的 IFN-γ 激活和增强巨噬细胞的吞噬和杀伤功能；群特异性抗体和种特异性抗体可促进吞噬细胞的吞噬功能，中和立克次体毒性代谢产物的作用，可阻断再次感染。患者痊愈后可获得较强的免疫力，与莫氏立克次体的感染有交叉免疫力。

（三）微生物学检查

立克次体易引起实验室内感染，因此对病原体分离培养和鉴定时应严格遵守实验室操作规程，以防止实验室感染事故的发生。

1. 标本采集

一般在发病急性期、未使用抗菌药物之前采集血液标本，可提高阳性分离率。血清学试验应采集急性期和恢复期的双份血清。

2. 分离培养

其分离培养主要采用细胞培养法，常用的细胞株有 L929 细胞和 Vero 细胞等，分离后的立克次体常用分子生物学方法进行鉴定。

3. 血清学检测

诊断立克次体感染的"金标准"是微量免疫荧光检测法，该方法是用特异性外膜蛋白抗原或脂多糖抗原检测其特异性抗体。外斐反应是既往常用的诊断立克次体病的方法，但该方法敏感性低、特异性低，目前已不推荐使用。

4. 分子生物学检测

用 PCR 或 Real-time PCR 方法可检测外膜蛋白基因、脂蛋白基因、柠檬酸合成酶基因或 16 S rRNA 基因，但该方法对血液标本敏感性低。

（四）防治原则

消除体虱、改善生活条件、保持个人卫生是预防普氏立克次体流行的主要措施。普氏立克次体灭活疫苗可用于易感人群，但效果不理想。抗菌治疗首选四环素类抗菌药物，如多西环素。

二、斑疹伤寒立克次体

斑疹伤寒立克次体（R. typhi）是地方性斑疹伤寒（endemic typhus），又称为鼠型斑疹伤寒（murine typhus）的病原体。该病原体是由 Mosser 等 1931 年从地方性斑疹伤寒美国流行区的鼠虱和墨西哥流行区的鼠脑分离，因此又称为莫氏立克次体（R. mooseri）。

（一）生物学性状

斑疹伤寒立克次体的形态以及染色性、培养特性、抗原构造、抵抗力等均与普氏立克

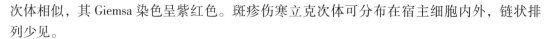

次体相似，其 Giemsa 染色呈紫红色。斑疹伤寒立克次体可分布在宿主细胞内外，链状排列少见。

（二）致病性和免疫性

1. 流行环节

啮齿类动物（主要为鼠）是该病原体的主要传染源和储存宿主，鼠蚤是主要传播媒介，通过鼠蚤在鼠间传播。当受染的鼠蚤叮咬人时，可将病原体传染给人，再通过人虱在人群中传播。斑疹伤寒立克次体在鼠蚤肠上皮细胞内增殖，破坏肠上皮细胞，随鼠蚤粪便排出，但鼠蚤一般不会因感染病原体而死亡，故鼠蚤亦是储存宿主。人还可通过口、鼻和眼结膜接触鼠蚤粪便而被感染。

2. 所致疾病

其致病物质和致病机制类似于普氏立克次体。地方性斑疹伤寒的临床表现和病理变化也与流行性斑疹伤寒相似，但病情较轻、病程较短，很少累及中枢神经系统和心肌等，病死率低。

3. 免疫性

病愈后可获得较牢固的免疫力，与普氏立克次体的感染有交叉免疫力。

（三）微生物学检查法

其检查方法与流行性斑疹伤寒的检查相似，可用斑疹伤寒立克次体特异性间接免疫荧光法确诊。

（四）防治原则

主要预防措施是灭蚤、灭虱和灭鼠。治疗首选四环素类抗菌药物。

三、恙虫病东方体

恙虫病东方体（*O. tsutsugamushi*）旧称为恙虫病立克次体（*R. tsutsugamushi*），是恙虫病（tsutsugamushi disease），又称为丛林斑疹伤寒（scrub typhus）的病原体。

（一）生物学性状

1. 形态与染色

该体形态呈多形性，以短杆状或球杆状为主，大小为（0.2～0.6）μm×（0.5～1.5）μm；Gimenez 染色呈暗红色，Giemsa 染色呈紫色或蓝色，Macchiavello 染色呈蓝色，在受染细胞胞质内近核旁处分布。

2. 培养特性

该体对小鼠易感，可在鸡胚卵黄囊中生长，也可在原代细胞（地鼠肾细胞、睾丸细胞等）和传代细胞（Vero 细胞、L929 细胞等）中生长。

3. 抗原构造

其抗原结构与立克次体属细胞壁结构不同，无肽聚糖、脂多糖以及微荚膜样黏液层。与变形杆菌 OX_k 株有共同的多糖抗原。

4. 抵抗力

其抵抗力较致病性立克次体属弱，离开宿主在 37 ℃下 2～3 h 后感染细胞的活力明显下降，且对常用消毒剂极为敏感。

（二）致病性与免疫性

恙虫病主要流行于东南亚、日本、西太平洋岛屿和中国部分地区，是自然疫源性疾病。近年来，中国该病疫区从长江以南扩大到长江以北地区。

1. 流行环节

恙虫病东方体在其自然宿主啮齿类动物之间传播。鼠类感染后常不发病，但长期携带病原体，是病原体的主要储存宿主和传染源。恙螨幼虫发育成稚虫需要吸取一次动物或人的组织液，通过恙螨幼虫叮咬使恙虫病东方体在鼠间传播，且在恙螨体内可经卵传代。经携带病原体的恙螨幼虫叮咬可感染人，故恙螨是恙虫病东方体的储存宿主和传播媒介。

2. 致病性

进入人体内的恙虫病东方体在局部组织细胞内进行繁殖后进入血液循环形成东方体血症，播散到全身组织器官，在小血管内皮细胞内繁殖的恙虫病东方体，以出芽方式释放，一般不破坏细胞，其致病机制尚不明确。人被携带病原体的恙螨幼虫叮咬后，经 $7 \sim 10$ d 潜伏期，突然发病，患者出现剧烈头痛、肌痛、发热、淋巴结肿大。被叮咬部位先出现红色丘疹、发生溃疡，最后形成黑色焦痂是恙虫病的典型特征。患者还可出现肝脾大和外周血液白细胞减少，严重者可出现心肌炎、肺炎和脑炎等。

3. 免疫性

病后可获得较为持久的免疫力。

（三）微生物学检查

恙虫病的检查方法有病原体分离培养与鉴定、间接免疫荧光法检测血清中特异性抗体和用 PCR 检测特异性核酸等。分离培养常取急性期患者血液标本接种小鼠腹腔，也可接种鸡胚卵黄囊或易感细胞培养。

（四）防治原则

预防措施主要为灭鼠、灭螨，在流行区或进入自然疫源地时应加强个人防护，防止恙螨幼虫叮咬。治疗首选四环素类抗菌药物，多西环素疗效较好。

四、嗜吞噬细胞无形体

嗜吞噬细胞无形体（*A. phagocytophilum*）是无形体属中对人致病的主要病原体，可致人粒细胞无形体病（human granulocytic anaplasmosis，HGA）。

嗜吞噬细胞无形体呈球形、卵圆形、梭形等多种形态，为专性胞内寄生菌，主要在中性粒细胞的胞质内寄生，以膜包裹的包涵体形式繁殖，类似衣原体包涵体，故称为桑葚体（morulae）。细胞壁无肽聚糖和脂多糖，革兰氏染色呈阴性，Wright 染色法或改良 Wright-Giemsa 染色法呈紫色或蓝色。体外细胞培养可使用人粒细胞白血病细胞系（HL-60）。

哺乳动物是嗜吞噬细胞无形体的储存宿主，其中啮齿类动物是最大的储存宿主类群，硬蜱是主要传播媒介。嗜吞噬细胞无形体主要通过硬蜱叮咬传播，也可通过直接接触危重患者或带病原体的动物血液等体液而传播。人对该病原体普遍易感，易感人群主要是接触蜱等传播媒介的人群，如自然疫源地（主要为丘陵地区和森林）的居民、劳动者及旅游者等。

HGA 的主要临床特征为发热伴白细胞、血小板减少以及多脏器功能损害。临床诊断需要结合流行病学史、临床表现和微生物学检查综合分析。微生物学检查常用间接免疫荧光法检测血清中特异性抗体，用 PCR 检测全血或血细胞标本中特异性核酸。

避免蜱叮咬是主要预防措施，且对患者的血液、分泌物和排泄物等应进行消毒处理。抗菌药物应选用多西环素或四环素，禁用磺胺类药物。

五、查菲埃立克体

查菲埃立克体（*E. chaffeensis*）可致人单核细胞埃立克体病（human monocyticehrichiosis，HME）。

查菲埃立克体与嗜吞噬细胞无形体的形态结构相似，严格细胞内寄生，革兰氏阴性细菌，主要感染单核细胞，在其胞质吞噬泡内繁殖，形成桑葚体。人单核细胞埃立克体病在美国多见，近年来发现 HME 也存在于欧洲和亚洲地区，在中国也有病例报道。

HME 属于自然疫源性疾病，鹿其是主要储存宿主和传染源，硬蜱是其主要传播媒介，经蜱叮咬传播。临床表现无特异性，可出现急性高热、头痛、全身不适和肌痛，部分患者还可出现迟发性皮疹（儿童多见）。大多数患者的白细胞和血小板减少，但血清转氨酶升高。严重病例可出现脑膜脑炎、肾衰竭、心肌炎、呼吸衰竭和休克等并发症。

最常用微生物学检查有检测特异性核酸和检测血清中的特异性抗体。不到 10% 患者的单核细胞内可观察桑葚体。避免蜱叮咬是主要预防措施。抗菌药物应选用多西环素，过敏者可选用利福平。

‖● 思　考 ●‖

立克次体是以节肢动物为传播媒介的严格细胞内寄生的病原体。

（1）立克次体属可分为两个群，请对属于这两个群的病原体举例并说出所致疾病。

（2）普氏立克次体感染引起的典型临床表现是什么？

（3）诊断立克次体感染的微生物学检查方法有哪些？

‖● 测试题（单项选择题）●‖

（1）立克次体与细菌的主要区别是（　　　）。

A. 有细胞壁和核糖体　　　　　　　B. 含有 DNA 和 RNA 两种核酸

C. 严格的细胞内寄生　　　　　　　D. 以二分裂方式繁殖

E. 对抗生素敏感

（2）与立克次体有共同抗原成分的细菌是（　　　）。

A. 痢疾志贺菌　　　　　　　　　　B. 大肠埃希菌

C. 铜绿假单胞菌　　　　　　　　　D. 变形杆菌

E. 产气杆菌

（3）由立克次体引起的疾病是（　　　）。

A. 梅毒　　　　　　　　　　　　　B. 沙眼

C. 莱姆病　　　　　　　　　　　　D. 性病淋巴肉芽肿

E. 恙虫病

（李丽花）

第二十五章　衣　原　体

衣原体（chlamydiae）是一类严格真核细胞内寄生、具有独特发育周期、能通过细菌滤器的原核细胞型微生物，归属于广义的细菌学范畴。

衣原体的共同特性有：①有细胞壁，为革兰氏阴性，呈圆形或椭圆形；②严格细胞内寄生，具有独特的发育周期，二分裂方式繁殖；③同时含有 DNA 和 RNA 两种核酸；④有核糖体；⑤具有独立的酶系统；⑥对多种抗菌药物敏感。

目前，根据 16 S rRNA 和 23 S rRNA 基因序列，衣原体目分为 8 个科、12 个属。其中衣原体科（Chlamydiaceae）分为衣原体属（*Chlamydia*）和嗜衣原体属（*Chlamydophila*）。衣原体属的沙眼衣原体（*C. trachomatis*），嗜衣原体属的肺炎嗜衣原体（*C. pneumoniae*）和鹦鹉热嗜衣原体（*C. psittaci*）是对人类致病的主要衣原体。其主要生物学特性见表 25 - 1。

表 25 - 1　3 种对人致病衣原体的主要生物学特性

性状	沙眼衣原体	肺炎嗜衣原体	鹦鹉热嗜衣原体
形态	圆、椭圆	梨形	圆、椭圆
包涵体糖原	+	-	-
对磺胺的敏感性	敏感	不敏感	不敏感
血清型	18 个	1 个（TWAR 株）	不明
自然宿主	人、小鼠	人	鸟类、低等哺乳动物
引起的主要人类疾病	沙眼、性传播疾病、肺炎	肺炎、呼吸道感染	肺炎、呼吸道感染
同种 DNA 同源性（%）	>90%	>90%	14%～95%
异种 DNA 同源性（%）	<10%	<10%	<10%

第一节　概　述

一、生物学性状

（一）发育周期与形态染色

衣原体在宿主细胞内生长繁殖，且具有独特的发育周期（图 25 - 1），可呈现为 2 种不同的形态，即小而致密的原体（elementary body，EB）和大而疏松的网状体（reticulate body，RB）。

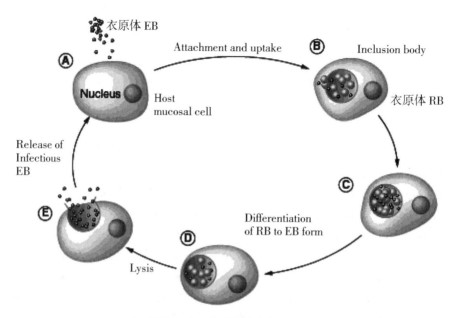

图 25 - 1　衣原体的发育周期

原体是发育成熟的衣原体，呈球形、梨形或椭圆形，直径为 0.2～0.4 μm，有细胞壁，电镜下可见中央有致密的类核结构；Giemsa 染色呈紫色，Macchiavello 染色呈红色。原体在宿主细胞外较为稳定，具有感染性，无繁殖能力。原体吸附易感细胞后以胞吞方式进入胞质，胞质内可见由宿主细胞膜围绕原体形成的空泡，即包涵体（inclusion body），原体在包涵体内逐渐发育形成网状体。网状体又称始体（initial body），较原体大，直径为 0.5～1.0 μm，呈圆形或椭圆形，无细胞壁，电子密度较低，Giemsa 染色呈蓝色。网状体不具感染性，但代谢活跃，是衣原体的繁殖型，在包涵体内以二分裂方式繁殖形成许多子代原体。感染的宿主细胞破裂后释放成熟的子代原体，再感染新的易感细胞，开始新的发育周期。衣原体发育周期约需 48～72 h。原体与网状体的性状比较见表 25 - 2。

表 25 - 2　原体与网状体的性状比较

性状	原体（EB）	网状体（RB）
大小（直径）	0.2～0.4 μm	0.5～1.0 μm
细胞壁	+	-
代谢活动	-	++
繁殖能力	-	+
胞外稳定性	+	-
感染性	+	-
RNA：DNA	1：1	3：1
细胞毒性	+	-

（二）培养特性

衣原体严格细胞内寄生，大多数能在 6～8 日龄鸡胚卵黄囊繁殖，感染 3～6 d 的鸡胚卵黄囊膜中可见原体、包涵体和网状体。组织细胞培养时，可在 McCoy、HL 或 HEp-2 等传代细胞中生长良好。由于衣原体多不能主动穿入组织细胞，因此可将接种衣原体的细胞离心沉淀促使其穿入细胞，或在细胞培养物中加入二乙氨基葡聚糖（DEAE-dextran）促进衣原体吸附宿主细胞，或先用 X 射线照射使细胞生长代谢缓慢，利于衣原体的寄生性生长和繁殖。

（三）抗原结构

衣原体抗原有属、种、型特异性 3 种抗原：①属特异性抗原：是耐热的脂多糖，类似于革兰氏阴性菌细胞壁的脂蛋白 – 脂多糖复合物，可用补体结合试验和免疫荧光法检测；②种特异性抗原：是主要外膜蛋白（major outer membrane protein，MOMP），可用补体结合试验和中和试验检测，可鉴别不同种衣原体；③型特异性抗原：亦是 MOMP，但根据 MOMP 可变区氨基酸序列的不同，衣原体种特异性抗原可分为多个血清型（serovar）或生物型（biovar），可用单克隆抗体微量免疫荧光试验检测。

（四）抵抗力

衣原体耐冷不耐热，在 60 ℃下可存活 5～10 min，在 – 60 ℃下可保持感染性数年，液氮内可保存 10 年以上，冷冻干燥能保存数十年。其对消毒剂敏感，用 75% 乙醇处理 1 min、2% 氢氧化钠或 1% 盐酸处理 2～3 min、0.1% 甲醛溶液处理 24 h 即可灭活；对紫外线敏感。临床上可用红霉素、多西环素和四环素类抗菌药物进行治疗。

二、致病性与免疫性

不同的衣原体其嗜组织性和致病性不同。有些衣原体只引起人类疾病，如沙眼衣原体的沙眼生物型、性病淋巴肉芽肿生物型和生殖生物型以及肺炎嗜衣原体；有些只引起动物疾病，如猪嗜衣原体等；有些是人畜共患病原体，如鹦鹉热嗜衣原体。

（一）致病性

衣原体经皮肤黏膜微小创面侵入机体，以肝硫素作为"桥梁"，原体吸附在易感细胞上，进入细胞后在吞噬体内生长发育为网状体，完成其繁殖过程。若细胞溶酶体与吞噬体融合，可杀灭衣原体。衣原体细胞壁中有类似革兰氏阴性细菌内毒素物质，可抑制宿主细胞代谢，直接破坏宿主细胞，可被特异性抗体中和。细胞壁的 MOMP 可阻止吞噬体与溶酶体的融合，使衣原体在吞噬体内繁殖。MOMP 的抗原表位易变异，从而逃避体内特异性抗体的中和作用继续感染细胞。此外，衣原体 Ⅲ 型分泌系统（type Ⅲ secretion system，T3SS）通过分泌效应蛋白或宿主细胞内直接注入毒力蛋白而发挥致病作用。急性感染时衣原体可诱导机体产生促炎细胞因子和特异性免疫应答，促进病原体的清除。

（二）所致疾病

不同衣原体可感染机体不同部位，引起不同类型的疾病（表 25 – 3）。

表 25 - 3　对人致病的衣原体的感染部位与所致疾病

衣原体	血清型	感染部位	所致疾病
沙眼衣原体 （Chlamydia trachomatis）	A、B、Ba、C	眼	沙眼
	D～K	生殖道	尿道炎、宫颈炎
	L1、L2、L3	生殖道	性病淋巴肉芽肿
肺炎嗜衣原体 （Chlamydophila pneumoniae）	—	呼吸道	咽炎、支气管炎、肺炎
鹦鹉热嗜衣原体 （Chlamydophila psittici）	—	呼吸道	鹦鹉热

（三）免疫性

衣原体感染可诱导机体产生特异性细胞免疫和体液免疫，尤以细胞免疫为主。MOMP可活化 CD4$^+$Th 细胞分泌细胞因子，从而抑制衣原体的繁殖。特异性中和抗体可抑制原体吸附于宿主细胞。机体产生的免疫不强，持续时间较为短暂，易造成反复感染、持续性感染或隐性感染。

第二节　主要病原性衣原体

一、沙眼衣原体

根据侵袭力和所致疾病的部位不同，沙眼衣原体可分为沙眼生物型（biovar trachoma）、性病淋巴肉芽肿生物型（biovar lymphogranuloma venereum，LGV）和生殖生物型（biovar genital）3 个生物型。

（一）生物学性状

其原体呈圆形或椭圆形，直径约 0.3 μm，核质致密，Gimesa 染色呈紫红色。网状体大小为 0.5～1.0 μm，核质分散，Giemsa 染色呈深蓝或暗紫色。原体合成的糖原可掺入沙眼衣原体包涵体的基质中，故包涵体能被碘溶液染成棕褐色。

根据沙眼衣原体 MOMP 抗原表位氨基酸序列的差异，可将其分为 19 个血清型。沙眼生物型可分为 A 型、B 型、Ba 型和 C 型 4 种血清型，生殖生物型可分为 D 型、Da 型、E型、F 型、G 型、H 型、I 型、Ia 型、J 型、Ja 型和 K 型 11 种血清型，LGV 生物型可分为L1 型、L2 型、L2a 型和 L3 型 4 种血清型。其中，沙眼衣原体 L1 型、L2 型、L2a 型和 L3型 4 种血清型与 C 型和 E 型血清型有较弱的抗原交叉。

（二）致病性与免疫性

沙眼衣原体可以引起多种不同部位的疾病，其靶细胞主要是人结膜和泌尿、生殖道上皮细胞。

1. 沙眼

沙眼由沙眼生物型 A 型、B 型、Ba 型和 C 型血清型感染所致，主要通过眼—眼或眼—手—眼传播。沙眼衣原体侵袭眼结膜上皮细胞，进行繁殖并在胞质内形成包涵体，引起局部炎症。早期症状是流泪、有黏液或脓性分泌物、结膜充血和滤泡增生。后期可出现结膜瘢痕、眼睑内翻、倒睫等，从而引起角膜血管翳和角膜损害，影响视力甚至导致失明。

2. 包涵体结膜炎

包涵体结膜炎由沙眼生物型 B 型、Ba 血清型和生殖生物型 D～K 血清型引起。包涵体结膜炎分为新生儿结膜炎和成人结膜炎，前者系新生儿经产道感染所致的急性化脓性结膜炎（或称包涵体脓漏眼），病变不侵犯角膜，能自愈；后者可经眼—手—眼以及接触污染的游泳池水或两性接触而感染引起滤泡性结膜炎，又称为游泳池结膜炎，其病变与沙眼类似，但不出现角膜血管翳，无结膜瘢痕，一般经数周或数月自愈，无后遗症。

3. 泌尿生殖道感染

泌尿生殖道感染由生殖生物型 D～K 血清型引起。主要经性接触途径传播，男性患者多表现为非淋菌性尿道炎，未经治疗症状可缓解，但多数会转变成慢性感染，周期性加重，可合并前列腺炎、附睾炎、直肠炎等。女性患者表现为尿道炎、宫颈炎、输卵管炎以及盆腔炎等。反复发作的输卵管炎可致不孕或宫外孕等严重并发症。

4. 婴幼儿肺炎

婴幼儿肺炎由生殖生物型 D～K 血清型引起。

5. 性病淋巴肉芽肿

性病淋巴肉芽肿由沙眼衣原体 LGV 生物型各血清型感染所致。人是 LGV 生物型的自然宿主，主要通过性接触传播。LGV 生物型衣原体侵犯男性腹股沟淋巴结，导致化脓性淋巴结炎和慢性淋巴肉芽肿，多形成瘘管；此类衣原体可侵犯女性会阴、肛门和直肠，引起会阴—肛门—直肠组织狭窄和梗阻。LGV 生物型偶可引起结膜炎，但常伴有耳前、颌下及颈部淋巴结肿大。

沙眼衣原体是细胞内寄生的病原体，其抗感染免疫通常以细胞免疫为主。细胞壁的 MOMP 活化 $CD4^+T$ 细胞，释放细胞因子，激活单核巨噬细胞，破坏和清除感染或未感染的黏膜细胞，产生病理性损害，还可引起继发性感染。MOMP 诱导产生的特异性中和抗体可与衣原体结合，抑制衣原体黏附宿主细胞膜上的受体。沙眼衣原体型别多样性和 MOMP 变异性使其建立的抗感染免疫持续时间短暂，容易发生持续感染和再感染。

（三）微生物学检查法

急性期沙眼或包涵体结膜炎患者可根据临床症状和体征确诊。泌尿生殖道感染患者临床症状常不典型，可取泌尿生殖道拭子、宫颈刮片、精液或尿液标本进行实验室检查。性病淋巴肉芽肿患者可采集淋巴结脓液、生殖器溃疡或直肠病灶组织标本。衣原体标本常用含抗生素的蔗糖磷酸盐运送。若标本在 2 h 之内分离培养，阳性检出率最高。

1. 直接涂片镜检

沙眼急性期患者取结膜刮片、眼穹隆或眼结膜分泌物，用 Giemsa 染液、碘液或荧光抗体染色，镜下检查上皮细胞胞质内有无包涵体。对包涵体结膜炎和性病淋巴肉芽肿患者病损部位采集的标本，进行涂片和染色，镜检有无衣原体或包涵体（图 25－2）。

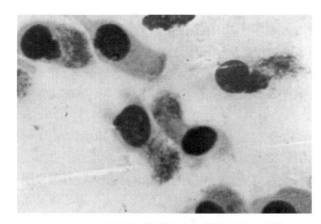

图 25 - 2　沙眼衣原体在宿主细胞内形成包涵体

2．分离培养

将采集到的标本接种于鸡胚卵黄囊或传代细胞，置于 35 ℃培养 48～72 h 后，用直接免疫荧光法（DFA）或 ELISA 法检测培养物中的衣原体。

3．衣原体抗原或核酸检测

该方法快速，敏感性和特异性高。常用方法有：①应用单克隆抗体的 ELISA 法检测临床标本中沙眼衣原体 LPS 或 MOMP 抗原；②用 PCR 或连接酶链式反应（LCR）法检测沙眼衣原体 DNA。

（四）防治原则

预防沙眼衣原体感染应注意个人卫生，避免经直接或间接的接触传播。应广泛开展性传播防治知识的宣传，积极治疗患者和携带者。对高危人群应进行普查和监控，防止感染扩散。目前尚无沙眼衣原体疫苗。治疗可选用多西环素和阿奇霉素等。

二、肺炎嗜衣原体

肺炎嗜衣原体是近年发现的一个新种衣原体。起初分离了两株衣原体，分别为：1965 年从中国台湾一名小学生眼结膜标本中分离的 TW-183（Taiwan-183）株和 1983 年从美国西雅图一位急性呼吸道感染患者咽部标本中分离的 AR-39（acute respiratory-39）株。后来发现这两株衣原体为同一菌株，故合并两株衣原体的字头，命名为 TWAR。

（一）生物学特性

其原体直径约为 0.38 μm，电镜下呈梨形，有清晰的周浆间隙，在胞质中含有多个电子致密的圆形小体。网状体与沙眼衣原体和鹦鹉热嗜衣原体类似；Giemsa 染色呈紫红色。肺炎嗜衣原体常用 Hep-2 和 HL 细胞株进行传代培养。

根据 16 S rRNA、23 S rRNA、*ompA* 基因序列，肺炎嗜衣原体可分人生物型、考拉生物型和马生物型 3 种。肺炎嗜衣原体与其他衣原体的基因组同源性小于 10%，而不同来源肺炎嗜衣原体株基因组间同源性为 94% 以上。

肺炎嗜衣原体抗原主要是脂多糖（LPS）抗原和蛋白抗原。LPS 为属特异性抗原，MOMP 是肺炎嗜衣原体抗原主要的蛋白抗原，暴露于衣原体表面且具有较强的免疫原性。

（二）致病性与免疫性

肺炎嗜衣原体人生物型的宿主是人类，在人与人之间经飞沫或呼吸道分泌物传播。其播散较为缓慢，散发和流行交替出现。肺炎嗜衣原体感染较普遍，30%～50%的成人曾感染过，故大部分感染者为亚临床型。肺炎嗜衣原体感染易引起咽炎、鼻窦炎、肺炎和支气管炎等，起病缓慢，一般症状较轻，表现为咽痛、咳嗽、咳痰、发热等，部分患者可出现严重的哮喘症状。流行病学调查证实，肺炎嗜衣原体感染可引起心肌炎、心包炎、心内膜炎，还与冠心病、动脉粥样硬化等慢性病的发病有关。

肺炎嗜衣原体抗感染免疫以特异性细胞免疫为主、体液免疫为辅，但免疫力不持久，可发生重复感染。

（三）微生物学检查法

1. 病原学检查

病原学检查一般采集痰液标本、鼻咽拭子或支气管肺泡灌洗液，先直接涂片镜下观察包涵体，再用免疫荧光或酶标记的种特异性单克隆抗体直接检测标本中的肺炎嗜衣原体抗原。该检查法特异性高，却易受多种因素干扰，敏感性不高。必要时可用组织细胞培养法或动物接种法分离病原体，用 Giemsa 染色法镜检原体或网状体。

2. 血清学方法

微量免疫荧光试验（MIF）是检测肺炎嗜衣原体感染最常用的血清学方法，其敏感性高，故被称为"金标准"。该试验可测定患者血清中特异性 IgM 和 IgG 抗体，可区分近期感染和既往感染，也有利于区分原发感染和继发感染。若双份血清抗体效价增高 4 倍或以上，或单份血清 IgM 抗体效价≥1∶16、IgG 抗体效价≥1∶512，可确诊为急性感染，IgG≥1∶16 表示为既往感染。

3. PCR

根据肺炎嗜衣原体的 16 S rRNA 基因或 *ompA* 基因的保守序列设计特异性引物，采用 PCR 方法检测特异性核酸片段，可用于临床标本的快速诊断。

三、鹦鹉热嗜衣原体

鹦鹉热是由鹦鹉热嗜衣原体引起的人兽共患病。鹦鹉热嗜衣原体主要在鸟类及家禽中传播，主要引起鸟或禽类腹泻或隐性持续性腹泻。20 世纪 60 年代初证实中国有鹦鹉热流行，该疾病一般散在发生，偶有小范围的暴发或流行。

（一）生物学性状

其原体直径为 0.2～0.5 μm，呈球形或椭圆形。网状体直径为 0.6～1.5 μm，呈球形或不规则形状。原体在细胞吞噬泡中增殖，形成结构疏松、碘染色呈阴性的包涵体。

鹦鹉热嗜衣原体至少可以分为 A 型、B 型、C 型、D 型、E 型、F 型、WC 型和 M56 型 8 个血清型，其中 A～F 血清型的自然宿主是鸟类，A 型和 D 型毒力较强，可引起鸟类的急性感染。A 型亦是感染人类的常见血清型。

鹦鹉热嗜衣原体在鸡胚卵黄囊中生长良好；在 McCoy 细胞、HeLa 细胞和 HL 细胞中均可生长。小鼠是其易感动物。

（二）致病性与免疫性

人类主要经呼吸道吸入鸟类粪便、分泌物或羽毛的气雾或尘埃中的病原体而感染，也可经破损皮肤、黏膜和眼结膜感染。鹦鹉热潜伏期为 5～15 d。临床表现多为非典型性肺炎，以急性发热、头痛、不适、肌痛、干咳和双侧间质性肺炎为主要症状，偶尔可有系统性并发症，如心肌炎、心内膜炎、脑炎、肝炎和肝脾肿大等。

鹦鹉热嗜衣原体抗感染以细胞免疫为主。MOMP 刺激机体可产生特异性中和抗体，抑制病原体的增殖。MOMP 还可激活 CD4$^+$T 和 CD8$^+$T 淋巴细胞，帮助机体清除细胞内衣原体和抵抗再次感染。

（三）微生物学检查法

病原学检查是确诊感染的重要依据。取患者血液、痰液或咽拭子直接涂片镜下观察包涵体。如有必要可先采用组织细胞培养法或动物接种法分离病原体，再通过 Giemsa 或 Macchiavello 或免疫荧光染色观察衣原体。

血清学诊断可用重组鹦鹉热嗜衣原体抗原和 MIF 或 ELISA 法检测特意 IgM 抗体（效价≥1∶16）进行早期特异性诊断。也可用 16 S rRNA 基因或 MOMP 基因特异性片段设计引物，采用 PCR 方法进行快速检测与诊断。

（四）防治原则

严格控制传染源，对饲养的禽类与鸟类加强管理，避免鹦鹉热嗜衣原体的传播和流行。注意防护从事禽类加工和运输的人员，对进口的禽类和鸟类应加强检疫。治疗首选多西环素，也可用大环内酯类或喹诺酮类抗生素。

║● 思　考 ●║

沙眼衣原体、鹦鹉热嗜衣原体和肺炎嗜衣原体是对人类致病的衣原体科的主要病原体。

（1）衣原体科的哪些病原体可引起呼吸系统疾病？哪些可引起眼部疾病？哪些可引起生殖系统疾病？

（2）哪些实验室检查可有助于确诊衣原体和嗜衣原体的感染？

║● 测试题（单项选择题）●║

（1）有关衣原体的描述正确的是（　　）。

A. 原体在细胞外不稳定　　　　　　　B. 原体以吞饮方式进入细胞

C. 细胞质包围原体形成空泡　　　　　D. 在空泡内始体增大而发育成原体

E. 原体是发育周期中的繁殖型

（2）衣原体不同于支原体的特点是（　　）。

A. 能通过细菌滤器　　　　　　　　　B. 革兰氏染色呈阴性

C. 二分裂方式繁殖　　　　　　　　　D. 严格细胞内寄生

E. 不含有肽聚糖成分

（3）性病淋巴肉芽肿衣原体的自然宿主是（　　）。

A. 鼠　　　　　　　　　　　　　　　B. 蚊

C. 牛 D. 人

E. 猪

（4）衣原体与细菌的不同点是（　　）。

A. 专性细胞内寄生 B. 有特殊的衣壳包裹

C. 以分裂方式繁殖 D. 只有一种核酸

E. 对抗生素敏感

（5）有关衣原体的描述不正确的是（　　）。

A. 衣原体对低温抵抗力强，在 −70 ℃下可保存数年

B. 衣原体对热敏感，在 50～60 ℃下仅能存活 5～16 min

C. 衣原体对四环素与红霉素敏感

D. 衣原体对 0.5% 石炭酸和 75% 酒精敏感

E. 以干热灭菌方式处理衣原体仍有感染性

（李丽花）

第二十六章　螺　旋　体

螺旋体（spirochete）是一类运动活泼、细长、柔软、弯曲、呈螺旋状的原核细胞型微生物。其基本结构与细菌相似，有细胞壁、核质，不同之处在于细胞壁与外膜之间有轴丝，轴丝的屈曲与收缩使螺旋体能自由活动；繁殖方式为二分裂，对抗生素敏感。

螺旋体在自然界和动物体内广泛存在，种类多。依其抗原性、螺旋数目、大小与规则程度及两螺旋的间距不同分为5个属，其中对人和动物致病的有3个属：钩端螺旋体属、疏螺旋体属、密螺旋体属，能引起钩端螺旋体病、梅毒、莱姆病等（表26-1）。

表26-1　螺旋体目的分类及致病性螺旋体种类

属	致病性种类	疾病	传播方式或媒介
密螺旋体属	苍白密螺旋体苍白亚种（*T. pallidum* subsp. *pallidum*）	梅毒	性传播，垂直传播
	苍白密螺旋体地方亚种（*T. pallidum* subsp. *endemicum*）	地方性梅毒	黏膜损伤
	苍白密螺旋体极细亚种（*T. pallidum* subsp. *pertenue*）	雅司病	皮肤损伤
	品他螺旋体（*T. carateum*）	品他病	皮肤损伤
疏螺旋体属	伯氏疏螺旋体（*B. burgdorferi*）	莱姆病	硬蜱
	回归热螺旋体（*B. recurrentis*）	流行性回归热	体虱
	赫姆疏螺旋体（*B. hermsii*）	地方性回归热	软蜱
	奋森疏螺旋体（*B. vincentii*）	多种口腔感染	条件致病
钩端螺旋体属	问号钩端螺旋体（*L. interrogans*）	钩端螺旋体病	接触疫水

钩端螺旋体属（*Leptospira*）：螺旋细密规则且紧密，一端或两端弯曲呈钩状，故名钩端螺旋体，其中主要对人和动物致病的是问号钩端螺旋体（*L. interrogans*）。

密螺旋体属（*Treponema*）：螺旋致密规则，两端尖直，其中对人致病的是苍白密螺旋体苍白亚种、苍白密螺旋体地方亚种、苍白密螺旋体极细亚种以及品他螺旋体。

疏螺旋体属（*Borrelia*）：螺旋稀疏不规则，呈波纹状，其中主要对人致病的是伯氏疏螺旋体和回归热螺旋体。

第一节　钩端螺旋体属

螺旋体目（Spirochaetales）钩端螺旋体科（Leptospiraceae）钩端螺旋体属（*Leptospira*）可分为致病性（如问号钩端螺旋体）和非致病性［如双曲钩端螺旋体（*L. biflexa*）］两大类。致病性钩端螺旋体感染所致的钩端螺旋体病（leptospirosis）是全球性分布的人畜共患病，在中国也广泛流行，是目前中国重点防控的传染病之一。

一、生物学性状

（一）形态与染色

该菌菌体纤细，螺旋细密，长为 5 ～ 15 μm，宽为 0.1 ～ 0.2 μm，菌体一端或两端弯曲呈钩状，常呈"C""S"或"8"字形（图 26 - 1）。钩端螺旋体结构由外向内分别为外膜、细胞壁肽聚糖及细胞膜包绕的圆柱形原生质体（cytoplasmic cylinder）。在外膜和肽聚糖之间的周浆间隙内有两根内鞭毛，分别由菌体两端各伸出一根内鞭毛，螺旋状紧缠于柱形原生质体，使钩端螺旋体呈特征性的沿菌体长轴旋转运动。暗视野显微镜下可见钩端螺旋体像一串发亮的细珠粒；运动活泼，革兰氏染色呈阴性，不易着色；常用 Fontana 镀银染色，染成棕褐色。

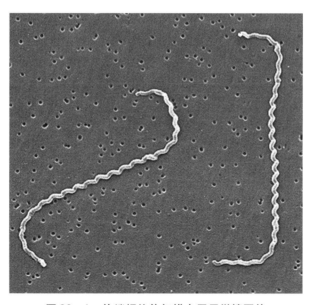

图 26 - 1　钩端螺旋体扫描电子显微镜图片

（二）培养特性

该菌需氧或微需氧。其对营养要求较高，常用含 10% 兔血清或牛血清的 Korthof 培养基和无血清的 EMJH 培养基，适宜生长温度为 28 ～ 30 ℃，适宜 pH 为 7.2 ～ 7.6。该菌生长缓慢，在液体培养基中其代时为 6 ～ 8 h，在 28 ℃下培养 1 周后呈半透明云雾状生长；

在固体培养基上，在 28 ℃下培养 1～2 周后，可见直径 1～2 mm、扁平、透明、不规则菌落。其生化反应不活泼，不分解糖类和蛋白质，能产生过氧化氢酶。

（三）抗原构造和分类

钩端螺旋体抗原主要有属特异性抗原、群特异性抗原和型特异性抗原 3 类。属特异性抗原可能是脂蛋白或糖蛋白，群特异性抗原是脂多糖复合物，型特异性抗原是菌体表面的多糖与蛋白复合物。根据显微镜凝集试验（microscopic agglutination test，MAT）和凝集吸收试验（agglutination absorption test，AAT）结果，对钩端螺旋体进行血清群及血清型的分类。目前国际上致病性钩端体可分为 25 个血清群和 273 个血清型，其中中国至少发现 19 个血清群和 75 个血清型。

（四）基因组及其特点

钩端螺旋体基因组大小约为 4.69 Mb，与绝大多数原核细胞型微生物不同的是其有两个闭合环状染色体，分别为 4.33 Mb 和 0.36 Mb，G＋C mol％为 36％。该基因组不含典型外毒素编码基因，但脂多糖合成与装配系统完善，还含编码鞭毛、溶血素、Ⅱ型和Ⅲ型分泌系统以及二元信号传导系统相关众多基因。无己糖磷酸激酶基因，故不能利用糖作为钩端螺旋体的碳源。

（五）抵抗力

钩端螺旋体对各种理化因素的抵抗力比其他致病性螺旋体要强，在水或湿土中可存活数周到数月，在钩端螺旋体病的传播上具有重要意义。钩端螺旋体对热、干燥、日光直射的抵抗力较弱，在 60 ℃下 1 min 即死亡，在 4 ℃冰箱中可存在 2 周以上。常用的消毒剂如用 10 g/L 漂白粉处理 10～30 min 可将其杀死；其对青霉素、庆大霉素等抗生素敏感。

二、流行环节

钩端螺旋体病也是典型的人畜共患病。全世界至少有 200 余种动物可携带致病性钩端螺旋体，目前中国已从 50 多种动物中检测出致病性钩端螺旋体，其中以黑线姬鼠、牛、猪为主要储存宿主。动物感染钩端螺旋体表现为隐性或轻症感染，少数动物可引起流产。钩端螺旋体在感染动物体内长期生存并持续随尿液排出，直接或经土壤间接污染水源（疫水），人类通过接触疫水被感染。

钩端螺旋体病又是一种典型的自然疫源性疾病，因地理环境和动物宿主分布差异，不同国家或地区优势流行的致病性钩端螺旋体血清群和型可有显著差异。中国流行最为广泛的问号钩端螺旋体在南方地区以黄疸出血群为主，在北方地区以波摩那群为主，此外流感伤寒群、澳洲群、七日热群、秋季群和赛罗群在中国也较为多见。根据传染源和流行特征差异，可分为稻田型、雨水型和洪水型 3 型。稻田型的主要传染源是野生鼠类，雨水型主要是家畜，而洪水型两者兼之。由于钩端螺旋体在水中能长期存活以及自然疫源性等特点，钩端螺旋体病成为中国洪涝、地震等自然灾害中重点监控的传染病。

三、致病性和免疫性

（一）致病物质

钩端螺旋体的致病物质尚未完全清楚。目前认为，其主要致病物质是内毒素，此外黏附素和溶血素也可能在致病过程中发挥重要作用。

1. 内毒素

钩端螺旋体的细胞壁中含有脂多糖物质，其化学结构与细菌脂多糖不同，毒性也比细菌内的毒性低，也可以使动物发热、引起炎症和组织坏死。

2. 黏附素

钩端螺旋体的已知黏附素有 24 kD 和 36 kD 外膜蛋白和钩端螺旋体免疫球蛋白样蛋白（leptospiral immunoglobulin-like protein，Lig）。24 kD 外膜蛋白受体是胞外基质（extracellular matrix，ECM）的层粘连蛋白（laminin，LN），36 kD 外膜蛋白受体和 Lig 蛋白受体是 ECM 的纤维连接蛋白（fibronectin，FN）。

3. 溶血素

致病性钩端螺旋体有些血清群可产生溶血素，在体外可溶解人、牛、羊和豚鼠红细胞，在体内可引起贫血、出血、肝肿大、黄疸或血尿。多数问号钩端螺旋体赖株溶血素可以强烈的诱导单核－巨噬细胞产生 TNF-α、IL-6、IL-1β 等促炎细胞因子。

4. 侵袭性酶类

问号钩端螺旋体赖株胶原酶（*colA* 基因编码）可水解 Ⅰ 型、Ⅲ 型、Ⅳ 型胶原，敲除 *colA* 基因使其侵袭力和毒力均显著下降。

5. 其他

钩端螺旋体内皮抑素样蛋白 A（leptospiral endostatin-like protein A，LenA）可以与人纤溶酶原结合，降解纤维蛋白原，以利于钩端螺旋体的扩散。

（二）所致疾病

钩端螺旋体感染人类引起钩端螺旋体病，农民、兽医、屠宰工人、下水道工人等是主要易感人群。钩端螺旋体穿过破损或完整的皮肤、黏膜侵入人体，在局部生长繁殖，经淋巴系统或直接进入血液循环引起钩端螺旋体血症，患者表现出中毒性败血症症状，如乏力、发热、寒战、头痛、眼结膜充血、浅表淋巴结肿大、肌痛等。钩端螺旋体随血流侵入肝、脾、肾、心、肺、淋巴结和中枢神经系统等，相关脏器和组织受到损害并出现相应症状。因宿主免疫力差异和感染的钩端螺旋体血清型、毒力和数量不同，感染者临床表现轻重不一。轻者似流感，重者可有肺、肝、肾以及中枢神经系统损害，可表现为肺出血、黄疸、DIC、休克，死亡率可达 10% 以上。临床上根据患者受损的主要脏器或组织不同，可分为流感伤寒型、黄疸出血型、肺出血型、肾型和脑膜脑炎型。部分患者在恢复期可发生眼血管膜炎、视网膜炎、脑膜炎等并发症或"后发症"，可能与变态反应有关。

（三）免疫性

其免疫性主要依赖于特异性体液免疫。感染钩端螺旋体 1～2 周后，机体可产生特异性抗体，能凝集、调理、溶解钩端螺旋体和增强单核－巨噬细胞的吞噬作用，清除体内的钩端螺旋体。特异性抗体对肾脏中的钩端螺旋体作用较小，故部分恢复期患者和感染的动物尿液可长期甚至终身排菌。隐性感染或病后，机体可获得对同型钩端螺旋体的持久免疫力，但不同血清群之间的交叉免疫保护作用不明显。

四、微生物学检查

（一）标本采集

疾病的不同阶段需采集不同的标本，7～10 d 内采集血液，第 2 周以后采集尿液，表现有脑膜炎症状者采集脑脊液。血清学检查时，可采集单份血清，但最好采集发病第 1 周和第 3～4 周双份血清。

（二）病原学检查

常用暗视野显微镜检查法和镀银染色后普通光学显微镜检查法。

1. 直接镜检

将采集的标本经过差速离心集菌后做暗视野镜检或用 Fontana 镀银染色法染色后镜检。亦可以用免疫荧光法或免疫酶染色法进行检查。

2. 分离培养与鉴定

将标本接种于 EMJH 或 Korthof 培养基中，在 28～30 ℃下培养约 2 周，用暗视野显微镜观察有无钩端螺旋体生长。培养阳性者进一步采用 MAT 和 AAT 鉴定其血清群和血清型。

3. 动物实验

动物实验适用于伴有其他杂菌污染标本的检查，是分离钩端螺旋体的敏感方法。将伴标本接种于幼龄豚鼠或金地鼠的腹腔内，1 周后采集血液、腹腔液等标本进行暗视野镜检、分离培养，并利用血清学方法进行鉴定。动物死后解剖病检，皮下、肺部等可见出血点或出血斑，肝、脾、肾等脏器可查到大量钩端螺旋体。

4. 分子生物学检测方法

用 PCR 方法可检测标本中钩端螺旋体 16 S rDNA 基因片段，该方法快速、简便、敏感，但不能获得菌株。

（三）血清学诊断

1. MAT

该方法主要检测患者血清凝集活钩端螺旋体的能力。用活的已知标准菌株或当地流行菌株作为抗原，与梯度稀释的待检患者血清混合，在 37 ℃下孵育 1～2 h，在暗视野显微镜下检查有无凝集。若钩端螺旋体被凝集成团块或蜘蛛状则为阳性，血清中存在相应抗体。效价判断点是 50% 钩端螺旋体被凝集的最高血清稀释度，若单份血清标本的效价 1：400 或双份血清标本效价增高 4 倍及以上有诊断意义。本试验特异性和敏感性均较高，但因用活钩端螺旋体作为抗原，须注意生物安全问题，通常不能用于早期诊断。

2. 间接凝集试验

将钩端螺旋体属特异性可溶性抗原吸附于活性炭微粒或乳胶等载体上，然后检测血清标本中有无相应抗体。单份血清标本炭粒凝集效价 >1：8 或乳胶凝集效价 >1：2 为阳性，双份血清标本凝集效价增高 4 倍及以上者，其临床意义更大。

五、防治原则

消灭传染源、切断传播途径和增强机体抗钩体免疫力是其预防的主要措施。做好防鼠、灭鼠，加强对带菌家畜的管理；保护水源，避免接触与污染的水或土壤；保护易感人群可用钩端螺旋体多价疫苗进行接种。钩端螺旋体疫苗有多价外膜疫苗和多价全菌死疫苗，其中多价外膜疫苗免疫效果好、不良反应小；多价全菌死疫苗虽有免疫保护作用，但副作用较大。钩端螺旋体病流行多见于夏季和早秋，应尽量避免或减少与疫水接触，若不小心接触后可口服多西环素进行紧急预防。

治疗首选青霉素，过敏者可选用多西环素或庆大霉素。部分患者用青霉素治疗时可出现寒战、高热和低血压，甚至可出现抽搐、休克、呼吸和心跳暂停，该现象称为赫氏反应，可能与钩端螺旋体被青霉素杀灭后释放的大量毒性物质有关。

 第二节 密螺旋体属

密螺旋体属（*Treponema*）螺旋体分为致病性和非致病性两大类。苍白密螺旋体和品他密螺旋体两个种是主要的致病性密螺旋体。苍白密螺旋体又分为苍白亚种、地方亚种和极细亚种，分别引起梅毒、非性传播梅毒（亦称地方性梅毒）和雅司病。品他密螺旋体引起品他病。

一、苍白密螺旋体苍白亚种

该亚种俗称梅毒螺旋体，是引起人类梅毒（syphilis）的病原体。梅毒是一种对人类危害较大的性传播疾病（sexual transmitted disease，STD）。

（一）生物学性状

1. 形态与染色

该亚种长为 $6 \sim 15 \ \mu m$，宽为 $0.1 \sim 0.2 \ \mu m$，有 $8 \sim 14$ 个致密规则的螺旋，两端尖直，运动活泼。梅毒螺旋体基本结构由外向内依次为外膜、$3 \sim 4$ 根内鞭毛、肽聚糖以及细胞膜包绕的原生质体。梅毒螺旋体以内鞭毛作移行、屈伸、滚动等方式的运动。革兰氏染色呈阴性，但不易着色，用 Fontana 镀银染色法染成棕褐色（图 26 – 2A），常用暗视野显微镜直接观察悬滴标本中的梅毒螺旋体（图 26 –2B）。

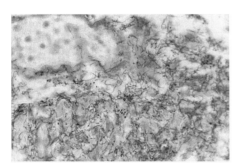 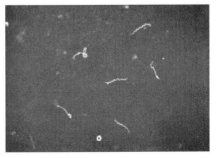

图 26 – 2 组织（A）和悬滴标本中（B）的梅毒螺旋体
A. 镀银染色（光学显微镜）；B. 悬滴标本（暗视野显微镜）。

2. 培养特性

梅毒螺旋体尚未在无生命人工培养基中繁殖成功。Nichols 有毒株接种到家兔睾丸或眼前房能保持其毒力且能缓慢繁殖。若将 Nichols 株转种至含多种氨基酸的兔睾丸组织碎片中，在厌氧条件下能生长繁殖，但失去毒力，该株称为 Reiter 株。Nichols 株和 Reiter 株用作梅毒血清学检查方法的诊断抗原。有文献报道，在 33 ℃ 微需氧条件下（1.5% O_2、5% CO_2、93.5% N_2）培养棉尾兔（cotton tail rabbit）单层上皮细胞，梅毒螺旋体不仅可保持毒力，还能生长繁殖。

3. 抗原构造

梅毒螺旋体主要有分子量为 15 kD、17 kD、34 kD、44 kD、47 kD 的外膜蛋白，其中 47 kD 外膜蛋白（TpN47）表达量最高且抗原性较强，其次为 TpN15 和 TpN17。鞭毛蛋白抗原是由 33 kD、33.5 kD 核心蛋白亚单位与 37 kD 鞘膜蛋白亚单位组成的聚合结构，其中 37 kD 鞘膜蛋白亚单位表达量高且抗原性强。

4. 基因组

梅毒螺旋体 Nichols 株染色体基因组是大小为 1.138 Mb 的环状 DNA，高度保守，无转座子。

5. 抵抗力

其抵抗力极弱，对温度、干燥和化学消毒剂非常敏感。离体后在 50 ℃ 下加热 5 min、干燥 1～2 h 或用 1%～2% 苯酚处理数分钟即死亡。血液中的梅毒螺旋体在 4 ℃ 3 d 可死亡，故血库中 4 ℃ 冰箱存放 3 d 以上的血液通常无传染梅毒的风险。其对青霉素、红霉素、四环素较为敏感。

（二）致病性和免疫性

1. 致病物质

梅毒螺旋体有很强的侵袭力，但尚未发现有内毒素和外毒素。

（1）荚膜样物质：是菌体表面的黏多糖和唾液酸，能阻止抗体与菌体结合、抑制补体的激活和补体溶菌作用以及干扰单核-巨噬细胞的吞噬作用，利于梅毒螺旋体在宿主内存活和扩散。梅毒患者的免疫抑制现象也被认为与荚膜样物质有关。

（2）黏附因子：多种外膜蛋白被证明具有黏附作用，其受体主要是宿主细胞胞外基质中的层粘连蛋白（LN）和纤维连接蛋白（FN）。

（3）侵袭性酶类：透明质酸酶和黏多糖酶（mucopolysaccharidase）分解组织、细胞外基质以及血管基底膜中的透明质酸和黏多糖，促使梅毒螺旋体侵袭和扩散。

梅毒患者体内常出现多种自身抗体，其病理性免疫反应也参与了梅毒螺旋体致病过程。

2. 所致疾病

梅毒螺旋体只感染人类引起梅毒，梅毒患者是唯一的传染源。梅毒可分为获得性和先天性两种，前者通过性接触传播，称为性病梅毒，后者由母体通过胎盘传染胎儿。输入含梅毒螺旋体污染的血液或血液制品，可引起输血后梅毒。

获得性梅毒临床上分三期，表现为发作、潜伏和再发作交替的现象。

（1）Ⅰ期梅毒：梅毒螺旋体经皮肤或黏膜感染后 2～10 周，局部出现无痛性硬下疳

（hard chancre），多见于外生殖器，也可见于宫颈、肛门和口腔。溃疡渗出液中含大量梅毒螺旋体，传染性极强。此期持续4～6周后可自愈。进入血液中的梅毒螺旋体潜伏于体内，经2～10周无症状的潜伏期后进入第Ⅱ期。

（2）Ⅱ期梅毒：全身皮肤及黏膜出现红色斑丘疹－梅毒疹（syphilid），主要见于躯干和四肢。全身淋巴结无痛性肿大，亦可累及中枢神经系统、眼、肝、肾或关节。在梅毒疹和淋巴结中含有大量梅毒螺旋体。Ⅱ期梅毒患者的上述体征在3周～3个月后可自行消退，未经治疗的多数患者继续发展成Ⅲ期梅毒。自出现硬下疳至梅毒疹消失后1年的Ⅰ、Ⅱ期梅毒，亦称早期梅毒，虽传染性强，但组织破坏性较小。

（3）Ⅲ期梅毒：又称晚期梅毒，Ⅱ期梅毒发病后经数年、甚至15～20年潜伏期后，患者出现全身慢性炎性损害，以神经梅毒和心血管梅毒最为常见。神经梅毒是由神经系统的脑膜血管炎和脑实质退行性改变引起。最常见的症状是伴发热、头痛，有局灶性神经表现以及脑脊液中细胞和蛋白质增加的慢性脑膜炎。大脑皮质退化还会引起记忆减退甚至幻觉或精神错乱，晚期还可引起麻痹性痴呆。心血管梅毒是因动脉内膜炎导致主动脉炎、主动脉瓣闭锁不全甚至发展成主动脉瘤。在皮肤、骨骼、关节或其他器官可见梅毒螺旋体感染导致的局部肉芽肿性反应，称为树胶肿（gumma）。在Ⅲ期梅毒期间病灶内梅毒螺旋体数量少，传染性小，破坏性大，病程长，常造成组织缺损，可危及生命。

先天性梅毒是梅毒孕妇患者体内的梅毒螺旋体经胎盘引起的胎儿全身感染，可导致胎儿的流产、早产或死胎，出生的新生儿可有皮肤病变、间质性角膜炎、锯齿形牙、马鞍鼻、骨膜炎、先天性耳聋等特殊体征，俗称"梅毒儿"。

3. 免疫性

梅毒的免疫为传染性免疫或称有菌性免疫，即已感染梅毒螺旋体的个体对再感染有抵抗力，一旦体内梅毒螺旋体被清除，免疫力亦随之消失。梅毒螺旋体侵入宿主后，被单核－巨噬细胞和中性粒细胞吞噬，在特异性抗体及补体协同下，吞噬细胞即能杀灭梅毒螺旋体。机体感染梅毒螺旋体后可产生特异性细胞免疫和体液免疫，其中细胞免疫的抗梅毒螺旋体感染发挥重要作用。

感染梅毒螺旋体后，梅毒患者可产生特异性梅毒螺旋体抗体和非特异性抗心磷脂抗体。梅毒螺旋体抗体可在补体协同下，杀死或溶解梅毒螺旋体。抗心磷脂抗体又称反应素（reagin），能与某些脂类物质发生反应，但无保护作用，仅用于梅毒血清学诊断。

（三）微生物学检查

1. 病原学检查

取硬下疳渗出液、梅毒疹渗出液或Ⅱ期梅毒局部淋巴结抽出液，用暗视野显微镜检查梅毒螺旋体，亦可用直接免疫荧光或ELISA法检查。组织切片标本用镀银染色法染色后镜检。

2. 血清学试验

（1）非梅毒螺旋体抗原试验：用正常牛心肌心磷脂（cardiolipin）作为抗原，测定患者血清中的反应素。国内常用快速血浆反应素试验（rapid plasma reagin，RPR）和甲苯胺红不加热血清试验（tolulized red unheated serum test，TRUST）进行梅毒初筛。性病研究实验室（verneeral disease reference laboratory，VDRL）试验用来诊断神经性梅毒，亦可用于梅毒初筛，但国内极少使用。上述试验均采用非特异性抗原，因此可与一些非梅毒疾病如类风湿关节炎、红斑性狼疮、疟疾、麻风、麻疹等患者血清呈现假阳性反应，须结合临床资料进行判断和分析。

（2）梅毒螺旋体抗原试验：用梅毒螺旋体 Nichols 株或 Reiter 株作为抗原，检测患者血清中特异性抗体，虽操作烦琐，但特异性较高，用于梅毒确诊。目前较常用的梅毒螺旋体抗原试验有梅毒螺旋体明胶凝集试验（treponemal pallidum-particle agglutination assay，TP-PA）和梅毒螺旋体血凝试验（treponemal pallidum hemagglutination assay，TPHA），此外还可用梅毒螺旋体抗体微量血凝试验（microhemagglutination assay for antibody to *Treponema pallidum*，MHA-TP）和荧光密螺旋体抗体吸收（fluorescent treponemal antibody-absorption，FTA-ABS）试验等。

诊断新生儿先天性梅毒应取脐血，当脐血特异性抗体明显高于母体、患儿有较高水平特异性抗体或抗体效价持续上升时有辅助诊断价值。

（四）防治原则

梅毒是性传播疾病，加强性卫生和性卫生教育是减少梅毒螺旋体感染率的有效措施。梅毒确诊后，应及时彻底治疗，目前主要用青霉素类药物治疗 3 个月至 1 年，血清抗体转阴是治愈指标，且治疗结束后尚需定期复查。目前尚无梅毒疫苗。

二、其他密螺旋体

（一）苍白密螺旋体地方亚种

该亚种是地方性梅毒（endemic syphilis），亦称非性病梅毒的病原体，主要通过污染的食具经黏膜传播。地方性梅毒主要发生在非洲、西亚和中东地区，在中国未见病例报道。临床主要表现为有高度传染性的皮肤损害，疾病晚期内脏并发症少见。青霉素治疗有效。

（二）苍白螺旋体极细亚种

该亚种是雅司病（yaws）的病原体，主要通过直接接触患者病损皮肤而感染。原发性损害表现为四肢杨梅状丘疹，皮损处常形成瘢痕，且骨破坏性病变常见，但内脏和神经系统的并发症少见。青霉素治疗有效。

（三）品他密螺旋体

品他密螺旋体是品他病（pinta）的病原体，主要通过直接接触患者病损皮肤而感染。品他病多发生于中美和南美地区，中国未见病例报道。原发性损害表现为皮肤出现瘙痒性小丘疹，先遍及面、颈、胸、腹和四肢，后继续扩大、融合、表面脱屑，数月后表现为扁平丘疹，色素加深。初次感染 1～3 年后，皮损处色素减退甚至消失呈白瓷色斑，最后皮肤结痂、变形。青霉素治疗有效。

第三节　疏螺旋体属

疏螺旋体属的螺旋体有 3～10 个稀疏、不规则的螺旋。对人有致病性的主要是伯氏疏螺旋体和回归热螺旋体，分别引起莱姆病和回归热。

一、伯氏疏螺旋体

伯氏疏螺旋体（*B. burgdorferi*）是莱姆病（Lyme disease）的病原体。莱姆病首次发现于美国康涅格州的莱姆镇，后来 Burgdorfer 等从鹿蜱及患者体内分离出伯氏疏螺旋体，并证实是莱姆病的病原体。莱姆病的传播媒介为蜱，人和多种动物均可被感染。目前中国北方林区证实有莱姆病存在。

（一）生物学性状

1. 形态与染色

该螺旋体长为 $10 \sim 40~\mu m$，宽为 $0.1 \sim 0.3~\mu m$，两端稍尖（图 26 - 3）；外膜和原生质体之间有 $7 \sim 12$ 根内鞭毛，使伯氏疏螺旋体有扭转、翻滚、抖动等多种运动方式。其革兰氏染色呈阴性，但不易着色；Giemsa、Wright 染色或镀银染色效果较好。

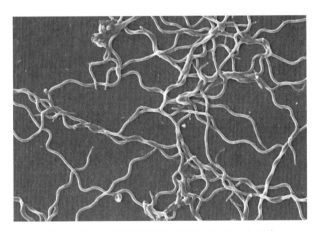

图 26 - 3　伯氏疏螺旋体扫描电子显微镜图片

2. 培养特性

该菌对营养要求高，培养基需加入长链饱和及不饱和脂肪酸、氨基酸、葡萄糖和牛血清白蛋白等；微需氧，$5\%~CO_2$ 促进生长，最适培养温度为 $35~℃$；生长缓慢，液体培养基中代时约为 18 min，故通常需要培养 $2 \sim 3$ 周。伯氏疏螺旋体在液体培养基中常相互缠绕成团，在 1% 软琼脂平板表面可形成扁平的光滑型的小菌落。

3. 抗原构造和分类

伯氏疏螺旋体有多种主要表面蛋白抗原，包括外表蛋白（outer surface protein，Osp）A ~ F 及外膜脂蛋白。OspA 和 OspB 有种特异性，其抗体有免疫保护作用。OspC 抗原性强，但具有高度异质性，机体感染后最早出现其抗体。41 kD 鞭毛蛋白也是优势抗原，有种特异性。外膜脂蛋白和热休克蛋白（heat shock protein，HSP）无种特异性。

将莱姆病病原体用 DNA - DNA 杂交和 5 S ~ 23 S rRNA 序列的基因种（genospecies）分类法，可分为 19 个基因种，其中对人致病的有伯氏疏螺旋体（*B. burgdorferi* sensu stricto）、伽氏疏螺旋体（*B. garinii*）和埃氏疏螺旋体（*B. afelii*）。伯氏疏螺旋体基因种主要分布于美国和欧洲，伽氏疏螺旋体和埃氏疏螺旋体基因种主要分布于欧洲和亚洲。中国分离的病

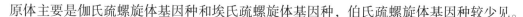

原体主要是伽氏疏螺旋体基因种和埃氏疏螺旋体基因种，伯氏疏螺旋体基因种较少见。

4. 基因组

伯氏疏螺旋体 B31 株染色体基因组大小约为 910 kb。

5. 抵抗力

该菌抵抗力弱，在 60 ℃下加热 1～3 min 即死亡，用 1% 苯酚或 0.2% 甲酚皂处理 5～10 min 即被杀灭；对青霉素、头孢菌素和红霉素等敏感。

（二）流行环节

莱姆病是自然疫源性疾病。储存宿主种类多，其中野鼠和鹿尤为重要。主要传播媒介是硬蜱，已确定的有美国丹敏硬蜱、太平洋硬蜱、欧洲的篦子硬蜱和亚洲的全沟硬蜱。伯氏疏螺旋体可在蜱的中肠生长繁殖，叮咬宿主时感染宿主。中国莱姆病高发地区主要是东北和内蒙古林区，该病有明显的季节性，4 月末初发，6 月份达高峰，8 月份以后仅有散发病例。

（三）致病性和免疫性

1. 致病物质

伯氏疏螺旋体致病物质及其致病机制迄今尚未完全明了，可能一些毒力因子和病理性免疫反应参与了致病过程。

（1）侵袭力：伯氏疏螺旋体不仅能黏附和侵入成纤维细胞以及人脐静脉内皮细胞，还能在胞质中生存。此黏附可被 OspB 单克隆抗体或多价抗血清所抑制，表明伯氏疏螺旋体表面存在 OspB 等毒力因子。伯氏疏螺旋体黏附的受体是靶细胞的纤维连接蛋白和核心蛋白多糖（decorin，DEN）。

（2）抗吞噬物质：伯氏疏螺旋体临床分离株对小鼠致病性较强，但在人工培养基反复传代后致病性明显减弱，易被吞噬细胞杀灭，同时 OspA 也逐渐消失，故推测 OspA 可能与抗吞噬作用有关。

（3）内毒素样物质：细胞壁中的脂多糖有类似细菌内毒素的生物学活性。

2. 所致疾病

莱姆病是一种慢性全身感染性疾病，根据病程可分为 3 期：早期局部感染期、早期播散感染期和晚期持续感染期。

早期局部感染期是硬蜱叮咬后的 3～30 d 潜伏期，叮咬部位可出现一个或数个慢性移行性红斑（erythema choronicum migrans，ECM），常伴有发热、疲乏、肌肉和关节痛以及头痛等症状。ECM 最初在叮咬部位出现红色斑疹或丘疹，继而发展成边缘鲜红凸起，中央呈退行性变，多个 ECM 重叠后形成同心环形。早期播散感染期多表现为继发性红斑、脑膜炎、面神经麻痹等。未经治疗的约 80% 莱姆病患者可发展至晚期持续感染期，主要表现为慢性关节炎、周围神经病变和慢性萎缩性肌皮炎。

3. 免疫性

伯氏疏螺旋体感染后机体可产生特异性抗体，但抗体出现比较缓慢。抗伯氏疏螺旋体感染主要依赖特异性体液免疫，特异性抗体可增强吞噬细胞吞噬伯氏疏螺旋体的作用，从而更有效地清除伯氏疏螺旋体。

（四）微生物学检查

1. 标本采集

整个病程中伯氏疏螺旋体数量均较少，分离培养较困难，主要取患者血清标本进行血清学检查。有时亦可采集皮损部位组织、血液、脑脊液、关节液、尿液等用分子生物学方法检测。

2. 病原学检查

用 PCR 法检测标本中伯氏疏螺旋体 DNA 片段，但阳性率不高。

3. 血清学检查

常用免疫荧光法和 ELISA 法。ELISA 法操作简便，特异性和敏感性较高。特异性 IgM 抗体一般在 ECM 出现 2～4 周后形成，6～8 周达峰值，4～6 个月后恢复正常。IgG 抗体出现较晚，其峰值出现在发病后 4～6 个月，并持续至病程的晚期。IgM 抗体主要是鞭毛蛋白抗体，IgG 类抗体主要是 Osp 抗体。若脑脊液中检出特异性抗体，说明中枢神经系统已被累及。对于 ELISA 法阳性标本，需要用免疫印迹法确定其特异性。因伯氏疏螺旋体与苍白密螺旋体等有共同抗原、莱姆病病原体种类多、不同菌株之间表达的抗原有差异及变异，ELISA 法和免疫印迹法检测结果需要结合临床资料进行判断。

（五）防治原则

加强疫区工作人员的个人防护、避免硬蜱叮咬为最佳方法。根据不同的临床表现和病程选用不同的抗生素和给药方式。早期患者口服多西环素、阿莫西林或红霉素，晚期患者一般静脉滴注青霉素联合头孢曲松钠。目前尚无疫苗。

二、回归热螺旋体

回归热（relapsing fever）是以周期性反复急起急退的高热为临床特征的急性传染病，可由多种疏螺旋体引起。根据病原体及其昆虫媒介的不同分为两类：①虱传回归热：又称流行性回归热。病原体为回归热疏螺旋体，传播媒介为体虱。②蜱传回归热：又称地方性回归热。病原体为杜通疏螺旋体和赫姆斯疏螺旋体，传播媒介为软蜱。两类回归热临床表现相似，但蜱传回归热症状较轻、病程较短。中国主要流行虱传回归热。

（一）生物学性状

1. 形态与染色

回归热螺旋体长为 10～30 μm，宽约 0.3 μm；有 3～10 个不规则螺旋，运动活泼；革兰氏染色呈阴性，Giemsa 或 Wright 染色法效果较好。

2. 培养特性

其培养环境微需氧，最适生长温度为 28～30 ℃，可在含血液、血清或动物蛋白的液体培养基上生长繁殖，在体外传数代后，丧失其致病性。

3. 抗原构造和分类

该螺旋体有类属抗原和特异性抗原，但极易变异，在同一个患者的体内可分离出数种抗原结构不同的变异株。

（二）流行环节

储存宿主是啮齿类动物。体虱或软蜱叮咬动物宿主后被感染，在其体腔、唾液、粪便中均含有回归热螺旋体。体虱或软蜱叮咬人后，回归热螺旋体经叮咬部位进入体内引起疾病。

（三）致病性和免疫性

1. 致病性

回归热螺旋体感染后潜伏期为 3 ~ 10 d，然后突发高热，持续 3 ~ 5 d 后退热；4 ~ 10 d 后又出现高热，如此反复发作 3 ~ 10 次。急起急退的周期性反复高热、全身肌肉酸痛和肝脾肿大是回归热的临床特征，重症患者亦可出现黄疸和出血。

2. 免疫性

机体感染后可产生特异性抗体，在补体协同下可裂解回归热螺旋体。回归热螺旋体外膜蛋白极易发生变异，突变株可逃避抗体的攻击，突变株繁殖到一定数量后引起第二次高热，如此反复数次，直至机体产生的多种特异性抗体可对各种变异株发挥作用时，回归热螺旋体方可被清除。感染后机体免疫力持续时间短暂。

（四）微生物学检查

采集发热期的外周血标本，可直接涂片后 Giemsa 染色，光镜下可见细长且有疏松螺旋的螺旋体，但退热期血液中常无螺旋体。

（五）防治原则

进入疫区时应避免体虱和蜱的叮咬。多西环素、红霉素和青霉素治疗有效。目前尚无疫苗产品。

三、奋森疏螺旋体

奋森疏螺旋体与梭形梭杆菌（*Fusobacterium fusiforme*）共同寄居于人口腔牙龈部位，当机体免疫力下降时，奋森疏螺旋体与梭形梭杆菌大量繁殖，引起奋森咽峡炎（Vincent angina）、牙龈炎、口腔坏疽等。微生物学检查时可取局部病变材料直接涂片，革兰氏染色镜检可见疏螺旋体和梭形杆菌。

⫼⬤ 思 考 ⬤⫼

（1）梅毒螺旋体对青霉素敏感，但为何很多梅毒螺旋体感染者会发展成三期梅毒？

（2）伯氏疏螺旋体可引起自然疫源性疾病，导致人类感染的重要的储存宿主以及其传播媒介是什么？

（3）检查钩端螺旋体感染应收集什么标本？

⫼⬤ 测试题（单项选择题）⬤⫼

（1）与钩端螺旋体特征不符合的一项叙述是（　　）。

A. 暗视野显微镜观察形似细小珍珠排列的细链，一端或两端呈钩状

B. 电镜观察其最外层由细胞壁构成

C. 用 Fontana 镀银染色法染成棕褐色

D. 制备疫苗时，可用无蛋白的培养基培养

E. 抵抗力强，在湿土或水中可存活数月

（2）由螺旋体所致的人畜共患的疾病是（　　）。

A. 钩端螺旋体病　　　　　　　　　　B. 梅毒

C. 回归热　　　　　　　　　　　　　D. 雅司病

E. 奋森咽喉炎

（3）梅毒在哪一病程中传染性最强？（　　）

A. 潜伏期　　　　　　　　　　　　　B. 第Ⅰ期

C. 第Ⅱ期　　　　　　　　　　　　　D. 第Ⅲ期

E. 恢复期

（4）Ⅰ期梅毒患者，检查病原体应取的标本是（　　）。

A. 血液　　　　　　　　　　　　　　B. 尿液

C. 脑脊液　　　　　　　　　　　　　D. 下疳渗出液

E. 梅毒疹渗出液

（5）梅毒螺旋体感染后Ⅰ期梅素可发展为第Ⅱ、Ⅲ期梅毒的原因是（　　）。

A. 抗体无保护作用　　　　　　　　　B. 螺旋体毒力较强

C. 螺旋体抑制机体免疫功能　　　　　D. 螺旋体发生变异逃避免疫功能

E. 再次感染加重病情

（6）关于钩体的疫水检查，下列叙述哪项不正确？（　　）

A. 取被检水作直接镜检或培养

B. 将豚鼠划破表皮深入被检水中约1 h使之感染

C. 将"感染"豚鼠隔离饲养、观察1个月

D. 取"感染"豚鼠血清、腹腔液、内脏等镜检或培养查钩体

E. 用显微镜凝集试验检测"感染"豚鼠有无钩体抗体

（7）能用柯氏（Korthof）培养基培养的病原性螺旋体是（　　）。

A. 奋森氏螺旋体　　　　　　　　　　B. 梅毒螺旋体

C. 雅司螺旋体　　　　　　　　　　　D. 钩端螺旋体

E. 回归热螺旋体

（8）钩体病的主要传染源是（　　）。

A. 急性期患者　　　　　　　　　　　B. 隐性带菌者

C. 带菌的鼠类和猪　　　　　　　　　D. 带菌节肢动物

E. 以上都不是

（9）关于梅毒螺旋体致病性与免疫性的描述，错误的是（　　）。

A. 人是梅毒的唯一传染源

B. 梅毒螺旋体通过内毒素和外毒素致病

C. Ⅰ期、Ⅱ期梅毒传染性强，而对机体的破坏性小

D. Ⅲ期梅毒传染性小，而对机体的破坏性大

E. 梅毒的免疫力为传染性免疫

（10）非梅毒螺旋体抗原试验（　　）。

A. 有助于确定梅毒螺旋体感染

B. 检测抗梅毒螺旋体抗体

C. 可用于监测 I 期和 II 期梅毒的抗菌药物治疗疗效

D. 测定抗脂质抗体

E. 有助于诊断播散性淋球菌感染

（李丽花）

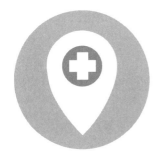

第四编 ｜ 真核细胞型微生物

第二十七章　真菌学概论

真菌（fungus）是一种真核细胞型微生物，细胞结构比较完整，有完善的细胞器和典型细胞核；不含叶绿素，无根、茎、叶的分化。真菌在自然界中分布广泛，种类繁多，有10余万种。许多真菌对人类有益，广泛应用于食药工业、发酵工程和农业生产等。引起人类疾病的真菌约300余种，包括致病性真菌、条件致病性真菌、产毒以及致癌的真菌。近年来，人体的真菌感染明显上升，这与滥用抗生素引起菌群失调和应用激素、抗肿瘤药物导致机体免疫功能低下有关，应引起重视。

与医学有关的真菌主要分布在真菌门下的几个亚门：①接合菌亚门（*Zygomycotina*），为多核无隔菌丝体，绝大多数为条件致病性真菌，如毛癣菌属、根霉菌属等；②子囊菌亚门（*Ascomycotina*），是真菌中最大的一个类群，包括单细胞的酵母菌和各种霉菌属，如芽生菌属、小孢子癣菌属以及组织胞浆菌属等；③担子菌亚门（*Basidiomycotina*），具有担子和担孢子，如食用菌蘑菇、银耳、灵芝、马勃等，以及致病性新生隐球菌等；④半知菌亚门（*Deutermycotina or fungus imperfecti*），对此类菌生活史了解不完全，未发现其有性阶段，故称为半知菌。在医学上有重要意义的真菌绝大部分属半知菌亚门，如球孢子菌属和假丝酵母菌属。最新的真菌分类将真菌界分为4个门，即接合菌门（*Zycomycota*）、担子菌门（*Basidomycota*）、子囊菌门（*Ascomycota*）和壶菌门（*Chytridiomycota*），而将原半知菌亚门中的真菌划分到前三个门中。

第一节　真菌的生物学性状

真菌的细胞结构较细菌复杂。细胞壁不含肽聚糖，主要由多糖（75%）与蛋白质（25%）组成。多糖主要为几丁质的微细纤维，缺乏肽聚糖，故真菌不受青霉素或头孢菌素的作用。真菌的细胞膜与细菌的区别在于真菌含固醇而细菌无，细胞内有较为典型的核结构和完善的细胞器。

一、形态与结构

真菌按形态和结构分为单细胞真菌和多细胞真菌两大类，大部分真菌为多细胞真菌。单细胞真菌也称为酵母菌（*yeast*），由孢子构成，呈圆形或卵圆形，对人致病的主要有新生隐球菌和白假丝酵母菌。多细胞真菌由菌丝和孢子组成，菌丝交织成团，称为丝状菌（*filamentous fungus*），又称霉菌（*mold*）。有些真菌可因环境条件的改变而发生两种形态互变，称为双相型真菌（*dimorphic fungus*），如球孢子菌、组织胞浆菌、芽生菌和孢子丝菌等。这些真菌在体内或在含有动物蛋白的培养基上在37 ℃条件下培养时呈酵母菌型，在普通培养基上 25 ℃条件下培养时则呈丝状菌。双相型转换与某些真菌致病性有关。

（一）单细胞真菌

孢子呈圆形或卵圆形，以出芽方式繁殖，包括酵母型真菌和类酵母型真菌两种。

（1）酵母型真菌：由母细胞以芽生方式繁殖，芽生孢子成熟后和母细胞脱离成为独立的个体，不形成假菌丝。

（2）类酵母型真菌：也是以芽生方式繁殖，但芽体可以延长，其不与母细胞脱离而形成假菌丝，白假丝酵母菌即属此类。是否形成假菌丝是酵母型真菌与类酵母型真菌的主要区别。

（二）多细胞真菌

该类真菌由菌丝（hypha）和孢子（spore）组成。各种丝状菌长出的菌丝和孢子形态不同，是鉴别真菌的重要标志。

（1）菌丝（hypha）：真菌的孢子以出芽方式繁殖。在环境适宜的情况下由孢子长出芽管，逐渐延长呈丝状，称为菌丝。菌丝又可长出许多分枝，交织成团称为菌丝体（mycelium）。各种丝状真菌长出的菌丝和孢子的形态不同，这是鉴别真菌的重要标志。

菌丝根据结构分为有隔菌丝（septate hypha）和无隔菌丝（nonseptate hypha）。有隔菌丝内能形成横隔，称为隔膜（septum），隔膜将一条菌丝分成几个细胞，隔膜中有小孔，允许胞质流通。大多数致病性真菌如皮肤癣菌、组织胞浆菌和曲霉菌为有隔菌丝。无隔菌丝无横隔，整条菌丝由一个多核细胞组成。

菌丝根据功能可分为营养菌丝和气生菌丝。营养菌丝是指伸入培养基或被寄生的组织中吸取养料的那部分菌丝。气生菌丝则是暴露在空气中的菌丝，其中可产生孢子的菌丝称为生殖菌丝。

菌丝可有多种形态，如鹿角状、球拍状、螺旋状、结节状和梳状等。不同种类的真菌可有不同形态的菌丝，故菌丝形态有助于鉴别多细胞真菌。

（2）孢子（spore）：是真菌的繁殖结构，由生殖菌丝产生。一条菌丝可形成多个孢子，在适宜条件下孢子发芽长出芽管，发育为菌丝体。真菌的孢子与细菌的芽孢不同，其抵抗力不强，在 60～70 ℃条件下短时间加热即可死亡。孢子也是真菌鉴定和分类的主要依据。

真菌孢子分为有性孢子和无性孢子两种。有性孢子是由同一菌体或不同菌体上的 2 个细胞融合经减数分裂形成。无性孢子是由菌丝上的细胞直接分化或出芽生成，不发生细胞融合。病原性真菌大多形成无性孢子。无性孢子根据形态分为 3 种：

A. 分生孢子（conidium）：由生殖菌丝末端的细胞收缩或分裂形成，也可在菌丝侧面出芽形成。按其形态和结构又可分为大分生孢子和小分生孢子两种。大分生孢子（macroconidium）体积较大，由多个细胞组成，常呈梭状、棍棒状或梨状。其大小、细胞数和颜色是鉴定真菌的重要依据。小分生孢子（microconidium）较小，一个孢子仅由一个细胞组成。大多数真菌都能产生小分生孢子，其诊断价值不大（图 27 - 1）。

B. 叶状孢子（thallospore）：由菌丝内细胞直接形成，包括以下 3 种类型。①芽生孢子（blastospore），由菌丝体细胞出芽生成，常见于假丝酵母菌与隐球菌。一般芽生孢子长到一定大小即与母体脱离，若不脱离则形成假菌丝。②关节孢子（arthrospore），菌丝细胞壁变厚，从隔膜处断裂，形成长方形的节段，呈链状排列（图27-2），多见于陈旧培养物中。③厚膜孢子（chlamydospore），菌丝内胞浆浓缩，胞壁增厚，在不利环境中形成，使其抵抗力增强；当环境有利时，厚膜孢子又可出芽繁殖。

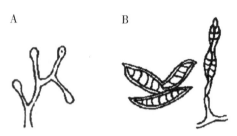

图27-1　分生孢子形态模式

A：小分生孢子；B：大分生孢子。

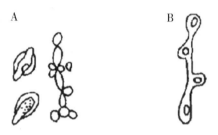

图27-2　叶状孢子形态模式

A：芽生孢子；B：厚膜孢子。

C. 孢子囊孢子（sporangiospore）：菌丝末端膨大形成孢子囊，内含许多孢子，孢子成熟则破囊而出，如毛霉、根霉等（图27-3）。

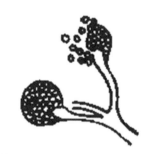

图27-3　孢子囊孢子形态模式

二、培养特性

真菌对营养要求不高，在一般培养基上均可生长，故容易培养。真菌在生长过程中分泌酶使有机物降解成可溶性营养成分，吸收至细胞内进行新陈代谢。培养真菌最适宜的酸碱度是 pH 为 4.0～6.0。浅部感染真菌的最适温度为 22～28 ℃，但某些深部感染真菌在

37 ℃生长最好。培养真菌需要较高的湿度与氧。

实验室通常使用沙保（Sabouraud）培养基培养真菌。此培养基成分简单，主要含有蛋白胨、葡萄糖、氯化钠和琼脂，pH 为 5.5。由于真菌在不同培养基上形成的菌落形态差别很大，故鉴定真菌以沙保培养基上形成的菌落形态为准。

在沙保培养基上大多数致病性真菌生长缓慢，常需要 7～28 d；但腐生性真菌在此培养基上生长迅速。故分离真菌时常在此培养基中加一定量的放线菌酮和氯霉素，前者用以抑制污染真菌，后者用以抑制细菌的生长。有些病原性真菌，如白假丝酵母菌、组织胞浆菌、新生隐球菌等加放线菌酮即不能生长，宜用无抗生素的血琼脂平板以发现有生长后移种沙保培养基，并同时做玻片小培养以观察自然状态下的形态结构。

在沙保培养基上真菌可形成三类菌落。

（一）酵母型菌落（yeast type colony）

该菌落是单细胞真菌的菌落形式。类似细菌菌落，但比细菌菌落大而厚，表面光滑湿润，柔软致密，如新生隐球菌的菌落。

（二）类酵母型菌落（yeast-like type colony）

该菌落又称酵母样菌落，也是单细胞真菌的菌落形式。菌落外观与酵母型菌落相似，但菌落背面可见假菌丝。假菌丝是真菌在出芽繁殖后，芽管延长未与母细胞脱离而形成，如假丝酵母菌的菌落。

（三）丝状菌落（filamentous type colony）

该菌落是多细胞真菌的菌落形式。由许多疏松的菌丝体构成。菌落呈棉絮状、绒毛状或粉末状，菌落正背两面呈现不同的颜色。丝状菌落的形态、结构和颜色常作为鉴定真菌的参考，大多数丝状真菌形成此类菌落。

真菌容易发生变异。在培养基上人工传代或培养时间过久，其形态、培养特性甚至毒力都可发生改变，用不同的培养基或不同温度培养真菌，其性状都有改变。

三、抵抗力

真菌对干燥、日光、紫外线及一般消毒剂均有较强的抵抗力。实验证明紫外线对丝状真菌与假丝酵母菌在距离 1 m 外照射时，需要 30 min 将其杀死。真菌不耐热，在 60 ℃下加热 1 h 菌丝和孢子均被杀死；对 2% 石炭酸、2.5% 碘酊、0.1% 升汞和 10% 甲醛溶液较敏感；对常用于抗细菌感染的抗生素均不敏感。灰黄霉素、制霉菌素 B、两性霉素 B、克霉素、酮康唑、伊曲康唑等对多种真菌有抑制作用。

第二节 真菌的感染

一、真菌的致病性

一般而言，真菌致病性比细菌和病毒弱。致病性真菌和条件致病性真菌引起的疾病统称为真菌病。真菌病一般呈慢性过程，持续几个月甚至几年。引起机体感染的真菌需要具备一定的毒力，如白假丝酵母菌、烟曲霉菌、黄曲霉菌的细胞壁糖蛋白有内毒素样活性，能引起组织炎症反应和休克；烟曲霉菌和黄曲霉菌还能致多种器官出血和坏死。白假丝酵母菌具有黏附人体细胞的能力，随着其芽管的形成，黏附力加强。二相型真菌如荚膜组织胞浆菌、皮炎芽生菌等进入机体后必须先转换成酵母型，在巨噬细胞中不被杀灭反而扩散。新生隐球菌的荚膜有抗吞噬作用。

不同的真菌可通过下列几种形式致病：

（一）致病性真菌感染

这类真菌感染属于外源性感染，由其侵入机体而致病。根据感染部位可分为深部致病性真菌感染和浅部致病性真菌感染。深部致病性真菌能够侵犯深部组织和内脏器官，感染后症状多不明显，并有自愈倾向，如荚膜组织胞浆菌、粗球孢子菌所致的感染。浅部致病性真菌可感染皮肤、黏膜或皮下组织，多有传染性，如皮肤癣菌。

致病性真菌可引起皮肤、皮下和全身性真菌感染，其致病机制尚未完全明了。如皮肤及角质层癣菌感染是由于这些真菌有嗜角质性，其中部分菌可产生酯酶和角蛋白酶，能分解细胞的脂质和角蛋白作为真菌生长的营养物质，以及通过其在局部繁殖后的机械刺激和代谢产物的作用，从而引起局部的炎症和病变。而深部感染真菌可在吞噬细胞内繁殖，抑制机体的免疫反应，引起组织慢性肉芽肿和形成组织坏死溃疡。

（二）机会致病性真菌感染

机会致病性真菌又叫条件致病性真菌。这类感染主要由一些内源性真菌引起，多属于非致病的腐生性真菌和寄居在人体的正常菌群。其感染多发生在机体免疫力降低时，常见于接受放疗或化疗的肿瘤患者、免疫抑制剂使用者、AIDS 患者及糖尿病患者等。长期应用广谱抗菌药物、皮质激素、放射治疗使得这些机体的免疫力本已低下，若再继发机会真菌感染，会给治疗带来很大的困难，其预后一般都较差。机会致病性真菌在中国最常见的是白假丝酵母菌，其次是新生隐球菌、卡氏肺孢菌（旧称卡氏肺孢子虫）、曲霉菌及毛霉菌等。

（三）真菌超敏反应性疾病

由真菌引起的超敏反应是临床上常见的超敏反应性疾病。这些真菌本身可能不具致病性，但由于他们污染空气和环境，可导致超敏反应的发生，所以呼吸道是其主要的侵入门户。可引起超敏反应的真菌有曲霉菌、青霉菌、镰刀菌、交链孢菌和着色真菌等，常引起哮喘、过敏性鼻炎、荨麻疹及接触性皮炎等疾病。

（四）真菌毒素中毒

某些真菌污染粮食和油料作物以及发酵的食品后产生真菌毒素（mycotoxins），人食入后导致急性或慢性中毒；或者直接食用有毒真菌如毒蘑菇等引起中毒症状，称为真菌中毒症（mycotoxicosis）。

1. 真菌毒素的产生

少数菌种或个别菌株可产生真菌毒素，且产毒菌株与所产生的毒素间缺乏严格的专一性，一种真菌可产生几种毒素，而几种真菌也可产生同一种毒素。真菌毒素的产生受到多种因素影响，除菌种或菌株的差异外，其主要的影响因素是其存在的天然基质，如黄曲霉菌和黄曲霉毒素多见于玉米和花生中，镰刀菌及其毒素多见于小麦和玉米中，而青霉菌及其毒素多见于大米中等。此外，食品基质中的水分含量、环境条件的温度和湿度以及通气状况等，也都影响真菌毒素的产生。

2. 真菌毒素的分类

根据真菌毒素作用的靶器官，可将其分为肝脏毒素、肾脏毒素、神经毒素、造血器官毒素及过敏性皮炎毒等。此外，也可根据毒素的产生菌来分类，如黄曲霉毒素、姑曲霉毒素等。

3. 真菌毒素的毒性

真菌的毒素具有多种毒性，进入机体后可致病。如中国东北地区食用的"臭米面"，它是由玉米等粮食经水浸泡后磨面制成，由于水浸泡后粮食霉变，人食用后即引起中毒。又如长江流域等地因产毒的镰刀菌引起赤霉病麦，人食入后引起肝、肾、心肌、脑等重要器官的病变。还有河北、河南的霉甘蔗中毒，主要由节菱孢菌（*A. rthrinium*）等产生的 3 - 硝基丙酸引起，脑是其主要的靶器官，可引起抽搐、昏迷，死亡率达 20% 左右。另外，食了有毒的蘑菇也可引起急性真菌中毒，这也是应该注意的。

真菌中毒与一般的细菌性感染不同，因为真菌是在污染的粮食或食品中产生毒素，容易受到环境条件的影响，所以有明显的地区性和季节性，但不具传染性，也不引起流行。通过多次搓洗污染的粮食可以减少毒素，从而减低其毒性，起到一定的预防作用。

（五）真菌毒素与肿瘤

随着对真菌代谢产物研究的深入，发现有些真菌毒素与肿瘤的发生有关。如赭曲霉产生的黄褐毒素也可诱发肝脏肿瘤；镰刀菌产生的 T-2 毒素可诱发实验大鼠胃癌、胰腺癌、垂体和脑肿瘤等；青霉菌产生的灰黄霉素可诱发大鼠的肝癌，展青霉素可引起肉瘤。在所有真菌毒素中，黄曲霉毒素 B_1 的致癌作用最强，如果饲料中含 0.015 ppm 黄曲霉毒素 B_1，喂养大鼠后即可诱发原发性肝癌。表 27 - 1 列举多种可引起实验动物恶性肿瘤的真菌毒素。

表 27 - 1　致恶性肿瘤的真菌毒素

毒素名称	作用部位	敏感动物	产生菌
黄曲霉毒素 B_1	肝、肾、肺（癌）	大鼠	黄曲霉菌、寄生曲霉菌
黄曲霉毒素 G_1	肝、肾、肺（癌）	大鼠	黄曲霉菌、寄生曲霉菌
杂色曲霉毒素	肝（癌）、皮下组织肉瘤	大鼠	杂色曲霉菌、构巢曲霉菌
灰黄霉素	肝（癌）	小鼠	灰黄青霉菌、黑青霉菌
曲霉菌素	肾、肝（癌）	小鼠	储曲霉菌、纯绿青霉菌
麦角碱	耳（神经纤维瘤）	大鼠	麦角菌
T-2 毒素	胃肠（腺癌）	大鼠	三线镰刀菌
展青霉素	皮下组织肉瘤	大鼠	展青霉菌
白地霉培养物	前胃（乳头瘤）	小鼠	白地霉菌

二、机体的抗真菌免疫

机体对真菌具有较强的免疫功能。免疫功能正常者一般不易发生深部真菌感染。机体的抗真菌免疫功能包括天然免疫和特异性免疫两个方面。

(一)天然免疫

1. 皮肤黏膜屏障作用

健康的皮肤黏膜能阻挡真菌对机体的侵袭,一旦皮肤黏膜破损、受伤,真菌即可入侵。皮脂腺分泌的不饱和脂肪酸和乳酸具有抗真菌作用,血液中转铁蛋白扩散至皮肤角质层也具有抑制真菌作用。许多真菌病容易受生理状态影响。例如,儿童的皮脂腺发育不完善,头皮分泌的不饱和脂肪酸较成人少,因而儿童易患头癣;成人掌跖部缺乏皮脂腺,且手、足出汗多易促进真菌生长,故成人易患手足癣。寄生于机体的正常菌群也能拮抗人体内的白假丝酵母菌等真菌的大量繁殖,若长期使用广谱抗生素,菌群间的拮抗关系被破坏,白假丝酵母菌等则能大量繁殖而导致疾病。

2. 吞噬作用

巨噬细胞和中性粒细胞具有吞噬真菌的能力,吞噬细胞被真菌活化后,释放的过氧化氢、次氯酸和防御素能杀灭白假丝酵母菌、烟曲霉菌等真菌。但有些真菌可在吞噬细胞内繁殖,刺激组织增生,引起细胞浸润形成肉芽肿;也可随吞噬细胞扩散到深部组织器官引起感染。

3. 正常体液中的抗真菌物质

除补体等免疫分子外,体液中还存在一些抗真菌物质。例如,促癣吞噬肽(tuftsin)能结合到中性粒细胞膜上,增强其杀灭真菌的活性,并具有趋化作用;淋巴细胞合成的转铁蛋白可扩散至皮肤角质层,具有抑制真菌和细菌的作用。

(二)特异性免疫

1. 细胞免疫

在特异性抗真菌免疫中,细胞免疫起主导作用。细胞免疫功能受损或低下者,易发生严重的真菌感染。如 AIDS 患者易发生念珠菌、隐球菌、组织胞浆菌、球孢子菌的感染。患恶性肿瘤或长期应用免疫抑制剂导致细胞免疫功能低下的人也易并发深部真菌感染。这些结果表明,细胞免疫似乎可控制大部分真菌感染。特异性细胞免疫的抗真菌机制可能与活化的 $CD8^+$ T 细胞对真菌的直接杀伤作用以及 T 淋巴细胞所释放的 IFN-γ、IL-2 等细胞因子参与抗真菌感染作用等多种因素有关。

此外,某些真菌感染后机体可发生迟发型超敏反应,如癣菌疹就是由真菌感染引起的皮肤迟发型超敏反应。因此,对某些真菌感染可用真菌菌体的某些成分作为抗原,给患者进行皮肤迟发型超敏反应试验,用于对某些真菌病进行辅助诊断或流行病学调查。

2. 体液免疫

真菌是完全抗原,深部真菌感染机体能产生相应的抗体。体液免疫对部分真菌感染有一定保护作用。抗体与真菌特异性结合后,能促进吞噬细胞对真菌进行吞噬,并可阻止真菌与宿主细胞、组织的黏附,从而降低其致病作用。检测特异性抗体对某些深部真菌感染具有辅助诊断价值。浅部真菌感染机体产生的抗体水平较低,且易出现交叉反应,无应用价值。

真菌感染后一般不能获得持久免疫力。

第三节　真菌的实验室检测和防治

一、真菌感染的微生物学检查法

各种真菌的形态结构有其一定的特殊性，一般可以通过直接镜检和分离培养进行鉴定，但具体方法应根据标本种类和检查目的而异。

（一）标本采集

浅部感染真菌可取病变部位的皮屑、毛发、指（趾）甲屑等标本。深部感染真菌的检查可根据病变部位不同而取痰、血液、脑脊液等标本。标本应避免久置，尽快检查，防止污染，必要时须放置冰箱低温保存。

（二）直接镜检

皮屑、毛发、指（趾）甲屑等标本置玻片上后滴加 10% KOH 少许，以盖玻片覆盖，微微加温，使被检组织中的角质软化后在低倍或高倍镜下观察，若见菌丝或孢子即可初步诊断患有癣病，但一般不能确定其菌种。镜检观测是临床最简单而重要的方法。如疑为假丝酵母菌感染则取材涂片，进行革兰氏染色，若发现有大小、着色不匀的革兰氏阳性的卵圆形孢子，以及芽生孢子和假菌丝，即可初步诊断为假丝酵母菌感染。疑为隐球菌感染时，取脑脊液标本离心后的沉淀物做墨汁负染色后镜检，若发现有肥厚荚膜的圆形孢子即可确诊。

直接镜检的意义：①直接检查阳性有意义，阴性不能排除感染。但阴道、痰等分离出假丝酵母菌、曲霉等条件致病菌须多次阳性才有意义。②代表组织相，直接镜检看到的真菌形态也就是该菌在组织的形态，如白假丝酵母菌的菌丝、隐球菌的厚膜孢子等。③确定某些致病菌属或菌种，如皮肤癣菌、曲霉菌、蛙粪霉菌、糖枇孢子菌等。④判断某些菌种的致病性，如白假丝酵母菌的菌丝、隐球菌的肥厚荚膜等。⑤观察活动性，如皮肤癣菌菌丝特别多、特别长，胞浆特别浓；汗斑活动期，成群孢子多，菌丝胞浆浓。⑥观察疗效，从阳性到阴性，从多到少。⑦为培养阳性提供标本。

（三）分离培养

分离培养常用于直接镜检不能确定或需要鉴定感染真菌的种类时使用。培养标本（皮肤、毛发、甲屑标本等）经过 70% 乙醇或 2% 石炭酸浸泡 2～3 min 杀死杂菌，无菌盐水洗净后接种于含放线菌酮和氯霉素的沙保培养基上，在 25～28 ℃条件下培养数日至数周，观察菌落特征。一般采用沙保琼脂培养基培养，深部真菌可用血琼脂或脑心葡萄糖血琼脂在 37 ℃条件下培养。

必要时还可做真菌小培养，即在无菌玻片上放置一小块沙保琼脂培养基，在培养基边缘接种待检真菌，盖上盖玻片后置温箱培养约 1 周，于镜下观察菌丝、孢子特征并做出鉴定。

（四）显色鉴别培养

不同的真菌可产生不同的酶，分解底物后的产物不同。因此，制备显色鉴别培养基，利用真菌的生化反应不同使其生长后的菌落显示不同的颜色，从而分离、计数和鉴定主要致病性真菌。该法具有快速、准确等特点。如将培养物置 30～35 ℃条件下培养 24～48 h 即可得到实验结果，可以鉴定到种，准确率达 95%。目前临床上主要用于白假丝酵母菌的检测。

（五）血清学试验

该试验主要用于检测真菌抗原或机体感染后产生的抗体，以辅助诊断深部真菌感染。如可用 ELISA 法检查患者血清中白假丝酵母菌甘露聚糖抗原和新生隐球菌荚膜多糖抗原。

（六）核酸检测

真菌 DNA 中 G＋C mol%测定可用于真菌的分类和鉴别。分子生物学技术如随机扩增多肽 DNA（RAPD）、PCR 限制性酶切片段长度多态性分析（PCR-RFLP）等技术已经应用于真菌感染的诊断。

（七）真菌毒素的检测

由于真菌的毒素可引起中毒甚至具有致癌作用，因此对真菌毒素尤其是食品中真菌毒素的检测具有重要意义。目前检测黄曲霉毒素多用薄层层析法和高效液相色谱法，以及一些免疫学的方法如 ELISA 法和 RIA 等。现大多数国家都制定了食品中黄曲霉毒素的最高限量，中国将黄曲霉毒素最高允许量定为：玉米、花生及其制品为 20 pg/kg，食用油为 10 μg/kg，婴儿代乳食品则不得检出。

二、真菌感染的防治原则

由于真菌表面抗原性弱，因此目前对于真菌感染尚无特异性预防措施，故强调一般性预防。如皮肤癣菌感染的预防主要是注意清洁卫生，防止体表皮肤角质层破损或糜烂，保持鞋袜干燥，防止真菌滋生，避免直接或间接与患者接触。浅部真菌感染的治疗以外用药为主，可选用特比萘芬喷剂或乳膏、酮康唑软膏、咪康唑霜或 0.5% 碘附。若疗效不佳可内服抗真菌药物。

深部真菌感染的预防主要是去除各种诱因，提高机体免疫力。对免疫抑制剂使用者、肿瘤和糖尿病患者、HIV 感染者应注意预防真菌感染。治疗药物有两性霉素 B、制霉菌素、咪康唑（miconazole）、酮康唑（ketoconazole）、氟康唑（fluconazole）和伊曲康唑（itraconazole）等。20 世纪 90 年代以来主要使用氟康唑和伊曲康唑，对表皮癣菌与深部真菌均有疗效。两性霉素 B 由于有效剂量与中毒剂量极为接近，毒副反应较大，限制了其临床应用。

预防真菌性食物中毒，应严禁销售和食用霉变食品，加强市场管理及卫生宣传教育。

ⅢⅠ● 问题讨论 ●ⅠⅢ

现代真菌学鉴定方法包括形态学鉴定（透射电镜、扫描电镜）、分子生物学鉴定（PCR 技术）、物理学和生物化学鉴定、次级代谢产物鉴定、脂肪酸组成鉴定等，你还能想到其他可以应用于真菌学鉴定方法吗？

▮●　思　考　●▮

（1）与医学感染有关的真菌主要分布在接合菌亚门、子囊菌亚门、担子菌亚门等。真菌在自然界中分布广泛、种类繁多，请思考真菌分类的依据是什么？和我们前面所述细菌的分类有何差异？

（2）真菌是一大类真核细胞型微生物，细胞核高度分化，有核膜和核仁，胞质内有完整的细胞器。和细菌相比，真菌具有自己独特的生物学特性和生活史。真菌可分为单细胞真菌和多细胞真菌两大类，请对比这两大类在形态结构上的区别，思考真核细胞型微生物和原核细胞型微生物的差异。

（3）真菌对营养要求条件不高，实验室中常用的培养基有沙保弱葡萄糖琼脂培养基（Sabouraud dextrose agar，SDA）、马铃薯葡萄糖琼脂培养基（Potato dextrose agar，PDA）及察氏培养基（Czapek-Dox agar，CDA）等。真菌菌落及菌体形态在不同培养基中有很大区别，为了统一标准，鉴定时以在 SDA 培养基上生长的真菌形态为准。请回顾一下在 SDA 培养基上真菌形成了哪 3 种不同类型的菌落？

（4）真菌的致病性主要体现在真菌感染、真菌超敏性反应和真菌毒素中毒，其中又以致病性真菌和机会致病性真菌引起的感染最为常见。试列举你所知道的临床真菌感染疾病病例，思考真菌致病性和细菌致病性的差异。

▮●　测试题（单项选择题）　●▮

（1）真菌孢子的主要作用是（　　）。

A. 起黏附作用　　　　　　　　　　B. 抗吞噬

C. 引起变态反应　　　　　　　　　D. 引起超敏反应

E. 进行繁殖

（2）真菌培养常用的培养基是（　　）。

A. 肉汤培养基　　　　　　　　　　B. SS 培养基

C. 厌氧培养基　　　　　　　　　　D. 罗氏培养基

E. 沙保培养基

（3）酵母菌的主要生殖方式是（　　）。

A. 孢子生殖　　　　　　　　　　　B. 菌丝断裂

C. 出芽生殖　　　　　　　　　　　D. 复制增殖

E. 二分裂繁殖

（4）真菌细胞壁没有的成分是（　　）。

A. 肽聚糖　　　　　　　　　　　　B. 几丁质

C. 类脂　　　　　　　　　　　　　D. 葡聚糖

E. 蛋白质

（5）真菌细胞不具有的结构或成分是（　　）。

A. 线粒体　　　　　　　　　　　　B. 细胞壁

C. 细胞核　　　　　　　　　　　　D. 叶绿素

E. 内质网

（6）真菌的无性繁殖不包括（　　）。

A. 接合

B. 裂殖

C. 芽殖

D. 孢子萌发

E. 菌丝断裂

（7）培养真菌最适宜的温度是（　　）。

A. 4～9 ℃

B. 10～15 ℃

C. 16～21 ℃

D. 22～28 ℃

E. 29～37 ℃

（8）培养真菌最适宜的 pH 是（　　）。

A. 1

B. 3

C. 5

D. 7

E. 9

（9）下列不是真菌特征的是（　　）。

A. 具有分化程度较高的细胞核

B. 有完整的细胞器

C. 有一层坚硬的细胞壁

D. 细胞壁含肽聚糖

E. 对青霉素类抗生素不敏感

（10）下列不是酵母型菌落的特征的是（　　）。

A. 与一般细菌菌落相似

B. 光滑

C. 湿润

D. 柔软致密

E. 可呈粉末状

（金科）

第二十八章 常见病原性真菌

 第一节 皮肤和皮下感染真菌

浅表感染真菌也称为皮肤感染真菌，其对角质蛋白有亲嗜性，主要侵犯角蛋白丰富的浅表组织（包括表皮角质层、毛发和甲板），引起癣症（tinea），通常不侵犯皮下等深部组织和内脏器官，也不侵入血流引起全身感染。目前公认对人类有致病作用的有 20 余种，可分为皮肤癣菌和角层癣菌两大类。

引起皮下组织感染的真菌主要为着色真菌和孢子丝菌，多由外伤侵入皮下引起感染。感染一般局限于局部，但也可随淋巴管或血行缓慢扩散到周围组织，甚至脏器。

一、皮肤癣菌

人类最常见的真菌感染是皮肤癣菌（*Dermatophytes*）感染。皮肤癣菌又称皮肤丝状菌，由于嗜角质蛋白的特性，其只侵犯角化的表皮、毛发和指（趾）甲引起体癣、股癣、手足癣、头癣、甲癣等而致皮肤癣病。在所有皮肤癣病中，手足癣的发病率最高。对人致病的皮肤癣菌分为表皮癣菌属（*Epidermophyton*）、毛癣菌属（*Trichophyton*）和小孢子癣菌属（*Microsporum*）3 个属，共 30 余种（表 28 – 1）。

表 28 – 1　癣菌的种类及侵犯部位

属名	大分生孢子	小分生孢子	菌丝体	种数	侵犯部位		
					皮肤	指甲	毛发
毛癣菌	细长棒状	聚集呈葡萄状	+	21	+	+	+
表皮癣菌	棒状	—	+	1	+	+	—
小孢子癣菌	梭形	卵圆形	+	15	+	—	+

（一）生物学性状

（1）毛癣菌属：在沙保固体培养基上，各种毛癣菌的菌落形态和色泽不同，同一种毛癣菌的不同菌株也常有差异。菌落可呈绒毛状、粉末状、颗粒状及脑回状等，颜色可呈白色、奶油色、黄色、橙黄色、红色或紫色等。镜下可见壁薄、细长呈棒状的大分生孢子及侧生、散在或聚集呈葡萄状的小分生孢子。

（2）小孢子癣菌属：在沙保固体培养基上，菌落多呈绒毛状或粉末状，表面较粗糙。菌落颜色可呈灰色、棕黄色、橘红色等。镜下可见梭形、壁厚的大分生孢子，小分生孢子则呈卵圆形，沿菌丝侧壁产生，菌丝有隔，呈梳状和球拍状。

（3）表皮癣菌属：在沙保固体培养基上，该菌菌落开始如蜡状，上盖一层菌丝；继而呈短绒毛状或粉末状，颜色渐变为淡黄绿色。长时间培养后菌落可出现不规则皱褶。镜下菌丝较细、有隔，呈球拍状和结节状；可见棒状大分生孢子，无小分生孢子。在陈旧培养基上可形成厚膜孢子。

（二）致病性

表皮癣菌属中只有絮状表皮癣菌（*E. floccosum*）对人有致病性。毛癣菌属中有 13 种真菌对人有致病性，在中国较常见的有红色毛癣菌（*T. rubrum*）、须毛癣菌（*T. mentagrophytes*）等。小孢子癣菌属中有 15 种真菌对人有致病性，其中奥杜盎小孢子癣菌（*M. audouinii*）、石膏样小孢子菌（*M. gypseum*）、犬小孢子癣菌（*M. canis*）等多见。

癣菌主要由孢子散播传染。常由于接触患癣的患者、患病动物（狗、猫、牛、马等）或接触其污染物而感染。皮肤癣菌的孢子可黏附于皮肤角质层细胞上，在一定条件下发芽形成菌丝，穿过角质层；分泌多种蛋白酶、脂酶和核酸酶等。皮肤癣菌在组织中的增殖及其代谢产物引起癣病的病理学变化。

在临床上同一种癣症可由数种不同癣菌引起，而同一种癣菌因侵害部位不同，又可引起不同的癣症（表 28-2）。3 个癣菌属均可感染皮肤，引起体癣、股癣和手足癣等；毛癣菌属和小孢子癣菌属还可侵犯毛发，使毛发失去光泽、易折断，也可破坏毛囊产生脓性分泌物，引起头癣、须癣等；絮状表皮癣菌和毛癣菌属可侵犯指（趾）甲，使其增厚变形，失去光泽，引起甲癣（俗称灰指甲）。近年来，由于猫、犬等宠物与人类接触越发密切，皮肤癣菌病尤其是头癣的发病率急剧增加。

表 28-2　癣菌与癣病的关系

病名	癣菌
发癣	铁锈色毛癣菌、堇色毛癣菌、断发毛癣菌、石膏样毛癣菌、奥杜盎氏小孢子癣菌
须癣	红色毛癣菌、堇色毛癣菌、须毛癣菌、狗小孢子癣菌
体癣	红色毛癣菌、铁锈色毛癣菌、堇色毛癣菌、小孢子癣菌属
股癣	絮状表皮癣菌、红色毛癣菌、须毛癣菌、狗小孢子癣菌
脚癣	絮状表皮癣菌、红色毛癣菌、须毛癣菌
黄癣	许兰毛癣菌、堇色毛癣菌、石膏样小孢子癣菌
甲癣	絮状表皮癣菌、红色毛癣菌（白色念珠菌）
叠癣	同心性毛癣菌

（三）微生物学检查法

取病变部位的皮屑、甲屑或毛发，用 10% KOH 处理并在火焰上微加热后镜检，如在标本中查到菌丝或孢子即可初步诊断；也可接种到沙保固体培养基上分离培养，根据菌落特征、菌丝和孢子的特点鉴定菌种。

二、角层癣菌

角层癣菌指只寄生于人体皮肤的最表层（角质层）和毛干上的真菌，因不接触组织细胞，一般不引起组织炎症反应。常见的病原性角层癣菌主要为糠秕马拉色菌（*M. alassezia furfur*）和何德毛结节菌（*P. iedraia hortai*）。

糠秕马拉色菌可引起皮肤出现黄褐色的花斑癣，俗称"汗斑"，好发于青壮年的颈部、躯干以及婴幼儿的颜面等部位，夏季多见，一般只影响美观，不影响健康。该菌有嗜脂性特点，分离培养可在培养基中加入少许芝麻油或橄榄油等，培养后形成类酵母型菌落。

何德毛结节菌主要侵犯头发，在毛干上形成坚硬的砂粒状结节，粘在发干上，故又称砂毛。标本镜检可见厚膜孢子、孢囊孢子和分枝的菌丝。

三、着色真菌

着色真菌是一类在分类上相近，引起相似疾病症状的真菌总称。其多为腐生菌，常存在于植物、土壤中。对人致病的主要有卡氏枝孢霉（*C. ladosporium carrionii*）、裴氏丰萨卡菌（*F. onsecaed pedrosoi*）、紧密丰萨卡菌（*F. onsecaed compacta*）和疣状瓶霉（*P. hialophora verrucosa*）等。这类真菌生长缓慢，菌落多为棕褐色，表面有短绒毛状菌丝。镜下可见棕色、有隔菌丝和棕色分生孢子；在菌丝侧面或顶端形成花瓶型、剑顶型、树枝型等不同类型的分生孢子梗，在分生孢子梗上形成棕色、圆形或卵圆形的小分生孢子。

着色真菌多因外伤侵入机体，多发生于颜面、下肢、臀部等暴露部位。病灶处皮肤境界鲜明，呈黑色或暗红色，故称之为着色真菌病（chromomycosis）。感染早期皮肤病灶处出现丘疹、结节，结节可融合呈疣状或菜花状。随着病情的进展，原发病灶结疤愈合，在其周围又产生新病灶。日久瘢痕增多，若影响淋巴回流，可形成肢体象皮肿。免疫功能低下者可侵犯中枢神经系统或经血行扩散，侵犯脑组织和内脏。

微生物学检查可取皮屑或脓液经 10% KOH 微加热后直接压片镜检。必要时行真菌分离培养，根据分生孢子的形态鉴定不同的着色真菌。

四、申克孢子丝菌

申克孢子丝菌（*S. porothrix schenckii*）是孢子丝菌中唯一的病原菌。该菌广泛分布于自然界，从土壤、朽木、植物表面可分离出来。该菌为双相型真菌，在沙保培养基上在 25 ℃ 条件下培养 3～5 d，形成灰褐色、有皱褶菌落。镜下菌丝细长，有隔和分枝；由菌丝分化出短小的分生孢子梗上着生梨状小分生孢子。在含胱氨酸的血平板上在 37 ℃ 下培养，形成酵母型菌落，镜下可见呈球形、卵圆形的菌细胞。

人类感染该菌主要是由被带菌的植物刺伤或破损的皮肤接触了带菌的土壤、植物等引起。申克孢子丝菌侵入皮下组织、淋巴管，形成结节性或溃疡性病变。病变常沿淋巴管分布，使淋巴管出现链状硬结，称为孢子丝菌性下疳。该菌也可经呼吸道侵入机体，随后经血行扩散到其他部位引起深部感染。孢子丝菌病多发生于从事农业劳动的人群，农艺师多见。此病在中国大部分地区都有报道，东北地区多见。

微生物学检查除直接镜检和分离培养外，还可取患者血清与申克孢子丝菌抗原做试管凝集试验，若效价在 1 : 320 以上有诊断意义。

 第二节　深部感染真菌

深部感染真菌是指可侵犯机体深部组织、内脏，甚至引起全身感染的真菌，包括机会致病性真菌和地方流行性真菌两类。

一、机会致病性真菌

机会致病性真菌多为宿主正常菌群成员，机体免疫力降低是其主要致病条件，主要包括假丝酵母菌属、隐球菌属、曲霉属和肺孢子菌属等。近年深部真菌感染逐渐增多，其中机会致病性真菌占了很大比例。

（一）白假丝酵母菌（*C. andida albicans*）

白假丝酵母菌又称白色念珠菌，在分类上属假丝酵母菌属（*C. andida*）。该菌属中的81个种中仅有10种对人有致病性，尤以白假丝酵母菌最为常见，约占75%。

1. 生物学性状

（1）形态与结构：白假丝酵母菌为单细胞真菌，菌体呈圆形或卵圆形，直径为 3～6 μm；革兰氏染色呈阳性，以出芽方式繁殖；在组织内可形成芽管和假菌丝。

（2）培养特性：在沙保培养基、普通琼脂和血琼脂上生长良好。在沙保固体培养基上37 ℃或室温培养 2～3 d 可形成乳白色类酵母型菌落，表面光滑、质地细腻；培养稍久，颜色变深，质地变硬或有皱褶。在血清中 37 ℃孵育 1～3 h 可形成芽生孢子和芽管。在含1%吐温－80 的玉米粉琼脂中可形成丰富的假菌丝，假菌丝的中间或顶端有厚膜孢子。

2. 致病性

白假丝酵母菌正常寄生于人的皮肤、口腔、上呼吸道、肠道、阴道等处，当机体免疫功能下降或菌群失调时，可引起各种假丝酵母菌病。

白假丝酵母菌的致病机制与多种因素有关。其细胞壁多糖有黏附作用，芽管或假菌丝可直接插入宿主细胞膜促进黏附；可产生多种有毒性的酶如水解酶、酸性蛋白酶等；在体内可形成生物膜，能有效地抵御机体免疫力和抗真菌药物，诱导抗真菌药物的耐药性。

所致疾病主要有下列几种。

（1）皮肤、黏膜感染：皮肤感染好发于皮肤潮湿、有皱褶的部位，如腋窝、腹股沟、乳房下、肛门周围、会阴部及指（趾）间等。可引起湿疹样白假丝酵母菌病、指（趾）间糜烂、甲沟炎、肛门周围瘙痒及湿疹等。黏膜感染好发于口腔、阴道等处，引起鹅口疮、口角糜烂、外阴与阴道炎等，鹅口疮最为多见。

（2）内脏感染：可引起呼吸系统感染如支气管炎、肺炎，泌尿系统感染如膀胱炎、肾盂肾炎，消化道感染如食管炎、肠炎；也可引起败血症。

（3）中枢神经系统感染：可引起脑膜炎、脑膜脑炎、脑脓肿等。

3. 微生物学检查法

（1）直接镜检：阴道分泌物、痰、脓汁等标本可直接涂片，革兰氏染色后镜检。皮屑等标本先用 10% KOH 处理后再镜检。观察到出芽的圆形或卵圆形酵母菌及假菌丝方可诊断。

（2）分离培养与鉴定：将标本接种到沙保固体培养基上，分离出可疑菌后，再用芽管形成试验、厚膜孢子形成试验或生化反应等方法进行鉴定。

从某些正常标本中也可检出白假丝酵母菌，判断结果时应结合临床表现等综合分析。

4. 防治原则

目前对假丝酵母菌病的高危人群尚未建立有效预防措施。皮肤黏膜的白假丝酵母菌病可局部涂抹制霉菌素、龙胆紫、氟康唑等进行治疗；深部白假丝酵母菌病的治疗可选用两性霉素 B、氟康唑等。

（二）新生隐球菌

新生隐球菌（*C. ryptococcus neoformans*）又称新型隐球菌，在分类上属隐球菌属（*C. ryptococcus*）。新生隐球菌广泛分布于自然界，尤其鸽粪中较多，从正常人的体表、口腔和粪便中有时也可分离到。新生隐球菌是隐球菌属唯一的致病菌。

1. 生物学性状

（1）形态与结构：新生隐球菌为单细胞真菌，孢子呈球形，直径为 4～12 μm，外周有一层较厚的荚膜。该菌以芽生方式繁殖，一个菌体可同时产生一个或多个芽生孢子，芽颈较细，不形成假菌丝（图 28-1）。

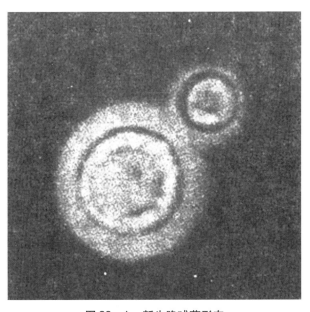

图 28-1　新生隐球菌形态

（2）培养特性：在室温及 37 ℃均能生长。在沙保固体培养基上培养数天后可形成酵母型菌落。菌落开始为白色，光滑、湿润，继续培养则逐渐变为黄色、黄棕色。新生隐球菌能产生尿素酶，具有鉴别意义。

（3）分型：根据其荚膜多糖抗原性的不同，可把新生隐球菌分为 A、B、C、D 4 个血

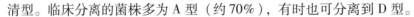

清型。临床分离的菌株多为 A 型（约 70%），有时也可分离到 D 型。

2. 致病性

荚膜多糖是新生隐球菌重要的致病物质，具有抵抗吞噬等作用。新生隐球菌失去荚膜后，其致病性也随之消失。该菌主要经呼吸道侵入机体，引起肺、中枢神经系统等感染。

（1）肺隐球菌病：肺部感染一般预后良好。

（2）中枢神经系统隐球菌病：从肺部可以播散至其他部位，如皮肤、黏膜、淋巴结、内脏等。最易侵犯的是中枢神经系统，引起慢性脑膜炎，临床表现类似结核性脑膜炎，病死率较高。

3. 微生物学检查法

（1）直接镜检：采集痰、脓液或脑脊液离心沉淀物等标本，做印度墨汁负染色后镜检。若见有球形菌体，外周有肥厚荚膜，即可初步诊断。

（2）分离培养与鉴定：将标本接种于沙保固体培养基，在 37 ℃下培养 2～5 d 后，可形成典型的隐球菌菌落。镜检可见圆形菌体，无假菌丝；尿素酶试验阳性。

（3）抗原检测：可应用 ELISA 法、胶乳凝集试验等方法检测标本中新生隐球菌的荚膜多糖抗原以辅助诊断。

4. 防治原则

控制鸽子数量，及时对鸽粪进行消毒处理，可控制此病的发生。治疗肺部和皮肤感染，可使用 5 - 氟胞嘧啶、氟康唑、酮康唑等抗真菌药物。治疗隐球菌性脑膜炎可使用两性霉素 B、氟康唑等，必要时做鞘内注射。

（三）曲霉菌属

曲霉菌属（*A. spergillus*）真菌在自然界分布非常广泛，种类较多，其中 10 余种能引起人类感染，最常见的为烟曲霉菌（*A. fumigatus*）。曲霉菌除可引起感染性疾病外，还可引起超敏反应性疾病和曲霉菌毒素中毒。

1. 生物学性状

（1）形态与结构：曲霉菌的基本结构是菌丝和分生孢子头。菌丝有隔和分枝。菌丝在接触培养基的部分分化成具有厚壁的足细胞，由此向上长出直立的分生孢子梗，孢子梗顶端膨大成半球形或椭圆形顶囊，从顶囊上呈辐射状长出 1 层或 2 层杆状小梗，小梗顶端形成 1 串球形或卵圆形的分生孢子，可呈黄色、黑色等颜色。顶囊、小梗和分生孢子链形成 1 个菊花状结构，称为分生孢子头。

（2）培养特性：在室温、37 ℃甚至 45 ℃下均能生长。在沙保固体培养基上形成绒毛状或絮状菌落。菌落开始为白色，随着孢子的产生，不同菌种可呈现不同的颜色。

2. 致病性

曲霉菌能侵犯机体的许多部位，引起所侵犯部位的曲霉菌病。其致病作用与曲霉菌产生的毒素、某些酶类和机械刺激有关。

（1）呼吸系统曲霉菌病：有 3 种类型。①真菌球型肺曲霉菌病：多在肺部有空腔（结核性肺空洞、支气管扩张等）的基础上发生。曲霉菌侵入腔内并大量繁殖，菌丝交织在一起形成团块，称为菌球，菌球可逐渐扩大。也有少部分患者是原发性的。②肺炎型曲霉菌病：多在白血病等血液疾患、恶性肿瘤等疾病的晚期和长期应用免疫抑制剂等药物之后发生。曲霉菌在肺实质内繁殖，引起坏死性肺炎，也可形成脓疡或空洞。患者出现发热、咳嗽、咳痰、胸痛、血痰及咯血等症状。曲霉菌还可随血行扩散到全身，引起全身性曲霉菌病。③过敏性支气管肺曲霉菌病：是曲霉菌引起的Ⅰ型或Ⅲ型超敏反应。患者哮喘反复发作，有时伴有微热，痰中常带有褐色物质（含有菌体成分）。

（2）全身性（系统性）曲霉菌病：多见于某些严重疾病的晚期，由于机体抵抗力下降而造成全身感染。原发病灶主要是肺，少见于消化道。肺炎型曲霉菌病约有1/3可转化为全身性曲霉菌病。曲霉菌在原发病灶繁殖后，可侵犯血管壁，并随血行扩散引起全身感染。患者迅速出现败血症的临床表现，病死率高。

（3）曲霉毒素中毒：曲霉菌常污染粮食和饲料，有些曲霉菌在其中繁殖后能产生毒素，人或动物食入含有毒素的食物后，可引起急性或慢性中毒，主要损伤肝、肾和神经等器官和组织。有些曲霉毒素具有致癌作用，如黄曲霉毒素与肝癌的发生有密切关系。

3. 防治原则

目前无有效预防措施。治疗多选用两性霉素B、5-氟胞嘧啶、氟康唑等药物。

（四）毛霉菌属

毛霉菌属（*M. ucor*）广泛分布于自然界，对蛋白质分解能力较强，是引起粮食和食品霉变的重要真菌，在机体免疫功能低下时可引起毛霉菌病。

毛霉菌的菌丝粗大、无隔，从菌丝直接长出孢子囊梗，孢子囊梗顶端有球形或近球形的孢子囊，孢子囊内有大量的孢子。毛霉菌在沙保固体培养基上生长较快，形成松散棉花状菌落。菌落开始为灰白色，形成孢子后转为灰褐色。

毛霉菌病多发生于白血病、重症糖尿病等免疫功能低下的患者。该菌侵袭力强，可破坏血管和淋巴管，并进入血液中繁殖，导致血管栓塞或出血。临床上常见的毛霉菌病有：①全身性毛霉菌病。毛霉菌主要经呼吸道侵入机体，先在肺部繁殖形成病灶，然后经血管或淋巴管扩散引起全身感染。②鼻脑毛霉菌病。毛霉菌侵入鼻腔，在副鼻窦等部位繁殖，引起副鼻窦炎或眼眶蜂窝组织炎。真菌可破坏附近动脉血管壁进入血流，随血液循环进入脑组织形成病灶。毛霉菌病发病急，病情进展快，病死率极高。患者生前很难确诊。

对毛霉菌病目前无有效预防措施。治疗可早期使用两性霉素B。

（五）肺孢子菌属

肺孢子菌（*P. neumocystis carinii*）又称肺囊菌，曾一度被认为是原虫，称之为卡氏肺孢子虫，现已确定属于真菌。其生活史分为滋养体和孢子囊等阶段。滋养体呈多种形态，大小为2～5 μm，多为单核，偶见双核；在合适条件下逐渐发育成熟为孢子囊，孢子囊呈圆形或椭圆形，直径为4～6 μm，内含8个球状、卵圆或梭状的孢子，孢子囊成熟后释放出孢子，孢子再逐渐发育成滋养体。

肺孢子菌在自然界分布广泛，经呼吸道吸入肺内，多为隐性感染。当机体免疫功能低下时引起间质性肺炎，称为肺孢子菌肺炎（pneumocystis carinii pneumonia，PCP），病情进展迅速，重症患者可在2～6周内因窒息死亡。其还可以引起中耳炎、结肠炎和肝炎等。肺孢子菌感染多见于营养不良和身体虚弱的儿童，以及各种原因导致的免疫低下或缺陷的患者，在美国90%的AIDS患者并发PCP。

肺孢子菌对多种抗真菌药物不敏感，治疗其感染可用复方新诺明或羟乙磺酸戊烷胺。

二、地方流行性真菌

这类真菌存在于空气、土壤、水、植物中，通过呼吸道或伤口侵入机体引起外源性感染。这类真菌主要包括荚膜组织孢浆菌（*H. istoplasma capsulatum*）、粗球子菌（*C. occidioides immitis*）和皮炎芽生菌（*B. lastomyces dermatitides*）等。这些致病性真菌均为双相型真菌，主要在南北美洲等处的某些局部地区流行，中国较为少见。

（一）荚膜组织胞浆菌

该菌可引起组织胞浆菌病。真菌多经呼吸道侵入机体，引起肺部感染，多数患者可自愈，少数患者能扩散到全身。全世界约 30 多个国家报告过该病，以美国以及中南美洲较多。

（二）粗球孢子菌

该菌所致的粗球孢子菌病多流行于美国的西南部、墨西哥和中南美洲等地。多由呼吸道吸入粗球孢子菌的孢子所致。该菌除可引起原发性的肺部感染外，在少数患者还可扩散到全身，侵犯皮肤、皮下组织、骨、关节、肝、脾等部位。该病全身感染死亡率较高。

（三）皮炎芽生菌

该菌主要分布于美国的密西西比河东岸，推测可能是木材或土壤的腐生菌。皮炎芽生菌所致的皮炎芽生菌病是一种慢性感染性疾病，以化脓或肉芽肿性病变为其特征，好发于肺和皮肤，也可扩散至全身。

ᛁᛁ● 问题讨论 ●ᛁᛁ

近年来，由于抗生素的广泛使用，应用免疫抑制剂治疗自身免疫病，亚健康人群的增加，使得条件致病性真菌引起的感染日益增多，除了临床常见的白色念珠菌、新生隐球菌等感染外，还有其他条件致病性真菌也会引起机体的条件感染。结合你所学习的真菌学知识，简述如何预防和治疗这些条件致病性真菌的感染。

ᛁᛁ● 思　考 ●ᛁᛁ

（1）病原性真菌根据引起感染的部位分为浅表感染真菌、皮下组织感染真菌和深部感染真菌。浅表感染真菌主要包括皮肤癣菌和角质层癣菌，孢子丝菌和着色真菌属于皮下感染真菌，而假丝酵母、隐球菌、曲霉等是深部感染真菌的代表。请结合本节学习内容思考真菌感染引起哪些常见临床疾病，相对应的病原性真菌是哪一种？

（2）皮肤癣菌是寄生于皮肤角蛋白组织的浅部真菌，引起皮肤癣，是世界上感染最普遍的真菌病，以身体手足癣最为多见。皮肤癣菌有 3 个属，你能清晰分辨出他们的种类，侵犯部位及传染来源吗？试试列举这 3 个属的代表性病原真菌。

（3）侵犯表皮及其附属器以外的组织和器官的病原性真菌或机会致病性真菌统称为深部感染真菌，其中以白假丝酵母为代表的假丝酵母属引起的假丝酵母病和新生隐球菌为代表的隐球菌属引起的隐球菌病最为典型，你能分清两种真菌疾病的致病性和防治原则吗？可以列一张表格来对比学习。

测试题（单项选择题）

（1）预防癣发生的最好办法是（　　）。

A. 接种疫苗 　　　　　　　　　　　B. 注射细胞因子

C. 注射抗真菌抗体 　　　　　　　　D. 应用抗真菌淋巴细胞

E. 注意清洁卫生和避免与患者接触

（2）新生隐球菌引起的主要疾病是（　　）。

A. 流行性脑脊髓膜炎 　　　　　　　B. 鹅口疮

C. 慢性脑膜炎 　　　　　　　　　　D. 流行性乙型脑炎

E. 原发性非典型肺炎

（3）下列哪项（　　）不是新生隐球菌致病特点。

A. 多为内源性感染 　　　　　　　　B. 人群之间一般不直接传播

C. 多经呼吸道感染 　　　　　　　　D. 可引起肺部的轻度炎症

E. 常发生于免疫功能低下者

（4）白假丝酵母菌通常寄生于人体的口腔、上呼吸道、肠道及阴道等部位，是最常见的机会感染真菌，可侵犯（　　）。

A. 皮肤黏膜 　　　　　　　　　　　B. 内脏

C. 中枢神经系统 　　　　　　　　　D. 以上均可

E. 以上均不可

（5）标本涂片可见圆形或卵圆形菌体，革兰氏染色呈阳性，从菌体上有芽管伸出，但不与菌体脱离，形成假菌丝。将标本接种到玉米淀粉培养基可长出厚膜孢子，此微生物可能是（　　）。

A. 葡萄球菌 　　　　　　　　　　　B. 链球菌

C. 白色念珠菌 　　　　　　　　　　D. 放线菌

E. 毛癣菌

（6）检查皮肤癣菌的主要方法不包括（　　）。

A. 直接镜检观测 　　　　　　　　　B. 生化反应

C. 玻片小培养 　　　　　　　　　　D. 血清学试验

E. 沙保培养基培养观测

（7）白色念珠菌引起的疾病不包括（　　）。

A. 鹅口疮 　　　　　　　　　　　　B. 阴道炎

C. 脑膜炎 　　　　　　　　　　　　D. 皮癣

E. 败血症

（8）新生隐球菌具有诊断价值的特点是（　　）。

A. 有假菌丝 　　　　　　　　　　　B. 形成厚膜孢子

C. 有异染颗粒 　　　　　　　　　　D. 菌体外有 1 层肥厚的荚膜

E. 在菌体次级端，有直径大于菌体的芽孢

（金科）

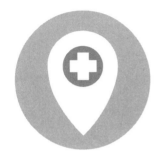

第五编 | 人体寄生虫

第二十九章　寄生虫学概论

 第一节　寄生虫的生物学

一、寄生关系的演化

从独立生活演变为寄生生活，寄生虫经历了漫长的适应宿主环境的过程。寄生生活使寄生虫对寄生环境的适应性以及寄生虫的形态结构和生理功能发生了变化。

（一）对环境适应性的改变

在演化过程中，寄生虫长期适应于寄生环境，不同程度地丧失了独立生活的能力，对于营养和空间依赖性越大的寄生虫，其自身生活能力就越弱；寄生生活的历史愈长，对该环境适应能力越强，依赖性越大。因此，与共栖和互利共生生物相比，寄生虫更不能适应外界环境的变化，因而只能选择性地寄生于某种或某类宿主。

（二）形态结构的改变

寄生虫可因寄生环境的影响而发生形态构造变化。如蚤类虫体侧扁，以便在毛发中穿行；寄生于肠道的蠕虫多为长形，以适应窄长的肠腔。某些寄生虫器官退化或消失，如寄生历史漫长的肠内绦虫，其消化器官已完全退化，依靠其体壁吸收营养。某些寄生虫器官发达：①如体内线虫的生殖器官极为发达，雌蛔虫的卵巢和子宫的长度为其体长的 15～20 倍，以增强其产卵能力。②有的吸血节肢动物，其消化道长度大为增加，以利吸血，如软蜱饱吸一次血可耐饥数年之久。某些寄生虫有新器官的产生，如吸虫和绦虫，由于定居和附着需要，演化产生了吸盘为固着器官。

（三）生理功能的改变

肠道寄生蛔虫，其体壁和原体腔液内存在对胰蛋白酶和糜蛋白酶有抑制作用的物质，在虫体角皮内的这些酶抑制物，能保护虫体免受宿主小肠内蛋白酶的作用。许多消化道内的寄生虫能在低氧环境中以糖酵解的方式获得能量。雌蛔虫日产卵约 24 万个；牛带绦虫日产卵约 72 万个；日本血吸虫每个虫卵孵出毛蚴进入螺体内，经无性的蚴体增殖可产生数万条尾蚴；单细胞原虫的增殖能力更大。这些都表明寄生虫繁殖能力增强，是保持虫种生存、对适应自然选择的表现。

（四）繁殖能力的加强

为了维持种群的繁衍，寄生虫在漫长的进化过程中形成了超强的生殖潜能，表现为生殖系统的发达和繁殖方式多样化。比如，绦虫每一个成熟节片都具有雌雄生殖系统。一条雌性班氏吴策线虫一生可产数百万条幼虫，通过大量地产卵或产幼虫以便于其种群的存续。又如，吸虫具有无性生殖和有性生殖世代交替的现象，这种繁殖方式的多样性，也是其对寄生环境多样性的适应。

（五）侵袭力的变化

寄生虫为增强入侵宿主的机会，其入侵机制得到转化和强化。比如，刚地弓形虫的棒状体可分泌一种穿透增强因子以增强其侵袭宿主细胞的能力。又如，溶组织内阿米巴能借助合成蛋白水解酶入侵宿主肠壁组织，导致宿主细胞的溶解破坏；而共栖型的结肠内阿米巴则不合成此类酶。

（六）免疫逃避功能的形成

寄生虫在宿主体内寄生的同时也不断遭到宿主的免疫攻击，在两者长期相互适应过程中，寄生虫产生了逃避宿主免疫攻击的能力。如非洲锥虫在宿主体内能有序地更换表被糖蛋白，产生新的表面抗原，从而逃避宿主的免疫攻击；曼氏血吸虫肺期幼虫表面可结合宿主血型抗原和主要组织相容性复合物抗原，从而以抗原伪装的方式逃避宿主的免疫攻击。

（七）基因变异或重组

在寄生物由自生生活演化成寄生生活的过程中，环境变化的压力使寄生虫的基因出现突变或重组，调控或结构基因序列的一些微小变化，常可产生可见的表型变化。某些基因的变异还可改变寄生虫的生理能力和致病能力，如中国台湾地区的日本血吸虫，由于环境的影响产生了较大的遗传变异，从而表现为对人不致病。

二、寄生虫生活史、寄生虫与宿主的类型

（一）寄生虫生活史

寄生虫完成一代生长、发育和繁殖的完整过程称为寄生虫的生活史（life cycle）。寄生虫的生活史包括寄生虫入侵宿主的途径，虫体在宿主体内移行、定居及离开宿主的方式，以及发育过程中所需的宿主（包括传播媒介）种类和内外环境条件，等等。总之，寄生虫完成生活史除需要适应宿主外，还受外界环境的影响。生活史越复杂，寄生虫存活的机会就越小，但其高度发达的生殖器官和生殖潜能可弥补这一不足。

根据寄生虫在发育过程中是否需要更换宿主，将其生活史分为两种类型：

（1）直接型：完成生活史不需要更换宿主，虫卵或幼虫在外界发育到感染阶段后直接感染人，如蛔虫、钩虫等。

（2）间接型：完成生活史需要更换宿主，即需要中间宿主，虫体在其体内发育至感染阶段后再感染人，如丝虫、日本血吸虫、猪带绦虫等。

在寄生虫生活史过程中，有的只需一个宿主，有的则需两个或两个以上的宿主。凡寄生虫的成虫或有性生殖阶段寄生的宿主称为终宿主（final host 或 difinitive host）；幼虫或无性生殖阶段寄生的宿主称为中间宿主（intermediate host）。有些寄生虫在其生活史过程中需要一个以上的中间宿主，按其顺序称为第一中间宿主和第二中间宿主。有些寄生虫除可寄生于人体外，还可寄生于其他脊椎动物体内，在一定条件下可以传给人，这种动物称为保虫宿主（reservoir host），也称贮存宿主、储蓄宿主。某些寄生蠕虫的幼虫侵入非正常宿主，不能继续发育，但可长期处于幼虫状态，当有机会进入正常宿主体内，便可发育为成虫，这种非正常宿主称为转续宿主（transport host 或 paratenic host）。

（二）寄生虫及其类型

根据寄生虫与宿主的关系，可将寄生虫分为：

1. 专性寄生虫

生活史中至少有一个阶段必须营寄生生活，如丝虫、钩虫等。

2. 兼性寄生虫

既可营自生生活，又能营寄生生活，如粪类圆线虫。

3. 偶然寄生虫

因偶然机会进入非正常宿主体内寄生的寄生虫，如某些蝇蛆进入人肠内而偶然寄生。

4. 体内寄生虫和体外寄生虫

前者如寄生于肠道、组织内或细胞内的蠕虫或原虫；后者如蚊、蚤、虱、蜱等吸血时与宿主体表接触，多数饱食后即离开。

5. 长期性寄生虫和暂时性寄生虫

前者如蛔虫，其成虫必须营寄生生活；后者如蚊、蚤、蜱等吸血时暂时侵袭宿主。

6. 机会致病寄生虫

如弓形虫、隐孢子虫等，在宿主体内通常处于隐性感染状态，但当宿主免疫功能受累时，可出现异常增殖且致病力增强。

三、寄生虫的营养与代谢

（一）营养

各种寄生虫所需的营养成分基本相同，如碳水化合物、蛋白质、脂肪、维生素和微量元素等。原虫类寄生虫所需的营养物质大多与一般动物相同，如葡萄糖、氨基酸、碱基及核酸、脂肪酸、维生素和微量元素等。一般而言，原虫从细胞外获得营养的方式包括简单扩散、异化扩散、主动转运和内胞噬等；有胞口的原虫，如结肠小袋纤毛虫从胞口获取营养；有伪足的原虫，如溶组织内阿米巴吞噬食物后在胞质内形成食物泡再消化吸收。

有的蠕虫有消化道，有的没有。前者如线虫，主要从消化道摄取和吸收营养物质；后者如绦虫，主要借助体壁吸收营养物质。

（二）代谢

寄生虫的代谢主要是能量代谢和合成代谢。大多数生物能量代谢的本质是将营养源内的葡萄糖等分子的化学能量转变为ATP。寄生虫的能量来源主要是通过糖酵解获得的。由于寄生环境及其含氧量的差异，使得寄生虫在能量转化过程中采取的呼吸方式也不同。如蛔虫感染期幼虫生活在氧分压高的外界环境中，通过有氧呼吸，即葡萄糖经糖酵解和三羧酸循环分解生成大量的ATP；而当感染期幼虫进入人体后，在氧分压较低的小肠内发育为成虫，则通过延胡索酸呼吸系统可获得大量ATP。延胡索酸呼吸系统是一种重要的获得能量的方式，除蛔虫外，寄生于肠道内的蓝氏贾第鞭毛虫和溶组织内阿米巴，以及寄生于宿主红细胞内的疟原虫等也主要以此种方式产生ATP。

合成代谢方面，虽然寄生虫的生长、繁殖需要高速率的合成代谢，但由于其所需的营养成分主要来自宿主，因此大多数寄生虫的合成代谢种类十分有限。如寄生蠕虫大多不能合成胆固醇和不饱和脂肪酸，缺乏从初始阶段合成脂类的能力。多数原虫也不能合成胆固醇。

核苷酸代谢方面，寄生性蠕虫和原虫缺乏嘌呤初始的合成途径，完全依赖补救途径。大多数寄生虫自身不能合成嘌呤，而是依赖宿主体内含量丰富的碱基、核苷来适应嘌呤合成途径。与嘌呤的合成途径不同，嘧啶的合成可通过从头合成途径和补救途径同时发挥作用，如疟原虫、锥虫和弓形虫均是如此。

氨基酸代谢方面，有的原虫如罗得西亚锥虫可以从碳水化合物代谢的中间产物之一即磷酸烯醇丙酮酸，合成多种氨基酸如甘氨酸、天门冬氨酸、丝氨酸、谷氨酸等。原虫氨基酸的分解代谢因虫种不同而有所差异，如溶组织内阿米巴现将甘氨酸转变成丙酮酸，再参与能量代谢。有些原虫如非洲锥虫、利什曼原虫等，在媒介昆虫体内利用脯氨酸作为能量来源。蠕虫则以主动吸收的方式从宿主处获得氨基酸。

四、寄生虫的命名

寄生虫的学名按动物的命名，系用二名制（binominal system）命名，即包括属名（在前）与种名（在后），有时种名之后还有亚种名。种名或亚种名之后是命名者的姓与命名年份（论文正式发表的年份）。学名用拉丁文或拉丁化的文字，属名第一个字母为大写，种（亚种）名第一个字母为小写。如溶组织内阿米巴（Entamoeba *histolytica* Schaudinn，1903）、恶性疟原虫［Plasmodium *falciparum*（Welch，1897）Schaudinn，1902］，表示Schaudinn，在具体年份（1897年、1902年）确定此学名。

 第二节　寄生虫与宿主的相互关系

寄生是在一定条件下出现在寄生虫与宿主之间的一种特定关系。寄生虫进入宿主，对宿主产生不同程度的损害，同时宿主对寄生虫的反应是产生不同程度的免疫力来设法把它清除。其结果是对于寄生虫可能导致形态与功能的改变，对于宿主可能出现病理变化。寄生虫与宿主相互作用会出现何种结果则与宿主遗传因素、营养状态、免疫功能、寄生虫种类、数量等因素有关，这些因素是综合起作用的。

一、寄生虫对宿主的作用

寄生虫对宿主的作用主要表现在3个方面：

（一）夺取营养

寄生虫在宿主体内摄取营养物质，使人营养不良、抵抗力下降或致病。如牛带绦虫、蛔虫等。

（二）机械性损伤

寄生虫对所寄生的部位及其附近组织器官可产生损害或压迫作用。如蛔虫大量存在可导致肠梗阻、肠穿孔，还可钻入胆管、阑尾或其他器官。棘球蚴在肝脏、肺、脑内寄生引起占位性病变。

（三）毒性和免疫损伤

寄生虫的分泌物、排泄物和死亡虫体的分解产物对宿主均有毒性作用，这些物质可能引起组织损害、组织改变或免疫病理反应，这是寄生虫危害宿主方式中最重要的一个类型。如溶组织内阿米巴侵入肠黏膜和肝时，分泌溶组织酶，溶解组织、细胞，引起宿主肠壁溃疡和肝脓肿。另外，寄生虫的代谢产物、死亡虫体的分解物又都具有抗原性，可使宿主致敏，引起局部或全身变态反应。如血吸虫卵分泌的可溶性抗原与宿主抗体结合形成抗原抗体复合物能引起肾小球基底膜损伤。

二、宿主对寄生虫的作用

寄生虫侵入人体后，人体对寄生虫的防御机能主要表现为非特异性免疫与特异性免疫。

（一）非特异性免疫

非特异性免疫是人类在长期的进化过程中逐渐建立起来的天然防御能力。它受遗传因素控制，具有相对稳定性；对各种寄生虫感染均具有一定程度的抵抗作用，但没有特异性，一般也不强烈。非特异性免疫有：

（1）皮肤、黏膜和胎盘的屏障作用。

（2）吞噬细胞的吞噬作用。如中性粒细胞和单核吞噬细胞，后者包括血液中的大单核细胞和各组织中的吞噬细胞。这些细胞的作用是，一方面表现为对寄生虫的吞噬、消化、杀伤作用，另一方面在处理寄生虫抗原过程中参与特异性免疫的致敏阶段。

（3）体液因素对寄生虫的杀伤作用。如补体系统因某种原因被活化后，可参与机体的防御功能；人体血清中高密度脂蛋白对虫体有毒性作用等。

（二）特异性免疫

寄生虫侵入宿主后，抗原物质刺激宿主免疫系统，常出现免疫应答，产生获得性免疫，对寄生虫可发挥清除或杀伤效应，对同种寄生虫的再感染也具有一定抵抗力，称为获得性免疫。宿主对寄生虫的获得性免疫大致可分为以下 3 个类型：

1．缺少有效的特异性免疫

人的黑热病是由杜氏利什曼原虫引起的，杜氏利什曼原虫在单核吞噬细胞系统内繁殖和扩散，自然痊愈的很少见，只有在用药物治愈以后，特异性免疫才会明显出现。阿米巴痢疾患者对再感染也缺少免疫力。

2．非消除性免疫

这是寄生虫感染中常见的一种免疫状态。大多数寄生虫感染可引起宿主对再感染产生一定程度的免疫力，但对宿主体内原有的寄生虫不能完全清除，维持在一个低水平，临床表现为不完全免疫。一旦用药物清除体内残留寄生虫后，宿主已获得的免疫力便逐渐消失。比如人体感染疟原虫后，体内疟原虫未被清除，维持低虫血症，但宿主对同种再感染具有一定的抵抗力，称为带虫免疫（premunition）。又如血吸虫感染，活的成虫可使宿主产生获得性免疫力，这种免疫力对体内原有的成虫不发生影响，其可以存活下去，但对再感染时侵入的幼虫有一定的抵抗力，称为伴随免疫（concomitant immunity）。

3. 消除性免疫

宿主能消除体内寄生虫，并对再感染产生完全的抵抗力，此种较为少见。例如热带利什曼原虫引起皮肤利什曼病，当宿主产生免疫力后，原虫完全被清除，临床症状消失，而且对再感染具有长期的免疫力。

 第三节　寄生虫感染的特点

寄生虫的生活史比较复杂，有多个生活史阶段，能使人体感染的阶段称为感染阶段或感染期（infective stage）。当寄生虫致病力强而宿主抵抗力低时，可出现局部或全身的病理变化而致病，称为寄生虫病（parasitic disease）。

一、带虫者、慢性感染和隐性感染

当宿主防御功能强时，寄生虫对人体的破坏作用被抑制，虫体被包围、杀死、排出，患者痊愈。当寄生虫与宿主之间的相互作用形成一种平衡状态时，寄生虫可在宿主体内存活，宿主无临床症状，宿主称为带虫者（carrier）。广义的带虫者包括人和动物。由于带虫者能传播病原体，因此在流行病学方面具有重要意义。

通常人体感染寄生虫后没有明显的临床症状和体征，或在临床上出现一些症状后，未经治疗或治疗不彻底而逐渐转入慢性持续感染阶段，慢性感染（chronic infection）是寄生虫感染的特点之一。在慢性感染期，人体往往同时伴有组织损伤和修复，如血吸虫病流行区大多数患者属于慢性感染，这些患者体内既有虫卵肉芽肿的形成，也伴有纤维化的过程。

隐性感染（inapparent infection）是指人体感染寄生虫后，既没有明显的临床表现，又不易用常规方法检出病原体的一种寄生现象。某些寄生虫如粪类圆线虫、刚地弓形虫、隐孢子虫等机会致病性寄生虫，在宿主免疫力正常时常呈隐性感染，而当宿主免疫力低下时，这些寄生虫的繁殖能力和致病力大大增强，导致患者出现明显的临床症状和体征，严重者可致死。

二、多寄生现象

多寄生现象（polyparasitism）是指人体同时感染两种或以上的寄生虫。不同虫种生活在同一宿主体内可能会相互促进或相互制约，增加或减少它们的致病作用，从而影响临床表现。如蛔虫和钩虫同时存在时，对蓝氏贾第鞭毛虫的生长繁殖起抑制作用；而有短膜壳绦虫寄生时则有利于蓝氏贾第鞭毛虫的生存。

三、幼虫移行症

幼虫移行症（larva migrans）是指某些蠕虫的幼虫入侵非正常宿主后，不能发育为成虫，但这些幼虫可在非正常宿主体内长期存活并移行，引起局部或全身性病变。如犬弓首线虫是犬类肠道内常见的寄生虫，当并非其适宜宿主的人或鼠误食了其感染性虫卵，幼虫不能在人或鼠体内发育为成虫，但可在体内移行，侵犯组织器官而引起幼虫移行症。

根据幼虫侵犯的部位不同，幼虫移行症可分为内脏幼虫移行症（visceral larva migrans）和皮肤幼虫移行症（cutaneous larva migrans）两种类型。内脏幼虫移行症是以内脏器官损害为主，以犬弓首线虫是最为常见。此外，猪蛔虫、广州管圆线虫、肝毛细线虫和斯氏狸殖吸虫等也常引起内脏幼虫移行症。皮肤幼虫移行症以皮肤损害为主，如巴西钩口线虫、犬钩虫引起的匐行疹，禽类的血吸虫引起人的尾蚴性皮炎，斯氏狸殖吸虫幼虫引起的游走性皮下结节或包块等。有的寄生虫如斯氏狸殖吸虫，既可引起内脏幼虫移行症又可引起皮肤幼虫移行症。

幼虫移行症在临床上可出现明显的症状和体征，并且常伴有嗜酸性粒细胞增多、高丙种球蛋白血症和 IgE 水平升高。

四、异位寄生

异位寄生（ectopic parasitism）是指有些寄生虫在常见的寄生部位以外的组织或器官内寄生，其所致损害称异位损害（ectopic lesion）。如肺吸虫的常见寄生部位是肺脏，但有时亦可入侵脑等其他器官。

 ## 第四节　寄生虫病的传播与流行

寄生虫病可以在人群、动物群或人与动物间传播流行。寄生虫病的流行需要具备 3 个基本环节，即传染源、传播途径和易感人群。此外，寄生虫病的流行还受到自然因素、生物因素和社会因素的影响。

一、寄生虫病流行的 3 个基本环节

（一）传染源

传染源是指感染寄生虫患者和带虫者，以及感染人体寄生虫的保虫宿主。例如，血吸虫患者、溶组织内阿米巴带虫者以及感染血吸虫的动物都是传染源。

在自然界，在脊椎动物与人之间自然地传播着的疾病与感染，称为人畜共患病（zoonoses）。其中，在脊椎动物与人之间自然地传播着的寄生虫病与寄生虫感染，称为人兽共患性寄生虫病（parasitic zoonoses）。

全世界已知的人兽共患病估计已超过 150 种，重要的约 100 种，其中很大一部分是人兽共患性寄生虫病或以节肢动物为媒介的传染病。

（二）传播途径

寄生虫在感染阶段常存在于土壤、水、蔬菜、水生植物以及一些动物（如甲壳类、鱼类、节肢动物等）的体表或体内，它们可以主动或被动地侵入人体，或是随着媒介节肢动物叮咬或同中间宿主一起进入人体。人体寄生虫的感染方式有以下几种：

（1）经口感染：感染阶段的寄生虫存在于食物、蔬菜或水中，人因经口摄食而受到感染。如人因吃了蛔虫的虫卵而感染蛔虫。

（2）经肤感染：感染阶段的寄生虫存在于土壤或水内，当接触到人的皮肤时，即可钻入皮肤而使人感染。如钩虫丝状蚴和日本血吸虫的尾蚴就是这样感染人体的。

（3）虫媒经肤感染：寄生虫感染阶段存在于节肢动物体内，当节肢动物吸血或以其他方式与人接触时（如伤口等），即可进入人体而使人感染。如疟原虫、丝虫、蝇蛆等。

（4）接触感染：寄生虫在感染阶段寄生于人的口腔、阴道或体表，因直接或间接接触而受感染。如阴道毛滴虫和疥螨等。

（5）经胎盘感染：母体的寄生虫经胎盘血液循环侵入胎儿。如母体的弓形虫可经胎盘进入胎儿体内。

（三）易感人群

易感人群指对寄生虫没有免疫力或免疫力低下的人群。

二、影响寄生虫病流行的因素

（一）自然因素

自然因素包括温度、湿度、雨量等气候因素以及地理环境和生物种群等。气候因素既直接影响寄生虫在外界、媒介节肢动物和中间宿主体内的生长发育，也影响媒介和中间宿主本身的活动、繁殖、寿命及传播疾病的能力。例如：温暖潮湿的环境有利于蠕虫卵及幼虫在土壤中的发育；适当的温湿度是疟原虫在蚊体内发育的必需条件；温暖潮湿的气候有利于蚊虫滋生及吸血活动，从而增加了传播疟疾及丝虫病的强度；日本血吸虫在中间宿主钉螺体内的发育和增殖依赖于合适的温度，而钉螺本身的滋生和寿命更直接依赖于气候因素和环境条件。

（二）生物因素

广义而言，生物因素也是自然因素。对于间接型生活史的寄生虫，中间宿主和媒介节肢动物种群的存在是这些寄生虫病得以流行的前提；反之，若能消灭中间宿主和媒介，则这些寄生虫病的流行必然终止。如中国血吸虫病流行于长江以南的局部地区，与钉螺的分布一致，而丝虫病和疟疾的流行也与其蚊媒的分布和活动季节相吻合。

（三）社会因素

社会因素包括社会制度、社会经济发展水平、医疗保障制度、文化教育普及程度、居民生产方式及生活习惯等。这些因素对寄生虫病流行的影响十分重大。这是因为经济发展与文化教育的落后，必然伴随有落后的生产生活方式和不良习惯，许多寄生虫病的广泛流行不同程度地与此相关联。某些寄生虫病的传播甚至就是由于不卫生的生活习惯直接造成的，如生食或半生食淡水鱼、蟹及肉类分别可引起肝吸虫病、肺吸虫病及带绦虫病等食源性寄生虫病的传播。发达国家寄生虫病流行多与行为方式有关。

第五节　寄生虫病实验室检查技术及常用抗寄生虫药物

一、寄生虫病实验室检查技术

（一）病原学检查技术

1. 粪便检查

粪便检查适用于虫体或虫卵能随粪便排出体外的寄生虫感染的诊断，是诊断寄生虫病的基本方法。一般要求送检的标本尽量新鲜，送检时间一般不宜超过 24 h。如检查肠道原虫滋养体，应立即检查，注意保温，或有条件时暂存在 35～37 ℃。盛粪便的容器需干净，无化学品、尿液等污染物。

（1）生理盐水直接涂片法。

该方法可用以检查蠕虫卵、原虫包囊和滋养体。该方法简便，为提高检出率应连续做 3 次涂片。

A. 蠕虫卵检查：滴 1 滴生理盐水于洁净的载玻片上，用牙签挑取绿豆大小的粪便，在生理盐水中涂抹均匀；涂片厚度以透过玻片约可辨认报纸上的字迹为宜。加盖片后用显微镜观察，注意对虫卵与粪便中的异物进行鉴别。鉴别要点为虫卵都具有一定形状和大小，卵壳表面光滑整齐，具固有的色泽，卵内可见卵细胞或幼虫。

B. 原虫检查。

滋养体检查：涂片应较薄，方法同蠕虫卵检查。温度越接近体温，滋养体的活动越明显，必要时可将涂片置保温台上保持温度。

包囊碘液染色检查：直接涂片方法同生理盐水检查，但以 1 滴碘液代替生理盐水。若同时需要检查活滋养体，可在玻片另一侧滴 1 滴生理盐水，同上法涂抹粪便标本，再盖上盖片。滴碘液的一侧查包囊，另一侧查活滋养体。

碘液配方：碘化钾 4 g，碘 2 g，蒸馏水 100 mL。

隐孢子虫卵囊染色检查：目前最佳的方法为金胺－酚改良抗酸染色法，其次为金胺－酚染色法和改良抗酸染色法。新鲜粪便或经 10% 甲醛溶液固定保存（4 ℃，1 个月内）的含卵囊粪便都可用这 3 种方法染色。染色过程是先用金胺－酚染色，再用改良抗酸染色法复染。具体方法如下：

a. 金胺－酚染色法：

染液配制：1 g/L 金胺－酚染色液（"第一液"）：金胺 0.1 g，苯酚 5.0 g，蒸馏水 100 mL；3% 盐酸酒精（"第二液"）：盐酸 3 mL，95% 乙醇 100 mL；5 g/L 高锰酸钾液（"第三液"）：高锰酸钾 0.5 g，蒸馏水 100 mL。

染色步骤：滴加第一液于晾干的粪膜上，10～15 min 后水洗；滴加第二液，1 min 后水洗；滴加第三液，1 min 后水洗，待干；置荧光显微镜下检查。

在低倍荧光镜下，可见卵囊为一圆形小亮点，发出乳白色荧光。在高倍镜下，卵囊呈乳白色或略带绿色，卵囊壁为一薄层，多数卵囊周围深染，中央淡染，呈环状；核深染，结构偏位，有些卵囊全部为深染。有些标本可出现非特异性的荧光颗粒，应注意鉴别。

b. 改良抗酸染色法：

染色液配制：苯酚复红染色液（第一液）：碱性复红 4 g，95% 乙醇 20 mL，苯酚 8 mL，蒸馏水 100 mL；10% 硫酸溶液（第二液）：纯硫酸 10 mL，蒸馏水 90 mL（边搅拌边将硫酸徐徐倾入水中）；20 g/L 孔雀绿液（第三液）：20 g/L 孔雀绿原液 1 mL，蒸馏水 10 mL。

染色步骤：滴加第一液于晾干的粪膜上，1.5 ～ 10 min 后水洗；滴加第二液，1 ～ 10 min 后水洗；滴加第三液，1 min 后水洗，待干；置显微镜下观察。

染色后，卵囊呈玫瑰红色，圆形或椭圆形，背景为绿色。如染色（1.5 min）和脱色（2 min）时间短，卵囊内子孢子边界不明显；如染色时间长（5 ～ 10 min），脱色时间需要相应延长，子孢子边界明显。卵囊内子孢子均染为玫瑰红色，子孢子呈月牙形，共 4 个。其他非特异颗粒则染成蓝黑色，容易与卵囊区分。

不具备荧光显微镜的实验室，亦可用本方法先染色，然后在光镜下过筛检查。如发现小红点再用油镜观察以提高检出速度和准确性。

c. 金胺－酚染色－改良抗酸复染法：先用金胺酚染色后，再用改良抗酸染色法复染。光学显微镜下观察，卵囊同抗酸染色法所见，但非特异性颗粒被染成蓝黑色，两者颜色截然不同，极易鉴别，使检出率和准确性大大提高。

（2）定量透明厚涂片法（改良加藤法）。

本法是世界卫生组织推荐的、目前国际上广泛使用的一种粪便虫卵检查法，适用于各种粪便内蠕虫卵的定性和定量分析。应用改良聚苯乙烯做定量板，大小为 40 mm × 30 mm × 1.37 mm，模孔为一长圆孔。定量板孔大小为 8 mm × 4 mm，两端呈半圆形，所取的粪样平均为 41.7 mg。操作时将大小约 4 cm × 4 cm 的 100 目尼龙网或金属筛网覆盖在粪便标本上，自筛网上用刮片刮取粪便，置定量板与载玻片上，用两指压住定量板的两端，将刮片模孔上的粪便填满模孔，刮去多余粪便。掀起定量板，载玻片上留下一长形粪条，然后在粪条上覆盖含甘油－孔雀绿溶液的玻璃纸片，轻压，使粪便铺开（20 mm × 25 mm）。置于 30 ～ 36 ℃温箱中约 0.5 h 或 25 ℃约 1 h，使粪膜透明后镜定量板检计数。将所得虫卵数 × 24，再乘以粪便性状系数（成形便为 1，半成形便为 1.5，软便为 2，粥样粪便为 3，水泻便为 4），即为每克粪便虫卵数。

玻璃纸准备：将玻璃纸剪成 22 mm × 30 mm 大小的小片，浸于甘油－孔雀绿溶液（含纯甘油 100 mL、水 100 mL 和 1 mL 3% 孔雀绿水溶液）中，至少浸泡 24 h，至玻璃纸呈现绿色。

使用此法需要掌握粪膜的合适厚度和透明的时间。粪膜厚且透明时间短，虫卵难以发现；透明时间过长则虫卵变形，不易辨认。

（3）浓聚法。

A. 沉淀法：原虫包囊和蠕虫卵的比重大，可沉积于水底，有助于提高检出率。但此法对于比重较小的钩虫卵和某些原虫包囊的检出效果较差。

重力沉淀法：即自然沉淀法。此法主要用于蠕虫卵检查，蠕虫卵比重大于水，可沉于水底，使虫卵浓集。经水洗后，视野清晰，易于检查。取粪便 20 ～ 30 g，加水制成混悬液，用金属筛（40 ～ 60 孔）或 2 ～ 3 层湿纱布过滤，再加清水冲洗残渣；过滤后的粪液在容器中静置 25 min，倒去上层液，重新加满清水，以后每隔 15～20 min 换水 1 次（共 3～4 次），直至上层液清晰为止。最后倒去上层液，取沉渣做涂片镜检。如检查包囊，换水间隔时间宜延长至约 6 h。

离心沉淀法：将上述滤去粗渣的粪液离心（1500～2000 r/min）1～2 min，倒去上层液，注入清水，再离心沉淀，如此反复沉淀 3～4 次，直至上层液澄清为止，最后倒去上层液，取沉渣镜检。此法省时、省力，适用于临床检验。

汞碘醛离心沉淀法：此法既可浓集，又可固定和染色，适用于原虫包囊、滋养体及蠕虫卵和幼虫的检查。如准确称取 1 g 粪便，即可做蠕虫卵的定量检查。

取粪便 1 g，加适量（约 10 mL）汞碘醛液，充分调匀，用 2 层脱脂纱布过滤，再加入乙醚 4 mL，摇 2 min，离心（2000 r/min）1～2 min，即分成乙醚、粪渣、汞碘醛及沉淀物 4 层。吸弃上面 3 层，取沉渣镜检。

汞碘醛配制：①汞醛液：1/1000 硫柳汞酊 200 mL，甲醛（40%）25 mL，甘油 50 mL，蒸馏水 200 mL。②卢戈液：碘 5 g，碘化钾 10 g，蒸馏水 100 mL。

检查时取汞醛液 2.35 mL 及 5% 卢戈液 0.15 mL 混合备用。但混合液保存 8 h 后即变质，不宜再用；碘液亦不宜于 1 周后再用。

醛醚沉淀法：取 1～2 g 粪便置于小容器内，加 10～20 mL 水调匀，将粪便混悬液经 2 层纱布（或 100 目金属筛网）过滤，离心（200 r/min）2 min；倒去上层粪液，保留沉渣，加水 10 mL 混匀，离心 2 min；倒去上层液，加 10% 甲醛 7 mL。5 min 后加乙醚 3 mL，塞紧管口并充分摇匀，取下管口塞，离心 2 min；即可见管内自上而下分为 4 层。取管底沉渣涂片镜检。

此法不仅浓集效果好，而且不损伤包囊和虫卵的形态，易于观察和鉴定。对于含脂肪较多的粪便，此法效果优于硫酸锌浮聚法；但对布氏嗜碘阿米巴包囊、贾第虫包囊及微小膜壳绦虫卵等的检查效果较差。

B. 浮聚法：利用比重较大的液体，使原虫包囊或蠕虫卵上浮，集中于液体表面。常用的方法有：

饱和盐水浮聚法：此法用于检查钩虫卵效果最好，也可用于检查其他线虫卵和微小膜壳绦虫卵，但不适于检查吸虫卵和原虫包囊。用竹签取黄豆粒大小的粪便置于浮聚瓶（高 3.5 cm、直径约 2 cm 的圆形直筒瓶）中，加入少量饱和盐水调匀，再慢慢加入饱和盐水至液面略高于瓶口，以不溢出为止。此时在瓶口覆盖一载玻片，静置 15 min 后，将载玻片提起并迅速翻转，加盖片镜检。

饱和盐水配制：将氯化钠徐徐加入盛有沸水的容器内，不断搅动，直至氯化钠不再溶解为止。

硫酸锌离心浮聚法：此法适用于检查原虫包囊、球虫卵囊、线虫卵和微小膜壳绦虫卵。取粪便约 1 g，加 10～15 倍的水，充分搅碎，按离心沉淀法过滤，反复离心 3～4 次，至水清为止，最后倒去上清液，在沉渣中加入比重为 1.18 的硫酸锌液（33% 的溶液），调匀后再加硫酸锌溶液至距管口约 1 cm 处，离心 1 min。用金属环粘取表面的粪液置于载玻片上，加碘液 1 滴（查包囊），镜检。取标本时，用金属环轻轻接触液面即可，切勿搅动。离心后应立即取标本镜检，若放置时间超过 1 h，会因包囊或虫卵变形而影响观察效果。

蔗糖溶液离心浮聚法：此法适用于检查粪便中隐孢子虫的卵囊。取粪便约 5 g，加水 15～20 mL，以 260 目尼龙袋或 4 层纱布过滤。取滤液离心 5～10 min，吸弃上清液，加蔗糖溶液（蔗糖 500 g，蒸馏水 320 mL，苯酚 6.5 mL）再离心，然后如同饱和盐水浮聚法，取其表面液镜检（高倍或油镜）。卵囊透明无色，囊壁光滑，内含一小暗点和呈蛋黄色的子孢子。隐孢子虫的卵囊在漂浮液中浮力较大，常紧贴于盖片之下，且 1 h 后卵囊脱水变形不易辨认，故应立即镜检；也可用饱和硫酸锌溶液或饱和盐水替代蔗糖溶液。

（4）毛蚴孵化法。

该法是依据血吸虫卵内的毛蚴在适宜温度的清水中短时间内可孵出的特性而设计的。取粪便约 30 g，先经重力沉淀法浓集处理，再将粪便沉渣倒入三角烧瓶内，加清水（城市中须用去氯自来水）至瓶口，在 20%～30% 比例的条件下，经 4～6 h 后用肉眼或放大镜观察结果。如见水面下有白色点状物做直线来往游动，即是毛蚴。必要时也可以用吸管将毛蚴吸出镜检。如无毛蚴，每隔 4～6 h（24 h 内）观察 1 次。气温高时，毛蚴可在短时间内孵出，因此在夏季要用 1.2% 食盐水或冰水冲洗粪便，最后 1 次才改用室温清水。

（5）肛门拭子法。

该法适用于检查周产卵的蛲虫或常可在肛门附近发现的带绦虫卵。

棉签拭子法：先将棉签浸泡在生理盐水中，取出时挤去过多的盐水，在肛门周围擦拭，随后将棉签放入盛有饱和盐水的试管中，用力搅动；迅速提起棉签，在试管内壁挤干水分后弃去；再加饱和盐水至管口处形成张力泡，覆盖一载玻片，务使其接触液面。5 min 后取下载玻片镜检。也可将擦拭肛门的棉签放在盛清水的试管中，经充分浸泡，取出，在试管内壁挤去水分后弃去；试管静置 10 min，或经离心后倒去上层液，取沉渣镜检。

透明胶纸法：用长约 6 cm、宽约 2 cm 的透明胶纸有胶面粘贴肛门周围的皮肤，然后将有胶的一面平贴在载玻片上，镜检。

（6）钩蚴培养法。

该法是根据钩虫卵内幼虫在适宜条件下可在短时间内孵出而设计的。加冷开水约 1 mL 于洁净试管内，将滤纸剪成与试管等宽但较试管稍长的"T"字形纸条，用铅笔书写受检者姓名或编号于横条部分。取 0.2～0.4 g 粪便，均匀涂抹在纸条竖部的上 2/3 处，再将纸条插入试管，下端浸泡在水中，以粪便不接触水面为度。在 20～30 ℃ 条件下培养。培养期间每天沿管壁补充冷开水，以保持水面高度。3 天后用肉眼或放大镜检查试管底部。钩蚴在水中常做蛇行游动，虫体透明。如未发现钩蚴，应继续培养观察至第 5 天。气温太低时可将培养管放入温水（30 ℃左右）中数分钟后，再行检查。

此法亦可用于分离人体肠道内各种阿米巴滋养体及人毛滴虫滋养体，且能提高检出率。但每管粪便量应为 1.0 g，适宜温度为 25～30 ℃，培养时间为 2～4 d。临床上为了及时报告致病原虫，可于培养 48 h 后镜检。

（7）淘虫检查法。

为了考核驱虫效果，常需要从粪便中淘取驱除的虫体进行鉴定与计数。取患者服药后 24～72 h 的全部粪便，加水搅拌，用筛（40 目）或纱布滤出粪渣，经水反复冲洗后，倒在盛有清水的大型玻璃皿内。检查混杂在粪渣中的虫体时，应在皿下衬以黑纸。

（8）带绦虫孕节检查法。

绦虫节片用清水洗净，置于两张玻片之间，轻轻压平，对光观察内部结构，并根据子宫分支情况鉴定虫种。也可用注射器从孕节后端正中部插入子宫内徐徐注射碳素墨水或卡红，待子宫分支显现后计数。

卡红染液配制：钾明矾饱和液 100 mL，卡红 3 g，冰醋酸 10 mL。混合液置于 37 ℃ 温箱内过夜，过滤后即可应用。

2. 体液检查

（1）血液检查。

血液检查是诊断疟疾、丝虫病的基本方法。涂制血膜用的载玻片用前需要经洗涤液处理，再用自来水或蒸馏水冲洗，在 95% 乙醇中浸泡，擦干或烤干后使用。

洗涤液配制：常用玻璃器皿的洗涤液为铬酸洗液，含工业浓硫酸 100 mL、重铬酸钾 80 g、水 1000 mL。先用冷水将重铬酸钾溶化，然后徐徐加入浓硫酸，同时用玻璃棒搅拌。

A. 检查疟原虫。

采血与涂片：用 75% 乙醇棉球消毒耳垂，干燥后用左手拇指与食指捏紧耳垂下方，并使耳垂下侧方皮肤绷紧，右手持取血针，刺破皮肤，挤出血滴。薄、厚血膜可涂制在同一张玻片上。间日疟宜在发作后数小时采血；恶性疟在发作初期采血可见大量环状体，1 周后可见配子体。

薄血膜的制作：在载玻片 1/3 与 2/3 交界处蘸血 1 小滴，以一端缘光滑的载片为推片，将推片的一端置于血滴之前，待血液沿推片边缘扩散后，自右向左推成薄血膜。操作时两载片间的角度为 30°～45°，推动速度应适宜，不宜太快或太慢。理想的薄血膜，应是一层均匀分布的血细胞，血细胞间无空隙且血膜末端呈扫帚状。

厚血膜的制作：于载玻片的另一端 1/3 处蘸血 1 滴（约 10 mm³），以推片的一角，将血滴自内向外做螺旋形摊开，使之成为直径 0.8～1 cm、厚薄均匀的厚血膜。厚血膜为多层血细胞的重叠，约等于 20 倍薄血膜的厚度。

固定与染色：血片必须充分晾干，否则染色时容易脱落。用小玻棒蘸甲醇或无水酒精在薄血膜上轻轻抹过以固定血膜。如薄、厚血膜在同一玻片上，切勿将固定液带到厚血膜上，因厚血膜固定之前必须进行溶血。可用滴管滴水于厚血膜上，待血膜呈灰白色时，将水倒去，晾干。在稀释各种染液和冲洗血膜时，用 pH 为 7.0～7.2 的缓冲液则染色效果更佳。染色时缓冲液需要临时配制。

常用的染色剂有吉姆萨染剂和瑞特染剂。

吉姆萨染色法：此法染色效果良好，血膜褪色较慢。染液配制：吉姆萨染剂粉 1 g，甲醇 50 mL，纯甘油 50 mL。将吉姆萨染剂粉置于研钵中（最好用玛瑙研钵），加少量甘油充分研磨，加甘油再磨，直至 50 mL 甘油加完为止，倒入棕色玻瓶中。然后分几次用少量甲醇冲洗钵中的甘油染粉，倒入玻瓶直至 50 mL 甲醇用完为止，塞紧瓶塞，充分摇匀，置 65 ℃ 温箱内 24 h 或室温内 1 周后过滤，备用。

染色方法：用 pH 为 7.0～7.2 的缓冲液，将吉姆萨染液稀释；比例为 15～20 份缓冲液加 1 份吉姆萨染液。用蜡笔画出染色范围，将稀释的吉姆萨染液滴于已固定的薄、厚血膜上，染色半小时（室温），再用上述缓冲液冲洗。血片晾干后镜检。

快速吉姆萨染色法：吉姆萨染液 1 mL，加缓冲液 5 mL，如前法染色 5 min 后用缓冲液冲洗，晾干后镜检。

瑞特染色法：此法操作简便，适用于临床诊断，但甲醇蒸发甚快，掌握不当易在血片上留下染液沉渣，并较易褪色，保存时间不长，故多用于临时性检验。

染液配制：瑞特染剂粉 0.1～0.5 g，甲醇 97 mL，甘油 3 mL。将瑞特染剂加入甘油中充分研磨，然后加少量甲醇，研磨后倒入瓶内，再分几次用甲醇冲洗钵中的甘油溶液，倒入瓶内，直至用完为止；摇匀，24 h 后过滤待用，一般 1～2 周后再过滤。

染色方法：瑞特染剂含甲醇，因此制备薄血膜时不需要另行固定，而厚血膜则需要先经溶血，待血膜干后才能染色。染色前先将薄血膜和溶过血的厚血膜一起用蜡笔画好染色范围，以防滴加染液时外溢。染液应覆盖在全部厚、薄血膜上，0.5～1 min 后再用滴管加等量的蒸馏水，轻轻摇动载玻片，使蒸馏水和染液混合均匀，此时出现一层灿铜色浮膜（染色），3～5 min 后用水缓慢从玻片一端冲洗（注意勿先倒去染液或直接对血膜冲洗），晾干后镜检。

B. 检查丝虫微丝蚴。

新鲜血片检查：晚间 9 时到次晨 2 时取耳垂血 1 滴滴于载玻片上，加盖片，在低倍镜下观察，发现蛇形游动的幼虫后，做染色检查，以确定虫种。

厚血膜检查：厚血膜的制作、溶血、固定与疟原虫的吉姆萨液染色法相同。但需要取血 3 滴，也可用德氏苏木素染色法染色。

该染液的配制方法如下：

取苏木素 1 g 溶于纯酒精或 95% 酒精 10 mL 中，加饱和硫酸铝铵（8%～10%）100 mL，倒入棕色瓶中，瓶口用两层纱布扎紧，在阳光下氧化 2～4 周；过滤，加甘油 25 mL 和甲醇 25 mL，用时稀释 10 倍左右；将溶血、固定的厚血膜置于德氏苏木素液内 10～15 min，在 1% 酸酒精中分色 1～2 min，以蒸馏水洗涤 1～5 min，至血膜呈蓝色，再用 1% 伊红染色 0.5～1 min，以水洗涤 2～5 min，晾干后镜检。

活微丝蚴浓集法：在离心管内加蒸馏水半管，加血液 10～12 滴，再加生理盐水混匀，离心（3000 r/min）3 min，取沉渣镜检。或取静脉血 1 mL，置于盛有 0.1 mL 3.8% 枸橼酸钠的试管中，摇匀，加水 9 mL，待红细胞破裂后，再离心 2 min，倒去上清液，加水再离心，取沉渣镜检。

（2）脑脊液检查。

脑脊液中可查见溶组织内阿米巴滋养体、弓形虫滋养体、肺吸虫卵、血吸虫卵和广州管圆线虫幼虫等，可用直接涂片或涂片染色镜检。取抽出的脑脊液 2～3 mL，离心（2000 r/min）5～10 min，取沉渣涂片镜检。

3. 排泄物与分泌物的检查

（1）痰液。

痰中可能查见卫氏并殖吸虫卵、溶组织内阿米巴滋养体、棘球蚴的原头蚴、粪类圆线虫幼虫、蛔虫幼虫、钩虫幼虫、尘螨等。

卫氏并殖吸虫卵检查可先用直接涂片法检查，如为阴性，改为浓集法集卵，以提高检出率。

直接涂片法：在洁净载玻片上先加 1～2 滴生理盐水，挑取痰液少许，最好选带铁锈色的痰，涂成痰膜，加盖片镜检。如未发现肺吸虫卵，但见有夏科 – 雷登结晶，提示可能是肺吸虫感染，多次涂片检查为阴性者，可改用浓集法。

浓集法：收集 24 h 痰液，置于玻璃杯中，加入等量 10% NaOH，用玻棒搅匀后，放入 37 ℃温箱内，数小时后痰液消化成稀液状，再分装于数个离心管内，以 1500 r/min 离心 5～10 min，弃去上清液，取沉渣涂片检查。

溶组织内阿米巴滋养体检查取新鲜痰液做涂片，天冷时应注意镜台上载玻片的保温。高倍镜观察，如为阿米巴滋养体，可见其伸出伪足并做定向运动。上述其他蠕虫幼虫及螨类等宜用浓集法检查。

（2）十二指肠液和胆汁。

用十二指肠引流管抽取十二指肠液及胆汁，以直接涂片法镜检；也可经离心浓集后，取沉渣镜检。可检出蓝氏贾第鞭毛虫滋养体、华支睾吸虫卵、肝片形吸虫卵和布氏姜片吸虫卵等；在急性阿米巴肝脓肿患者胆汁中偶可发现滋养体。

检查方法：可将十二指肠引流液滴于载玻片上，加盖片后直接镜检。为提高检出率，常将引流液加生理盐水稀释搅拌后，分装于离心管内，以 2000 r/min 离心 5～10 min，吸取沉渣涂片镜检。如引流液过于黏稠，应先加 10% NaOH 消化后再离心。引流中的贾第虫滋养体常附着在黏液小块上，或虫体聚集成絮片状物。肝片形吸虫卵与姜片虫卵不易鉴别，但前者可出现于胆汁，而后者只见于十二指肠液中。

（3）尿液。

取尿液 3～5 mL，离心（2000 r/min）3～5 min，后取沉渣镜检。但乳糜尿需要加等量乙醚，用力振荡，使脂肪溶于乙醚，然后吸去脂肪层，离心，取沉渣镜检。尿液中可查见阴道毛滴虫、丝虫微丝蚴、埃及血吸虫卵等。

（4）鞘膜积液。

该方法主要检查班氏微丝蚴。阴囊皮肤经碘酒消毒后，用注射器抽取鞘膜积液做直接涂片检查，也可加适量生理盐水稀释离心，取沉渣镜检。

（5）阴道分泌物。

该方法主要检查阴道毛滴虫。用消毒棉签在受检者阴道后穹隆、子宫颈及阴道壁上取分泌物，然后用生理盐水涂片镜检，可发现活动的虫体。天气寒冷时，应注意载玻片的保温。

4. 其他器官组织检查

（1）骨髓穿刺。

该方法主要检查杜氏利什曼原虫无鞭毛体。一般常做髂骨穿刺，嘱患者侧卧，暴露髂骨部位。视年龄大小选用 17～20 号带有针芯的干燥无菌穿刺针，从髂骨前上棘后约 1 cm 处刺入皮下，当针尖触及骨面时，再慢慢地钻入骨内 0.5～1.0 cm，即可拔出针芯，用 2 mL 干燥注射器抽取骨髓液。取少许骨髓液做涂片，甲醇固定，同薄血膜染色法染色，油镜检查。

（2）淋巴结穿刺。

A. 利什曼原虫：检出率低于骨髓穿刺，但方法简便、安全。对于以往治疗过的患者，因其淋巴结内原虫消失较慢，故仍有一定价值。穿刺部位一般选腹股沟部，先将局部皮肤消毒，用左手拇指和食指捏住较大的淋巴结，右手用干燥无菌 6 号针头刺入淋巴结。稍待片刻，拔出针头，将针头内少量淋巴结组织液滴于载玻片上，做涂片染色检查。

B. 丝虫成虫：同上法获取淋巴组织液，染色后镜检。

（3）肌组织活检。

A. 旋毛虫幼虫：从患者腓肠肌、肱或股二头肌取米粒大小肌组织一块，置于载玻片上，加 50% 甘油 1 滴，盖上另一载玻片，均匀压紧，低倍镜下观察。取下的肌组织须立即检查，否则幼虫会变得模糊，不易观察。

B. 并殖吸虫、裂头蚴、猪囊尾蚴：摘取肌内的结节，剥除外层纤维被膜，在 2 张载玻片间压平、镜检。也可经组织固定后做切片染色检查。

（4）皮肤及皮下组织活检。

A. 囊尾蚴、裂头蚴、并殖吸虫：参见肌组织检查。

B. 皮肤利什曼原虫：在皮肤上出现丘疹和结节等疑似皮肤型黑热病患者，可选择皮损较明显之处，做局部消毒，用干燥灭菌的注射器刺破皮损处，抽取组织液做涂片；或用消毒的锋利小剪从皮损表面剪取一小片皮肤组织，以切面做涂片；也可用无菌解剖刀切一小口，刮取皮肤组织做涂片。以上涂片均用瑞特或吉姆萨染液染色。如涂片未见原虫，可割取小丘疹或结节，固定后，做组织切片染色检查。

（5）直肠黏膜活检。

A. 日本血吸虫卵：用直肠镜观察后，自可疑病变处钳取米粒大小的黏膜一块，用生理盐水冲洗后，放在两个载玻片间，轻轻压平，镜检。

B. 溶组织内阿米巴：用乙状结肠镜观察溃疡形状，自溃疡边缘或深层刮取溃疡组织置于载玻片上，加少量生理盐水，盖上盖片，轻轻压平，立即镜检。也可取出一小块病变黏膜组织，固定后切片染色镜检。

5. 培养法

培养法可作为其他检查方法的补充。常规方法检查阴性时，可考虑做寄生虫的人工培养，提高阳性率，减少漏检率。培养法常适用于多种寄生原虫的检查，如溶组织内阿米巴、杜氏利什曼原虫和阴道毛滴虫等。

（1）溶组织内阿米巴的培养。

阿米巴人工培养方法有常规培养、有菌培养和无菌培养。

A. 常用培养基。

a. 营养琼脂双向培养基。

培养基成分：分固相和液相两部分。

固相部分：牛肉浸膏 3 g，蛋白胨 5 g，琼脂 15 g，氯化钠 8 g，蒸馏水 1000 mL。

液相部分：氯化钠 8 g，氯化钾 0.2 g，氯化钙 0.2 g，氯化镁 0.01 g，磷酸氢二钠 2 g，磷酸氢二钾 0.3 g，蒸馏水 1000 mL。

培养基制备：配制液相部分时，氯化钾和氯化钙各加少许蒸馏水分别另装小瓶，高压灭菌冷却后再合并在一起。固相部分的各成分经沸水浴 2～3 h 完全溶解后（若有残渣，须经 4 层纱布过滤除渣），趁热分装滤液至试管，每管 5 mL，加棉塞；高压灭菌（121 ℃，20 min）后置成斜面，4 ℃冷却后备用。接种前每管加液体部分 4.5 mL，灭活小牛血清 0.5 mL，米粉 20 mg（180P 烤箱消毒 3 次），青霉素、链霉素各 1000 U/mL。

b. 洛克（Locke）液鸡蛋血清培养基。

培养基成分：洛克液 70 mL，灭活马血清（每管 0.5 mL），米粉（每管 20 mg），鸡蛋 4 个。

培养基制备：先配制洛克液，其中氯化钠 9.0 g，氯化钙 0.2 g，氯化钾 0.4 g，苯酚 氢钠 0.2 g，葡萄糖 2.5 g，蒸馏水 1000 mL，高压灭菌（110 ℃，15 min）。鸡蛋用肥皂水 洗净，再用 70% 乙醇消毒蛋壳后，破壳将蛋清和蛋黄倾入装有 70 mL 洛克液烧瓶内；加玻 璃珠充分振摇、混匀，分装至消毒试管内，每管约 5 mL；斜置并加热至 70 ℃，1 h，使之 凝固为斜面；翌日再高压消毒 20 min。接种前每管加洛克液 4.5 mL，马血清 0.5 mL，无 菌米粉 20 mg，青霉素、链霉素各 1000 U/mL。

B. 培养方法：取新鲜粪便 0.5 mL，直接接种于试管内与培养基混匀，置 37 ℃温箱中 培养 24 h、48 h、72 h 后，取培养液中的混浊部分涂片镜检，查出虫体即可确诊。

（2）杜氏利什曼原虫的培养。

A. 常用培养基：3N 培养基。

培养基成分：琼脂 14 g，氯化钠 6 g，双蒸水 900 mL。

培养基制备：将琼脂、氯化钠和双蒸水加热溶解后分装至试管中，每管 3～5 mL，加 棉塞塞紧管口，高压灭菌（121 ℃，20 min），冷却至 48 ℃时，每管加入相当于培养基 1/3 量的新鲜无菌去纤维蛋白兔血 1～1.5 mL，混匀后冷却成斜面。每管加入洛克液 0.2～ 0.3 mL，用无菌的橡皮塞将试管口塞紧，置 37 ℃温箱中培育 24 h，证明无菌后置于 4 ℃ 冰箱备用；接种前加青霉素和链霉素。

B. 培养方法：将骨髓、淋巴结穿刺液或皮肤刮取物加入试管中，置于 22～25 ℃温箱 中培养。每 2～3 d 取少量培养液涂片镜检，有的需要 2～3 周才可查见前鞭毛体。若为 阴性，则需要转种培养 1 个月再报告结果。培养得到的是杜氏利什曼原虫前鞭毛体。

（3）阴道毛滴虫的培养。

A. 常用培养基：肝浸汤培养基。

培养基成分：兔或牛肝脏 15 g，蛋白胨 2 g，麦芽糖 1.0 g，氯化钠 0.5 g，半胱氨酸盐 酸盐 0.2 g，蒸馏水 100 mL。

培养基制备：先将肝脏洗净研碎，加蒸馏水 100 mL，混匀后置于 4 ℃冰箱中冷浸 24～48 h。取出后加热煮沸 30 min，4 层纱布过滤，补足蒸发的水分，可得清亮的肝浸 液。在肝浸液中加入上述其他成分，溶解后调整 pH 至 5.6～5.8，高压灭菌后置 4 ℃冰箱 备用。培养前加灭活小牛血清及青霉素和链霉素。

B. 培养方法：取阴道分泌物接种于上述培养基中，置 37 ℃温箱中培养。48 h 后涂片 镜检。

6. 动物接种培养法

动物接种是用寄生虫感染其接种的实验动物，使虫体在该动物体内生存或繁殖，这是 寄生虫病实验诊断的方法之一。

（1）杜氏利什曼原虫动物接种：取受检者骨髓、淋巴结穿刺液或皮肤刮取物，加适量生理盐水稀释后，取 0.5 mL 注入仓鼠等动物腹腔内，3～4 周后剖杀动物，取肝、脾、淋巴结或骨髓涂片，染色镜检。

（2）刚地弓形虫动物接种培养：取受检者体液、脑脊液或淋巴结组织悬液 0.5～1 mL，注入小鼠腹腔内，3 周后抽取小鼠腹腔液涂片，染色镜检。如为阴性，取此鼠肝、脾、脑等组织研磨成匀浆，加生理盐水 1:10 稀释后，再进行第二次接种。如仍为阴性，可按上述方法进行 3～5 次接种，再报告结果。

（二）免疫学检测技术

病原学检测技术虽有确诊寄生虫病的优点，但对早期和隐性感染，以及晚期和未治愈的患者却常常出现漏诊；相反，免疫学诊断技术则可作为辅助手段弥补这方面的不足。随着抗原纯化技术的进步、诊断方法准确性的提高以及标准化的解决，免疫学诊断技术已经更为广泛地应用于寄生虫病的临床诊断、疗效考核以及流行病学调查。鉴于各种免疫学诊断技术在相应的免疫学书籍或手册中均有全面介绍，故这里重点介绍与寄生虫病诊断有关的免疫学技术。

1. 免疫学检测的常规技术

（1）间接红细胞凝集试验：间接红细胞凝集试验以红细胞作为可溶性抗原的载体并使之致敏，致敏的红细胞与特异性抗体结合而产生肉眼可视的凝集现象，抗原与抗体间的特异性反应即由此而显现。常用的红细胞为绵羊或 O 型人红细胞。

间接红细胞凝集试验操作简便，特异性和敏感性均较理想，适用于寄生虫病的辅助诊断和现场流行病学调查。现已用于诊断疟疾、阿米巴病、弓形虫病、血吸虫病、猪囊尾蚴病、旋毛虫病、卫氏并殖吸虫病和华支睾吸虫病等。

（2）间接荧光抗体试验：间接荧光抗体试验用荧光素（异硫氰基荧光素）标记第二抗体，利用抗原抗体反应的原理，可用于抗原或抗体的检测。本法具有较高的敏感性、特异性和重现性等优点，除可用于寄生虫病的快速诊断、流行病学调查和疫情监测外，还可用于组织切片中抗原定位以及在细胞和亚细胞水平的观察和鉴定抗原、抗体和免疫复合物。目前已用于疟疾、丝虫病、血吸虫病、卫氏并殖吸虫病、华支睾吸虫病、棘球蚴病及弓形虫病的诊断。

在荧光免疫分析的基础上，还发展了另一种基于非核素的免疫分析技术，即时间分辨荧光免疫测定。该法是以镧系元素作为长效荧光标记物来标记抗原或抗体，用时间分辨技术测量荧光，对波长和时间两个参数进行信号分辨，从而极大提高分析的灵敏度。该方法已应用于一些原虫的检测，如弓形虫、隐孢子虫等。

（3）酶联免疫吸附试验：酶联免疫吸附试验把标记的抗原或抗体与包被于固相载体上的配体结合，再使之与相应的无色底物作用而显示颜色，根据显色深浅程度目测或用酶标仪测定吸光度值来判定结果。

此法可用于宿主体液、排泄物和分泌物中特异抗体或抗原的检测，目前已用于多种寄生虫感染的诊断和血清流行病学调查。

（4）免疫酶染色试验：免疫酶染色试验以含寄生虫病原的组织切片、印片或培养物涂片为固相抗原，当其与待测标本中的特异性抗体结合后，可再与酶标记的第二抗体反应形成酶标记免疫复合物，后者可与酶的相应底物作用而出现肉眼或光镜下可见的呈色反应。此法适用于血吸虫病、卫氏并殖吸虫病、华支睾吸虫病、丝虫病、猪囊尾蚴病和弓形虫病等的诊断和流行病学调查。

（5）免疫印迹试验：免疫印迹试验又称免疫印渍或 Western blot，是由十二烷基硫酸钠聚丙烯酰胺凝胶电泳、电转印及固相酶免疫试验三项技术结合为一体的一种特殊的分析检测技术。此法具有高度敏感性和特异性，可用于寄生虫抗原分析和寄生虫病的免疫诊断。

（6）免疫胶体金技术：免疫胶体金技术是以胶体金作为示踪标志物，利用特异性抗原抗体反应，通过带颜色的胶体金颗粒来放大免疫反应系统，使反应结果在固相载体上直接显示出来，用于检测待测样品中的抗原或抗体。在医学检验中的应用主要包括斑点金免疫渗滤试验、胶体金免疫层析诊断试验和快速试纸法等。免疫胶体金技术作为一种新的免疫学方法，因其快速简便、特异敏感、稳定性强、不需要特殊设备和试剂、结果判断直观等优点，已在临床检验和其他领域得到广泛的应用，如妊娠试验、传染病病原抗体的检测、蛋白质的检测和药物测定等。目前，该技术应用于如恶性疟疾、弓形虫病、猪囊尾蚴病、曼氏血吸虫病、旋毛虫病和广州管圆线虫病等寄生虫病的临床诊断。

（7）酶联免疫斑点试验：酶联免疫斑点试验是一种体外检测特异性分泌抗体细胞和分泌细胞因子的固相酶联免疫斑点技术。

基本原理就是用抗体捕获培养的细胞分泌的细胞因子，并以酶联斑点显色的方式将其表现出来。此法不仅可获得更多的分泌细胞因子细胞群的信息，而且能从单细胞水平评价细胞因子产物，具有易操作、更高的敏感性和特异性的优点。此法除了直接用于临床诊断，还可对治疗和用药提供重要的参考信息。

2. 用于寄生虫病诊断的特殊免疫学检测技术

（1）弓形虫感染的染色试验。

染色试验是诊断弓形虫病的一种经典方法，具有高度的特异性和敏感性。其主要缺点是必须要求活的虫体和人血清，具有较高的危险性，检测也有一定的局限性。

A. 原理：将活弓形虫滋养体与正常血清混合，在 37 ℃孵育 1 h 或室温数小时后，大多数虫体失去原有的新月形特征，而变为圆形或椭圆形，此时若用碱性亚甲蓝染色则胞质深染。相反，将虫体与免疫血清和补体（辅助因子）混合时，则仍保持原有形态，对碱性亚甲蓝也不着色。

B. 材料和试剂。

辅助因子：取正常人血清，与弓形虫速殖子混合，于 37 ℃作用 1 h，只有 90% 以上虫体被亚甲蓝染色，该血清方可使用，分装后置冰箱 −20 ℃备用。

抗原制备：用弓形虫速殖子经腹腔感染小鼠，3 日后抽取腹腔液，以生理盐水离心（3000 r/min、1 min）3 次，收集纯净虫体，用含补体的血清稀释后，将虫液调至约 50 个虫体/高倍视野。

碱性亚甲蓝溶液：将亚甲蓝 10 g，溶于 100 mL 浓度为 95% 的酒精内，制成饱和酒精溶液，过滤后取 3 mL 再与 10 mL 临时配制的碱性缓冲液（pH 为 11.0）混合。

待检血清：经在 56 ℃下 30 min 灭活，4 ℃保存备用。

C. 检测：取经生理盐水倍比稀释的待检血清，每管 0.1 mL，加抗原液 0.1 mL，置 37 ℃水浴 1 h，每管加碱性亚甲蓝溶液 0.02 mL，继续水浴 15 min，自每管取悬液 1 滴镜检。

D. 结果判断：镜下计数 100 个弓形虫速殖子，统计着色和不着色速殖子比例数。以 50% 虫体不着色的血清稀释度作为该份受试血清的最高稀释度。血清稀释度 1：8 阳性者判断为隐性感染；1：125 阳性者判断为活动性感染；1：1024 及以上阳性者判断为急性感染。

（2）血吸虫环卵沉淀试验。

A. 原理：血吸虫环卵沉淀试验是诊断血吸虫病特有的免疫学试验。血吸虫虫卵内毛蚴分泌的抗原物质经卵壳微孔渗出后与待检血清中的特异性抗体结合，在虫卵周围形成光镜下可见的免疫复合物沉淀，即为阳性反应。产生阳性反应虫卵占全部虫卵的百分率称环沉率。

B. 试验步骤：在洁净的载玻片中滴加待检血清 2～3 滴，用细针挑取适量鲜卵或干卵（100～150 个），混匀，加 24 mm×24 mm 盖片，用石蜡密封，在 37 ℃温箱中 48 h，低倍镜观察结果（必要时可至 72 h）。

C. 结果观察：典型的阳性反应为卵壳周围出现泡状、指状、片状或细长卷曲状的折光性沉淀物。观察 100 个虫卵，计算环沉率。凡环沉率≥5% 者为阳性（在血吸虫病传播控制或传播阻断地区环沉率≥3% 者可判为阳性），环沉率为 1%～4% 者为弱阳性。环沉率的动态变化在治疗上具有参考意义。

（3）旋毛虫环蚴沉淀试验。

取 50～100 条脱囊的旋毛虫活幼虫（冻干幼虫或空气干燥幼虫也可）放入待检血清中，在 37 ℃下温育 24 h，如 1 条以上幼虫体表出现泡状或袋状沉淀物附着，即为阳性反应。

环蚴沉淀试验有较高的敏感性和特异性，阳性率可高达 97% 以上，与常见的线虫（蛔虫、钩虫、丝虫、鞭虫）无交叉反应。一般在感染后的第 3 周末或症状出现后 10～20 天即可呈阳性反应。环蚴试验操作简单，无须任何特殊设备且有较高的敏感性和特异性，适合基层卫生单位应用。

（三）分子生物学诊断技术

新近发展的分子生物学诊断技术即基因和核酸诊断技术，在寄生虫病的诊断中显示了高度的敏感性和特异性，同时具有早期诊断和确定现症感染等优点。该项技术主要包括核酸分子探针技术、聚合酶链反应技术和生物芯片技术。

1. 核酸探针技术

核酸探针技术是指用放射性核素、生物素、酶或其他半抗原标记的特定 DNA 或 RNA 片段。可将核酸探针分为基因组 DNA 探针、cDNA 探针、RNA 探针和人工合成的寡核苷酸探针等几类。在其与 DNA 样本杂交过程中，借助上述标记物可探查出特异性或差异性 DNA。双链 DNA 的变性和复性特点是本技术的基础，经加热，或在强酸、强碱作用下，双链 DNA 氢键被破坏，双股链分离，变成单链（此即变性）；而当条件缓慢变为中性或温度下降（50 ℃左右）时，氢键恢复，分开的两股单链又重新合为互补的双链结构（此即复性）。核酸探针技术就是将样本 DNA 分子经上述条件处理后，使其变性为单链状态，固定在载体硝酸纤维膜上，再与经小分子标记的核酸探针单链分子混合，在一定条件下使它们互补杂交结合。将未杂交的成分洗脱后，标记物显色，即可观察结果。

目前，核酸探针技术已用于疟原虫、隐孢子虫、贾第虫、锥虫、巴贝虫、弓形虫、丝虫、血吸虫、棘球蚴、猪带绦虫、肝片吸虫和猪囊虫等虫种的鉴定和相应疾病的诊断。

2. PCR 技术

PCR 是在引物介导下特异性扩增 DNA 的一种技术。它包括模板 DNA 热变性解链→引物与模板 DNA 退火→引物延伸 3 个步骤的循环过程。其基本原理是在实验条件下，根据温度的变化控制 DNA 解链和退火（引物与模板 DNA 结合），在引物启动和 DNA 聚合酶催化下，合成二引物特定区域内的 DNA 链。上述"解链→退火→延伸" 3 个连续步骤为一个循环。经过 20～30 个循环反应，可使引物特定区段的 DNA 量增加至少十万至百万倍。

此外，PCR 技术具有特异性强、敏感性高、操作简便、快速、样品处理简单等优点。目前，PCR 技术多用于寄生虫病的基因诊断，分子流行病学研究和种株鉴定、分析等领域。已应用检测的虫种包括利什曼原虫、疟原虫、弓形虫、阿米巴、巴贝虫、旋毛虫、锥虫、隐泡子虫、贾第虫、猪带绦虫和丝虫等。

3. 生物芯片技术

生物芯片技术是近年发展起来的分子生物学与微电子技术相结合的核酸分析检测技术。该技术具有高通量、高集成、微型化、自动化、速度快等优点，其效率是传统检测手段的成百上千倍，目前已被广泛应用于生命科学，也包括寄生虫学领域。

（1）DNA 芯片：又称基因芯片，是目前研究最多、技术最成熟的生物芯片。它将集成电路、计算机、半导体、激光共聚焦扫描、荧光标记探针等技术结合为一体，使众多的寡核苷酸探针有规律地排列在硅片上（探针密度可达 105 个/cm^2），用其可与带有荧光标记的 DNA 样品杂交，再通过计算机分析荧光信号获得待测 DNA 样品的序列信息。DNA 芯片技术具有快速、高效、敏感、经济、自动化等特点，大大提高了基因探针的检测效率。在寄生虫学领域，DNA 芯片技术主要用于病原体的诊断、检测和基因分型。目前，有关疟原虫、血吸虫等重要寄生虫的基因芯片研究已有报道，针对弓形虫、绦虫和旋毛虫等食源性寄生虫的基因芯片研究也取得进展。

（2）蛋白质芯片：蛋白质芯片技术本质上就是利用蛋白质之间的相互作用，对样本中存在的特定蛋白质进行检测。该技术是将位置及序列为已知的大量蛋白、多肽分子、酶、抗原、抗体以预先设计的方式固定在尼龙膜、硝酸纤维素膜、玻璃、聚丙烯酰胺凝胶等载体上组成密集的分子排列，当荧光、免疫金等标记的靶分子与芯片上的探针分子结合后，通过激光共聚焦扫描或光耦合元件对标记信号的强度进行检测，从而判断样本中靶分子的数量，以达到一次实验同时检测多种疾病或分析多种生物样本的目的。该技术具有快速、高效、并行、高通量等特点，是蛋白质组研究的重要手段。目前蛋白芯片技术已经在疟疾、弓形虫病和血吸虫病的诊断中发挥重要作用。

二、常用抗寄生虫药物

根据药物抗虫作用和寄生虫分类，将抗寄生虫药物分成抗蠕虫药和抗原虫药物两类。

（一）抗蠕虫药物

抗蠕虫药分为抗血吸虫药物、抗丝虫药物和抗肠道蠕虫药物。

1. 抗血吸虫药物

中国曾使用过的主要抗血吸虫药物包括酒石酸锑钾、没食子酸锑钠、呋喃丙胺、敌百虫六氯对二甲苯、硝硫氰胺、吡喹酮、蒿甲醚、青蒿琥酯奥沙尼喹等。

长期以来，酒石酸锑钾是抗血吸虫的主要的特效药，但它有毒性大、疗程长、必须静脉注射等缺点，而现代治疗药物吡喹酮具有高效、低毒、疗程短、口服有效的特点，现已基本取代过去常用的药物而成为首选药物。

吡喹酮治疗血吸虫的用量视寄生部位和临床表现而异。治疗慢性感染者采用 40～50 mg/kg。治疗急性血吸虫病，成人总剂量为 120 mg/kg，儿童为 140 mg/kg，分 6 d 服用。

2. 抗丝虫药物

1949 年以前，治疗丝虫的药物主要是锑剂和砷剂，如新斯锑波霜和苯胺砷等。1947 年美国成功研制口服抗丝虫药物海群生，即乙胺嗪枸橼酸盐，该药逐渐代替锑剂和砷剂等药物。中国于 1956 开始生产海群生，并应用于丝虫病的治疗。但经海群生治疗后，微丝蚴大量死亡而引起异性蛋白过敏反应，给患者带来不良后果以及影响劳动。20 世纪 70 年代初期开始研制抗丝虫病新药，如左旋咪唑、呋喃嘧酮、伊维菌素等。但是这些药物均未优于乙胺嗪。因此，目前海群生仍是治疗丝虫病的首选药物。

乙胺嗪枸橼酸盐使班氏丝虫和马来丝虫的微丝蚴迅速从患者（或患畜）血液中减少或消失，对淋巴系统中的成虫也有毒杀作用。乙胺嗪枸橼酸盐使微丝蚴的肌组织发生超极化，失去活动能力，也可破坏微丝蚴体被的完整性；剂量为每天 0.6 g，分 3 次服用，10 d 为一个疗程，一般服用两个疗程效果较好。其替代药物为伊维菌素，该药物具有抗丝虫作用；疗效高而快，可以迅速清除血中微丝蚴，但是持续时间较短，若连续用药 4～5 年（成虫寿命）可彻底治愈；推荐剂量为 100～200 μg/kg。每次口服，3～6 个月重复给药一次。

阿苯达唑是一种广谱的抗蠕虫药物，对淋巴丝虫的微丝蚴和成虫均有效。成人每次口服 400 mg，单剂量疗法，每年治疗一次，可连续给药 4～6 年。10 岁以下儿童剂量为 200 mg。

3. 抗肠道蠕虫药物

（1）肠道线虫病：目前国内外广泛使用甲苯达唑与阿苯达唑治疗蛔虫、鞭虫、钩虫、蛲虫以及粪类圆线虫等肠道蠕虫。治疗蛔虫和蛲虫效果最佳，甲苯达唑 200 mg，阿苯达唑 400 mg，一次性顿服即可奏效。治疗钩虫次之，按上述剂量，需要连续服用 2～3 d。治疗鞭虫和粪类圆线虫需要服用 3 d 以上。

（2）肠道绦虫病：吡喹酮是驱除各种肠绦虫最有效的药物，剂量视虫种而定。对牛带绦虫和猪带绦虫，5～10 mg/kg 顿服；对膜壳绦虫，每天 15 mg/kg，连服 3 d；对阔节裂头绦虫，25 mg/kg 顿服。

对带绦虫也可用甲苯咪唑 300 mg，每天 2 次，连服 3 d；或顿服 3 g 硫双二氯酚；或用硝柳胺、巴龙霉素、南瓜子加上槟榔等。

（二）抗原虫药物

1. 抗疟原虫药物

（1）抗间日疟和对氯喹敏感的恶性疟：对于无并发症患者，口服磷酸氯喹，首次剂量为 10 mg/kg，6～12 h 后剂量减半并连续服用 2 d，总剂量为 25 mg/kg。对于严重患者，采取注射给药，静脉注射磷酸氯喹，首次剂量 10 mg/kg，8 h 内注射完，然后改为 15 mg/kg 剂量于 24 h 内注射完；也可以采用肌内注射或者是皮下注射磷酸氯喹，2.5 mg/kg，每 4 h 一次，或 3.5 mg/kg，每 6 h 一次，总剂量为 25 mg/kg。

（2）耐氯喹恶性疟原虫：对无并发症者，用周效磺胺 1.5 g 加乙胺嘧啶 75 mg，每天一次，连服 2 d，儿童剂量逐减；也可用硫酸奎宁 10 mg/kg，每 8 h 一次，连服 5～7 d；或者是肌注蒿甲醚，第一天 300 mg，第二、第三天 150 mg，口服则前 2 d 每天 4 片（150 mg/片），第三天 2 片。对严重感染者，用盐酸奎宁溶于 500 mL 等渗盐水，首次 200 mg/kg，4 h 滴完，然后 10 mg/kg 8 h 滴完，以后改为口服，7 天 1 个疗程；或肌注 2 mg/kg 蒿甲醚。

2. 抗阿米巴病药及抗滴虫药物

（1）抗阿米巴病药物。

A. 甲硝咪唑，又称甲硝唑或灭滴灵，对于各种型阿米巴滋养体均有杀灭作用，适用于治疗阿米巴痢疾和肠外急性阿米巴病，尤其适用于妇女、儿童以及体弱者。治疗有症状的肠阿米巴病：成人 400 mg 每次，每天 3 次，连续服用 5～10 d，饭后服用。治疗肝脏等肠外阿米巴病：成人 500～800 mg 每次，每天 3 次，连续服用 10～20 d。

B. 替硝唑也称磺甲硝咪唑，治疗阿米巴肝脓肿效果好于甲硝咪唑，治疗阿米巴痢疾效果与甲硝咪唑相似。治疗急性阿米巴痢疾：成人 600 mg 每次口服。每天 2 次，共 5 d；儿童每天 60 mg/kg 口服，连续服用 3 d。治疗阿米巴肝脓肿：每天 2 g，一次服用，共 3～6 次。

C. 帕硝唑可治疗阿米巴感染以及肝脓肿。成人 1.5～2.25 g，分 3 次服用，共服 6 d。

D. 吐根碱也称依米丁，对组织内阿米巴滋养体有直接杀灭作用，对肠腔内的阿米巴滋养体和包囊无效，可以迅速控制急性阿米巴或肠外阿米巴病的临床症状，但不能达到根治的目的。成人：深部皮下注射或肌内注射，每天 0.6～1.0 mg/kg（单日最大剂量不超过 60 mg），分 2 次注射，6～10 d 为 1 个疗程。必要时间歇 6 周后给予第 2 个疗程。儿童：皮下注射，每天 0.5 mg/kg，分两次注射，4～6 d 为 1 个疗程。

E. 喹碘方也称药特灵或安痢生，可杀灭阿米巴原虫，对肠外阿米巴无效，适用于治疗慢性阿米巴痢疾以及无症状带虫者，其常与吐根碱联合应用，作为辅助治疗。成人 0.25～0.5 g/次，每天 4 次，10 d 为 1 个疗程；儿童每次 5～10 mg/kg，每天 3 次，连服 10 d。

F. 卡巴胂对阿米巴滋养体和包囊都有作用，对肠外阿米巴几乎无作用。适用于治疗轻症肠阿米巴病。成人 0.2 g 每次，每天 3 次，10 d 为 1 个疗程；儿童每天 8 mg/kg，分 2～3 次服用，连续服用 10 d。

G. 氯喹对阿米巴滋养体有杀灭作用，主要治疗阿米巴肝炎和肝脓肿。成人前 2 d 0.5 g 每次，每天 2 次，以后 0.25 g 每次，每天 2 次，连续服用 14～20 d。儿童每次 10 mg/kg，每天 2 次，连用 2 d，然后减为每天 1 次，连续 14 d。

H. 奥硝唑也称滴必露，是一种广谱的抗原虫药物。可用于治疗阿米巴痢疾。成人每晚 1.5 g，连用 3 d；儿童每次 40 mg/kg，连用 3 d。

I. 双碘方又称双碘喹啉，可用于治疗慢性阿米巴包囊携带者，对急重症阿米巴痢疾效果不好，宜与吐根碱并用或交替应用，对肠外阿米巴无效。成人 0.6 g 每次（儿童每次 10 mg/kg），每天 3 次，20 d 为 1 个疗程。

J. 氯苯草酰胺，国外报道认为，该药治疗肠内阿米巴病疗效显著，能清除虫体和使肠道溃疡愈合。其毒性低，适合儿童服用。每天 20 mg/kg，分 2 次服用，3 d 为 1 个疗程。

K. 泛喹酮也称安痢平，用于治疗急性、慢性阿米巴痢疾或肠阿米巴病和细菌合并感染。成人每次 100 mg，每天 3 次，连服 10 d，儿童剂量逐减。

L. 白头翁，对急、慢性阿米巴痢疾有一定疗效。成人每次 10～15 g 制成煎剂，每天 3 次，连服 7～10 d。

M. 鸦胆子，对急、慢性阿米巴痢疾有一定疗效。成人每次 10～15 粒，每天 3 次，连服 6～10 d；小儿总量 3 粒每 kg，分 6～8 次服完，每天剂量分 3 次，饭后服用。

（2）抗滴虫药：滴虫性阴道炎和肠滴虫病的首选治疗药均为甲硝唑。成人 200 mg 每次，每天 3 次，连服 7 d。儿童用量为每天 15 mg/kg，分 3～4 次服用，连服 5～7 d。

注　意

本书所列抗寄生虫药物仅供参考，临床治疗需要在医师指导下，遵医嘱使用。

问题讨论

异形吸虫成虫寄生于鸟类及哺乳动物的小肠。虫卵进入水中，被淡水螺类吞食，经毛蚴、胞蚴、雷蚴和尾蚴阶段发育后，尾蚴从螺体逸出，侵入鱼和蛙体内发育成囊蚴，鸟类及哺乳动物（包括人）吞食囊蚴后在宿主小肠内发育为成虫。请分别指出异形吸虫的生活史类型及其生活史过程中的各类宿主、寄生部位及其诊断虫期。

思　考

（1）从独立生活演变为寄生生活，寄生虫经历了哪些演化以适应宿主环境？
（2）何谓寄生虫的生活史？直接型生活史和间接型生活史的区别是什么？
（3）根据在寄生虫生活中的地位，可将宿主分为哪几类？请举例说明。
（4）根据寄生虫与宿主的关系，可将寄生虫分为哪些类型？
（5）寄生虫与宿主的相互关系包括哪些？
（5）何谓非消除性免疫？请举例说明。
（6）根据寄生虫与宿主的相互关系，寄生虫感染有哪些特点？
（7）寄生虫病的传播途径与感染方式分别有哪些？
（8）寄生虫病的流行有哪些特点？影响寄生虫流行的因素有哪些？
（9）寄生虫病的病原学检查技术有哪些？
（10）常用抗寄生虫药物有哪几种类型？

测试题（单项选择题）

（1）寄生虫是指（　　　）。

A. 共栖生物中任何一方　　　　　　　B. 共栖生物中受益一方

C. 互利共生生物中任何一方　　　　　D. 寄生生活中受害一方

E. 寄生生活中受益一方

（2）宿主是指（　　　）。

A. 共栖生物中任何一方　　　　　　　B. 共栖生物中受益一方

C. 互利共生生物中任何一方　　　　　D. 寄生生活中受害一方

E. 寄生生活中受益一方

（3）终宿主是指寄生虫的（　　　）。

A. 无性生殖或成虫阶段寄生的宿主　　B. 无性生殖或幼虫阶段寄生的宿主

C. 有性生殖或成虫阶段寄生的宿主　　D. 有性生殖或幼虫阶段寄生的宿主

E. 有性生殖或无性生殖阶段寄生的最重要的宿主

（4）中间宿主是指寄生虫的（　　　）。

A. 无性生殖或幼虫阶段寄生的宿主　　B. 有性生殖或幼虫阶段寄生的宿主

C. 无性生殖或成虫阶段寄生的宿主　　D. 有性生殖或成虫阶段寄生的宿主

E. 有性生殖或无性生殖阶段寄生于人体以外的宿主

（5）人兽共患寄生虫病中的动物，在流行病学上是该寄生虫的（　　　）。

A. 传播媒介　　　　　　　　　　　　B. 转续宿主

C. 保虫宿主　　　　　　　　　　　　D. 终宿主

E. 中间宿主

（6）转续宿主是指寄生虫的（　　　）。

A. 成虫寄生的非正常宿主　　　　　　B. 幼虫寄生的非正常宿主

C. 寄生虫的正常保虫宿主　　　　　　D. 寄生虫的正常中间宿主

E. 成虫或幼虫的适宜宿主

（7）寄生虫的感染阶段是指寄生虫的（　　　）。

A. 感染医学节肢动物媒介的阶段　　　B. 感染各种传播媒介的阶段

C. 感染动物宿主的阶段　　　　　　　D. 感染人或保虫宿主的阶段

E. 感染中间宿主的阶段

（8）寄生虫的生活史是指（　　　）。

A. 雌、雄虫体发育成熟交配产卵　　　B. 在终宿主体内生长发育及繁殖过程

C. 生长发育及繁殖方式　　　　　　　D. 生长发育与繁殖过程及所需的条件

E. 在外界生长发育及繁殖过程

（9）除下列哪种寄生虫外，其生活史均属直接发育。（　　　）

A. 蛔虫　　　　　　　　　　　　　　B. 钩虫

C. 鞭虫　　　　　　　　　　　　　　D. 蛲虫

E. 丝虫

（10）寄生虫的间接发育是指（　　）。

A. 经口感染到达人体后生长发育　　　　B. 经皮肤感染到达人体后生长发育

C. 经中间宿主体内发育后再感染人　　　D. 经接触感染到达人体后生长发育

E. 经两个中间宿主体内发育后再感染人

（11）下列寄生虫可自体感染的虫种是（　　）。

A. 丝虫　　　　　　　　　　　　　B. 牛带绦虫

C. 猪带绦虫　　　　　　　　　　　D. 血吸虫

E. 鞭虫

（12）寄生虫感染或带虫者是指（　　）。

A. 宿主体内有虫体并有临床表现　　　　B. 宿主体内有虫体但无临床表现

C. 宿主防御功能强，虫体被抑制　　　　D. 宿主防御功能强，虫体被包围

E. 宿主体内虫体多但临床表现轻

（13）下列虫种中，有伴随免疫的寄生虫是（　　）。

A. 日本血吸虫　　　　　　　　　　B. 间日疟原虫

C. 杜氏利什曼原虫　　　　　　　　D. 痢疾阿米巴原虫

E. 丝虫

（14）消除性免疫是指宿主感染寄生虫后可获得（　　）。

A. 伴随免疫　　　　　　　　　　　B. 带虫免疫

C. 完全抵抗力　　　　　　　　　　D. 不完全抵抗力

E. 免疫耐受

（15）下列哪种寄生虫能产生消除性免疫？（　　）

A. 疟原虫　　　　　　　　　　　　B. 钩虫

C. 血吸虫　　　　　　　　　　　　D. 热带利什曼原虫

E. 蛔虫

（16）疟原虫引起的贫血属哪一型变态反应（　　）。

A. 速发型（Ⅰ型）　　　　　　　　B. 细胞毒型（Ⅱ型）

C. 免疫复合物型（Ⅲ型）　　　　　D. 迟发型（Ⅳ型）

E. 速发型及迟发型

（17）血吸虫引起的蛋白尿及肾功能减退属哪型变态反应？（　　）

A. Ⅰ型　　　　　　　　　　　　　B. Ⅱ型

C. Ⅲ型　　　　　　　　　　　　　D. Ⅳ型

E. Ⅰ型和Ⅳ型

（18）构成寄生虫病流行的必备的 3 个环节是（　　）。

A. 传染源、传播途径、易感人群　　　　B. 病原体、社会因素、自然因素

C. 寄生虫的数量、致病力、毒力　　　　D. 寄生虫、人体、所处环境

E. 温度、湿度、雨量

（19）寄生虫慢性感染的出现主要由于（　　）。

A. 寄生虫的致病力不强　　　　　　B. 寄生虫的增殖力不强

C. 寄生虫对宿主的适应　　　　　D. 宿主不能产生完全免疫

E. 宿主的免疫缺陷

（20）人畜共患寄生虫病是指（　　　）。

A. 节肢动物与脊椎动物之间传播的寄生虫病

B. 野生动物与家畜之间传播的寄生虫病

C. 无脊椎动物与脊椎动物之间传播的寄生虫病

D. 脊椎动物与人之间传播的寄生虫病

E. 家畜与家畜之间传播的寄生虫病

（21）寄生虫病的防治原则是（　　　）。

A. 控制传染源、切断传播途径、保护易感人群

B. 控制传染源、加强粪便管理、管理好饮用水

C. 治疗患者、治疗带虫者、捕杀保虫宿主

D. 消灭媒介、消灭中间宿主、捕杀保虫宿主

E. 治疗患者、消灭保虫宿主、保护易感人群

（吕刚、赵威）

第三十章　医学线虫

第一节　线虫概述

线虫（nematode）是一类圆柱形、两侧对称的假体无脊椎动物。线虫种类繁多，仅次于节肢动物。线虫在自然界广泛分布，其中绝大多数的种类为自生生活，常见于土壤和水中。植物或动物中可寄生多种线虫，在动物中寄生的线虫，可寄生于人体并导致相应疾病的虫种达 170 多种。中国目前已记录的种类超过 35 种，其中蛔虫、鞭虫、钩虫、蛲虫和粪类圆线虫等主要寄生于人体肠道，丝虫、旋毛虫、广州管圆线虫等主要寄生于人体组织中。

寄生于人体的线虫分类上隶属于线形动物门（Phylum Nemathelminthes）的杆形纲和无尾感器纲。

一、形态

（一）成虫

1. 外形

虫体多呈圆柱形，两侧对称，不分节，无纤毛。成虫大小不一，虫体前端较钝圆，后端逐渐变细，头部有口、唇片及乳突等结构。大多数的线虫雌雄异体，雌虫虫体大于雄虫虫体，大多雌虫尾部呈现尖直的特征；而雄虫尾部向腹面弯曲，具交合伞和（或）交合刺等结构，肛门位于虫体后端的腹面。寄生于人体的不同种类的线虫大小不一，大的可长达 1 m 以上，小的体长仅 1 mm，观察它们时需要借助显微镜或解剖镜。寄生性线虫大多长度不长，多介于 1～15 cm。

2. 体壁结构

虫体的表皮可分为 3 层，从外向内依次为角皮层、皮下层和纵肌层（图 30 - 1）。

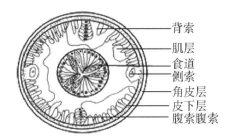

图 30 - 1　线虫的横切面模式（示体壁结构）

（1）角皮层：这层是虫体的保护层，具有弹性，是由虫体的皮下层分泌物形成；无细胞结构，内含蛋白质、碳水化合物、类脂和酶类，具有代谢活性。在虫体前后的两端，角皮层衍生唇瓣、乳突、棘、翼、交合伞、环纹等特殊结构，这些结构与虫体的感觉、运动、附着和交配等多种生理活动有关，也是虫型的重要鉴别依据。

（2）皮下层：这层由合胞体组成，没有细胞界限，向外分泌形成角皮层。该层内含有丰富的糖原、线粒体、内质网及酯酶等。在虫体的背面、腹面和 2 个侧面的中央，皮下层向内通过增厚和突出形成 4 条皮下纵索（longitudinal hydodermal cords），分别称之为背索（1 条）、腹索（1 条）和侧索（2 条）。背索较小于腹索，它和腹索内均有纵行的神经干；侧索较为粗大，内有排泄管穿行。4 条皮下纵索将虫体的原体腔分为 4 个索间区（quadrant）。

（3）纵肌层：在皮下层内由单一纵行排列的肌细胞组成。根据肌细胞的大小和排列方式，纵肌层分为 3 种不同的肌型。①多肌型（polymyarian type）：在每一索间区内肌细胞较多，细胞突入原体腔内明显，如蛔虫（图 30 - 2A）。②少肌型（meromyarian type）：仅有 2～5 个大的肌细胞，如钩虫（图 30 - 2B）。③细肌型（holomyarian type）：肌细胞多而细小，如鞭虫（图 30 - 2C）。肌细胞是由具有收缩性的肌纤维和不具收缩性的细胞体组成的，肌纤维连接皮下层，含肌动蛋白和肌球蛋白，两者间协同作用使肌肉收缩或松弛，从而发生运动。肌动蛋白内含有细胞核、线粒体、核糖体、内质网和糖原等各种细胞器，是重要的能量储存部位。

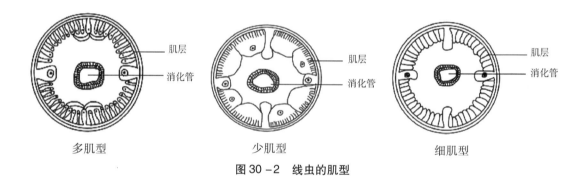

肌层 消化管	肌层 消化管	肌层 消化管
多肌型	少肌型	细肌型

图 30 - 2　线虫的肌型

3. 消化系统

消化系统包含消化管与腺体两个部分。线虫消化管完整，自虫体前端向后依次为虫体的口孔、口腔、咽管、中肠、直肠和肛门。口孔在虫体头部顶端，外有唇瓣包绕。口腔的形状和大小因虫种不同而有所不同，对于口腔较大的虫种，人们将其口腔称为口囊（buccal capsule），口囊内常有虫体用于附着的矛状或齿状的结构。咽管呈圆柱形，下段常有膨大的咽管球（bulb），咽管球的形状常作为虫体分类依据之一。咽管腔横切片为三角形，覆以角皮层。咽管因虫种的不同可能有所不同，有些种类虫体的咽管是腺性的或是肌性的，也有的虫种咽管前段是腺性的而后段是肌性的。口腔和咽管前部的肌肉可快速收缩，咽管周围很高的流体静力压使得口腔 - 咽管交替开闭（可达 2～24 次每秒），呈现"唧筒样"噬取食物。腺体细胞可分泌多种消化酶。钩虫的咽管腺还能分泌抗凝素（anticaogulant）。咽管和肠管交接处有一三叶形活瓣，称为咽管－肠管阀（esophago-intestinal valve），用以控制食物的流向。

肠管为一直行管道，没有肌细胞，食物在肠内向下移动靠虫体运动的压力以及虫体咽管肌肉的推动作用。肠壁由单层柱状上皮细胞组成，肠壁内壁具微绒毛。肠细胞通过细胞内的线粒体、内质网、糖原颗粒和核蛋白体等发挥输送以及吸收营养物质、排泄代谢废物的作用。肠腔排空的速度较快。雌虫的肛门通常位于虫体腹面末端；雄虫的直肠通入其泄殖腔（cloaca），最终开口于虫体外（图30－3）。

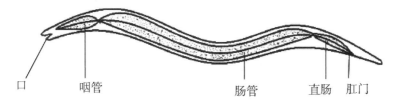

口　　　咽管　　　　　　　　　肠管　　　　直肠　肛门

图30－3　线虫的消化系统模式

4. 生殖系统

雌虫的生殖系统多为双管型，结构中包括卵巢、输卵管、子宫、排卵管、阴道和阴门等。多数的线虫在其输卵管近端有1个受精囊，受精囊与其子宫相连；卵母细胞的受精过程是在受精囊内与精子结合；2个排卵管汇合于虫体的阴道，最终开口于虫体腹面的阴门。阴门的位置随虫体种类不同而有所不同，但通常都位于虫体腹面、肛门之前。雄性生殖系统属单管型，由睾丸、输精管、储精囊、射精管及交配附器组成；睾丸的末端与输精管连接，通入储精囊；射精管开口于虫体的泄殖腔；部分虫种在其射精管处有1对特殊的腺体，能在与雌虫交配后分泌具有黏性的物质栓塞雌虫阴门（图30－4）。

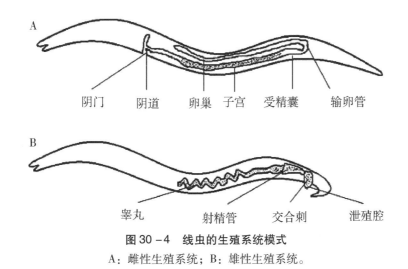

A

阴门　　阴道　　卵巢　子宫　受精囊　　输卵管

B

睾丸　　　　射精管　　交合刺　　泄殖腔

图30－4　线虫的生殖系统模式

A：雌性生殖系统；B：雄性生殖系统。

5. 神经系统

虫体咽部的神经环是线虫的神经系统中枢。神经环朝前方发出 3 对神经干用以支配虫体口周的感觉器官；朝后方发出背、腹及两侧共 3～4 对包埋于纵索或皮下层中的神经干，分别用以控制虫体的感觉和运动。线虫的感觉器官较多，主要有乳突（papilla）、头感器和尾感器（phasmid）。这些感觉器官可对虫体周围环境中的机械或化学刺激起反应，除此以外还起到调节虫体腺体分泌的作用。尾感器是线虫高级阶元分类的重要形态学依据，有的虫种缺乏尾感器。线虫具有兴奋性和抑制性两种神经纤维，两者的神经介质分别为乙酰胆碱和 γ - 氨基丁酸（图 30 - 5）。

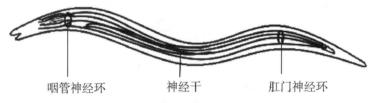

咽管神经环　　　　神经干　　　　肛门神经环

图 30 - 5　线虫的神经系统模式

6. 排泄系统

线虫的排泄系统有腺型和管型两种。无尾感器亚纲虫种的排泄系统属于腺型结构，有尾感器亚纲的虫种排泄系统属于管型结构。腺型的虫种排泄系统只有一个位于虫体肠管前端的排泄细胞，该细胞的细胞核大，排泄系统的开口位于虫体神经环附近的腹面。管型排泄系统的形状随虫体的种类而有所不同，常由一根短的横向的排泄管将一对纵向的排泄管相连而呈 "H" 形、"U" 形或倒置的 "U" 形。该类型排泄孔是在横管中央腹面，经一小管直接通向虫体外（图 30 - 6）。

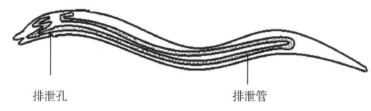

排泄孔　　　　　　　　　　排泄管

图 30 - 6　线虫的排泄系统模式

（二）虫卵

通常呈卵圆形的线虫卵无卵盖，卵壳的颜色多为棕黄色、淡黄色或者无色。不同种类的线虫卵发育速度有所不同，有的线虫卵在排出宿主体外时已含有一个尚未分裂的卵细胞，如蛔虫卵；有的虫种的卵细胞排出宿主体外时仍正在分裂中，如钩虫卵；有的虫种的卵内卵细胞已发育至蝌蚪期胚胎，如蛲虫卵；还有的线虫卵在产出前已孵化出幼虫，如卵胎生的丝虫和旋毛虫等。线虫卵的卵壳自外向内主要由外层、中层和内层组成。外层通常在光学显微镜下不易查见，其来源于受精卵母细胞的分泌物在虫卵外所形成的卵黄膜。中层又称为壳质（chitin）层，由于这层具有一定的硬度，因此可抵抗一定的外界机械压力。

内层又称为脂层或蛔甙（ascaroside）层，该层具有调节虫卵内外渗透作用的功效，不但可阻止虫卵内水分的丢失，从而防止虫卵过快干燥死亡，同时还能阻止虫卵外界不良因素对虫卵的毒害。蛔虫卵的卵壳除了外层、中层和内层外，常常还附有一层包裹在虫卵表面由子宫壁分泌物形成的蛋白质膜。

二、生活史

线虫的发育过程基本可分为虫卵、幼虫和成虫 3 个阶段。根据线虫在完成生活史的过程中是否需要中间宿主，将线虫分为两种类型：直接发育型线虫和间接发育型线虫。

（一）直接发育型

该类型线虫的虫体在发育过程中不需要中间宿主的参与。这类虫体具有感染性的虫卵或幼虫便可直接感染人体，寄生于人体肠道的线虫大多属于此种类型。如蛔虫卵、鞭虫卵在外界发育一段时间后发育为感染期虫卵；蛲虫卵产出后不久便可具有感染性；钩虫卵则需要在外界发育一段时间才能进入感染期幼虫阶段。线虫的卵或幼虫在发育过程中受到多种因素影响，其中温度、湿度、氧气含量等对其影响较大。在适宜温度范围内，温度升高时可导致虫体的生长发育速度、代谢及活动力均随之增快或加强。但温度过高时也会加速虫体内贮存物质的消耗，从而缩短虫体生存时间。与之相反，当温度降低到一定程度时虽然虫体代谢降低、活动减少，但生存时间可相应延长。湿度对线虫的生长影响也很大，土壤中水分湿度过大或过小，对幼虫均不利。而线虫对氧气的需求因虫种、发育阶段及生活状况的不同而不同。不论是线虫的卵还是幼虫均适合在荫蔽、潮湿的环境中进行生长发育。

（二）间接发育型

该种类型线虫的发育过程需要中间宿主的参与才能完成。寄生于人体组织内的线虫大多属于这种类型。此类线虫的幼虫先在中间宿主体内发育至感染期幼虫后，再经口或皮肤进入人体。多种因素可影响到该类型线虫的发育，其中外界环境的多种因素可通过影响媒介生物的生长、代谢及免疫状况从而间接影响体内线虫的正常生长发育，如丝虫的微丝蚴在雌蚊体内发育时适宜的相对湿度为 75%～90%，适宜的温度为 20～30 ℃，干燥及温度过高或过低均可影响微丝蚴在蚊体内的发育。

三、分类

线虫的种类繁多，自然界线虫的种类估计有 50 万种以上，仅次于动物中种类最多的节肢动物。重要的可感染人体的线虫可根据虫体有无尾感器将其分为两个亚纲：

（1）杆形纲（Class Rhabditea），也称为分肠纲。

（2）无尾感器纲（Class Aphasmidea），也称为有腺纲。

纲	亚纲	目	科	属	种
杆形纲 Rhabditea	杆形亚纲	杆形目 Rhabditida	粪圆科 Strongyloididae	粪圆线虫属 *Strongyloides*	粪类圆线虫 *S. stercoralis*
			杆形科 Rhabdiasidae	同小杆线虫属 *Rhabtitella*	艾氏小杆线虫 *R. axei*
		圆线目 Strongylida	钩口科 Ancylostomidae	钩口线虫属 *Ancylostoma*	十二指肠钩口线虫 *A. duodenale*
					犬钩口线虫 *A. caninum*
					锡兰钩口线虫 *A. ceylanicum*
					巴西钩口线虫 *A. brasiliense*
				板口线虫属 *Necator*	美洲板口线虫 *N. americanus*
			毛圆科 Trichostrongylidae	毛圆线虫属 *Trichostrongylus*	东方毛圆线虫 *T. orientalis*
			管圆科 Angiostrongylidae	管圆线虫属 *Angiostrongylidae*	广州管圆线虫 *A. cantonensis*
			比翼线虫科 Syngamidae	兽比翼线虫属 *Mammomonogamus*	喉兽比翼线虫 *M. laryngeus*
		蛔目 Ascaridida	蛔科 Ascaridiidae	蛔线虫属 *Ascaris*	似蚓蛔线虫 *A. lumbricoides*
				弓首线虫属 *Toxocara*	犬弓首线虫 *T. canis*
					猫弓首线虫 *T. cati*
			异尖科 Anisakidae	异尖属 *Anisakis*	异尖线虫 *Anisakis sp.*
		尖尾目 Oxyurida	尖尾科 Oxyuridae	住肠线虫属 *Enterobius*	蠕形住肠线虫 *E. vermicularis*
		旋尾目 Spirurida	颚口科 Gnathostomatidae	颚口线虫属 *Gnathostoma*	棘颚口线虫 *G. spinigerum*
			筒线科 Gongylonematidae	筒线虫属 *Gongylonema*	美丽筒线虫 *G. pulchrum*

续表

纲	亚纲	目	科	属	种
			吸吮科 Thelaziidae	吸吮线虫属 *Thelazia*	结膜吸吮线虫 *T. callipaeda*
			龙线科 Dracunculidae	龙线属 *Dracunculus*	麦地那龙线虫 *D. medinensis*
			盘尾科 Onchocercidea	吴策线虫属 *Wuchereria*	班氏吴策线虫 *W. bancrofti*
				布鲁线虫属 *Brugia*	马来布鲁线虫 *B. malayi*
				罗阿线虫属 *Loa*	罗阿罗阿线虫 *L. loa*
				盘尾线虫属 *Onchocerca*	旋盘尾丝虫 *O. volvulus*
	无尾感亚纲 Aphasmidea	鞭尾目 Trichurida	毛形虫科 Trichinellidae	旋毛形线虫属 *Trichinella*	旋毛形线虫 *T. spiralis*
			鞭虫科 Trichuridae	鞭虫属 *Trichuris*	鞭形毛首线虫 *T. trichiura*
			毛细虫科 Capillariidae	毛细线虫属 *Capillaria*	肝毛细线虫 *C. hepatica*
		膨结目 Dioctophymatida	膨结科 Dioctophymatidae	膨结线虫属 *Dioctophyme*	肾膨结线虫 *D. renale*

第二节　寄生于消化系统的线虫

一、似蚓蛔线虫

似蚓蛔线虫（*A. scaris lumbricoides* Linnaeus，1758），简称蛔虫，是最常见的一种寄生于人体肠道的寄生虫，分布全球各地，尤其以热带和亚热带地区最为多见。蛔虫的成虫主要寄生在人体小肠内引起蛔虫病（ascariasis），还可引起多种严重的并发症。在中国，蛔虫主要感染生活在农村的居民，具有分布面广、感染人数多的特点。

（一）形态

1. 成虫

蛔虫是寄生于人体肠道内最大的线虫。虫体长 15～35 cm，长圆柱状，形似蚯蚓。蛔虫的成虫活时颜色略带粉红色或微黄色，虫体死后颜色改变，呈灰白色。虫体的体表可观察到横纹，除此以外还可明显查见两条侧索。蛔虫的口孔位于虫体前端，口腔的形状为不规则的三角形，口孔周围的 3 个唇瓣呈"品"字形排列于口周，2 个略小的是蛔虫的亚腹唇瓣，1 个略大的是蛔虫的唇瓣，3 个唇瓣的内缘均生有 1 列细齿，侧缘各有 1 对感觉乳突。蛔虫的直肠不长，雌蛔虫的直肠开口于虫体的肛孔，雄蛔虫的直肠开口于虫体的泄殖腔。雌蛔虫成虫长度为 20～35 cm，尾端呈尖直状，生殖系统为双管型，在虫体内位于后2/3 处；子宫呈粗管状，阴门的位置处于虫体的前 1/3 与中 1/3 的腹面交界处。雄虫的成虫较雌虫小，长度为 15～31 cm，尾部朝向腹面并发生卷曲，生殖系统为单管型，尾部生有 1 对镰刀状的交合刺，射精管开口于虫体的泄殖腔。

2. 虫卵

蛔虫卵分为受精卵（fertilized egg）和未受精卵（unfertilized egg）两种类型（图 30 - 7和图 30 - 8）。

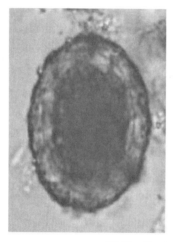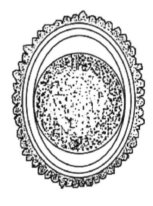

图 30 - 7　蛔虫受精卵

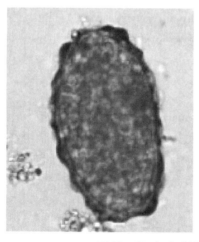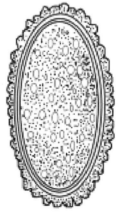

图 30 - 8　蛔虫未受精卵

受精的蛔虫卵呈宽椭圆形，长度为 45 ～ 75 μm，宽度为 35 ～ 50 μm。卵壳自外向内可分为 3 层：①受精膜，位于最外层，质薄。②壳质层：无色，均匀，质厚。③蛔甙层，又称为酯层，在光学显微镜下这层不易观察到。卵壳外常包裹一层由子宫分泌物形成的蛋白质膜，凸凹不平，被宿主的胆汁染色，呈棕黄色。新鲜的蛔虫卵内常含有一个大而圆的卵细胞，卵细胞的两端与卵壳之间形成新月形的空隙。未受精蛔虫卵呈长椭圆形，形状不规则，长度为 88 ～ 93 μm，宽度为 38 ～ 44 μm。这种类型的虫卵卵壳和蛋白质膜均较薄，并且卵壳无蛔甙层，卵内含有大小不等数量较多的屈光颗粒。不论是蛔虫受精卵还是未受精卵外的蛋白质膜有时会因某些原因脱落，脱落了蛋白质膜的虫卵呈无色透明状。

（二）生活史

1. 在外界发育阶段

成虫多寄生于人体空肠，依靠宿主半消化食物为食。当成虫发育成熟后，雌雄交配后雌虫不断排出大量虫卵，虫卵随宿主的粪便排出体外，只有受精卵可进一步发育。受精卵在外界荫蔽、潮湿、氧气充足和温度适宜（21 ～ 30 ℃）的环境下约经 2 周时间发育成第一期幼虫。第一期幼虫再经过一周时间在虫卵内第一次蜕皮，发育为具有感染性的虫卵（图 30 - 9）。

2. 人体内发育阶段

感染期卵被人食入或饮入后进入小肠，通过分泌孵化液从卵内孵出。蛔虫的幼虫在小肠内分泌透明质酸酶和蛋白酶等侵入宿主小肠黏膜及黏膜下层，之后钻入肠壁内小静脉或淋巴管中，经静脉入肝脏，再经宿主右心到肺脏，穿破肺部毛细血管进入肺泡。蛔虫的幼虫也可侵

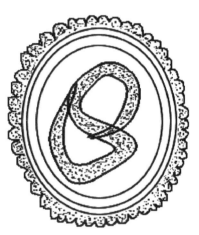

图 30 - 9　感染期蛔虫卵

入宿主肠壁的淋巴管后再经胸导管进入静脉，最终到达宿主的肺部。在宿主的肺部依次进行第二次及第三次蜕皮后再沿宿主的支气管、气管移行至咽部，被宿主吞咽进入消化道内，经食管、胃，最终到达小肠。在小肠内进行第四次蜕皮，之后经数周时间逐渐发育为成虫（图 30 - 10）。蛔虫自感染期卵进入人体至雌虫开始产出虫卵需要 2 ～ 2.5 个月。成虫在宿主体内的寿命约为 1 年。蛔虫产卵量大，每条雌虫每天排卵约 24 万个。通常宿主体内的成虫数目较多，个别宿主体内的蛔虫甚至可达上千条。

（三）致病

蛔虫对人体的致病阶段包括幼虫阶段和成虫阶段。蛔虫对人体的危害主要表现包括机械性损伤、引起宿主肠功能障碍及引发超敏反应等。

1. 幼虫致病

蛔虫的幼虫在宿主体内移行，当经过肝脏时可导致轻微的炎症。当穿破肺部的血管进入肺泡时可造成肺部多处出血点。感染严重时，还可导致部分患者出现气喘、干咳及胸痛等蛔虫性哮喘的症状。当蛔虫幼虫重度感染宿主时，幼虫还可进入到宿主的脑、肾、肝、脾等器官，引起异位寄生。

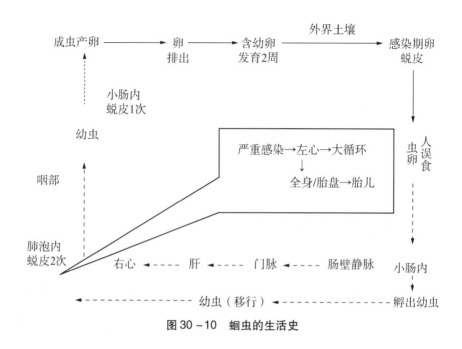

图 30-10 蛔虫的生活史

2. 成虫致病

蛔虫成虫在人体内主要寄生在空肠内，以宿主肠腔内消化或半消化的食物为食。虫体一般可不受肠道正常蠕动的影响而保持静止，但有时可呈螺旋状向前运动或钻入宿主的阑尾、胆道、胰腺管等腔道引起并发症。

（1）掠夺营养及机械性损伤：虫体以肠腔内半消化或消化的食物为食，掠夺宿主营养。与此同时，由于虫体的唇瓣和细齿的机械作用可损伤肠黏膜，导致宿主肠道消化和吸收障碍，影响宿主对蛋白质、脂肪、碳水化合物和多种维生素的吸收。当寄生的虫体数量多时宿主常会出现腹部不适、阵发性脐周痛、消化不良、便秘或腹泻等现象。儿童感染可因营养被虫体掠夺而影响生长发育。虫体的代谢物被宿主吸收后可引起低热、盗汗及烦躁不安、失眠等症状。

（2）引起超敏反应：不论蛔虫虫体的分泌物、代谢物还是虫体死亡后的崩解产物，在宿主体内均可作为强烈的变应原刺激宿主的免疫系统生成 IgE，宿主可出现荨麻疹、结膜炎、血管神经性水肿等相应临床症状，严重时甚至会出现休克。

（3）并发症：寄生于人体的蛔虫数量多时，可导致肠道阻塞。蛔虫机械性刺激及虫体的代谢产物有时可引起反射性肠痉挛。由于蛔虫的成虫具有钻孔和在宿主体内乱窜的习性，当宿主的机体出现发热等不适环境或宿主服用的驱虫药物剂量不当时，虫体因受到刺激而钻入胆道、胰腺、肝脏等某些器官或管腔，如果不及时处理可引起宿主患上腹膜炎等，当穿过宿主肠壁引起肠穿孔或急性腹膜炎时甚至可导致宿主的死亡。因为蛔虫成虫钻孔和乱窜而引起的并发症中，以胆道蛔虫症较为常见。当宿主体内感染的蛔虫数量多时，还可因虫体之间的互相缠绕引起蛔虫性肠梗阻。

（四）实验室检查

若从感染者的粪便中检获到蛔虫的虫卵即可确诊。由于蛔虫的雌虫产卵量大，虫卵在宿主的粪便中分布通常较为均匀，因此采用直接涂片法（direct fecal smear），检查 1 张粪便涂片的检出率约 80%，连续检查 3 张粪便涂片的检出率可达 95%。也可采用沉淀法或浮聚法进行检查。若宿主体内仅有雄蛔虫寄生时，粪便中检获不到虫卵，可采用影像学方法进行诊断。

（五）流行

蛔虫是可感染人体最为常见的一种寄生虫，分布的地域广，尤其是温暖、潮湿以及卫生条件欠佳的地域。蛔虫可感染各类人群，其中以低龄儿童、卫生条件不好的人群为主。蛔虫感染人体时的传染源为粪便中含有受精蛔虫卵的感染者或患者。由于蛔虫的生殖力强及产卵量大，且蛔虫卵在外界环境中的抵抗力强，蛔虫卵在外界可直接发育至感染期，不需要中间宿主的参与。感染者随地大便及农民使用未经处理的粪便施肥等行为都可造成土壤和蔬菜、饮水的污染。苍蝇、犬类、禽类等动物也可机械性携带粪便中的虫卵，促使蛔虫卵在人群间的散播。人们主要通过食入或饮入被蛔虫感染期的虫卵污染的食物、蔬菜、饮水而受到感染。

（六）防治

蛔虫病的防治应采取以下综合措施：

（1）加强卫生健康宣传教育，注意平时的饮食卫生，防止食入/饮入感染期蛔虫卵。人们可通过不随地大小便，不使用人类新鲜粪便对农作物或果蔬施肥，避免蛔虫卵污染附近的环境。人们应养成良好的卫生习惯，做到饭前便后勤洗手，不直接饮生水、不生食蔬菜，避免摄入具有感染性的蛔虫卵从而减少被蛔虫感染的机会。保护水源，消灭可播散虫卵的节肢动物，避免媒介生物通过携带虫卵污染水源及食物。

（2）科学处理粪便，改善环境，消灭环境中的虫卵。可通过沼气池等发酵粪便杀灭虫卵，不仅可实现粪便无害化，还能产生沼气燃料，将处理后的粪便作为肥料，改善环境。

（3）对蛔虫病患者和蛔虫带虫者进行治疗。通常使用的驱虫药包括阿苯达唑（又称丙硫咪唑）、甲苯达唑、伊维菌素等。驱虫时间宜选在秋、冬季。流行区应每年驱虫 1～2 次，对于并发症患者应及时就医。

二、毛首鞭形线虫

毛首鞭形线虫（*T. richuris trichiura* Linnaeus，1771）简称鞭虫（whipworm）。鞭虫的成虫在人体主要寄生于盲肠、阑尾等处引起鞭虫病（trichuriasis）。

（一）形态

1. 成虫

鞭虫因外形似马鞭得其名。鞭虫成虫活时外观呈暗红色，死后的虫体呈灰白色。鞭虫的前端呈细线状，而后端呈粗管状，鞭虫的雌虫较雄虫大，长度为 35～50 mm，虫体细线状的前端与粗管状的后端大致比例约为 2∶1。雌性成虫的虫体末端钝圆、不卷曲；阴门位于虫体腹面粗大部位的前方。雄虫较雌虫小，长度为 30～45 mm，前后端之间的比例约为3∶2，虫体的尾端向其腹面做 360°螺旋状卷曲，末端有 1 根交合刺。交合刺可自虫体长圆形的鞘内伸出，鞘的表面有小刺。鞭虫的口腔相对较小，具 2 个半月形的唇瓣，在两唇瓣间有一尖刀状的口矛，虫体活动时口矛可从口腔内伸出。咽管相对细长，前段咽管为肌性，后段的咽管则为腺性。咽管外包绕的是呈串球状排列的杆细胞共同组成的杆状体。杆细胞分泌物的成分中可能含有可消化宿主组织的酶，具有一定的抗原性。两性成虫的生殖系统均为单管型。

2. 虫卵

鞭虫卵外观呈纺锤形（腰鼓形），长度为 50 ～ 54 μm，宽度为 22 ～ 23 μm，虫卵的卵壳较厚，外观呈黄褐色，在虫卵的两端各有 1 个透明栓（opercular blug）结构。新鲜的鞭虫卵内常含 1 个卵细胞。鞭虫卵随人体粪便排出时，卵内的卵细胞仍处于未分裂状态（图 30 – 11）。

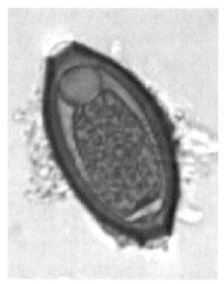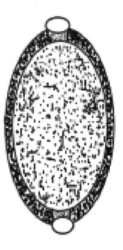

图 30 – 11　鞭虫卵

（二）生活史

鞭虫卵随宿主粪便排出后在外界适宜温度和湿度条件下经 3 ～ 5 周时间发育为含有一条幼虫的感染期卵。感染期虫卵被宿主食入或饮入后，卵内幼虫通过分泌酶，自卵一端的透明栓处孵出，侵入肠黏膜摄取营养进行发育。约 10 天后幼虫移行至宿主的盲肠处，将虫体的前端钻入宿主的肠壁黏膜至黏膜下层的组织中；虫体的后端则在宿主肠腔中，幼虫逐渐发育为成虫。鞭虫自感染期卵进入宿主至成虫在宿主体内发育成熟后产卵经 1 ～ 3 个月。每条雌鞭虫每天的产卵量为 3 000 ～ 20 000 个。鞭虫成虫寿命为 3 ～ 5 年。

（三）致病

鞭虫前端可侵入宿主肠黏膜下层甚至到达肌层，以宿主的血液和（或）组织液为食，可导致寄生的宿主长期慢性失血、肠壁局部组织上出现充血、水肿或出血等慢性炎症反应。少数患者还可出现肠壁组织增厚及在肠壁上出现肉芽肿等病变。

患者出现的症状与虫体的感染强度密切相关。轻度感染时大多不出现临床症状，只在粪检时可发现鞭虫卵。感染的强度较大时，患者可出现消化道功能紊乱，以及发热、腹痛、消瘦及贫血等相应症状。儿童严重感染时，可导致直肠脱垂。除此以外，鞭虫感染宿主后还可诱发或加重宿主的其他肠道相关疾病，如阑尾炎、阿米巴痢疾等。

（四）实验室检查

对于鞭虫病的检查，以宿主的粪便检获到鞭虫卵为确诊依据，可采用常用的粪便检查的方法，如直接涂片法、集卵法及饱和盐水浮聚法等。因鞭虫卵小、易漏检，需要反复检查从而提高检出率。

（五）流行

鞭虫分布于全球各处，以热带及温带地区多见，温暖、潮湿的外界环境更有利于鞭虫卵在外界的发育和传播。在荫蔽、氧气充足的外界环境中，最适宜鞭虫卵发育的温度是30 ℃，在适宜温度下鞭虫卵能保持感染能力时间长达数月甚至数年。由于鞭虫卵对外界低温、干燥环境的抵抗力没有蛔虫卵强，因此在中国南方人群中鞭虫的感染率明显高于北方的干旱地区。在人体肠道内，鞭虫常与蛔虫并存。鞭虫感染的人是其唯一的传染源。儿童的感染率及感染强度较成人高。

（六）防治

对鞭虫病的预防应多方面开展，包括加强居住环境的卫生、加强个人的饮食卫生，并保持饮用水的清洁及加强人类粪便的管理等。对患者和带虫者应重视驱虫，可使用甲苯咪唑、丙硫咪唑、三苯双脒等治疗。

三、蠕形住肠线虫

蠕形住肠线虫（*E. nterobius vermicularis* Linnaeus，1758）俗称蛲虫（pinworm）。蛲虫的成虫主要寄生于人体的盲肠、结肠及回肠下段引起蛲虫病（enterobiasis）。

（一）形态

1. 成虫

成虫细小，乳白色。蛲虫角皮上有横纹，角皮在头端膨大形成头翼（cephalic alae），在虫体两侧突出形成侧翼。蛲虫口囊不明显，口孔与蛔虫相似，周围有 3 个唇瓣。蛲虫咽管末端膨大形成球形的咽管球。雌的蛲虫比雄虫大，长度为 8 ～ 13 mm，宽度为 0.3 ～ 0.5 mm。雌虫中部膨大，尾端尖直，其中尖细部分约为虫体全长的 1/3；生殖系统与雌性蛔虫相似，双管型，一前一后两个子宫汇合后通入阴道。阴门位于虫体的前、中 1/3 交界处，腹面正中线上；而肛门则位于虫体的中、后 1/3 交界处的腹面。雄虫较小，长度为 2 ～ 5 mm，宽度为 0.1 ～ 0.2 mm，虫体后端朝腹面卷曲，生殖系统单管型，泄殖腔的开口位于虫体的尾端，雄虫尾端有 1 根交合刺、1 对尾翼及数对乳突。

2. 虫卵

蛲虫卵无色、透明，长度为 50 ～ 60 μm，宽度为 20 ～ 30 μm。蛲虫卵形状不对称，平面观察一侧较平，另一侧稍凸；卵壳厚，由脂层和壳质层组成。卵壳外有光滑的蛋白质膜。蛲虫卵自雌虫排出虫体时，卵内的卵细胞多已发育至蝌蚪期，甚至已经发育为一条幼虫（图 30 - 12）。

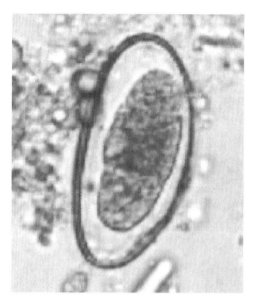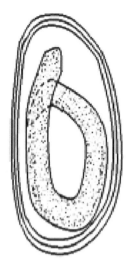

图 30 - 12　蛲虫卵

（二）生活史

　　蛲虫寄生于人体，主要分布在宿主的盲肠、阑尾、结肠、直肠及回肠的下段。当宿主重度蛲虫感染时，蛲虫也可位于宿主小肠上段甚至到达胃及食管等部位。成虫以宿主的肠内容物、组织液或血液为食。蛲虫成虫成熟后交配，大多数雄虫很快死亡，随宿主粪便排出宿主体外，而子宫内充满虫卵的雌虫则向宿主肠腔下段移行。然而在肠内低氧压的环境中，雌虫一般不产卵或仅仅产出少量的蛲虫卵。雌虫大多在宿主进入深睡眠状态、肛门括约肌松弛时移行到宿主肛门外，雌虫在环境中温度和湿度的改变及氧的刺激下产出大量虫卵，虫卵黏附在宿主肛周的皮肤上。排卵后的雌虫多数干枯死亡，但也有少数雌虫可由肛门蠕动逆行返回宿主肠腔，也可进入宿主的阴道、子宫、输卵管、尿道或腹腔、盆腔等部位引起异位寄生（图 30 - 13）。

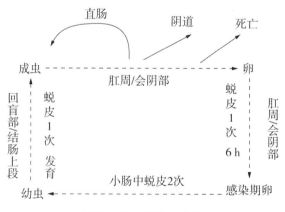

图 30 - 13　蛲虫生活史

蛲虫卵在宿主肛周微环境中约经 6 h 卵壳内的幼虫便可发育成熟，经蜕皮 1 次后具有感染性。雌虫在产卵时可引起宿主肛周的皮肤瘙痒，当患者挠抓时，虫卵污染手指，再经口食入引起自身感染。蛲虫卵由于比重小可长时间漂浮于空气中，也可散落在宿主的衣裤、被褥或玩具、食物上，经吞入或吸入等方式感染宿主。虫卵进入宿主的消化道后，在宿主十二指肠内孵出幼虫，幼虫沿宿主的小肠下行，途中将蜕皮 2 次，到结肠时再蜕皮 1次，发育为成虫。蛲虫自宿主吞入/吸入感染期虫卵至雌虫成熟产卵约需要 2～6 周。蛲虫寿命较短，雌虫常不超过 2 个月，雄虫更短。

（三）致病

雌虫在宿主肛周产卵，引起肛周皮肤瘙痒，继而引发炎症及湿疹。患者常会在睡眠中烦躁不安，出现失眠、夜间磨牙及夜惊等多种症状。蛲虫还可减退宿主食欲，引起消瘦等。患者因瘙痒而挠抓后常引起继发感染。蛲虫会轻度损伤寄生部位局部的肠黏膜，引起宿主消化功能紊乱或慢性炎症，通常症状不明显。若异位寄生时，则可导致严重后果。异位寄生大多是由于雌虫产卵后侵入宿主阴道后导致宿主患上阴道炎、子宫内膜炎和输卵管炎等。有时蛲虫在宿主体内侵入宿主的腹腔、腹膜、盆腔、肠壁组织、输卵管等部位，虫体及产出的虫卵可引起以虫体或虫卵为中心的肉芽肿。此外，在蛲虫异位性寄生的报道中，寄生的部位还包括肝、肺、膀胱、输尿管、前列腺等处。

（四）实验室检查

由于蛲虫在宿主肠道内不产卵或仅产少量的卵，粪便中不含或含有少量的卵，故通过粪检法诊断的阳性率低，诊断时常采用透明胶纸拭子法或棉签拭子法，效果更好。检查时应在宿主清晨解便前或洗澡前在肛周通过棉签或透明胶纸收集虫卵或成虫。若首次检查阴性，应连续检查 2～3 d。此外，如发现年龄较小的宿主在睡后有用手抓挠肛门的行为时，即可查看其肛周是否有线状的蛲虫。

（五）流行

蛲虫分布于全球各处，与蛔虫不同，感染人群主要以城区儿童为主，其中幼儿园等集体机构的儿童感染率更高。蛲虫病的患者和带虫者是蛲虫唯一的传染源，在人群间主要通过肛门—手—口途径直接感染，或通过吸入等方式间接感染。任何年龄的人群均可感染蛲虫病，感染强度受个人卫生及接触机会等因素影响。由于蛲虫的生活史相对简单，并且虫卵在外界的抵抗力强，虫卵在宿主体外发育快，因此容易流行。

（六）防治

治疗药物有阿苯达唑、甲苯达唑等，外用药如蛲虫膏、2% 白降汞膏或龙胆紫等具有杀虫止痒的功效。在进行治疗的同时应注意环境卫生，对家庭及集体机构应定期消毒被褥、玩具、食器等。针对儿童，应进行防治教育，纠正他们吸吮手指的习惯，勤剪指甲。患儿夜间不穿开裆裤，以避免夜间挠抓肛门沾染虫卵引起自体重复感染。

四、十二指肠钩口线虫和美洲板口线虫

钩虫（hookworm）是在分类中隶属钩口科的线虫的统称，包括至少 17 个属 100 个种，其中有 9 种可感染人和其他动物。可寄生人体的钩虫主要是十二指肠钩口线虫（*Ancylostoma duodenale* Dubini，1843，简称"十二指肠钩虫"）和美洲板口线虫（*Necator americanus*

Stiles，1902，简称"美洲钩虫"）两种，这两种钩虫可寄生在人体的小肠引起相应的钩虫病（hookworm disease）。除此以外，锡兰钩口线虫（*Ancylostoma ceylanicum* Loose，1911）与犬钩口线虫（*Ancylostoma caninum* Ercolani，1859）偶尔也可寄生于人体。巴西钩口线虫（*Aucylostoma braziliense* Gomezde Faria，1910）具有感染性的幼虫也可侵入人体引起相应的皮肤幼虫移行症（cutaneous larva migrans，CLM），然而这种钩虫的幼虫在人体内不能正常发育为成虫，幼虫在宿主皮肤下蜿蜒移行引起匐形疹（creeping eruption），皮疹呈现为匐行线状。

（一）形态

1. 成虫

钩虫成虫体长约 1 cm 左右，活的钩虫外观呈半透明肉红色，死后的虫体呈灰白色。钩虫的前端较细，其顶端处有一发达口囊，由坚韧的角质构成；口囊的上下缘是虫体的腹面和背面，口囊的腹面有 2 对钩齿或 1 对板齿，因虫种不同而异。钩虫的口腔与其咽管相连，咽管约为虫体长度的 1/6，咽管后端膨大，管壁处的肌肉发达，肌细胞呈放射状排列。通过交替的收缩和松弛以利于钩虫吸食宿主肠壁的血液。

钩虫的雌虫稍大于其雄虫，雌虫的尾端尖细，虫体末端呈圆锥状，有些钩虫还有尾刺，阴门位于虫体腹面。雄钩虫较为细小，虫体尾端的角皮通过扩张形成膨大的交合伞（copulatory bursa）结构，其内具肌肉性指状的背辐肋、侧辐肋和腹辐肋，除此外还有两根可伸缩的、细长的交合刺。

钩虫的前端有 1 对头腺，能合成及分泌帮助钩虫吸食宿主血液的抗凝素及乙酰胆碱酯酶等物质。除了头腺，钩虫的咽管壁内还有 3 个咽管腺，同样能分泌乙酰胆碱酯酶及蛋白酶等多种酶类。十二指肠钩虫与美洲钩虫的鉴别点包括虫体外形、口囊特点、交合伞的外形及背辐肋分支、阴门的位置及尾刺的有无（表 30 - 1）。

表 30 - 1　十二指肠钩虫和美洲钩虫成虫比较

鉴别点	十二指肠钩虫	美洲板口线虫
大小/mm	雌虫：（10～13）×0.6 雄虫：（8～11）×（0.4～0.5）	雌虫：（9～11）×0.4 雄虫：（7～9）×0.3
体形	头端和尾端均向背面弯曲，呈"C"形	头端向背面弯曲，尾端向腹面弯曲，呈"∫"形
口囊	腹侧前缘有 2 对钩齿	腹侧前缘有 1 对板齿
交合伞	撑开时略呈圆形	撑开时略呈扇形
背辐肋	先在远端分 2 支，每支再分 3 小支	基部近处先分 2 支，每支又分 2 小支
交合刺	2 根，末端分开的呈长鬃状	2 根，一根末端常包套于另一根的凹槽内
阴门	虫体中部略后	虫体中部略前
尾刺	有	无

2. 幼虫

钩虫的幼虫统称钩蚴，依据发育的先后分为杆状蚴（rhabtidiform larva）和丝状蚴（filariform larva）两个阶段。

钩虫先出现的幼虫期是杆状蚴。杆状蚴分两期，第一期的杆状蚴长度为 0.23 ～ 0.4 mm，第二期的杆状蚴长度为 0.4 mm。杆状蚴的角皮层薄，体壁透明，虫体前端钝圆，后端尖细，口腔细长，生有口孔，可以进食土壤中的细菌等微生物。杆状蚴咽管前段较粗，中段细，后段则膨大呈球状。第二期的杆状蚴蜕皮后发育为具有感染性的丝状蚴，蜕皮过程中蜕下的外皮形成鞘膜，可在一定程度保护丝状蚴。丝状蚴是钩虫的第二个幼虫期，长度为 0.5 ～ 0.7 mm，口孔封闭，不再进食。鞘膜在丝状蚴经宿主皮肤侵入时脱落。

3. 虫卵

两种钩虫卵形态相似不易区别。钩虫卵均呈椭圆形，有时偏圆形，长度为 57 ～ 76 μm，宽度为 36 ～ 40 μm，钩虫卵壳很薄，无色透明。新鲜的钩虫卵常可观察到卵内的卵细胞甚至幼虫，在卵壳与卵内细胞间常有明显的空隙（图 30 - 14）。

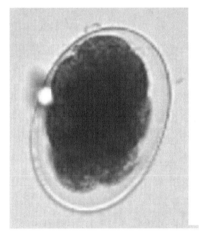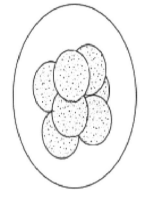

图 30 - 14　钩虫卵

（二）生活史

钩虫的成虫主要寄生于人体的小肠上段，成虫成熟后雌虫产出的虫卵随宿主的粪便排出体外，在外界土壤中经一段时间发育为具有感染性的丝状蚴，丝状蚴通过钻透宿主的皮肤进入宿主体内，随后经移行最终到达宿主小肠处寄生，吸食宿主的血液和/或淋巴液，也可吞食宿主肠黏膜及脱落的上皮细胞。

1. 虫卵和幼虫在外界的发育

钩虫的卵在外界荫蔽潮湿、温暖、氧气充足的疏松土壤中，虫卵内的卵细胞不断通过分裂生长发育，在外界 24 h 内第 1 期杆状蚴即可孵出，在 48 h 内蜕皮发育至第 2 期杆状蚴。经 5 ～ 6 d 后杆状蚴停止摄食，其咽管变长，蜕皮后发育为丝状蚴。丝状蚴常聚集分布在土壤表层，它们可借助覆盖在其体表上的水膜的表面张力，沿地表植物的茎或草枝向上爬行。在气候适宜的季节，丝状蚴在泥土中可存活 15 周或更长。

2. 幼虫侵入人体后的发育

钩虫的丝状蚴具有明显的向温性、向上性及向湿性。当丝状蚴与人体的皮肤接触时,丝状蚴受到人体表温度的刺激,运动变得活跃,虫体通过穿刺运动及分泌的胶原酶的化学作用,经 30 ~ 60 min 从宿主的毛囊、汗腺开口或皮肤缺损处钻入。钻入人体后的虫体先在皮下停留 24 h,随后依次经小血管、淋巴管、右心动脉;再经肺动脉移行至宿主肺部的微血管,穿过微血管至宿主的肺泡;再沿支气管、气管上行至咽部,随宿主的吞咽动作进入消化道,最终到达小肠。钩虫的幼虫在小肠内迅速发育,在感染后的第 3 ~ 4 d 进行第 3 次蜕皮,这时形成口囊,自此再经 10 d 左右进行第 4 次蜕皮发育为成虫(图 30 – 15)。

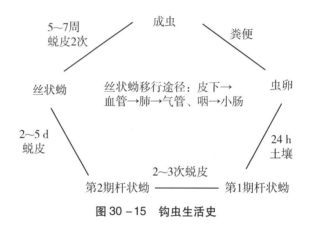

图 30 – 15　钩虫生活史

钩虫的丝状蚴钻入宿主的皮肤至成虫在小肠交配产卵需要 5 ~ 7 周时间。十二指肠钩虫的产卵量为 10 000 ~ 30 000 个/d,美洲钩虫为 5 000 ~ 10 000 个/d。十二指肠钩虫在宿主体内可存活约 7 年,而美洲钩虫可存活约 15 年。

(三)致病

人体感染钩虫后若不出现明显的临床症状,但粪便中可检获虫卵,称为钩虫感染(hookworm infection);若出现临床症状,则称为钩虫病(hookworm disease)。

1. 幼虫致病

(1)钩蚴性皮炎(dermatitis caused by hookworm larvae):丝状蚴钻入宿主皮肤后数分钟至 1 h 内可在宿主被钻入部位引起烧灼感、针刺感。宿主会感到奇痒,感染后约 2 d 钻入的局部皮肤出现充血、斑点或丘疹,此即钩蚴性皮炎。1 ~ 2 d 内该处皮损成为水泡,若抓破后还可引起继发感染,成为脓疱,待结痂脱皮后便可自愈。皮疹多见于宿主与泥土接触的趾、指间薄嫩潮湿的皮肤。

(2)呼吸道症状(symptoms in respiratory system):当钩虫的幼虫移行至宿主的肺时,经肺部的微血管进入肺泡,导致宿主肺部局部出血及炎症病变。患者可出现局部症状,如咳嗽、痰液中带血等,还可伴全身症状如发热、畏寒等,甚至可引起宿主嗜酸性粒细胞增多症、哮喘及呼吸困难,通常在感染钩虫幼虫 1 ~ 3 周出现相应症状。

2. 成虫致病

(1)贫血(anemia):两种钩虫的成虫通过其口囊内的钩齿或板齿咬附在宿主的肠壁

上，以宿主的血液为食，会导致患者长期性慢性失血，同时铁和蛋白质也在不断损耗。患者易营养不良，而患者体内的血红蛋白的合成速度及细胞新生速度随之变慢，导致患者出现小细胞低色素型贫血。其特征是红细胞体积变小、着色变浅。

钩虫导致患者贫血的原因包括：钩虫成虫自身吸食宿主血液及宿主的血液经虫体的消化道迅速排出，均可造成宿主的失血；钩虫在吸血时不断分泌抗凝素可使被它咬附部位的黏膜伤口不断渗出血液，其渗血量与钩虫的吸血量相当；钩虫在小肠内常更换吸咬部位，更换新的吸咬部位后，原伤口在凝血前仍可继续渗出血液；钩虫在宿主体内的移行也可造成宿主组织及血管的损伤而致血液的流失。

（2）腹泻（diarrhea）和异嗜症（allotriophagy）：钩虫病的早期患者可出现恶心、呕吐、腹泻等消化道症状。钩虫病引起的腹泻的粪便特点为黏液样或水样，临床上容易误诊。钩虫病患者常食欲增加，个别患者喜食生米、生果等粗硬的食物。感染及贫血较重的患者，还会有喜食茶叶、木屑、碎纸、瓦片、煤渣、炉灰等嗜好，被称为"异嗜症"。

（3）婴幼儿钩虫病（infantile hookworm disease）：婴幼儿感染钩虫后患儿会出现急性便血性的腹泻，大便呈柏油样；婴儿会出现面色苍白、消化功能紊乱、发热、精神萎靡、肝脾肿大等症状，该病引起的贫血较成人严重，婴儿生长发育会出现迟缓，预后不良。

（4）消化道出血（gastrointestinal bleeding）：钩虫在小肠内寄生可引起患者消化道出血，以黑便、血便、柏油便、血水便为主要特征，出血的时间迁延不断，贫血较为严重。临床上常将此误诊为消化道溃疡、痢疾、胆石症、食管胃底静脉曲张破裂、胃癌等疾病。

（5）嗜酸性粒细胞增多症（eosinophilia）：在急性钩虫患者的外周血中，嗜酸性粒细胞所占比例常达15%以上，甚至可达86%。由于幼虫侵入人体后经5～6周的发育才能成熟并排出虫卵，因此早期不能通过粪检法确诊，因此需要结合流行病学史、血液中嗜酸性粒细胞增多和临床症状来确诊。而非急性期钩虫病也可呈轻度至重度的嗜酸性粒细胞增多，白细胞总数大多正常。随着患者病程的延长，贫血不断加重，嗜酸性粒细胞及白细胞的总数却在逐渐减少。

（四）实验室检查

1. 病原学检查

通过宿主的粪便检出钩虫的虫卵，或经钩蚴培养法检查感染者生活领域土壤中的钩虫幼虫是确诊本病的依据。常见的检查方法有：

（1）粪便直接涂片法：该方法具有操作简单、设备要求低、实施方便的优点，适用于钩虫感染率较高的地域，但缺点是检出率低，对于轻度感染者这种方法易出现漏诊。

（2）饱和盐水浮聚法：钩虫卵的比重约1.06，比饱和盐水的比重1.20小，因此钩虫卵在饱和盐水中易漂浮在盐水上。该方法操作简便、检出率高，为直接涂片法的5～6倍，在诊断钩虫病时最常用，但缺点是较为耗时。

（3）钩蚴培养法：将含钩虫卵的土壤置20～30 ℃温箱培养5～6 d，可观察活的钩蚴以及鉴别虫种。该方法检出率与饱和盐水浮聚法接近，但耗时较长。在流行病学调查应用较多。在流行区居住的患者如出现哮喘、咳嗽等症状时，除了可检查患者的粪便，还可检查痰液进行确诊。

2. 免疫学检测

目前已有多种免疫学的检测方法用于诊断钩虫病，包括常见的皮内实验、酶联免疫吸附试验和间接荧光抗体实验等。

（五）流行

钩虫病流行全球各地，在中国十二指肠钩虫和美洲钩虫两种钩虫混合感染的现象较为普遍，但北方主要流行十二指肠钩虫病，而南方主要流行美洲钩虫病。

在钩虫病的流行环节中，传染源是钩虫感染的人群，包括患者和带虫者。而钩虫在人群中的传播与人们居住地的自然环境、种植的作物种类、生产方式及经济卫生条件等有关。不同地区钩虫的感染季节因受到外界环境的温度、湿度及当地土壤的土质等因素而不尽相同。

（六）防治

对钩虫病的防治应从控制传染源、加强粪便管理、开展健康教育及加强个人防护等方面开展。

1. 控制传染源

感染了钩虫的患者和带虫者是钩虫病的传染源。对于患者和带虫者，可通过服用阿苯达唑、甲苯达唑、三苯双脒等治疗。对有贫血症状的患者，应积极纠正贫血，补充铁剂。对于钩蚴性皮炎患者可将热毛巾持续 10 min 敷于炎症部位，或涂抹左旋咪唑或噻苯达唑于患处，连用 2 d 可起到快速止痒消肿的功效。

2. 加强粪便管理

在农村通过改厕及加强粪便管理，推广无害化厕所。不使用新鲜粪便施肥和随地大小便，防治钩虫卵污染环境。

3. 开展健康教育

通过宣传钩虫病相关知识健康教育，提高农民的自我防护和健康意识，防止感染钩虫。

4. 加强个人防护

下地作业时避免皮肤直接接触土壤，避免赤手赤足进行劳作，在皮肤上涂抹左旋咪唑或噻苯达唑软膏可起到一定的预防效果。

五、寄生于消化系统的其他线虫

（一）粪类圆线虫

粪类圆线虫 ［*S. trongyloides stercoralis*，（Bavay，1876）Stiles and Hassall，1902］ 是一种既可以自生生活的方式，又可以寄生生活方式存活的兼性寄生虫（facultative parasite）。在寄生方式中，粪类圆线虫终宿主主要是人、狗、猫等。其寄生部位在宿主的小肠内，而其幼虫可侵入在同一宿主的肺、脑、肝、肾等组织器官中引起粪类圆线虫病（strongyloidiasis）。当宿主免疫功能低下时，若感染了粪类圆线虫可导致严重感染，甚至引起死亡。

1. 形态

在同一个宿主体内可同时观察到粪类圆线虫的成虫、虫卵、杆状蚴和丝状蚴 4 个发育阶段。成虫半透明，线状，体表具细横纹。雌虫较大，长度为 2 mm，宽度为 0.04 mm，口腔不长，细长的咽管约占虫体长度的 1/3，与蛔虫相似；生殖系统为双管型，子宫呈前后位置排列，每个子宫中含单行排列的虫卵 8～12 枚。雄虫长仅为 700～900 μm，口囊明显，咽管的末端呈圆球形，虫体末端向腹面弯曲，可见交合刺。虫卵与钩虫卵相似，卵壳薄而透明，长为 50～58 μm，宽为 30～34 μm，有时可在虫卵内观察到 1 条胚蚴。杆状蚴的头端短圆，尾端尖细，长为 300～380 μm，咽管双球型。与钩虫相似，粪类圆线虫的感染阶段也是丝状蚴，丝状蚴虫体细长，长度为 490～630 μm，咽管长度约占虫体长度的 1/2；尾端分叉或为平端。

2. 生活史

粪类圆线虫的生活史有两种形式：土壤中的自生世代发育（或称异型发育（heterogonic development）和在宿主体内寄生世代发育（或称同型发育（homogonic development）（图 30-16）。

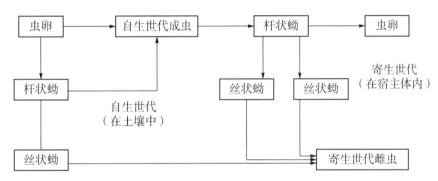

图 30-16 粪类圆线虫生活史示意

（1）自生世代。粪类圆线虫的成虫在外界自生生活，在温暖、潮湿的外界土壤中产卵，虫卵经数小时便可孵出杆状蚴，杆状蚴同样需要经 4 次蜕皮后才能发育为成虫，该过程称为间接发育。当外界的环境不利于虫体的发育时，杆状蚴蜕皮发育 2 次便可发育为丝状蚴，经宿主的皮肤或黏膜侵入开始其寄生世代，该过程称为直接发育。

（2）寄生世代。当丝状蚴侵入人体后，进入淋巴管和皮肤的小静脉，经右心和肺动脉到达肺部。丝状蚴穿过宿主的毛细血管进入肺泡后，多数虫体沿支气管、气管上行至宿主的咽部，被宿主咽下进入消化道后钻入宿主的小肠黏膜，2 次蜕皮后发育为成虫。胆管和胰管亦可偶见虫体。寄生于小肠的雌虫将其头端埋藏于肠黏膜内产卵。自丝状蚴侵入人体至成虫产卵需要 25～30 d。成虫产出的虫卵滞留在宿主的肠黏膜内或进入宿主的肠腔后只需数小时便可孵化出杆状蚴期幼虫，自宿主黏膜内逸出进入肠腔内，随宿主的粪便排出体外。偶尔可在粪便中发现虫卵。

粪类圆线虫的杆状蚴自宿主排出体外后即可经 2 次蜕皮，直接发育为具有感染性的丝状蚴幼虫感染人体，也可在外界环境中间接发育为自生世代的成虫。

当感染粪类圆线虫的宿主免疫力下降时或发生便秘时，寄生在肠道中的杆状蚴便可迅速发育为具有感染性的丝状蚴，丝状蚴在宿主小肠下段或结肠内经黏膜进入宿主的血液循环，引起宿主自身感染（autoinfection），严重的患者可迁延不愈，甚至死亡。有时在宿主的肺或泌尿生殖系统偶尔也可见粪类圆线虫，而随痰排出的虫体多为其丝状蚴阶段，而随尿排出的虫体多为杆状蚴阶段。

3. 致病

粪类圆线虫感染后对宿主的致病性与其感染强度、侵袭的部位及宿主的免疫状态关系密切。在流行区，人体感染了粪类圆线虫后可因感染强度不同而表现出 3 类病型：①宿主感染的粪类圆线虫数量不多，感染的虫体可被宿主的免疫系统清除，宿主不会出现临床症状；②宿主体内可长达数十年持续存在慢性自体感染，可间歇出现肠胃症状；③在宿主免疫力低下时或长期接受激素、免疫抑制剂治疗的人群中会出现的播散性重度感染（disseminated hyperinfection），粪类圆线虫的幼虫可进入到宿主脑、肺、肝、肾及泌尿系统等处，导致宿主出现弥散性组织损伤，患者可出现腹泻、出血、肺炎、脑膜炎及败血症等症状，甚至死亡。

粪类圆线虫病患者的临床表现主要有：

（1）皮肤损伤：粪类圆线虫的丝状蚴侵入人体皮肤后，可在侵入部位引起小出血点、丘疹等症状，伴随刺痛感和痒感，甚至还会出现移行性线状荨麻疹。若是自体外感染，病变的部位常见于宿主的肛周、臀部及腹股沟等。由于粪类圆线虫的丝状蚴在宿主皮肤内移行速度较快，引起的荨麻疹蔓延速度可达到 10 cm/h 以上。荨麻疹在皮肤上出现的部位及荨麻疹快速蔓延的特点是粪类圆线虫的丝状蚴在宿主皮肤移行的重要诊断依据。

（2）肺部炎症：粪类圆线虫的丝状蚴移行经过宿主的肺部时穿破毛细血管引起肺泡出血、细支气管炎性细胞浸润。感染程度较轻时可表现为过敏性肺炎或哮喘，感染程度重时可出现咳嗽、多痰、持续性的哮喘、呼吸困难及嗜酸性粒细胞增多等症状；幼虫还可因黏液阻塞而在支气管内发育为成虫，一旦寄生繁殖可加重病情，延长病程。

（3）消化道症状：粪类圆线虫的成虫寄生于宿主的小肠黏膜内可机械性刺激黏膜且具有一定的毒性，导致的肠道病变可根据严重程度分为轻、中、重 3 型。轻度病变表现为以黏膜充血为主的卡他性肠炎；中度病变是以宿主出现水肿性肠炎为主要特征，肠壁增厚、水肿，黏膜皱褶减少；重度病变时可出现肠黏膜糜烂、溃疡和出血，甚至肠穿孔。在中、重度患者肠壁中常可见虫体，也可累及胃和结肠。患者可能出现恶心、呕吐、腹痛、长期腹泻及黏液样血便、里急后重等症状，并伴随发热、贫血及全身不适等症状。

4. 实验室检查

从感染者的新鲜粪便、尿、痰或脑脊液中检获粪类圆线虫的杆状蚴或丝状蚴是确诊的依据。对腹泻患者，粪便中也可检出粪类圆线虫的虫卵。采用直接涂片法检出率较低，而水洗沉淀法稍高。由于感染粪类圆线虫的患者存在间歇性排虫的现象，故应反复多次检查。

5. 流行与防治

粪类圆线虫散发分布全球，以热带、亚热带、温带和寒带为主。人类感染粪类圆线虫主要是人体与土壤中的感染期丝状蚴接触。温暖、潮湿的土壤环境有利于粪类圆线虫的自生世代循环发育，增加感染人体的机会。但由于粪类圆线虫的幼虫对外界环境抵抗力较弱，因此流行常不严重。在自然界，狗和猫可作为粪类圆线虫的保虫宿主。

防治粪类圆线虫感染除可通过加强人类的粪便与生活饮用水的水源管理，以及做好个体劳作时的防护外，还应注意格外避免发生自身重复感染。治疗首选药物包括阿苯达唑、伊维菌素等。

（二）东方毛圆线虫

毛圆线虫（*Trichostrongylus*）主要寄生在动物的消化道，其中东方毛圆线虫、蛇行毛圆线虫、艾氏毛圆线虫和枪形毛圆线虫除了寄生在动物中，偶尔也寄生在人体。在中国感染人体的毛圆线虫以东方毛圆线虫（*Trichostrongylus orientalis* Jimbo，1914）为主，该虫主要寄生于绵羊、马、骆驼、牛和驴等动物的胃及小肠内，偶尔寄生于人体。

1. 形态与生活史

东方毛圆线虫成虫细长，虫体无色、透明。雌虫长为 5.5～6.5 mm，宽为 0.07 mm，子宫内含 5～16 个虫卵，阴门位于虫体后 1/6 处。雄虫长为 4.3～5.5 mm，宽为 0.072～0.079 mm，与钩虫相似。虫体的尾端具交合伞，交合伞内有一对交合刺，其末端有小钩。东方毛圆线虫的虫卵长圆形，长为 80～100 μm，宽为 40～47 μm，与钩虫卵形态较为相似，但略长。虫卵一端也较尖，卵内的卵细胞发育较钩虫的卵细胞早，新鲜粪便中检获的东方毛圆线虫卵已发育至 10～20 个细胞的阶段（图 30-17）。

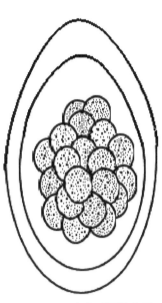

图 30-17 东方毛圆线虫卵

东方毛圆线虫的成虫可寄生于宿主的胃和小肠。虫卵随宿主粪便排出体外，在温暖潮湿的外界土壤环境中孵出杆状蚴期幼虫，经蜕皮 2 次，发育为具有感染性的丝状蚴。该过程与钩虫在体外发育类似。人常因食入或饮入含丝状蚴的蔬菜或生水等感染。丝状蚴侵入小肠黏膜后数日返回肠腔发育为成虫。从丝状蚴侵入人体到成虫成熟产出虫卵需要 16～36 d，而经皮肤侵入则需要 26～36 d。

2. 致病

该虫所引起的病理改变不明显。与钩虫引起的症状相比较，腹痛症状更显著。严重感染时可出现贫血，虫体的代谢产物也可引起毒性反应。

3. 实验室检查

其实验室检查与钩虫病诊断相似，可采用饱和盐水浮聚法检查宿主的粪便或培养法检查宿主生活环境中的土壤，若能查见东方毛圆线虫的虫卵或丝状蚴便可确诊。

4. 流行与防治

东方毛圆线虫散在分布，主要流行于农村和牧区，在防治方面与钩虫相同。

（三）美丽筒线虫

美丽筒线虫（*Gongylonema pulchrum* Molin，1857）是一种主要寄生于反刍动物等哺乳动物的口腔、食道黏膜及黏膜下层的寄生虫，因此也称为食道蠕虫（gullet worm），美丽筒线虫偶尔寄生到人体，引起筒线虫病（gongylonemiasis）。

1. 形态

美丽筒线虫虫体细长，呈乳白色，寄生在反刍动物时虫体较大，而寄生到人体时虫体较小，在人体内寄生的雌虫长度为 32～68.8 mm，宽度为 0.2～0.37 mm；雄虫长度为 21～30.68 mm，宽度为 0.16～0.23 mm。美丽筒线虫虫体表面具纤细横纹，前段虫体的表皮上具有明显的花缘状表皮突，其特征是大小不等、数目不同、纵行排列，自虫体的前段 4 纵行向后延伸至近侧翼处时增加到 8 行。

美丽筒线虫的口小、呈漏斗状，口两侧有侧唇，分叶，在两侧唇间的背侧和腹侧各有 1 个间唇，唇外有领环，在领环外左右各有 1 个头感器。近头端两侧各生有 1 个颈乳突，其后有侧翼，分节状。雌虫的尾部呈钝锥状，形状不对称，尾部向虫体的腹面稍弯曲，子宫内含有大量的虫卵。雄虫的尾部具有明显的尾翼，膜状，两侧形状不对称，还具有 2 根形状及长短各异的交合刺。虫体的尾部肛门前后生有成对的乳突。

虫卵无色，椭圆形，长为 50～70 μm，宽为 25～42 μm，卵壳厚，表面光滑，内含幼虫。

2. 生活史

美丽筒线虫完成其生活史需要经历宿主的转换。其终宿主为牛、羊、猪等动物，中间宿主为蟑螂、屎壳郎等。美丽筒线虫的成虫寄生在终宿主的口腔、咽、食管黏膜、黏膜下层。虫卵自宿主破损的黏膜处进入消化道，随宿主粪便排出体外。中间宿主吞食美丽筒线虫的虫卵后，卵内的幼虫孵出，穿过中间宿主的肠壁进入其体腔，在此经 2 次蜕皮发育至感染期幼虫。当终宿主吞食含感染期幼虫的中间宿主后，囊状的幼虫破囊侵入终宿主的胃或十二指肠黏膜，再通过向上移行至终宿主的食道、咽或口腔黏膜，约 2 个月时间发育至成虫。

由于人体并非美丽筒线虫的适宜宿主，因此该虫寄生于人体后一般不产卵。此虫移动较快，寄生部位变换较多，时隐时现。感染人体的美丽筒线虫的数量可从 1 条至数十条不等，寄生的时间也可达 1～5 年不等，甚至更久。

3. 致病

美丽筒线虫在人口腔内的寄生部位较广，包括上下唇、颊部、舌部、硬软腭、齿龈、扁桃体附近，亦可出现在鼻腔内或鼻唇沟等处。寄生的美丽筒线虫可在口腔的黏膜及黏膜下层自由移动，引起寄生的部位出现小疱和线状隆起。患者会有虫样蠕动感、异物感和/或发痒；有的患者会有麻木感、肿胀、唾液增多、黏膜粗糙、疼痛等；感染严重者舌颊麻木僵硬、活动不便，影响说话，吞咽困难或声音嘶哑。其寄生在宿主的食道黏膜下层可造成黏膜浅表溃疡引起出血，外周血嗜酸性粒细胞增多至白细胞总数的 20%。虫体被取出后症状即刻消失。

当患者口腔或食道部位感受到有虫体蠕动便可做出初步诊断，通过用针挑破患者有虫体移动处的黏膜并从中取出虫体即可作为确诊该病的依据。

4. 流行与防治

美丽筒线虫可感染的宿主种类多，终宿主包括马、牛、羊、骆驼、猪、骡、熊、猫、狗、猪、鼠等哺乳动物；中间宿主包括蟑螂、螳螂、蝗虫、天牛、屎壳郎、豆虫等；偶然寄生于人体。目前已经在美国、德国、意大利等 10 多个国家有相关的报道。在中国山东、黑龙江、甘肃、陕西、青海、四川、北京、江苏、上海、福建、广东等 19 个省市区有病例报道，以山东报道的病例最多。人体感染美丽筒线虫的原因除了误食、误饮含美丽筒线虫感染期幼虫的昆虫污染的食物或水之外，还与当地居民的生活饮食习惯有关，如有的地方居民有烤食昆虫的习惯。

预防美丽筒线虫应以宣传教育为主，注意平日的饮食卫生。治疗本病主要是通过挑破虫体寄生部位，取出虫体。也可在虫体寄生部位涂奴夫卡因溶液，易于虫体从黏膜内逸出。

（四）异尖线虫

异尖线虫（*Anisakis*）在分类上隶属蛔目（Ascaridida）异尖科（Anisakidae）。成虫感染海洋哺乳动物，幼虫感染某些海洋鱼类。感染人体引起的异尖线虫病（A. nisakiasis）是因人误食某些异尖线虫的幼虫，这些幼虫侵犯到人体的胃肠壁和其他脏器或组织。异尖线虫主要引起以急腹症为主的临床症状。目前发现可感染人体的异尖线虫的虫种包括：简单异尖线虫（*Anisakis simplex*）、典型异尖线虫（*A. typica*）、抹香鲸异尖线虫（*A. physeteris*）、伪新地线虫（*Pseudoterranova decipiens*）、对盲囊线虫（*Contracaccum spp.*）和宫脂线虫（*Hysterothylacium spp*），其中异尖线虫最为常见。

1. 形态与生活史

在人体寄生的异尖线虫均为第 3 期幼虫，虫体白色，微透明，长为 13.5 ～ 30 mm，头端较尾端尖细，头部有唇块，在其腹侧有明显的钻齿，钻齿后可见排泄管的开口。异尖线虫的体壁中肌层较厚，在其食管与肠管间有 1 个胃室结构。肠管发达，肠壁由圆柱状上皮构成，较肥厚，肠管横断面内腔可见"Y"形结构。虫体的中肠部宽为 430 ～ 550 μm，没有侧翼。

异尖线虫的生活史需要海洋哺乳动物（如海狮、海豹、鲸类、海豚）等作为终宿主，以甲壳类动物（如磷虾）和浮游类动物为第一中间宿主，以某些海鱼和软体动物为第二中间宿主。人是它的非正常宿主。

成虫寄生于终宿主的消化道，雌虫产出的虫卵随宿主的粪便排入海水中，虫卵孵出的幼虫在第一中间宿主体内发育，当第二中间宿主吞食第一中间宿主后，虫体在第二中间宿主的肌肉组织等处发育为第 3 期幼虫，第 3 期幼虫对终宿主具有感染性。终宿主吞入含有第 3 期幼虫的鱼类而感染，幼虫在其消化道内发育为成虫。人体是通过食入生或半生的鱼类而感染，如食入生鱼片、鱼子、乌贼、鱼肝等。

2. 致病

异尖线虫幼虫侵入人体后主要寄生于肠壁及胃等组织，常侵入肠黏膜及肠外组织，引起寄生部位组织病变。异尖线虫也可寄生在人体的腹腔、皮下组织和泌尿组织等处。虫体的代谢分泌物是种强烈的过敏原，可引起宿主出现严重的超敏反应。异尖线虫对人体的危害程度与进入人体的感染期幼虫的数量、虫体侵犯的部位及宿主对虫体的反应性有关。感染较轻时仅有胃肠不适。急性的病例，症状酷似外科急腹症表现。急性胃异尖线虫病症状通常发生在感染后的 4 ～ 6 h，患者出现上腹部突发性剧痛，伴恶心、呕吐等症状。

急性肠异尖线虫病多发生在食入生海鲜后 1 ～ 5 d，患者下腹部剧痛，伴恶心、呕吐和腹胀，多数患者外周血中嗜酸性粒细胞会增多。慢性病例则会表现为顽固性腹部疼痛，伴随恶心和呕吐，可持续数周或更长。消化道外异尖线虫病也称胃异位异尖线虫病，均可引起虫体侵入部位出现相应的症状和体征。异尖线虫过敏症通常以荨麻疹表现为主，血清 IgE 抗体水平升高，也可见急性肺水肿和多关节炎，在反复感染的病例中还可出现Ⅲ型超敏反应。

3．实验室检查

（1）内镜检查：主要用于诊断胃及食道异尖线虫病，可观察到寄生的虫体及寄生部位黏膜水肿、出血、溃疡或糜烂。

（2）免疫学检测：用体外培养的虫体分泌排泄物作为抗原，检测患者血清中特异性抗体，是对慢性期患者诊断的重要辅助手段。

（3）其他检测：在感染后 8 天检测外周血中嗜酸性粒细胞是否升高。X 射线检查可见大多数胃异尖线虫病患者出现纵向胃壁皱褶肿胀，有时还可见线形虫体样阴影。对肠异尖线虫病患者结合钡剂进行 X 射线检测可观察到患者呈锯齿状或短棒状阴影，滞留的钡剂呈现颗粒状阴影。在急性期患者中可取胃液或粪便做潜血试验常为阳性。

4．流行与防治

人体最早病例是 1960 年由荷兰人报道，之后有大量病例在韩国、日本、美国、法国和印尼等多地出现，目前全球有 27 个国家有人体感染报道，其中日本最为严重。在中国原发性病例报道较少，然而在国内市场销售的海鱼中，有多种检获到该虫种，因此中国人群感染异尖线虫病的潜在危险较大。

对异尖线虫病的治疗，目前尚无特效药物。对确诊病例应尽快取出虫体。对难以找到虫体的患者可服用阿苯达唑，辅以抗感染和抗过敏药物。预防本病的关键环节在于健康的饮食习惯，不生食或半生食海鱼。相关食品部门应加强海产品的检疫和规范海产品的生产质量管理。

第三节　寄生于血液或组织中的线虫

寄生于人体血液或组织中的线虫主要有丝虫、旋毛虫和广州管圆线虫等。

一、丝虫

丝虫（filaria）在分类上隶属线虫中的袋形动物门线虫纲丝虫目，该目包括的虫种较多，有 3 科 97 属 537 种。感染人体的丝虫有 5 属 8 种，即班氏吴策线虫 [*W. uchereria bancrofti*（Cobbold，1877）]（班氏丝虫）、马来布鲁线虫 [*B. rugia malayi*（Brug，1927）]（马来丝虫）、帝汶布鲁线虫 [*Brugia tinori*（Partonoetal，1977）]（帝汶丝虫）、旋盘尾丝虫 [*O. nchocerca volvulus*（Leukart，1893）]（盘尾丝虫）、罗阿罗阿丝虫 [*Loa loa*（Cobbold，1865）]（罗阿丝虫）、链尾唇棘线虫 [*D. ipetalonema streptocerca*（Macfie & Corson，1922]（链尾丝虫）、常现唇棘线虫 [*D. ipetalonema perstans*（Manson，1891）]（常现丝虫）和奥氏曼森线虫 [*M. ansonella ozzardi*（Manson，1892）]（奥氏丝虫）。在人体寄生的

丝虫主要寄生于人体的淋巴系统、皮下组织、心血管和体腔等组织器官内，其中班氏丝虫和马来丝虫引起的淋巴丝虫病（filariasis）及由盘尾丝虫所致的"河盲症"对人类危害最为严重。

（一）班氏吴策线虫和马来布鲁线虫

班氏吴策线虫（班氏丝虫）是丝虫中感染人体最常见的一种，约占丝虫病感染病例的90%。马来布鲁线虫（马来丝虫）可引起马来丝虫病（filariasis brugia），感染病例仅次于班氏丝虫，马来丝虫的流行区域仅在亚洲。在中国仅流行班氏丝虫和马来丝虫，其中在山东、海南与台湾地区仅流行班氏丝虫，在其他多个省市班氏丝虫和马来丝虫均有流行。2007年，WHO认定中国已达到消除丝虫病的标准。

1. 形态

（1）成虫：马来丝虫与班氏丝虫两种丝虫的成虫形态及结构都相似。虫体呈乳白色丝线状，体表具环状横纹。虫体头端部膨大呈球形或椭圆形，顶部是圆形的口孔，班氏丝虫口孔周围有两圈乳突，每圈均为4个；马来丝虫口孔外圈乳突为4个，但内圈为6个。班氏丝虫中的雌虫大于雄虫，长为58.5～105 mm，宽为0.2～0.3 mm；马来丝虫的雌虫长为40～69.1 mm，宽为0.12～0.22 mm。两种雌虫尾部均略向腹面弯曲，生殖器官为双管型，阴门靠近头端稍后，位于腹面。卵巢位于虫体后部，子宫呈管状，粗大，几乎占满虫体整个体腔。

班氏丝虫的雄虫长为28.2～42 mm，宽为0.1～0.15 mm；马来丝虫的雄虫长为13.5～28.1 mm，宽为0.07～0.11 mm。雄虫的尾部均向腹面螺旋卷曲2～6圈，生殖器官为单管型，睾丸位于虫体的前部，2根交合刺自虫体尾端泄殖孔中向外伸出，大小及形状各异。丝虫为卵胎生，子宫内卵细胞逐步发育，在靠近阴门处，随着卵胚细胞的分裂增殖形成胚胎至幼虫，卵壳形成虫体外包裹的鞘膜，这个时期的幼虫称为微丝蚴（microfilaria）（图30-18、图30-19）。

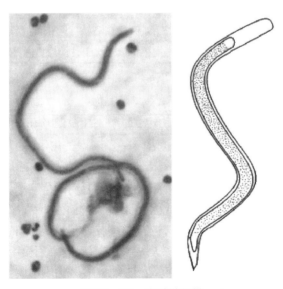

图30-18　班氏微丝蚴

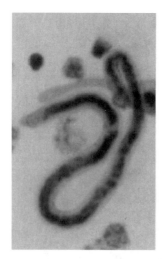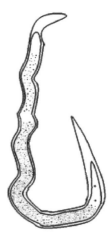

图 30 - 19　马来微丝蚴

（2）微丝蚴：细杆状，虫体前端钝圆，后端尖细。染色后可观察到微丝蚴的鞘膜，虫体内有数个体核，圆形或椭圆形。微丝蚴的头端前有一无体核区，称为头间隙或头隙；在微丝蚴前端 1/5 处有一环带状、无体核区，称为神经环。虫体尾部朝后逐渐变细，近尾端有一位于腹面的肛孔。丝虫微丝蚴的尾端因虫种不同而具或不具有尾核（表 30 - 3）。

表 30 - 3　班氏微丝蚴与马来微丝蚴形态鉴别点

鉴别点	班氏微丝蚴	马来微丝蚴
大小/μm	（244～296）×（5.3～7.0）	（177～230）×（5.0～6.0）
体态	柔和、弯曲自然	硬直、大弯上有小弯
头间隙	较短（1:1 或 1:2）	较长（2:1）
体核	圆形或椭圆形、清晰可数、排列整齐	椭圆形、大小不等、排列紧密，互相重叠，不易分清
尾核	无	2 个，前后排列，尾核处角皮略膨大

2. 生活史

班氏丝虫和马来丝虫的生活史较为相似，都需要经微丝蚴在中间宿主雌蚊体内发育及成虫在终宿主体内发育的两个阶段。

当雌蚊叮咬丝虫病患者时，血液中的微丝蚴随血液被吸入蚊胃中，约 2 h 后微丝蚴脱去鞘膜，穿过蚊的胃壁后经血腔到达蚊胸肌。在蚊胸肌内经 2 次蜕皮由腊肠期逐渐发育为感染期幼虫，即丝状蚴，同时对蚊体造成损伤。丝状蚴长为 1.4～2.0 mm，大多数丝状蚴离开蚊胸肌随血腔移行至蚊喙中，少数移行至蚊腹腔或其他组织部位。当含丝状蚴的雌蚊再次叮吸人血时，丝状蚴从蚊喙中逸出侵入人体。微丝蚴在蚊体内仅发育不增殖。两种微丝蚴在雌蚊体内发育至具有感染性的丝状蚴所需时长有所不同，班氏微丝蚴需要 10～16 d，而马来微丝蚴则需要 7.5 d（图 30 - 20）。

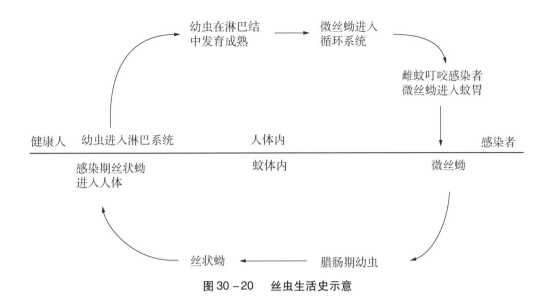

图 30 - 20　丝虫生活史示意

　　丝状蚴侵入人体后经 6 ～ 12 个月发育成熟，雌虫产出微丝蚴，如无再感染，雌虫可持续产微丝蚴 10 年之久。两种丝虫成虫寿命一般为 4 ～ 10 年。不同地理株的丝虫种间存在着一定的生物学差异，微丝蚴在人体外周血管及肺血管中的出现呈现出一定的规律性，一般是在夜晚 8 时后逐渐开始出现在外周血液中。班氏微丝蚴通常在晚上 10 时至次日凌晨 2 时外周血中虫体数量达到高峰；马来微丝蚴则在晚上 8 时至次日凌晨 4 时虫体数量达到高峰。微丝蚴在人体外周血中的出现呈昼少夜多，称为夜现周期性（nocturnal periodicity）。在南太平洋等一些国家丝虫病患者体内的微丝蚴缺乏周期性（non-periodicity）或呈昼现周期性（diurnal periodicity），称为亚周期性（sub-periodicity）。在形态学上夜现周期性和亚周期性丝虫的成虫和微丝蚴并无差异。

　　班氏丝虫和马来丝虫的成虫寄生在人体淋巴系统，以人的淋巴液为食，发育成熟交配后雌虫直接产微丝蚴。产出的大多数微丝蚴随人体的淋巴液经胸导管进入血液循环，也可停留在附近的淋巴系统内。除此以外，微丝蚴还可出现在乳糜尿、乳糜胸腔积液、血痰、心包积液和骨髓中。班氏丝虫和马来丝虫的成虫寿命通常为 2 ～ 3 个月。

　　班氏丝虫和马来丝虫的成虫寄生在人淋巴系统的不同部位，班氏丝虫既可寄生在浅表淋巴系统，更多的虫体还可寄生在人体深部的淋巴系统中，常见于下肢、腹股沟、腹腔、阴囊、精索、肾盂等处，还可异位寄生于乳房、肺、眼前房或脾内。马来丝虫成虫多寄生于上、下肢浅部淋巴系统，以下肢最为常见。班氏丝虫和马来丝虫的终宿主不完全一样，人是前者唯一的终宿主，后者除可寄生于人体外，还可在多种脊椎动物如猫科和猴科体内发育成熟。

　　3．致病

　　丝虫在人体的每个时期（包括成虫、微丝蚴和丝状蚴）均具有致病作用，成虫是最主要的致病阶段。从蚊叮咬、丝状蚴侵入人体至出现临床症状可有 4 ～ 5 个月或更长的潜伏期，临床病程可达数年甚至更久。

人体感染丝虫后出现的临床表现与患者自身的体质、感染丝状蚴的数量及虫株有关。有的患者感染虫体数量多却仅表现出微丝蚴血症，称为带虫者。该现象多见于流行区，倘若不治疗，微丝蚴血症可持续数年；而有的患者仅感染少量虫体便出现严重的临床症状，这种高反应性多出现在非流行区。虽然多数丝虫病患者可能没有临床症状，但都存在淋巴系统损害的现象，如淋巴管扭曲、扩张，淋巴管管壁增厚，等等，部分感染者还会出现肾组织受损。

人体感染淋巴丝虫后会出现发热、淋巴结炎、淋巴管炎和丹毒样皮炎，这些是由成虫或幼虫代谢产物、雌虫的子宫分泌物、幼虫的蜕皮物等引起的。发热前先出现寒战，随后持续发热 1～2 d，2～5 d 后逐渐退热，伴或不伴淋巴结炎、淋巴管炎；淋巴结炎表现为局部淋巴结肿大、压痛。淋巴管炎表现为特征性的"流火"，即发作时可见皮下有一条沿着淋巴管呈离心性发展的红线，好发于下肢，多于一侧发生，也可两侧同时或先后发生，也可见于乳房、阴囊及其他任何部位。受到感染的淋巴管扩张、脆弱，表面皮肤绷紧、红肿，出现红斑及发烫感。若炎症波及人体的浅表淋巴管，则局部的皮肤会出现状似丹毒的弥漫性红肿，有压痛和灼热感，因此称为丹毒样皮炎。发作时局部或全身出现症状。初期的炎症发作后肿胀可随之消失，反复发作后肿胀消退趋缓，腿围渐粗。班氏丝虫和马来丝虫均可有以上表现，常反复发作，当机体抵抗力下降时特别容易出现。

急性期的炎症若反复发作便会导致患者淋巴循环发生相应的动力学改变，导致患者局部淋巴回流受阻、淋巴管破裂或曲张，淋巴液流入周围组织引起淋巴液肿或淋巴积液。病变部位不同则表现不同。

（1）象皮肿（elephantiasis）：象皮肿多发生在患者的下肢和阴囊部位，是晚期丝虫病最常见的体征。该病初期的患者皮肤触感较软，有弹性，会出现淋巴液肿，多为压凹性水肿；在淋巴液中可检获到丝虫的微丝蚴，继而纤维组织增生，出现非压凹性水肿，皮肤增厚导致弹性消失、变粗变硬如同象皮。象皮肿的产生导致宿主局部血液循环发生障碍、皮肤的汗腺及毛囊功能逐渐消失，容易并发细菌感染及溃疡。班氏丝虫和马来丝虫均可引起上肢、下肢象皮肿，而班氏丝虫仅能引起生殖系统的象皮肿。

（2）睾丸鞘膜积液（hydrocele testis）：睾丸鞘膜积液多是由寄生于人体阴囊部位淋巴管的班氏丝虫所引起。若精索或睾丸淋巴结阻塞致使淋巴液深入鞘膜腔内形成积液、阴囊肿大，其发展缓慢，常不出现疼痛感。当积液较多时，阴囊体积增大，下坠感会导致行动不便影响正常生活和劳动。积液中有时可检获微丝蚴。睾丸鞘膜积液发生机会一般在男性中随年龄增加而增多，在部分流行地区，高达 40%～60% 的男性可出现睾丸鞘膜积液。睾丸鞘膜积液可伴随附睾炎和精索炎。

（3）乳糜尿（chyluria）：乳糜尿也是由班氏丝虫引起的。班氏丝虫堵塞宿主的主动脉前淋巴结或肠干淋巴结致使腰干淋巴压力增高，从而小肠吸收的乳糜液则经侧支流入淋巴管，并经肾乳头黏膜破损处流入肾盂，最终混于尿液中排出。乳糜液呈乳白色，含有大量的蛋白质和脂肪，若同时肾毛细血管破裂可出现血性乳糜尿。若尿中出现凝块则导致排尿困难。尿液离心沉淀物中有时可查见微丝蚴。乳糜尿可不定期发作，多因劳累诱发。

当丝虫侵犯到人体其他部位的淋巴管也可出现相应的症状，如在女性乳房处出现的丝虫结节，在心包、眼、脾、肾、背、胸、腹等部位会形成丝虫性肉芽肿，有的患者还可在胸腔积液、前列腺液、骨髓、宫颈涂片中查获微丝蚴，说明全身各处淋巴管均可能受侵犯。丝虫病是一种慢性病，在流行区，多数感染发生在患者的儿童期，经长时期的亚临床期才进展到有明显临床症状的晚期丝虫病。

隐性丝虫病（occult filariasis）又称热带肺嗜酸性粒细胞增多症（tropical pulmonary eosinophilia，TPE），只有约 1% 的丝虫感染者会出现，是由微丝蚴引起。患者主要表现为夜间出现阵发性咳嗽、哮喘、持续性嗜酸性粒细胞显著增多、IgE 水平升高、体重下降、低热、丝虫的特异性抗体水平增高等。进行胸片检查时可见中下肺弥漫性粟粒样阴影，然而外周血中常检获不到微丝蚴，但可在宿主的肺及淋巴结的活检物中查见微丝蚴。

4．实验室检查

从患者的外周血、乳糜尿液、活检物等中检获到丝虫的微丝蚴或丝虫成虫是诊断淋巴丝虫病的病原学诊断依据。常用的方法包括新鲜血滴法、离心沉淀浓集法、厚血膜法等。血液检查时首选厚血膜法，通常取血 20～60 μL，宜在晚上 9 时到凌晨 2 时采指尖或耳垂血。可镜下检查未染色的微丝蚴（不易区分班氏微丝蚴和马来微丝蚴）或经瑞氏、吉氏或苏木素染色后鉴定区分微丝蚴的种类。对静脉采集到的人体的血液可通过离心沉淀或微孔薄膜过滤法浓集丝虫微丝蚴从而提高检获率；对尿液等需要离心沉淀涂片；组织活检时可从肿大的淋巴结或丝虫结节中查微丝蚴或成虫。

除了常用的病原学检查，还可采用间接荧光抗体和酶联免疫吸附等免疫学方法，以丝虫的成虫或微丝蚴作为抗原，检测患者血液中是否存在相应的抗体，从而判断患者是否感染丝虫。但免疫学检测的缺点是不能区分检测的患者是既往感染还是现症感染，也不能对疗效进行评估。

5．流行

班氏丝虫的流行范围较马来丝虫广，其主要流行于北纬 40° 和南纬 30° 的热带和亚热带地区，引起全球 90% 的淋巴丝虫病。马来丝虫曾主要在东南亚、南亚和东亚等国家流行，与班氏丝虫的分布有一定的交叠。淋巴丝虫病是全球重点防控的十大热带病之一。全球受丝虫病威胁的 2/3 的人群生活在东南亚，1/3 的在非洲。

班氏丝虫无动物储存宿主，其流行取决于足够的感染者及其血液中微丝蚴的密度，只要其中任何一个条件不满足其流行便可被阻断。马来丝虫虽然有保虫宿主，但对人群的流行影响不明显。研究表明，当患者血液中微丝蚴的密度达到 15～100 条/20 μL 时才能成为重要的传染源，密度过高则可导致吸食了微丝蚴的雌蚊过早死亡；当密度低于 5 条/60 μL 时，微丝蚴密度太低，不能在蚊体内发育至丝状蚴阶段。

可传播班氏丝虫的蚊种较多，有多种库蚊和按蚊。在中国主要为淡色库蚊、致倦库蚊、中华按蚊，这些蚊种的吸血高峰都在夜间。而成亚周期性的太平洋株的丝虫媒介蚊种为波利尼西亚伊蚊，其吸血高峰是在白天。传播马来丝虫的主要蚊种为嗜人按蚊和中华按蚊。在东南沿海地区的东乡伊蚊可传播这两种丝虫。

6．防治原则

1949 年前治疗丝虫病主要用锑剂和砷剂治疗，不良反应大；海群生（乙胺嗪）治疗对丝虫成虫和微丝蚴均有较好的杀灭效果，且不产生明显抗药性，目前仍然是治疗淋巴丝虫病首选药物。中国曾在防治丝虫时采用个体治疗、流行区群体防治，取得较为满意的治疗及预防效果。

对已有临床体征的患者，目前除了采用鞘膜翻转手术治疗鞘膜积液效果较好外，并无其他理想的方法。急性淋巴结/淋巴管炎采用抗炎治疗，可服用阿司匹林、保泰松、波尼松等药物；如合并细菌感染则加用抗菌药物，0.1% 肾上腺素皮下注射可有助于减轻症状、缩短病程。患者如果能在出现前驱症状时及时治疗，治疗效果将提高，甚至可达到抑制发作的效果。对于已经发展到象皮肿的晚期患者，可采用辐射热烘疗和烘绑疗法等物理疗法，具有一定的效果。乳糜尿可通过内科疗法和手术治疗，但效果不理想。

虽然中国的丝虫病已消除，但之前仍遗留一定数量的慢性和晚期丝虫病患者。除了中国，韩国也宣布消除淋巴丝虫病，其他流行国家也取得对此病不同程度的控制。

（二）旋盘尾丝虫

旋盘尾丝虫［*O. nchocerca volvlus*（Leuckart，1893）Railliet and Henry，1910］是寄生在人体的皮下组织、眼部及其他部位，可导致严重的眼部损害甚至造成失明的一种丝虫，引起盘尾丝虫病（onchocerciasis），又称河盲症（river blindness）或瞎眼丝虫病、黑皮病。

1. 形态与生活史

成虫乳白色，丝线状，半透明，在纤维结节内常卷曲缠绕。雌虫较细，最长可达 50 cm，宽约 0.5mm，甚至更细；雄虫短，不长于 5 cm。幼虫微丝蚴无鞘膜，长为 150 ～ 350 μm，头间隙长与宽等长，尾端尖细，无尾核。

传播旋盘尾丝虫的媒介生物是蚋。该昆虫体型较小，仅少数几种可传播盘尾丝虫，这与其吸血习性及其他一些因素有关。蚋的滋生地多数为含氧丰富、水流湍急的河道和溪流，以及在土地肥沃、农业发达的偏远山村，其种类与地区有关。蚋幼虫和蛹阶段常在快速流行的水体内发育，附着在水中的岩石或植被上；也有部分种类可在相对平缓的河道中滋生，附着在水中的溪蟹等体表。蚋的飞行范围广，可借助风与气旋飞出数十万米，形成新的疫源地，常位于溪流和河道附近数千米之内，这便是"河盲症"这个名称的来源。

当雌蚋叮咬人吸血时，患者体内的微丝蚴随血液进入蚋体内，经 1 周左右发育并移行至唾液腺发育为丝状蚴，当蚋再次叮人时丝状蚴进入人体。进入人体的丝状蚴在皮下组织逗留，逐渐发育为成虫，常 2 ～ 3 条互相卷曲缠绕，被纤维组织包裹形成纤维结节。雌虫产出的微丝蚴可在皮内主动移行，多出现在结节附近的结缔组织及皮肤的淋巴管内，也可出现在眼组织、尿液、痰液和血液中，无明显周期性。通常结节在感染后 1 年内出现，大小从几毫米至几厘米不等，数量多，主要在皮下或深部组织。成虫寿命可达 15 年，可 9 ～ 10 年产微丝蚴，每条雌虫每天可产 1 000 条微丝蚴进入周围组织。

2. 致病

微丝蚴进入宿主全身各处的皮肤层及皮下的淋巴管，可引起多种类型的皮肤损害、淋巴结病变及眼部损害。由死亡的微丝蚴引起的皮肤病变是一种急性过敏性炎症反应，患者局部皮肤发热、水肿伴疼痛、奇痒，还可继发细菌感染，炎症恢复慢且反复发生。感染久后皮肤变色、增厚，失去弹性、皱缩、垂挂，在非洲可出现特征性的"悬垂性腹股沟"和"豹纹皮"。皮肤病变部位在不同地域有所不同，在非洲多发生于身体下部，而拉丁美洲则多出现于头面部和肩颈部。皮下结节亦是常见临床表现，可存在数年。淋巴结病变是盘尾丝虫病的另一个典型特征，常表现为无痛性淋巴结增大，质地较硬，淋巴结内含大量微丝蚴。在中美洲常见的病变部位是腋下和颈部,在非洲常见于腹股沟,还可引起阴囊鞘膜积液、股疝和外生殖器象皮肿等。

若微丝蚴进入眼球,活的微丝蚴不引起炎症反应,但死亡后可引起剧烈的过敏性炎症,影响视力并逐渐导致失明。在非洲的部分地区,高达30%~50%的患者眼部受损,5%~20%的成人患"河盲症"。而在亚洲阿拉伯地区视力受损较罕见,以皮肤病变为主。

3. 实验室检查

通过切取患者皮肤检查微丝蚴是最常用的诊断方法。在美洲多从患者的肩部取材,在非洲多从患者的臀部取材,如果在其他部位如痰液、尿液、淋巴结和眼部等处检获到微丝蚴或成虫也是确诊的依据。还可通过超声波检查结节,或口服海群生观察是否诱发瘙痒等。

4. 流行与防治

治疗的药物有伊维菌素、海群生、苏拉明等。伊维菌素对微丝蚴杀灭效果较温和,而海群生作用迅速,但在治疗过程中微丝蚴大量死亡容易引起过敏性炎症。手术摘除结节可在一定程度上降低失明的发生。对传播媒介蚋可采用杀虫剂在其滋生的区域进行喷洒。

在盘尾丝虫防治方面,非洲的防治任务比较艰巨。在部分非洲地区盘尾丝虫和淋巴丝虫可同时流行,通过使用海群生防治淋巴丝虫病时需要排除盘尾丝虫的感染,应避免因海群生引起盘尾丝虫的微丝蚴迅速大量死亡导致的急性过敏反应。在中非和西非部分地区,存在盘尾丝虫和罗阿丝虫的混合感染,也需要考虑治疗时罗阿丝虫微丝蚴大量死亡导致的致死性脑炎。

(三)罗阿丝虫

罗阿丝虫 [*L. oa loa* (Cobbold,1864) Castellani and Chalmers,1913],也称为"眼虫",引起罗阿丝虫病(loaiasis),即游走性肿块扩卡拉巴丝虫性肿块(Calabar swelling)。

1. 形态与生活史

成虫白色,线状。雄虫长为2~3.5 cm,宽为0.5mm,雌虫长为5~7 cm,宽为0.3 mm;幼虫微丝蚴外被鞘膜,长为250~300 μm,宽约7 μm,头间隙长度与宽度相等,尾端无尾核;丝状蚴长约200 μm,宽约30 μm。

成虫寄生并移行于人体各处的皮下组织,可周期性地横行于眼结膜下,每分钟可快速移行1 cm,穿透能力强。雌虫在移行的过程中产幼虫,微丝蚴在外周血中出现,与班氏丝虫相反,呈昼现周期性。当罗阿丝虫的中间宿主斑虻叮吸人时,微丝蚴随人体的外周血进入虻体内,经10~12 d时间发育为丝状蚴;当虻再次吸血时,丝状蚴自其喙中逸出,经皮肤进入人体。虫体在人体内可存活长达10年,一般常见在1年左右。

2. 致病

罗阿丝虫在宿主皮下移行时,它的代谢产物可刺激引起局部皮肤出现持续几天到几周的肿胀,多发生在宿主的腕部和踝部关节,随虫体的离去而逐渐消退,称为卡拉巴丝虫性肿块。肿块可长达5~10 cm,常伴有皮肤瘙痒和蚁走感。成虫常侵犯患者眼部,可引起严重的眼结膜炎等眼部损害伴眼部奇痒。成虫还可从皮下爬出或侵入胃、肾、生殖器、膀胱等器官,出现相应脏器损伤的症状,如血尿、睾丸炎和鞘膜积液等。高达50%~70%

的感染者嗜酸性粒细胞显著增多，特别是出现卡拉巴丝虫性肿块时，血清中 IgE 水平也显著升高。

3. 实验室检查

对罗阿丝虫病的诊断需要结合流行区生活的患者的病史，包括眼部奇痒、游走性皮下肿块伴随皮肤瘙痒、球结膜下或皮下可见虫体蠕动、外周血嗜酸性粒细胞增多等；在患者的血中或骨髓液中检获到微丝蚴及在患者的眼部或皮下包块检获到活虫是确诊的依据。多数情况下，罗阿丝虫感染后多年临床表现明显时外周血中才有微丝蚴。仅 1/3 的感染者存在微丝蚴血症，偶尔才可在感染早期外周血中检获微丝蚴。免疫学检测时查丝虫抗体、嗜酸性粒细胞及血清 IgE 水平可作为辅助。

4. 流行与防治

罗阿丝虫病主要流行在非洲热带雨林地区，感染人数约 200 万～1 300 万，感染率 8%～75%。常用的治疗药物包括伊维菌素和海群生，药物有效但存在一定的治疗风险，尤其是海群生，该药可透过血—脑屏障，感染严重的患者可出现药物治疗相关的致死性脑炎，还可能出现眼底出血及其他损伤。伊维菌素引起的不良反应较为轻微。

二、旋毛虫

旋毛形线虫 [*Trichinella spiralis*（Owen，1835）Railliet，1895]，通常简称为旋毛虫，在分类上隶属于毛形科（Trichinellidae），毛形线虫属（*Trichinella*）。旋毛虫可感染多种动物，引起严重的旋毛虫病（trichinellosis）。

1. 形态

旋毛虫的成虫细小，乳白色，虫体表皮光滑。雌的旋毛虫较雄虫大，虫体的头端比尾端细。雌虫长为 2.5～3.5 mm，宽为 0.05 mm；雄虫长为 1.0～1.8 mm，宽为 0.03～0.05 mm。成虫消化道完整，圆形的口后咽管长为虫体的 1/3～1/2。在虫体咽管后端的背侧是由杆细胞形成的杆状体。杆状体的分泌物排入咽管腔，具有一定的消化功能及抗原性。雌、雄虫的生殖系统均为单管型，旋毛虫雌虫的卵巢位于虫体的后部，输卵管窄短；受精囊位居输卵管和子宫之间。子宫内可见胚胎发育的各个时期。

成熟的虫卵表面光滑，椭圆形；卵中发育的早期胚胎外被鞘膜在胚胎发育成熟时脱去鞘膜将其遗留在虫体的子宫内。虫体阴道分为两部分，较长的部分壁薄，较短的部分壁厚。阴道在虫体前段 1/5 处开口，新生的幼虫从阴道排出体外。雄虫的睾丸为管状，管壁厚。输精管后为膨大的储精囊，具有肌细胞的那部分结构为射精管。射精管和后肠均开口于泄殖腔，当虫体交配时泄殖腔可向外翻出。雄虫的尾端处有两个钟状乳突（扁平的叶状交配附器），无交合刺，交配时精子从交配叶间排出。

虫体刚产出的幼虫为新生幼虫，长约 124 μm，棒状或圆柱形，两端钝圆。成熟幼虫具有感染性，长约 1 mm，淡橙红色；虫体表面光滑；两端钝圆。消化道完整。生殖系统可区分雌雄幼虫，由生殖原基组成。成熟幼虫在骨骼肌内卷曲，形成梭形的囊包。囊包长轴与骨骼肌纤维方向平行排列，长为 0.25～0.5 mm，宽为 0.21～0.42 mm。在一个幼虫囊包内含有 1～2 条幼虫较为常见，偶尔也可达 7 条（图 30-21）。

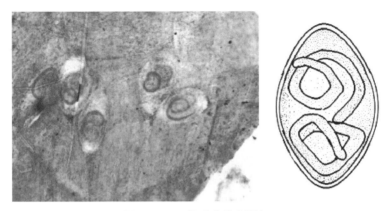

图 30 -21 旋毛虫幼虫囊包

2. 生活史

旋毛虫的幼虫和成虫同时寄生于同一个宿主的体内。幼虫寄生于宿主的横纹肌细胞内，成虫主要寄生于宿主的十二指肠和空肠的上段。虽然旋毛虫的幼虫与成虫的发育均不需要在外界环境中完成，但其完整的生活史需要转换宿主。旋毛虫最常见的宿主是猪，也可寄生于犬、猫、鼠、熊和多种其他野生动物，偶然寄生于人体。

当含有活旋毛虫幼虫囊包的肉类被人或其他食肉动物食入后，幼虫在宿主消化酶的作用下自幼虫囊包中逸出，钻入宿主的十二指肠、空肠上部的黏膜中，在 48 h 内发育为成虫。成虫成熟交配后，受孕的雌虫会迁移至宿主肠壁深部或肠系膜淋巴结处。受精卵在雌虫体内发育至幼虫，雌虫直接产出幼虫。感染人体后 3 ～ 4 d 旋毛虫雌虫子宫内的幼虫孵化，至第 5 d 开始产幼虫。每条旋毛虫的雌虫可产幼虫 1 500 ～ 2 000 条。雌的旋毛虫寿命为 1 ～ 4 个月，死亡的虫体会随宿主的粪便排出体外（图 30 -22）。

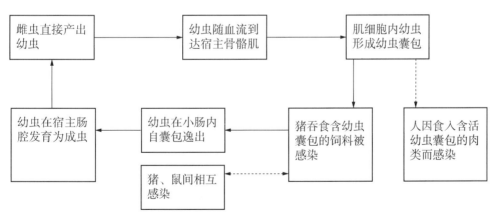

图 30 -22 旋毛虫生活史示意

产出的幼虫大多数在黏膜内侵入到局部的静脉和淋巴管中，随宿主血液循环被带至宿主全身各处，仅最终到达宿主骨骼肌的幼虫可侵入宿主肌肉后穿破宿主微血管进入肌细胞内发育。宿主的肌肉组织因旋毛虫幼虫的机械性刺激及化学性刺激，使肌纤维受损，会出现炎症细胞浸润及纤维组织增生等现象。旋毛虫幼虫逐渐被一层源于宿主的胶原覆盖在虫体表面，周围被宿主的毛细血管网包裹最终形成旋毛虫幼虫囊包。感染后部分旋毛虫幼虫在第 14 d 时对新宿主便可具有感染性，但以成囊幼虫的感染性最强。宿主肌肉中的幼虫囊包约经半年时间便开始出现钙化，其内的旋毛虫幼虫逐渐丧失感染能力，死亡后最终整个囊包发生钙化。虽然骨骼肌是幼虫寄生的适宜组织，然而在肝、肺、肾及心肌和脑等器官中也发现不成囊的旋毛虫幼虫。

3. 致病

旋毛虫的致病阶段包括成虫阶段和幼虫阶段，但主要致病阶段是幼虫。阶段致病作用与多种因素有关，包括宿主摄入生或半生肉类中幼虫囊包的数量、幼虫囊包内幼虫的活力及发育阶段、幼虫逸出囊包后侵犯宿主的部位及宿主自身的种类和免疫状态等。旋毛虫病的潜伏期较长，通常为 5～15 d（平均 10 d）。通常潜伏期越短病情就越重。此病轻者无明显临床症状，严重者可在发病后的 3～7 周内死亡，症状不典型的患者可被误诊。临床表现分为 3 期。

（1）侵入期（invasion stage）：为虫体侵犯肠黏膜而引起肠道出现炎症反应的时期。当宿主吞噬含有幼虫囊包的肉食后，幼虫囊包在宿主的肠道内脱囊，逐步发育成熟，雌性成虫侵入宿主肠黏膜，该过程将持续约 1 周。在此过程中，雌性旋毛虫成虫以宿主的肠绒毛为食，虫体产生的多种抗原及产出的大量幼虫刺激导致宿主的十二指肠和空肠出现广泛炎症。成虫和幼虫分泌多种蛋白酶，可破坏宿主的天然物理屏障。在发病的第 1 周内患者可出现包括恶心、呕吐、腹痛、腹泻或便秘等消化道症状。腹泻和腹痛是侵入期最常见的症状，腹泻严重时可达每天 10～15 次，腹泻者的粪便无脓血，常含有脓液。由于侵入期的症状一般较轻，常被患者忽视。患者在幼虫的侵入期还可同时伴有全身症状，如乏力、畏寒及低热等，仅有极少数患者会因此出现广泛性肠炎及严重腹泻甚至死亡。

（2）幼虫移行期（larval migration stage）：也称为肠外期（parenteral phase）或肌肉期（muscular phase）。旋毛虫雌虫产出的幼虫自宿主的肠黏膜进入宿主血液循环，到达全身各器官，侵入宿主的骨骼肌中发育为幼虫囊包需要 2～3 周。该过程中幼虫穿破毛细血管、分泌的代谢产物可引起宿主全身中毒症状及过敏反应，导致周身血管炎和肌肉炎症。旋毛虫幼虫侵入宿主肌肉时会严重破坏宿主肌纤维，导致肌纤维出现肿胀、横纹消失、排列紊乱最终呈网状结构，间质也会有不同程度的轻度水肿及炎性细胞的浸润；若旋毛虫的幼虫侵入人体其他脏器可导致侵入脏器的毛细血管及小动脉损伤，引起间质水肿和急性炎症，如肺炎、脑炎和心肌炎。旋毛虫病会导致患者死亡的主要原因是心肌炎并发心力衰竭。在旋毛虫重度感染者中，幼虫可侵入宿主神经中枢系统引起宿主颅内压增高及非化脓性脑膜脑炎，宿主的大脑皮质下可观察到肉芽肿样结节。旋毛虫幼虫移行时损害宿主肺毛细血管，可导致广泛性的肺出血或灶性出血、支气管肺炎、胸膜炎、肺水肿等。

移行期的典型临床表现是持续性高热、面部或（和）眼睑水肿、过敏性皮疹及全身性肌肉酸痛等。通常在发病后的第 2 周患者体温会达到 38～40 ℃，持续时间长达 2～4 周，重者可达到 6 周，之后热度逐渐缓慢下降。在患者出现发热的同时，多数患者面部、眼睑及眼眶周围还会出现水肿，重者还可伴有下肢甚至全身的水肿。该病最突出的症状是宿主会感到全身性肌痛、肌肉肿胀有硬结感，压痛或触痛明显，常影响到宿主的躯干肌、上下肢肌肉及颈肌，使其几乎呈瘫痪状态。部分的患者可伴说话、咀嚼及吞咽困难，呼吸和动眼时均可感到疼痛，非常乏力。

（3）成囊期（encapsulation stage）：该期也称为恢复期。受损肌细胞逐渐修复，该过程持续 1～4 个月。当宿主肠道内的旋毛虫成虫停止产幼虫后，宿主肌肉中的旋毛虫幼虫发育为幼虫囊包后进入成囊期。随着旋毛虫虫龄的增长，虫体逐渐卷曲，被寄生的宿主肌细胞逐渐膨大呈梭形。囊包外的外周炎性细胞浸润逐渐减弱，肌膜周围相连的纤维结缔组织增生最终形成纤维层。这个时期患者的急性炎症消退，全身症状和体征逐渐减轻，检查结果逐渐转为正常，但肌痛症状可持续数月之久。在少量感染的情况下多数患者可无症状。旋毛虫病重症者可出现恶病质、虚脱，或因并发心肌炎、肺炎或脑炎而死亡。

4. 实验室检查

在感染旋毛虫后的第 2～5 周患者白细胞水平增长迅速，急性期患者白细胞计数总数大多为（15～30）×10^9/L。大多数患者外周血中嗜酸性粒细胞明显升高，嗜酸性粒细胞增多较全身临床症状和体征出现的早，其升高的水平与肌痛的严重程度相关，在出现神经系统并发症的患者中升高明显。

对旋毛虫病最准确和可靠的诊断方法是肌肉活检，即从患者的肌肉活检旋毛虫的幼虫。通常在患者发病后 10 d 摘取腓肠肌、三角肌或肱二头肌 0.2～0.5 g，将其剪成小米粒大小，置洁净载玻片上滴加 1 滴 50% 甘油，用解剖针将其撕碎，随后覆盖另一张洁净的载玻片，用手指轻压后置低倍镜下观察，发现旋毛虫幼虫即可确诊。如果可以直接观察到典型的幼虫囊包，则不需要对患者做肌肉组织切片检查。为提高旋毛虫病的检出率，还可采用人工消化法。

在早期和轻度感染旋毛虫的患者中不易检获幼虫，在晚期患者中受摘取肌肉的数量及范围限制，肌肉活检的阳性率仅 50% 左右。在观察病理切片时，若未发现旋毛虫幼虫，然而肌细胞的嗜碱性发生转变也可作为诊断旋毛虫病的重要标准之一。如患者保留之前食用的同批动物肉类或吃剩的生肉，取小块进行压片镜检或用消化法检查是否含有旋毛虫的幼虫也可作为有利的诊断依据。

5. 流行与防治

旋毛虫在全世界 554 个国家感染约 1 100 万人，曾严重流行于欧洲及北美国家，目前在俄罗斯、墨西哥、阿根廷、泰国、智利等国仍严重流行，罗马尼亚是当今世界上旋毛虫病患者最多的国家。旋毛虫病在中国被列为三大人兽共患寄生虫病（旋毛虫病、囊虫病、棘球蚴病）之首。中国每年都会有一定数量的人群感染旋毛虫，甚至会出现暴发和死亡的病例，旋毛虫病在流行较严重的地区是一种食源性寄生虫病。

目前已发现全世界有 150 多种动物可感染旋毛虫，不同的动物间通过互相残杀、吞食传播。人群感染多因生食或半生食猪肉，其次是生食或半生食野猪肉、狗肉、羊肉、熊肉、鼠肉和牛肉。动物肌肉中的幼虫囊包抵抗力较强、耐低温，其抵抗力与虫种和宿主的种类有关。动物的肉类不论哪种烹饪方式，只要肌肉中心温度低于 80 ℃则不能杀死幼虫囊包内的虫体。一般男性较女性更易感染旋毛虫。旋毛虫一年四季流行，在中国部分地区传统节日或婚丧宴会期间因人群聚餐，容易因肉制品未煮熟、煮透而暴发旋毛虫病。

目前国内治疗旋毛虫病的首选药物是阿苯达唑，5～7 d 为一个疗程，该药对移行期幼虫、肌肉中的幼虫均有杀灭作用，对肠道内早期脱囊幼虫具有祛除功效，对雌虫还有抑制产幼虫的作用。糖皮质激素具有非特异性消炎、抗过敏和退热的作用，对重症患者具有减轻肌痛、退热的功效。由于激素可延长旋毛虫感染的肠道期，因此应与阿苯达唑联合应用。

预防旋毛虫感染的关键是对人群进行相关的食品卫生健康宣传教育，改变不良的饮食习惯和烹饪方法，不食入生的或半生的肉类和肉制品；对屠宰后的动物肉类进行严格的卫生检疫；禁止用生肉喂猫、犬或其他动物，对感染旋毛虫的动物做无害化处理。在自然界，鼠是旋毛虫最重要的保虫宿主，因此应加强防鼠灭鼠，防治旋毛虫的发生和流行。

三、寄生于组织中的其他线虫

（一）广州管圆线虫

广州管圆线虫［*A. ngiostrongylus cantonensis*（Chen，1935）Doughterty，1946］在分类上隶属杆形纲（Class Rhabditea）、圆线目（Strongylata）、管圆科（Angiostrongylidae）、管圆线虫属（*Angiostrongylus*）。广州管圆线虫是一类人群中重要的食源性寄生虫，自然界中广州管圆线虫的成虫多寄生于家鼠或大鼠的肺部血管及右心。人因食入生或半生的含有广州管圆线虫第3期幼虫的淡水螺而受到感染，其幼虫感染人体后可侵犯人体的中枢神经系统，引起广州管圆线虫病（angiostrongyliasis），其主要病变特征为引起嗜酸性粒细胞增多性脑膜脑炎和脑膜炎。

1. 形态

成虫活时呈白色，线状，表面光滑，具细微环纹。虫体头端圆形，最前端中央有一口孔，可见充满血液的褐色肠管。雌虫较雄虫长，长为21～45 mm，宽为0.3～0.7 mm，尾端呈斜锥形，肠管与双管型的子宫缠绕，弯曲直至虫体尾部。阴门开口于虫体末端肛门之前。雄虫长为11～26 mm，宽为0.26～0.53 mm，尾部略微向腹面弯曲，尾端有一单叶型交合伞，交合伞内伸出一对等长的具横纹的交合刺。交合伞内中央为泄殖腔开口。交合伞辐肋特征是鉴定不同虫种的一个重要依据。

虫卵卵壳薄，无色透明，椭圆形，长为64.2～82.1 μm，宽为33.8～48.3 μm，刚排出的虫卵内含单个卵细胞。

该虫有5期幼虫，第1～2期幼虫细长，线形，无色透明，头尾均较尖，咽管占据虫体一半左右。第3期幼虫为感染期幼虫，体表具有两层鞘膜，长为0.462～0.525 mm，无色透明，头端较圆，尾端尖细。第4～5期幼虫为第3期幼虫侵入终宿主后蜕皮发育而成。

2. 生活史

广州管圆线虫的生活史中包含成虫、虫卵、幼虫几个发育阶段。成虫主要寄生在野生的啮齿类动物的肺动脉内，成虫发育成熟后，雌虫产卵，卵随宿主的血流到达肺毛细血管；孵出的第1期幼虫穿破宿主的肺毛细血管进入肺泡，经支气管移行至咽喉部，被宿主吞入消化道最终随宿主粪便排出体外。第1期幼虫在外界被广州管圆线虫的中间宿主螺蛳或蛞蝓食入或第1期幼虫主动侵入中间宿主后，在中间宿主体内经2次蜕皮发育为第3期幼虫。大鼠等终宿主感染广州管圆线虫是因为食入含感染期幼虫的中间宿主、转续宿主或被3期幼虫污染的食物而感染。当第3期幼虫进入终宿主消化道后，可侵入终宿主的肠壁小血管随宿主血流到达脑组织，在脑内经过 2 次蜕皮发育为第 5 期幼虫，再从宿主的静脉到达肺动脉发育为成虫。

自然界中约有 60 多种软体动物可作为广州管圆线虫的中间宿主。在中国广东、云南、福建、海南、香港等地最主要的中间宿主是褐云玛瑙螺，在浙江主要是福寿螺。转续宿主种类较多，常见的有虎皮蛙、金钱蛙、涡虫和黑眶蟾蜍等。人并非广州管圆线虫的适宜宿主，当食入生或半生的含感染期幼虫的中间宿主或转续宿主就容易被感染。有报道表明，生食受感染的蔬菜或饮入生水也有被感染的可能。幼虫侵入人体后，8 ～ 10 h 可到达脑部，经 2 次蜕皮可发育为主要定居于蛛网膜下隙的第 5 期幼虫。幼虫在人体内长时期停留于中枢神经系统，如脑桥、小脑、软脑组织和大脑髓质等部位。

3. 致病

广州管圆线虫感染人体后潜伏期至少 1 ～ 3 d，也可长达 36 d 左右，起病急。该病主要的临床表现包括：急性剧烈头疼，这是最常见的症状之一，约 86% 的患者出现，多位于枕部和颞部，疼痛为阵发性、针刺样或触电样，镇痛剂大多无效，多发生在起病 3 ～ 13 d；恶心、呕吐，多出现在早期，约 83% 的患者出现；持续性或间歇性的低热或中度发热，80% 的患者出现，患者体温多在 38 ～ 39 ℃，多在病后数日逐渐降温至正常；少数患者甚至会出现精神失常、感觉异常、肌肉抽搐、颈部强直、烦躁等症状；部分患者可能会出现畏光、疼痛及视力衰减等眼部损伤症状；严重感染的患者甚至可出现瘫痪、嗜睡、昏迷甚至死亡。

4. 实验室检查

广州管圆线虫病作为一种新发寄生虫病，以嗜酸性粒细胞增多性脑膜脑炎为主要临床表现，诊断时需要结合临床表现、流行病学及病原学检查等多方面综合考虑从而明确诊断。

一旦患者出现疼痛特别是剧烈头痛，起病急，神经根痛、痛觉过敏等，同时伴随发热、恶心、呕吐等症状，临床检查时有颈部抵抗、颈部强直等脑膜刺激征，而近 1 个月内还有食入生或半生的广州管圆线虫的中间宿主（如福寿螺、玛瑙螺、蛞蝓等）或转续宿主（如淡水鱼、虾、蟹、蛙等）的经历或与广州管圆线虫中间宿主或转续宿主有接触史均应高度怀疑。

确诊该病的依据是检获广州管圆线虫的虫体，主要是通过镜检从患者脑脊液、眼等部位检获第 4 期或第 5 期幼虫或成虫，但检获率不高。对患者进行常规检查时，当血中嗜酸性粒细胞百分比值与绝对值均超过正常值范围或怀疑患广州管圆线虫病时，应同时对血细胞进行计数和分类以核实检查结果。对脑脊液进行检查时脑脊液压力增高、嗜酸性粒细胞增多、脑脊液浑浊或呈乳白色、白细胞增多、蛋白增高、葡萄糖略降低等数据对该病诊断应用血清免疫学检测具有重要意义。

5. 流行与防治

广州管圆线虫是一种新现传染病，在世界上许多国家和地区具有较高的传播性，可感染多种软体动物。广州管圆线虫病主要流行于热带和亚热带地区，波及亚洲、非洲、美洲和大洋洲多个国家和地区。中国于 1979 年在广州出现第 1 例疑似病例，1984 年报道第 1 例确诊病例。浙江省、江西省、湖南省、福建省、广东省、广西省、海南省和台湾是中国

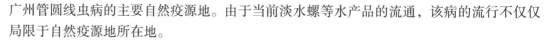

广州管圆线虫病的主要自然疫源地。由于当前淡水螺等水产品的流通，该病的流行不仅仅局限于自然疫源地所在地。

广州管圆线虫经口感染，因此该病的预防主要是通过不食用生或半生的中间宿主或转续宿主，不生食瓜果蔬菜及饮生水。可使用阿苯达唑、甲苯达唑和三苯双脒等治疗广州管圆线虫病。研究表明，将杀虫药与糖皮质激素等抗炎药物联用可减少虫体死亡崩解后诱发的严重炎症反应。

（二）结膜吸吮线虫

结膜吸吮线虫（*Thelazia callipaeda*，Railliet & Henry，1910）在分类上隶属旋尾目（Spirurida）、吸吮科（Thelaziidae）、吸吮线虫属（*Thelazia*）。结膜吸吮线虫在自然界主要感染猫、犬等动物，寄生在这些动物的结膜囊内。该寄生虫还可寄生在人的眼中引起结膜吸吮线虫病（thelaziasis）。由于感染结膜吸吮线虫的患者大多生活在亚洲，因此又称为东方眼虫病。

1. 形态与生活史

在人眼结膜囊内寄生的虫体细长、呈圆柱形，活时淡红色，离开人体后为乳白色。结膜吸吮线虫成虫的头端钝圆、口囊角质，无唇，头、尾两端外的表皮上均具有边缘锐利的环形皱褶，锯齿状。结膜吸吮线虫的雌虫长为 6.2～20 mm，子宫内的虫卵逐渐发育至幼虫后产出，为卵胎生。其雄虫长为 4.5～15 mm，虫体的尾端向腹面弯曲，泄殖腔向外伸出两根交合刺，长短不一。雌虫和雄虫尾端肛门周围均有乳突。结膜吸吮线虫虫卵椭圆形，卵壳薄、透明，虫卵长为 54～60 μm，宽为 34～37 μm。在雌虫的阴门端的虫卵内含幼虫，幼虫孵出时卵壳变薄成为鞘膜。产出的幼虫长为 350～414 μm，宽为 13～19 μm。

结膜吸吮线虫常寄生在猫、犬等动物的眼结膜囊及泪管中，偶然寄生人眼。雌虫在终宿主眼眶内直接产出幼虫，幼虫随宿主的眼分泌物在中间宿主蝇类吸食时离开终宿主，在中间宿主蝇的中肠进入蝇血腔壁形成泡囊。幼虫在囊内发育至腊肠期，经 2～4 周发育为感染期幼虫。感染期幼虫突破囊壁进入蝇的头部。当含有感染期幼虫的蝇再次吸吮宿主眼分泌物时，感染期幼虫会突破蝇喙进入宿主眼结膜囊，逐渐发育为成虫。在适宜温度（24～30 ℃）下该虫 1～2 个月完成生活史。感染期幼虫自蝇口器钻出并侵入宿主眼部，经 15～20 d 发育为成虫。结膜吸吮线虫的成虫至少可存活 2 年。

2. 致病

虫体的致病与虫体数量和发育阶段有关。虫体的分泌物和代谢物对眼部的化学刺激是导致眼部刺激感、炎症病变的原因之一；虫体吸附时所产生的机械性刺激较强，可导致炎症反应，若患者用手揉眼，将细菌带入眼内，可合并细菌感染，加重炎症程度。

感染结膜吸吮线虫的早期症状较轻，成虫在宿主结膜囊外侧较多见，也可见于宿主的泪小管、结膜下、眼前房、泪腺及眼睑等处。由于该虫体表锐利、环形褶皱的摩擦及角质口囊吸附的机械性损伤，虫体分泌物、排泄物的刺激及继发性细菌感染都可引起宿主眼结膜炎症反应及肉芽肿形成。轻者无明显症状或有眼部异物感。患者一般无视力障碍，但伴刺痒、刺痛、畏光、流泪、分泌物增多等症状。当虫体被取出后，异物感等刺激症状便可立即明显减轻或消除。若寄生于宿主的眼前房，患者眼睛可见丝状物飘动，眼睑水肿、结膜充血、发炎或形成小溃疡面，还可致睫状体充血、瞳孔散大、房水浑浊、视力下降、眼压增高等，也可引起继发性青光眼等。在宿主泪小管寄生时可引起泪点外翻；虫体若寄生在球结膜或睑结膜下时可导致肉芽肿；重度感染时可引起结膜充血，形成小溃疡面，出现角膜浑浊、眼睑外翻等。结膜吸吮线虫寄生宿主眼睛一段时间后可因其口端角质摩擦角膜引起擦伤遗留云翳而影响视力。

3. 实验室检查

对该虫的诊断，应先根据患者病史，对患者眼部有异物感等刺激症状达 40 d 以上者取其眼内眦处分泌物压片镜检，观察到卷曲的幼虫便可确诊。此外，还可采用提宿主的眼皮暴露结膜囊，观察结膜囊内是否有活动或卷曲的虫体，对观察到的虫体用镊子或棉签自眼部取出置生理盐水中可见其蠕动，用显微镜观察虫体特征即可明确诊断。对于患者难以配合的情况，可用 2% 的可卡因或 1% 丁卡因药水滴入眼内 2～3 滴，虫体受到药水作用约 5 min 后，可随药水及泪液的逸出而外露，用镊子取下虫体镜检即可。

4. 流行与防治

结膜吸吮线虫主要分布在日本、朝鲜、菲律宾、缅甸、泰国等亚洲地区。中国的病例报告始于 1917 年，目前有 25 个省份有人体感染的病例报道。中国结膜吸吮线虫的中间宿主是冈田绕眼果蝇，以夏秋季为主要感染高峰，患者一般散在分布，家犬、猫、兔等动物均可作为传染源。其媒介中间宿主果蝇分布广泛。儿童用眼不卫生是其流行的主要因素。

治疗结膜吸吮线虫病时可用 1%～2% 的可卡因或丁卡因溶液，滴眼后约 5 min 虫体可随药液逸出。也可用无菌生理盐水冲洗眼内的虫体，一次不易取尽，可多次取虫。当虫体钻入眼前房则需要手术取虫。

防治该病应加强卫生健康教育，注意个人卫生，特别是儿童眼部的卫生，保持面部清洁，不与猫、犬、兔等家畜密切接触。农村儿童不睡在户外，防治蝇吸吮眼睛而减少感染。

（三）棘颚口线虫

颚口线虫分类上隶属旋尾目（Spirurida）、颚口科（Gnathostomatidae），目前已确定的共有 10 种，中国有棘颚口线虫（*Gnathostoma spinigerum*）、刚刺颚口线虫（*G. hispidium*）和杜氏颚口线虫（*G. doloresi*）3 种。引起人体颚口线虫病的均是棘颚口线虫和刚刺颚口线虫。中国报道颚口线虫病绝大多数都是棘颚口线虫引起的。棘颚口线虫的主要终宿主是猫和狗，除此外还可以感染虎和豹等食肉动物。成虫寄生于终宿主胃壁，偶尔寄生人体。

1. 形态与生活史

棘颚口线虫粗短，活虫鲜红色，透明，前后两端稍向腹面弯曲。头端膨大呈球形，具环形小钩。虫体颈部变窄，在虫体的前半部和近尾端表皮上有很多体棘，体棘的大小和形态有一定分类意义。雌虫长为 25～54 mm，雄虫长为 11～25 mm。雄虫的尾端结构较为特殊，有 4 对相对较大的具柄的乳突和 4 对相对较小的乳突，1 对不等长的交合刺。虫卵椭圆形，长为 38.5～69.3 μm。卵壳表面粗糙，一端具透明塞，内含 1～2 个卵细胞。棘颚口线虫的幼虫头端顶部具唇，头球上有 4 环小钩，小钩的数目和形状可辅助颚口线虫的鉴定。

棘颚口线虫的主要终宿主是犬、猫、虎、豹等野生动物，主要第一中间宿主是剑水蚤，第二中间宿主是黄鳝、泥鳅、乌鳢等淡水鱼类。在终宿主内，成虫寄生宿主胃壁肿块内，肿块破溃后，虫卵落入宿主的消化道随粪便排出。虫卵排出 5 d 后发育为含幼卵，7 d 后幼虫从卵内孵出。棘颚口线虫的第 1 期幼虫被第一中间宿主剑水蚤吞入后，脱去鞘膜钻入剑水蚤的胃壁到达体腔，7～10 d 便发育至第 2 期幼虫。当含棘颚口线虫第 2 期幼虫的剑水蚤被第二中间宿主吞食后，大多数幼虫移行至第二中间宿主的肌肉中，经 1 个月发育至具有感染性的第 3 期幼虫。终宿主食入含感染期幼虫的淡水鱼类后，幼虫在终宿主胃内脱囊，穿过肠壁移行至肝、结缔组织、肌肉等，最后进入胃壁，在终宿主的胃壁黏膜下形成特殊的肿块。幼虫在肿块内逐渐发育为成虫，通常一个肿块内可寄生一至数条成虫。

棘颚口线虫感染人体后不能发育为成虫，感染人体后停留在第 3 期或成虫早期。幼虫寄生在人体内可存活达 10 年以上。除了人以外，多种灵长类动物及蛙、蛇、鸡、鸭、猪等动物若被该虫感染，虫体幼虫虽然可长期存活但不能进一步发育。

2．致病

棘颚口线虫在人体内不能发育为成虫，故人不是其适宜的宿主。在人体内棘颚口线虫会在多个组织器官中移行、游窜，损害相应部位。一旦侵入脑、眼、肝、肺等器官将造成严重的后果，甚至可危及患者生命。棘颚口线虫幼虫引起的病变部位可分为皮肤型和内脏型两种。

皮肤型是因棘颚口线虫的幼虫在皮肤表皮和真皮间或皮下组织形成隧道，引起皮肤幼虫移行症，可在患者全身各个部位表现出匍行疹或间歇出现的皮下游走性包块。患者局部的皮肤表面稍红，有时可伴有灼热感和水肿，还可有痒感，但疼痛不明显。

当幼虫在宿主的消化、呼吸、泌尿及神经等系统内移行或寄居时，可引起内脏型幼虫移行症，其临床表现因寄生部位不同而不同。幼虫移行至宿主的肝脏可引起右上腹胀痛或隐痛，肝大，伴食欲缺乏、恶心、疲乏等症状。幼虫损伤到宿主肺时出现咳嗽、胸痛、气促与咳血，可导致胸腔积液或积血，虫体偶尔可随痰液被咳出。幼虫寄生在宿主的肠壁中形成肠壁肿块，可导致不完全肠梗阻，出现腹痛、腹泻、腹胀及便血、呕吐等症状，偶尔可在腹部扪及包块。幼虫寄生在宿主的眼部可引起外眼病变和眼内病变。前者表现为眼睑炎症，患者会出现眼痛、流泪、惧光、眼球周围红肿等；后者则表现为虹膜炎、前房或玻璃体积血、视网膜剥离等，严重时可导致失明。幼虫对宿主的中枢神经系统的损伤以神经根—脊髓炎、脑膜脑炎和蛛网膜下隙出血较为多见。患者表现出突然剧烈头痛、呕吐、脑膜刺激征；脑脊液呈血性，含有较多的嗜酸性粒细胞。幼虫侵入宿主泌尿道较少见，偶尔可穿过膀胱组织随尿液排出，可见血尿，排尿有异物感。

3．实验室检查

在临床上对疑似患者，尤其是有食入生或半生的淡水鱼、鸡肉、鸭肉经历者，应考虑此病并进一步检查确诊。从病变的患者组织中取出虫体后再做镜检是最可靠的确诊手段。如用眼裂隙灯检查结膜下、前房或玻璃体，皮肤活体组织检查等发现虫体等。还可通过皮内实验、沉淀反应、酶联免疫吸附试验和间接荧光抗体试验等免疫学方法做辅助诊断。进行血液检查时可观察到外周血液中白细胞总数轻度增多、嗜酸性粒细胞比例明显升高等。

4. 流行与防治

棘颚口线虫主要分布在亚洲多个国家，因其中的日本和泰国有食生鱼的饮食习惯，故棘颚口线虫感染较为严重。人体感染主要因食入生或半生的含第 3 期幼虫的淡水鱼肉、鸡肉、猪肉和鸭肉等而受感染，也有通过饮入剑水蚤污染的生水而感染的可能。

在防治时应不食生或半生的鱼类、禽类、两栖类、爬行类及哺乳类动物；保持环境的卫生，不饮生水；加强动物管理，加强食物原料如淡水鱼类、泥鳅、乌鳢等的检疫。目前尚无治疗棘颚口线虫病特效药物，但使用泼尼松龙或硫酸奎宁可使移行性肿块消退，服用阿苯达唑可预防虫体反复性肿胀，但不能控制急性症状。若棘颚口线虫在宿主的寄生部位明确，通过外科手术取出虫体是最安全有效的方法。

（四）麦地那龙线虫

麦地那龙线虫 [*Dracunculus medinensis* (Linnaeus, 1758) Gollandant, 1773] 在分类上隶属旋尾目（Spirutata）、龙线虫科（Dracunculidae）、龙线虫属（*Dracunculus*）。麦迪那龙线虫可感染人和多种哺乳动物，引起龙线虫病（dracunculiasis, Guinea worm disease），又称为几内亚线虫病（Guinea worm disease）。人或动物因食入感染期幼虫的剑水蚤而感染麦地那龙线虫。

1. 形态与生活史

虫体成虫外观呈粗白线状，体表光滑，具细密的环纹。雌虫长为 60～120 cm，宽为0.9～2.0 mm，生殖系统双管型，卵胎生，子宫内充满第 1 期幼虫（杆状蚴）。雄虫长度为 12～40 mm，宽度为 0.4 mm，虫体尾端向腹面弯曲，具 2 根交合刺。麦地那龙线虫的杆状蚴长 550～760 μm，宽为 15～30 μm，体表具纤细环纹，尾部尖细，肛门后方两侧有 1 对尾感器。麦地那龙线虫的杆状蚴被剑水蚤吞入后，在适宜温度下经 12～14 d 可发育为感染期幼虫。含感染期幼虫的剑水蚤随饮水被人或其他哺乳动物误食后，幼虫在终宿主的十二指肠从剑水蚤体内逸出，钻入宿主肠壁，经肠系膜、体腔移行至皮下的结缔组织。虫体约经 3 个月时间可发育成熟。雌虫受精后移行至终宿主皮下，产出第 1 期幼虫。雌虫产幼虫的过程可引起宿主严重的超敏反应，在皮下形成肿块，皮肤表面出现水疱，继而皮肤溃疡。当宿主的肢体与水体接触时，雌虫头端可从破溃部位处伸出，子宫和体壁破裂释放大量第 1 期幼虫。子宫内幼虫产出后，雌虫伸出的部分崩解，其余缩回宿主的皮下组织内。当破溃部位再次与水接触时可重复该过程，雌虫产尽幼虫后自然死亡，宿主伤口愈合。雄性成虫罕见。

2. 致病

感染期幼虫在宿主体内移行和发育时所经之处或所在的部位常不出现明显的病变。然而到达皮下组织的麦地那龙线虫雌虫可在周围宿主皮肤上出现条索状的肿块或硬结。麦地那龙线虫的雄虫在皮下组织交配后死亡，宿主的组织在虫体周围除引起纤维变性外没有其他病变。该虫对宿主的致病主要是雌虫移行至皮肤的过程中所产出的幼虫以及成虫和幼虫产生的大量代谢产物引起的强烈超敏反应。患者可出现局部水肿、荨麻疹、腹泻、头晕、发热和恶心等症状。血液检查时可见嗜酸性粒细胞增多。自虫体前端逸出的幼虫在皮肤表面引起丘疹，可发展为水疱、脓疱和蜂窝组织炎、脓肿、皮肤溃疡等。溃疡继发感染可致脓肿，愈合后留下肌肉损伤或永久性瘢痕。虫体还可侵犯患者的神经系统引起瘫痪，还可累及眼、泌尿生殖系统及心脏而引起病变。而在宿主体内深部组织的雌虫死亡后，虫体逐渐钙化可致寄生部位邻近的关节发炎。

3. 实验室检查

当水疱破溃后用冷水置伤口上，取伤口表面的液体涂片检查，低倍镜下可见活跃的幼虫便可确诊。也可通过手术自肿块内取成虫或抽取肿块内的液体涂片镜检，若能查见幼虫即可确诊。自患者的伤口处检获到麦地那龙线虫雌虫是最可靠的确诊依据。X 射线检查也有助于诊断宿主体内的虫体。IFA 或 ELISA 等血清学方法也可作为辅助手段。血液检查时常见嗜酸性粒细胞增高。

4. 流行与防治

麦地那龙线虫病既可感染多种动物，也可感染人，曾广泛流行于热带和亚热带地区，日本、朝鲜和中国仅见个例报道。麦地那龙线虫的流行需满足两个环节：患者饮用含剑水蚤的生水及患者与水直接接触。犬、猫、马、牛等是麦迪那龙线虫的保虫宿主。该病的感染人群年龄多在 14～40 岁，感染高峰多在 5～9 月份。

当皮肤上发现有麦地那龙线虫暴露时，应先用冷水置虫体暴露的伤口上，促使虫体慢慢伸出，再用一根小棒卷上虫体每天缓慢向外拉出直至将虫体全部拉出。此过程操作须小心，若虫体被拉断，幼虫逸出可导致严重的炎症反应。也可通过手术取出虫体。治疗药物包括甲硝唑、甲苯达唑等。避免饮用不洁生水可预防该虫的感染。

问题讨论

寄生于人体的线虫对于人体而言是一种寄生虫，可这些虫体常常也可作为宿主被更小的微生物所寄生，这些寄生的微生物对线虫的发育、代谢及致病等都具有一定的影响，你知道都有哪些寄生虫还能作为宿主吗？

思　考

（1）线虫是一类影响人体健康的寄生虫，它们能寄生在人体的哪些部位呢？

（2）常见寄生于人体肠道的线虫有似蚓蛔线虫（蛔虫）、十二指肠钩口线虫及美洲板口线虫（钩虫）、毛首鞭形线虫（鞭虫）、蠕形住肠线虫（蛲虫），临床应如何检测它们是否感染人体呢？

（3）常见寄生于人体血液或组织的线虫包括班氏吴策线虫、马来布鲁线虫、罗阿丝虫、旋毛形线虫（旋毛虫）等，应如何检测到人体是否感染它们呢？

（4）线虫病为什么主要在热带和亚热带地区流行？

测试题（单项选择题）

（1）土源性线虫与生物源性线虫的区分主要看（　　　）。

A. 线虫的感染阶段是虫卵还是幼虫　　　B. 线虫的生活史是否需要中间宿主

C. 线虫是否需要在土壤中生活一段时间 D. 线虫的感染阶段是成虫还是幼虫

E. 线虫的感染是经口还是经皮肤

（2）线虫病的流行环节是（　　　）。

A. 传染源、中间宿主、传播媒介　　　B. 传染源、传播途径、易感人群

C. 自然因素、生物因素、社会因素　　D. 温度、湿度、地质

E. 寄生虫的种类、数量、致病性

（3）下列哪项不属于中国五大寄生虫病？（　　　）

A. 血吸虫病　　　　　　　　　　　　B. 钩虫病

C. 蛔虫病　　　　　　　　　　　　　D. 黑热病

E. 疟疾

（4）线虫卵卵壳由外向内依次为（　　　）。

A. 受精膜、蛔甙层、壳质层　　　　　B. 蛔甙层、壳质层、蛋白质层

C. 受精膜、壳质层、蛔甙层　　　　　D. 壳质层、蛔甙层、受精膜

E. 蛋白质层、受精膜、蛔甙层

（5）蛔虫的寿命为（　　　）。

A. 约 1 年　　　　　　　　　　　　　B. 约 3 年

C. 约 5 年　　　　　　　　　　　　　D. 约 10 年

E. 约 10 年以上

（6）人患蛔虫病是由于食入（　　　）。

A. 受精蛔虫卵　　　　　　　　　　　B. 未受精蛔虫卵

C. 感染期蛔虫卵　　　　　　　　　　D. 脱蛋白质膜的蛔虫卵

E. 新鲜蛔虫卵

（7）蛔虫的幼虫在人体哪个部位从虫卵钻出？（　　　）

A. 口腔　　　　　　　　　　　　　　B. 胃

C. 小肠　　　　　　　　　　　　　　D. 胆管

E. 结肠

（8）蛔虫卵对外界抵抗力强的原因是（　　　）。

A. 卵壳厚　　　　　　　　　　　　　B. 具有蛋白质膜

C. 具有受精膜　　　　　　　　　　　D. 具有壳质层

E. 具有蛋白质膜和蛔甙层

（9）人体感染蛔虫的途径是（　　　）。

A. 经皮肤　　　　　　　　　　　　　B. 经接触

C. 经口　　　　　　　　　　　　　　D. 经血液

E. 经消化道

（10）蛔虫成虫主要寄生在人体的（　　　）。

A. 结肠和盲肠　　　　　　　　　　　B. 小肠上段

C. 空肠　　　　　　　　　　　　　　D. 直肠

E. 阑尾

（11）下列有钻孔习性的肠道蠕虫是（　　　）。

A. 微小膜壳绦虫　　　　　　　　　　B. 钩虫

C. 蛔虫　　　　　　　　　　　　　　D. 牛带绦虫

E. 蛲虫

（12）诊断蛔虫病最常用的方法是（　　）。

A. 生理盐水涂片法 　　　　　　　B. 饱和盐水漂浮法

C. 肛门拭子法 　　　　　　　　　D. 自然沉淀法

E. 肠黏膜活检法

（13）蛔虫对人体最严重的危害是（　　）。

A. 营养不良 　　　　　　　　　　B. 幼虫移行对肺部的损伤

C. 成虫的机械性刺激作用 　　　　D. 成虫寄生导致合并症

E. 虫体代谢物和崩解产物引起的免疫反应

（14）蛔虫的感染阶段是（　　）。

A. 内含一个卵细胞的虫卵 　　　　B. 内含卵黄颗粒的虫卵

C. 内含多个卵细胞的虫卵 　　　　D. 内含一条幼虫的虫卵

E. 内含脱一次皮的幼虫的虫卵

（15）可以引起肺部病变的线虫是（　　）。

A. 蛔虫、蛲虫 　　　　　　　　　B. 蛔虫、钩虫

C. 肺吸虫、钩虫 　　　　　　　　D. 肺吸虫、蛔虫

E. 鞭虫、钩虫

（16）在肛周产卵，并常用肛门拭子法来检查的寄生虫卵是（　　）。

A. 蛔虫卵 　　　　　　　　　　　B. 牛带绦虫卵

C. 蛲虫卵 　　　　　　　　　　　D. 鞭虫卵

E. 钩虫卵

（17）检查蛲虫卵最好的方法是（　　）。

A. 直接涂片法 　　　　　　　　　B. 饱和盐水浮聚法

C. 水洗沉淀法 　　　　　　　　　D. 肛门拭子法

E. 离心沉淀法

（18）蛲虫寄生于人体的（　　）。

A. 小肠 　　　　　　　　　　　　B. 胆道

C. 十二指肠 　　　　　　　　　　D. 回盲部

E. 直肠

（19）蛲虫寄生于人体后主要引起（　　）。

A. 营养不良 　　　　　　　　　　B. 贫血

C. 发烧 　　　　　　　　　　　　D. 肛周瘙痒

E. 异位损伤

（20）蛲虫主要产卵部位是（　　）。

A. 小肠上段 　　　　　　　　　　B. 肛周

C. 空肠 　　　　　　　　　　　　D. 直肠

E. 阑尾

（21）蛲虫卵通常在外界发育多久便具有感染性（　　）。

A. 1 h
B. 3 h
C. 6 h
D. 12 h
E. 24 h

（22）鞭虫的致病作用是（　　）。

A. 成虫的前端吸附宿主的肠黏膜
B. 成虫前端咬附宿主肠黏膜

C. 成虫前端钻入宿主肠黏膜
D. 成虫前端机械性刺激宿主肠黏膜

E. 以上均不是

（23）重度感染时可引起宿主出现柏油样便的线虫是（　　）。

A. 蛔虫
B. 蛲虫

C. 旋毛虫
D. 钩虫

E. 鞭虫

（24）在肠道寄生但以血液为食的寄生虫是（　　）。

A. 蛔虫
B. 钩虫

C. 蛲虫
D. 血吸虫

E. 蓝氏贾第鞭毛虫

（25）钩虫病贫血的原因是（　　）。

A. 腹泻
B. 慢性失血

C. 腹疼
D. 发热

E. 造血功能障碍

（26）人体感染钩虫的途径是（　　）。

A. 经皮肤
B. 经接触

C. 经口
D. 经血液

E. 经消化道

（27）钩虫对人体的感染阶段是（　　）。

A. 受精卵
B. Ⅰ期杆状蚴

C. Ⅱ期杆状蚴
D. 微丝蚴

E. 丝状蚴

（28）可鉴定钩虫种类的检查方法是（　　）。

A. 粪便直接涂片法
B. 饱和盐水浮聚法

C. 钩蚴培养法
D. 虫卵计数法

E. 以上均可以

（29）下列哪种虫卵容易与钩虫卵相混淆?（　　）

A. 受精蛔虫卵
B. 蛲虫卵

C. 脱蛋白质膜蛔虫卵
D. 肺吸虫卵

E. 血吸虫卵

（30）钩虫主要摄取宿主的（　　）。

A. 未消化食物
B. 半消化食物

C. 血液、淋巴液等
D. 肠道分泌物

E. 以上均可以

（31）感染宿主后能引起"异嗜症"的寄生虫是（　　）。

A. 蛔虫 　　　　　　　　　　　　B. 钩虫

C. 蛲虫 　　　　　　　　　　　　D. 血吸虫

E. 肝吸虫

（32）钩虫对人体危害中最常见的是（　　）。

A. 消化不良 　　　　　　　　　　B. 异嗜症

C. 低色素小细胞性贫血 　　　　　D. 钩蚴性皮炎

E. 钩蚴性肺炎

（33）确诊钩虫病最常用阳性率高的方法是（　　）。

A. 生理盐水涂片法 　　　　　　　B. 饱和盐水漂浮法

C. 肛门拭子法 　　　　　　　　　D. 自然沉淀法

E. 肠黏膜活检法

（34）丝虫对人体的感染阶段是（　　）。

A. 微丝蚴 　　　　　　　　　　　B. 腊肠期蚴

C. 杆状蚴 　　　　　　　　　　　D. 感染期虫卵

E. 感染期丝状蚴

（35）诊断班氏丝虫感染，最适宜的采血时间为（　　）。

A. 晚 10 时至次晨 2 时 　　　　　B. 晚 8 时至次晨 4 时

C. 晚 6 时至晚 12 时 　　　　　　D. 清晨空腹采血

E. 白天任何时间均可采血

（36）鉴别班氏和马来两种丝虫微丝蚴形态的主要依据如下，其中哪一条是错误的？
（　　）

A. 体态 　　　　　　　　　　　　B. 体核

C. 头间隙 　　　　　　　　　　　D. 尾核

E. 鞘膜

（37）通过检测外周血可检测下列哪种线虫感染？（　　）

A. 蛔虫 　　　　　　　　　　　　B. 旋毛虫

C. 钩虫 　　　　　　　　　　　　D. 鞭虫

E. 丝虫

（38）丝虫的感染阶段在哪种动物体内？（　　）

A. 蝇 　　　　　　　　　　　　　B. 蚊

C. 蚤 　　　　　　　　　　　　　D. 虱

E. 白蛉

（39）属于生物源性蠕虫的是（　　）。

A. 钩虫 　　　　　　　　　　　　B. 蛔虫

C. 蛲虫 　　　　　　　　　　　　D. 鞭虫

E. 丝虫

（40）具有夜现周期性的线虫是（　　）。

A. 丝虫　　　　　　　　　　　B. 旋毛虫

C. 美丽筒线虫　　　　　　　　D. 钩虫

E. 结膜吸吮线虫

（41）下列哪种病变不是丝虫引起的？（　　）

A. 血管炎　　　　　　　　　　B. 淋巴管炎

C. 淋巴结炎　　　　　　　　　D. 乳糜尿

E. 肢体象皮肿

（42）下列哪种线虫不是通过虫卵传播的？（　　）

A. 蛔虫　　　　　　　　　　　B. 蛲虫

C. 钩虫　　　　　　　　　　　D. 鞭虫

E. 丝虫

（43）下列哪种线虫不产虫卵？（　　）

A. 蛔虫　　　　　　　　　　　B. 蛲虫

C. 钩虫　　　　　　　　　　　D. 鞭虫

E. 旋毛虫

（44）旋毛虫对人体的感染阶段是（　　）。

A. 受精卵　　　　　　　　　　B. 腊肠期蚴

C. 杆状蚴　　　　　　　　　　D. 感染期虫卵

E. 囊包幼虫

（45）完成生活史必须经历宿主转换的是（　　）。

A. 蛔虫　　　　　　　　　　　B. 蛲虫

C. 钩虫　　　　　　　　　　　D. 鞭虫

E. 旋毛虫

（46）成虫和幼虫分别寄生于同一宿主的肠道和肌肉组织的线虫是（　　）。

A. 蛔虫　　　　　　　　　　　B. 旋毛虫

C. 钩虫　　　　　　　　　　　D. 鞭虫

E. 丝虫

（47）旋毛虫病最主要的确诊方法是（　　）。

A. 粪便涂片找虫卵　　　　　　B. 免疫学诊断法

C. 血液检查旋毛虫　　　　　　D. 肝穿刺查幼虫

E. 肌肉活检找虫体

（48）采用肌肉活检来诊断的线虫病是（　　）。

A. 蛔虫病　　　　　　　　　　B. 蛲虫病

C. 旋毛虫病　　　　　　　　　D. 鞭虫病

E. 钩虫病

（刘君）

第三十一章 医学吸虫

第一节 吸虫概述

吸虫 (trematode) 属于吸虫纲 (Trematoda)。吸虫纲有单殖目 (Monogenea)、复殖目 (Digenea) 和盾殖目 (Aspidogastrea) 3 个目。寄生人体的吸虫来自复殖目。复殖目吸虫成虫形态因虫种不同而不同，大多数背腹扁平，呈叶状或舌状，通常在体前端口孔周围有一个口吸盘，在虫体腹面有一个腹吸盘；其体壁由胞质性皮层和细胞体构成，具有吸收营养、保护和感觉等功能。吸虫具有消化系统、排泄系统、神经系统和生殖系统。其消化道不完整，有口、咽、食道、肠，没有肛门。排泄孔位于虫体后端。生殖系统，除了裂体吸虫外，均为雌雄同体。口吸盘和腹吸盘的大小及其位置、生殖系统的形态特点和位置是复殖目吸虫成虫形态的两个主要鉴别点（图 31 -1）。

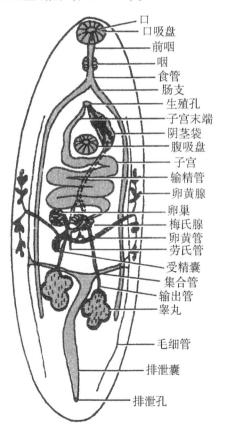

图 31 -1　复殖吸虫成虫形态结构特征

复殖目吸虫具有世代交替现象，其完成生活史离不开水，从虫卵到感染期需要在水中和软体动物体内完成，并经历无性生殖阶段。幼虫阶段因虫种不同而不同，大多吸虫发育经历虫卵、毛蚴、胞蚴、雷蚴、尾蚴、囊蚴等阶段。感染期进入适宜宿主体内，在适宜的部位发育为成虫。其营养来源因虫种不同而不同，其能量来源主要通过有氧代谢和无氧代谢获得。

在中国，常见的吸虫（表31 – 1）有华支睾吸虫、布氏姜片吸虫、肝片形吸虫、卫氏并殖吸虫、斯氏狸殖吸虫、日本裂体吸虫、异形吸虫等。根据寄生部位，前三种寄生于消化系统，之后三种寄生于血液或组织中，最后一种既可以寄生于小肠，也可以寄生于小肠肠壁组织中。

表31 – 1　常见吸虫

分类	寄生部位	种	属	科	感染期	感染途径
寄生消化系统的吸虫	肝胆管	华支睾吸虫	支睾属	后睾科	囊蚴	口
		猫后睾吸虫	后睾属			
		麝猫后睾吸虫				
		肝片形吸虫	片形属	片形科		
	小肠	布氏姜片吸虫	姜片属	异形科		
		日本棘隙吸虫	棘隙属	棘口科		
寄生血液或组织的吸虫	肺	卫氏并殖吸虫	并殖属	并殖科		
	各组织	斯氏狸殖吸虫	狸殖属			
	门静脉系统	日本裂体吸虫	裂体属	裂体科	尾蚴	皮肤
兼性吸虫	小肠及肠壁组织	异形吸虫	异形属	异形科	囊蚴	口

第二节　寄生于消化系统的吸虫

消化系统包括消化道和消化腺。寄生于消化系统的常见医学吸虫有华支睾吸虫、布氏姜片吸虫、肝片形吸虫。本节主要介绍华支睾吸虫和布氏姜片吸虫。

一、华支睾吸虫

华支睾吸虫（*Clonorchis sinensis*）寄生于终宿主的肝胆管，故又名肝吸虫（liver fluke）。

（一）形态

成虫呈叶状，长为10～25 mm，宽为3～5 mm，背腹扁平，无体棘；口吸盘大于腹吸盘，两者距离约为虫体的1/5；消化系统的两条肠支直，无肛门。生殖系统的子宫、卵巢、受精囊和两个睾丸自腹吸盘后依次排列。卵黄腺分布在虫体两侧，与子宫并排排列。两个睾丸均呈分枝状，位于虫体的后1/3，前后排列。虫卵是常见蠕虫卵中最小的虫卵，芝麻状，约（27～35）μm×（12～20）μm，淡黄褐色，卵壳厚，较窄的一侧有卵盖，较宽的一侧有小疣，内容物为毛蚴。

（二）生活史

成虫寄生于终宿主的肝胆管后产卵，卵随胆汁粪便排出体外，进入水中，被淡水螺吞食，并在其体内发育为毛蚴，经历胞蚴、雷蚴和尾蚴阶段。尾蚴成熟后，逸出螺体，侵入淡水鱼和虾的体内或附着在其体表发育为囊蚴。终宿主因吞食含有囊蚴的淡水鱼和虾而感染。囊蚴在终宿主消化液的作用下破囊，幼虫脱囊而出进入肝胆管寄生，发育为成虫并产卵（图 31-2 和图 31-3）。成虫可存活 20～30 年。

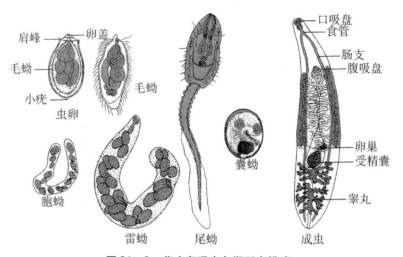

图 31-2　华支睾吸虫各期形态模式

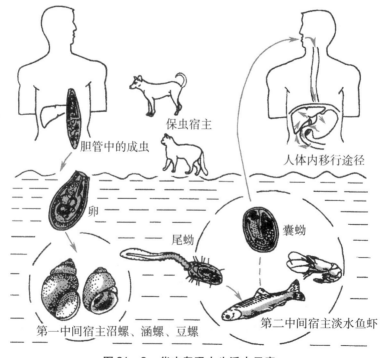

图 31-3　华支睾吸虫生活史示意

（三）致病

1. 致病机制

华支睾吸虫掠夺宿主营养，可以导致宿主营养不良、发育障碍、贫血和低蛋白血症等，对肝胆管造成的机械损伤、毒性与免疫损伤，可以导致肝胆管的上皮增生、管壁局部扩张，严重时导致纤维组织增生和肝细胞萎缩变性，管壁增厚，管腔狭窄甚至阻塞，致使胆汁滞留；合并细菌感染，可引起胆管炎、胆管结石、胆囊炎、阻塞性黄疸等；如果寄生胰腺管，可引起胰腺炎和胰管炎。长期感染刺激下，胆管上皮细胞增生导致细胞癌变，引起胆管癌，以腺癌为主。

2. 临床表现

华支睾吸虫感染后，潜伏期为 1～2 个月。轻度感染时，感染者不出现临床症状或无明显临床症状。重度感染时，临床表现一般以消化道症状为主。急性期症状常表现为发热、胃痛、肝区疼痛、腹胀、食欲减退、嗜酸性粒细胞明显增多等。慢性期症状常表现为上腹不适、消化不良、腹痛、腹泻、肝区疼痛、疲乏、头晕等。肝肿大是常见体征，肿大部位多在左叶，质软，轻度压痛。严重感染时，伴有消瘦、水肿、贫血。到晚期时，可造成肝硬化、腹水、癌症。临床病例多以慢性症状为主。儿童和青少年感染者，临床症状比较重，常有营养不良、发育障碍、贫血、低蛋白血症、肝肿大，甚至可致肝硬化和侏儒症。

（四）实验室诊断

病原学检查查到虫卵是确诊的依据。最常用的病原学检查方法是沉淀法。免疫学诊断和影像学诊断可以作为华支睾吸虫病的辅助诊断。B 型超声波检查和 CT 检查具有较大的临床价值。

（五）流行

华支睾吸虫病主要流行于亚洲，传染源为可排出虫卵的患者、带虫者以及家畜和野生动物。保虫宿主有 30 余种，其中主要的是猫、狗和猪。淡水螺有 12 种，最常见的有豆螺、沼螺和涵螺。淡水鱼有 101 种。人群普遍易感。

（六）防治

防治方法就是做好宣传教育，加强粪便管理和卫生检疫，勿生食或半生食鱼虾，不饮生水，厨具生熟分开，放弃不良烹制方法和饮食习惯。最常用药物是吡喹酮和阿苯达唑。

二、布氏姜片吸虫

布氏姜片吸虫（*Fasciolopsis buski*）形似姜片，简称姜片虫，寄生于终宿主的小肠，故又名肠吸虫（intestinal fluke）。

（一）形态

肠吸虫成虫似姜片（图 31-4），大小为（20～75）mm×（8～20）mm×（0.5～3）mm，有微细体棘；两吸盘比邻，腹吸盘是口吸盘的 4～5 倍。肠支呈波浪状。睾丸呈珊瑚状，位于虫体后半部，前后排列。卵黄腺分布于虫体两侧。虫卵是常见蠕虫卵中最大的虫卵，椭圆形，约（130～140）μm×（80～85）μm，卵壳薄，卵盖不明显，内容为为一个卵细胞和若干卵黄细胞（图 31-4）。

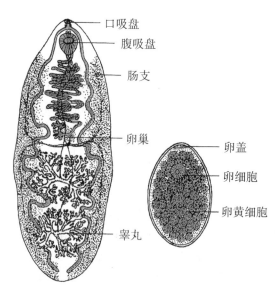

图 31 -4　布氏姜片吸虫成虫和虫卵模式

（二）生活史

成虫寄生于终宿主小肠，产卵。卵随粪便入水，在适宜的条件下发育并孵出毛蚴。毛蚴侵入扁卷螺体内，经历胞蚴、母雷蚴、子雷蚴、尾蚴阶段。尾蚴逸出螺体，附着在荸荠、茭白、浮萍等水生植物表面发育成囊蚴。终宿主因食入囊蚴而感染。在宿主消化液作用下，后尾蚴逸出，在小肠发育为成虫（图 31 -5）。

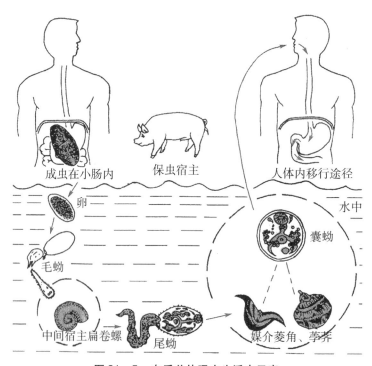

图 31 -5　布氏姜片吸虫生活史示意

（三）致病

成虫对肠的致病主要为机械性损伤和毒性与免疫损伤。成虫腹吸盘大、肌肉发达，对吸附部位的损伤较大，可以引起肠黏膜炎症、出血、水肿、坏死、脱落，形成溃疡或脓肿。临床表现以腹痛、腹泻等消化道症状为主，偶尔可以寄生于宿主胆道，引起胆道疾病。

（四）实验室诊断

病原学检查查到虫卵是确诊的依据。最常用的病原学检查方法是沉淀法，偶尔也可从患者的呕吐物或粪便中找到成虫而确诊。

（五）流行与防治

姜片虫主要流行于东亚、南亚和东南亚。在中国，流行于种植可供生食的水生植物的地区。猪是重要的保虫宿主。做好宣传教育、加强粪便管理和卫生检疫、勿生食或半生食水生植物、不饮生水、放弃不良烹制方法和饮食习惯等均可有效防治。最有效的药物是吡喹酮。

第三节　寄生于血液或组织中的吸虫

在常见医学吸虫中，日本裂体吸虫寄生在终宿主的肝门－肠系膜下静脉，卫氏并殖吸虫寄生在终宿主的肺部。

一、日本裂体吸虫

日本裂体吸虫（*Schistosoma japonicum*）寄生在血管，故又称为日本血吸虫。

（一）形态

成虫雌雄异体，雌长雄短，雌虫圆柱状，雄虫背腹扁平，两个吸盘位于虫体前段，常呈雌雄合抱状态。雌虫大小为（12～28）mm×（0.1～0.2）mm，雄虫大小为（10～20）mm×（0.5～0.55）mm。日本血吸虫的肠支在虫体中部之后汇合成一支。雄虫睾丸位于虫体前端，腹吸盘之下后方，多为7个，前后串珠样排列，雌虫子宫、卵巢、卵黄腺从前到后依次排列。卵巢位于虫体中部，卵黄腺分布在汇合肠支的两侧。虫卵为中等大小，椭圆形，平均89 μm×67 μm，淡黄色，卵壳薄，无卵盖，一侧有侧棘，内容为毛蚴；卵壳和毛蚴之间有间隙（图31-6）。

（二）生活史

成虫寄生于终宿主肝门—肠系膜下静脉，雌虫在靠近肠腔的肠黏膜下层静脉末梢内产卵。虫卵一部分随血流沉积在肝组织内，另一部分沉积在肠壁小静脉内。沉积在肠壁的虫卵中的毛蚴发育成熟，分泌各种分泌物。分泌物透出卵壳作用于周围组织，引起炎症和组织坏死。坏死组织在血管压力、腹腔压力、肠蠕动等作用下向肠腔溃破。虫卵随之进入肠腔，随粪便排至体外，入水，在适宜的条件下，毛蚴孵出。毛蚴侵入钉螺，在其体内经过母胞蚴、子胞蚴和尾蚴阶段（图31-7）。尾蚴发育成熟，在适宜的条件下逸出螺体，接触宿主皮肤侵入，发育为幼虫。幼虫经过血液循环到达肝门静脉发育到性器官初步成熟，雌雄合抱后，移行到肠系膜下静脉定居、交配、产卵（图31-8）。成虫平均可活4.5年。

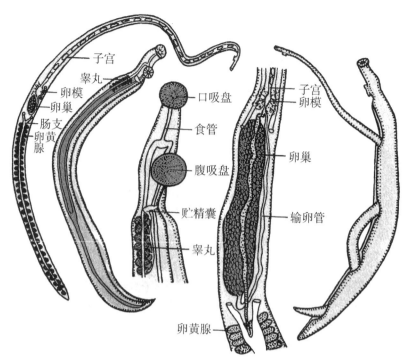

图31-6 日本血吸虫成虫形态与结构模式

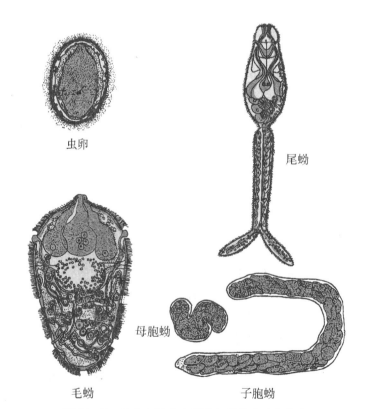

图31-7 日本血吸虫虫卵及各期幼虫形态模式

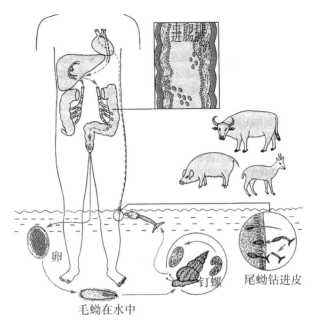

图 31 -8　日本血吸虫生活史示意

（三）致病

1. 致病机制

日本血吸虫尾蚴、幼虫、成虫和虫卵均对宿主致病，其中虫卵是主要致病虫期，对机体的危害最大。目前，普遍认为毒性与免疫损伤是日本血吸虫的主要致病机制。尾蚴可以通过速发型超敏反应和迟发型超敏反应引起尾蚴性皮炎；幼虫通过机械损伤引起血管炎，超敏反应可导致患者出现潮热、咳嗽、腹泻等临床症状；成虫可以引起免疫复合型超敏反应；虫卵可以引起迟发型超敏反应，导致虫卵肉芽肿。日本血吸虫可以异位寄生，引起异位血吸虫病，异位寄生常见部位在肺和脑。

2. 临床表现

（1）急性血吸虫病。在尾蚴入侵人体后 5～8 周时，成虫大量产卵，虫卵中的毛蚴发育成熟并释放大量抗原，引起感染者血清病样综合征。感染者开始出现全身症状，表现为畏寒、发热、多汗等；消化道症状表现为恶心、呕吐、食欲减退、腹痛、腹泻、脓血便或黏液血便等；体征有淋巴结和肝肿大，常伴肝区压痛，肝左叶肿大更明显，质软、表面光滑；呼吸系统症状多有干咳，可有气促和胸痛，发病月余时影像学检查可见点状、雪花状、云雾状等浸润性阴影，可持续 2～3 个月。重症感染者可有消瘦、神志不清、脾肿大、腹水、黄疸、高度贫血等症状。患者可能还会有支气管哮喘、荨麻疹、出血性紫癜、神经血管性水肿等过敏征象。

（2）慢性血吸虫病。该病分为无症状（隐匿型）和有症状两类，是由急性期症状消失而未去除病原体的患者或者反复轻度感染者发展形成的。少数无症状者可有轻度肝或脾肿大，肝功能正常。有症状者表现为间歇性慢性腹泻，常见肝肿大和轻度脾肿大。肿大肝脏表面光滑、质地略硬，无压痛，丙种球蛋白增高。

（3）晚期血吸虫病。干线型肝硬化后出现门静脉高压综合征、严重生长发育障碍、结肠显著肉芽肿性增生，临床上分为腹水型、巨脾型、侏儒型和结肠增殖型。腹水型常在感染、呕吐、过度劳累后诱发，高度腹水者可出现腹壁静脉曲张、脐疝、股疝、胸水、下肢水肿、呼吸困难，容易出现黄疸。巨脾型患者脾肿大，横径超过腹中线或者超过脐平线，伴有脾功能亢进、门静脉高压或上消化道出血。侏儒型患者身材矮小、无第二性特征、面容苍老等。结肠增殖型患者的症状表现为腹痛、腹泻或便秘，或两者交替出现，可能并发结肠癌。

（4）异位血吸虫病。日本血吸虫在门静脉系统之外寄生并发育为成虫的现象为日本血吸虫的异位寄生。异位寄生的日本血吸虫成虫产卵，虫卵沉积在门静脉系统之外的器官或组织引起肉芽肿病变，病变造成的损伤或疾病即为异位血吸虫病。肺和脑是常见的异位损伤部位。

（四）实验室诊断

用病原学检查方法检查粪便查到虫卵是确诊的依据，最常用的病原学检查方法是沉淀法。

（五）流行与防治

日本血吸虫病流行于亚洲。中国长江流域及以南 12 个省、市、自治区曾有流行，目前已经达到传播阻断标准，计划在 2030 年消灭血吸虫病。防治方面要做好宣传教育，加强粪便管理和供水安全，勿接触疫水，不饮生水，放弃不良烹制方法和饮食习惯。首选药物是吡喹酮。

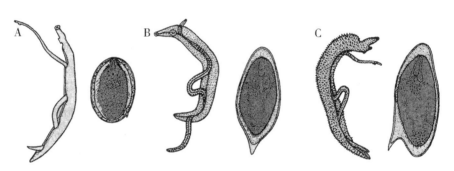

图 31 - 9　人类三种主要血吸虫成虫和虫卵形态模式
A：日本血吸虫；B：埃及血吸虫；C：曼氏血吸虫。

（六）其他人体血吸虫

二、卫氏并殖吸虫

卫氏并殖吸虫（*Paragonimus westermani*）寄生于终宿主肺组织，故又名肺吸虫（lung fluke）。

（一）形态

成虫形似半粒花生，腹侧扁平，背侧隆起，大小为（7～12）mm×（4～6）mm×（2～4）mm，有体棘，两个吸盘大小相当，距离约近虫体 1/2。卵巢和子宫近似并排排列，两个睾丸近似并排排列。睾丸呈指状，卵巢分 6 叶。虫卵为不规则椭圆形，大小为（80～118）μm×（48～60）μm，金黄色，卵壳厚薄不一，有卵盖，卵盖对侧卵壳往往较厚（图 31 - 10）。

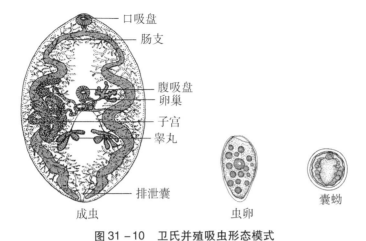

图31-10 卫氏并殖吸虫形态模式

（二）生活史

成虫寄生于终宿主肺内，产卵。卵随痰排出或被吞咽进入消化道随粪便排出，进入水中，在适宜的条件下发育为毛蚴。毛蚴侵入川卷螺体内，经胞蚴、母胞蚴、子胞蚴和尾蚴阶段。成熟尾蚴逸出螺体侵入溪蟹、蝲蛄等体内发育为囊蚴（图31-10）。终宿主因食入囊蚴而感染。囊蚴在消化液作用下脱囊形成后尾蚴，后尾蚴钻入肠壁形成幼虫，幼虫通过移行到达肺部发育为成虫（图31-11）。

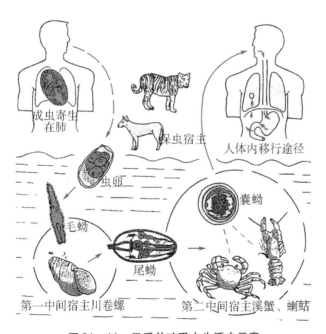

图31-11 卫氏并殖吸虫生活史示意

日本血吸虫与其他人体血吸虫形态生活史的主要区别见表31-2。肺吸虫的临床分期和类型见表31-3。

表31-2 日本血吸虫与其他人体血吸虫形态生活史的主要区别

项目			日本血吸虫	曼氏血吸虫	埃及血吸虫	间插血吸虫	湄公血吸虫	马来血吸虫
地理分布			中国、日本、菲律宾、印度尼西亚	非洲、拉丁美洲、亚洲	亚洲、非洲、近非洲的葡萄牙等欧洲国家	加蓬、喀麦隆、乍得、扎伊尔	湄公河流域的柬埔寨、老挝、泰国	马来西亚
成虫	体表 雄	结节	无	明显	细小	有		无
		体棘	细头		在末端	细	细	细
	体表 雌	结节	小	小	小	光滑	小	小
		体棘						
	肠支	两肠支汇合	体后半部	体前半部	体中部之后	体后半部	体后半部	体中部之后
		盲管	短	长	短	短	短	短
	卵巢	位于体的	中部	中线前	中线后	中线后	中部	中线
	寄生部位		肠系膜下静脉、门脉系统	主要在肠系膜小静脉、痔静脉丛	主要在膀胱静脉丛、骨盆静脉、直肠小静脉	肠系膜静脉、门脉系统	肠系膜上静脉、门脉系统	肠系膜静脉、门脉系统
虫卵	形态		圆形或卵圆形	长卵圆形	纺锤形	纺锤形	卵圆形	卵圆形
	侧棘		短小	长大	无	无	短小	短小
	端棘		无	无	小	长、细尖	无	无
	在人体的分布		肠壁、肝	肠壁、肝	膀胱壁、肝	肠壁、肝	肠壁、肝	肝、肠壁
	排出途径		粪便	粪便、偶尔尿液	粪便、偶尔尿液	粪便	粪便	粪便
中间宿主			湖北钉螺	双脐螺	水泡螺	水泡螺	开放拟钉螺	小罗伯特螺

表 31 - 3　肺吸虫的临床分期和类型

项目		急性期	慢性期					
			胸肺型	腹肝型	皮下型	脑脊髓型	亚临床型	其他型
机制		食入囊蚴后	虫体移行,造成各器官受损					
临床表现	轻度	食欲减退、乏力、腹痛腹泻、发热等	咳嗽、咳血痰、胸痛等为主要症状。可有渗出性胸膜炎、胸腔积液、胸膜粘连、心包积液、心包炎等	痛、腹泻、大便带血等。腹痛多为隐痛,并且位置不固定。偶见腹膜炎和腹水,多见肝肿大	游走性皮下包块,可触动,常为单发	阵发性剧烈头痛、癫症发作、瘫痪等为主要症状。也可出现下肢运动或感觉障碍、截瘫、蛛网膜下腔出血等	无临床症状或无临床症状但有实验室诊断证据	其他部位被损伤引起的症状,不同部位的临床症状不同
	重度	高热、腹痛、腹泻、咳嗽、气促、肝肿大、全身过敏反应、白细胞总数增多						
	持续时间	1～3个月						

（三）致病

1. 致病机制

肺吸虫的致病虫期包括后尾蚴、幼虫和成虫，其中主要致病的是幼虫和成虫。后尾蚴机械性损伤肠黏膜。幼虫在移行过程中机械性损伤移行部位的器官和组织，造成血性或脓性窦道，甚至囊肿。成虫形成虫囊，其引起的病理过程可以分为脓肿期、囊肿期和纤维瘢痕期。脓肿期主要由虫体机械性损伤移行部位的组织，导致组织破坏、出血，并可以继发感染。病变部位呈隧道样或窟穴样，开始时内有血和炎性细胞的渗出，之后病变部位四周形成肉芽组织，进入囊肿期。囊肿期的囊肿内充满赤褐色果酱样液态物体，取样进行显微镜检查可见大量肺吸虫的虫卵、夏科雷登结晶等。当虫体死亡或移行到别处后，囊肿内容物逐渐通过支气管排出或被吸收，并被肉芽组织填充，纤维化形成瘢痕，进入纤维瘢痕期。

2. 临床表现

根据感染的时间、程度和宿主免疫力，其临床类型可以分为急性期和慢性期，慢性期又根据器官分为胸肺型、腹肝型、皮下型、脑脊髓型、亚临床型和其他型。分型不同，临床表现也不同（表 31 - 3）。

（四）实验室诊断

通过病原学检查方法检查，在粪便或痰中查到虫卵是确诊的依据。最常用的病原学检查方法是沉淀法。影像学检查适用于胸肺型、脑脊液型的辅助诊断。针对幼虫阶段致病，常用诊断方法是免疫学方法。

（五）流行与防治

肺吸虫病以亚洲为多，尤其以中国为主。该虫的保虫宿主较多，转续宿主不少于 15 种，包括山羊、绵羊、家兔、鸡、鸭、鹅等。做好宣传教育，加强粪便管理和卫生检疫，勿生食或半生食保虫宿主和转续宿主，不饮生水，放弃不良烹制方法和饮食习惯。常用药物是吡喹酮。

问题讨论

小程，男，18 岁，2006 年因剧烈头痛住院。入院初期，影像学检查显示小脑病灶。之后，陆续影像学检查发现脑干病灶和大脑病灶。假设小程的疾病是由吸虫引起，那么哪种或哪些医学吸虫可能会引起这样的临床表现？为什么？如何证实？

思 考

（1）本章介绍了哪些常见医学吸虫？它们分别是什么？它们分别有何形态？如何进行鉴定？

（2）常见医学吸虫的生活史有何异同点？各种常见医学吸虫的中间宿主、终宿主、感染虫期、感染途径、致病阶段、诊断阶段分别是什么？

（3）各种常见医学吸虫如何致病？感染各种常见医学吸虫后，感染者可能会有哪些临床表现？

（4）各种常见医学吸虫有哪些实验室诊断？最常用的病原学诊断方法是什么方法？哪

些吸虫感染后在什么情况下常用免疫学方法进行初步实验室诊断?

（5）作为临床医学生，如何更好地总结医学吸虫重点内容以便自己将来用于临床工作，避免漏诊和误诊?

‖● 测试题（单项选择题）●‖

（1）可以引起游走性皮下包块的吸虫是（　　）。

A. 华支睾吸虫　　　　　　　　　B. 布氏姜片吸虫

C. 卫氏并殖吸虫　　　　　　　　D. 日本血吸虫

E. 以上吸虫都不可以

（2）经皮肤感染人的吸虫是（　　）。

A. 华支睾吸虫　　　　　　　　　B. 布氏姜片吸虫

C. 卫氏并殖吸虫　　　　　　　　D. 日本血吸虫

E. 以上吸虫都不可以

（3）成虫寄生在终宿主小肠的吸虫是（　　）。

A. 华支睾吸虫　　　　　　　　　B. 布氏姜片吸虫

C. 卫氏并殖吸虫　　　　　　　　D. 日本血吸虫

E. 以上吸虫都不可以

（4）寄生在肝胆管的吸虫是（　　）。

A. 华支睾吸虫　　　　　　　　　B. 布氏姜片吸虫

C. 卫氏并殖吸虫　　　　　　　　D. 日本血吸虫

E. 以上吸虫都不可以

（5）可以通过从痰中找到虫卵而确诊的吸虫是（　　）。

A. 华支睾吸虫　　　　　　　　　B. 布氏姜片吸虫

C. 卫氏并殖吸虫　　　　　　　　D. 日本血吸虫

E. 以上吸虫都不可以

（6）不引起肝脏病变的吸虫是（　　）。

A. 华支睾吸虫　　　　　　　　　B. 布氏姜片吸虫

C. 卫氏并殖吸虫　　　　　　　　D. 日本血吸虫

E. 以上吸虫都不可以

（7）可引起干线性肝脏病变的吸虫是（　　）。

A. 华支睾吸虫　　　　　　　　　B. 布氏姜片吸虫

C. 卫氏并殖吸虫　　　　　　　　D. 日本血吸虫

E. 以上吸虫都不可以

（范志刚）

第三十二章　医　学　绦　虫

 第一节　绦虫概述

绦虫（cestodes）属于扁形动物门的绦虫纲（Cestoidea），因成虫背腹扁平、长如带状，故又称带虫。绦虫成虫绝大多数寄生在脊椎动物的消化道内，幼虫需要在 1～2 个中间宿主组织内发育为中绦期幼虫（metacestode）。可寄生人体的绦虫有 30 余种，分属于多节绦虫亚纲的圆叶目（Cyclophyllidea）和假叶目（Pseudophyllidea）。

一、形态

（一）成虫

虫体呈白色或乳白色，扁长如带状，体分节，左右对称，前窄后宽，无体腔，无消化系统，寄生人体的绦虫均为雌雄同体。虫体长度为数毫米至数米不等。虫体分为头节（scolex）、颈部（neck）和链体（strobila）。头节具有固着器官，颈部短而纤细、不分节，颈部以后的链体分节，链体可由 3～4 个至数千个节片（proglottids/segments）组成，越往后越宽大。圆叶目绦虫头节多呈球形，顶端有 4 个吸盘，吸盘中央可有能伸缩的圆形突起，称为顶突（rostellum），顶突周围常有 1～2 圈棘状或矛状的小钩。假叶目绦虫头节呈梭形，背腹各有一吸槽。虫体以头节上的固着器官吸附在宿主肠壁上（图 32–1）。

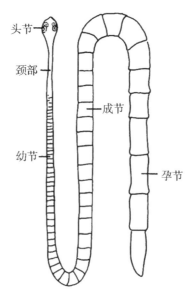

图 32 –1　绦虫形态模式

绦虫的颈部具有生发功能，不断向后芽生出新的节片，靠近颈部的节片较细小，节片内的生殖器官尚未发育成熟，称为未成熟节片或幼节；向后节片逐渐增大，链体中部节片内的生殖器官已发育成熟，称为成熟节片或成节；链体后部的节片最大，子宫内充满虫卵，称为妊娠节片或孕节。链体末端的孕节逐渐从链体上脱落，新的节片不断地从颈部长出来，这使绦虫得以始终保持一定的长度。绦虫的内部结构如下：

1. 体壁结构

绦虫的体壁可分为两层，即皮层（亦可称体被）和皮下层。皮层为具有高度代谢活性的组织，电镜下可见皮层外表面具有无数微小的指状胞质突起，称为微毛。具有大量空泡的较厚的胞质区位于微毛下层，胞质区下层及皮层的最内层有明显的基膜，与皮下层截然分开，内线粒体密集在接近基膜的胞质区。整个皮层均无胞核。

皮下层主要由表层肌组成，包括环肌、纵肌及少量斜肌。表层肌下的实质组织有大量的电子致密细胞，即核周体。核周体由若干连接小管穿过表层肌和基膜与皮层相连。核周体具有双层膜的胞核和复杂的内质网、线粒体、蛋白类晶体和脂或糖原小滴等，故皮层实际上是一种合胞体结构，靠核周体的分泌物来进行更新。

虫体内部由实质组织充满，但无体腔和消化道；神经、排泄和生殖系统均包埋在实质组织中。在实质组织中还有许多钙和镁的苯酚盐微粒，外面由包膜包绕呈椭圆形，称为石灰小体或钙颗粒，可能与缓冲酸碱度有关，或可作为离子和二氧化碳的补给库。

2. 神经系统

头节有一神经节，由此发出6根纵行的神经干，左右两侧各有1根主干和2根辅干，贯穿整个链体，在头节与每个节片中有横向的连接支。感觉末梢分布在皮层，连接触觉感受器和化学感受器。

3. 排泄系统

该系统由若干焰细胞及与其相连的4根纵行的排泄管组成。排泄管贯穿链体，并在每个节片的后部有横支左右连通。头节内排泄管形成排泄管丛。排泄系统既可以排出代谢产物，又可以调节体液平衡。

4. 生殖系统

链体的每个成节内均有雌雄生殖器官各1套。雄性生殖系统具有数个至数百个圆球形睾丸，位于节片上、中部的实质中。每个睾丸各伸出一输出管，输出管汇合成输精管延伸入阴茎囊，在囊内外输精管可膨大成储精囊。输精管在阴茎囊中接纳前列腺后延伸为射精管，射精管的末端是阴茎，其上具小刺或小钩，为交合器官。前列腺可位于阴茎囊内或外。

雌雄生殖系统包括卵巢、卵黄腺、子宫和阴道等。一个卵巢，大多分为左右两叶，位于节片中后部腹面。卵黄腺可呈数量众多的滤泡状均匀分散在节片内或聚集成单一的致密实体，位于卵巢后方。卵黄腺发出卵黄小管，汇集成卵黄总管，常膨大成卵黄囊，并与输卵管相连。阴道多与输精管平行，远端开口于节片侧面的生殖孔。输卵管自卵巢发出后膨大成卵模，再与子宫相通。子宫呈管状或囊状，管状的子宫盘曲在节片中部，开口于腹面的子宫孔；囊状的子宫位于节片中部，无子宫孔，随着子宫内虫卵的增多和发育而膨大，可向两侧形成分支，几乎占满整个节片。

（二）虫卵

假叶目绦虫卵与吸虫卵相似，呈椭圆形，卵壳较薄，一端有卵盖，卵内含一个卵细胞和多个卵黄细胞。圆叶目绦虫卵多呈圆球形，卵壳很薄，内有很厚胚膜层，卵内含已发育的幼虫，具有 3 对小钩，称为六钩蚴（oncosphere）。

二、生活史

绦虫的成虫寄生于脊椎动物的肠道内，虫卵自子宫孔排出或随孕节脱落而排出。假叶目和圆叶目绦虫在外界的发育有很大的不同。

假叶目绦虫生活史需要 2 个中间宿主。虫卵排出后必须进入水中，孵出的幼虫具有 3 对小钩，体表被有 1 层纤毛，能在水中游动，称为钩球蚴（coracidium）。钩球蚴的第一中间宿主是剑水蚤，在其体内发育为中绦期幼虫原尾蚴（procercoid）。原尾蚴再进入第二中间宿主鱼或蛙等其他脊椎动物体内，继续发育为裂头蚴（plerocercoid/sparganum）。裂头蚴呈乳白色，带状，体不分节，前端略凹入，伸缩活动能力很强。裂头蚴进入终宿主肠道后发育为成虫。

圆叶目绦虫生活史只需 1 个中间宿主，个别种类可不需要中间宿主。由于圆叶目绦虫无子宫孔，虫卵随孕节的脱落排出体外，因孕节自身活动或被外力挤压破裂才能得以散出。若虫卵被中间宿主吞食，则卵内的六钩蚴在小肠孵出，钻入宿主肠壁，随血流到达组织内，发育成中绦期幼虫。

常见中绦期幼虫有以下类型（图 32 - 2）。

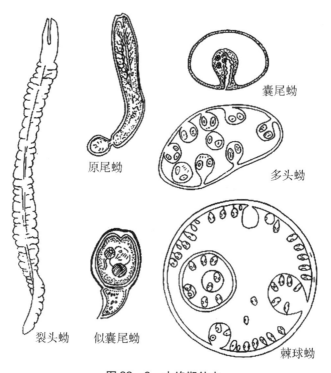

囊尾蚴

原尾蚴

多头蚴

裂头蚴　似囊尾蚴

棘球蚴

图 32 - 2　中绦期幼虫

（一）囊尾蚴（cysticercus）

囊尾蚴俗称囊虫（bladder worm），是半透明的泡状囊，囊内充满囊液，囊壁上有一向内翻卷曲的头节。

（二）棘球蚴（hydatid cyst）

棘球蚴是一种较大的囊，囊内充满液体。囊内有无数原头蚴或原头节（protoscolex）；此外，还有许多小的生发囊附着在囊壁上或悬浮在囊液中，其内亦可有许多原头蚴或更小的生发囊，以致一个棘球蚴内可含成千上万个原头节。

（三）泡球蚴（alveolar hydatid cyst）

泡球蚴又称多房棘球蚴（multilocular hydatid cyst），其囊较小，但可不断向囊内和囊外芽生若干小囊，囊内充满胶状物，其中原头节较少。

（四）似囊尾蚴（cysticercoid）

该虫体型较小，前端有很小的囊腔和相对较大的头节，后端是带小钩的实心尾状结构。

中绦期幼虫被终宿主吞食后，在其肠道内受胆汁的作用才能脱囊或翻出头节，发育为成虫。成虫在终宿主体内存活的时间随虫种而不同，有些仅能存活几天到几周，而有些可长达几十年。

三、生理

绦虫成虫寄生在终宿主的肠道内，节片直接浸浴在宿主半消化的食糜中，靠体表的皮层吸收营养。绦虫成虫体表皮层通过扩散和主动运输等方式可吸收各种营养物质，包括糖类、氨基酸、维生素、脂肪酸、甘油、核苷以及嘌呤和嘧啶等。有些绦虫头节上的顶突可穿入宿主的肠腺，通过皮层胞质区大量空泡的胞饮作用，摄取黏液和细胞碎片以及其他营养微粒。成虫皮层表面带有尖棘的微毛，微毛既有固着作用，避免虫体因宿主消化道的蠕动而被排出，又可擦伤宿主肠黏膜，使富含营养的高浓度细胞浆渗出到虫体周围而利于虫体吸收。遍布虫体体表的微毛还大大增加了吸收面积，提高了绦虫营养吸收的效能。另外，皮层的特殊结构使其具有向外界进行分泌、保护虫体、抵抗宿主消化液破坏等作用。

绦虫主要通过糖代谢获得能量。成虫主要依赖糖酵解，有些幼虫依赖三羧酸循环和电子传递系统获得能量，例如，细粒棘球绦虫原头蚴具有完全的三羧酸循环功能。

绦虫成虫是雌雄同体，可行有性生殖，其交配和受精可在同一节片内或同一虫体的不同节片间完成，亦可在不同虫体之间进行。有些绦虫的中绦期幼虫可进行无性生殖，如棘球蚴的芽生生殖，可从囊壁生发层长出许多原头蚴和生发囊。

四、致病

绦虫成虫寄生于宿主肠道，掠夺宿主的营养，但主要致病机制是虫体头节固着器官吸盘或吸槽和小钩以及微毛对宿主肠黏膜的机械刺激和损伤，以及虫体代谢产物的刺激。成虫所致症状通常轻微，仅有腹部不适、消化不良、饥饿痛、腹泻或腹泻与便秘交替出现等。个别虫种如阔节裂头绦虫因大量吸收宿主肠道内的维生素 B_{12} 可引起宿主贫血。

绦虫幼虫寄生在人体内造成的危害远大于成虫，囊尾蚴和裂头蚴可寄生在皮下和肌肉内引起结节或游走性包块；如寄生于眼、脑等重要器官则可致严重的后果。棘球蚴寄生在肝、肺等引起占位性病变，但其囊液一旦进入宿主组织可诱发超敏反应导致休克，甚至死亡。

增殖型裂头蚴病是由曼氏裂头蚴在宿主免疫功能受抑制或受到病毒感染时，发生异常的芽生增殖所致。此外，裂头蚴还具有一定的再生能力，当部分虫体被切除后，可重新长成一条完整的虫体。

五、分类

常见人体绦虫的分类见表32-1。

表32-1　常见人体绦虫的分类

目	科	属	种
假叶目 Pseudophyllidea	裂头科 Diphyllobothriidae	迭宫属 *Spirometra*	曼氏迭宫绦虫 *S. mansoni*
		裂头属 *Diphyllobothrium*	阔节裂头绦虫 *D. latum*
圆叶目 Cyclophyllidea	带科 Taeniidae	带属 *Taenia*	链状带绦虫 *T. solium*
			肥胖带绦虫 *T. saginata*
			亚洲带绦虫 *T. asiatica*
		棘球属 *Echinococcus*	细粒棘球绦虫 *E. granulosus*
			多房棘球绦虫 *E. multilocularis*
	膜壳科 Hymenolepididae	膜壳属 *Hymenolepis*	微小膜壳绦虫 *H. nana*
			缩小膜壳绦虫 *H. diminuta*
		假裸头属 *Pseudanoaplocephala*	克氏假裸头绦虫 *P. crawfordi*
	囊宫科 Dilepididae	复孔属 *Dipylidium*	犬复孔绦虫 *D. caninum*
	代凡科 Davaineidae	瑞列属 *Raillietina*	西里伯瑞列绦虫 *R. celebensis*

第二节　寄生于消化系统的绦虫

一、曼氏迭宫绦虫

曼氏迭宫绦虫［*Spirometra mansoni*（Joyeux et Houdemer，1927）］成虫主要寄生在猫科、犬科等食肉动物，偶尔寄生在人体，但其中绦期曼氏裂头蚴可寄生在人体，导致曼氏裂头蚴病（sparganosis mansoni），其危害远大于成虫。

（一）形态

1. 成虫

成虫长为 60～100 cm，宽为 0.5～0.6 cm；头节呈指状，长为 1～1.5 mm，宽为 0.4～0.8 mm，其背、腹面均有一条纵行的吸槽。颈部细长，链体有约 1 000 个节片，一般节片的宽大于长，但远端的节片长宽几近相等。孕节和成节的结构基本相似，均有发育成熟的雌雄生殖器官各 1 套，肉眼即可见每个节片中部凸起的子宫（图 32-3）。

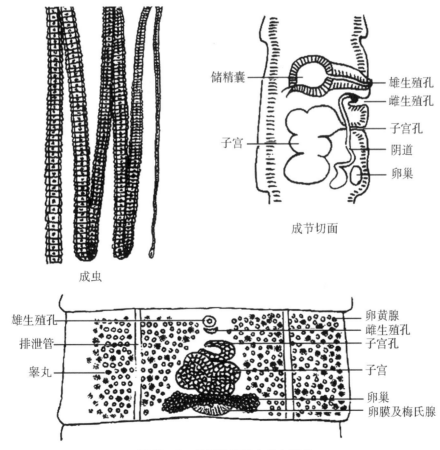

储精囊

雄生殖孔
雌生殖孔
子宫孔
阴道
卵巢

子宫

成节切面

成虫

雄生殖孔
排泄管
睾丸

卵黄腺
雌生殖孔
子宫孔
子宫
卵巢
卵膜及梅氏腺

图 32-3　曼氏迭宫绦虫成虫模式

　　睾丸呈小泡状，有320～540个，散布在整个节片内近背面两侧的深部实质组织中，输出管由睾丸发出，在节片中央汇合成输精管后弯曲向前且膨大成储精囊和阴茎，再通向节片中央腹面的雄性生殖孔。卵巢分两叶，位于节片后部，输卵管由卵巢中央发出，较短，末端膨大成卵模，连接子宫。阴道为纵行的小管，月牙形外口位于雄性生殖孔下方，另一端膨大为受精囊连接输卵管。卵黄腺呈小滤泡状，散布在整个节片实质组织的表层。子宫位于节片中部，螺旋状盘曲且紧密重叠，基部宽而顶端窄小，略呈金字塔状，子宫孔开口于阴道口下方。孕节子宫内充满虫卵。

2. 虫卵

　　虫卵呈椭圆形，两端稍尖，浅灰褐色，长为52～76 μm，宽为31～44 μm，卵壳较薄，一端有卵盖，内含一个卵细胞和多个卵黄细胞。

3. 裂头蚴

　　裂头蚴呈长带形，乳白色，长为0.5～30 cm，宽为0.3～1.0 cm，头端膨大，中央有一明显凹陷；体不分节，体表有不规则横皱褶，末端多呈钝圆形，伸缩活动能力很强（图32-4）。

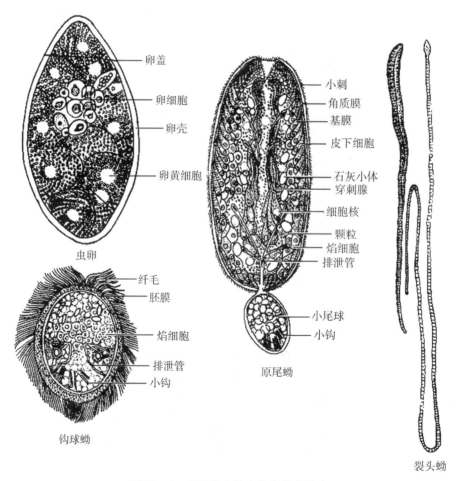

图32-4　曼氏迭宫绦虫卵和幼虫模式

（二）生活史

曼氏迭宫绦虫的生活史需要终宿主和两个中间宿主。终宿主主要是猫和犬，其次是虎、豹、狐和豹猫等食肉动物。第一中间宿主是桡足类剑水蚤，第二中间宿主主要是蛙。多种脊椎动物如蛇、鸟类和猪等可作为其转续宿主。

成虫寄生于终宿主的小肠内，虫卵自子宫孔产出后，可随宿主粪便排出体外，在水中适宜的温度下，经 2～5 周发育孵出钩球蚴。钩球蚴直径为 80～90 μm，呈椭圆形或近圆形，周身被有纤毛，在水中做无定向螺旋式游动。钩球蚴被剑水蚤吞食后脱去纤毛，穿过剑水蚤肠壁入血腔发育成原尾蚴。一个剑水蚤血腔内可含 20～25 个原尾蚴。原尾蚴大小约 260 μm×（44～100）μm，长椭圆形，前端略凹，后端有小尾球。带有原尾蚴的剑水蚤被蝌蚪吞食后，随着蝌蚪发育为蛙，原尾蚴发育为裂头蚴。裂头蚴具有很强的伸缩和移行能力，常迁移到蛙的肌肉，尤其在大腿或小腿的肌肉中寄居。若受染的蛙被蛇、鸟类或猪等非适宜宿主吞食，裂头蚴不能在其肠道内发育为成虫，而是穿过肠壁，移行到腹腔、肌肉或皮下等处继续生存。当猫、犬等终宿主吞食含裂头蚴的第二中间宿主或转续宿主后，裂头蚴在肠道内发育为成虫。一般在感染约 3 周后，终宿主粪便中可查见虫卵。成虫在猫体内可活 3.5 年（图 32 –5）。

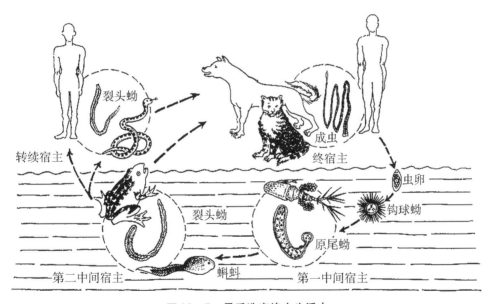

图 32 –5　曼氏迭宫绦虫生活史

当人不慎误食含原尾蚴的剑水蚤时，原尾蚴可在人体内发育为裂头蚴。裂头蚴通过皮肤或黏膜侵入人体后，可在人体各组织器官内移行和寄生引起裂头蚴病，甚至还可侵入肠道发育为成虫，但少见。

（三）致病机制和临床表现

曼氏迭宫绦虫成虫偶尔寄生人体，对人的致病力较弱，一般无明显临床症状，可因虫体机械和化学刺激引起中上腹不适、轻度腹痛、恶心呕吐等轻微症状。

裂头蚴寄生人体引起曼氏裂头蚴病，其危害远较成虫大，其严重程度因裂头蚴移行和寄居部位的不同而异。寄生于人体的常见部位是眼部、四肢躯体皮下、口腔颌面部和内脏。在寄生部位可形成嗜酸性肉芽肿囊包，使局部组织肿胀，甚至发生脓肿。囊包大小为 1～6 cm，具囊腔，囊腔内可有 1～10 条或 10 余条盘曲的裂头蚴。

曼氏裂头蚴病大致可归纳为以下 5 型：

1. 眼裂头蚴病

该病较常见。多累及单侧眼睑或眼球，表现为眼睑红肿、眼睑下垂、结膜充血、畏光、微痛、流泪、奇痒或有虫爬感等；也可伴有恶心、呕吐及发热等症状。在红肿的眼睑和结膜下，可见游动性、硬度不等的肿块或条索状物。若肿块破溃，裂头蚴可自动逸出而自愈。若裂头蚴侵入眼球内，可使眼球凸出，眼球运动障碍，甚至出现角膜溃疡，还可并发白内障而失明。眼裂头蚴病需要与睑腺炎、急性葡萄膜炎、眼眶蜂窝织炎、肿瘤等相鉴别。

2. 皮下裂头蚴病

该病较常见，常累及躯干表浅部位，如胸壁、乳房、四肢皮下以及外生殖器；表现为游走性皮下结节，可呈圆形或条索状，大小不一，为 0.5～5 cm，局部可有瘙痒、虫爬感等；若并发炎症时可出现间歇性或持续性疼痛或触痛，也可出现荨麻疹。

3. 口腔颌面部裂头蚴病

该病较常见，多在口腔黏膜或颊部皮下出现硬结，大小为 0.5～3 cm，患处伴有红肿、发痒或虫爬感，多有"小白虫"（裂头蚴）逸出史。

4. 脑裂头蚴病

该病较少见，侵犯部位以额叶、顶叶多见，也可侵犯颞叶、内囊、外囊、小脑和基底神经节。主要症状为癫痫样发作，常伴有阵发性头痛，严重时可出现昏迷、呕吐、间歇性口角抽搐、肢体麻木、抽搐以及瘫痪等，容易误诊。

5. 内脏裂头蚴病

该病较罕见，临床表现因裂头蚴移行和寄居位置而定。裂头蚴可经消化道侵入腹膜引起炎症反应，有时可经呼吸道咳出，还可在脊髓、椎管、尿道和膀胱等处寄生而引起较严重后果。

（四）诊断

曼氏迭宫绦虫成虫感染可以通过粪便检查，查到虫卵或节片即确诊。曼氏裂头蚴病则主要依据从病灶检获虫体确诊，询问病史有一定参考价值。采用 CT、MRI 等影像学技术或应用裂头蚴抗原进行各种免疫学实验具有辅助诊断价值。

（五）传播与流行

曼氏迭宫绦虫分布很广，但成虫寄生人体不多见，国外仅在日本、俄罗斯等少数国家有过病例报道。中国国内感染成虫病例报道近 20 例，分布于上海、广东、台湾、四川和福建等省市。年龄最小的患者 3 岁，最大的 58 岁。

曼氏裂头蚴病多见于东亚和东南亚各国，在欧洲、美洲、非洲和澳洲也有报道。在中国国内已有数千例报道，来自 27 个省、市、自治区，以南方为主，感染者年龄为未满周岁至 85 岁，其中以 10～30 岁阶段的感染率最高，男性多于女性。

人体感染裂头蚴病的主要方式有以下 3 种：

1. 局部敷贴生蛙肉

该方式是主要感染途径，是约半数以上患者的感染方式。在国内某些地区的民间流传青蛙有清凉解毒作用，将生蛙肉敷贴伤口或脓肿，如眼、口颊、外阴等部位，而生蛙肉中寄生的裂头蚴可经伤口或皮肤、黏膜侵入人体。

2. 吞食生的或未煮熟的蛙、蛇、鸡或猪肉

民间有吞食活蛙治疗疮疖和疼痛的陋习，或食入未煮熟的肉类，寄生的裂头蚴穿过肠壁，进入腹腔后再移行到其他部位。

3. 误食感染的剑水蚤

饮用生水，或游泳时误饮湖塘水，水中感染原尾蚴的剑水蚤可进入人体。据报道，原尾蚴也可直接经皮肤或经眼结膜侵入人体。

（六）预防和治疗

加强健康教育是主要预防措施，做到不敷贴生蛙肉，不食生的或未煮熟的肉类，不饮生水以防止感染。成虫感染可用吡喹酮、阿苯达唑等药物治疗。裂头蚴病主要通过手术摘除虫体治疗，术中务必将虫体尤其头部取尽，才能根治，亦可用 2～4 mL 40% 乙醇普鲁卡因局部封闭杀虫。

二、阔节裂头绦虫

阔节裂头绦虫［*Diphyllobothrium latum*（Linnaeus，1758）］亦称阔节绦虫（broad tapeworm）或鱼绦虫（fish tapeworm），成虫主要寄生于人及犬科食肉动物，裂头蚴寄生于各种淡水鱼类。

（一）形态

1. 成虫

外形和结构与曼氏迭宫绦虫相似，但虫体较长，可长达 10 m，具有 3 000～4 000 个节片。头节呈匙形，细长，长为 2～3 mm，宽为 0.7～1.0 mm，背、腹侧各有一条深且窄的吸槽，颈部细长。成节宽大于长，为宽扁的矩形。睾丸呈小泡状，较多，有 750～800 个，子宫盘曲呈玫瑰花状。孕节的结构与成节基本相同，但节片较宽，最宽为 20 mm，末端孕节长宽相近。

2. 虫卵

虫卵近似卵圆形，长为 55～76 μm，宽为 41～56 μm，浅灰褐色，卵壳较厚；一端有卵盖，另一端有一小棘，内含 1 个卵细胞和多个卵黄细胞。

（二）生活史

阔节裂头绦虫的生活史与曼氏迭宫绦虫相似，不同的是其第二中间宿主是淡水鱼类，如梭鱼、鲑鱼、鲈鱼等，人是主要的终宿主。

成虫寄生在人，以及犬、猫、熊、狐、水獭等食鱼哺乳动物的小肠内。虫卵随宿主粪便排至体外，落入水中，在 15～25 ℃，经 7～15 d 孵出钩球蚴。若钩球蚴被剑水蚤吞食，即在其血腔内经 2～3 周发育为原尾蚴。感染原尾蚴的剑水蚤被鱼类吞食后，原尾蚴可在鱼的肌肉、性腺、卵及肝等部位发育为裂头蚴，裂头蚴可随鱼卵排出。若大鱼吞食小鱼或鱼卵，裂头蚴可在大鱼的肌肉和组织内继续生存。当终宿主食入含裂头蚴的鱼类时，裂头蚴在其肠道内经 5～6 周发育为成虫。成虫的寿命为 5～13 年（图 32 –6）。

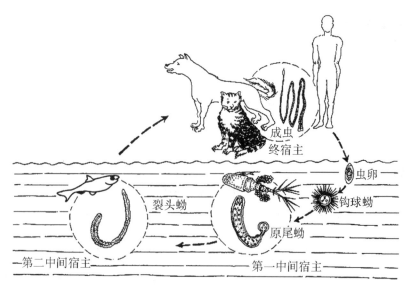

图 32 – 6　阔节裂头绦虫生活史

（三）致病与诊断

成虫寄生在人体小肠，但多数感染者无明显临床症状；少数感染者可有疲倦、乏力、体重减轻、腹泻或便秘等较轻微症状；偶尔因虫体扭结成团，导致肠道、胆道口阻塞，甚至肠穿孔等。

少数阔节裂头绦虫病患者（0.02%～2%）并发巨幼红细胞性贫血，可能与虫体吸收肠道内的维生素 B_{12}，影响宿主的造血功能有关。患者除贫血的表现外，还可出现麻痹、感觉异常、运动失调等神经系统症状。

患者粪便中检获虫卵可确诊。

（四）流行与防治

阔节裂头绦虫主要分布在欧洲、美洲和亚洲，其中北欧、北美和俄罗斯患病者最多。中国仅在黑龙江、吉林、台湾和广东省有 10 余例报道。人体感染阔节裂头绦虫是因误食了生的或半生的含裂头蚴的鱼肉所致，如食用生鱼、盐腌或烟熏的鱼肉或鱼卵等。流行区的人或动物粪便污染河、湖等水源是该病流行的重要因素。该病防治的关键在于宣传教育，改变喜食生或半生鱼肉的习惯，同时加强对犬、猫等保虫宿主的管理，避免人、畜粪便污染水源。驱虫方法与其他肠道绦虫相同，并发贫血者应补充维生素 B_{12}。

三、链状带绦虫

链状带绦虫（*Taenia solium* Linnaeus，1758）又称猪肉绦虫（pork tapeworm）或猪带绦虫。成虫寄生于人体小肠内，引起带绦虫病（taeniasis），幼虫寄生在人体皮下、肌肉或器官，引起囊尾蚴病。

（一）形态

1. 成虫

成虫为乳白色，背腹扁平，带状，长为 2～4 m；前端较细，向后渐变宽，体分节，节片均较薄，略透明。头节呈圆球形，直径为 0.6～1 mm，有 4 个吸盘，顶端有可伸缩的顶突。顶突上有 25～50 个小钩，排列两圈。颈部纤细，长为 5～10 mm，不断生发出新的节片。链体由 700～1 000 个节片组成，靠近颈部的幼节细小，呈扁长方形；链体中部的成节较大，近方形，每个成节均具有雌雄生殖器官各 1 套。睾丸呈滤泡状，有 150～200 个，散布在节片的两侧。输精管向一侧横走，经阴茎囊开口于生殖腔。卵巢位于节片后 1/3 处中央，分 3 叶，左右两叶较大，中央小叶较小。卵黄腺呈块状，位于卵巢之后。链体后端的孕节最大，呈竖长方形。孕节内仅见充满虫卵的子宫，向两侧发出不整齐呈树枝状的分支，每侧分支数为 7～13 支，每个孕节内含 3 万～5 万个虫卵。

2. 虫卵

虫卵呈球形或近似球形，卵壳薄而脆，内含直径 14～20 μm、有 3 对小钩的六钩蚴，六钩蚴被一层较厚、呈棕黄色、具有放射状条纹的胚膜包绕（图 32－7）。虫卵自孕节散出后卵壳多已脱落，称为不完整虫卵，直径为 31～43 μm。

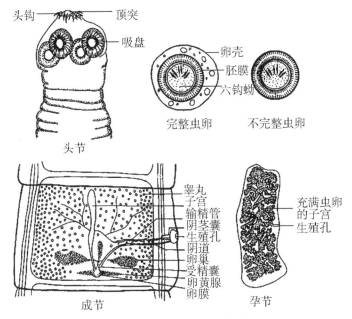

图 32 －7　链状带绦虫模式

3. 幼虫

幼虫即猪囊尾蚴（cysticercus cellulosae），又称猪囊虫，呈乳白色、半透明、卵圆形的囊状体，大小约（8～10）mm×5 mm，囊内充满囊液。囊内可见小米粒大小的白点，是向内翻卷的头节，其形态结构和成虫头节相同。

（二）生活史

人是链状带绦虫的终宿主，也可作为其中间宿主，猪和野猪是链状带绦虫主要的中间宿主。曾有报道以猪囊尾蚴感染白掌长臂猿和大狒狒的实验获得了成功，提示有些灵长类动物也可成为链状带绦虫的终宿主。

成虫寄生于人体小肠上段，头节深埋在小肠黏膜内，以吸盘和小钩固着于肠壁。链体末端的孕节脱落后随粪便排出。脱落的孕节仍具有一定的活动力，孕节受挤压破裂后可使虫卵散出。当孕节或虫卵被猪和野猪等中间宿主吞食后，在其小肠内经消化液作用下虫卵胚膜层破裂，使六钩蚴逸出。六钩蚴借其小钩和分泌物的作用钻入小肠壁，进入血管或淋巴管，随着血液循环到达中间宿主全身组织，约经 10 周左右发育为囊尾蚴。囊尾蚴在猪体内的寄生部位主要是运动较多的肌肉，以股内侧肌多见，其次为深腰肌、肩胛肌、膈肌、心肌、舌肌等，此外还可寄生于脑、眼等处。囊尾蚴在猪体内可存活数年，但寄生时间较长的囊尾蚴会逐渐钙化死亡。

有囊尾蚴寄生的猪肉称为"米猪肉"或"豆猪肉"。如人误食含活囊尾蚴的猪肉，囊尾蚴在人小肠内在胆汁作用下翻出头节，吸附在肠壁，经 2 ～ 3 个月，发育为成虫并向外排出孕节和虫卵。成虫在人体内可存活 10 ～ 20 年。如人误食虫卵，六钩蚴亦可在人体内发育为囊尾蚴，但不能继续发育为成虫（图 32 - 8）。

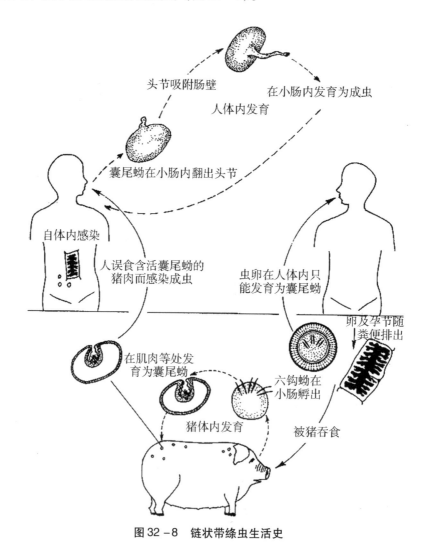

图 32 - 8 链状带绦虫生活史

（三）致病机制和临床表现

成虫寄生在人体小肠，引起猪带绦虫病。寄生在人体小肠的成虫常为 1 条，重度感染时可寄生多条。猪带绦虫病的临床症状一般比较轻微，多因粪便中发现节片而就诊。成虫寄生时其头节上的吸盘和小钩对肠黏膜的机械性损伤以及虫体的毒素和代谢产物可使患者出现上腹或全腹隐痛、消化不良、腹泻、消瘦等症状，偶尔可导致肠穿孔和肠梗阻。

幼虫寄生在人体引起的囊尾蚴病也称囊虫病，是中国重要的寄生虫病之一。囊尾蚴对人体的危害远大于成虫，其危害程度随囊尾蚴的寄生部位和数量而异。囊尾蚴在人体的寄生部位很广，多见于皮下、肌肉、脑和眼，也可见于其他组织器官如心、舌、口、肝、肺、脑膜、骨等。囊尾蚴的大小和形态依据寄生部位而有所不同。囊尾蚴寄生在疏松的结缔组织和脑室时多呈圆形，大小为 5～8 mm；在肌肉里略伸长；在脑底部可达约 2 cm，且可具分支或葡萄样，称为葡萄状囊尾蚴。

人可单独患猪带绦虫病或囊尾蚴病，也可同时患上述两种疾病。

人体囊尾蚴病依其寄生部位可分为以下几类。

1. 皮下及肌肉囊尾蚴病

该病最常见。囊尾蚴位于皮下、黏膜下或肌肉中，成结节状，寄生的囊尾蚴数量可达 1 个至数千个；在躯干和头部多见，四肢较少见。结节在皮下呈圆形或椭圆形，直径为 0.5～1.5 cm，硬如软骨，可触及，与周围组织无粘连，无压痛。囊尾蚴分批出现，并可自行逐渐消失。寄生数量少时可无症状；寄生数量较多时，可出现局部肌肉酸痛、发胀、麻木或呈现假性肌肥大症等。

2. 脑囊尾蚴病

该病对人危害最严重。囊尾蚴在颅内寄生部位、数量和发育程度以及宿主的免疫反应不同，使得脑囊尾蚴病的临床症状极为复杂多样，也可无症状，严重时可引起猝死；但大多病程缓慢，潜伏期以 1 个月至 1 年为最多，最长可达 30 年。

脑囊尾蚴病可有以下临床型：

（1）癫痫型：最常见，发作可分为大发作、小发作、精神运动性发作以及局限性发作。同一患者可以有两种以上的发作形式，并可互相转化。

（2）高颅压型：多见，大多起病急，表现为进行性加重的头痛、呕吐、视力障碍、颅内压增高等。

（3）脑炎脑膜炎型：以急性或亚急性起病，表现为脑膜刺激症状，如头痛、呕吐、颈项强直等，并长期持续或反复发作。

（4）精神障碍型：早期出现进行性加剧，可表现为精神错乱、幻听、幻觉、语言障碍等，严重时可发展成痴呆。

（5）神经衰弱型：表现为轻微头晕、多梦、失眠、记忆力减退等症状。

（6）混合型：以癫痫合并高颅压型和癫痫合并高颅内压及精神障碍型为多见。

（7）亚临床型：又称隐性脑囊尾蚴病，颅内有囊尾蚴寄生，但无临床表现和体征。

3. 眼囊尾蚴病

囊尾蚴可寄生在眼的任何部位，但多寄生在眼球深部玻璃体及视网膜下。常累及单眼，但也可累及双眼。症状轻者可表现为视力障碍，查眼底有时可见蠕动的虫体，重者可失明。眼内囊尾蚴存活时患者尚能忍受，囊尾蚴一旦死亡，其分解物产生的刺激可使眼内组织变性，引起玻璃体混浊、视网膜脱离及视神经萎缩，还可并发白内障、青光眼、细菌性眼内炎等，最终可导致眼球萎缩而失明。

4. 其他部位的囊尾蚴病

若囊尾蚴寄生于舌、颊部黏膜和唇黏膜等可引起口腔囊尾蚴病。寄生数量较多时可致舌体肥大，造成运动受限。心脏囊尾蚴病患者可有胸闷、心慌、心律失常等表现。脊髓囊尾蚴病在临床上罕见，囊尾蚴在椎管内压迫脊髓可引起感觉障碍、大小便潴留、瘫痪等症状。

（四）诊断

1. 猪带绦虫病的诊断

询问食肉方式、有无吃生猪肉史和便中排节片史对诊断有重要价值。粪便中可查获虫卵或孕节，对可疑者应连续检查数天，必要时还可进行试验性驱虫。用肛门拭子法、粪便直接涂片法、饱和盐水漂浮法等可检查虫卵，但因虫卵形态与肥胖带绦虫形态形同，仅靠虫卵无法鉴别。收集行驱虫患者的全部粪便，用水淘洗查获头节和链体，并观察头节、成节或孕节形态可以确定虫种和明确疗效。

2. 囊尾蚴病的诊断

囊尾蚴病的诊断依寄生部位不同而异。皮下及肌肉的囊尾蚴可经组织活检确诊；眼部的囊尾蚴可用眼底镜检查；脑和深部组织中的囊尾蚴可用 CT 或 MRI 等影像学检查，并可结合临床症状做出判断。免疫学试验具有辅助诊断价值，尤其是对无法获得病原学依据的脑型患者具有重要参考意义。目前常用 IHA、ELISA 和 ELIB 等免疫学方法检测血清或脑脊液中的抗体或循环抗原。

（五）流行

1. 分布

链状带绦虫在全世界分布广泛，尤以发展中国家较多。猪带绦虫病在中国分布也很普遍，散发病例在全国 27 个省（区、市）有报道，各地感染率差异较大，流行地区主要分布在华北和东北以及南方的云南和广西等。感染者以青壮年和男性为主，一般农村多于城市。

2. 感染方式和特点

猪带绦虫病是因误食囊尾蚴而引起，囊尾蚴病是因食入虫卵而引起。人体感染的方式有 3 种。

（1）自体内感染：即患者体内已有成虫寄生，当反胃、呕吐时，肠道的逆蠕动可将孕节返入胃内引起自身感染。

（2）自体外感染：猪带绦虫病患者误食自己排出的虫卵而引起再感染。

（3）异体感染：由误食他人排出的虫卵引起。

3. 流行现状

根据中国第二次全国人体重要寄生虫病现状调查结果，全国 31 个省（区、市）人群的囊尾蚴病血清阳性率为 0.58%，据此推算全国感染囊尾蚴的患者约有 100 万人。人群血清阳性率高于全国平均标化阳性率（0.55%）的省市有山西、福建、西藏、宁夏、青海、湖北以及广西等。

4．流行因素

该病流行的原因主要有二，即猪的饲养方式不当和居民的不良饮食及卫生习惯。中国有些地区的养猪方式不是圈养而是散养，或是厕所建造简陋与畜圈相连（连茅圈），猪可以自由出入并吞食人粪便，创造了猪容易受感染的机会。高度流行地区居民喜食生的或未煮熟的猪肉，这种饮食习惯对该病的传播起着决定性的作用。如云南省一些少数民族地区的"生皮""刹生""噢嚅"等均是用生猪肉制作而成。此外，西南地区的"生皮火锅"，云南的"过桥米线"和福建的"沙茶面"等是将生肉片在热汤中稍烫后，蘸上佐料或拌米粉或面条食用。其他吃熟食的广大地区的散在病例则通常是偶然食入含活囊尾蚴的猪肉包子或饺子，或食用含活囊尾蚴的熏肉或腌肉，或用切过生猪肉的刀、砧板再切熟食而致人感染。

（六）防治

加强卫生教育，抓好"驱、管、检"的综合防治措施。

1．驱虫

通过普查查找并治疗猪带绦虫患者和带虫者是消除传染源的重要措施。槟榔—南瓜子合剂疗效高，副作用小。南瓜子、槟榔各取 60～80 g，清晨空腹时先服用生南瓜子，1 h后服用槟榔煎剂，半小时后再服用 20～30 g 硫酸镁导泻。多数患者在 5～6 h 内可排出完整的虫体，若只排出部分虫体时，可用温水坐浴，使虫体缓慢排出，切勿用力牵拉虫体，以免其头节留在消化道内。服药后应收集 24 h 粪便，仔细检查有无头节。如未检获头节，应在 3～4 个月后复查，若未再发现节片和虫卵可视为治愈。此外，吡喹酮、甲苯达唑或阿苯达唑等都有很好驱虫效果。

寄生数量不多、位置表浅或重要部位如颅内的囊尾蚴病的治疗方法是手术摘除虫体。不能手术摘除的囊尾蚴病以药物治疗为主。吡喹酮和阿苯达唑具有疗效高、药量小、给药方便等优点，是治疗囊尾蚴病的有效药物。脑囊尾蚴病患者在药物治疗中，由于囊尾蚴变性和坏死，可出现颅压增高和超敏反应，因此需要住院治疗观察。

2．管好厕所、猪圈

宣传和教育群众管理好厕所，与猪圈分开；改善养猪方法，提倡圈养，防止人畜互相感染。

3．加强肉类检查

严格肉类的检疫，市场销售的猪肉类及其产品须经过严格的检查和处理，严禁销售"米猪肉"。

4．加强卫生宣传

注意个人卫生和饮食卫生，饭前便后要洗手，不吃生肉或半生肉；切生猪肉和熟食的刀、砧板要分开。

四、肥胖带绦虫

肥胖带绦虫（*Taenia saginata* Goeze，1782），俗称牛肉绦虫（beef tapeworm）、牛带绦

虫或无钩绦虫，在中国古籍中称之为"白虫"或"寸白虫"。肥胖带绦虫与链状带绦虫同属于带科、带属，形态和发育过程也相似。

（一）形态

肥胖带绦虫成虫与链状带绦虫较相似（图 32 - 9），但虫体大小和结构有些区别，主要区别点见表 32 - 2。两种带绦虫卵的形态相似，在光镜下难以区别，故统称带绦虫卵。牛囊尾蚴略小于猪囊尾蚴。

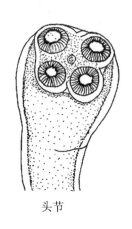

头节

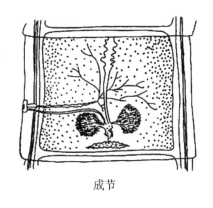

成节

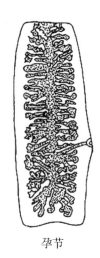

孕节

图 32 - 9 肥胖带绦虫成虫形态

表 32 - 2 链状带绦虫与肥胖带绦虫成虫形态的区别

区别点	链状带绦虫	肥胖带绦虫
体长	2～4 m	4～8 m
节片	700～1 000 节，较薄，略透明	1 000～2 000 节，较厚，不透明
头节	球形，直径为 1 mm，有顶突和小钩	略呈方形，直径为 1.5～2.0 mm，无顶突和小钩
成节	卵巢分左右两叶和中央小叶	卵巢分左右两叶
孕节	子宫分支不整齐，每侧 7～13 支	子宫分支较整齐，每侧 15～30 支

（二）生活史

人是肥胖带绦虫唯一的终宿主。成虫寄生于人体的小肠上段，以头节上的吸盘固着在小肠黏膜。虫体末端孕节多逐节脱离链体，随粪便排出，每天平均排出 6～12 节，偶尔可排出多达 40 节。每一孕节含虫卵约 8 万个，其中约 40% 为未成熟虫卵，需要在外界发育 2 周才成熟，另有 10% 为未受精虫卵。从链体脱落的孕节仍具有明显的活动力，有时可自动从肛门逸出。当孕节沿地面蠕动时虫卵从子宫排出或随孕节的破裂而散出。若中间宿主牛吞食虫卵或孕节，虫卵内的六钩蚴即在牛小肠内孵出，钻入肠壁，随血液循环到达周身各处，尤以运动较多的股、肩、心、舌和颈部的肌肉内为多。六钩蚴经 10～12 周发育为具有感染性的牛囊尾蚴。除了牛之外，牛囊尾蚴还可寄生于羊、美洲驼、长颈鹿、羚羊等其他动物体内，但不能寄生于人体内。人若食入生的或半生的含有牛囊尾蚴的牛肉，经肠消化液的作用，囊尾蚴可翻出头节并吸附于肠壁，经 8～10 周发育为成虫。成虫寿命可达 20 年以上。

（三）致病

成虫寄生在人体小肠引起牛带绦虫病。多数寄生 1 条成虫，但在有些流行区，患者平均感染 2～8 条成虫，偶尔多达 30 余条成虫寄生。患者一般无明显症状，或仅有腹部不适、消化不良、饥饿痛、腹泻或体重减轻等症状。由于孕节有较强的活动力，可自动从肛门逸出，多数患者从粪便中发现排出的孕节，并常觉肛门瘙痒。若脱落的孕节在回盲瓣处移动时受阻，节片加强蠕动后可引起回盲部剧痛。成虫还可导致阑尾炎、肠梗阻等并发症；偶有节片的异位寄生（如子宫腔、耳咽管等）报道。

（四）诊断

由于肥胖带绦虫孕节常自动从肛门逸出，故询问病史对牛带绦虫病患者的发现十分重要。观察孕节的方法与链状带绦虫相同，根据子宫分支的数目可将两者鉴别。已干硬的节片可用生理盐水浸软后观察，也可用甘油或乳酸酚浸泡透明后再观察。在粪便中可查到虫卵或孕节，但肛门拭子法的虫卵检出率最高。也可用粪便淘洗法查获孕节和头节，以判断虫种和疗效。

（五）流行与防治

肥胖带绦虫呈世界性分布，在食用牛肉，尤其是有喜食生或半生牛肉的地区广泛流行。在中国 20 多个省、自治区、市存在牛带绦虫病例，其中部分地区，如新疆、内蒙古、西藏、云南、宁夏、四川、广西、贵州以及台湾的一些地区有地方性的流行。感染率可高达 70% 以上，患者多为青壮年，男性多于女性。

造成流行的主要因素是患者和带虫者粪便污染牧场以及居民食用牛肉的方法不当。在流行区牛的放牧很普遍，农牧民常在牧场及野外排便，致使人粪便中的虫卵污染牧场、水源和地面，牛吃到被虫卵或孕节污染的牧草而感染。在广西和贵州的一些山区，居民的居住习惯是人畜共居一楼，楼上厕所的人粪便可直接排入楼下牛圈内，使牛感染机会增多。

流行区的居民有喜食生的或半生牛肉的习惯，易造成人群的感染。如"红肉""腌肉""刹生"等是将生牛肉切碎后稍加各种佐料即生食，或将生牛肉稍稍风干后生食，或直接在火上烤食大块牛肉等。在非流行地区的居民虽无生食或半生食牛肉的习惯，但因牛肉未煮熟或用切过生牛肉的刀和砧板再切凉菜或熟食时沾染了囊尾蚴而引起感染。

防治原则同链状带绦虫。

五、亚洲带绦虫

亚洲带绦虫（*T. aenia asiatica*）又称亚洲牛带绦虫（*T. aenia saginata asiatica*）。

（一）形态与生活史

亚洲带绦虫与肥胖带绦虫的成虫形态非常相似。两者的囊尾蚴在形态上有区别，亚洲带绦虫囊尾蚴体积较小，头节上有顶突和两圈发育不良的小钩；而肥胖带绦虫的囊尾蚴较大，头节上无顶突和小钩。两者的形态区别见表 32－3。

表 32 - 3　肥胖带绦虫与亚洲带绦虫形态的区别

区别点	肥胖带绦虫	亚洲带绦虫
成虫		
体长	4～8 m	4～12 m
节片	1 000～2 000 节，较厚	260～1 016 节，较薄
头节	略呈方形，直径为 1.5～2.0 mm，无顶突和小钩	直径为 1.4～1.7 mm，有或无顶突，无小钩
成节	卵巢分左右两叶	卵巢分左右两叶
孕节子宫分支数	15～30 支	11～32 支
囊尾蚴		
头节	无顶突和小钩	有顶突和发育不良的两圈小钩

亚洲带绦虫的生活史与肥胖带绦虫很相似。亚洲带绦虫成虫寄生在人的小肠，人是唯一的终宿主。家猪、野猪、牛、羊以及一些野生动物是其中间宿主，囊尾蚴主要寄生在中间宿主的肝脏，以肝实质较常见，人是因食入含活囊尾蚴的内脏而感染。

（二）致病

亚洲带绦虫的致病机制与肥胖带绦虫相似。患者可有排节片史、肛门瘙痒，还可有恶心、呕吐、腹痛、头晕、头痛、食欲亢进或减退等症状。多数患者的排节片史为 1～3 年，最长可达 30 年。尚未见亚洲带绦虫囊尾蚴寄生人体的报道。

（三）实验诊断

实验室检查方法同肥胖带绦虫。

（四）流行与防治

亚洲带绦虫主要流行于亚太地区的韩国、日本、印度尼西亚、泰国、菲律宾、缅甸、越南等国家以及中国的台湾、云南、贵州、广西、四川等省、自治区。感染者中男性多于女性，以青壮年为多。亚洲带绦虫的流行与当地居民喜生食家畜内脏的饮食习惯有关。

防治原则同肥胖带绦虫。

六、微小膜壳绦虫

微小膜壳绦虫 ［H. ymenolepis nana（V. Siebold，1852）］也称短膜壳绦虫（dwarf tapeworm），主要寄生于鼠类小肠，亦可寄生于人体小肠，引起微小膜壳绦虫病（hymenolepiasis nana）。

（一）形态

1. 成虫

成虫为小型绦虫，体长为 5～80 mm，平均 20 mm，宽为 0.5～1 mm。头节呈球形，直径为 0.13～0.4 mm。头节上具有 4 个吸盘和 1 个可自由伸缩的顶突，顶突上的 20～30 个小钩排成一圈；颈部细长。链体由 100～200 个节片组成，有时可多达近千个节片。所有节片均宽大于长并向后逐渐增大，生殖孔均位于虫体同侧。成节有 3 个圆球形睾丸，横列在节片中部。卵巢呈分叶状，位于节片中央。子宫呈袋状，其中充满虫卵并占据整个节片（图32-10）。

2. 虫卵

虫卵为圆球形或近圆球形，无色透明，大小约（48～60）μm×（36～48）μm。卵壳很薄，其内有较厚的透明胚膜，胚膜两端略隆起并由该处各发出4～8根丝状物，蜿蜒地延伸在卵壳和胚膜之间，胚膜内含1个六钩蚴（图32-10）。

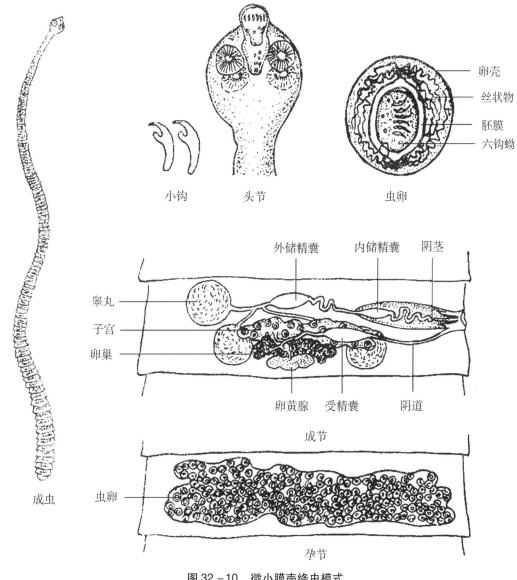

图32-10 微小膜壳绦虫模式

（二）生活史

微小膜壳绦虫的生活史可以经或不经中间宿主而完成（图32-11）。

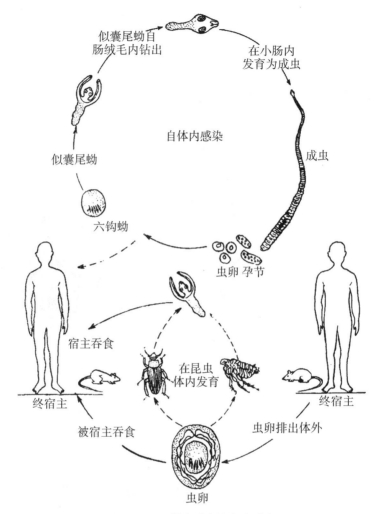

似囊尾蚴自
肠绒毛内钻出

在小肠内
发育为成虫

自体内感染

成虫

似囊尾蚴

六钩蚴

虫卵 孕节

宿主吞食

在昆虫
体内发育

终宿主

终宿主

被宿主吞食

虫卵排出体外

虫卵

图 32-11　微小膜壳绦虫生活史

1. 直接感染和发育

　　成虫寄生在鼠类或人的小肠内，脱落的孕节或虫卵随宿主粪便排至体外，若被另一宿主吞食，虫卵在其小肠内孵出六钩蚴。六钩蚴钻入肠绒毛，约经 4 d 发育成似囊尾蚴，约6 d 后似囊尾蚴回到肠腔，以头节固着在肠壁上，逐渐发育为成虫。从吞食虫卵到发育为成虫并开始产卵需要 2～4 周。成虫寿命仅数周。若孕节在宿主肠道内被消化而释放出虫卵，亦可孵出六钩蚴。六钩蚴钻入肠绒毛发育成似囊尾蚴，回到肠腔发育为成虫，即在一个宿主肠道内完成整个生活史，并可在肠道内不断繁殖，造成自体内感染。

2. 经中间宿主发育

　　印鼠客蚤、犬蚤、猫蚤和致痒蚤等多种蚤类幼虫，面粉甲虫和拟谷盗等昆虫可作为微小膜壳绦虫的中间宿主。当虫卵被这些昆虫吞食后，六钩蚴在其血腔内发育为似囊尾蚴，鼠或人因吞食含有似囊尾蚴的中间宿主而被感染。

　　成虫除寄生于鼠和人体外，还可寄生于旱獭、松鼠等啮齿动物体内发育为成虫。

（三）致病

微小膜壳绦虫的致病机制主要有成虫头节上的吸盘、小钩和体表微毛对宿主肠壁的机械损伤以及虫体分泌物的毒性作用。在虫体附着的肠黏膜可发生坏死，有时可形成深达肌层的溃疡，还可伴有淋巴细胞和中性粒细胞浸润。人体感染虫体数量少时，一般无明显症状；感染严重时可出现胃肠道和神经系统症状，如恶心、呕吐、腹痛、腹泻、食欲减退，以及头痛、头晕、烦躁和失眠甚至惊厥等。有些患者可出现皮肤瘙痒和荨麻疹等过敏症状。

（四）实验诊断

从患者粪便中查到虫卵或孕节即可确诊。水洗沉淀法或浮聚浓集法可提高检出率。

（五）流行

微小膜壳绦虫呈世界性分布，感染率为 0.3%～50%。其在中国国内也广泛分布，全国各地的感染率一般低于 1%，但有些地区，如新疆的乌鲁木齐、伊宁和喀什三市感染率分别高达 8.7%、11.38% 和 6.14%。各年龄组均可感染，但 10 岁以下儿童感染率较高。

由于微小膜壳绦虫的生活史可以不需要中间宿主，虫卵直接感染人体，因此，该虫的流行与个人卫生习惯有关。虫卵从孕节散出便具有感染性，在粪、尿中存活时间较长，但对干燥抵抗力较弱。因此，虫卵的主要感染方式为手—口，尤其是儿童聚集的场所更易互相传播；偶然吞食含有似囊尾蚴的昆虫是感染的另一原因。

（六）防治原则

防治原则就是彻底治愈患者，以防止传播和自身感染；加强宣传教育，养成良好的个人卫生习惯；注意环境卫生，消灭鼠类和蚤类；增强营养，提高个体抵抗力。驱虫治疗可用吡喹酮和阿苯达唑。

七、缩小膜壳绦虫

缩小膜壳绦虫［*H. ymenolepis diminuta*（Rudilphi，1819）］，又称长膜壳绦虫。其是鼠类和其他啮齿类动物常见的寄生虫；偶然寄生在人体，可引起缩小膜壳绦虫病（hymenolepiasis diminuta）。

（一）形态

其形态与微小膜壳绦虫基本相同（图 32-12），但虫体较大。两者的区别见表 32-4。

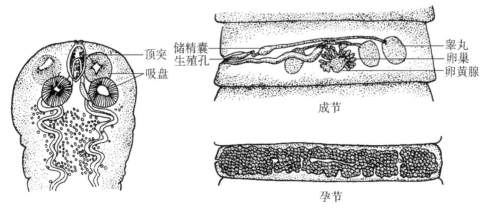

图 32-12 缩小膜壳绦虫模式

表32-4 两种膜壳绦虫形态的区别

区别点	微小膜壳绦虫	缩小膜壳绦虫
虫体	长为 5～80 mm	长为 200～600 mm
节片数	100～200 节	800～1 000 节
头节顶突	发育良好，可自由伸缩，有小钩 20～30 个	发育不良，藏在头顶凹中，不易伸出，无小钩
孕节	子宫袋状	子宫袋状，但四周向内凹陷呈瓣状

（二）生活史

其生活史与微小膜壳绦虫的生活史相似，但发育必须经过中间宿主。中间宿主可以是蚤类、甲虫、蟑螂、倍足类和鳞翅目等20多种昆虫，其中以大黄粉虫、谷蛾、具带病蚤和印鼠客蚤多见。成虫寄生在鼠类或人体小肠内，脱落的孕节和虫卵随宿主粪便排出体外。若虫卵被中间宿主吞食，则在其肠腔里孵出六钩蚴。六钩蚴穿过肠壁至血腔内经 7～10 d 发育成似囊尾蚴，鼠类或人吞食带有似囊尾蚴的昆虫后，似囊尾蚴在肠腔内经 12～13 d 发育为成虫（图32-13）。

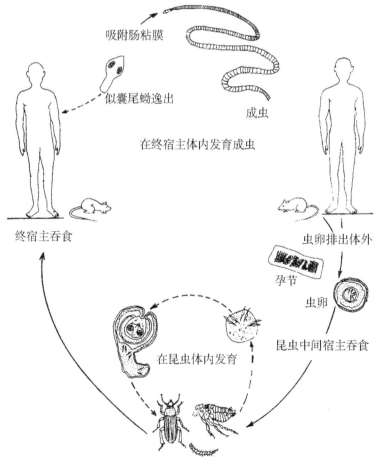

吸附肠粘膜

似囊尾蚴逸出

成虫

在终宿主体内发育成虫

终宿主吞食

虫卵排出体外

孕节

虫卵

在昆虫体内发育

昆虫中间宿主吞食

图32-13 缩小膜壳绦虫生活史

（三）治病与诊断

感染者一般无明显的临床症状，或仅有轻微的头痛、失眠、磨牙、恶心、腹胀和腹痛等神经系统症状。严重者可出现眩晕、神经呆滞或恶病质。其诊断方法同微小膜壳绦虫。

（四）流行与防治

缩小膜壳绦虫感染在鼠类中极为普遍，但人体感染比较少见。中国国内人体感染的病例报道仅百余例，散在分布于 25 个省、市、自治区，感染者多数为儿童和青少年。

缩小膜壳绦虫病的流行与其中间宿主种类多、分布广泛有密切关系，尤其是最适宜的中间宿主大黄粉虫和谷蛾等是常见的粮食害虫，且储存粮食的仓库有时会有家鼠栖息活动，易造成鼠类的感染。人主要是因误食了混杂在粮食中的含有似囊尾蚴的中间宿主昆虫而感染。儿童因其不良卫生习惯则更易误食昆虫，导致感染率较高。

积极消灭中间宿主粮仓害虫和保虫宿主鼠类是预防本病的有效措施，且应注意个人卫生和饮食卫生。其治疗方法同微小膜壳绦虫。

八、寄生于消化系统中的其他绦虫

（一）犬复孔绦虫

犬复孔绦虫（*D. ipylidium caninum* Linnaeus，1758）是犬和猫的常见寄生虫。其偶尔感染人体，引起犬复孔绦虫病。

1. 形态和生活史

成虫长为 10～15 cm，宽为 0.3～0.4 cm，约有 200 个节片。虫体头节近似菱形，直径约 0.4 mm，有 4 个吸盘和 1 个可伸缩的顶突。顶突上有 30～150 个玫瑰刺状的小钩，常排成 1～7 圈。颈部细而短，近颈部的幼节较小、短而宽。成节和孕节为长方形。每一节片都具有雌、雄生殖器官各 2 套，对称排列在节片两侧，2 个生殖孔对称地分列于节片近中部的两侧缘。成节有睾丸 100～200 个，卵巢 2 个，位于两侧生殖腔后内侧。孕节子宫呈网状，子宫内含有若干个储卵囊，每个储卵囊内含虫卵 2～40 个（图 32 – 14）。虫卵呈球形，直径为 35～50 μm，有两层薄的卵壳，内含 1 个六钩蚴。

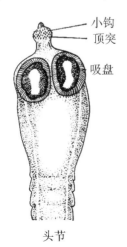

小钩
顶突
吸盘

头节

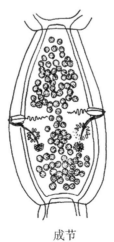

成节

孕节中的卵囊

图 32 – 14 犬复孔绦虫模式

成虫寄生于犬、猫的小肠内，孕节从链体脱落后常主动逸出宿主肛门或随粪便排出体外并沿地面蠕动。节片破裂后虫卵散出，若被中间宿主蚤类的幼虫食入，则在其肠内孵出六钩蚴，穿过肠壁，进入血腔内发育。约在感染六钩蚴 30 d，当蚤幼虫经蛹羽化为成虫时，六钩蚴也发育成似囊尾蚴。被感染的蚤活动迟缓，终宿主犬、猫在舔毛时可将其食入而感染。病蚤体内的似囊尾蚴在终宿主小肠内释出，经 2～3 周发育为成虫。人在与猫、犬接触时误食病蚤被感染。

2. 致病与实验诊断

致病的临床表现与感染的数量有关。感染轻者一般无明显症状；感染严重者，尤其是儿童可有食欲减退、消化不良、腹部不适等症状，间或有腹痛、腹泻；由于孕节自动从肛门逸出可引起肛门瘙痒和烦躁不安等症状。

询问是否有犬、猫接触史有助于诊断。在粪便中检获虫卵或孕节即可确诊。

3. 流行与防治

犬复孔绦虫在世界各地广泛分布。犬和猫的感染率很高，狐和狼也可感染。人犬复孔绦虫病比较少见，全世界至今报道仅数百例。患者多为婴幼儿，并可有家庭聚集性感染。迄今为止中国仅有数十例报道，散在分布于 11 个省、市、自治区，大部分感染者为 9 个月至 4 岁的婴幼儿，这可能与儿童接触犬、猫机会较多有关。

其防治原则同膜壳绦虫，即注意治疗患者，灭蚤，讲究个人卫生和饮食卫生。家庭饲养的犬、猫等应注意定期给动物灭蚤和驱虫，以免人体受感染。

（二）西里伯瑞列绦虫

西里伯瑞列绦虫（*Raillietina celebensis* Janicki，1902）属于代凡科瑞列绦虫属。瑞列属绦虫种类较多，成虫主要寄生于哺乳动物和鸟类，仅有少数虫种偶然寄生人体，在中国只有此虫感染人体的报道。

1. 形态和生活史

成虫大小约 32 cm×0.2 cm，节片有 180 余个。头节钝圆，有 4 个吸盘。顶突常缩在四周微凸的浅窝内，其上有两排约 72 个长短相间的斧形小钩。成节略呈方形，有睾丸 48～67 个，卵巢分两叶，呈蝶翅状。孕节略呈椭圆形，各节呈串珠状相连。节片内充满圆形或椭圆形的储卵囊，有 300～400 个，每个储卵囊内含 1～4 个虫卵。虫卵呈舟形，大小约 45 μm×27 μm，具有内外两层薄壳，内含球形的六钩蚴，直径为 14～15 μm。

成虫主要寄生于鼠类的肠腔，脱落的孕节随宿主粪便排出体外。虫卵能在蚂蚁体内发育为似囊尾蚴，鼠因吞食感染的蚂蚁而感染。人体感染也因误食感染的蚂蚁所致。

2. 致病与实验诊断

感染者一般无明显的临床症状，可表现为腹痛、腹泻、流涎、食欲减退、夜间磨牙、消瘦及肛门瘙痒等，有些患者可出现贫血、白细胞增多等。

多数患者粪便中常有白色、能伸缩活动的米粒状孕节。在患者粪便中检获虫卵或孕节可确诊。

3. 分布及防治

西里伯瑞列绦虫广泛分布在热带和亚热带地区，其主要终宿主是鼠类，如黑家鼠、褐家鼠及小板齿鼠等。人体感染病例见于越南、缅甸、泰国、日本、马达加斯加和澳大利亚等国家，约有 50 例报道。在中国台湾、福建、广东、广西、浙江和江西等地报道 80 余例，感染者多为 1～7 岁的儿童。心结蚁属蚂蚁常在厨房或室内营巢，与家鼠接触机会多，幼儿在地面玩耍时易误食蚂蚁而被感染。

其防治措施同膜壳绦虫。

（三）克氏假裸头绦虫

克氏假裸头绦虫（*P. seudanoplocephala crawfordi* Baylis，1927）最早发现于斯里兰卡的野猪小肠内，之后在印度、中国和日本的猪体内有发现。该虫的终宿主是猪和野猪，中间宿主是赤拟谷盗等昆虫。

1. 形态和生活史

成虫与缩小膜壳绦虫相似，长为 97～167 cm，宽为 0.31～1.01 cm，节片有 2 000 多个。头节近圆形，有 4 个吸盘，顶突不发达，无小钩。节片均为宽扁的矩形，生殖孔开口于节片的同侧，偶见开口于对侧。成节中央是呈菜花状的卵巢，形状不规则的卵黄腺位于卵巢后下方。睾丸有 24～43 个，呈圆形、椭圆形，不规则地分布在卵巢和卵黄腺的两侧。孕节内呈袋状的子宫占据整个节片，子宫内充满虫卵，每个孕节内虫卵有 2 000～5 000 个。虫卵近似圆形、棕黄色，与缩小膜壳绦虫卵相似。

克氏假裸头绦虫成虫主要寄生在猪、野猪以及褐家鼠的小肠内。随宿主粪便排出的虫卵或孕节被中间宿主赤拟谷盗吞食，在其体腔内经 29～35 d 发育为似囊尾蚴，但需要发育 50 d 左右才具感染性。如猪食入带有似囊尾蚴的中间宿主，约 10 d 后可在其小肠内发育为成虫，30 d 后成虫孕节可随宿主粪便排出体外。赤拟谷盗常活动在粮仓、住室和厨房，人因误食赤拟谷盗而感染。

2. 致病与实验诊断

轻度感染者一般无明显症状。感染虫数较多时可有恶心、呕吐、乏力、腹痛、腹泻、食欲减退、消瘦、失眠和情绪不安等症状。腹痛多为脐周的阵发性隐痛；腹泻一般每天3～4 次，粪便中可见黏液。

从患者粪便中检获虫卵或孕节可确诊。克氏假裸头绦虫节片和虫卵都与缩小膜壳绦虫相似，但根据该虫虫体和虫卵体积都偏大、成节内睾丸数较多的特征可进行鉴别。

3. 分布和防治

克氏假裸头绦虫分布在日本、印度、斯里兰卡及中国。在中国上海、甘肃、陕西、福建、广东等 10 多个省、市的猪和野猪体内发现该虫。人体感染见于辽宁、河南等地。

防治原则包括注意个人卫生和饮食卫生、大力灭鼠和消灭粮仓及厨房害虫。治疗可用巴龙霉素或甲苯达唑。

 第三节　寄生于组织中的绦虫

一、细粒棘球绦虫

细粒棘球绦虫（*E. chinococcus granulosus* Batsch，1786）又称包生绦虫。成虫寄生在犬

科食肉动物的小肠，幼虫即棘球蚴（hydatid cyst）寄生于人和多种食草动物的内脏组织中，引起严重的人畜共患病，称为棘球蚴病（echinococcosis）或包虫病（hydatid disease, hydatidosis）。棘球蚴病严重危害人类健康和畜牧业生产，其分布地域广泛，现已成为全球性重要的公共卫生问题。

（一）形态

1. 成虫

该虫是最小的绦虫之一，长为2～7 mm。除头节和颈部外，链体只有幼节、成节和孕节各一节，偶可多一节，所有节片均长大于宽。头节呈梨形，具有4个吸盘和顶突，顶突的伸缩力很强，其上有两圈共28～48个小钩，呈放射状排列。顶突顶端的顶突腺由一群梭形细胞组成。成节的结构与带绦虫相似，生殖孔开口于节片一侧的中部偏后。睾丸有45～65个，均匀地分布在生殖孔水平线前后方。孕节最大，子宫具不规则的分支和侧囊，含200～800个虫卵（图32-15）。

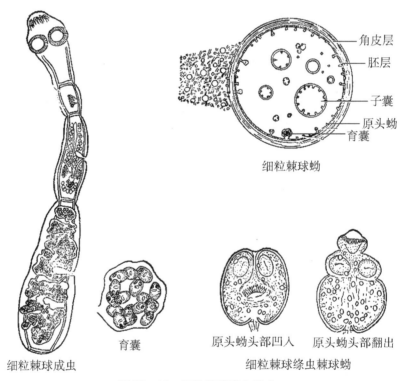

角皮层
胚层
子囊
原头蚴
育囊

细粒棘球蚴

育囊   原头蚴头部凹入   原头蚴头部翻出

细粒棘球成虫   细粒棘球绦虫棘球蚴

图32-15 细粒棘球绦虫模式

2. 虫卵

虫卵与带绦虫卵基本相同，在光镜下无法区别。

3. 幼虫

幼虫即棘球蚴，为球形囊状体。随寄生部位、寄生时间长短和宿主不同，其直径为不足1 cm至数十厘米不等。棘球蚴是由囊壁和内含物组成的单房性囊。有些棘球蚴囊内还有子囊和孙囊。囊壁外由宿主的纤维组织包绕。囊壁分为两层，外层是角皮层（laminated layer），厚约 1 mm，乳白色、半透明，无细胞结构，较松脆，易破裂；囊壁内层是生发层（germinal layer），又称胚层，紧贴在角皮层内，厚约 20 μm，具有细胞核。囊腔内的囊液，亦称棘球蚴液，呈无色透明或微带黄色，内含多种蛋白质、尿素、肌醇、卵磷脂、酶类以及少量糖和无机盐，其中蛋白质和酶具有较强的抗原性。生发层向囊内长出许多原头蚴，原头蚴大小为 170 μm×122 μm，呈椭圆形或圆形，为向内翻卷收缩的头节，其顶突和吸盘内凹，保护着数十个小钩。原头蚴与成虫头节的区别在于体积小和无顶突腺。生发囊（brood capsule）又称育囊，是仅有一层生发层的小囊，由生发层向囊内芽生成群的细胞，中间细胞空强化形成小囊，以小蒂与胚层连接。在生发囊壁上可生成数量不等的原头蚴，可多达 30～40 个。原头蚴可向囊内生长，也可向囊外生长成外生性原头蚴。子囊（daughter cyst）可由母囊的生发层直接生成，也可由原头蚴或生发囊发育而成。子囊结构与母囊相似，囊内也可生长出原头蚴和生发囊，还可形成与子囊结构相似的小囊，称为孙囊（granddaughter cyst）。有些母囊内无原头蚴、生发囊等，称为不育囊。一些原头蚴、生发囊和小的子囊从胚层上脱落后，悬浮在囊液中，故棘球蚴又称棘球蚴砂（hydatid sand）或囊砂（图 32 - 15）。

（二）生活史

细粒棘球绦虫的终宿主是犬、狼和豺等犬科食肉动物，中间宿主是羊、牛、骆驼等偶蹄类食草动物和人。成虫寄生在终宿主小肠上段，以头节顶突上的小钩和吸盘固着于肠绒毛基部隐窝内，脱落的孕节或虫卵随宿主粪便排出，污染动物皮毛和牧场、畜舍、蔬菜、土壤及水源等周围环境。若中间宿主吞食虫卵或孕节，六钩蚴在其肠腔内孵出，钻入肠壁，经血液循环至肝、肺等组织器官，发育为棘球蚴。通常感染半年后育囊的直径达0.5～1.0 cm，并随着寄生时间的延长逐渐增大，最大可长到数十厘米。棘球蚴在人体内可存活 40 年或更久。棘球蚴囊内可有成千上万个原头蚴，原头蚴若在中间宿主体内播撒可形成新的棘球蚴（图 32 - 16）。

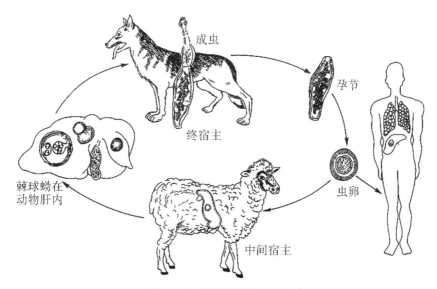

图 32 - 16　细粒棘球绦虫生活史

含棘球蚴的中间宿主的内脏被犬、狼等终宿主吞食后，棘球蚴内的每个原头蚴在小肠内翻出头节，发育为成虫。故犬、狼肠腔内寄生的成虫数量可达数千至上万条。从感染至排出虫卵和孕节约需要 2 个月。大多数成虫寿命为 5～6 个月。

（三）致病机制和临床症状

细粒棘球绦虫幼虫寄生在人体的组织，引起单个囊性病变，称为棘球蚴病或包虫病。棘球蚴病对人体的主要危害是机械性损害，严重程度取决于棘球蚴的寄生部位、体积、数量和寄生时间。棘球蚴在人体内可寄生于任何部位，最多见于肝（占 69.9%），多在右叶，其次是肺（19.3%），此外也可寄生于腹腔、脑、脾、盆腔、肾、胸腔、骨、肌肉、胆囊、子宫以及皮肤、眼、卵巢、膀胱、乳房、甲状腺等处。棘球蚴在肺和脾内生长较快，而在骨组织内则生长极慢。因棘球蚴生长缓慢，一般在感染 5～20 年后才出现症状。原发性棘球蚴感染多为单个寄生，继发感染常为多个寄生，可同时累及多个器官。棘球蚴的不断生长，压迫周围组织和器官，可引起组织细胞萎缩和坏死，因此，该病临床表现极为复杂，常见症状有：

1. 局部压迫和刺激症状

受累及部位有轻微疼痛和坠胀感。如寄生在肝脏可有肝区疼痛；寄生在肺部可出现呼吸急促、胸痛、干咳等呼吸道刺激症状；寄生在颅脑可引起头痛、呕吐甚至癫痫等。骨棘球蚴常发生于骨盆、椎体以及长骨的干骺端，破坏骨质，易致骨折或骨裂。浅表部位的棘球蚴可在体表形成坚韧、有弹性的包块，叩诊时有液性震颤感。若棘球蚴压迫门静脉可致腹水，压迫胆道可致阻塞性黄疸、胆囊炎等。

2. 毒性和过敏反应

棘球蚴病可引起荨麻疹、哮喘和血管神经性水肿等。棘球蚴囊液的大量溢出可产生过敏性反应，如囊液进入血液循环可导致严重的过敏性休克，甚至死亡。此外，囊液还可使患者出现食欲减退、体重减轻、消瘦、发育障碍和恶病质等毒性症状。

3. 继发性感染等并发症

若棘球蚴破裂可造成继发性感染。如肝棘球蚴破裂进入胆道，引起急性炎症，可出现胆绞痛、寒战、高热、黄疸等；若破入腹腔可引起急性弥漫性腹膜炎。如肺棘球蚴破裂进入支气管，患者可咳出小的生发囊、子囊以及角皮碎片。

（四）诊断

询问病史对诊断有一定参考价值，如询问患者是否来自或去过流行区，以及是否有与犬、羊等动物和皮毛的接触史。

X 射线、B 超、CT 或 MRI 等影像学检查对棘球蚴病的诊断和定位有很大的帮助，尤其是 CT 和 MRI，不仅有助于无症状带虫者的早期诊断，还可准确地检测出各种病理形态的影像。

免疫学试验是常用的辅助诊断方法。常用方法有卡松尼（Casoni）皮内试验和血清学检查法，如 ELISA、PVC 薄膜快速 ELISA 和胶体金法等。通过血清学检查发现与棘球蚴病相关的循环抗原、特异性抗体或免疫复合物可辅助影像学诊断。

病原学检查是确诊依据，对手术取出的棘球蚴，可检查囊液中的棘球蚴砂；或从患者的痰、胸腔积液或腹水等检获原头蚴或碎片等即可确诊。如对这些检材进行核酸检测，可准确区分细粒棘球蚴和多房棘球蚴。

（五）流行

细粒棘球绦虫对宿主有较广泛的适应性，其分布遍及世界各大洲牧区。犬和偶蹄类家畜之间形成循环是其特点，在中国主要是犬/绵羊循环型，犬/牦牛循环型仅见于青藏高原和甘肃省的高山草甸和山麓地带。

中国是世界上棘球蚴病流行严重的国家之一，流行区主要在西部和北部农牧地区，即甘肃、青海、宁夏、新疆、西藏、内蒙古和四川 7 个省和自治区；其次在陕西、山西和河北部分地区。此外，其他省区也有散发病例。中国第二次全国人体重要寄生虫病现状调查报告显示，棘球蚴病在中国人群中的血清阳性率为 12.04%，经 B 超检查患病率为 1.08%，由此可推算中国现有约 38 万患者。

造成流行的因素主要有以下 3 点：

1. 虫卵污染环境

其在牧区犬的感染一般较严重，犬粪中的大量虫卵随犬和人的活动以及风、水、尘土散播在人和家畜活动场所，导致虫卵污染环境。虫卵在外界对低温、干燥及化学消毒剂等有很强抵抗力。虫卵在冰里可存活 4 个月，经过严冬（−14 ～ −12 ℃）仍具有感染力，在干燥环境中能生存约 2 周，普通化学消毒剂不能将其杀死。

2. 人与家畜及污染物的密切接触

在流行区的儿童喜欢与犬亲昵玩耍，很易被犬毛上的虫卵感染，成人可因从事挤奶、剪羊毛、加工皮毛等生产活动而被感染。此外，食入被虫卵污染的水或食物也容易被感染。

3. 病畜内脏处理不当

因缺乏卫生知识，在流行区居民将病畜内脏喂犬，或随地乱抛致使野犬、狼或其他食肉动物受到感染，从而又加重羊、牛感染，使流行日趋严重。

在非流行区人因偶然接触受感染的犬，或接触来自流行区的动物皮毛而感染。随着中国经济的发展，流行区的畜产品大量流向全国，各地也不断开辟新的牧场和饲养大批牲畜，可能形成新的污染地带。因此，必须加强对该病的防治。

（七）防治原则

在流行区应采取综合性防治措施，主要包括：

（1）加强健康教育和宣传，普及棘球蚴病防治知识，在生产和生活中加强个人防护，提高全民的防病意识。

（2）加强卫生法规建设和卫生检疫，加强群众的卫生行为规范，根除将病畜内脏喂犬和乱抛的陋习。加强对屠宰场的检疫，及时合理处理病畜内脏。

（3）定期为家犬、牧犬驱虫，控制和妥善处理流浪犬，以减少传染源。

（4）普查、普治、救助和管理现有的患者。

治疗首选外科手术，术中应将虫囊取尽并注意避免囊液外溢所造成的过敏性休克或继发性感染。对早期的小棘球蚴，可选择药物治疗，目前阿苯达唑疗效较好，也可用吡喹酮或甲苯达唑。

二、多房棘球绦虫

多房棘球绦虫（*E. chinococcus multilocularis* Leuckart，1863）的形态和生活史与细粒棘球绦虫相似，不同的是成虫主要寄生于狐，幼虫期是多房棘球蚴（亦称泡球蚴），主要寄生于啮齿类或食虫类动物。多房棘球蚴也可寄生于人体，引起泡球蚴病（alveococcosis），又称泡型包虫病（alveolar hydatid disease）或多房性包虫病（multilocular hydatid disease）。

（一）形态和生活史

成虫形态与细粒棘球绦虫相似，但虫体小，长为 1.2～3.7 mm，常有 4～5 个节片。头节上有 4 个吸盘、顶突和 13～34 个小钩。成节生殖孔位于节片中线偏前，睾丸有 26～36 个，均分布于生殖孔后方。孕节内子宫无侧囊，内含 187～404 个虫卵。虫卵的形态和大小与细粒棘球绦虫难以区别。

多房棘球绦虫主要的终宿主是狐，其次是狗、狼、獾和猫等动物。多房棘球蚴主要寄生在野生啮齿类动物如田鼠、仓鼠、大沙鼠、小家鼠、麝鼠、旅鼠、褐家鼠、黄鼠、鼢鼠、长爪沙鼠、鼠兔以及牦牛、绵羊等的肝脏。泡球蚴呈淡黄色或白色，呈囊泡状团块，常由多个大小囊泡相互连接、聚集而成。囊泡外壁角皮层很薄且常不完整，泡球蚴与宿主组织间无纤维组织被膜。泡球蚴多以外生性出芽生殖生长，产生新囊泡，嵌入组织，少数可向内芽生形成隔膜后分离出新囊泡。葡萄串状的囊泡一般 1～2 年即可几乎全部占据所寄生的器官，甚至可向器官表面蔓延达体腔内，酷似恶性肿瘤。

人因误食虫卵而感染，但人是多房棘球绦虫的非适宜宿主，因此，人体内发育的泡球蚴囊内只含胶状物而无原头蚴。

若体内寄生有泡球蚴的鼠类或动物脏器被终宿主狐、狗和狼等吞食，约 45 d 后原头蚴在终宿主体内发育为成虫并可随粪便排出孕节和虫卵（图 32 – 17）。鼠类因食入终宿主粪便中的虫卵而感染。地甲虫因喜食狐粪而在其消化道和体表携带虫卵，可转运虫卵，麝鼠因喜捕食地甲虫而受感染。

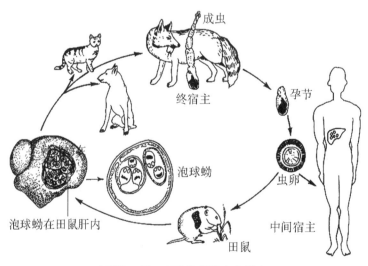

图 32 – 17　多房棘球绦虫生活史

（二）致病

人泡球蚴病的危害通常比棘球蚴病更大，病死率较高。泡球蚴几乎 100% 寄生于肝脏。泡球蚴在肝实质内呈弥漫性浸润生长，逐渐波及整个肝实质，对肝组织的破坏特别严重，可导致肝衰竭甚至肝性脑病，或诱发肝硬化引起门静脉高压，可并发消化道大出血而致死亡。

泡球蚴生长缓慢，一般潜伏期较长，主要临床表现是右上腹缓慢增长的肿块或肝肿大。多数患者可有肝区疼痛、压迫、坠胀感等，触诊时肿块较坚硬且有结节感。患者还可有腹痛、黄疸和门静脉高压的表现。几乎所有患者都表现出肝功能损害，如食欲减退、消化不良等，晚期患者可出现恶病质。泡球蚴病病程可长达 1～5 年或更长。

泡球蚴致病机制有直接侵蚀、毒性损害和机械压迫 3 个方面。因泡球蚴在肝实质内芽生蔓延，可直接破坏和取代肝组织，形成巨块状，其中心发生缺血坏死、崩解液化，形成空腔或钙化，肉眼难以与肝癌鉴别。泡球蚴产生的毒素还可损害肝实质，周围组织因受压迫发生萎缩、变性甚至坏死，毒素还可导致肝功能严重受损，如肝胆管受压迫和侵蚀，可引起黄疸。

（三）诊断

询问病史对诊断有一定参考价值，如询问患者是否来自或去过流行区，以及是否有与狐狸、狗或其皮毛接触史。用于棘球蚴病的各种诊断方法都适用于泡球蚴病的诊断。泡球蚴病应与肝癌和棘球蚴病相鉴别，还应与肝硬化、黄疸型肝炎、肝脓肿以及肺癌、脑瘤等相鉴别。

（四）流行

1. 分布

多房棘球绦虫分布地区较局限，主要流行于北半球高纬度地区，自加拿大北部、美国阿拉斯加州，直至日本北海道、俄罗斯西伯利亚。在北美洲、欧洲、亚洲的寒冷地区和冻土地带均有流行。

在中国泡球蚴患者分布于宁夏、新疆、青海、甘肃和四川等地。该病已成为中国西部危害农牧民健康的疾病之一，中国有两个地理流行区：

（1）中部流行区：自宁夏西北部起，横穿甘肃东部至四川西北部地区，尤其是海拔 2 000～2 800 m 的高寒山区。狐和野狗是人体感染的重要传染源。患者常因捕猎、饲养狐狸，或接触狐皮而受感染。

（2）西部流行区：散在分布于新疆和青海的一些县，患者分布与野生红狐分布地区一致，主要因猎狐、饲养狐和加工、买卖毛皮制品而感染。虫卵若污染环境如土壤、植物和饮用水等可引起间接感染。

（五）防治措施

泡球蚴病的预防措施如下：

（1）消灭野鼠是控制传染源的主要措施，应焚烧或深埋感染动物的尸体。

（2）加强卫生宣传教育，使居民认识和了解泡球蚴病的危害和预防方法。

（3）在流行区还应对居民进行普查，方法为免疫学试验和 X 射线、B 超等影像学手段，可早期发现患者，以便及时根治。

（4）注意个人防护，讲究个人卫生和饮食卫生，在生产及生活中注意防止被虫卵污染。

泡球蚴病的治疗以手术为主，早诊断、早手术是治疗成功的关键。药物治疗可用阿苯达唑、甲苯达唑或吡喹酮。

‖● 问题讨论 ●‖

一名中年男性在中国某农村地区待了 3 个月后返回城市工作，几个月后其腹部长出柔软、可移动的结节。该结节内可能找到哪些寄生虫？这些寄生虫是如何感染人体的呢？

‖● 思　考 ●‖

（1）绦虫生活史中有虫卵、幼虫以及成虫阶段，成虫主要寄生在终宿主的小肠，幼虫寄生在中间宿主的组织器官。其中幼虫寄生人体所致疾病的危害较成虫严重，为什么？

（2）曼氏迭宫绦虫与阔节裂头绦虫都属于假叶目绦虫，两者的生活史与吸虫相比较有何区别？两种绦虫对人体的危害有什么不同？

（3）链状带绦虫成虫寄生在人的小肠，引起猪带绦虫病，其幼虫（囊尾蚴）寄生在人体的各组织器官内，引起囊尾蚴病。这两种疾病的感染虫期和感染方式有哪些？素食者是否会患以上疾病？为什么？

（4）寄生于消化系统的绦虫成虫寄生于人体小肠后，患者一般无明显临床症状，但多数患者因在粪便或肛周发现白色节片而就诊。白色节片可能是哪种绦虫的节片？如何鉴别？

（5）在自然界有些昆虫可吞食一些绦虫卵，在昆虫体内六钩蚴逸出并发育为绦虫幼虫。若人误食感染的昆虫，可能患哪些绦虫病？

（6）棘球绦虫成虫寄生在食肉动物的肠道，人可以是一些棘球绦虫的中间宿主，能寄生于人体的棘球绦虫有细粒棘球绦虫和多房棘球绦虫，幼虫主要寄生于肝脏。哪种绦虫对人体的危害更大？为什么？

‖● 测试题（单项选择题）●‖

（1）下列哪种绦虫的成虫不寄生于人体内？（　　　）

A. 链状带绦虫　　　　　　　　　B. 细粒棘球绦虫

C. 曼氏迭宫绦虫　　　　　　　　D. 微小膜壳绦虫

E. 肥胖带绦虫

（2）下列哪项不是绦虫成虫的共同特征？（　　　）

A. 雌雄同体　　　　　　　　　　B. 虫体扁平、分节

C. 头节上有固定器官　　　　　　D. 无消化道

E. 无子宫孔

（3）带绦虫卵内含（　　　）。

A. 卵细胞　　　　　　　　　　　B. 毛蚴

C. 卵细胞及卵黄细胞　　　　　　D. 六钩蚴

E. 胚蚴

（4）下列哪项不能鉴别带绦虫的虫种？（   ）

A. 头节   B. 成节

C. 虫卵   D. 孕节

E. 囊尾蚴

（5）下列哪项不是链状带绦虫与肥胖带绦虫生活史的共同点？（   ）

A. 人是唯一的终宿主   B. 成虫寄生在小肠

C. 经口感染   D. 感染阶段为虫卵

E. 感染阶段为囊尾蚴

（6）人患猪囊尾蚴病的原因是因误食（   ）。

A. 六钩蚴   B. 链状带绦虫囊尾蚴

C. 链状带绦虫卵   D. 肥胖带绦虫囊尾蚴

E. 肥胖带绦虫卵

（7）下列哪种绦虫，人既可作为其终宿主又可作为其中间宿主？（   ）

A. 链状带绦虫   B. 肥胖带绦虫

C. 细粒棘球绦虫   D. 缩小膜壳绦虫

E. 以上均可

（8）棘球蚴病病源来自（   ）。

A. 牛   B. 羊

C. 猪   D. 骆驼

E. 狗

（9）哪种绦虫成虫能在同一宿主体内自体感染且增殖？（   ）

A. 细粒棘球绦虫   B. 曼氏迭宫绦虫

C. 微小膜壳绦虫   D. 链状带绦虫

E. 肥胖带绦虫

（10）在牧区细粒棘球绦虫依靠以下哪两种动物间的循环完成其生活史的？（   ）

A. 羊和狗   B. 人和羊

C. 狗和鼠   D. 羊和骆驼

E. 人和狗

（11）哪种绦虫不能用人粪检方法进行诊断？（   ）

A. 肥胖带绦虫   B. 微小膜壳绦虫

C. 缩小膜壳绦虫   D. 链状带绦虫

E. 细粒棘球绦虫

（12）哪种绦虫病可出现游走性皮下包块？（   ）

A. 囊尾蚴病   B. 棘球蚴病

C. 裂头蚴病   D. 肥胖带绦虫病

E. 链状带绦虫病

（13）链状带绦虫对人体的危害性比肥胖带绦虫大的主要原因是（   ）。

A. 囊尾蚴寄生组织、器官造成的损害　　B. 吸收大量的营养

C. 虫体代谢产物的毒素作用　　　　　　D. 六钩蚴的机械破坏作用

E. 头节的小钩和吸盘对肠壁的破坏损伤作用

（14）肛门拭子法查获带绦虫卵的机会比粪检多的原因是（　　　）。

A. 成虫夜间在肛门外产卵　　　　B. 孕节逸出肛门时，虫卵散布在肛门周围

C. 成节从肛门脱落　　　　　　　D. 肛门拭子易黏附虫卵

E. 以上都不是

（15）虫体最小的绦虫是（　　　）。

A. 肥胖带绦虫　　　　　　　　　B. 微小膜壳绦虫

C. 链状带绦虫　　　　　　　　　D. 细粒棘球绦虫

E. 曼氏迭宫绦虫

（16）某青年一年前背部有一反复发作的硬结，发作时疼痛，奇痒，有虫爬感。检查局部红肿，有少量分泌物，并可扪及大小不等的串状硬物，初步诊断为裂头蚴病。询问病史时应注意以下哪一点？（　　　）

A. 粪便中排出虫体节片　　　　　B. 曾食入未熟猪肉

C. 曾食未熟石蟹　　　　　　　　D. 伤口敷蛙肉病史

E. 伤口敷中草药

（17）服驱绦虫药后，检查粪便以确定疗效，主要检查有无（　　　）。

A. 虫卵　　　　　　　　　　　　B. 头节

C. 颈节　　　　　　　　　　　　D. 成节

E. 孕节

（18）对疑似棘球蚴病患者，下列哪种检查无效？（　　　）

A. 询问病史　　　　　　　　　　B. 粪便检查

C. 血清学检查　　　　　　　　　D. 超声波检查

E. CT

（19）关于链状带绦虫的形态描述，哪一项是错误的？（　　　）

A. 卵巢分左右两叶及中央小叶　　B. 孕节中子宫每侧 7～13 支

C. 头节具有顶突、吸盘及小钩　　D. 成虫有 700～1 000 节，2～4 m 长

E. 囊尾蚴头节无小钩

（20）关于阔节裂头绦虫的叙述中哪一项最准确？（　　　）

A. 牛是重要的中间宿主

B. 因缺乏维生素 B_{12} 可引起巨幼红细胞性贫血

C. 病原学诊断依据是在粪便中查找有钩的头节

D. 感染方式是误食被人粪便中的虫卵污染的食物或水

E. 幼虫经血液循环从小肠移行到肝，导致肝脓肿

（李丽花）

第三十三章　医学原虫

 第一节　原虫概述

原虫是一类单细胞真核原生动物，个体微小，但能独立完成全部生理功能，如摄食、运动、呼吸、代谢、排泄和生殖等。原虫在自然界中分布广泛、种类众多，迄今已发现的虫种约 65 000 种。大多数原虫营自生生活或腐生生活，主要生活在水体、土壤以及腐败动物体中；部分原虫营寄生生活，寄生在人或动物的体内或体表。医学原虫是指寄生在人体体腔、体液、组织或细胞内的致病或非致病原虫，约有 40 余种，有些会对人体健康产生严重的危害。

一、形态

原生动物的形态各异，大多为球形或卵圆形，部分呈梭形或不规则形状。其体积微小，直径为 2～200 μm。其基本结构都是由胞膜、胞质和胞核 3 部分构成。

（一）胞膜

胞膜亦称质膜或表膜，是包裹于细胞表面的生物膜。在电子显微镜下观察，可见大部分细胞膜是由双层膜结构组成，称为单位膜。该单位膜厚度一般为 5～10 nm，其外层是由嵌有蛋白质的脂质双分子层结构和多糖分子结合形成的，呈液态镶嵌模型，即胞膜是一种具有流动性、可塑性、不对称性的、镶嵌有蛋白质的脂质双分子层。多糖分子主要是一些寡糖链和多糖链，以共价键的形式与脂类或蛋白质结合形成糖脂或糖蛋白，由于这些糖类多数裸露在膜的外面，故称为糖被或糖萼。糖被的生理功能主要包括：①保护作用；②识别作用；③递质和激素受体；④参与原虫侵袭与致病等。细胞膜蛋白质以内在蛋白和外周蛋白两种形式与脂类分子结合，形成原虫细胞表膜上的载体、表面抗原、特异受体和酶等不同结构。细胞膜内层由紧贴的微管和微丝支撑，可使虫体维持一定的形状。

胞膜最重要的作用是维持细胞自身稳定的重要结构，同时作为原生动物和外界环境接触的界面，在与宿主相互作用过程中起保护、支持、识别和免疫等作用。故原生动物细胞膜的结构与功能的研究，对揭示宿主和寄生原虫之间的相互作用机制，继而控制寄生虫病的危害具有重要的意义。

（二）胞质

胞质由基质、细胞器和内含物 3 种组分构成，是原虫新陈代谢和营养储存的重要场所。内部含有肌动蛋白组成的微丝和管蛋白构成的微管，不但可以维持原虫的形态，其肌动蛋白丝的收缩也可调节胞质的流动性。

1. 基质

基质为均匀、半透明的胶体物质，其主要成分是蛋白质。很多原虫的基质有内、外质之分。外质为无颗粒、较透明结构，呈凝胶状，具有运动、摄食、感觉、呼吸、排泄和保护等功能；内质为具有颗粒的结构、能流动，呈溶胶状，内含细胞核及各种细胞器，是原虫进行营养物质储存和新陈代谢的主要场所。也有部分原虫的胞质是均匀一致，无内质、外质之分。

2. 细胞器

细胞器是原虫细胞质内具有一定化学组成、执行特殊生理功能的亚细胞形态单位。这些细胞器类型多样，在原虫生长发育的过程中，各自履行不同的生理功能。按其功能主要可分为以下 3 类：

（1）膜质细胞器。其包括线粒体、内质网、高尔基复合体、溶酶体等。

线粒体是细胞的"能量工厂"，营养物质的终末氧化途径是在线粒体内进行的。细胞生命活动所需的能量，大约 95% 由线粒体提供，但是厌氧代谢的原虫一般缺乏线粒体。

内质网具有承担细胞内物质运输的作用。滑面型内质网无核糖体附着，主要参与类固醇、脂类的合成与运输等功能；粗面型内质网有核糖体附着，功能主要与蛋白质的合成和运输有关。

高尔基复合体的主要作用是对来自内质网的蛋白质进行加工、分类和包装，并将加工后的蛋白质排出细胞外，用以合成黏液多糖等。

溶酶体是单层膜包被的囊状结构，内含多种水解酶，根据溶酶体的形成过程和功能，把溶酶体分为初级溶酶体、次级溶酶体和残余小体。溶酶体可与食物泡融合，将细胞吞噬的大颗粒物质消化成生物大分子，残渣通过外排作用排出细胞；同时参与到细胞分化过程中，能将衰老细胞器和生物大分子等陷入溶酶体内进行消化，实现生物体自身重新组织。

其他如动基体，属于一种含 DNA 的特殊细胞器，5% DNA 存在于动基体内。动基体功能近似线粒体，含有与之相应的酶，故被认为是一种特殊类型的线粒体。

（2）运动细胞器。原虫主要有伪足、鞭毛和纤毛等 3 种运动细胞器，少数原虫的波动膜、吸器、伸缩泡、轴柱等也有协助虫体运动的作用。这些运动细胞器也是原虫重要的分类标志，具有以上 3 种运动细胞器的原虫分别称为阿米巴原虫、鞭毛虫和纤毛虫。伪足是细胞外质伸出的呈舌状或叶状的突起。鞭毛为较长的运动细胞器，数目较少，通常位于虫体的前端、侧面或后端。与鞭毛相比，纤毛则较短且数目多，常均匀密布于虫体表面。基体是发出鞭毛或纤毛的部位。细胞质中的微管和微丝也参与形成鞭毛和纤毛。

（3）营养细胞器。有些原虫具有胞口、胞咽和胞肛等营养细胞器，其主要功能是帮助原虫摄食、消化营养物质和排出代谢产物。

3. 内含物

寄生性原虫胞质内均具有各种类型的空泡或内含物。这些空泡主要含有晶体蛋白、脂质、糖原泡和拟染色体等营养物质。此外营寄生生活的纤毛虫，其细胞质内含有伸缩泡，具有调节虫体渗透压的功能。很多原虫细胞质中还有原虫的代谢产物堆积（如疟色素）和一些共生物（如细菌或病毒）等。特殊的内含物也可作为虫种鉴定的标志。

（三）胞核

胞核由核膜、核质、核仁和染色质所构成，是调控原虫生长、发育和繁殖的重要结构。原虫属真核生物，核膜为双层单位膜结构，其上面的微孔是核膜内外进行沟通和传递的通道。核仁含有丰富的 RNA 物质。染色质则由 DNA、蛋白质和少量 RNA 组成。原虫细胞核经染色后核型主要可分为两种：①泡状核。寄生于人体的大多数原虫属于此种核型。该核呈圆球形，染色质稀少且呈颗粒状，分布于核膜内缘，中央具有 1 个细小的粒状核仁。②实质核。寄生于人体的纤毛虫细胞核为此型。该核大而不规则，染色质丰富，散在分布于核质中，具有 1 个以上的核仁。细胞核的形态也是鉴别和分类不同虫种的重要依据。

二、生活史

原虫的生活史发育过程包括生长、发育和繁殖的不同阶段以及从一个宿主传播到另一个宿主的整个过程。滋养体（trophozoite）是指原虫生活史中具有运动、摄食和繁殖能力的阶段，往往是原虫致病的主要阶段。当原虫生活环境中出现不利因素时，滋养体开始团缩、排出水分并分泌成囊物质，形成包囊（cyst）或卵囊（oocyst）。包囊期原虫虽然不食不动，但对外界有较强的抵抗力，并且是大多数原虫的感染阶段，该期原虫能够转换宿主，在流行病学上具有重要的传播意义。根据医学原虫传播方式的不同，可将其生活史分为以下 3 种类型。

（一）人际传播型

此类原虫生活史中只需要一种宿主，通过直接、间接接触或经中间媒介的携带而传播。大多数肠道阿米巴原虫、鞭毛虫、纤毛虫及阴道毛滴虫属于此种类型。

（二）循环传播型

该类原虫在完成生活史过程中需一种以上脊椎动物作为终末宿主和中间宿主，其感染阶段可在二者之间传播。如刚地弓形虫在终末宿主猫和中间宿主人以及鼠、猪等动物之间相互传播。

（三）虫媒传播型

此类原虫需要在媒介昆虫体内发育、繁殖至感染阶段，再经昆虫叮吸人、畜血液或组织液进行传播。如疟原虫和利什曼原虫均属于此型。

三、生理

医学原虫生长发育过程中所进行的生理过程包括运动、摄食、代谢和生殖等几个方面。

（一）运动

运动是原虫生命活动重要的特征，不同种类的原虫借助于几种不同类型的运动细胞器完成。其运动包括伪足运动、鞭毛运动和纤毛运动。有些寄生性原虫没有运动细胞器，但它们可以通过扭动、滑动的方式进行运动。例如，孢子虫的裂殖子和子孢子可以通过滑动、扭动、螺旋和弯曲等方式在人或动物体内进行运动。

1. 伪足运动

伪足是一种临时性运动细胞器，引导原虫进行运动。当伪足形成时，外质向外伸出指状或叶状突起，内质流入其中，即溶胶质朝运动的方向流动，流动到突起前端后，又向外分开，接着又变为凝胶质，同时后边的凝胶质又转变为溶胶质，不断地向前流动，这样虫体不断地向伪足伸出的方向移动，这种现象称之为阿米巴运动。这种运动方式是由 Ca^{2+} 活性调节肌动蛋白与肌球蛋白复合体介导的细胞质运动。肌动蛋白与肌球蛋白微丝收缩时，胞浆后极产生的压力可使胞浆向顶极流动，从而使局部胞质从稳定的凝胶质状态转化为溶胶质状态，由此可产生典型的伪足运动。如溶组织内阿米巴滋养体等原虫就是进行伪足运动的。

2. 鞭毛运动

鞭毛为能动的细胞表面的细长突起，鞭毛轴丝由基体发出。在电镜下观察鞭毛的结构，其最外是细胞膜，内部是由纵行排列的微管组成，周围有 9 对联合的微管，中央有 2 个微管。如蓝氏贾第鞭毛虫、阴道毛滴虫等原虫运动就属于鞭毛运动。

3. 纤毛运动

其运动方式与鞭毛相似，每一根纤毛都是由位于表膜下的一个基体发出。纤毛由围成一周的 9 组二联体微管和中央的二联体微管构成，并包含一些微管结合蛋白。如寄生于人体的结肠小袋纤毛虫滋养体运动。

（二）摄食

原虫在其生长、发育过程中，是通过表膜渗透和多种扩散等方式吸收营养物质，或借助细胞器摄取较大分子的营养物质。具体的摄食方式主要有以下 3 种：

1. 渗透

一些小分子营养物质以被动扩散和主动运输的形式通过细胞膜转运至细胞内。

2. 胞饮

胞饮指液体物质吸附在细胞表膜时，表膜内陷，液体物质进入，然后表膜内折，逐渐包围液体，形成许多小囊泡，并向细胞内部移动。胞饮作用在吸收水分的同时，还可把水分中的物质一起吸收进来，如盐类和大分子物质（甚至病毒）。

3. 吞噬

吞噬指细胞吞噬较大的固体颗粒物质。吞噬现象是原生动物获取营养物质的主要方式。吞噬的过程可通过胞口将食物摄入，缺乏胞口的原虫，则通过表膜内陷将食物摄入胞内。溶酶体与摄入的物质形成的食物泡结合，经各种水解酶的作用将之消化、分解、吸收。

（三）代谢

原虫的代谢主要是能量代谢，包括合成和分解代谢。糖的无氧酵解是寄生虫能量来源的主要获得途径。由于寄生环境及其含氧量的差异，使寄生虫在能量转化过程中采取的呼吸方式也不同。如疟原虫、贾第虫和阿米巴等主要通过糖酵解产生 ATP；延胡索酸呼吸系统也是一些原虫获取能量的一种重要方式；在血液内寄生的原虫，如疟原虫和锥虫可进行有氧代谢。

此外，原虫在生长发育、繁殖过程中需要蛋白质和氨基酸。如布氏罗得西亚锥虫，可以从糖类代谢的中间产物磷酸烯醇丙酮酸中合成甘氨酸、丝氨酸、天冬氨酸、谷氨酸等多种氨基酸。氨基酸的分解代谢由于虫种不同而有所差异，溶组织内阿米巴首先将甘氨酸转变成丙酮酸，再参与其能量代谢。在核苷酸代谢中大多数寄生虫自身不能合成嘌呤，而是依赖宿主体内含量丰富的碱基、核苷来完成嘌呤合成途径。嘧啶的合成可通过从头合成途径和补救途径同时发挥作用，如锥虫和弓形虫。

（四）生殖

原虫生殖方式主要包括无性生殖和有性生殖两种方式。

1. 无性生殖

无性生殖包括以下几种类型：①二分裂，首先细胞核分裂为两个，胞质随后分裂，最后形成两个新的子体，二分裂是原虫最常见的生殖方式。②多分裂，细胞核多次分裂，细胞质再分裂并包绕每个分裂的细胞核，最后增殖形成多个子代。疟原虫在肝细胞和红细胞内的裂体生殖就是多分裂方式。③出芽生殖，是细胞核分裂为大小不均等的子代，产生1个或多个芽体，最后发育成新的个体的方式。如弓形虫滋养体的内二芽分裂。

2. 有性生殖

有性生殖是原虫一种重要的生殖方式，包括较高级的配子生殖和较低级的接合生殖。①配子生殖，是原虫细胞先分化产生雌、雄配子，雌雄配子再结合形成合子的过程，如疟原虫在蚊体内的发育就经历该过程；②接合生殖，是指两虫体暂时接合在一起，交换核质后分离，继而分裂形成新的个体，DNA近似均等地分配到两个子代中，如结肠小袋纤毛虫的生殖过程即是如此。

有些原虫在其生活史发育过程中存在着无性生殖和有性生殖两种交替进行的繁殖方式，称为世代交替，如疟原虫在人体内行无性生殖过程，而在蚊体内则行有性和无性生殖。

四、致病

医学寄生性原虫和营自生生活原虫的致病作用与虫种、株系、数量、毒力、寄生部位、宿主的免疫功能状态以及其他病原生物的协同作用等因素密切相关。原虫的致病作用，主要由以下因素形成。

（一）增殖作用

致病性原虫要在其生活史某一发育阶段在宿主体内增殖到一定数量时，才能使宿主出现明显的病理损害和相应的临床症状。如疟原虫在人体红细胞内增殖，数量达到一定阈值时，造成红细胞周期性破坏，并出现相应临床症状。

（二）毒性作用

原虫分泌的多种酶类、代谢产物、排泄物和虫体死亡后裂解物对人体均有毒性作用。例如，溶组织内阿米巴原虫分泌的260 kDa半乳糖/乙酰氨半乳糖凝集素（Gal/GalNac lectin）、穿孔素、半胱氨酸蛋白酶对宿主肠黏膜组织产生溶解破坏作用；肉孢子虫产生的肉孢子虫毒素能作用于宿主神经系统、心、肾上腺和肝等器官组织，引起严重免疫病理损害。

（三）机会性致病

某些原虫在免疫功能正常的宿主体内，并不表现出明显的临床症状，处于隐性感染状态，但当艾滋病、长期接受免疫抑制剂治疗或晚期肿瘤等患者由于宿主免疫功能缺陷或受到损坏时，原虫的繁殖能力、播散能力和致病能力增强，导致患者出现明显的临床症状，甚至累及生命。此类原虫被称为机会性致病原虫，如弓形虫和隐孢子虫等。

五、分类

对于原生生物的分类一直存有争议，以往认为医学原虫在生物分类学上隶属于原生生物界原生动物亚界下的 6 个门，其中 3 个门涵盖有引起人类疾病的最重要虫种，如肉足鞭毛门、顶复门及纤毛虫门。现有学者认为原生生物界原生动物亚界下的 7 个门和色混界色物亚界双环门亦可归类其中，该 7 个门即阿米巴门、眼虫门、后滴门、副基体门、透色动物门、孢子虫门和纤毛虫门。随着分子生物学诊断技术的发展，在医学原虫的分类学上也广泛采用分子分类法用于种群及株系的判定，结合最为实用的形态学分类方法及生物化学、免疫学技术，使得医学原虫的分类日趋完善。目前常见医学原虫及其分类可见表 33 – 1。

表 33 – 1　常见医学原虫及其分类

门 Phylum	纲 Class	目 Order	科 Family	种 Species
阿米巴门 Amoebozoa	内阿米巴纲 Entamoebidea	内阿米巴目 Entamoebida	内阿米巴科 Entamoebidae	溶组织内阿米巴 *Entamoeba histolytica*
				结肠内阿米巴 *Entamoeba coli*
				哈氏内阿米巴 *Entamoeba hartmanni*
				布氏嗜碘阿米巴 *Iodamoeba buetschlii*
				微小内蜒阿米巴 *Endolimax nana*
				齿龈内阿米巴 *Entamoeba gingivalis*
				迪斯帕内阿米巴 *Entamoeba dispar*
				波列基内阿米巴 *Entamoeba polecki* 莫西科夫斯基内阿米巴 *Entamoeba moshikovskii*
	棘阿米巴科 Acanthamoebidea	阿米巴纲 Amoebaea	棘足目 Acanthopodida	棘阿米巴 *Acanthamoeba* spp.

续表 33-1

门 Phylum	纲 Class	目 Order	科 Family	种 Species
眼虫门 Euglenozoa	动基体纲 Kinetoplastea	锥体目 Trypanosomatida	锥体科 Trypanosomatidae	杜氏利什曼原虫 *Leishmania donovani*
				热带利什曼原虫 *Leishmania tropica*
				巴西利什曼原虫 *Leishmania braziliensis*
				硕大利什曼原虫 *Leishmania major*
				布氏冈比亚锥虫 *Trypanosoma brucei gambiense*
				布氏罗得西亚锥虫 *Trypanosoma brucei rhodesiense*
				克氏锥虫 *Trypanosoma cruzi*
后滴门 Metamonada	双滴纲 Trepomonadea	双滴目 Diplomonadida	六鞭毛科 Hexamitidae	蓝氏贾第鞭毛虫 *Giardia lamblia*
副基体门 Parabasala	毛滴虫科 Trichomonadidae	毛滴纲 Trichomonadea	毛滴目 Trichomonadida	阴道毛滴虫 *Trichomonas vaginalis*
				口腔毛滴虫 *Trichomonas tenax*
				人毛滴虫 *Trichomonas hominis*
				脆弱双核阿米巴 *Dientamoeba fragilis*
	动鞭毛纲 Zoomastigophorea	超鞭毛目 Hypermastigida	缨滴虫科 Lophomonadae	蠊缨滴虫 *Lophomomas blattarum*
透色动物门 Percolozoa	异叶足纲 Heterolobosea	裂核目 Schizopyrenida	瓦氏科 Vahlkamphidae	福氏耐格里阿米巴 *Naegleria fowleri*
孢子虫门 Sporozoa	球虫纲 Coccidea	血孢目 Haemosporida	疟原虫科 Plasmodiidae	间日疟原虫 *Plasmodium vivax*
				恶性疟原虫 *Plasmodium falciparum*

续表 33-1

门 Phylum	纲 Class	目 Order	科 Family	种 Species
孢子虫门 Sporozoa	球虫纲 Coccidea	血孢目 Haemosporida	疟原虫科 Plasmodiidae	三日疟原虫 *Plasmodium malariae*
				卵形疟原虫 *Plasmodium ovale*
		艾美目 Eimeriida	艾美科 Eimeriidae	刚地弓形虫 *Toxoplasma gondii*
				肉孢子虫 *Sarcocystis* spp.
				等孢子虫 *Isospora* spp.
				微小隐孢子虫 *Cryptosporidium* spp.
				圆孢子虫 *Cyclospora*
		梨形目 Piroplasmida	巴贝科 Babesiidae	巴贝西虫 *Babesia* spp.
纤毛虫门 Ciliophora	直口纲 Litostomatea	胞口目 Vestibulifera	肠袋科 Balantidiidae	结肠小袋纤毛虫 *Balantidium coli*
双环门 Bigyra	芽囊纲 Blastocystea	芽囊目 Blastocystida	芽囊科 Blastocystidae	人芽囊原虫 *Blastocystis hominis*

第二节 寄生于消化系统或泌尿生殖系统的原虫

一、溶组织内阿米巴

溶组织内阿米巴（*E. ntamoeba histolytica*），亦称痢疾阿米巴或痢疾变形虫，主要寄生于人体结肠内，引起阿米巴痢疾；该虫也能侵入人体肝、肺、脑等其他器官，引起相应脏器组织的病变，对人体健康产生严重的危害。1875 年，俄国学者 Fedor Losch 在腹泻患者粪便中首先发现了此原虫，称其为肠阿米巴。1891 年，Councilman 和 Lafleur 在无菌性肝脓肿的脓液中也发现了此原虫。1903 年，德国微生物学家 Fritz Schaudinn 将该虫命名为溶组织内阿米巴。

（一）形态

溶组织内阿米巴生活史包括滋养体和包囊两个阶段。

1. 滋养体

滋养体形态多变且不规则，虫体直径为 20～60 μm，平均直径约为 30 μm。内、外质分界明显，外质透明，呈凝胶状；内质为溶胶状，富含颗粒，常含有被吞噬的红细胞，在未经染色的标本中有较强的折光性，常为浅绿色。滋养体在运动时，外质形成舌状或呈宽指状伪足，颗粒状内质随着伪足的方向缓慢流入其内，使虫体向伪足形成的方向做定向的阿米巴运动。虫体活动时，细胞核一般不易看清。在铁苏木精染色标本中，核为球形泡状，约为滋养体直径的 1/6～1/5，核膜内侧染色质颗粒排列整齐，核仁较小，位于核的中央；被吞噬的红细胞被染成蓝黑色（图 33 - 1）。

2. 包囊

包囊呈圆球形，直径为 10～16 μm，核的数目为 1～4 个，细胞核构造与滋养体相似。成熟包囊含有 4 个核，为感染期。未成熟包囊含 1～2 个核；经铁苏木精染色，包囊呈蓝褐色，还可见拟染色体和糖原泡。拟染色体呈蓝黑色，短棒状、两端钝圆，为一特殊的营养储存结构；糖原泡大而圆，无色透明，呈空泡状；拟染色体和糖原块（泡）随包囊的成熟而逐渐消失。碘液染色时包囊呈棕黄色，细胞核为浅棕色，边界清晰；拟染色体不着色，为透明的棒状结构；糖原泡呈棕红色，边界模糊（图 33 - 1）。

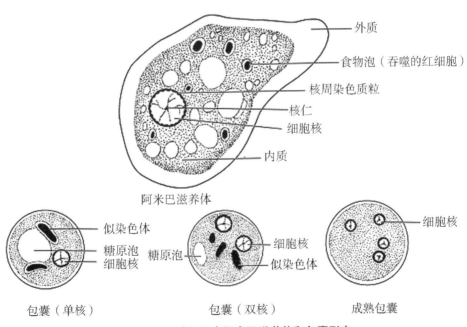

图 33 - 1 溶组织内阿米巴滋养体和包囊形态

（二）生活史

溶组织内阿米巴生活史的基本过程为包囊→滋养体→包囊。感染阶段为成熟的四核包囊，致病阶段为滋养体。

人误食或误饮被溶组织内阿米巴四核包囊污染的食物和饮水后，包囊进入小肠下段，受到碱性消化液的作用，阿米巴虫体脱囊而出，成为活动增强的滋养体，并分裂发育为8个独立的单核滋养体。脱囊后的滋养体以细菌、已消化的食物或宿主肠黏液为营养来源，以二分裂法进行繁殖。虫体脱囊一般发生在回盲部，因为该部位的厌氧环境和酸碱度最适宜阿米巴的繁殖。滋养体可随肠蠕动下移，当肠腔内环境发生改变，如水分及营养物质逐渐被吸收等，滋养体逐渐停止活动，排出未消化食物，团缩形成囊前期，继而分泌囊壁，形成含1～4个细胞核的圆形包囊结构，并随宿主成形粪便排出体外。有证据显示，一个带囊者每天可排包囊数最多可达4亿个。当宿主肠蠕动加快，有些滋养体可直接随宿主稀水便排出体外，并很快裂解、死亡。

当宿主抵抗力下降、肠功能紊乱或肠壁组织受损伤时，结肠内的滋养体利用伪足的机械性运动，同时分泌蛋白酶，侵入肠壁黏膜组织内，吞噬组织细胞或红细胞，破坏肠壁组织；同时进行分裂增殖，致使肠黏膜局部坏死，引起肠壁溃疡。在引发宿主肠壁组织炎症损害的同时，部分滋养体可随坏死肠壁组织和血液一起脱落进入肠腔，随黏液脓血便排至体外。侵入肠黏膜下层及肌层的阿米巴滋养体也可侵入血管，随血流播散至全身各处的其他脏器，如肝、肺、脑等部位，引起肠外阿米巴病（图33-2）。阿米巴肝脓肿是最常见的肠外阿米巴病。

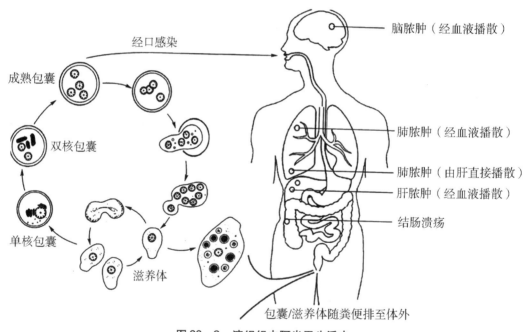

图33-2 溶组织内阿米巴生活史

（三）致病

1. 致病机制

溶组织内阿米巴滋养体的致病能力受到多种因素的制约，如原虫虫株毒力、在宿主体内寄居环境、理化和生物因素以及宿主自身免疫应答状态等诸多因素的影响，在虫体与宿主相互作用之后其致病作用的表现也复杂多样，如临床上大多表现为无症状带囊者，仅有少部分人表现为肠内阿米巴病或出现严重的肠外阿米巴病等。

（1）虫株毒力：分子生物学和免疫学等方面的实验研究发现，毒力强弱在不同虫株间存有明显的差异。如热带地区阿米巴虫株的毒力明显大于温带和寒带地区虫株；从阿米巴病患者体内分离到的 H_{120} 与 C_1 虫株毒力明显强于从带虫者体内分离的 H_{101} 和 H_{103} 虫株；另外，一些虫株的毒力还具有一定的遗传特性，如同一致病株经长期离体培养可减弱虫株毒力，而经过动物接种可增强其毒力。

（2）虫体侵袭力：溶组织内阿米巴滋养体侵袭组织的过程，是对靶细胞和组织黏附、溶解和降解的连续过程。由于宿主炎性细胞的溶解作用，加剧了病灶损伤程度，结果导致黏膜层破损、结肠出现溃疡，引起肠阿米巴病；甚至通过血行播散，导致肠外阿米巴病。在这一过程中，有 3 种致病相关因子在分子水平上已被广泛研究和认可：即 260 kDa 半乳糖/乙酰氨半乳糖凝集素、阿米巴穿孔素、半胱氨酸蛋白酶。

首先是滋养体以 260 kDa 凝集素吸附靶细胞，滋养体黏附于宿主肠上皮细胞、红细胞和中性粒细胞等表面；随后，凝集素就会对靶细胞产生溶解作用，并参与细胞信号传导。

阿米巴穿孔素可在宿主细胞形成孔状破坏，是一组存在于滋养体胞质颗粒中的小分子蛋白家族。该蛋白在靶细胞膜能形成渗透过钠、钾、钙及一些阴离子的离子通路，所以阿米巴穿孔素亦称形成离子通路蛋白。培养基中的阿米巴并不分泌穿孔素，这也许是体外培养阿米巴毒力降低的原因之一。

半胱氨酸蛋白酶属于木瓜蛋白酶的大家族，是虫体最丰富的蛋白酶，分子量约30 kDa。它具有降解纤连蛋白、层粘连蛋白和Ⅰ类胶原纤维的作用导致靶细胞溶解，还能降解补体 C3。

当滋养体侵入组织后可以激活补体，但由于半乳糖/乙酰氨半乳糖凝集素的分子结构和序列与补体活化抑制因子成分相似，可阻止补体 C5b-C9 的覆盖，从而逃避补体系统的攻击。

（3）细菌协同作用：某些细菌对阿米巴病变的发展有着非常显著的影响。动物实验发现，如用无菌培养的阿米巴感染豚鼠，并不引起病变。其在产气荚膜杆菌、枯草杆菌等多种细菌合并感染后，所致病变加重，并出现死亡。溶组织内阿米巴滋养体与肠道某些细菌在致病上具有协同作用，细菌不仅可作为阿米巴的营养来源，亦可提供适宜阿米巴生长、繁殖的理化环境，促进阿米巴增殖。同时，细菌还可直接损害宿主的肠黏膜，为阿米巴侵入肠壁组织提供有利条件。

（4）宿主免疫力：溶组织内阿米巴必须突破宿主的防御体系，才能侵入组织。阿米巴能否侵入组织，与宿主的免疫功能状况密切相关。临床和实验资料表明，宿主生理功能的改变，如营养不良、感染、肠黏膜损伤、肠功能紊乱等，均有利于阿米巴对组织的侵袭。宿主的营养水平也可影响病变的严重程度，对于营养不良的人群或实验动物，阿米巴的发病率和病理指数均显著高于正常者。

细胞免疫在抗阿米巴病中起重要作用。接受抗淋巴细胞血清注射后的实验动物，感染阿米巴后病变程度较重，测定阿米巴病患者的若干细胞免疫指标亦显示细胞免疫功能低下。溶组织内阿米巴的功能性抗原较弱，虽可产生抗体，但不具有免疫保护和防止再感染

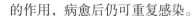

的作用，病愈后仍可重复感染。

2. 病理变化

（1）肠阿米巴病：多发于盲肠或阑尾，易累及乙状结肠和升结肠，偶累及回肠。典型的病损是肠壁出现口小基底大的烧瓶样溃疡，一般仅累及肠壁黏膜层。肠壁溃疡间的黏膜正常或稍有充血水肿，除重症外原发病灶仅局限于黏膜层。镜下可见组织坏死伴少量的炎症细胞，以淋巴细胞和浆细胞浸润为主，由于滋养体可溶解中性粒细胞，故中性粒细胞极少见。急性重症病变可突破黏膜肌层，引起液化坏死灶，形成的溃疡可深及肌层，并可与邻近的溃疡融合，引起大片黏膜脱落。结肠黏膜对阿米巴长期刺激可形成增生反应，形成组织肉芽肿伴慢性炎症和纤维化，即称为阿米巴肿。虽然仅 1%～5% 患者伴有阿米巴肿，但需重视与其他的肿瘤进行鉴别诊断。

（2）肠外阿米巴病：往往呈无菌性、液化性坏死，周围以淋巴细胞浸润为主，极少伴有中性粒细胞浸润。滋养体多在脓肿的边缘。其中肝脓肿最常见，早期病变以滋养体侵入肝内小血管引起栓塞开始，继而出现急性炎症反应，以后病灶扩大，中央液化，淋巴细胞浸润，最终纤维化。往往出现大小不一的单个脓肿，脓液则由坏死变性的肝细胞、红细胞、胆汁、脂肪滴、坏死组织组成。其他组织亦可出现脓肿，如肺、腹腔、心包、脑、生殖器官，病理特征亦以无菌性、液化性坏死为主。

3. 临床表现

溶组织内阿米巴病的潜伏期从 2 天到数月不等，通常为 2 周。该病发病可急或隐匿，同时常有暴发性或迁延性特点。临床上将其分为无症状带囊者、肠阿米巴病、肠外阿米巴病和机会致病性阿米巴病 4 种类型。

（1）无症状带囊者：感染溶组织内阿米巴后，无任何临床症状或仅出现极为轻微的胃肠不适。在溶组织内阿米巴感染人群中，无症状带囊者占绝大多数，并且这类患者往往在感染数月后有自愈的现象。有资料显示，在约有 90% 溶组织内阿米巴感染者中常伴有迪斯帕阿米巴的感染，临床症状不明显。

（2）肠阿米巴病：滋养体侵入肠黏膜层引起的阿米巴病，即阿米巴结肠炎。临床发病过程可分为急性和慢性两个时期。急性期，滋养体所致病变部位多出现在盲肠、升结肠，其次为乙状结肠和直肠，严重病变可累及整个结肠和小肠下段。镜下观察，病灶溃疡处可查见滋养体和大量坏死组织，底部可见有淋巴细胞和浆细胞的浸润。当病情严重时，肠黏膜病变可突破黏膜肌层深及肌层，并与邻近的溃疡病灶互相融合，致使大片黏膜脱落，极易并发肠出血、肠穿孔、阿米巴性腹膜炎和肠外阿米巴病等。在感染严重的儿童患者中，此期病情容易发展成为急性暴发型阿米巴痢疾，甚至危及生命。阿米巴肿是结肠黏膜对阿米巴刺激的增生性反应，主要是黏膜下层纤维结缔组织增生，致使肠壁增厚，形成局部包块。

急性阿米巴病的临床表现从轻度、间歇性腹泻至暴发性、致死性的痢疾不等。急性期主要为消化道症状，典型患者临床表现为腹痛、腹泻及黏液血便；亦有患者表现有胃肠胀气、里急后重、厌食、恶心和呕吐等症状。急性暴发性痢疾患者的临床表现为起病急，中毒症状明显，高热、低血压和一天数次黏液血便，并有广泛性腹痛、强烈而持续的里急后重感。慢性阿米巴病常为急性病变反复发作所致，患者表现为长期间歇性腹泻，腹部不适，腹痛、腹泻和便秘交替进行，体质虚弱和消化不良，可持续 1 年以上，甚至 5 年之久。

肠阿米巴病临床上常见的并发症包括肠阿米巴肿、阿米巴性腹膜炎和中毒性巨结肠等。

（3）肠外阿米巴病：滋养体侵入肠黏膜下层静脉，可通过血行播散，经门静脉到达肝或其他组织器官所致的病理改变，如阿米巴肝脓肿、肺脓肿、脑脓肿和皮肤阿米巴病等。

A. 阿米巴肝脓肿：阿米巴肝脓肿为最多见的肠外阿米巴病。患者以青年男性为主，该病大多起病缓慢，好发部位在肝右叶，常伴有肠阿米巴病史。临床多表现为发热、寒战、盗汗和右上腹痛，并向右肩放射。查体肝脏肿大、黄疸，伴有肝区压痛和叩击痛。患者还可表现为进行性消瘦、贫血和营养不良性水肿等。肝脓肿定位穿刺检查可见果酱样脓液，脓肿边缘可查出含有红细胞或无红细胞的滋养体。当肝脓肿破裂时，引起继发性胸腔脓肿（10%～20%）和腹腔脓肿（2%～75%），极少数情况下可破入心包而致人死亡。

B. 阿米巴肺脓肿：有肝源性和肠源性两种。前者是由肝脓肿穿过横膈入侵肺部；肠源性常经血路播散至肺部。脓肿常位于右肺下叶，患者临床表现有咳嗽、发热伴右胸痛，类似肺结核症状，并咳出咖啡色果酱样黏痰，伴有腥臭味，其中可查见阿米巴滋养体。若并发细菌感染时，则呈炎症表现。

C. 阿米巴脑脓肿：临床上极少见，常常为中枢皮质单一性脓肿，由阿米巴滋养体经血循环进入脑部引起。在临床上，约有 94% 阿米巴脑脓肿患者合并有肝脓肿。患者临床表现常有头痛、眩晕、恶心、呕吐、癫痫和精神异常等神经系统症状。约 45% 患者晚期病变可发展为严重的脑膜脑炎，病死率高。

D. 皮肤阿米巴病：可能是直接接触阿米巴滋养体所致。肛门或会阴部皮肤阿米巴病常由直肠病灶播散而来。患者阴道、宫颈和尿道等组织器官亦可被侵犯。胸腹部穿刺检查亦可导致局部皮肤阿米巴病。

（4）机会致病性阿米巴病：严重营养不良、大剂量使用类固醇皮质激素以及艾滋病导致免疫功能受到损害的患者容易并发溶组织内阿米巴的感染，引发暴发性或坏死性结肠炎等严重后果。患者临床表现为腹痛、腹胀和反跳痛等。

（四）实验室检查

检测方法主要包括病原学诊断、免疫学诊断、分子生物学检查和影像学检查。临床上主要根据患者主诉病史和临床症状做出初步诊断，检查到阿米巴病原体是确诊的依据。

1. 病原学检查

常用的病原学检查方法可以根据不同检查样品分为粪便检查、肠镜活检、体外培养以及穿刺物涂片检查。根据患者的临床表现，针对某一部位选择取材，常可采用不同的检查方法检获阿米巴原虫不同的发育时期。从患者的脓血便、粥样便、活检病灶组织和穿刺物内检测滋养体；从慢性患者和带虫者成形粪便中查包囊。

（1）滋养体检查：待查滋养体的标本可取材于粪便样本、肠黏膜组织以及脓肿穿刺液等。

粪便：从急性阿米巴痢疾患者的脓血便或阿米巴结肠炎患者的稀便中，挑取脓血和黏液部分，反复多次（4～6 次）检查查找滋养体。典型的阿米巴痢疾粪便呈酱红色，伴有特殊的腥臭味，带有血和黏液。

肠黏膜组织：主要针对无典型脓血便的慢性阿米巴病患者，粪便及血清学检查结果呈阴性，但临床上不能排除该病，可采用乙状结肠镜或纤维结肠镜直接观察肠壁病变。由于阿米巴结肠炎致肠黏膜溃疡，通常病变部位位于盲肠和升结肠，活检可从溃疡边缘采集黏膜组织，检获滋养体及根据相应的病理变化可做出确切的诊断。

脓肿穿刺液：对于阿米巴肝、肺、脑脓肿的患者，可做局部穿刺抽取脓肿液，在穿刺液涂片中一般不易发现滋养体，但在脓腔壁部的坏死组织中滋养体检获的可能性较大，同时还要注意脓液的性状特征。

检查方法包括生理盐水直接涂片法，镜检，可观察到活动的滋养体，这是急性阿米巴痢疾患者最常用的方法之一。溶组织内阿米巴滋养体伪足形成快，而且细胞质内常含吞噬的红细胞。同时可见黏液里含很多成团的红细胞和少量白细胞；黏液里常可见夏科雷登结晶，可作为与细菌性痢疾鉴别的依据。如若虫体活动性不好，难以观察其典型的伪足运动时，可做铁苏木精染色或碘液染色法检查。

检查注意事项主要包括标本必须新鲜，送检迅速，因为滋养体在外界极易死亡；同时注意保温（37 ℃），置 4 ℃不宜超过 4～5 h；此外盛标本的容器要清洁、干燥，不要混入化学药物、尿液或其他生物，以免影响检查结果。

（2）包囊检查：包囊的检查主要取材于慢性间歇性阿米巴患者或带囊者的成形粪便。

检查方法包括碘液涂片染色法和包囊浓集法，前者为首选方法。也可进行生理盐水直接涂片法后，再用碘液染色。镜检可见包囊呈淡棕色或黄色，细胞核为浅棕色，拟染色体可见，但不着色，呈透明状。包囊浓集法可提高检出率，常用的方法有硫酸锌离心浮聚法、汞碘醛离心沉淀法和甲醛乙醚沉淀法，后者可以提高包囊检出率40%～50%。

要注意慢性阿米巴患者排出的包囊具有间歇性的特点，因此，临床检查需要反复多次。间隔 1 天以上的 3 次送检，阳性率可提高至 60%～80%；送检 5 次者可达 90%以上。对于少数慢性患者，粪检应持续 1～3 周，以确保没有漏诊。

（3）体外培养：在实验室检查过程中，体外培养法比通常的涂片法检查结果更为敏感，尤其是对亚急性或慢性阿米巴病例检出率更高，通常体外培养所采用的是 Robinson's 培养基。该方法实验条件要求高，不宜用作常规检查。

1997 年 WHO 专门委员会建议，在显微镜下检获到含有 4 个核的包囊应鉴定溶组织内阿米巴/迪斯帕内阿米巴；在粪中检获到含有红细胞的滋养体应高度怀疑为溶组织内阿米巴感染；在血清学检查中，抗体高滴度阳性者应高度怀疑溶组织内阿米巴感染；阿米巴病仅由溶组织内阿米巴感染所致。

在粪便检查过程中，溶组织内阿米巴还应注意与结肠内阿米巴、布氏嗜碘阿米巴、微小内蜒阿米巴和哈门内阿米巴等其他肠道阿米巴原虫相鉴别。分子生物学技术可用于不同阿米巴虫种间差异的检测。

2. 免疫学检查

免疫学诊断是溶组织内阿米巴重要的辅助诊断技术，尤其对于肠外阿米巴病的诊断具有较大的实用价值。20 世纪 60 年代阿米巴无菌培养的建立，为溶组织内阿米巴纯抗原和相应抗体的制备提供了方法，国内外陆续发展了多种血清诊断方法。作为有效的检测方法，血清诊断方法尤其对不能检测粪便抗原或应用分子诊断技术的实验室有实用价值。常用方法包括间接血凝实验（IHA）和间接荧光抗体试验（IFAT）以及酶联免疫吸附试验（ELISA）等。其中 IHA 的敏感性较高，对肠阿米巴病和肠外阿米巴病的阳性率分别达98% 和95%；IFAT 对肠阿米巴病和阿米巴肝脓肿的阳性率分别达80% 和100%。ELISA 法是最常用的方法之一，特异性抗体的检出率在90% 以上，对于急性期患者尤其是肝脓肿患者的检出率更高；ELISA 法具有敏感性高、特异性强及重复性好的特点，此外该法操作简便快速，同时成本低廉，所以对该病的诊断具有推广意义。

但免疫学诊断方法也具有一定局限性，如无法判断现症患者和既往感染，在肠外阿米巴病的诊断中无法准确定位，阿米巴原虫各种间与血清的交叉反应，等等，故不能单靠一种血清学诊断方法而对疾病做出最终诊断。

3. 影像学检查

在临床上，超声波、X 射线、CT 扫描和磁共振检查等影像学检查技术可作为阿米巴病的一类重要的辅助检查和定位的手段。

4. 鉴别诊断

在诊断肠阿米巴病和肠外阿米巴病时，应注意与其他寄生虫病及肠道疾病相鉴别。

（1）肠阿米巴病：粪便果酱样，有黏液便或黏液血便，伴腥臭；局限性腹痛、不适、胃肠胀气、大便每天数次至 10 次，常伴有里急后重等。由于肠阿米巴病常以慢性腹泻为主要症状，所以应与细菌性痢疾、肠道结核、结肠肿瘤、溃疡性结肠炎、克罗恩病和日本血吸虫病相鉴别。鉴别要点如下：

细菌性痢疾：起病急骤，畏寒，寒战伴高烧，继以腹痛、腹泻和里急后重，每天排便10～20 次，呈脓血便，全身状态不良，粪便中白细胞多见，抗生素治疗有效，阿米巴滋养体阴性。

肠道结核：一般存在原发病灶。患者呈慢性消耗性发热、盗汗，粪便稀糊状，有黏液和少量脓血，腹泻与便秘交替，腹胀甚至有腹部包块。肠镜和活检可以发现结核杆菌。

结肠肿瘤：主要是升结肠癌，患者年龄一般在 40 岁以上，病程呈进行性发展。患者排便习惯改变，粪便变细带血。降结肠癌多表现为进行性贫血、排便不畅、不规则发热等。往往腹部可以扪及结节性包块，质地硬，压痛不明显。腹部 X 射线检查、纤维结肠镜和活检有助于鉴别。

溃疡性结肠炎：临床上不易与阿米巴结肠炎区别，患者最主要的症状是血性腹泻，含有血液、黏液等，左下腹或下腹部阵发性痉挛性疼痛。一般体温正常。纤维结肠镜和活检也有助于鉴别。

克罗恩病：患者有持续性腹痛、腹泻，粪便一般呈糊状或水样，便中多无脓血或黏液，累及直肠者也可能有脓血和里急后重。内窥镜可见黏膜充血、水肿、溃疡、肠腔狭窄，病变呈跳跃性分布。

日本血吸虫病：患者多来自血吸虫病流行区，有疫水接触史，间歇性腹泻、肝脾肿大、血嗜酸性粒细胞增高，粪便或肠黏膜活检可以找到虫卵，血清日本血吸虫可溶性抗原阳性或抗血吸虫抗体阳性可以确诊。

（2）肠外阿米巴病：溶组织内阿米巴滋养体侵入肠壁的血管或淋巴管，进入血流播散至肠外的各个器官，如肝脏、肺脏、胸膜、脑等组织，引起相应器官组织的脓肿。肠外阿米巴病往往有肠阿米巴病史，相应的器官或部位有压痛和相应的症状，穿刺可以获得典型的脓液，脓液可以检测到滋养体，免疫学可以检测到特异性的抗体；另外，X射线、CT和超声波检查有助于诊断。由于阿米巴性肝脓肿最常见，故在诊断时更需要注意与以下疾病相鉴别。

细菌性肝脓肿：此类疾病患者有高热、肝区疼痛和明显压痛，白细胞总数和中性粒细胞明显升高；反复多次超声检查可见脓肿，四周多有炎症反应区；抗生素治疗有效和诊断性穿刺有助于诊断。

胆囊炎、胆石症：这一类疾病起病急，右上腹痛呈阵发性加剧，往往可见黄疸，胆囊区有明显压痛，肝肿大不明显；抗生素治疗有效。

原发性肝癌：最常见肝区的持续性或间歇性胀痛或钝痛，低热、乏力、消瘦、全身衰弱。肝脏肿瘤部位结节性包块，质地坚硬。腹部CT检查、核磁共振、动脉造影可以明确诊断。

日本血吸虫病：在血吸虫病流行区，阿米巴肝脓肿易与急性血吸虫病混淆。但是后者有疫水接触史、肝脾肿大、血嗜酸性粒细胞增高，粪便检查可以找到虫卵或粪便孵化出毛蚴，虫卵可溶性抗原阳性或抗血吸虫抗体阳性可以确诊。

棘球蚴病：在畜牧业区，患者可能出现缓慢发展的肝脏占位性病变，一般情况尚好，也没有明显的发热等症状；腹部CT检查、核磁共振显示肝脏占位性病变，可以考虑是肝棘球蚴病。

（五）流行与防治

1. 流行分布

溶组织内阿米巴呈全球性分布，主要流行于热带和亚热带地区，如印度、印度尼西亚、热带非洲、中南美洲。世界各地的感染率在 $0.37\% \sim 30\%$ 不等，有的地区可高达 80%。阿米巴在人群中感染率的高低与不同国家的社会经济发展水平、卫生防疫条件以及人口密度等因素密切相关。旅游者、流动人口、同性恋者是患阿米巴病的高危人群；新生儿、免疫功能低下、营养不良和恶性肿瘤患者等人群常出现严重感染。该病发病率农村高于城市，男性高于女性。其人群感染高峰有两个年龄段，14岁以下儿童和40岁以上成人。中国的阿米巴感染分布很广，从南到北各地都有。近年来，由于中国社会经济高速发展、食品卫生安全和卫生检疫等水平提高，急性阿米巴痢疾和阿米巴脓肿病例已明显减少。

2. 流行环节

（1）传染源：溶组织内阿米巴滋养体对外界抵抗力很弱，在自然界中没有传播意义。四核包囊在外界环境中抵抗力较强，是阿米巴病的感染期。因此，该病的传染源主要是指粪便中持续带包囊的带囊者、慢性迁延性患者和恢复期患者。虽也有调查报道犬、猫、猪、鼠和灵长类等动物也可自然或实验感染该虫，但它们感染数量少，与人接触也不密切，故作为保虫宿主意义不大。

（2）传播途径：人体感染阿米巴主要是感染期包囊通过粪便污染水源、食物和餐具，经口造成感染。尤其在欠发达地区，不良居住环境和不洁饮食造成该病传播流行。包囊对外界抵抗力强，在粪便中存活至少 2 周，水中可存活 9～30 d；对化学消毒剂抵抗力也较强，于 0.2% 过锰酸钾中仍可存活数日，普通饮用水的氯浓度条件对其无杀灭作用。但包囊对干燥、高温的抵抗力较弱，如温度上升到 50 ℃ 时，短时间即可造成包囊死亡。阿米巴包囊也可以完整地通过蝇、蜚蠊的消化道进行传播。

在发达国家的一些同性恋者中（尤其是男同性恋），阿米巴病的发病率显著升高，如调查发现美国有 30% 男性同性恋者感染溶组织内阿米巴，所以欧、美、日等国家已将该病列为性传播疾病。

（3）易感人群：任何年龄组均可感染阿米巴。由于缺乏有效的获得性免疫，治愈的阿米巴病患者仍是该病的易感者。该病的高危人群为同性恋、免疫功能缺陷或受到损坏者和旅游者等，另外精神异常和弱智低能人群，亦须引起重视。

1. 治疗药物

治疗患者和带囊者，首先要治愈肠内外的侵入性病变；还要清除肠腔内包囊以控制传染源，特别是对饮食行业人员应做定期的粪便检查。治疗阿米巴病的药物很多，可分为以下几种：

（1）甲硝唑（灭滴灵）：是目前治疗阿米巴病的首选药物，尤其对急性或慢性侵入性阿米巴滋养体的清除有较好的效果，如肝、肺、脑、皮肤阿米巴脓肿的治疗，但不能杀灭包囊。该药口服几乎 100% 吸收，副作用少，但在动物实验中发现其有潜在的致癌性，孕妇慎用。

（2）替硝唑：疗效不亚于甲硝唑，且不良反应少，并未发现其致癌性，有替代甲硝唑的趋势。

（3）二氯尼特：是目前最有效的杀包囊药，临床上使用甲硝唑控制症状后，再口服二氯尼特，可有效地预防复发。

目前临床也采用一些传统的中药治疗阿米巴病，如鸦胆子仁、大蒜素、白头翁等，其抗虫的活性成分值得深入研究，优点为副作用小。其他药物如依米丁、去氢依米丁和氯喹等均有一定的治疗作用，但副作用较大，仅在甲硝唑疗效不满意时才酌情选用。

2. 预防措施

（1）加强粪便管理，对垃圾和粪便进行无害化处理，保护水资源，注意环境卫生，消灭苍蝇、蜚蠊等传播媒介。防止水源污染是切断阿米巴感染与流行的重要环节。

（2）阿米巴病的感染和流行仍是当前世界范围内一个重要的公共卫生问题，除了采取综合性措施防治外，还要在全社会范围内加强对该病防治的卫生宣传教育，教育每个人应注意养成良好的饮食和饮水卫生习惯，防止病从口入。同时，还要加强对周围环境水资源的保护，加强食品卫生的检疫和监督管理，改善环境卫生和对有害生物的防控，从而达到防治该病感染和控制流行的目的。

二、寄生于消化系统的其他阿米巴

在人类消化道内尽管有一些阿米巴原虫，但这些原虫并不侵入人体组织，也不引起典型的临床症状，称为非致病性阿米巴。但在大量寄生、宿主免疫功能减弱或肠功能紊乱时，可能会出现临床症状，如迪斯帕内阿米巴（*E. ntamoeba dispar*）、结肠内阿米巴

（*E. ntamoeba coli*）、哈门氏内阿米巴（*E. ntamoeba hartmani*）、微小内蜒阿米巴（*Endolimax nana*）、布氏嗜碘阿米巴（*Iodamoeba buetschlii*）及齿龈内阿米巴（*E. ntamoeba gingivalis*）等。

（一）迪斯帕内阿米巴

迪斯帕内阿米巴呈世界性分布，感染人数众多，其虫体形态与生活史几乎与溶组织内阿米巴完全一致。该原虫的滋养体不侵犯宿主组织，细胞质内无吞噬的红细胞，食物泡内可见细菌颗粒（图 33-3）。光学显微镜不能区别迪斯帕内阿米巴和溶组织内阿米巴，但是它们之间的表面抗原决定簇、同工酶谱和基因存有差异，可借助 PCR 和特异性单克隆抗体技术对两种原虫进行鉴别。该虫感染后一般无临床症状，WHO/PAHO/UNESCO（1997 年）也认为迪斯帕内阿米巴感染者不需要治疗。

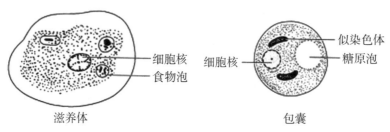

图 33-3　迪斯帕内阿米巴滋养体和包囊形态

（二）结肠内阿米巴

结肠内阿米巴亦为世界性分布的肠道原虫，在寒冷地区也有流行报告。该原虫不侵犯宿主组织，常与溶组织内阿米巴共存。结肠内阿米巴滋养体直径为 15～50 μm，其内、外质区别不明显。外质仅在伪足形成时才能见到，伪足短而钝，不透明，运动迟缓。内质颗粒状，含有 1 个细胞核和许多食物泡，食物泡中主要含有细菌。其核仁大、不规则而常偏位，核周染粒大小不一致，排列不齐。包囊直径为 10～35 μm，细胞核有 1～8 个，细胞质颗粒状。成熟包囊有 8 个细胞核；未成熟包囊胞质内常含有糖原泡以及两端尖细的碎片状拟染色体，糖原泡多位于核周围（图 33-4）。生活史与溶组织内阿米巴相似，成熟包囊经口感染宿主，人、鼠、猪、犬等动物结肠内均可发现该虫存在，粪便污染是主要传播方式，粪便检查可以明确诊断。

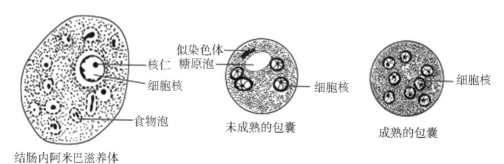

图 33-4　结肠内阿米巴原虫滋养体和包囊形态

（三）哈门氏内阿米巴

哈门氏内阿米巴呈世界性分布。其形态与溶组织内阿米巴相似，但体积较小。哈门内阿米巴滋养体直径为 $4 \sim 12~\mu m$，不含吞噬红细胞，核膜较厚，核周染粒少、较粗、排列不规则、着色较深。包囊直径为 $4 \sim 10~\mu m$，未成熟包囊有 $1 \sim 2$ 核，糖原泡明显；拟染色体数目不等，呈细杆状或米粒形。成熟包囊内有 4 个核。哈门氏内阿米巴生活史亦与溶组织内阿米巴相似，感染与食用和饮用被污染的食物和水有关。目前常通过 PCR 方法与溶组织内阿米巴相鉴别。

（四）微小内蜒阿米巴

微小内蜒阿米巴呈世界性分布，中国的平均感染率为 1.579%。滋养体和包囊大小类似哈门内阿米巴。滋养体直径为 $6 \sim 12~\mu m$，外质薄，伪足短而钝，运动缓慢；内质细颗粒状。细胞核结构特殊，核仁粗大且不规则，占核直径的 $1/3 \sim 1/2$，常偏位；核膜与核仁之间有清晰的空隙和相连的核丝；通常无核周染色质粒。食物泡含有细菌、真菌和植物细胞等，不吞噬红细胞。包囊为卵圆形，大小与滋养体大致相同；未成熟包囊中常有大糖原泡，偶见小而弯曲的拟染色体；成熟包囊有 4 个核，核仁大而居中。微小内蜒阿米巴以细菌为食，是肠道共栖性原虫。其生活史与溶组织内阿米巴类似，通过粪便污染水源传播为主，特殊情况下偶尔引起腹泻。

（五）布氏嗜碘阿米巴

布氏嗜碘阿米巴呈世界性分布，人的感染率略低于结肠内阿米巴和微小内蜒阿米巴。滋养体长为 $8 \sim 20~\mu m$，外质与颗粒状内质不易区别，伪足缓慢运动。细胞核较大，1 个核仁位于中心，大而明显，约占核内径的 $1/2$，常由一圈淡染的染色质颗粒围绕，并与核膜及核丝相连；核膜无核周染色质粒。内质食物泡常含有细菌和酵母，不吞噬红细胞。包囊呈不规则长圆形，直径为 $5 \sim 20~\mu m$，仅有 1 个核，核仁近于核膜一端；无拟染色体。因包囊中有 1 个大糖原泡而得其属名，在未染色的包囊中该糖原泡大而圆、边缘清晰，常把核推向一边。包囊经碘液染色，糖原泡呈棕色团块，成熟包囊中糖原泡仍存在。布氏嗜碘阿米巴通过粪便污染传播，是猪体内最常见的一种阿米巴。

（六）齿龈内阿米巴

齿龈内阿米巴呈世界性分布，是人和许多哺乳动物口腔内常见的一种共栖性原虫，中国的平均感染率为 47.247%。生活史中仅有滋养体阶段，直径为 $10 \sim 20~\mu m$。形态类似溶组织内阿米巴。内、外质分明，外质透明，内质为颗粒状，活动迅速。胞核内核仁较小，居中或偏位；食物泡中含有细菌、白细胞，偶见红细胞。食物泡中含有白细胞为其重要的鉴别特征。该虫生活在齿龈和牙齿之间的界面，偶有子宫内感染的报告。通过飞沫或直接接触传播，以齿龈刮拭物及阴道分泌物生理盐水涂片诊断，正常人和口腔疾病患者中均可检获，但后者检出率更高；保持口腔清洁为预防该虫感染的重要措施。

三、致病性自生生活阿米巴

致病性自生生活阿米巴原虫多见于自然界的土壤或水体中，主要种类包括耐格里属和棘阿米巴属，均具潜在致病性。由于此类原虫罕见，但在免疫缺陷患者中的感染率相对较高，已经引起医学界的广泛重视，随着此类阿米巴原虫特异性基因检测探针的不断完善，对虫种鉴别诊断的精确性将会不断提高，将来报告的病例数量也会不断增加。

（一）形态

致病性自生生活阿米巴，主要包括福氏耐格里属阿米巴（*Naegleria fowleri*）、棘阿米巴（*Acanthamoeba* spp.）和狒狒巴拉姆希阿米巴（*Balamuthia mandrillaris*）等，这类阿米巴生活史中均有滋养体和包囊期。

1. 福氏耐格里属阿米巴

滋养体椭圆或狭长形，虫体直径为 10～35 μm，一般约 15 μm。虫体一端有 1 个圆形或钝性的伪足，运动活泼。滋养体的核为泡状核，直径约 3 μm，居中的核仁大而致密，核膜与核仁之间有明显的晕圈。细胞质呈颗粒状，内含数个带电子密度物质的空泡、食物泡和收缩泡。若将滋养体置 37 ℃蒸馏水中或在 27～37 ℃条件下培养，该滋养体在几个小时，最长在 20 h 内可变成梨形的鞭毛型滋养体。鞭毛型滋养体一端有 2 根或多至 9 根鞭毛，直径为 10～15 μm，做典型的鞭毛运动，运动活泼，但不取食、不分裂，亦不直接形成包囊，一般在 24 h 内即又转变为阿米巴型。电镜扫描下可见，滋养体表面不规则、有褶皱，并具多个吸盘状结构。此结构与虫体的毒力、侵袭力和吞噬力有关。研究表明，在自然条件下和在琼脂培养基上，滋养体可以形成包囊。包囊单核，与滋养体几乎一样，在包囊表面有非常小的孔。

2. 棘阿米巴

滋养体为多变的长椭圆形，直径为 20～40 μm，无鞭毛。除了有叶状伪足外，体表尚有大量不断形成与消失的棘状伪足，呈无定向的缓慢运动。胞质内含小颗粒及食物泡。核直径约 6 μm，核的中央含一大而致密的球状核仁，核膜与核仁之间有明显的晕圈。核仁亦可呈多态形，或内含空泡。包囊为圆球形，直径为 9～27 μm。不同棘阿米巴种的包囊大小、形态各异；但都有两层囊壁，外囊壁有特征的皱纹，内囊壁光滑而呈多形，如球形、星状形、六角形、多角形等多面体。胞质内布满细小颗粒，有位于包囊中央的单个核（图 33－5）。

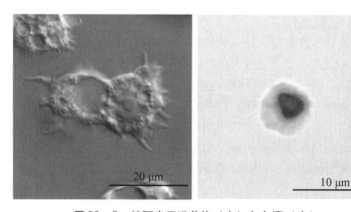

图 33－5　棘阿米巴滋养体（左）与包囊（右）

3. 狒狒巴拉姆希阿米巴

滋养体含一大的泡状核，核仁居中，有指状伪足，虫体直径为 12～60 μm。在组织培养中可看到伪足伸展的滋养体；然而，当其破坏宿主细胞后则变成指状伪足。成熟的包囊常呈圆形，直径为 $6 \sim 30\ \mu m$。在电镜下，其包囊壁有 3 层结构，即皱褶松弛的外囊、无结构的中囊和纤薄的内囊，而在光镜下仅能见到不规则的外壁和圆形的内壁。

（二）生活史

致病性自生生活阿米巴生活史较简单。滋养体在自然界中普遍存在于水（湖泊、泉水、井水、污水等）、淤泥、尘土和腐败的植物中，以细菌为食料，但狒狒巴拉姆希阿米巴以土壤中小型自生生活阿米巴为食，不吞食细菌，进行二分裂繁殖，并可形成包囊。滋养体期和包囊期均可感染宿主。

棘阿米巴的滋养体在遭遇脱水或其他不利的情况时可形成包囊。包囊对寒冷、干燥、自来水和各种抗菌药物都具有很强的耐受性。其虫体轻，可飘浮在空气中以及黏附于尘土上。相反，成熟的包囊在生长培养基中或当外界条件适宜时，很快形成滋养体。棘阿米巴还可以存在于牙科治疗台、血液透析装置、暖气、通风和空调组件中，也可以存在于人类的鼻腔、咽喉或者人和动物的脑、皮肤和肺组织中。棘阿米巴可以侵入眼或通过鼻腔进入下呼吸道，也可通过溃疡或破溃的皮肤侵入人体。其侵入眼部可以引起严重的角膜炎，侵入呼吸道或皮肤的虫体进一步侵入中枢神经系统引起肉芽肿性阿米巴脑炎或其他弥散性疾病或皮肤疾病，在病变的组织中可以检测到滋养体和包囊。

狒狒巴拉姆希阿米巴除包囊结构和不能在含细菌的琼脂培养基上生长而必须在哺乳动物细胞内培养外，其余特点与棘阿米巴相似。该虫往往可以通过鼻腔进入下呼吸道，也可通过溃疡或破溃的皮肤侵入人体，随血循环侵入中枢神经系统，引起肉芽肿性阿米巴脑炎或其他播散性疾病或皮肤疾病，在病变的组织中可以检测到滋养体和包囊。

福氏耐格里属阿米巴滋养体接触到水就可以暂时性地变成有 $2 \sim 9$ 根鞭毛的鞭毛型滋养体。在不利环境中，滋养体可形成包囊，以耐受长期的脱水等情况。当培养基含有足够的营养成分时随即发生脱囊，滋养体通过包囊上的小孔逸出。滋养体主要是穿入鼻黏膜沿嗅神经迁移入脑组织，引起病变；在脑组织可检出滋养体，未发现包囊。

（三）致病

致病性自生生活阿米巴的侵袭能力与其致病基因的表达有关。有实验证明，滋养体可以破坏各种宿主细胞，严重程度各异。不同虫株的增殖速度、对宿主细胞的黏附能力、蛋白酶的分泌以及免疫逃避各有差异。致病性自生生活阿米巴感染具有两个主要特征：一是能冲破人体的防御机能而侵入；二是能摄取人体内物质作为营养而生存，并能在人体内繁殖引起疾病。这类阿米巴原虫进行需氧代谢，虫株毒力与蛋白酶、过氧化物酶和超氧化歧化酶显著有关。阿米巴滋养体对宿主细胞的黏附作用是其感染致病的首要条件，接着滋养体可以通过分泌多种蛋白酶破坏宿主细胞间基质，介导宿主细胞或组织发生病理变化，最终使宿主细胞被吞噬或发生死亡。阿米巴黏附宿主细胞的能力强弱是影响感染发生、发展的重要因素，并与宿主的炎症反应程度呈正相关。在黏附宿主细胞的过程中，滋养体表面的伪足起到了决定性的作用。滋养体其表面还存在一些胞外蛋白酶，在黏附宿主细胞后，原虫的胞内信号通路被激活，产生致病过程，如分泌蛋白酶、吞噬作用或诱导宿主细胞的凋亡等。有研究显示，这些蛋白酶在原虫入侵过程中发挥降解宿主细胞间粘连基质、破坏组织结构完整性、便于滋养体的吞噬和迁移的作用。滋养体黏附于宿主细胞后，通过分泌多种蛋白酶致使宿主细胞间粘连基质被降解，组织结构完整性被破坏。破碎的细胞及组织可被阿米巴滋养体表面的一些类似吞噬结构吞食。滋养体也可直接分泌穿孔肽黏附宿主细胞，使其表面出现孔洞，改变宿主细胞渗透压，导致胞内离子流失，最终宿主细胞发生死亡。不同的致病性自生生活阿米巴种的致病机制和特点有一定的差异。

1. 福氏耐格里阿米巴

福氏耐格里阿米巴是主要的致病种。福氏耐格里阿米巴往往存在于氯浓度低于 1 mg/mL 的温水泳池中，可以在健康人、无症状儿童等的鼻黏膜中分离到。一般原发性阿米巴脑膜脑炎是由接触含有阿米巴的泳池水等水体而感染，不同的阿米巴虫株毒力亦不相同。当人在有福氏耐格里阿米巴的泳池游泳或进行其他水上运动时，虫体可以侵入鼻腔黏膜，再沿嗅神经移行，穿过筛状板入颅内，大量增殖引起脑组织损害，引起原发性脑膜脑炎。由于儿童筛状板上的孔多于成人，故儿童患者多见。病理表现主要以急性脑膜炎和浅层坏死出血性脑炎为特征。滋养体周围常有大量炎症细胞浸润，以中性粒细胞为主，少数为嗜酸性粒细胞、单核细胞或淋巴细胞，甚至有小脓肿形成。宿主组织中仅见滋养体。

原发性脑膜脑炎多见于健康儿童与青壮年，有在淡水湖、河流、池塘、游泳池中游泳或温泉水中浸泡、戏水等既往史。该病起病急，病程短，预后差，死亡率在95%以上。人也可通过直接接触土壤、水或由尘埃传播的包囊而感染。在健康个体和新生儿可以检测到抗阿米巴的抗体。在其他野生哺乳动物中亦存在抗耐格里属阿米巴抗体，而且相互间有交叉反应，可能具有免疫保护作用。由于原发性脑膜脑炎是一种暴发性的疾病，患者常在1~2周内死亡，故免疫系统尚无足够的时间产生有效的抗体来拮抗阿米巴。

2. 棘阿米巴

该属阿米巴原虫可致人体多种疾病，包括肉芽肿性阿米巴脑炎、棘阿米巴性角膜炎和阿米巴性慢性皮肤溃疡。滋养体或包囊经破损或溃疡的皮肤、损伤的角膜、眼结膜、呼吸道及泌尿生殖道等侵入人体，也可能经血行播散至脑。潜伏期一般较长，病程相对亦长，为1~2个月。临床以占位性病变为主，脑脊液中以淋巴细胞为主。病理表现以肉芽组织和胶质细胞增生为特点，故称为肉芽肿性阿米巴脑炎。脑膜病变不严重，病变多位于脑实质深部，病灶中滋养体和包囊可同时存在。肉芽肿病变除存在于中枢神经系统外，还见于肾上腺、肾脏、肺、肝等器官，受累器官有时可出现坏死或出血。

随着隐形眼镜的广泛使用，棘阿米巴性角膜炎的发病率逐年增高。棘阿米巴包囊耐干燥，可存在于空气的浮尘中，亦可污染隐形眼镜和其冲洗液。曾有在冲洗液中分离出棘阿米巴的报告。该病潜伏期不确定，可能数周至数月。临床表现为慢性或亚急性进行性角膜炎症和溃疡，并有时轻时重病情反复的倾向。感染初期病变为浅表性角膜炎，呈慢性或亚急性进行性进展，病变可深入至角膜基质层，基质层被破坏，并伴有以中性粒细胞和巨噬细胞为主的炎性浸润。溃疡周围的基质层常见弧形或环形白色浸润，结膜明显充血。如不及时治疗，可致角膜穿孔，并发青光眼、失明等。单眼感染多见，并不会发展成脑膜炎。在艾滋病患者中多见阿米巴性皮肤损害，约75%的艾滋病患者有此并发症，主要表现为慢性溃疡，有时与中枢神经系统损害并存。

3. 狒狒巴拉姆希阿米巴

其滋养体最初在狒狒巴拉姆希阿米巴肉芽肿性脑炎患者组织中发现，患者以免疫受累或体弱个体和艾滋病患者多见，是一种机会感染阿米巴，引起的肉芽肿性阿米巴脑炎与棘阿米巴相似。近年来在非免疫缺陷儿童、幼儿或婴儿亦可发病，且呈急性感染过程。虫体存在于土壤或水中，其进入人类体内的方式与棘阿米巴相似，可经破损的皮肤侵入，亦可经吸入感染包囊。一般情况下，经皮肤感染数周，可以出现阿米巴脑炎的症状。滋养体也可在其他器官，如肾脏、肾上腺、胰腺、甲状腺和肺中检测到，但在脑脊液中一般检测不到。尽管动物感染屡见不鲜，但尚无证据表明动物是该阿米巴的保虫宿主。

由于疾病呈慢性过程，可持续数周至 2 年，因此有足够的时间产生抗体。虽然狒狒巴拉姆希阿米巴各种分离株有相似的表面抗原，但是 IFA 检测到患者血中的抗体（主要是 IgG 和 IgM）与其他阿米巴并无交叉反应。关于这类阿米巴的毒力因子研究甚少，仅是在组织培养细胞中发现。虫体可致细胞膜损害，使细胞出现肿胀、破裂。亦有实验证明，严重联合免疫缺陷（SCID）小鼠和免疫正常的 BALB/c 小鼠均可感染狒狒巴拉姆希阿米巴，引起中枢神经系统病变，故其可作为研究自生生活阿米巴在人类致病和组织病理的模型。

（四）实验室检查

1. 阿米巴性脑膜脑炎或肉芽肿性阿米巴脑炎

（1）病原检查：主要是脑脊液穿刺检查，此时常呈血性，中性粒细胞数增加，大于 $20000 \times 10^9/L$，但无细菌；蛋白含量升高，而葡萄糖含量下降，氯化物稍低。脑脊液穿刺湿片中有时可见活动的阿米巴滋养体。也可将低速离心后的脑脊液（150～250 g）或尸检后的组织接种在无营养琼脂平板上，加大肠杆菌菌液，置于 37～42 ℃培养 24 h 后，在倒置显微镜下直接观察有无滋养体或包囊。

（2）影像诊断：在起病早期正常，2 d 后可见弥漫性脑水肿和基底脑膜阴影强化等非特异性变化。在肉芽肿性阿米巴脑炎患者脑脊液中主要是淋巴细胞异常增多和中性粒细胞明显增多；同时也呈现蛋白含量升高，葡萄糖含量下降，未检测到病毒和细菌。影像诊断，包括计算机断层扫描（CT）或核磁共振（MRI），可见比较典型的血管性水肿、脑组织不均匀分布阴影或者出血灶和脓肿等。

（3）免疫学检查：血清学方法无法对原发性阿米巴性脑膜脑炎病做出早期诊断，但可以对组织切片进行间接荧光免疫或通过酶技术检测到滋养体。虽然在棘阿米巴和狒狒巴拉姆希阿米巴感染者中可以检测到抗体，但未作常规应用。

（4）分子生物学诊断：首先提取病变组织 DNA，然后采用分子生物学技术进行分析诊断，包括多聚酶链反应（PCR）技术，或用特异性荧光标记的寡核苷酸探针原位杂交技术。

2. 棘阿米巴性角膜炎

（1）病原检查：即镜下观察到棘阿米巴的滋养体或包囊是确诊棘阿米巴感染的主要依据。包括：①涂片染色。将角膜深部刮取物或活检的病变角膜制片，用甲醇或 Schaudim 液喷洒固定。甲醇固定的标本用 Giemsa-Wright 染色或 Wheatley 三色染色。②棘阿米巴培养。此法不仅可提高检出率，而且还可进一步用同功酶电泳做虫株鉴定和药敏试验，其培养方法同耐格里属阿米巴，最适温度为 30 ℃。在 2 周内应每天用镜检 1 次。一般于 3～7 d 繁殖出大量的棘阿米巴。平板培养的棘阿米巴，在室温下可保存 3 个月或更长，而在 4 ℃下则可保存 6～12 个月，其复苏率在 60% 以上。③扫描共聚焦显微镜检查。除采用实验室查病原体以外，临床上还可用串联扫描共聚焦显微镜直接检查患者的角膜。镜下可见高度反光的圆形或卵圆形虫体，直径为 $10 \sim 25\ \mu m$，包囊可见有两层囊壁。

（2）分子生物学技术：用 PCR 技术检测分泌物中的棘阿米巴 DNA，有很高的敏感性和实用性，尤其是角膜标本，其敏感性高于培养。此类技术主要包括扩增 18 S 核小亚基核糖体 DNA 和线粒体 16 S 核糖体 DNA、核或线粒体核糖体 RNA 的聚合酶链反应—限制性片段长度多态性分析，以及荧光探针棘阿米巴 DNA 杂交分析等。

（五）流行与防治

1. 分布

自生生活阿米巴早年被认为与人类共生或无害，目前已被证实可引起感染性疾病。尽管这类感染的发生与生活习惯、公共卫生条件和公共设施条件有关，但仍呈世界性分布。首先发现的是福氏耐格里阿米巴，随后棘阿米巴和狒狒巴拉姆希阿米巴均被认为可以作为脑炎的病原体。此外，棘阿米巴尚可引起棘阿米巴性角膜炎。棘阿米巴、狒狒巴拉姆希阿米巴脑炎往往发生在免疫机能低下的人群，而福氏耐格里阿米巴脑膜脑炎和棘阿米巴角膜炎并不属于机会感染。

目前，在耐格里属阿米巴中，只有福氏耐格里阿米巴对人类具有致病性。福氏耐格里阿米巴是经鼻腔感染沿嗅神经迁移入脑组织，引起原发性阿米巴脑膜脑炎。1961 年确认这类阿米巴可引起致死性感染，称为福氏耐格里阿米巴。此后，1962 年在美国的佛罗里达州出现首例感染；后来在弗吉尼亚州的存档尸检组织标本鉴定检查中发现，当地早在 1937 年就有该类病例发生。也有回顾性报告证实，首例有记载的病例可能是 1909 年英国的原发性阿米巴脑膜脑炎病例。1965 年在澳大利亚报告了第一例原发性阿米巴脑膜脑炎病例。目前，全世界约有 200 例福氏耐格里阿米巴脑膜脑炎病例，其死亡率为 95%。在 1962—1965 年，捷克共和国有 16 例因室内游泳池中感染，死于阿米巴脑膜脑炎；新西兰在 1968—1978 年，在地热水中的游泳者有 8 人死于原发性阿米巴脑膜脑炎；1979 年英国的一个女孩由于在游泳时吞入池水，5 d 后死于阿米巴脑膜脑炎；等等。中国共报道 7 例由感染福氏耐格里阿米巴感染引起的原发性脑膜脑炎病例，内地 5 例和台湾 2 例，4 例死亡，3 例转归不清。

棘阿米巴属阿米巴可引起棘阿米巴性脑膜脑炎、棘阿米巴性角膜炎和阿米巴性慢性皮肤溃疡。自 Fowler 等和 Nagington 等分别于 1965 年和 1975 年报道棘阿米巴性角膜炎和肉芽肿性阿米巴性脑炎病例之后，世界范围内棘阿米巴性脑炎患者报告约达 200 例，棘阿米巴性角膜炎患者报告 3 000 多例。棘阿米巴引起脑膜脑炎，又称肉芽肿性棘阿米巴脑炎，与游泳并无关系，多发于体弱人群和免疫力受损患者，死亡病例多发生在艾滋病患者。棘阿米巴性角膜炎是棘阿米巴原虫感染角膜引起的一种严重的致盲性眼病，发病与角膜创伤、接触污染的水源和配戴隐形眼镜明显相关，其中配戴隐性眼镜是最主要的危险因素。最近的统计资料显示，每百万隐形眼镜使用者中有 $17 \sim 70$ 例患棘阿米巴性角膜炎。全世界有 1.2 亿隐形眼镜使用者，照此估算患者会更多。由于棘阿米巴性角膜炎相关的统计资料缺乏或者不完整，目前全世界确切的发病率难以准确计算。棘阿米巴被认为是一种机会致病原虫。在艾滋病患者中多见阿米巴性皮肤损害，几乎 75% 的艾滋病患者有此并发症，主要表现为慢性溃疡，有时与中枢神经系统损害并存。中国棘阿米巴病主要见于棘阿米巴性角膜炎。1992 年金秀英等首次报道了中国棘阿米巴性角膜炎病例，其中 24 例（25 眼）中，配戴隐性眼镜的 8 例，占 30.8%，在 75% 患者的护理液和 60% 患者的镜盒中分离到棘阿米巴原虫。截至 2002 年，已报道的棘阿米巴眼部感染 150 多例患者中，30%～40% 与隐形眼镜配戴有关。迄今，已在广西、山东、河南、辽宁和台湾等地的人体角膜中检测到该病原体，病例报告达 200 余例。此外，在吉林、北京等地发现了 3 例棘阿米巴性脑膜脑炎死亡病例。2013 年于中国发现了自生生活阿米巴肺部感染病例。目前为止，中国尚未发现棘阿米巴皮肤溃疡病例。

狒狒巴拉姆希阿米巴存在于外界环境中，1986 年第一次在美国圣地亚哥野生动物园的一头狒狒的脑组织中发现。后来人体感染的病例开始报告。狒狒巴拉姆希阿米巴可以通过皮肤伤口或者吸入含有阿米巴的尘埃而感染。迄今，人体感染该原虫而患阿米巴性脑炎的患者有 100 余例。

2. 流行环节

自生生活阿米巴普遍存在于自然界中的湖泊、泉水、井水、污水、淤泥、尘土、腐败的植物中，也可存在于游泳池、牙科治疗台、血液透析装置、暖气、通风和空气调节组件中，营自生生活。这类阿米巴可侵入人体的鼻腔、咽喉，或者人和动物的脑、皮肤和肺组织中，造成宿主严重损害甚至死亡。这类阿米巴在滋养体期和包囊期均可感染宿主，包囊对外界具有很强的抵抗力；虫体可飘浮在空气中和尘土上，可以在外界存活 20 年以上。人因接触了环境中的病原体而感染。棘阿米巴性角膜炎的暴发流行，主要是使用了被棘阿米巴污染的隐形眼镜清洗液所致。福氏耐格里阿米巴的生存与水温有关，特别在炎热的夏季，湖泊和池塘水温较高，在其内游泳或潜水时较易感染，由其感染引起的原发性阿米巴脑炎多见于健康儿童与青壮年。游泳池水的化学组成、温度、酸碱度和影响这类阿米巴生长的有机物组成等，均会影响福氏耐格里阿米巴的生存和传播。棘阿米巴几乎无处不在，所以感染会转变成慢性感染或在免疫受累者中最常见，故被称为机会性感染阿米巴。

3. 治疗药物

对原发性阿米巴脑膜脑炎和肉芽肿性阿米巴脑炎等中枢神经系统的感染，目前尚无明确有效的药物治疗。原发性阿米巴脑膜脑炎早期明确诊断的病例，用两性霉素 B 静脉给药（0.75～1.5）mg/(kg·d)，可以缓解一些临床症状。一般建议应同时使用磺胺嘧啶、利福平。也有口服利福平治愈的报道，也有建议蛛网膜下腔内直接注射咪康唑进行治疗的报道，但是总体上死亡率仍在 95%～98%。也有一些实验报告提示，阿奇霉素在体内外均有抗原虫作用。而由于肉芽肿性阿米巴脑炎多见于免疫受累者，如艾滋病患者、器官移植受者或接受化疗的患者，往往是由于未能早期确诊和药物副作用而间断性用药或者不规范用药，使药物作用不显著，一般临床可以选择苯咪丙醚、氟胞嘧啶和氟康唑或者伊曲康唑。

对于阿米巴性皮肤损害可以在选择上述全身药物治疗的同时保持皮肤清洁，加用洗必泰葡萄糖酸盐（氯已定葡萄糖酸盐）或酮康唑乳膏，临床效果较好。

治疗棘阿米巴性角膜炎的药物主要有洗必泰、聚六甲基双胍和苯咪丙醚等，其中以洗必泰和聚六甲基双胍灭杀原虫滋养体和包囊的作用最强，苯咪丙醚次之。上述药物可单独应用，也可联合应用，或与抗菌药物（新霉素、多黏菌素 B 等）和抗霉菌药（如克霉唑、咪康唑等）联合应用。一般建议 1% 硝基咪康唑、0.1% 乙羧基巴龙霉素眼药水应用 3～4 周或更长。一旦药物治疗失败，可行角膜成形术或角膜移植等。

4. 预防措施

预防致病性自生生活阿米巴感染，需要加强卫生宣传教育和公共游泳池管理。应尽量避免在停滞的、不流动的河水或温泉中游泳、洗浴、嬉水，或应避免鼻腔接触水。对婴幼儿和那些免疫力低下或艾滋病患者尤应防止或及时治疗皮肤、眼、泌尿生殖道的棘阿米巴感染，这也是一种防止肉芽肿性阿米巴脑炎的有效方法。另外对角膜接触镜佩戴者须加强自我防护意识，不戴隐形眼镜游泳、淋浴或温泉浴，防止污水溅入眼内。据报道热消毒镜片可有效地灭活包囊，优于化学消毒，也有推荐用苯甲烃胺防腐的盐水和含硫柳汞及 EDTA 的溶液清洗和保存角膜接触镜。

四、蓝氏贾第鞭毛虫

蓝氏贾第鞭毛虫（*G. iardia lamblia*）简称贾第虫，寄生于人体小肠、胆囊。引起腹痛、腹泻和消化不良为主要症状的蓝氏贾第鞭毛虫病，简称贾第虫病。该病呈全球性分布，尤以旅游者人群中发病率较高，故又称旅游者腹泻。目前贾第虫病已被列为全世界危害人类健康的 10 种主要寄生虫病之一。

（一）形态

1. 滋养体

滋养体呈半个倒置梨形，大小约（9.5～21）μm ×（5～15）μm ×（2～4）μm；两侧对称，背面隆起，腹面扁平。虫体腹面前半部向内凹陷成吸盘状陷窝，借此吸附于宿主肠黏膜，吸盘状陷窝处可见细胞核 1 对。鞭毛 4 对，分别为前侧鞭毛、后侧鞭毛、腹侧鞭毛和尾鞭毛，均由位于两核间靠前端的基体发出，为虫体运动器官。轴柱 1 对，贯穿虫体但不伸出体外，轴柱中部可见半月形中体 1 对（图 33 - 6）。

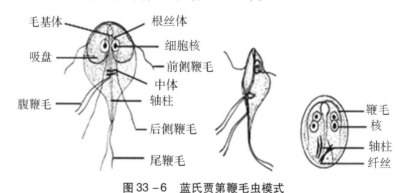

图 33 - 6　蓝氏贾第鞭毛虫模式

2. 包囊

包囊为椭圆形，大小约（8～14）μm ×（7～10）μm，囊壁较厚。碘液染色后呈黄绿色，囊壁与虫体之间有明显的空隙，未成熟包囊有 2 个核，成熟包囊有 4 个核，多偏于一端。囊内可见到鞭毛、丝状物、轴柱等早期结构。

（二）生活史

蓝氏贾第鞭毛虫的生活史简单，包括滋养体与包囊两个阶段。滋养体为增殖、致病阶段，成熟的四核包囊为感染阶段。包囊随污染食物和饮水进入人体后，在十二指肠内脱囊形成滋养体。滋养体主要寄生于人的十二指肠内，有时也可寄生于胆囊内，借助吸盘吸附于肠黏膜表面，以纵二分裂法增殖。当外界环境不利时，滋养体即分泌成囊物质形成包囊，并随粪便排出体外。包囊在外界环境中抵抗力较强，在潮湿、凉爽环境中可存活数天至 1 月之久。

（三）致病

1. 致病机制

贾第虫的致病机制尚未十分明了，可能是下列几种因素综合作用的结果。

（1）宿主免疫状况：免疫功能正常者感染后多无临床症状；免疫功能低下者常表现为慢性腹泻、吸收障碍和营养不良等临床症状。丙种球蛋白缺乏者对贾第虫易感；还有学者认为，IgA 缺乏是导致贾第虫病的重要因素，人群中有 10% 的人缺乏 IgA。贾第虫滋养体可分泌一种蛋白酶，因该酶可降解宿主的 IgA 而得以在宿主小肠内寄生和繁殖。HIV 感染者感染肠道寄生虫的风险很高，这些患者常伴有血液 CD4$^+$ 细胞和 IL-2 水平降低。

（2）二糖酶缺乏：贾第虫患者和动物模型体内均出现乳糖酶和木糖酶的缺乏，其原因不完全清楚。但二糖酶缺乏时，双糖的消化和吸收发生障碍，贾第虫滋养体可直接损伤小鼠的肠黏膜，病变严重者小肠绒毛变短，甚至扁平，提示二糖酶缺乏是导致贾第虫腹泻的主要原因之一。

（3）基因型致病力：基因型分析研究表明，贾第虫种内有 8 个集聚体（A ～ H）（assemblage）或基因型（genotype）。其中集聚体 A 和 B 的宿主范围广泛，可感染大多数哺乳动物以及人，常被称为人兽共患集聚体；集聚体 C 和 D 主要感染犬类；集聚体 E 主要感染偶蹄类动物，也被称为家畜类集聚体；集聚体 F 主要感染猫；集聚体 G 主要感染家鼠；集聚体 H 常见于海洋脊椎动物体内。流行病学研究表明：集聚体 A 较 B 毒力强，常引起严重腹泻等临床症状。

（4）虫株致病力：研究表明，GS 株致病力较 ISR 株强，接受 GS 株的 10 名志愿者均获得感染，50% 感染者出现临床症状；相反，接受 ISR 株的 5 名志愿者无 1 人感染。用 GS 株表达的 2 个不同的表面抗原克隆株感染志愿者，所有接受 72 kDa 表面抗原克隆株的 4 名志愿者均感染；而接受 200 kDa 表面抗原克隆株的 13 名志愿者仅 1 人感染。上述资料表明：不同虫株及相同虫株不同表面抗原的克隆株之间的致病力不同。这说明，贾第虫表面抗原具有变异特性，其频繁变异是贾第虫滋养体逃避宿主免疫损伤和导致慢性和再感染的机制之一。

（5）虫体机械和化学毒性作用：虫体借助吸盘吸附于肠黏膜表面，对小肠微绒毛造成损伤和破坏，影响营养物质的吸收。如果感染虫体多，对小肠绒毛的遮盖面积增加，对营养物质吸收的阻碍作用加重。贾第虫的分泌物和代谢产物对肠黏膜微绒毛的化学性刺激等因素均可影响肠黏膜的吸收功能，主要导致维生素 B$_{12}$、乳糖、脂肪和蛋白质吸收障碍。

2. 病理组织学改变

贾第虫感染后小肠黏膜可出现明显的病理组织学改变。一般情况下，贾第虫滋养体并不侵入小肠黏膜上皮组织，但边缘嵌入微绒毛外表。在肠内有大量滋养体寄生且在有腹泻症状的患者中，虫体可侵犯肠黏膜。伴有腹泻症状的贾第虫病患者小肠黏膜的形态学改变并不完全一致，有的正常；有的则表现为黏膜增生、部分绒毛萎缩或消失；有些病例表现为黏膜水肿，出现溃疡及坏死，黏膜固有层出现急性炎性细胞（中性粒白细胞和嗜酸性粒细胞）和慢性炎性细胞浸润，以及上皮细胞有丝分裂相数目增加。长爪沙鼠动物模型病理组织学观察结果表明，小肠出现典型的卡他性炎症病理组织学改变，绒毛变短粗，其长度与腺腔比例明显下降，上皮细胞坏死脱落，肠腺细胞分裂相增加，小肠黏膜下层派伊尔小结（Peyer patches）增生。

3. 临床表现

人体感染后多为无症状带虫者。有临床症状者主要表现为急、慢性腹泻。急性期患者有恶心、厌食、上腹及全身不适，或伴低烧或寒战；突发性恶臭水泻，胃肠胀气，呃逆和上、中腹部痉挛性疼痛；粪内偶见黏液，极少带血。幼儿病程可持续数月，出现吸收不良、脂肪泻、衰弱和体重减轻等症状。部分未得到及时治疗的急性期患者可转为亚急性或慢性期。亚急性期表现为间歇性排恶臭味软便（或呈粥样）、伴腹胀、痉挛性腹痛，或有恶心、厌食、嗳气、头痛、便秘和体重减轻等。慢性期患者比较多见，周期性排稀便，甚臭，病程可达数年而不愈。严重感染且得不到及时治疗的患儿病程很长，常伴有吸收不良综合征而导致营养吸收不良和发育障碍。当虫体寄生于胆道系统时，可能引起胆囊炎或胆管炎，患者出现上腹疼痛、食欲不振、肝肿大以及脂肪代谢障碍等症状。

（四）实验室检查

1. 病原学检查

滋养体检查可用生理盐水涂片法观察虫体形态与活动力；包囊则可采用碘液涂片法，或通过甲醛—乙醚沉淀、硫酸锌浓集法等查包囊。通常对成形粪便检查包囊，而对水样稀薄粪便则查找滋养体。因包囊形成有间歇性，故检查时应隔天粪检并连续3次以上，来提高检出率。

对于粪便检查多次阴性者采用十二指肠液、胆汁检查或十二指肠肠检胶囊法等镜检滋养体，可提高检出率。

2. 免疫学检查

免疫学检查为辅助诊断，主要方法有 ELISA 法、间接荧光抗体试验以及对流免疫电泳等方法，其中 ELISA 法简单易行，检出率高，适用于流行病学的调查。

（五）流行

蓝氏贾第鞭毛虫呈全球性分布，以热带和亚热带为最多，也是中国人群常见的寄生性肠道原虫。农村的人群感染率高于城市。儿童、年老体弱者和免疫功能缺陷者尤其易感，是导致艾滋病患者死亡的病因之一。一些家畜和野生动物也常为该虫宿主，故该病也是一种人兽共患寄生虫病。

人是主要传染源，尤其是无症状的带虫者。包囊是传播的主要环节，人因吞食被包囊污染的水和食物而感染。包囊对外界环境的抵抗力较强，在潮湿的粪便里能存活3周，在水里能存活 5 周，在含氯消毒水（0.5%）中可活 2～3 d；在 4 ℃可存活 2 个月，在 37 ℃也能活 4 d，但在 50 ℃或干燥环境中很容易死亡。除 3% 苯酚和 2% 碘酒对其有较强的杀灭作用外，其他一些常用的消毒剂在标准浓度下对其并无杀灭作用。由于粪便中包囊数量多、包囊对外界环境抵抗力强以及感染方式简单等原因，该虫流行分布广泛。

（六）防治

防治的方法就是彻底治愈患者、带虫者；注意饮食卫生；加强对人和动物宿主粪便的管理，防止水源污染。旅游者的饮水应煮沸后饮用；艾滋患者和其他免疫功能缺陷者，均应接受防止贾第虫感染的预防和治疗措施。

常用治疗药物有甲硝唑、呋喃唑酮（痢特灵）、替硝唑。对于孕妇可用不经肠吸收的氨基糖苷类抗生素，如巴龙霉素进行治疗。

五、阴道毛滴虫

阴道毛滴虫（*Trichomonas vaginalis*）是寄生在人体阴道和泌尿生殖道的鞭毛虫，由其引起滴虫性阴道炎、尿道炎或前列腺炎，是以性传播为主的一种传染病（性传播疾病）。

（一）形态

阴道毛滴虫的生活史仅有滋养体而无包囊。活体无色透明，有折光性，体态多变，活动力强。固定染色后呈梨形，体长 7～23 μm，前端有一个泡状核，核上缘有 5 颗排列成环状的毛基体，由此发出 5 根鞭毛：4 根前鞭毛和 1 根后鞭毛。1 根轴柱，纤细透明，纵贯虫体，自后端伸出体外。体外侧前 1/2 处，有一波动膜，其外缘与向后延伸的后鞭毛相连。虫体借助鞭毛摆动前进，以波动膜的波动做旋转式运动。胞质内有深染的颗粒，为该虫特有的氢化酶体（图 33 - 7）。

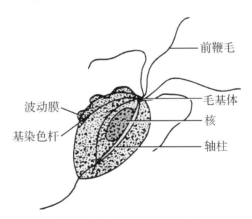

图 33 - 7　阴道毛滴虫模式

（二）生活史

阴道毛滴虫生活史简单。滋养体主要寄生于女性阴道，尤以后穹隆为多见，偶可侵入尿道。男性感染者一般寄生于尿道、前列腺，也可侵及睾丸、附睾及包皮下组织。虫体以纵二分裂法繁殖。滋养体阶段既是繁殖阶段，也是感染和致病阶段。该虫通过直接或间接接触方式在人群中传播。

（三）致病

阴道毛滴虫的致病力随宿主生理状态而变化。正常情况下，健康妇女阴道的内环境因乳酸杆菌的作用而保持酸性（pH 为 3.8～4.4），可抑制虫体及细菌生长繁殖，这称为阴道的自净作用。而滴虫寄生阴道时，因其消耗糖原妨碍了乳酸杆菌的酵解作用，降低了乳酸浓度，使阴道的 pH 由原来的酸性转变为中性或碱性，从而破坏了阴道的自净作用，使得滴虫得以大量繁殖并促进继发性细菌感染，加重炎症反应。当泌尿生殖系统出现生理变化，如妊娠期或月经后，阴道 pH 接近中性，则有利于滴虫和细菌生长和繁殖。

体外试验表明，该虫对阴道上皮细胞的破坏为接触依赖性细胞病变效应。虫体通过接触并黏附于靶细胞后发挥杀伤作用。实验证明，虫体表面至少有 4 种蛋白参与致病的细胞黏附过程。另外，虫体具有吞噬阴道上皮细胞的作用，也是其致病因素之一。虫体的鞭毛能分泌细胞离散因子，该因子可促使靶细胞离散，这种现象与临床观察到的阴道黏膜病变上皮细胞脱落相仿。离散因子的生成量与感染严重程度相一致。因此，有学者认为离散因子可能是阴道毛滴虫的毒力标志。另有实验研究表明，滴虫性阴道炎的临床表现还与阴道内的雌激素浓度有关。雌激素浓度越高，症状越轻，反之亦然。

（四）实验室检查

取阴道后穹隆分泌物、尿液沉淀物或前列腺分泌物，直接涂片或涂片染色镜检，若检得滋养体即可确诊。也可采用培养法，将分泌物加入肝浸液培养基，在 37 ℃孵育 48 h 后镜检滋养体。一些免疫学诊断方法，如 ELISA 法、直接荧光抗体试验和乳胶凝集试验，以及分子生物学诊断如 DNA 探针等均可用于滴虫感染的辅助诊断。

（五）流行

阴道毛滴虫呈世界性分布，在中国的流行也很广泛。各地感染率不一，以 16～35 岁年龄组的女性感染率最高。滴虫性阴道炎患者或无症状带虫者或男性带虫者皆为传染源。传播途径包括直接和间接传播两种方式。前者主要通过性交传播，为主要的传播方式；后者主要通过使用公共浴池、浴具，共用游泳衣裤、坐式马桶等传播。滋养体在外界环境中可保持较长时间的活力，在半干燥环境下可存活 14～20 h，在 -10 ℃至少存活 7 h，在潮湿的毛巾、衣裤中可存活 23 h，在 40 ℃水中可存活 102 h，在 2～3 ℃水中可存活 65 h，甚至在普通肥皂水中也可存活 45～150 min。由此可见，人体可通过间接方式获得感染。

（六）防治

应及时治疗无症状的带虫者和患者以减少和控制传染源。夫妻或性伴侣双方应同时治疗方可根治。临床上常用的口服药物为甲硝唑（灭滴灵）。局部治疗可用乙酰胂胺或 1∶5 000 高锰酸钾溶液冲洗阴道；也可用甲硝唑和扁桃酸栓，后者效果较好且安全。注意个人卫生和经期卫生；不共用泳衣裤和浴具；在公共浴室提倡使用淋浴，慎用公共马桶。

六、其他毛滴虫

（一）人毛滴虫

人毛滴虫（*Trichomonas hominis*）寄生于人体盲肠和结肠，其生活史仅有滋养体阶段，无包囊。滋养体呈梨形，形似阴道毛滴虫，具有 3～5 根前鞭毛和 1 根后鞭毛。后鞭毛与波动膜外缘相连，游离于尾端。波动膜的内侧借助一弯曲、薄杆状的肋与虫体相连。肋与波动膜等长，染色后的肋是重要的诊断依据。活虫体可做急速而无方向的运动，波动膜在运动中起旋转作用，而前鞭毛起推动作用。胞核单个，位于前端，核内染色质分布不均匀。胞质内含有食物泡和细菌。一根纤细的轴柱由前向后贯穿整个虫体（图 33 – 8）。

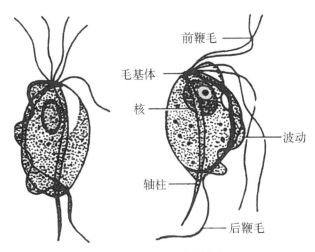

图 33 – 8　人毛滴虫模式

虫体以纵二分裂法繁殖。滋养体在外界有较强的抵抗力，为感染阶段。目前尚无证据表明人毛滴虫对人体有致病作用。有调查表明，人毛滴虫在腹泻患者中的检出率是健康人的数倍，认为该虫可导致腹泻。但有人认为腹泻系与该虫感染相伴，并非该虫感染所致。可采用粪便直接涂片法镜检滋养体或用人工培养基（Boeck 和 Drobhlav 二氏培养基）分离虫体。

该虫呈世界性分布，以热带和亚热带较为常见。感染率各地不同，中国为 0.2% ～ 9.4%，以儿童较为常见。该虫感染途径为粪—口传播，误食被滋养体污染的饮用水和食物均可感染。治疗首选药物为甲硝唑（灭滴灵），中药雷丸疗效也较好。

（二）口腔毛滴虫

口腔毛滴虫（*Trichomonas tenax*）寄生于人体口腔，定居于齿龈脓溢袋和扁桃体隐窝内，常与齿槽化脓同时存在。生活史仅有滋养体阶段，外形似阴道毛滴虫，呈梨状，有 4 根前鞭毛和 1 根无游离端的后鞭毛。波动膜稍长于阴道毛滴虫，核单个，位于虫体前部中央，含丰富染色质粒；轴柱较纤细，沿虫体末端伸出（图 33 – 9）；以纵二分裂法繁殖。

该虫是否致病尚无定论。有学者认为口腔毛滴虫为口腔共栖性原虫，但另有学者认为与牙周炎、牙龈炎、顿齿等口腔疾患有关。曾有呼吸道感染患者体内及扁桃体隐窝内查见该虫的报道。实验诊断可用牙龈刮拭物做生理盐水涂片镜检或做培养。滋养体在外界有较强抵抗力，室温下可存活 3 ～ 6 d。接吻为该虫的直接传播方式，也可通过飞沫、食物、餐具等传播。平时注意口腔卫生是预防该虫感染的最有效方法。

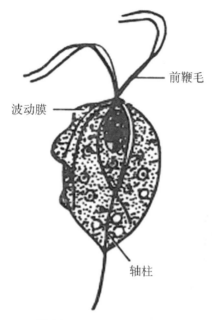

图 33 - 9　口腔毛滴虫模式

七、隐孢子虫

隐孢子虫（*C. ryptosporidium*）隶属于孢子虫门、球虫纲、艾美目、艾美科、隐孢子虫属。Clarke 于 1895 年在小鼠胃上皮细胞首次发现隐孢子虫，当时称为"游动孢子"。1907 年美国寄生虫学家 Tyzzer 首次将其命名为鼠隐孢子虫（*C. muris*）。研究证实，隐孢子虫广泛存在于多种脊椎动物体内且属内有多种不同的种。迄今，已鉴定出 39 个有效种和 70 多个基因型，其中，在人体发现 21 个隐孢子虫种和基因型。微小隐孢子虫和人隐孢子虫是主要的人体隐孢子虫种，90% 以上的人体隐孢子虫感染都是由这两个隐孢子虫种引起的。

（一）形态

其卵囊呈圆形或椭圆形，大小为 4 ~ 6 μm。成熟的卵囊壁光滑，透明，内含 4 个子孢子和 1 个结晶状残余体；子孢子为月牙形，大小为 1.5 μm × 0.752 μm，1 个核（图 33 - 10）。不同隐孢子虫种形态相似，大小略有差异，形态学方法难以鉴定虫种。少数寄生于胃的隐孢子虫相对较大，呈椭圆形；多数寄生于小肠的隐孢子虫相对较小，呈圆形。

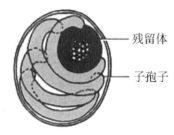

图 33 - 10　隐孢子虫卵囊模式

（二）生活史

隐孢子虫生活史在同一宿主体内完成，不需要中间宿主。生活史包括无性生殖（裂体增殖和孢子增殖）和有性生殖（配子生殖）两个阶段。虫体在宿主体内的发育时期称为内生阶段，成熟卵囊为感染阶段。人摄入卵囊后，在消化液的作用下卵囊中的子孢子逸出，侵入肠上皮细胞的微绒毛区（刷状缘层内），形成纳虫空泡，并在其内虫体进行无性繁殖，先发育为滋养体，经 3 次核分裂发育为 I 型裂殖体。成熟的 I 型裂殖体含有 6 个或 8 个裂殖子；裂殖子被释出后侵入其他上皮细胞，发育为第 2 代滋养体。第 2 代滋养体经 2 次核分裂发育为 II 型裂殖体。成熟的 II 型裂殖体含 4 个裂殖子。裂殖子释放出侵入细胞后发育为雌、雄配子体，进入有性生殖阶段。雌配子体进一步发育为雌配子，雄配子体产生 16 个雄配子，雌、雄配子结合形成合子，合子发育为卵囊，进入孢子增殖阶段。成熟卵囊含有 4 个子孢子。卵囊有薄壁和厚壁两种：薄壁卵囊约占 20%，仅有一层单位膜，其子孢子逸出后直接侵入宿主肠上皮细胞，造成宿主自身体内重复感染；厚壁卵囊约占 80%，在宿主细胞或肠腔内孢子化，随宿主粪便排出，即具感染性（图 33 – 11）。

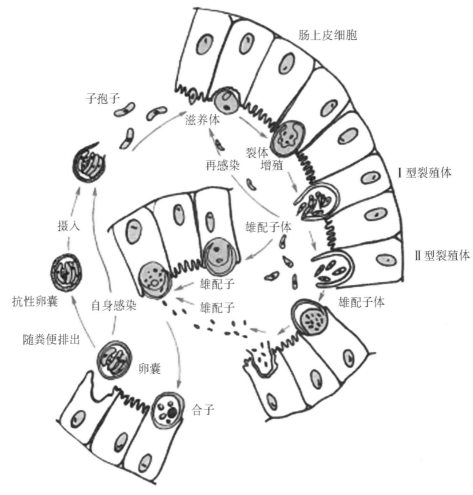

图 33 – 11　隐孢子虫生活史

完成整个生活史一般为 5 ～ 11 d，但因感染的隐孢子虫种、感染度及宿主免疫状态等的不同而有所变化。

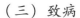

（三）致病

隐孢子虫病的致病机制尚不完全清楚，可能与多种因素有关。隐孢子虫主要寄生在小肠上皮细胞刷边缘的纳虫空泡内。空肠近端虫体寄生数量最多，严重感染者可扩散到整个消化道，也可波及肺、扁桃体、胰腺和胆囊等器官。大量的隐孢子虫附着于肠黏膜上皮细胞，导致肠黏膜组织被破坏，肠上皮细胞绒毛萎缩、变短变粗，或融合、移位和脱落等损害，损坏细胞顶级的运输机制及分解碳水化合物的乳糖酶、碱性磷酸酶、蔗糖酶等相关酶的活性，造成肠黏膜吸收功能障碍，从而导致腹泻。还可诱导宿主上皮细胞凋亡，使肠黏膜上皮细胞屏障功能受损。免疫功能低下者合并隐孢子虫感染，常可导致肠道细菌过度繁殖；同时，具有内毒素活性的物质（如 5 - 羟色胺和前列腺素 E2 等）也因肠道功能紊乱及渗透压的变化而进入肠腔，造成霍乱样腹泻。隐孢子虫感染肠上皮细胞后，上调 TLR2 和 TLR4 的表达，并激活 MyD88、NF-κB 和 c-src 等信号传导途径。NF-κB 活化后诱导细胞因子和趋化因子（如 IL-8）生成，引发炎症反应，激发抗凋亡信号传导途径。c-src 活化可造成宿主细胞骨架重排及细胞间紧密连接功能紊乱。艾滋病患者感染隐孢子虫后，P 物质（substance P）的 mRNA 和蛋白在严重腹泻患者的肠组织表达较多，而在轻度腹泻患者中表达较少，表明 P 物质与隐孢子虫病的症状有关。另外，HIV-I 型感染者释放的 tat 蛋白等可溶性因子的活化，进一步恶化了隐孢子虫病的症状。

（四）实验室检查

1. 病原学检查

（1）直接涂片法：急性期患者因粪便中卵囊数量多，可直接涂片镜检。其他患者因粪便中卵囊数量较少，常采用浓集法来提高检出率，主要有饱和蔗糖漂浮法和甲醛—乙酸乙酯沉淀法。浓集后的卵囊，在高倍镜下透明无色、囊壁光滑，易与标本中的非特异颗粒混淆，需要进一步染色后镜检。但需要注意，由于漂浮液对卵囊的浮力较大，卵囊常贴于盖玻片下，为避免卵囊脱水后变形不易辨认，应立即镜检。

（2）染色法：

金胺—酚染色法：染色后的卵囊在荧光低倍镜下观察，可见一圆形小亮点。荧光高倍镜下观察时卵囊呈乳白或略带绿色荧光；卵囊壁薄，多数卵囊周围深染，中央淡染，呈环状；核深染、结构偏位，有些卵囊全部为深染。卵囊多时似繁星。但有些标本可出现非特异性荧光颗粒，应注意鉴别。该方法简便、敏感，适用于流行病学筛查。

改良抗酸染色法：染色后显微镜观察，卵囊呈玫瑰红色，圆形或椭圆形，直径为 4 ～ 6 μm，背景为绿色。卵囊内 4 个子孢子均染为玫瑰红色，呈月牙形，暗红色颗粒为残留体。此方法染色的标本存在非特异的抗酸红色颗粒，大小不等，染色均匀一致，不发亮，无结构，应注意鉴别。

金胺—酚—改良抗酸染色法：该染色法可克服上述染色法的缺点，可有效去除非特异性颗粒。先用金胺—酚染色后，再用改良抗酸染色法复染。染色后光学显微镜下观察，卵囊同抗酸染色法所见，但非特异性颗粒被染成蓝黑色，两者颜色截然不同，极易鉴别，大大提高了检出率和准确性。但需要注意，金胺—酚和高锰酸钾溶液存放不宜超过 1 个月，否则影响染色效果。

2. 免疫学检查

隐孢子虫病免疫学诊断的方法较多。如基于隐孢子虫卵囊壁蛋白和子孢子表面蛋白等单克隆或多克隆抗体的直接或间接免疫荧光法，用于检测粪便中的隐孢子虫卵囊；酶联免疫吸附试验用于检测宿主血清特异性抗体或者临床粪便标本检查等。这些方法特异性强、灵敏度高、稳定性好且操作简便，易于掌握，但因所用试剂不同，检测和判断标准不一，难以作为隐孢子虫病的确诊方法，仅可作为辅助诊断。

（五）流行

1. 分布

隐孢子虫病呈全球性分布，迄今已在除南极洲外的 6 大洲中的 90 多个国家有人体感染隐孢子虫病例报道。人体隐孢子虫的感染率因国家和地区的不同存在很大差异。最近的研究报告显示，非洲国家的感染率为 2.6%～21.3%，中南美洲国家为 3.2%～31.5%，亚洲国家为 1.3%～13.1%，欧洲为 0.1%～14.1%，北美洲为 0.3%～4.3%。总的来说，发达国家隐孢子虫感染率为 0.6%～20%，发展中国家为 4%～32%。人群对隐孢子虫普遍易感，尤其婴幼儿、器官移植受者、免疫功能抑制者和免疫功能缺陷者。例如，非洲的一些国家艾滋病感染者隐孢子虫的感染率高达 70.0% 以上，如乌干达为 73.6%、尼日利亚为 79.0% 和南非为 75.6%。全世界每年约有 5 000 万 5 岁以下儿童感染，主要在发展中国家。在 2016 年全球疾病负担研究（GBD）中，5 岁以下儿童因腹泻而死亡的主要原因之一是隐孢子虫感染，这一年龄组儿童的死亡人数占隐孢子虫病总死亡人数的 84.4%。

中国自 1987 年首次发现人体隐孢子虫病例以来，陆续在 29 个省（直辖市/自治区）报道人体感染病例，包括安徽、北京、重庆、福建、甘肃、广东、广西、贵州、河北、黑龙江、河南、湖北、湖南、内蒙古、江苏、江西、吉林、辽宁、山东、上海、陕西、四川、台湾、天津、新疆、云南、浙江、海南和青海。截至 2018 年，人体隐孢子虫流行病学调查在 27 个省（直辖市/自治区）开展，调查人数共计 200 054 人，平均感染率为 2.97%，四川省最高，为 11.15%，台湾省最低，为 0.65%；调查人群主要包括腹泻儿童和婴幼儿、艾滋病患者及免疫力正常人群等。此外，中国也开展了一些特殊人群隐孢子虫感染情况调查，包括吸毒者、乙肝患者及肿瘤患者等。因被调查人群和检查方法的不同，隐孢子虫的感染率变化较大。2005 年申丽洁等的研究表明，云南大理地区静脉吸毒人员隐孢子虫感染率为 16.80%。2008 年汲蕊等对 108 名肿瘤患者粪便样本进行检测，感染隐孢子虫率高达 66.67%。

2. 流行环节

（1）传染源：隐孢子虫病患者、带虫者和隐孢子虫感染的动物均为传染源。隐孢子虫的动物宿主范围广泛，可寄生于包括哺乳类、鸟类、爬行类和两栖类等在内的 240 多种动物，包括常见的家畜猪、牛、羊及伴侣动物犬、猫等。随宿主粪便排出的隐孢子虫卵囊对外界环境的抵抗力强，在 20 ℃ 环境下可存活 6 个月，在 25～30 ℃ 环境下可存活 3 个月。高温和冻融使其活力迅速丧失；干燥对卵囊是致命的，4 h 即可杀死全部卵囊；其对氯耐受，在经氯化消毒后的水里可存活 2～3 d；臭氧和卤素对卵囊有轻度杀伤力。

（2）传播途径：隐孢子虫主要是通过粪—口途径引起宿主之间的直接感染，包括人源性传播（直接接触隐孢子虫病患者）和动物源性传播（直接接触患病动物）；还可通过摄入被卵囊污染的食物（食源性传播）和水（水源性传播）引起宿主的间接感染；气溶胶传播也有报道。

人源性传播主要发生在儿童较为集中的地方，如托儿所、幼儿园和学校等。2015 年，西班牙的幼儿园曾发生 7 名儿童感染隐孢子虫的事件。医院内感染也是重要的人源性传播途径，可引起同病室室友和家庭成员的感染。中国上海有一家儿童医院曾发生隐孢子虫病暴发事件，51.4% 住院患儿感染了隐孢子虫。

动物源性传播是导致隐孢子虫感染方式之一。由于职业原因或娱乐目的而接触动物的人存在感染隐孢子虫的风险。美国、英国和芬兰均有兽医因接触病牛而感染微小隐孢子虫的报道，在人和牛的体内鉴定到相同的微小隐孢子虫亚型 IIaA15G2R。在英国、新西兰和意大利等国有报道儿童因参观农场而接触绵羊，导致感染了微小隐孢子虫；在英国人和绵羊感染的亚型为 IIaA17G1R1 和 IIaA15G2R1，意大利为 IIaA20G2R1。瑞典曾有因人与鸡接触而感染火鸡隐孢子虫的病例。

水源性传播是隐孢子虫病传播方式中危害最大的一种，由于涉及人数多、波及面广，易造成严重的突发性公共卫生事件。截至 2007 年，在 325 起与水污染有关的原虫病暴发事件中，隐孢子虫病占 50.77%；2004—2010 年发生的 199 起水源性原虫病暴发事件中，隐孢子虫病占 60.30%；2011—2016 年发生的 381 起水源性原虫病暴发事件中，隐孢子虫病占 62.73%。供水系统污染可引起隐孢子虫病暴发，其中最受关注的是发生于 1993 年美国密尔沃基市的水源性隐孢子虫病暴发事件，当时造成 40 余万人感染，4 400 人住院治疗，近百人死亡。此外，隐孢子虫病暴发与娱乐用水有关。2007 年，美国犹他州隐孢子虫病暴发事件中，1 506 人感染隐孢子虫，经调查 1 209 人（占总数的 80%）有娱乐场所游泳史。

食源性传播是隐孢子虫病的重要传播方式。隐孢子虫是美国 FoodNet 食源性疾病监测的十大病原之一。据统计，全球范围内，每年食源性隐孢子虫病至少 800 万例。隐孢子虫卵囊污染蔬菜和水果，因其经常被人生食，所以一旦被卵囊污染，就增加了隐孢子虫病传播的可能性。2005 年在丹麦，因食用沙拉而腹泻的 99 人中，有 13 人感染隐孢子虫。此外，在乳制品、果汁及未熟的肉制品中也检测到了隐孢子虫卵囊。在英国和澳大利亚，有饮用未经高温消毒的牛奶而感染隐孢子虫的病例报道。在美国，也曾发生因饮用鲜榨苹果汁而感染隐孢子虫病的事件。在日本，4 人因生食被卵囊污染的肉制品而感染了微小隐孢子虫。

（3）易感人群：人对隐孢子虫普遍易感。婴幼儿、艾滋病患者、接受免疫抑制剂治疗的患者以及免疫功能低下者等更易感染。

婴幼儿和儿童：无论在发达国家还是在发展中国家，婴幼儿和儿童隐孢子虫的感染率均高于成人。研究发现，发展中国家 6 ～ 12 个月大的腹泻患儿隐孢子虫的感染率、发病率和死亡率均高于其他年龄组的儿童。

免疫低下人群：艾滋病患者/HIV 感染者隐孢子虫感染率高达 48%，常发生致死性腹泻。除此之外，高危人群包括 X 连锁高 IgM 血症（XHIM）、CD40 配体或 γ 干扰素缺乏个体、白血病患儿和器官移植受者等。2013 年在伊朗的 44 名接受肝移植儿童中，11.36% 感染隐孢子虫（微小隐孢子虫和火鸡隐孢子虫）。

旅行者：约有 8% 到发展中国家旅游的人，在旅行期间或之后看病就医，其中 25% 以上的人出现胃肠道症状。在去热带旅行的欧洲人或北美人中有 20%～60% 发生旅行者腹泻。尽管细菌、病毒和寄生虫都可能导致 TD 的发生，但贾第虫和隐孢子虫常被认定是返回旅客肠胃不适的原因。

（六）防治

关于隐孢子虫病的临床治疗，目前尚无特效的药物和疫苗。一般来说，免疫功能正常者感染隐孢子虫后引起的腹泻可呈现自限性，临床症状在 10 d 内逐渐缓解，但应注意补充水分和电解质。

硝唑尼特是获美国食品药品管理局批准的唯一可以用于治疗儿童隐孢子虫病的药物，但不适用于 HIV 合并隐孢子虫感染患者的治疗。硝唑尼特制剂为 20 mg/mL 口服悬剂，小于 1 岁者资料不全；1～4 岁为 100 mg（5 mL）口服，每天 2 次，连服 3 d；4～12 岁为 200 mg 口服，每天 2 次，连服 3 d；超过 12 岁为 500 mg 口服，每天 2 次，连服 3 d。

巴龙霉素和阿奇霉素均可减轻患者症状。巴龙霉素 500 mg，每天 3 次，28 d 为 1 个疗程，以后用 500 mg，每天 2 次的维持量。重症加用阿奇霉素空腹口服，成人 500 mg，儿童 10 mg/kg，每天 1 次，连服 3 d。

临床观察口服大蒜素有一定疗效，小于 1 岁者，20 mg，每天 4 次；其他儿童 20～40 mg，每天 4 次，首次加倍，6～7 d 为 1 个疗程。治愈标准：临床症状消失，并经 3 次不定期复查，大便中隐孢子虫卵囊均呈阴性。

对免疫功能低下者感染隐孢子虫，应加强对基础疾病的治疗以提高免疫功能。高效抗逆转录病毒治疗是治疗和预防艾滋病合并隐孢子虫感染的最有效的方法，其可能通过恢复机体的 CD4$^+$T 细胞，使宿主的免疫功能部分恢复。中国于 2002 年启动了国家免费抗逆转录病毒治疗项目，大大降低了 HIV/AIDS 患者因隐孢子虫感染所致腹泻的死亡率。如若抗 HIV 治疗失败，则应对症治疗，考虑用治疗腹泻和寄生虫的药物，如巴龙霉素与阿奇霉素联合应用，剂量同上。

主要预防措施包括以下几点：

（1）控制传染源。加强患者和病畜的粪便管理，防止患者和病畜的粪便污染水源和食物。同时，患者应适当隔离，治疗时应做好隐孢子虫病传播方式的宣传，以减少在家庭、托幼机构和社会人群中该病的传播。

（2）切断传播途径。要注意个人卫生和饮食卫生，饭前便后要洗手，提倡饮开水和不吃未熟食物，防止粪—口途径传播引起的感染。同时，加强饮用水中寄生虫的检测，保证公众饮水安全，避免暴发事件的发生。

（3）加强宣传教育。通过宣传教育，使人们认识隐孢子虫病的危害性和有效的预防措施。易感人员主要包括与动物有密切接触的兽医、动物饲养员等；免疫功能缺陷或低下的易感者，尤其是 HIV/AIDS 患者；卫生观念较差的儿童，尤其是农村儿童。

八、结肠小袋纤毛虫

结肠小袋纤毛虫（*B. alantidium coli*）属小袋科、动基裂纲，是人体最大的寄生性原虫。Malmsten 于 1857 年首次从两名痢疾患者的粪便中发现了该虫，当时定名为结肠草履虫。Stein 于 1862 年将该虫种归于小袋属，更名为结肠小袋纤毛虫。该虫寄生于人体结肠内，可侵犯宿主的肠壁组织，引起结肠小袋纤毛虫病，也称结肠小袋纤毛虫痢疾。该虫的流行特征和致病机制与溶组织内阿米巴相似。

（一）形态

结肠小袋纤毛虫有滋养体和包囊两个生活史阶段。滋养体呈椭圆形或卵圆形，无色透明或淡灰略带绿色，大小为（30～150）μm×（25～120）μm。虫体外被表膜，有许多斜纵形的纤毛，活的滋养体可借助纤毛的摆动做快速旋转式运动。虫体富弹性，极易变形。滋养体前端有一凹陷的胞口，下接漏斗状胞咽，颗粒状食物借胞口纤毛的运动进入虫体，形成的食物泡经消化后，残渣经虫体后端的胞肛排出体外。虫体中、后部各有一伸缩泡，具有调节渗透压的功能。苏木素染色后可见一个肾形的大核和一个圆形的小核，后者位于前者的凹陷处。包囊圆形或卵圆形，直径为40～60 μm，淡黄或浅绿色，囊壁厚而透明，染色可见一明显的腊肠型大核（图33－12）。

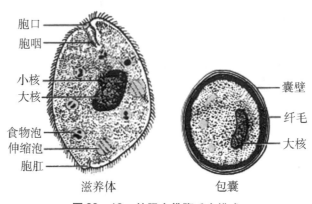

胞口
胞咽
小核
大核
食物泡
伸缩泡
胞肛
滋养体

囊壁
纤毛
大核
包囊

图33－12　结肠小袋鞭毛虫模式

（二）生活史

包囊随食物或水经口进入宿主体内，在胃肠道脱囊逸出滋养体。滋养体在结肠内定居，以淀粉、细菌及肠壁脱落的细胞为食，迅速生长，以横二分裂方式进行繁殖；在分裂早期虫体变长，中部形成横溢并收缩，后部的个体另长出胞口。小核首先分裂，大核延长并在中部收缩形成2个核，然后从横溢处分开。前面的收缩泡进入前面的子体，后端的收缩泡则进入另一子体。刚形成的子体较母体小，通过接合生殖逐渐恢复原来大小。在一定的条件下滋养体还可侵犯肠壁组织。由于肠内理化环境的变化，一部分滋养体变圆，同时分泌囊壁将虫体包围成囊，包囊随粪便排至体外，包囊在外界不再进行分裂增殖。滋养体若随粪便排出，也有可能在外界成囊，而人体内的滋养体较少形成包囊。

（三）致病

滋养体寄生于结肠，大量增殖，可引起宿主消化功能紊乱。虫体分泌透明质酸酶并借助机械运动侵犯结肠黏膜甚至黏膜下层，引起溃疡。严重病例可出现大面积结肠黏膜的破坏和脱落，病理变化颇似溶组织内阿米巴痢疾。临床表现可分为三型，多数感染者为无症状型，但粪便中可有包囊排出，因此，这部分感染者在流行病学上具有重要意义。慢性型患者表现为周期性腹泻，大便呈粥样或水样，常伴有黏液，但无脓血。急性型亦称痢疾型，患者表现为突然发病，可有腹痛、腹泻和黏液血便，并伴有里急后重，有的出现脱水、营养不良及消瘦。该虫滋养体偶可经淋巴管侵袭肠外组织，如肝、肺或泌尿生殖器官等。

（四）实验室检查

粪便直接涂片查到滋养体或包囊可确诊。由于虫体较大，一般不易漏检。新鲜粪便反复送检可提高检出率，必要时亦可采用乙状结肠镜进行活组织检查或用阿米巴培养基进行培养。

（五）流行与防治

结肠小袋纤毛虫呈世界性分布，以热带、亚热带地区较多。已知30多种动物能感染此虫，其中猪的感染较普遍，感染率为14.2%～72.2%，是最重要的传染源。一般认为人体的大肠环境不适合该虫的生长，因此人体的感染较少，呈散在发生。中国云南、广西、广东、福建、四川、湖北、河南、河北、山东、山西、陕西、吉林、辽宁、台湾等地都有病例报道。通常认为人的感染来源于猪，不少病例有与猪的接触史。有的地区人的发病率与猪的感染率一致，故认为猪是人体结肠小袋纤毛虫病的主要传染源。但也有的地区猪的感染率很高，而在人群中的感染率极低，或只发现猪感染。

人体感染主要是通过食入被包囊污染的食物或饮水。包囊的抵抗力较强，在室温下可存活2周至2个月，在潮湿环境里能存活2个月，在干燥而阴暗的环境里能存活1～2周，在阳光直射下3 h后死亡，对于化学药物也有较强的抵抗力，在10%甲醛溶液中能存活4 h。

该虫的防治原则与溶组织内阿米巴相同。结肠小袋纤毛虫病的发病率不高，重点在于预防，应加强卫生宣传教育，注意个人卫生和饮食卫生，管好人粪、猪粪，避免虫体污染食物和水源。治疗可用甲硝唑或小檗碱等。

第三节 寄生于血液或组织中的原虫

一、杜氏利什曼原虫

杜氏利什曼原虫（*L. eishmania donovani*），主要侵犯脾、肝、骨髓等内脏器官，患者如未能及时治疗，常可致死。该原虫生活史中有无鞭毛体与前鞭毛体两个阶段，其中无鞭毛体主要寄生在人的肝、脾、骨髓、淋巴结等器官的巨噬细胞内，常引起全身症状，如发热、肝脾肿大、贫血、鼻出血等。因患者皮肤上常有暗的色素沉着并伴有发热，印度人称该病为 kala-azar，即黑热病的意思。英国学者 Leishman（1900 年）与 Donovan（1903 年）分别在英国、印度黑热病患者体内查获该虫的无鞭毛体，Ross（1903 年）将其命名为杜氏利什曼原虫。

（一）形态

1. 无鞭毛体

无鞭毛体又称利杜体，寄生于人和其他哺乳动物的巨噬细胞内。虫体呈卵圆形，大小为（2.9～5.7）μm ×（1.8～4.0）μm。用瑞氏染色后，原虫细胞质呈淡蓝色或淡红色，细胞核1个，圆形，呈红色或淡紫色。动基体位于核旁，着色较深，细小、杆状。高倍镜下可看见虫体从前面基体处伸出1条根丝体，基体靠近根丝体（图33-13）。其易于与其他原虫相区别。

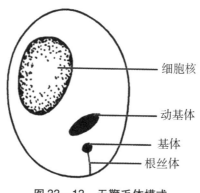

图 33 - 13　无鞭毛体模式

在透射电镜下可见无鞭毛体有内、外 2 层表膜，内层表膜下有排列整齐的膜下微管。虫体前端表膜内陷形成鞭毛袋，内有 1 根短的鞭毛（即光镜下的根丝体）。基体为圆形结构。动基体呈腊肠状，其内有 1 束动基体 DNA 细丝，动基体实质上是一个特殊类型的线粒体，其余线粒体呈泡状或管状。内质网不发达，呈管状或泡状。核呈卵圆形，核仁有 1～2 个，核膜两层，可见核孔。

2. 前鞭毛体

前鞭毛体又称鞭毛体，寄生于白蛉消化道内。虫体呈梭形或长梭形，大小为（14.3～20）μm ×（1.5～1.8）μm。细胞核位于虫体中部，前部为动基体。虫体前端有鞭毛 1 根，游离于体外，由动基体前部的基体发出，为虫体运动器官（图 33 - 14）。用吉姆萨或瑞氏染色，胞质呈淡蓝色，胞核和动基体呈红色。活前鞭毛体运动活跃，鞭毛不停地摆动，在固体培养基中，虫体前端常聚集成团，呈菊花状排列。

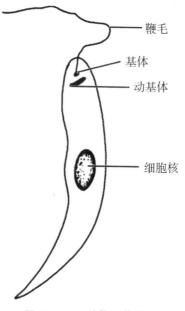

图 33 - 14　前鞭毛体模式

（二）生活史

杜氏利什曼原虫前鞭毛体寄生于节肢动物白蛉消化道内，无鞭毛体则寄生于脊椎动物单核—巨噬细胞内。

1. 在白蛉体内发育

当雌性白蛉叮咬患者或被感染的动物时，可将动物血液、皮肤内感染杜氏利什曼原虫无鞭毛体的巨噬细胞吸入胃内。巨噬细胞在白蛉中肠破裂，释放无鞭毛体，在 24 h 内逐渐发育为前鞭毛体。前鞭毛体在中肠上皮细胞表面以纵二分裂法进行繁殖，随着虫体数量激增，虫体逐渐向白蛉前胃、食道和咽部移动，最后汇集于口腔、喙。当白蛉叮咬人时，前鞭毛体即随白蛉唾液进入人体。

2. 在人体内发育

进入人体的前鞭毛体一部分被多形核白细胞吞噬消灭，另一部分则被巨噬细胞吞噬。前鞭毛体进入巨噬细胞后逐渐变圆，失去其鞭毛的体外部分，向无鞭毛体期转化。此时巨噬细胞内形成纳虫空泡。虫体在纳虫空泡内不但可以存活，还能进行分裂繁殖，使虫数不断增多，最终导致巨噬细胞破裂。大量的无鞭毛体释放后被携带至身体其他部位，游离的无鞭毛体又可被其他巨噬细胞吞噬，重复上述增殖过程（图 33 – 15）。在患者的内脏组织器官中，脾、肝、骨髓的感染往往比较严重。

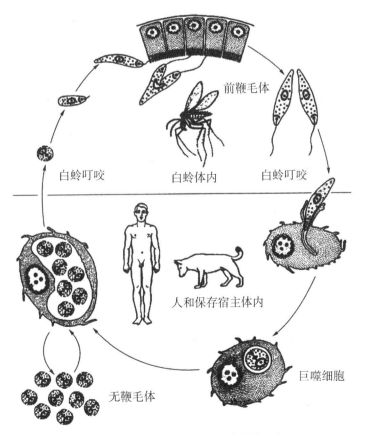

图 33 – 15 杜氏利什曼原虫生活史示意

利什曼原虫前鞭毛体转化为无鞭毛体的机制目前尚未完全阐明。一般认为可能与寄生宿主环境的改变有关，如 pH、温度、原虫所需物质以及宿主对原虫产生的特异性等因素。如前鞭毛体适宜温度为 27 ℃，无鞭毛体则需要 35 ℃ 环境。

前鞭毛体入侵巨噬细胞的机制可能是先黏附于巨噬细胞，随着后者的吞噬活动进入细胞。在此过程中，配体—受体结合途径较受关注，杜氏利什曼原虫前鞭毛体质膜中分子量为63 kDa 的糖蛋白（gp63）多肽链上的 Arg－Gly－Asp 与巨噬细胞上 C3b 发生配受体结合，介导前鞭毛体入侵巨噬细胞。前鞭毛体体表还有一种多糖类（酯磷酸聚糖）参与结合巨噬细胞。进入巨噬细胞的前鞭毛体转变为无鞭毛体，并产生如过氧化氢酶、超氧化物歧化酶、谷胱甘肽过氧化物酶等抗氧化化合物，阻止巨噬细胞内产生的破坏微生物的氧基（过氧化氢、羟基和单线态氧）的作用，同时无鞭毛体还可通过调节内部 pH，使原虫能逃避细胞水解酶和酸性物质的作用，从而得以存活并繁殖。

（三）致病

1. 内脏利什曼病

内脏利什曼病几大症状：长期不规则发热，脾（95% 以上）、肝、淋巴结肿大和全血细胞减少性贫血。患者若不加以适当治疗，大都在发病后 1～2 年内病情恶化而死亡。人体感染杜氏利什曼原虫后，经过 4～7 个月或最长 10～11 个月的潜伏期，即可出现全身性症状和体征等。

发热：典型病例的临床表现是缓慢起病，多为长期不规则发热，常呈双峰热型，病程可达数月，但全身中毒症状不明显。

脾、肝、淋巴结肿大：脾肿大是内脏利什曼病的最主要体征。由于无鞭毛体在巨噬细胞内繁殖，导致巨噬细胞大量破坏和增生。巨噬细胞大量增生主要发生在脾、肝、淋巴结、骨髓等器官，此外，浆细胞也大量增生。细胞增生是脾、肝、淋巴结肿大的主要原因。有资料显示，全国该病患者的脾肿率甘肃为 98.9%，新疆为 77.5%。一般在初次发热半个月后即可触及，随病程进展而增大，2～3 个月后在左肋缘下 10 cm 左右可触及。也有脾脏肿大超过肚脐，甚至接近耻骨上方，后期则因网状纤维结缔组织增生而变硬。肝脏肿大者约89.9%的多于 1～3 个月后可在右肋缘下或剑突下触及。

贫血：是内脏利什曼病的重要症状，由于脾功能亢进，血细胞在脾内大量被破坏，白细胞、红细胞及血小板减少，造成全血细胞性贫血。此外，免疫性溶血也是产生贫血的重要原因。贫血症状在发病初期不明显，但随病程发展而逐渐加重，晚期患者多有严重的贫血。患者逐渐消瘦，脉率加快，常在 100 次/分以上，血压偏低，心悸、气短。颜面与四肢有时水肿；女性患者大多闭经等。患者红细胞计数多在 2×10^2/L 以下，血红蛋白明显下降。由于肝脏受损，白蛋白合成减少；再加上由于患者出现肾小球淀粉样变和肾小球内免疫复合物沉积而致肾功能受损，由尿排出的白蛋白增加，以致血浆白蛋白减少；由于浆细胞大量增生，导致球蛋白量增加，故出现白蛋白/球蛋白比倒置，同时伴白细胞及血小板减少，血清丙种球蛋白明显增高，出现蛋白尿和血尿。患者常因血小板减少而发生鼻出血和齿龈出血，晚期患者面部两颊可出现色素沉着。

常见的并发症：由于全血细胞减少、免疫功能受损，患者易并发各种感染性疾病，如合并肺炎、坏死性口腔炎（亦称"走马疳"）和急性粒细胞缺乏症，是导致内脏利什曼病死亡的重要原因。

合并 HIV 感染的内脏利什曼病：1996 年 WHO 将该病称为免疫低下的内脏利什曼病。患者的临床症状与无合并感染的内脏利什曼病相似，即患者具有发热，体重减轻，肝、脾及淋巴结肿大，白细胞减少和贫血等症状，但其表现更为严重。有些患者因利什曼原虫的异位寄生而出现其他症状，此时，利什曼原虫除寄生于内脏外，在患者皮肤和血液内的检出率也很高，分别达 88.7% 和 68.7%。HIV 患者被传播媒介白蛉叮咬后极易获得感染。根据 WHO 对欧洲发生的 867 例 HIV 合并利什曼原虫感染患者的统计，具有典型内脏利什曼病症状的占 85%，不典型的或无明显症状的占 10%～15%。合并感染 HIV 的内脏利什曼病患者，由于机体免疫系统的全面崩溃和利什曼原虫在体内的广泛寄生，因此预后十分恶劣，最后常因并发其他疾病而死亡。

2. 淋巴结型黑热病

该类患者无内脏利什曼病病史，病变局限于淋巴结，故此类内脏利什曼病又称淋巴结型内脏利什曼病。该病在北京、新疆先后有过报道，在内蒙古额济纳旗荒漠黑热病疫区内较常见。临床表现主要是全身多处淋巴结肿大，尤以腹股沟和股部最多见，其次是颈部、腋下，再次是耳后、锁骨和腋窝处，局部无明显压痛或红肿。摘取淋巴结做连续切片常可查见利什曼原虫。患者的一般情况大多良好，少数可有低热和乏力，肝、脾很少触及，嗜酸性粒细胞常增多。该病多数患者可以自愈。

3. 皮肤型黑热病

部分内脏利什曼病患者在用归剂治疗过程中，或治愈后数年甚至十余年后可发生皮肤黑热病。患者面部、四肢或躯干等部位出现许多含有利什曼原虫的皮肤结节。结节呈大小不等的肉芽肿，或呈暗色丘疹状，常见于面部及颈部，有的酷似瘤型麻风。皮肤型黑热病在中国多出现在平原地区。最早由姚永政等报告在苏北发现 3 例，自 20 世纪 50 年代至今已报道 100 余例。根据统计，有 55.0% 的病例为皮肤与内脏损害同时发生，35% 发生在内脏病变消失多年之后，另有 10% 既未查见内脏感染，又无内脏利什曼病病史。

4. 皮肤利什曼病

皮肤利什曼病见于中国新疆克拉玛依地区，主要有丘疹、斑块、溃疡和结节性痒疹 4 种皮症，少数呈脓疱和脓疱疮样。病程为 10～14 个月不等，有些可长达数年。患者以青壮年为主，媒介为硕大白蛉吴氏亚种，其病原体为婴儿利什曼原虫或称杜氏利什曼原虫婴儿亚种。中国新疆克拉玛依地区的皮肤利什曼病不同于热带利什曼原虫所致的东方疖，东方疖多发于上下肢或面部，在白蛉叮咬处形成丘疹，逐渐增大，并在丘疹中部形成溃疡；也不同于墨西哥利什曼原虫所致的胶工溃疡，胶工溃疡多发于耳轮，耳部软骨可遭破坏而导致耳轮残缺。

（四）实验室检查

从患者的组织或血液中查到杜氏利什曼原虫是确诊该病最可靠的依据，但并非所有患者都可查见原虫，故可采用免疫学和分子生物学技术辅助诊断。

1. 病原学检查

常用的方法有：

（1）涂片法：以骨髓穿刺涂片法最为常用。其中以髂骨穿刺最为简便安全，原虫检出率为80%～90%。淋巴结穿刺多选肿大的淋巴结,如腹股沟、肱骨上滑车、颈淋巴结等,检出率约为46%。也可做淋巴结活检。脾脏穿刺检出率较高,达90%～99.3%,但不安全,一般少用或不用。

(2) 培养法:用无菌方法将上述穿刺物接种于NNN培养基,置于22～25℃温箱内。约1周后若在培养物中查见运动活泼的前鞭毛体,即可判为阳性结果。

(3) 动物接种法:把穿刺物接种于易感动物(如金地鼠)体内,1～2个月后取肝、脾做印片涂片,瑞特染液染色镜检。

(4) 皮肤活组织检查:在皮肤结节处用消毒针头刺破皮肤,取少许组织液,或用手术刀刮取少许组织做涂片,染色镜检。

2. 免疫学检查

抗体检测:ELISAJHA法、对流免疫电泳法、间接荧光试验等均可采用。斑点—ELISA法的阳性率也较高,但抗体检测方法常与其他疾病出现交叉反应,在诊断利什曼病上有局限性;且抗体短期内不易消失,不宜用于疗效考核。

循环抗原检测:单克隆抗体—抗原斑点试验诊断内脏利什曼病的阳性率可达97.03%,假阳性率仅0.2%。该法敏感性、特异性、重复性均好,且具有简易可行、仅需微量血清等优点,必要时还可做定量测定。该法还具有确定现行感染、可用于疗效考核等优点。

3. 分子生物学检测

(1) PCR方法:检测利什曼原虫效果好,敏感性、特异性均高。以动基体小环DNA基因序列设计的特异性引物均可用于利什曼病的诊断,理论上可检测0.1个原虫/mL血液。该方法特别适用于合并HIV感染的利什曼病的诊断。

(2) 快速试纸法:将利什曼原虫重组抗原rk39制备成dipstick试纸条,用于美洲内脏利什曼病的诊断,阳性率高达100%。该法简便易行、携带方便,2～5 min内即可获得结果。

(五) 流行

杜氏利什曼原虫分布很广,亚洲、欧洲、非洲、拉丁美洲均有该病流行,尤以印度、中国、孟加拉国和尼泊尔等国家为主。在中国,黑热病流行于长江以北的广大农村,包括山东、山西、河南、河北、江苏、安徽、陕西、甘肃、新疆、宁夏、青海、四川、湖北、辽宁、内蒙古及北京市郊等16个省、市、自治区。近年来,甘肃、四川、陕西、山西、新疆、内蒙古等地每年也有散发病例报道。

该病为人、犬共患寄生虫病,犬是重要的保虫宿主。患者、带虫者、保虫宿主是该病的传染源,在流行病学上该病可分为人源型、犬源型和自然疫源型。在自然疫源地,传染源可能是野生动物,如狼、狐,甚至鼠。传播途径主要通过白蛉叮咬传播,偶可经口腔黏膜、破损皮肤、胎盘或输血传播。目前确定或疑是黑热病传播媒介的白蛉约有20余种。中国经流行病学调查,认为在中国有中华白蛉、长管白蛉、吴氏白蛉和亚历山大白蛉传播黑热病。婴幼儿、儿童及新进入疫区的成年人均易受到感染。

(六) 防治

在流行区采取查治患者、捕杀病犬和消灭白蛉的综合措施是预防黑热病的有效办法。对自然疫源性疫区控制尤其重要。采取避蛉、驱蛉措施,以减少或避免白蛉的叮咬。

1. 病原治疗

首选药物为五价锑化合物，对利什曼原虫有很强的杀伤作用。如低毒高效的葡萄糖酸锑钠为治疗黑热病的特效药，疗效可达97.4%。近年来报告应用脂肪微粒结合五价锑剂治疗黑热病可获得极好疗效，治愈迅速。

非锑剂具有抗利什曼原虫的作用，但药物毒性大、疗程长，仅用于抗锑剂患者；包括喷他脒、二脒替。

2. 脾切除治疗

对于药物治疗无效、脾高度肿大、伴有脾功能亢进者，可考虑脾切除对症治疗。

3. 预防

在流行区采取查治患者、杀灭病犬和消灭白蛉的综合措施是预防黑热病的有效办法。除了查治患者以外，捕杀病犬、控制病犬对控制犬源型疫区传染源尤其重要，但对丘陵山区犬类的管理确有一定的困难，需要寻找有效的措施加以控制。灭蛉、防蛉，阻断传播途径，在平原地区可采用杀虫剂室内滞留喷洒或闭门烟熏杀灭中华白蛉；在山区、丘陵及荒漠地区对野栖型或偏野栖型白蛉，采取驱避措施，以减少或避免白蛉叮刺。白蛉对杀虫剂敏感，不易产生抗性。另外，自然疫源型流行区的疫源分布和保虫宿主等问题仍有待查清，其防治对策也需要完善。

二、刚地弓形虫

刚地弓形虫（*T. oxoplasma gondii*）是顶复门原虫。该虫呈世界性分布，猫科动物为其终末宿主，但人和许多动物都能感染，引起人兽共患的弓形虫病，在宿主免疫功能低下时，可致严重后果，是一种重要的机会性致病原虫。

（一）形态

刚地弓形虫发育的全过程有5种不同形态的阶段：滋养体、包囊、裂殖体、配子体和卵囊，其中滋养体、包囊和卵囊与传播和致病有关。

1. 滋养体

滋养体指在中间宿主细胞内营分裂繁殖的虫体，包括速殖子和缓殖子。游离的速殖子呈香蕉形或半月形，一端较尖，一端钝圆；一边扁平，另一边较膨隆。速殖子长为4～7 μm，最宽处为2～4 μm。经吉姆萨染剂染色后可见胞浆呈蓝色，胞核呈紫红色，位于虫体中央；在核与尖端之间有染成浅红色的颗粒，称为副核体。细胞内寄生的虫体呈纺锤形或椭圆形，以内二芽殖法繁殖，一般含数个至20多个虫体，这种由宿主细胞膜包绕的快速增殖的虫体集合体称为假包囊。

2. 包囊

包囊圆形或椭圆形，直径为5～100 μm，具有一层富有弹性的坚韧囊壁。囊内含数个至数百个滋养体，囊内的滋养体称为缓殖子，可不断增殖，其形态与速殖子相似，但虫体较小，核稍偏后。包囊可长期在组织内生存。

3. 卵囊

卵囊呈圆形或椭圆形，大小为10～12 μm，具两层光滑透明的囊壁，其内充满均匀小颗粒。成熟卵囊内含2个孢子囊，分别含有4个新月形的子孢子。

4. 裂殖体

裂殖体在猫科动物小肠绒毛上皮细胞内发育增殖，成熟的裂殖体为长椭圆形，内含4~29个裂殖子，一般为10~15个，呈扇状排列。裂殖子形如新月状，前尖后钝，较滋养体小。

5. 配子体

配子体游离的裂殖子侵入另外的肠上皮细胞发育形成配子母细胞，进而发育为配子体。配子体有雌雄之分，雌配子体积可达10~20 μm，核染成深红色，较大，胞质深蓝色；雄配子体量较少，成熟后形成12~32个雄配子，其两端尖细，长约3 μm。雌雄配子受精结合发育为合子，而后发育成卵囊。

（二）生活史

刚地弓形虫生活史比较复杂，全过程需要两个宿主，分别进行无性生殖和有性生殖。在猫科动物（如家猫）体内完成有性生殖，同时也进行无性生殖，因此猫是刚地弓形虫的终宿主兼中间宿主。在人或其他动物体内只能完成无性生殖，为中间宿主。有性生殖只限于猫科动物小肠上皮细胞内，称为肠内期发育；无性生殖阶段可在肠外其他组织的有核细胞内进行，称为肠外期发育。刚地弓形虫对中间宿主的选择极不严格，除哺乳动物外，鸟类、爬行类和人等都是中间宿主，实验条件下，几乎可感染所有有核细胞。

1. 在终宿主体内的发育

猫或猫科动物食入动物内脏或肉类组织时，将带有刚地弓形虫的包囊或速殖子（宿主假包囊内）吞入消化道而感染。此外，食入或饮入被成熟卵囊污染的食物或水也可感染。包囊内的缓殖子、卵囊内的子孢子以及速殖子在小肠腔逸出，主要在回肠部侵入小肠上皮细胞发育增殖，经3~7 d，上皮细胞内的虫体经裂体增殖形成裂殖体，成熟后释出裂殖子，侵入新的肠上皮细胞形成第二、第三代裂殖体。其经数代增殖后，部分裂殖子发育为雌、雄配子体，继续发育为雌、雄配子。雌、雄配子受精成为合子，最后形成卵囊。卵囊破开上皮细胞进入肠腔，随粪便排出体外，在适宜的温度、湿度环境中经2~4 d即发育为具有感染性的成熟卵囊。猫吞食不同发育阶段虫体后排出卵囊的时间也不同，通常吞食包囊后3~10 d就能排出卵囊，而吞食假包囊或卵囊后需要19~48 d排出卵囊。受染猫每天可排出卵囊1 000万个，持续10~20 d。成熟卵囊是重要的感染阶段。

2. 在中间宿主体内的发育

当猫粪中的卵囊或动物组织中的包囊或假包囊被中间宿主如人、牛、羊、猪等吞食后，在其肠内分别逸出子孢子、缓殖子或速殖子，随即侵入肠壁经血或淋巴进入单核巨噬细胞系统的细胞内寄生；并扩散至全身各器官组织，如脑、淋巴结、肝、心、肺、舌、肌肉等，进入细胞内并发育增殖，形成假包囊。当速殖子增殖到一定数量，胞膜破裂，速殖子侵入新的组织细胞，反复增殖。速殖子侵入宿主细胞是一个主动的过程，包括黏附、穿入和纳虫泡形成3个阶段。在免疫功能正常的机体，部分速殖子侵入宿主细胞后（特别是脑、眼、骨骼肌细胞），虫体增殖速度减慢转化为缓殖子，并分泌成囊物质，形成包囊。包囊在宿主体内可存活数月、数年或更长时间。当机体免疫功能低下或长期应用免疫抑制剂时，组织内的包囊可破裂释出缓殖子。缓殖子进入血流后可侵入其他新的组织细胞继续发育增殖成为速殖子。速殖子和包囊是中间宿主之间或中间宿主与终宿主之间互相传播的主要感染阶段。

（三）致病

1. 致病机制

如前所述，根据虫株在小鼠体内的侵袭力、增殖速度、包囊形成与否以及对宿主的致死率等，刚地弓形虫可分为强毒株（如 RH 株）和弱毒株（如 Pm 株、VEG 株）。绝大多数哺乳动物、人及家畜等都是刚地弓形虫的易感中间宿主，然而感染后结果则因基因型、虫株毒力、宿主的种类和免疫状态不同而有较大差异。

速殖子是刚地弓形虫急性感染的主要致病阶段，在细胞内寄生并迅速增殖，破坏细胞。速殖子逸出后又侵犯邻近的细胞，如此反复而引起组织的炎症反应、水肿、单核细胞及少数多核细胞浸润。

包囊内缓殖子是慢性感染的主要阶段。包囊因缓殖子增殖而体积增大，挤压器官，可致功能障碍。包囊可破裂，释放出缓殖子，释出的缓殖子多数被宿主免疫系统破坏，一部分缓殖子可侵入新的细胞并形成包囊。游离的虫体可诱导机体产生迟发型超敏反应，形成肉芽肿、纤维钙化灶等，这些病变多见于脑、眼部等部位。宿主感染刚地弓形虫后，正常情况下可产生有效的保护性免疫，抑制虫体的增殖，机体一般无明显症状，当机体免疫缺陷或免疫功能低下时才引起刚地弓形虫病。

2. 临床表现

刚地弓形虫感染的临床表现通常是无症状的，但先天性感染和免疫功能低下者的获得性感染常引起严重的弓形虫病。

先天性刚地弓形虫病：孕妇在孕期初次感染刚地弓形虫，虫体可经胎盘传播给胎儿。在妊娠期的前 3 个月内感染，可造成流产、早产、畸胎或死胎，其中畸胎发生率最高，如出现无脑儿、小头畸形、脊柱裂等。若孕妇于妊娠后期受染，受染胎儿多数表现为隐性感染，有的出生后数月甚至数年才出现症状。据研究表明，婴儿出生时出现症状或发生畸形者病死率为 12%，而存活者中 90% 有神经系统发育障碍，典型临床表现为脑积水、大脑钙化灶、脑膜脑炎和运动障碍；其次表现为刚地弓形虫眼病，如视网膜脉络膜炎；此外，还可伴有发热、皮疹、呕吐、腹泻、黄疸、肝脾肿大、贫血、心肌炎、癫痫等。先天刚地弓形虫病多表现为眼病和听力障碍。近年也有研究显示，刚地弓形虫感染导致的孕妇母胎界面免疫耐受的失衡，而非虫体直接入侵，也是不良妊娠结局的病因之一。因此中国已将刚地弓形虫感染的免疫检测作为产前感染性疾病筛查内容之一。

获得性刚地弓形虫病：对于免疫力正常的个体，此类感染者一般无明显的临床表现，亦无特异的症状与体征，病程呈自限性，需要与有关疾病相鉴别。但是近年日益增多的报告显示，这种所谓"无症状"的感染可能与精神疾病有关，如感染者常伴有精神分裂症或抑郁症等。急性感染阶段患者常表现为低热、头痛、浅表淋巴结肿大等，多见于颌下和颈后淋巴结。刚地弓形虫常累及脑和眼部，引起中枢神经系统损害，如脑炎、脑膜炎、癫痫和精神异常。刚地弓形虫眼病以视网膜脉络膜炎为多见，成人表现为视力突然下降，婴幼儿可见手抓眼症，对外界事物反应迟钝，也有出现斜视、虹膜睫状体炎、葡萄膜炎等，多为双侧性病变。

隐性感染者若患有艾滋病等免疫缺陷性疾病，或者因患恶性肿瘤、器官移植等长期接

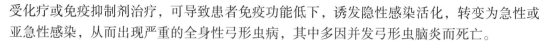

受化疗或免疫抑制剂治疗，可导致患者免疫功能低下，诱发隐性感染活化，转变为急性或亚急性感染，从而出现严重的全身性弓形虫病，其中多因并发弓形虫脑炎而死亡。

（四）免疫

刚地弓形虫是一种机会致病性原虫，机体的免疫状态，尤其是细胞免疫状态与感染的发展和转归密切相关。致敏的 T 淋巴细胞能产生多种细胞因子发挥免疫调节作用。弓形虫感染可诱导巨噬细胞和 T 淋巴细胞产生抗感染免疫的细胞因子。其中"IFN"是抗刚地弓形虫免疫中起主导作用的细胞因子，可活化巨噬细胞产生一氧化氮杀伤虫体。在刚地弓形虫感染后，由于抗感染的细胞因子如 IL-12 和 IFN-7 等表达水平及出现时间有所不同，而直接影响宿主的免疫力，导致不同的感染结局。

免疫功能健全的宿主感染刚地弓形虫后，细胞免疫起主要保护性作用。巨噬细胞、Th1 细胞、NK 细胞、中性粒细胞及树突状细胞（DC）等介导的免疫应答起主导作用。其中固有免疫激活以及随后的适应性免疫发挥极为重要的抗虫作用。虫体入侵时，其表膜的大分子经 TLR2 和 TLR4 激活巨噬细胞以及经 TLR11 活化 DC，分泌 IL-12 和肿瘤坏死因子（TNF），活化 Th1、NK 细胞并表达"IFN"。后者促进单核巨噬细胞分泌高水平的一氧化氮以及活性氧，可有效杀伤细胞内虫体。IFN-7 是防止脑和其他组织内包囊破裂的关键细胞因子。因此，任何免疫功能缺陷或长期使用免疫抑制性药物（如肿瘤化疗、器官移植等）均可显著抑制 IFN-7 的水平，诱导隐性感染的复发。

人类感染刚地弓形虫后能诱导特异性抗体产生。感染早期 IgM 和 IgA 升高，前者在 4 个月后逐渐消失，但也有较长时间呈阳性者；后者消失较快。感染 1 个月后 IgM 即逐渐被高滴度的 IgG 所替代，并维持很长时间。IgM 和 IgG 抗体的此消彼长称为血清学转换，动态监测 IgM 和 IgG 抗体滴度和 IgG 的亲和力，有助于判别孕妇受到刚地弓形虫感染的时间和胎儿受累的概率，为临床治疗提供重要依据。IgG 能通过胎盘传至胎儿，因此新生儿血清检查常可出现阳性结果，这种抗体通常在婴儿出生后 5～10 个月消失。无论成人还是新生儿，抗体在抗刚地弓形虫感染的免疫保护中作用不明显。但有研究证实，特异性抗体与速殖子结合，在补体参与下可使虫体溶解或促进速殖子被巨噬细胞吞噬。

（五）实验室检查

医学检查方面主要包括病原学检查、免疫学检查和分子生物学检测。

1. 病原学检查

病原学检查主要包括涂片染色法、动物接种分离法或细胞培养法。

涂片染色法：可取急性期患者的腹水、胸腔积液、羊水、脑脊液、骨髓或血液等，离心后取沉淀物做涂片，或采用活组织穿刺物涂片，经吉姆萨染液染色，镜检弓形虫滋养体。该法简便，但阳性率不高，易漏检。此外也可切片用免疫酶或荧光染色法，可提高虫体检出率。

动物接种分离法或细胞培养法：将待检样本接种于小鼠腹腔，1 周后剖杀，取腹腔液，镜检滋养体，阴性需盲传至少 3 次；待检样本亦可接种于离体培养的单层有核细胞。动物接种分离法和细胞培养法是目前比较常用的病原学检查法。

2. 免疫学检查

免疫学检查也称血清学检查。由于弓形虫病原学检查比较困难且阳性率不高，所以血清学检查是目前广泛应用的重要辅助诊断手段。几种常用的方法简要介绍如下：

染色试验：为经典血清学方法，具有良好的特异性、敏感性和重复性。其原理是活的刚地弓形虫速殖子在有致活因子的参与下，与样本的特异性抗体作用，使虫体表膜破坏而不为亚甲蓝所染。镜检时 60% 虫体不着色者为阳性，如测定滴度，则以 50% 虫体不着色者为判断标准。虫体多数着色者为阴性。

间接血凝试验：该法有较好的特异性和敏感性，操作简易，适用于流行病学调查，应用广泛。

间接免疫荧光试验：以完整虫体为抗原，采用荧光标记的二抗检测特异性抗体。该法可测同型及亚型抗体，其中检测 IgM 对早期诊断和判定新生儿先天性刚地弓形虫感染具有重要意义。

酶联免疫吸附试验：用于检测宿主的特异抗体或循环抗原，已有多种改良法广泛用于早期急性感染和先天性刚地弓形虫病的诊断。由于孕妇在感染早期呈现 IgM 和（或）IgA 抗体阳性，可作为急性感染的血清标志。此后 IgM 逐渐降低，IgG 抗体在感染 12～16 周后逐渐升高，但此时亲和力较低，随着感染时间的延长，IgG 滴度逐渐升高，亲和力逐渐增强。因此，每 3 周检测孕妇 IgM 和 IgG 抗体转化，以及 IgG 抗体亲和力变化，有助于判别急性感染或慢性感染，用于评估胎儿宫内先天性感染的风险，并为临床治疗提供重要参考。

免疫酶染色试验：效果与 IFA 相似，用一般光学显微镜观察，便于基层推广应用。

改良凝集试验：制备的刚地弓形虫整虫抗原可以识别不同动物的抗体，且可应用于刚地弓形虫 IgG 抗体滴度测定，目前该方法被广泛用于刚地弓形虫病的诊断。

3．分子生物学检测

分子诊断具有敏感性高、特异性强的特点。具有早期诊断价值的 Real-time PCR 法已被广泛用于临床实验室诊断，常用诊断靶标为 B1 基因。该法常用于怀疑有先天感染的羊水标本检测。

（六）流行

1．流行概况

该虫呈世界性分布，广泛存在于多种哺乳动物体内，人群感染也较普遍。据血清学调查，人群抗体阳性率为 5%～50%，但绝大多数属隐性感染。巴西的孕妇和儿童弓形虫血清抗体阳性率最高。根据流行病学调查资料，中国刚地弓形虫感染和弓形虫病的分布十分广泛。至今，已发现人畜刚地弓形虫感染和病例的地区有 30 个省（市、自治区），但人群弓形虫血清阳性率多在 10% 以下。刚地弓形虫感染常与生活习惯、生活条件、接触流浪猫等因素有关。刚地弓形虫感染的家养动物有猪、猫、牛、羊、犬、马、兔、鸡等；野生动物有猩猩、狼、狐狸、野猪等至少 32 种以上，曾在 52 种啮齿类动物体内发现弓形虫。家畜的感染率可达 10%～50%，可食用的肉类感染较普遍，严重影响畜牧业发展，亦威胁人类健康。

2．流行环节

传染源：动物是该病的传染源，家猫尤其流浪猫是重要传染源。孕妇经胎盘的垂直传播也具有传染源的意义。

传播途径：食入未煮熟的含各期弓形虫的肉制品、蛋品、乳类或被卵囊污染的食物和水可致感染；肉类加工人员和实验室工作人员有可能经口、鼻、眼结膜或破损的皮肤、黏膜感染；输血或器官移植也可能引起感染；节肢动物携带卵囊也具有一定的传播意义。

易感人群：人对弓形虫普遍易感。胎儿易经胎盘感染，肿瘤和免疫功能缺陷或受损患者由于隐性感染的活化而罹患弓形虫病。人的感染风险随暴露机会增多而上升，但无性别上的差异。

（七）防治

加强对家畜、家禽和可疑动物的监测和隔离；加强饮食卫生管理和肉类食品卫生检疫制度；包囊对热敏感，在 50 ℃下 30 min 或 56 ℃下 10～15 min 即丧失活力；卵囊具有双层囊壁，对酸、碱、消毒剂均有相当强的抵抗力，在室温下可存活 3～18 个月，在猫粪内可存活 1 年，但对干燥和高热的抵抗力较差，在 80 ℃下 1 min 即可杀死。因此，加热是防止卵囊经口传播最有效的方法。

应加强卫生宣传教育，不吃生或半生的肉、蛋和奶制品。孕妇应避免与猫、猫粪和放养动物的生肉接触，并定期做弓形虫血清学检查，以减少弓形虫感染所致的不良妊娠结局的发生。对于艾滋病患者、恶性肿瘤化疗患者，以及需要长期使用免疫抑制剂的患者，治疗开始前应进行刚地弓形虫血清学检查，以防隐性感染转变为继发性刚地弓形虫病的风险。

对急性期患者应及时治疗，但至今尚无特效药物。乙胺嘧啶、磺胺类如复方磺胺甲噁唑对刚地弓形虫速殖子阶段有抑制作用。这两类药物联合应用并辅以叶酸可提高疗效，减少副作用。孕妇感染的首选药物是螺旋霉素。疗程中适当佐用免疫增强剂，可提高疗效。

三、疟原虫

疟原虫属于真球虫目、疟原虫科、疟原虫属，是疟疾的病原体。

疟原虫种类繁多，虫种宿主特异性强，在两栖类、爬行类、鸟类、哺乳动物体内寄生的疟原虫，其生物学特性方面存在显著差异。寄生于人类的疟原虫主要有 5 种，即间日疟原虫（*P. lasmodium vivax*）、恶性疟原虫（*P. lasmodium falciparum*）、三日疟原虫（*P. lasmodium malariae*）、卵形疟原虫（*P. lasmodium ovale*）和诺氏疟原虫（*P. lasmodium knowlesi*）。间日疟原虫、卵形疟原虫和恶性疟原虫均专性寄生于人体，三日疟原虫除感染人外，也可感染非洲猿类。诺氏疟原虫主要感染猕猴，最近导致东南亚，特别是马来西亚地区多次爆发流行。在中国主要有间日疟原虫和恶性疟原虫，三日疟原虫少见，卵形疟原虫罕见。

（一）形态

疟原虫在红细胞内生长、发育、繁殖，形态变化很大。一般分为 3 个主要发育期。

1. 滋养体

滋养体为疟原虫在红细胞内摄食和生长、发育的阶段。按发育先后，滋养体有早、晚期之分。早期滋养体胞核小、胞质少、中间有空泡，虫体多呈环状，故又称之为环状体。以后虫体长大，胞核亦增大，胞质增多，有时伸出伪足，胞质中开始出现疟色素。间日疟原虫和卵形疟原虫寄生的红细胞可以变大、变形，颜色变浅，常有明显的红色薛氏点；被恶性疟原虫寄生的红细胞有粗大的紫褐色茂氏点；被三日疟原虫寄生的红细胞可有齐氏点。此时称为晚期滋养体，亦称大滋养体。

2. 裂殖体

晚期滋养体发育成熟，胞核开始分裂后即称为裂殖体。胞核经反复分裂，最后胞质随之分裂，每一个核都被部分胞质包裹，成为裂殖子。早期的裂殖体称为未成熟裂殖体，晚期含有一定数量的裂殖子且疟色素已经集中成团的裂殖体称为成熟裂殖体。

3. 配子体

疟原虫经过数次裂体增殖后，部分裂殖子侵入红细胞中发育长大。核增大而不再分裂，胞质增多而无伪足，最后发育成为圆形、卵圆形或新月形的个体，称为配子体。配子体有雌、雄（或大小）之分：间日疟原虫雌（大）配子体虫体较大，胞质致密，疟色素多而粗大，胞核致密而偏于虫体一侧或居中；雄（小）配子体虫体较小，胞质稀薄，疟色素少而细小，胞核质疏松、较大、位于虫体中央。

（二）薄血膜中 5 种疟原虫形态特征比较

疟原虫的基本结构包括核、胞质和胞膜。环状体以后各期尚有消化分解血红蛋白后的最终产物——疟色素。血片经吉姆萨或瑞特染液染色后，胞核呈紫红色，胞质为天蓝至深蓝色，疟色素呈棕黄色、棕褐色或黑褐色。5 种人体疟原虫的基本结构相同，但发育各期的形态又各有不同，可资鉴别。除了疟原虫本身的形态特征不同之外，被寄生的红细胞在形态上也可发生变化。被寄生红细胞的形态有无变化以及变化的特点，对鉴别疟原虫种类很有帮助。

寄生于人体的 5 种疟原虫生活史基本相同，需要人和按蚊两个宿主。在人体内先后寄生于肝细胞和红细胞内，进行裂体增殖。在红细胞内，除进行裂体增殖外，部分裂殖子形成配子体，开始有性生殖的初期发育。在蚊体内，完成配子生殖，继而进行孢子增殖。

表 33 - 2　薄血膜中 5 种疟原虫的主要形态比较

类型	间日疟原虫	恶性疟原虫	三日疟原虫	卵形疟原虫	诺氏疟原虫
被寄生红细胞的变化	除早期滋养体外，其余各期均胀大、色淡；大滋养体期开始出现较多鲜红色、细小的薛氏小点	正常或略小；可有数颗粗大、稍呈紫红色的茂氏点	正常或略小；偶见少量、淡红色、微细的齐氏小点	正常或略胀大、色淡；多数呈卵圆形，边缘呈伞矢状；常见较多红色粗大的薛氏小点，且早期滋养体期已出现	似三日疟原虫
早期滋养体（环状体）	胞质薄、淡蓝色；环较大，约占红细胞直径的 1/3；核 1 个，偶有 2 个；无疟色素	环状体较小，约为红细胞直径的 1/5；大环状体与间日疟原虫的相似；核 1～2 个；红细胞内可含 2 个以上原虫，原虫常位于红细胞边缘	胞质深蓝色，环较粗壮，约为红细胞直径的 1/3；核 1 个；红细胞内很少含 2 个原虫	似三日疟原虫	似恶性疟原虫，但环稍大、稍粗，为红细胞直径的 1/5～1/4

续表 33 - 2

类型	间日疟原虫	恶性疟原虫	三日疟原虫	卵形疟原虫	诺氏疟原虫
晚期滋养体（大滋养体）	核 1 个；胞质增多，形状不规则，呈阿米巴样，空泡明显；疟色素为棕黄色，细小杆状，分散在胞质内	体小、圆形；胞质深蓝色，空泡不明显；疟色素为黑褐色，集中	体小、圆形或带状，空泡小或无，亦可呈大环状；核 1 个；疟色素为深褐色、粗大、颗粒状，常分布于虫体边缘	体较三日疟原虫大，圆形，空泡不显著；核 1 个；疟色素似间日疟原虫，但较少，粗大	似三日疟原虫
未成熟裂殖体	核开始分裂，为 2 个以上；胞质随着核的分裂渐呈圆形或不规则；空泡消失；疟色素开始集中	较小、圆形，空泡消失或虫体仍似大滋养体，但核开始分裂；疟色素为黑褐色，集中	体小，圆形，空泡消失；核开始分裂；疟色素为深褐色，分布不匀	体小，圆形或卵圆形，空泡消失；核开始分裂；疟色素为棕黄色，分布不匀	似三日疟原虫
成熟裂殖体	虫体充满胀大的红细胞，裂殖子 12～24 个，常为 16～18 个，排列不规则；疟色素为黄褐色，常聚集一侧	虫体小于红细胞；裂殖子 8～26 个，常为 8～18 个；排列不规则；疟色素为黑色，集中成团	裂殖子 6～12 个，常为 8 个，排成菊花状；疟色素为深褐色，常集中在中央	裂殖子 6～14 个，通常 8 个，排列不规则；疟色素为棕黄色，集中在中央或一侧	似三日疟原虫，但裂殖子可多至 16 个
雌配子体	虫体圆形或卵圆形，占满胀大的红细胞，胞质蓝色；核小、致密、深红色，偏向一侧；疟色素分散	新月形，两端较尖，胞质蓝色；核结实，深红色，位于中央；疟色素为黑褐色，分布于核周围	如正常红细胞大，圆形；胞质深蓝色；核较小，致密，深红色，偏于分布一侧；疟色素多而分散	虫体似三日疟原虫，疟色素似间日疟原虫	似间日疟原虫，疟色素呈黑色颗粒状
雄配子体	虫体圆形，胞质蓝而略带红色；核大、疏松，位于中央；疟色素分散	腊肠形，两端钝圆，胞质蓝而略带红色；核疏松，淡红色，位于中央；疟色素分布于核周	略小于正常红细胞，圆形；胞质浅蓝色；核较大，疏松，淡红色，位于中央；疟色素分散	虫体似三日疟原虫，疟色素似间日疟原虫	似间日疟原虫，色素呈黑色颗粒状，淡红色

1. 在人体内的发育

疟原虫在人体内的发育分两个阶段。

红细胞外期（红外期）：当唾腺中带有成熟子孢子的雌性按蚊刺吸人血时，子孢子随唾液进入人体。进入人体的子孢子可以在皮下滞留若干小时，随后绝大多数的子孢子直接进入毛细血管，而有一小部分的子孢子则可侵入毛细淋巴管。进入肝血窦的子孢子主动穿过 Kupffer 细胞或血窦内皮细胞间隙，最后侵入肝细胞。从子孢子进入皮下到侵入肝细胞的过程大约需要 30 min。侵入肝细胞内的子孢子先后发育为红细胞外期未成熟裂殖体和成熟裂殖体。成熟的红细胞外期裂殖体直径为 45～60 μm，内含 1～3 万（甚至更多）的卵圆形裂殖子，并以裂殖子小体形式，采取出芽的方式从肝细胞中逸出。裂殖子小体进入外周血后，释放出裂殖子，一部分裂殖子被巨噬细胞吞噬，其余部分侵入红细胞，开始红细胞内期的发育。间日疟原虫完成红细胞外期的时间约 8 d，恶性疟原虫约 6 d，三日疟原虫为 11～12 d，卵形疟原虫为 9 d。

一般认为间日疟原虫和卵形疟原虫具有遗传学上不同的两种类型的子孢子，即速发型子孢子和迟发型子孢子。当子孢子进入肝细胞后，速发型子孢子继续发育完成红细胞外期的裂体增殖，而迟发型子孢子视虫株的不同，需要经过一段或长或短（数月至年余）的休眠期后，才完成红细胞外期的裂体增殖。经过休眠期的子孢子被称为休眠子。恶性疟原虫、三日疟原虫和诺氏疟原虫无休眠子。

红细胞内期（红内期）：红细胞外期的裂殖子从肝细胞释放出来，进入血流后很快侵入红细胞。裂殖子入侵红细胞的能力与其胞内的棒状体、微线体和致密颗粒所分泌的蛋白密切相关。整个过程包括以下步骤：①裂殖子通过特异部位识别和附着于红细胞膜表面受体；②红细胞广泛性变形，红细胞膜在环绕裂殖子处凹陷形成纳虫空泡；③裂殖子入侵完成后纳虫空泡密封。在入侵过程中裂殖子的细胞表被脱落于红细胞中。

侵入的裂殖子先形成环状体，摄取营养，生长发育，经大滋养体、未成熟裂殖体，最后形成含有一定数量裂殖子的成熟裂殖体。红细胞破裂后，裂殖子释出，其中一部分被巨噬细胞吞噬，其余再侵入其他正常红细胞，重复其红细胞内期的裂体增殖过程。完成一代红细胞内期裂体增殖，间日疟原虫约需 48 h，恶性疟原虫约需 36～48 h，三日疟原虫约需 72 h，卵形疟原虫约需 48 h。恶性疟原虫的早期滋养体在外周血液中经十几小时的发育后，逐渐隐匿于微血管、血窦或其他血流缓慢处，继续发育成晚期滋养体及裂殖体。这 2 个时期的虫体在外周血液中一般不易见到。

疟原虫经几代红细胞内期裂体增殖后，部分裂殖子侵入红细胞后不再进行裂体增殖而是发育成雌、雄配子体。恶性疟原虫的配子体主要在肝、脾、骨髓等器官的血窦或微血管里发育，成熟后在无性体出现后 7～10 d 才见于外周血液中。配子体的进一步发育需要在蚊胃中进行，否则在人体内经 30～60 d 即衰老变性而被清除。

不同疟原虫寄生于红细胞的不同发育期，间日疟原虫和卵形疟原虫主要寄生于网织红细胞，三日疟原虫多寄生于较衰老的红细胞，而恶性疟原虫可寄生于各发育期的红细胞。

2．在蚊体内的发育

当雌性按蚊刺吸患者或带虫者血液时，在红细胞内发育的各期原虫随血液进入蚊胃，但仅有雌、雄配子体能在蚊胃内继续发育，其余各期原虫均被消化。在蚊胃内，雄配子体核分裂成 4～8 块，胞质也向外伸出 4～8 条细丝；不久，每一小块胞核进入一条细丝中，细丝脱离母体，在蚊胃中形成雄配子。雄配子体在蚊胃中游动，此后，钻进雌配子体内，受精形成合子。合子变长，能动，成为动合子。动合子穿过胃壁上皮细胞或其间隙，在蚊胃基底膜下形成圆球形的卵囊。卵囊长大，囊内的核和胞质反复分裂进行孢子增殖，从成孢子细胞表面芽生子孢子，形成数以万计的子孢子。子孢子随卵囊破裂释出或由囊壁钻出，经血淋巴集中于按蚊的涎腺，发育为成熟子孢子。当受染蚊再吸血时，子孢子即可随唾液进入人体，又开始在人体内的发育。在最适条件下，疟原虫在按蚊体内发育成熟所需时间：间日疟原虫为 9～10 d，恶性疟原虫为 10～12 d，三日疟原虫为 25～28 d，卵形疟原虫约为 16 d。

疟原虫在蚊体内发育受多种因素影响，诸如配子体的感染性（成熟程度）与活性、密度及雌雄配子体的数量比例、蚊体内生化条件与蚊体对入侵疟原虫的免疫反应性，以及外界温、湿度变化对疟原虫蚊期发育的影响。

（三）致病

疟原虫的主要致病阶段是红细胞内期的裂体增殖期。致病力强弱与侵入的虫种、数量和人体免疫状态有关。

1. 潜伏期

潜伏期为疟原虫侵入人体到出现临床症状的间隔时间，包括红细胞外期原虫发育的时间和红细胞内期原虫经几代裂体增殖达到一定数量所需的时间。潜伏期的长短与进入人体的原虫种株、子孢子数量和机体的免疫力有密切关系。恶性疟的潜伏期为 7～27 d；三日疟的潜伏期为 18～35 d；卵形疟的潜伏期为 11～16 d；间日疟的短潜伏期株为 11～25 d，长潜伏期株为 6～12 个月或更长。对中国河南、云南、贵州、广西和湖南等省的志愿者进行多次感染间日疟原虫子孢子的实验观察发现，各地均兼有间日疟的长、短潜伏期两种类型，而且两者出现的比例有由北向南短潜伏期比例增高的趋势。由输血感染诱发的疟疾，因无红外期发育阶段，其潜伏期一般较短且无复发现象。

2. 疟疾发作

疟疾的一次典型发作表现为寒战、高热和出汗退热 3 个连续阶段。发作是由红细胞内期的裂殖体增殖所致，当经过几代红细胞内期裂殖体增殖后，血中原虫的密度达到发热阈值，如间日疟原虫为每 1 μL 血中有 10～500 个，恶性疟原虫为每 1 μL 血中有 500～1 300 个。红细胞内期成熟裂殖体胀破红细胞后，大量的裂殖子、原虫代谢产物及虫体的功能或结构蛋白、变性的血红蛋白及红细胞碎片进入血流，其中一部分被巨噬细胞、中性粒细胞吞噬，刺激这些细胞产生内源性热原质，它和疟原虫的代谢产物共同作用于宿主下丘脑的体温调节中枢，引起发热。随着血内刺激物被吞噬和降解，机体通过大量出汗，体温逐渐恢复正常，机体进入发作间歇阶段。由于红细胞内期裂殖体增殖是疟疾发作的基础，因此发作具有周期性，此周期与红细胞内期裂殖体增殖周期一致。典型的间日疟和卵形疟隔日发作 1 次，三日疟为隔 2 天发作 1 次，恶性疟隔 36～48 h 发作 1 次。若寄生的疟原虫增殖不同步，则发作间隔无规律，如初发患者。不同种疟原虫混合感染时或有不同批次的同种疟原虫重复感染时，发作周期也多不典型。疟疾发作次数主要取决于患者治疗适当与否及机体免疫力增强的速度。随着机体对疟原虫产生的免疫力逐渐增强，大量原虫被消灭，发作可自行停止。

3. 疟疾的再燃与复发

疟疾初发停止后，患者若无再感染，仅由于体内残存的少量红细胞内期疟原虫在一定条件下重新大量繁殖又引起的疟疾发作，称为疟疾的再燃。再燃与宿主抵抗力和特异性免疫力的下降及疟原虫的抗原变异有关。疟疾复发是指疟疾初发患者红细胞内期疟原虫已被消灭，未经蚊媒传播感染，经过数周至年余，又出现疟疾发作，称复发。关于复发的机制目前仍未阐明，其中子孢子休眠学说认为由于肝细胞内的休眠子复苏，发育释放的裂殖子进入红细胞繁殖引起疟疾发作。恶性疟原虫和三日疟原虫无迟发型子孢子，因而只有再燃而无复发。间日疟原虫和卵形疟原虫既有再燃，又有复发。

4. 并发症

（1）贫血：疟疾发作数次后，可出现贫血，尤以恶性疟为甚。怀孕妇女和儿童最常见，流行区的高死亡率与严重贫血有关。贫血的原因除了疟原虫直接破坏红细胞外，还与脾功能亢进、免疫病理的损害以及骨髓造血功能受到抑制有关。

（2）脾肿大：初发患者多在发作 3～4 d 后脾脏开始肿大。主要原因是脾充血和单核—巨噬细胞增生。在非洲或亚洲某些热带疟疾流行区，出现"热带巨脾综合征"，可能是由疟疾的免疫反应所引起。

（3）凶险型疟疾：绝大多数由恶性疟原虫所致，但间日疟原虫和诺氏疟原虫引起的脑型疟已有报道。此型疟疾多发生于流行区儿童、无免疫力的旅游者和流动人口。在不同疟疾流行区，凶险型疟疾的高发人群和临床表现都很不同。在稳定的高度疟疾流行区，出生几个月的婴儿和 5 岁以下的幼童是凶险型疟疾的高发人群，主要的临床表现是恶性贫血。在中度疟疾流行区，脑型疟疾和代谢性酸中毒是儿童常见的凶险型疟疾。在低度疟疾流行区，急性肾衰竭、黄疸和肺水肿是成年人常见的临床表现；贫血、低血糖症和惊厥在儿童中比较多见；而脑型疟疾和代谢性酸中毒在所有的年龄组都可见。

（四）免疫

1. 人体对疟原虫的免疫应答

（1）先天抵抗力：这种抵抗力与宿主的疟疾感染史无关，而与宿主的种类和遗传特性有关。如 90% 以上的西非黑人为 Duffy 抗原阴性血型，而间日疟原虫裂殖子在红细胞膜上的受体是 Duffy 血型抗原，因而间日疟原虫不能入侵 Duffy 抗原阴性人群的红细胞。

由遗传因素造成的镰状细胞贫血者，对恶性疟原虫不易感。在非洲，患镰状细胞贫血的儿童感染恶性疟的概率明显低于正常儿童，且前者的重症疟疾及因疟疾而死亡的比例远少于后者。这是因为疟原虫入侵及在镰状红细胞内的发育能力均有不同程度的下降，而且感染疟原虫在镰状红细胞内更易被吞噬清除。最近的研究提示，镰状细胞贫血的疟疾患者死亡率低的原因很可能还与其体内有高水平的血红素加氧酶－1 密切有关。血红素加氧酶－1 能分解血红素产生一氧化碳，防止其不断累积对机体所产生的毒性作用；另外，具有镰状细胞贫血表型的小鼠能抑制疟原虫特异 $CD8^+T$ 细胞的活化和扩增（$CD8^+T$ 细胞被认为是导致脑型疟发生的重要免疫病理机制），从而防止实验脑型疟疾的发生。

葡萄糖－6－磷酸脱氢酶缺乏者对疟原虫也具有先天抵抗力，临床研究证实，葡萄糖－6－磷酸脱氢酶缺乏的儿童可以抵抗重症恶性疟的发生，其机制与葡萄糖－6－磷酸脱氢酶缺乏后，不能提供 NADPH 给疟原虫，抑制了疟原虫核酸合成，或影响了疟原虫的氧化还原状态，导致虫体发育障碍。上述对疟原虫具有先天抵抗力人群的出现是疟疾对非洲人群自然选择的结果。对先天抵抗力的机制研究有助于抗疟疫苗及抗疟药物的开发。

固有免疫不但是防御病原体侵害机体的第一道防线，而且能介导后续适应性免疫的活化及其类型。近年来对于固有免疫识别及抗疟原虫的研究取得较大进展。在疟原虫的红外期感染阶段，按蚊叮咬侵入皮下的子孢子能被宿主固有免疫细胞表面的 TLR2 所识别，诱导促炎因子的分泌，从而抑制红外期疟原虫的发育；另外，肝期疟原虫还能被胞内识别受体所识别，从而抑制肝期疟原虫的发育；在红内期感染过程中，巨噬细胞、树突状细胞（DC）等固有免疫细胞表面的 Toll 样受体中的 TLR2/4、TLR9 能分别识别疟原虫的 GPI、疟色素或疟色素/疟原虫 DNA 复合物，并释放 IL-12、TNFa 和 IL-6 等炎症因子，增强巨噬细胞对感染疟原虫的清除。

（2）适应性免疫：是机体控制疟原虫感染的主要效应机制，具有种、株和期的特异性。由于红外期感染的持续时间较短，因此，机体不能及时活化适应性免疫而是主要通过固有免疫攻击红外期疟原虫。相对而言，适应性免疫在控制红内期疟原虫感染中发挥极其重要的作用。

（3）疟原虫抗原：疟原虫抗原来源于虫体表面或内部，包括裂殖子形成过程中疟原虫残留的胞浆、疟色素的膜结合颗粒、死亡或变形的裂殖子、疟原虫空泡内容物及其膜、裂殖子分泌物及疟原虫侵入红细胞时被修饰或脱落的表被物质。种内和种间各期疟原虫可能有共同抗原，而另外一些抗原则具有种、期特异性。这些具有种、期特异性的抗原在产生保护性抗体方面可能有重要作用。

（4）体液免疫：体液免疫在疟疾保护性免疫中有十分重要的作用。通过单克隆抗体或免疫血清对体外培养的疟原虫生长的抑制以及体过继转移免疫血清能为个体提供免疫保护的实验，都可以证明体液免疫对疟原虫抵御的重要作用。抗体（以 IgG、IgM 为主）可通过下列几种方式抵御疟原虫：通过调理素依赖途径促进巨噬细胞吞噬感染疟原虫的红细胞；通过中和裂殖子在空间上干扰其对红细胞配体的识别以影响其入侵；活化补体形成攻膜复合物介导裂殖子的损害；介导单核细胞发挥 ADCI（antibody-dependent cellular inhibitory）效应以发挥免疫保护作用。可见，抗体主要针对游离的裂殖子发挥作用，而对于已经侵入红细胞内的疟原虫则难以发挥其效应。

（5）细胞免疫：机体主要依赖细胞免疫攻击侵入红细胞的疟原虫。普遍的观点认为，机体通过活化疟原虫特异的 CD4$^+$T 细胞，后者分泌的 IFN-7 能增强巨噬细胞对其胞内疟原虫的杀伤作用。早期的观点认为，虽然在疟疾感染过程中同样能活化特异性 CD8$^+$T 细胞，但由于成熟红细胞并不表达 MHC Ⅰ类分子，因此不能有效识别靶细胞发挥其细胞毒作用。然而，近年的研究证实，疟原虫特异性 CD8$^+$T 细胞能识别感染网织红细胞（能表达 MHC Ⅰ类分子）的疟原虫，CD8$^+$T 细胞通过 Fas/FasL 依赖途径诱导感染疟原虫红细胞表达磷脂酰丝氨酸，后者促进巨噬细胞对感染疟原虫红细胞的吞噬和杀伤。

2. 疟原虫的免疫逃逸

带虫免疫及免疫逃避：人类感染疟原虫后产生的免疫力能抵抗同种疟原虫的再感染，但同时其血液内又有低水平的原虫血症，这种免疫状态称为带虫免疫。疟原虫的这种带虫免疫特点在一定程度上解释了流行区疟疾患者反复感染而不能获得完全免疫的现象，而疟原虫这种带虫免疫的存在则可能与其很强的免疫逃避和抑制宿主免疫系统的能力密切相关。

宿主虽有产生各种体液免疫和细胞免疫应答的能力，以抑制疟原虫的发育增殖，但疟原虫也有强大的适应能力来对抗宿主的免疫杀伤作用。疟原虫逃避宿主免疫攻击的机制十分复杂，与之有关的主要因素包括寄生部位、抗原变异和抗原多态性、改变宿主的免疫应答性。

（五）实验室检查

1. 病原学检查

厚、薄血膜染色镜检仍然是目前最常用的检验方法，但该法对镜检者有比较高的专业要求。最好在服药前取受检者外周血液制作厚、薄血膜，经吉姆萨或瑞特染液染色后镜检查找疟原虫。薄血膜中疟原虫形态完整、典型，容易识别和鉴别虫种，但原虫密度低时容易漏检。厚血膜由于原虫比较集中，易检获，但染色过程中红细胞溶解，原虫形态有所改变，虫种鉴别较困难。因此，最好一张玻片上同时制作厚、薄两种血膜，如果在厚血膜查到原虫而鉴别有困难时，可再检查薄血膜。

在恶性疟发作开始时，在间日疟发作后数小时至十余小时采血能提高检出率。恶性疟原虫的晚期滋养体和裂殖体通常黏附在内脏毛细血管内皮上，并不出现在外周血中，血涂片一般只能检测到环状体和配子体。

另外，在进行疟原虫的病原学诊断时，一定要注意与巴贝虫的鉴别诊断。巴贝虫和疟原虫在形态上比较相似，但巴贝虫拥有自身的主要形态特征：形态和大小多变，可能含有食物泡，但没有疟色素；而且巴贝虫的裂殖子尖端相连后通常会构成特征性的"十"字形。

2. 免疫学检查

循环抗体检测：常采用间接荧光抗体试验、间接血凝试验和酶联免疫吸附试验等检测受检对象外周血中的疟原虫特异性抗体。然而，抗体 IgG 在患者治愈后仍能持续一段时间，因此，检测抗体很难区分现症和既往感染，主要用于疟疾的流行病学调查、防治效果评估及输血对象的筛选，而在临床上仅作辅助诊断用。

循环抗原检测：目前主要采用快速免疫诊断试剂检测受检对象外周血的疟原虫循环抗原，如富组氨酸蛋白-2（HRP-2）和乳酸脱氢酶（LDH），可以鉴定不同种属疟原虫的感染及混合感染情况。该法从取血、反应到结果判断只需要 $5 \sim 10$ min，而且多个样本可同时进行检测，不需要特殊仪器，非常适合于基层医院、防疫部门及边远落后地区应用；且其敏感性、特异性已经接近薄、厚血膜染色镜检法，因此，该法被 WHO 高度重视并大力推广。常用 RDTs 检测恶性疟原虫的 ParaSight-F 和 ICT Malarial P. f，以及能同时检测恶性疟原虫和非恶性疟原虫的 ICT Malarial P. f/P. V 等。

3. 分子生物学检测

采用 PCR 技术特异扩增不同种属疟原虫基因，如 18 S rRNA 和编码 HRP-2 基因，可以有效鉴定不同种属疟原虫的感染及混合感染。该法最突出的优点是敏感性高，但对于实验室设备有一定的要求。目前分子生物学检测主要用于低原虫血症的检测，以及镜检阴性的疑似患者或镜检难以区分疟原虫虫种时的检测。

（六）流行

1. 流行概况

疟疾是严重危害人类健康的疾病之一，也是全球广泛关注的重要公共卫生问题，降低疟疾发病率、减轻疟疾疾病负担已列入"联合国千年发展目标"。据世界卫生组织（WHO）2016 年统计，目前全球有 91 个国家流行疟疾，约 40% 的人口受到威胁，每年有约 2.16 亿疟疾新病例，大约 44.5 万人死于疟疾。疟疾主要分布在非洲、东南亚和南美，其中90%以上的病例发生在非洲，7%在东南亚地区，2%在地中海地区东部。

疟疾也是严重危害中国人民身体健康和生命安全、影响社会经济发展的重要虫媒传染病。自2010年中国启动消除疟疾工作以来，成效显著。中国于2016年全国共报告疟疾病例3 373例，其中，中国籍病例3 189例、外籍病例184例。在3 189例中国籍病例中，本地感染病例3例、境外输入病例3 184例、输血感染病例1例、感染来源不明病例1例，其中死亡15例。目前，消除疟疾的重点地区已从24个传统疟疾流行省份扩大为中国31个省份，重点人群已从本地人群转变为以境外旅游、务工返乡为主的人群。因此，输入性疟疾是中国目前疟疾防控的重点。

2. 流行环节

传染源：外周血中有配子体的患者和带虫者是疟疾的传染源。间日疟原虫的配子体常在原虫血症2～3 d后出现，恶性疟原虫配子体在外周血中出现较晚，要在原虫血症后7～11 d才出现，血中带红细胞内期疟原虫的献血者也可通过供血传播疟疾。

传疟媒介：按蚊是疟疾的传播媒介，中国主要的传疟按蚊是中华按蚊、嗜人按蚊、微小按蚊和大劣按蚊。

易感人群：除了因某些遗传因素对某种疟原虫表现出不易感的人群及高疟区婴儿可从母体获得一定的抵抗力外，其他人群对人疟原虫普遍易感。反复多次的疟疾感染可使机体产生一定的保护性免疫力，因此疟区成人发病率低于儿童，而外来的无免疫力的人群，常可引起疟疾暴发。

疟疾的流行除需要具备上述3个基本环节外，其传播强度还受自然因素和社会因素的影响。自然因素中温度和雨量最为重要，适合的温度和雨量影响着按蚊的数量和吸血活动及原虫在按蚊体内的发育。全球气候变暖，延长了虫媒的传播时间是疫情回升的原因之一。社会因素如政治、经济、文化、卫生水平及人类的社会活动等直接或间接地影响疟疾的传播与流行。近年来，中国有些地区疫情上升，其主要原因是经济开发后流动人口增加，输入病例增多，引起了传染源扩散。

（七）防治

1946年DDT杀灭成蚊的试验取得成效后，使得消灭疟疾成为可能。1955年第8届世界卫生大会把以前的控制疟疾策略改为消灭疟疾策略，随着时间的推移，人们发现利用杀虫剂消灭媒介按蚊面临着越来越多的问题，诸如耐药蚊种的出现、杀虫剂造成的环境污染以及生态平衡等问题，终使全球灭疟规划受到严重挫折。1978年第31次世界卫生大会决定放弃全球限期灭疟的规划，把对疟疾的防治对策改回到控制的策略。20年间经历的这两次策略大转变，不仅反映了疟疾问题的复杂性，同时亦体现了人们对与疟疾作斗争的认识在不断提高。

中国的疟疾防治策略是执行"因地制宜、分类指导、突出重点"的方针，采取相对应的综合性防治措施。经过几十年的努力，中国的疟疾防控取得了举世瞩目的成效。疟疾患者数由新中国成立前的3 000万降到现在的不到1万，而且绝大多数为输入性病例。有鉴于此，2010年中国启动了国家消除疟疾行动，计划到2020年全国实现消除目标。《中国消除疟疾行动计划（2010—2020年）》提出了"2015年除云南边境地区外达到消除疟疾，2020年全国消除疟疾"的目标。另外，在中国疾病预防控制中心寄生虫病防治所的牵头下，已将中国防控疟疾的经验推广到非洲，并取得了很好的效果。然而，消除疟疾不等于没有疟疾病例，WHO 的消除疟疾标准是连续 3 年以上无当地感染病例。随着政策的不断推行以及"一带一路"倡议的实施，中国相关人员将不断进入疟疾流行区，面临感染疟疾的危险。

疟疾的预防包括个体预防和群体预防。预防措施有蚊媒防治和预防服药。蚊媒防治包括个人涂抹驱避剂、使用杀虫剂浸泡的蚊帐和室内喷洒杀虫剂，以及清除蚊虫滋生环境、杀灭蚊成虫和幼虫等群体蚊媒防治手段等。预防服药是保护易感人群的重要措施之一。目前可杀灭肝期疟原虫和休眠子的预防药物只有伯氨喹，由于该药物对 G6-PD 缺乏人群有很大的副作用，因此，常通过服用长半衰期的抗红内期药物进行预防。预防性抗疟药有氯喹，对抗氯喹的恶性疟流行的区域，则可用甲氟。为了维持体内的血药浓度，一般在进入疟疾流行区前 2 周服用，并在流行区逗留期间每周服用 1 次，离开流行区后仍需继续服用 4 周。对于在恶性疟高流行区的孕妇和 5 岁以下小儿，WHO 则推荐使用磺胺多辛 - 乙胺进行疟疾季节性化学预防。不论个体或群体进行预防服药，每种药物疗法不宜超过半年。

药物仍然是治疗疟疾的最主要手段。按抗疟药对疟原虫不同虫期的作用，可将其分为杀灭红细胞外期裂殖体及休眠子的抗复发药，如伯氨喹；杀灭红细胞内裂体增殖期的抗临床发作药，如氯喹、咯萘啶、青蒿素类。

疟疾治疗应包括对现症患者的治疗（杀灭红细胞内期疟原虫）和疟疾发作休止期的治疗（杀灭红细胞外期休眠子）。休止期的治疗是指在疟疾传播休止期对 1～2 年内有疟疾史和带虫者的治疗，以控制间日疟的复发和减少传染源。目前抗疟药的使用基本遵循 WHO 推荐的青蒿素复方，即青蒿素的联合用药策略和原则，以延长抗疟药的使用寿命。

对间日疟、卵形疟、三日疟和诺氏疟患者，选用氯喹进行治疗；如上述疟原虫已对氯喹产生了抗性，则采用青蒿素联合用药。抗间日疟复发（休止期治疗）用伯氨喹加乙胺嘧啶、青蒿琥酯加伯氨喹效果更佳；恶性疟可单服氯喹，抗氯喹的恶性疟则同样采用青蒿素联合用药，如蒿甲醚加本苟醇、青蒿酯加阿莫地、青蒿酯加甲氟喹、二氢青蒿素加磷酸哌喹、青蒿酯加磺胺多辛/乙胺嘧呢；重症疟疾（如脑型疟）首选青蒿素类药物肌注或静脉给药，如蒿甲醚油剂肌注、青蒿琥酯钠静注，或静注双氢青蒿素加二盐酸喹啉；此外，青蒿素类药物的栓剂适用于不能口服药物的患者。上述各种抗疟药物必须足量应用并服完全程才能达到根治疟疾的目的。

四、锥虫

锥虫是寄生在鱼类、两栖类、爬行类、鸟类、哺乳类以及人的血液或组织细胞内的鞭毛虫。寄生于哺乳动物的锥虫依其感染途径可分为两大类，即通过唾液传播的涎源性锥虫与通过粪便传播的粪源性锥虫。寄生于人体的锥虫主要有 3 种：布氏冈比亚锥虫（*T. rypanosoma brucei gambiense*）、布氏罗得西亚锥虫（*T. rypanosoma brucei rhodesiense*）及克氏锥虫（*T. rypanosoma cruzi*）。

（一）布氏冈比亚锥虫与布氏罗得西亚锥虫

布氏冈比亚锥虫与布氏罗得西亚锥虫属于人体涎源性锥虫，是非洲锥虫病的病原体，分别引起西非睡眠病和东非睡眠病，都是通过吸血昆虫舌蝇吸血传播。这两种锥虫在形态、生活史、致病及临床表现上有共同特征，但两种锥虫在同工酶分析、限制性片段多态性分析结果及某些生物学特征方面存在差异。

1. 形态

两种布氏锥虫在人体内寄生阶段皆为锥鞭毛体，具多形性的特点，可分为细长型、中间型和粗短型。细长型长为 20～40 μm，游离鞭毛可达 6 μm，动基体位于虫体近末端；粗短型长为 15～25 μm，宽为 3.5 μm，游离鞭毛短于 1 μm，或者鞭毛不游离，动基体位于虫体近后端。鞭毛起自基体，伸出虫体后与虫体表膜相连。当鞭毛运动时，表膜伸展形成波动膜。用吉姆萨染色或瑞氏染色的血涂片中，锥鞭毛体胞质呈淡蓝色，胞核呈红色或红紫色，居中；动基体为深红色点状，波动膜为淡蓝色。胞质内含深蓝色的异染质颗粒。

上鞭毛体寄生于传播媒介体内，其外形细长，细胞核居于虫体中央，动基体位于核前方，有短的波动膜及鞭毛，此阶段对人无感染性。上鞭毛体经过分裂形成循环后期锥鞭毛体，循环后期锥鞭毛体小而粗短，可从唾液腺细胞游离，大小约为 15 μm×2.5 μm，无鞭毛，高度活跃，对人具感染性。

2. 生活史

布氏锥虫的生活史包括在舌蝇和脊椎动物体内发育阶段。在病程的早期锥鞭毛体存在血液、淋巴液内，晚期可侵入脑脊液。在三型锥鞭毛体中，细长型的以二分裂法进行增殖，而粗短型的则不增殖，但粗短型的对舌蝇具感染性。舌蝇吸入含锥鞭毛体的血液，在中肠内细长型虫体死亡，粗短型锥鞭毛转变为细长的前循环期锥鞭毛，并以二分裂方式增殖。约在感染 10 d 后，锥鞭毛体从中肠（中肠期）经前胃到达下咽，然后进入唾液腺。在唾液腺内，锥鞭毛体发育为上鞭毛体。上鞭毛体增殖并最后转变为循环后期锥鞭毛体，当这种舌蝇刺吸人血时，循环后期锥鞭毛体随唾液进入皮下组织，转变为细长型，增殖后进入血液。可分裂的细长型先转变为中间型，随之成为不分裂的粗短型（图 33-16）。人是布氏冈比亚锥虫的主要宿主，布氏罗得西亚锥虫的主要宿主是哺乳动物。

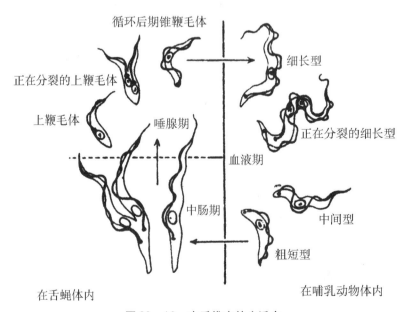

图 33-16 布氏锥虫的生活史

3. 致病

布氏冈比亚锥虫和布氏罗得西亚锥虫的临床表现有许多共性，但也存在差异。两种锥虫侵入人体以后的基本过程分为：锥虫在局部增殖所引起的初发反应期、锥虫在体内播散的血淋巴期以及侵入中枢神经系统的脑膜脑炎期。

在初发反应期（第一阶段），锥虫在侵入的局部增殖，引起淋巴细胞、组织细胞、少数嗜酸性粒细胞和巨噬细胞浸润，局部皮下组织红肿，称为锥虫下疳。第二阶段，锥虫进入血液和淋巴液后，出现全身系统症状期，该阶段可引起广泛的淋巴结肿大，无压痛，不粘连，直径约 1 cm，淋巴结中的淋巴细胞、浆细胞和巨噬细胞增生；脾充血、肿大，脾内淋巴样细胞和网状内皮细胞增生；肝细胞变性，门静脉血管周围有单核细胞浸润，甚至出现腹水；并可出现充血性心衰和心电图改变，引起心肌炎、心外膜炎及心包积液等；内分泌系统和肾上腺功能也会出现紊乱。在第三阶段，锥虫侵入中枢神经系统，引起弥漫性软脑膜炎，出现脑皮质充血和水肿、神经元变性、胶质细胞增生。

锥虫能使宿主发生免疫抑制，可以降低宿主对锥虫及其他病原体的免疫反应，包括体液和细胞免疫，从而使宿主易于发生继发感染。

两种锥虫病的临床表现基本相似。锥虫下疳约在感染的第六天出现，初为结节，然后肿胀，形成硬结，有触痛感，约 3 周后消退。感染后 5 ～ 12 d，血中出现锥虫为第二阶段。由于抗原变异，血中锥虫数目交替出现上升与下降现象，间隔时间为 2 ～ 10 d。虫血症高峰持续 2 ～ 3 d，伴有发热、头痛、失眠、瘙痒、关节痛、肢体痛等不适症状。发热持续数天，自行下降，进入无热期，隔几天后再次上升。这种现象与虫体的抗原变异密切相关。淋巴结普遍肿大，尤以颈后部、颌下、腹股沟及股淋巴结为显著；布氏冈比亚锥虫引起特征性颈部后三角部淋巴结肿大，淋巴结直径约 1 cm，质韧，不粘连，无压痛，称为 Winterbottom 征；还可出现脾充血肿大、心肌炎、心外膜炎及心包积液。第三阶段出现中枢神经系统症状，布氏冈比亚锥虫病的中枢神经系统症状可在发病后 12 个月或数年才出现，而布氏罗得西亚锥虫病的中枢神经系统症状出现早，在感染后 2 ～ 4 周即可发生；中枢神经系统症状主要表现为性格和行为改变，无欲状态，以后出现异常反射、深部感觉过敏、共济失调、震颤、痉挛、嗜睡，最后完全昏睡；终期表现为消瘦，最后因昏迷或心力衰竭而死亡。脑脊液中细胞数和蛋白质量均上升，IgM 量增高。

两种锥虫病的病程有所不同，布氏冈比亚锥虫病呈慢性过程，病程长，需要数月至数年。布氏罗得西亚病呈急性过程，病程为 3 ～ 9 个月。有些患者在中枢神经系统未受侵犯前即死亡。

4. 实验室检查

（1）病原学方法：①涂片检查患者体液。以血液、脑脊液、淋巴结穿刺液、下疳渗出液和骨髓做涂片、镜检，查病原体。②动物接种。将上述体液接种于大、小白鼠或豚鼠。此法适于布氏罗得西亚锥虫，但不适用于布氏冈比亚锥虫。③体外培养。由于技术较复杂，应用少。

（2）免疫学方法：常用间接免疫荧光抗体试验、酶联免疫吸附试验、卡片凝集试验。卡片凝集试验为最好的筛选检测方法，免疫学检查阳性时可再查锥虫病原体。锥虫病患者血清和脑脊液中 IgM 增高，治疗后渐渐消失，一年后 IgM 仍高者，提示有复发的可能。

（3）分子生物学方法：DNA 探针和 PCR 等生物学技术已开始应用于锥虫病的诊断研究，具有标准化、微量化、易操作、快速、简便、敏感性高、特异性强等优点。

5. 流行与防治

布氏冈比亚锥虫分布于西非和中非，而布氏罗得西亚锥虫则分布于东非和南非。有些国家如乌干达，两种锥虫病的分布有重叠，流行该病的国家有 36 个，受威胁的人群有 5 000 万，每年患者估计有 2.5 万人。

（1）传染源：布氏冈比亚锥虫的传染源主要是患者及感染者。牛、猪、山羊、绵羊、犬等动物可能是保虫宿主。罗得西亚锥虫的传染源为受感染的动物及人。

（2）传播途径：布氏冈比亚锥虫病的主要传播媒介为须舌蝇、*G. tachinoides* 和 *G. fuscipes*，在河边或森林的植物稠密地带滋生。罗得西亚锥虫的主要传播媒介为刺舌蝇、淡足舌蝇及 *G. swynnertoni*，滋生在东非热带草原和湖岸矮林地带及草丛地带，嗜吸动物血，在动物中传播锥虫，人因进入这种地区而感染。

（3）易感者：人群普遍易感，无固有免疫和年龄分布差异。冈比亚锥虫病主要是人感染，以农村人群为主。罗得西亚锥虫病为人和动物感染，人包括旅游者、野外工作人员、当地农民；动物主要为林羚、麋羚及牛等。此外，在流行区，母婴传播途径也可能存在。

（4）治疗：使用病原治疗药物。①舒拉明钠：对两种非洲锥虫病早期（中枢神经系统被侵犯前）皆有效，也是该病治疗应用最广泛的药物。②喷他脒：无法通过血脑屏障，故对早期冈比亚锥虫病疗效极好，对罗得西亚锥虫疗效不佳。③硫砷嘧啶：为有机砷制剂，两种锥虫病各期皆有效，可通过血脑屏障，但具毒性和副作用，仅用于晚期患者。④依氟鸟氨酸：对早、晚期的两种锥虫病皆有效。⑤IMOL881：为正在研究的新药。

（5）预防：控制主要传染源、及时隔离和有效地治疗患者是预防锥虫病的重要措施。媒介控制措施如消灭舌蝇和避免舌蝇叮咬是防治的关键，尤其是对于有动物传染源的罗得西亚锥虫病，防蝇措施、切断传播途径更显得重要。须舌蝇栖居在水源附近的草木处，可通过喷洒 DDT 等杀虫剂并清除草木使舌蝇无法生存。刺舌蝇栖居地为草原和丛林，除喷洒杀虫剂外，可进行垦殖消灭滋生地。个人防护除必要的健康教育外，必要时可以采用穿长袖衣和长腿裤、涂抹避虫油等，还可以预防性注射舒拉明或喷他脒。由于抗原变异现象，疫苗的保护性免疫效果有限。

（二）克氏锥虫

克氏锥虫属人体粪源性锥虫，该病原体主要侵犯心脏和消化道，由吸血昆虫锥蝽传播，是美洲锥虫病（或称恰加斯病）的病原体。主要分布于南美和中美。

1. 形态

克氏锥虫生活史包括 3 种不同发育阶段：无鞭毛体、上鞭毛体和锥鞭毛体。无鞭毛体存在于人或哺乳动物组织细胞内；圆形或椭圆形，大小为 $2.4 \sim 6.5 \, \mu m$，有核和动基体，无鞭毛和波动膜。上鞭毛体存在于媒介昆虫锥蝽的消化道内，纺锤形，长为 $20 \sim 40 \, \mu m$。动基体在核的前方，游离鞭毛自核的前方发出。锥鞭毛体存在于哺乳动物血液或锥蝽的后肠内（循环后期锥鞭毛体），长为 $11.7 \sim 30.4 \, \mu m$，宽为 $0.7 \sim 5.9 \, \mu m$；游离鞭毛自核的后方发出；在血液内，外形如新月状或字母"C"形。

2. 生活史

克氏锥虫病的生活史包括在锥蝽体内和在人或动物宿主体内的发育过程。

锥蝽以自人体或其他哺乳动物吸入含有锥鞭毛体的血液或同类相残的方式感染，数小时后，锥鞭毛体在前肠内失去游离鞭毛，在 $14 \sim 20$ h 后转化为无鞭毛体，以二分裂增殖；然后再转变为球鞭毛体，进入中肠发育为小型上鞭毛体，以纵二分裂方式增殖形成大型上鞭毛体（$35 \sim 40$ μm）。在吸血后 $3 \sim 4$ d，上鞭毛体附着于直肠腺上皮细胞上；第 5 d 后，虫体变圆，发育为循环后期锥鞭毛体，该期为其感染阶段。当受染锥蝽吸血时，循环后期锥鞭毛体随锥蝽粪便经皮肤破损处或口腔、鼻腔黏膜和眼结膜进入人体；这种传播方式称为后位传播或污染传播。

在人体血液内的锥鞭毛体侵入各种细胞内转变为无鞭毛体，并在细胞内进行二分裂增殖，形成假包囊，约 5 d 后一部分无鞭毛体经上鞭毛体转变为锥鞭毛体，锥鞭毛体破囊而出，进入血液，再侵入新的组织细胞，主要是肌细胞。在血液中锥鞭毛体不增殖，但在组织细胞内，尤其是心肌细胞内，锥鞭毛体约经 3 h 转变为无鞭毛体，再经 35 h 的静止期进行二分裂繁殖，然后破坏细胞，释出的虫体又转变为锥鞭毛体。释出的锥鞭毛体有细长和粗短两种类型，前者虫体细长高度活跃，后者短宽不甚活跃，但在锥蝽吸血时，血循环中的锥鞭毛体随血餐进入昆虫体内，在其消化道继续发育。此外，病原体还可通过输血、器官移植、胎盘或食入被锥蝽粪便（含有循环后期锥鞭毛体）污染的食物等方式造成感染。

3. 致病

该病感染后潜伏期为 $7 \sim 14$ d，经输血感染者潜伏期可长达数月，此期无鞭毛体在细胞内增殖，锥鞭毛体在细胞之间传播。

急性期：锥虫侵入部位的皮下结缔组织出现红斑，周围出现以淋巴细胞浸润和肉芽肿为特点的水肿，称为恰加斯肿。如侵入部位在眼结膜，则会出现无痛性一侧性眼眶周围水肿、结膜炎及耳前淋巴结肿大等。此期主要临床表现为头痛、倦怠、发热、全身淋巴结肿大和肝脾肿大，伴有呕吐、腹泻或脑膜炎症状，有时也会伴有心动过缓、心肌炎等心脏症状。人体在感染克氏锥虫后，常在急性期出现虫血症，由于产生免疫应答，在 $2 \sim 3$ 个月内血中虫数下降。大多数患者经急性恢复期后进入隐匿期，有些患者则转为慢性期。

隐匿期：患者无症状和体征，但体内仍有存活的原虫。

慢性期：急性期往往不被认识，部分患者常在感染后 $10 \sim 20$ 年后出现心脏病变为主的慢性疾病，如心律失常、心悸、胸痛、眩晕、水肿和呼吸困难；还可累及消化道，出现食管与结肠的肥大和扩张，继之形成巨食管和巨结肠，患者进食和排便均感十分困难。在慢性期，在血中及组织内很难找到锥虫。

克氏锥虫与宿主组织有共同抗原，能诱导交叉反应。美洲锥虫病隐性期的病变具有自身免疫病的性质，可能给临床诊断造成困难。

4. 实验室检查

（1）急性期，血中锥鞭毛体虫数多，在发热时取血易于检获病原体。可用新鲜抗凝血或血沉棕黄层与血浆的界面直接镜检活体原虫或者血涂片经吉姆萨染色、镜检查找病原体；也可将血液接种鼠体或 NNN 培养基中培养。

（2）在隐匿期或慢性期，血中锥虫明显减少，可用免疫学方法辅助诊断。方法有间接荧光抗体试验、间接血凝试验及酶联免疫吸附试验。也可用动物接种法，即用人工饲养的锥蝽幼虫吸食受检者血 10～30 d 后检查锥蝽肠道内有无锥虫。PCR 及 DNA 探针技术用于检测虫数极低的血标本，有较高的检出率。

5. 流行与防治

美洲锥虫病属于人兽共患疾病，曾是拉丁美洲分布最广的传染病之一，感染者在 1 000 万以上，造成严重的公共卫生问题。有克氏锥虫血症的动物和人是该病的传染源。超过 150 种野生动物和家养哺乳动物都是该病的保虫宿主，重要的动物有犰狳、袋鼠、浣熊、家鼠、猪、犬、猫等。克氏锥虫通过媒介锥蝽在野生动物之间、野生动物和家养动物之间以及人群之间传播。

传播媒介锥蝽可栖息于人的房屋内，多于夜间吸血。人在睡眠时因锥蝽吸血时排出含锥虫的粪便而感染。各年龄组人群均可感染，但主要为儿童。

常用治疗药物为硝基呋喃类衍生物 Bayer 2502（商品名为 Lampit），对急性期有一定效果，可明显减轻症状和缩短锥虫血症持续的时间，但清除血中原虫作用很有限。

改善居住条件和房屋结构，以防止锥蝽在室内滋生和叮咬人体；滞留喷洒杀虫剂杀灭室内锥蝽，都可控制和消灭传播媒介。同时注意在输血和器官移植过程中，应对来自流行区的捐献者严格筛查和把关。

▌● 思 考 ●▐

（1）原虫为单细胞真核动物，具有真核细胞的基本结构如细胞膜、细胞质和细胞核，亦具有完整的生理功能，如运动、摄食、代谢、生殖等。原虫借助于伪足、鞭毛或纤毛等运动细胞器运动。原虫生殖方式包括无性生殖和有性生殖。无性生殖方式有二分裂、多分裂和出芽生殖；有性生殖方式有配子生殖和接合生殖。

（2）根据医学原虫传播方式的不同，可将其生活史分为 3 种类型：人际传播型、循环传播型和虫媒传播型。医学原虫的致病具有增殖作用、毒素作用、播散致病作用和机会性致病作用等特点。

（3）溶组织内阿米巴生活史的基本过程为包囊→滋养体→包囊，感染阶段为成熟的四核包囊，致病阶段为滋养体。两个阶段的形态特点、肠内溶组织内阿米巴致病特征以及肠外阿米巴病临床症状各是什么？

（4）疟原虫生活史离不开人体内和雌性按蚊体内两个发育时期。疟原虫人体内发育阶段各期形态特征是什么？疟原虫致病的典型发作周期及其原因有哪些？疟原虫的临床致病特点和实验室诊断原则包括哪几个方面？

▌● 测试题（单项选择题） ●▐

（1）刚地弓形虫寄生在人体的（　　　）。

A. 红细胞内　　　　　　　　　　　B. 血清中

C. 脑脊液中　　　　　　　　　　　D. 有核细胞内

E. 淋巴液中

（2）在影响疟疾流行的自然因素中最重要的是（　　　）。

A. 温度 　　　　　　　　　　　　B. 湿度

C. 植被 　　　　　　　　　　　　D. 光线

E. 地形

（3）治疗孕妇弓形虫病的首选药物是（　　　）。

A. 乙胺嘧啶 　　　　　　　　　　B. 复方新诺明

C. 螺旋霉素 　　　　　　　　　　D. 青蒿素

E. 磺胺类

（4）最可能从什么样的标本中检出阿米巴包囊？（　　　）

A. 黏液脓血便 　　　　　　　　　B. 无症状者的成形粪便

C. 肝脓肿穿刺液 　　　　　　　　D. 脓血痰液

E. 肠脓肿穿刺液

（5）人体弓形虫病的最主要传染源来自（　　　）。

A. 患者 　　　　　　　　　　　　B. 病畜

C. 隐性感染者 　　　　　　　　　D. 病禽

E. 受感染的猫及猫科动物

（6）不作为引起疟疾发作的因素是（　　　）。

A. 裂殖子 　　　　　　　　　　　B. 红细胞碎片

C. 疟原虫残余体 　　　　　　　　D. 变性的血红蛋白

（7）下列哪项不是防治疟疾的综合性措施？（　　　）

A. 治疗现症患者 　　　　　　　　B. 抗复发治疗

C. 处理保虫宿主 　　　　　　　　D. 防蚊灭蚊

E. 预防服药，保护易感人群

（8）人体获得性弓形病常见的临床类型多为（　　　）。

A. 急性感染 　　　　　　　　　　B. 隐性感染

C. 进行性感染 　　　　　　　　　D. 弓形虫脑病

E. 畸形胎儿

（9）弓形虫生活史中的发育阶段有（　　　）。

A. 环状体、裂殖体、配子体、卵囊等　B. 滋养体、裂殖体、配子体、包囊、卵囊等

C. 滋养体、配子体、卵囊、囊蚴等　D. 配子体、卵囊、囊包、假包囊等

E. 滋养体、裂殖体、卵囊、囊尾蚴、囊包等

（10）阴道毛滴虫的主要致病机制是（　　　）。

A. 阴道毛滴虫侵入阴道上皮　　　　B. 妨碍乳酸杆菌的糖原酵解作用

C. 乳酸杆菌的糖原酵解作用　　　　D. 阴道毛滴虫溶解阴道上皮

E. 机械性刺激和化学毒素作用

（11）急性肠阿米巴病典型病理改变为（　　　）。

A. 形成结肠肉芽肿 　　　　　　　B. 结肠超敏反应

C. 由外毒素引起的全身反应　　　　D. 肠组织形成口小底大的烧瓶样溃疡

E. 弥漫性溃疡病灶

（12）目前确诊寄生虫病的主要方法是（　　）。

A．病原学检查　　　　　　　　　B．免疫学检查

C．DNA 探针检查　　　　　　　　D．PCR 检查

E．血清学试验

（13）对宿主选择最不严格的原虫是（　　）。

A．溶组织内阿米巴　　　　　　　B．间日疟原虫

C．杜氏利什曼原虫　　　　　　　D．刚地弓形虫

E．阴道毛滴虫

（14）疟原虫引起疟疾发作的阶段是（　　）。

A．肝细胞内的发育阶段　　　　　B．红细胞内的配子体形成阶段

C．子孢子侵入人体的阶段　　　　D．红细胞内滋养体阶段

E．红细胞内裂殖体成熟破裂阶段

（15）杜氏利什曼原虫前鞭毛体鞭毛发出的部位是（　　）。

A．细胞膜　　　　　　　　　　　B．动基体

C．基体　　　　　　　　　　　　D．内质网

E．鞭毛袋

（16）急性阿米巴病疾患者常用的诊断方法是（　　）。

A．生理盐水涂片找滋养体　　　　B．碘液染色涂片找包囊

C．免疫学诊断　　　　　　　　　D．组织切片

E．病原学检查

（17）间日疟患者的确诊靠血液检查，你认为采血时间最好在（　　）。

A．患者发烧时　　　　　　　　　B．发冷时

C．出汗时　　　　　　　　　　　D．发作后数小时至十余小时

E．任何时间

（18）阴道毛滴虫可寄生于（　　）。

A．女性阴道　　　　　　　　　　B．男性尿道

C．女性泌尿生殖道，男性泌尿生殖道　D．男性生殖道

E．男性前列腺

（19）凶险型疟疾多见于（　　）。

A．三日疟　　　　　　　　　　　B．间日疟

C．恶性疟　　　　　　　　　　　D．卵形疟

E．混合感染

（20）确诊疟疾的依据是（　　）。

A．流行区旅居史　　　　　　　　B．典型的周期性寒热发作史

C．周围血液中检出少量疟原虫　　D．贫血的表现

E．特异性疟原虫抗体的阳性

（21）目前对间日疟原虫先天抵抗力的已知机理是（　　）。

A．细胞 ATP 水平下降　　　　　　B．Hb 结构异常

C. Duffy 血型阴性   D. 红细胞先天性葡萄糖 - 6 - 磷酸脱氢酶缺乏

E. 网织红细胞增多

(22) 评价黑热病疗效和追踪观察复发时常采用的病原检查方法为（   ）。

A. 肝穿刺   B. 淋巴结穿刺

C. 皮肤活组织检查   D. 骨髓穿刺

E. 血涂片

(23) 在一个红细胞内寄生多个环状体的现象常见于（   ）。

A. 恶性疟原虫   B. 间日疟原虫

C. 三日疟原虫   D. 卵形疟原虫

E. 三日疟原虫和恶性疟原虫

(24) 疟原虫寄生的红细胞中出现的疟色素来自（   ）。

A. 疟原虫细胞核   B. 疟原虫细胞质

C. 红细胞膜   D. 患者血清

E. 红细胞中的血红蛋白

(25) 恶性疟原虫在血涂片中通常可查见（   ）。

A. 环状体和大滋养体   B. 环状体、大滋养体、裂殖体、配子体

C. 环状体和配子体   D. 配子体和裂殖体

E. 红细胞内裂殖增殖各期

(26) 怀疑蓝氏贾第鞭毛虫感染，检查标本应该选择（   ）。

A. 痰液   B. 血液

C. 淋巴液   D. 尿液

E. 粪便

(27) 最常见的肠外阿米巴病是（   ）。

A. 脑脓肿   B. 肝脓肿

C. 肺脓肿   D. 皮肤脓肿

E. 肠脓肿

(28) 近代分子免疫学研究证明疟原虫的保护性功能抗原主要存在于（   ）。

A. 虫体的表面   B. 感染的红细胞

C. 虫体的细胞内部结构   D. 虫体的代谢产物中

E. 虫体的特定细胞器内

(29) 杜氏利什曼原虫的传播媒介是（   ）。

A. 中华按蚊   B. 蝇类

C. 蚤   D. 中华白蛉

E. 虱

(30) 患者，男，36 岁，进城务工者。因畏寒、发热 1 个多月入院。1 个月前患者出现不规则发热、盗汗，体温最高达 40 ℃，在当地按感冒对症治疗效果不佳。入院前 1 天突发鼻出血，血量 600 ～ 700 mL。查体：体温 39.7 ℃，急性热病容，中度贫血貌，全身无出血点、无黄疸。心肺（ - ）。B 超显示：肝正常大小，脾肋下约 8.0 cm，余无异常。

患者最近 2 年内曾间断在四川阿坝州黑水等县工作 8 个多月。实验室检查：血常规 WBC $1.2 \times 10^9/\text{L}$，RBC $2.8 \times 10^{12}/\text{L}$，Hb 78 g/L，PLT $60 \times 10^9/\text{L}$。该患者最有可能患下列哪种疾病？（　　）

  A. 间日疟疾   B. 三日疟疾

  C. 急性阿米巴痢疾   D. 黑热病

  E. 弓形虫病

（31）溶组织内阿米巴滋养体对组织病理损伤的机制是（　　）。

  A. 对组织接触性溶解和破坏   B. 引起组织的超敏反应

  C. 炎症引起组织肉芽肿   D. 释放内、外毒素造成组织损伤

  E. 弥漫性溃疡病灶

（32）引起腹泻和胆囊炎的医学原虫是（　　）。

  A. 溶组织内阿米巴   B. 疟原虫

  C. 蓝氏贾第鞭毛虫   D. 阴道毛滴虫

  E. 杜氏利什曼原虫

（33）溶组织内阿米巴的主要传染源是（　　）。

  A. 携带包囊的人   B. 慢性痢疾患者及无症状的带囊者

  C. 慢性腹泻患者   D. 阿米巴肝脓肿患者

  E. 急性阿米巴患者

（34）阴道毛滴虫致病机制主要是（　　）。

  A. 阴道毛滴虫侵入阴道上皮造成损伤   B. 阴道毛滴虫溶解上皮细胞

  C. 增强乳酸杆菌的糖原酵解作用   D. 妨碍乳酸杆菌的糖原酵解作用

  E. 免疫病理作用

（35）疟原虫的感染阶段是（　　）。

  A. 雌、雄配子   B. 雌、雄配子体

  C. 合子   D. 动合子

  E. 子孢子

（36）疟疾病原学诊断常用的方法为（　　）。

  A. 浓集法   B. 体外培养法

  C. 骨髓穿刺   D. 厚、薄血涂片法

  E. 动物接种法

（37）疟疾发作的潜伏期是指疟原虫（　　）。

  A. 红外期发育所需时间   B. 红内期裂体增殖周期

  C. 子孢子侵入肝细胞所需时间   D. 配子体形成所需时间

  E. 红外期发育时间加上数代红内期裂体增殖所需时间

（38）疟疾流行的特点是（　　）。

  A. 仅有地区性   B. 仅有季节性

  C. 无地区性   D. 无季节性

  E. 既有地区性，又有季节性

（39）阿米巴病患者组织穿刺获得的滋养体中常特征性地含有（　　　）。

A. 拟染色体　　　　　　　　　　　B. 红细胞

C. 嗜酸性粒细胞　　　　　　　　　D. 嗜中性粒细胞

E. 巨噬细胞

（40）疟疾复发是（　　　）。

A. 红内期残存原虫所致　　　　　　B. 带虫免疫的结果

C. 由感染性按蚊叮咬引起　　　　　D. 红外期残存的疟原虫所致

E. 迟发型子孢子在肝内形成的休眠子结束休眠后发育成熟进入红细胞发育增殖所致

（41）弓形虫的主要致病阶段是（　　　）。

A. 速殖子　　　　　　　　　　　　B. 缓殖子

C. 裂殖体　　　　　　　　　　　　D. 配子体

E. 卵囊

（42）治疗旅游者腹泻应选用（　　　）。

A. 阿苯达唑　　　　　　　　　　　B. 乙胺嘧啶

C. 葡萄糖酸锑钠　　　　　　　　　D. 青蒿素

E. 甲硝唑

（赵威）

第三十四章　医学节肢动物

　　节肢动物（arthropod）是一大类有外骨骼、身体分节和附肢有关节的无脊椎动物。与医学有关的种类称为医学节肢动物（medical arthropod），它们可以通过骚扰、螫刺、吸血、毒害、寄生和传播病原体等方式危害人畜的健康。研究医学节肢动物的分类、形态、生活史、生态、习性、地理分布、致病和防治方法的科学，称医学节肢动物学（medical arthrupodology）。

 第一节　节肢动物概述

一、医学节肢动物的共同特征

　　（1）躯体分节，左右对称，具分节的附肢。

　　（2）体表骨骼化，亦称外骨骼（exoskeleton），由几丁质（chitin）和醌单宁蛋白（quinone-tanned proteins）组成。

　　（3）循环系统属开放式，整个体腔就是血腔（haemocoel），内含无色或不同颜色的血淋巴（hemolymph）。

　　（4）发育史大多经历蜕皮（ecdysis）和变态（metamorphosis）阶段。

二、医学节肢动物的主要类群

节肢动物门中与医学有关的节肢动物分属以下 5 个纲，最重要的是昆虫纲和蛛形纲。

（一）昆虫纲（Insecta）

虫体分头、胸、腹三部分。头部有触角 1 对，胸部有足 3 对，有 1～2 对翅或无翅。能传播疾病或引起疾病的常见种类有蚊、蝇、白蛉、蠓、蚋、虻、蚤、虱、臭虫、蜚蠊、毒隐翅虫等。

（二）蛛形纲（Arachnida）

虫体分头胸部、腹部两部分或头胸腹融合成一体。头部无触角，但有螯肢和须肢，成虫有 4 对足。与医学有关的常见种类有蜱、革螨、恙螨、粉螨、蠕形螨、疥螨、蝎子、蜘蛛等。

（三）甲壳纲（Crustacea）

虫体分头胸部和腹部，有触角 2 对，足 5 对；大多数种类水生，为某些蠕虫的中间宿主。如淡水蟹、蝲蛄是并殖吸虫的第二中间宿主；剑水蚤是曼氏迭宫绦虫、阔节裂头绦虫、棘颚口线虫及麦地那龙线虫等的中间宿主。

（四）唇足纲（Chilopoda）

虫体窄长，腹背扁平，分头节和体节两部分。头部有 1 对细长的触角，除最后 2 节体节，每节各有 1 对足；第 1 对足变形为毒爪，内有毒腺可排出有毒物质。代表种类有蜈蚣，可致螫伤。

（五）倍足纲（Diplopoda）

虫体呈长管形，由头及若干形状相似的体节组成。头部有触角 1 对，除第一体节外，每节有足 2 对；体节有腺体，其分泌物常引起皮肤过敏。代表种类有马陆。

三、医学节肢动物对人类的危害

医学节肢动物不仅可以通过骚扰、吸血、螫刺、寄生等方式损害人体，还可携带病原体，传播多种疾病。

（一）直接危害

1. 骚扰和吸血

蚊、白蛉、虱、螨、蜱等均可叮刺吸血，被叮刺处有痒感，重者出现丘疹样荨麻疹，影响工作和睡眠。

2. 螫刺和毒害

有些节肢动物具有毒腺、毒毛或有毒体液，螫刺时分泌毒液注入人体而使人受害。如蜈蚣、蝎子、毒蜘蛛等刺咬人后，不仅局部产生红、肿、痛，而且可引起全身症状；毒隐翅虫的体液接触皮肤可致皮炎；等等。

3. 超敏反应

医学节肢动物的唾液、分泌物、排泄物、脱落的表皮均是异源性蛋白质，被过敏体质的人群接触常可引起超敏反应。如粉螨、尘螨引起的过敏性哮喘、过敏性鼻炎等。

4. 寄生

有些节肢动物可以寄生于人畜体内或体表引起病变。如某些蝇类幼虫可引起蝇蛆病，疥螨引起疥疮，蠕形螨寄生引起蠕形螨病，等等。

（二）间接危害

由医学节肢动物传播病原体而引起的疾病称为虫媒病（arbo-disease），传播虫媒病的医学节肢动物称为媒介节肢动物（entomophilous arthropod），亦称虫媒（insect vector）。根据病原体与节肢动物的关系，节肢动物传播疾病的方式可分为机械性传播和生物性传播两种类型。

1. 机械性传播（mechanical transmission）

媒介节肢动物对病原体的传播只起携带输送的作用，在传播过程中病原体的数量和形态均不发生变化，且仍保持感染力。如蝇传播痢疾、伤寒、霍乱等传染病。病原体通过附着于节肢动物的体表、口器或通过其消化道排出，污染食物、餐具等方式，从一个宿主传播至另一个宿主。

2. 生物性传播（biological transmission）

病原体必须在媒介节肢动物体内经历某种类型的生物发育，待病原体发育至感染期或增殖至一定数量之后，才能被传播到新的宿主。且某些病原体只在某些种类的媒介节肢动

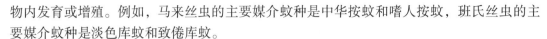

物内发育或增殖。例如，马来丝虫的主要媒介蚊种是中华按蚊和嗜人按蚊，班氏丝虫的主要媒介蚊种是淡色库蚊和致倦库蚊。

3. 发育式传播（developmental transmssion）

病原体在媒介节肢动物体内仅有形态结构及生理功能的发育变化，没有数量增加的繁殖过程，如丝虫幼虫在蚊体内的发育，且在大多数情况下，感染期丝状蚴的数量明显低于蚊子在吸血过程中摄入的微丝蚴数量。

4. 繁殖式传播（propagative transmission）

病原体在医学节肢动物体内仅进行繁殖（复制）而无发育即可发生传播。在此类传播过程中病原体仅有数量增加，并无形态变化。如虫媒病毒在蚊、蝇、蜱的各种组织中广泛复制，然后在节肢动物吸血过程中传播给新的宿主。

5. 发育繁殖式传播（developmental-propagative transmission）

病原体在医学节肢动物体内不仅有数量增加（繁殖）还经历了形态变化（发育），病原体只有待发育及增殖完成后才具感染性。如疟原虫在蚊体内的繁殖和发育，一个合子最终可以产生 >200 000 个子孢子。

6. 经卵传递式传播（transovarial transmission）

病原体在雌性医学节肢动物体内通过侵入卵巢，经卵传播到后代，致新孵化的节肢动物幼虫阶段也具有感染力。如蚊体内的日本脑炎病毒、硬蜱体内的森林脑炎病毒、软蜱体内的回归热疏螺旋体、恙螨体内的恙虫病东方体等。因一次感染媒介节肢动物产生众多的感染后代，可造成病原体的广泛传播。

（三）媒介节肢动物的判定

防治虫媒病，首先要确定其传播媒介，才能采取有效的防治措施阻断传播途径。传播媒介的确定需要以下证据：

1. 生物学证据

（1）与人的关系密切，或刺吸人血，或密切接触人的食物，其中以刺吸人血类最重要。

（2）种群数量较大，是当地的优势种或常见种。

（3）寿命较长，能保证病原体完成发育和增殖所需的时间。

2. 流行病学证据

虫媒病流行的地区及季节特征与媒介节肢动物的地理分布和季节消长规律相一致，提示其为传播媒介的可能性。

3. 实验室证据

用人工方法使病原体感染某种节肢动物，观察其是否能在节肢动物体内发育或增殖，并能感染易感实验动物，由此证实媒介节肢动物对病原体的易感性，以及测定易感性的程度。

4. 自然感染证据

在流行地区和流行季节采集可疑的节肢动物，于其体内或体表可分离到自然感染的病原体，如果是原虫和蠕虫，须查到感染期。

若符合上述证据，即可初步判定某种节肢动物为某种疾病在某一地区的传播媒介。但一种虫媒病的传播媒介在不同的流行地区可能相同，也可能不同。在一个地区的一种虫媒病，其传播媒介可能只有一种，也可能有数种。如有数种时，应区分主要媒介和次要媒介。

四、医学节肢动物的防治

医学节肢动物的防治是预防和控制各种虫媒病的重要环节，要做好这一工作，不仅要掌握其生态学特点，选择适当的防治方法，更需要结合本地实验，采取正确的防治方针或策略。实践证明，单靠一种防治方法不能有效地解决问题，须从综合考虑媒介节肢动物的生态环境和社会条件的整体观点出发，采用因地制宜的合理手段和有效方法，组成系统的综合防治措施，把医学节肢动物的种群数量降低到不足以传播疾病的密度。医学节肢动物综合防治方法包括以下几个方面：

（一）环境防治

根据媒介节肢动物的生活习性及生态特点，通过改造、处理媒介节肢动物的滋生、栖息环境，造成不利于它们的生存条件，达到控制医学节肢动物种群数量的目的。具体内容包括：

（1）环境改造，如基础卫生设施的改造和修建，阴沟、阳沟和臭水沟的改造等。

（2）环境处理，如翻盆倒罐来清除蚊虫滋生地，或对蚊类滋生地进行间歇灌溉、水闸冲刷、水位波动，以及垃圾、粪便及特殊行业废弃物的无害化处理等。

（3）改善人群居住条件，搞好环境卫生，以减少或避免人—媒介—病原体三者的接触机会，从而减少或防止虫媒病的传播。

在做好环境防治的同时，需要注意保护同一环境中的益虫或节肢动物的天敌，在保证有效控制病媒动物种群程度的同时，减小对环境生物多样性和生态平衡的破坏。

（二）物理防治

物理防治主要是利用机械、热、光、声、电等方式，以捕杀、隔离或驱走致病媒介动物，使它们不能伤害人体或传播疾病。如装纱窗纱门防蚊蝇进入室内，挂蚊帐以防蚊虫叮咬，用蝇拍打杀蚊蝇，食物加盖纱罩防蝇和蟑螂接触，高温冲洗床板被褥以灭虱及臭虫，利用灯光、声波或紫外线等诱器诱捕媒介节肢动物等。物理防治方法具有方便、环保、无抗药性等优点。

（三）化学防治

化学防治主要是使用化学合成的杀虫剂、驱避剂及引诱剂来防治媒介节肢动物。常用化学杀虫剂包括有机氯类、有机磷类、氨基甲酸酯类、合成拟菊酯类、昆虫生长调节剂和其他类型的驱避剂、引诱剂等。化学防治具有见效快、使用方便，以及适于大规模应用等优点，目前仍是媒介节肢动物综合防治中的重要手段；但要注意使用时存在的抗药性及环境污染等问题。

（四）生物防治

生物防治主要是利用其他生物（如捕食性天敌、致病性微生物或寄生虫等）或生物的代谢产物来防治医学节肢动物，降低其种群密度。如养鱼来捕食蚊幼虫，应用真菌白僵菌防治马尾松毛虫，利用球形芽孢杆菌（*Bacillus sphaericus*）合成的伴孢晶体毒杀蚊幼虫等。生物防治具有特异性强、时效长、对非靶标生物无害、无环境污染等优点，是目前医学节肢动物防治的主要发展方向之一。

（五）遗传防治

遗传防治就是使用各种方法处理媒介节肢动物，使其遗传物质发生改变或缺失，以降低其繁殖势能或后代存活率，从而达到控制或消灭一个种群的目的。如将转基因或基因变异的雄蚊大量释放到环境中与普通雌蚊交配，以期减少蚊子的产卵量或产生不育的子代，或产生存活率非常低的后代，使自然种群逐渐减少。在实施遗传防治的过程中要避免破坏生态环境的多样性，此外因节肢动物强大的进化能力可能导致生物防治失败。

（六）法规防治

国家制定法律、法规或公布条例，防止媒介节肢动物从其他国家或地区传入本国。对某些重要节肢动物实行监管，或采取强制性消灭等措施，通常包括卫生监督、检疫和强制防治等方面。如新加坡为应对伊蚊滋生，防止登革热病毒传播，制定了严格要求，如住家屡次有蚊子滋生将面临重罚甚至监禁。

第二节 昆虫纲

一、概述

昆虫纲是六足无脊椎动物，是节肢动物门中最大的类群，也是地球上最具有生物多样性的动物类群，现已发现并命名的超过 100 万种。

（一）形态

昆虫纲的成虫躯体左右对称，分为头、胸、腹 3 个部分。

1. 头部

头部为感觉和取食的中心，包括触角（antenna）、复眼（compound eye）和口器（mouthpart）。触角除了有触觉外，有时还有传递气味信息的"嗅觉"，甚至某些雄蚊能借助触角"听见"同类雌蚊飞行震动时的声音，以利于交配。昆虫的眼大多是复眼，由上千只小眼组成。每只小眼独立成像，总体合成一副网格样的全像。多数昆虫还会另有两到三只单眼，起感光及调节自身作息作用。口器为取食器官，根据形状和取食方式不同，可以分为多种形式。与医学相关的有刺吸式（如蚊）、舐吸式（如蝇）、咀嚼式（如蜚蠊）。

2. 胸部

胸部分前胸、中胸和后胸。各胸节的腹面均带有足 1 对，共 6 足。多数昆虫的中胸及后胸的背侧各有翅 1 对，分别称为前翅和后翅。翅膀中有分支复杂的血管系统，称为翅脉，其走向和分布可作为分辨昆虫种类的特征之一。前翅比后翅窄而有力，有时会加固。而在双翅目昆虫中，只有一对翅膀发育正常，后翅退化成棒状的平衡棒。还有许多无翅昆虫则是在进化的过程中失去了翅，成为寄生虫，如跳蚤和虱。

3. 腹部

腹部分节，内有重要的器官，如管状的心脏、梯形神经系统、胃肠系统和生殖器官。雌虫尾端的产卵器具有各种形状，雄虫尾端的外生殖器构造复杂，形态结构因种而异，也是昆虫种类鉴定的重要依据。

（二）生活史

绝大多数昆虫为有性生殖，发育成熟后，经过交配产生受精卵。受精卵在一定的环境条件下可以发育成幼虫和成虫。由于受精卵在发育新个体的过程中，幼虫与成虫的形态结构和生活习性差异很大，这种发育过程称为变态发育。变态发育是昆虫生长发育过程中的一个重要现象。根据发育过程中是否有蛹期可以把绝大多数昆虫分为完全变态（complete metamorphosis）与不完全变态（incomplete metamorphosis）两大类。完全变态的昆虫生活史包括卵、幼虫、蛹、成虫 4 个阶段，如蚊、蝇、白蛉和蚤等。在该类生活史中，昆虫的各阶段不论外形、食性、习性，甚至是生态环境，都截然不同。不完全变态的昆虫生活史包括卵、若虫（nymph）、成虫 3 个阶段，不需要经历蛹期，如虱、臭虫、蜚蠊等。在该类生活史中，若虫除了翅及生殖器官外，形态特征、生活习性及生态环境均与成虫相似，通常仅表现为体型较小、性器官未发育或未发育成熟。

在昆虫发育过程中，由于几丁质外骨骼的限制，昆虫必须通过周期性蜕皮才能完成个体生长与发育。两次蜕皮之间的虫态称为龄，其所对应的发育时间称为龄期。蜕皮不涉及生命周期阶段的变化，蜕皮的次数因种类而异。

幼虫或若虫冲破卵壳而出的过程叫孵化（hatching）；幼虫发育为蛹的过程称为化蛹（pupation）；蛹发育为成虫的过程称为羽化（emergence）。

二、蚊

蚊（mosquito）属于双翅目蚊科，是最重要的医学类昆虫之一。蚊的分布很广，凡有人类的地方几乎都有蚊类的活动。蚊的种类很多，迄今为止全世界已记录的蚊共有 3 亚科、112 属、3 500 余种和亚种。中国已发现 18 属、近 400 种和亚种，其中按蚊属（*Anopheles*）、库蚊属（*Culex*）和伊蚊属（*Aedes*）与疾病关系最密切，是重要的传播媒介。

（一）形态与结构

1. 形态

蚊与一般的昆虫一样，身体分为头、胸、腹 3 个部分（图 34 - 1）。

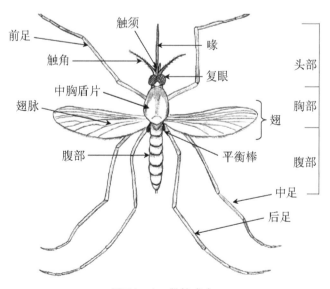

图 34 - 1 雌蚊成虫

（1）头部：似半球形，有复眼和触角各1对，口器1支。触角有15节，第一节称为柄节；第二节称为梗节；第三节以后的各节均细长，称为鞭节。各鞭节轮生一圈毛，称为轮毛。雌蚊的轮毛短而稀，雄蚊的轮毛长而密。在雌蚊触角上，除轮毛外，还有另一类是短毛，分布在每一鞭节上，这些短毛对空气中化学物质的变化产生反应，对二氧化碳、乳酸等化合物和湿度尤其敏感。在寻找吸血对象时，起作用的是短毛，而不是复眼。

蚊的口器称为喙（proboscis），属刺吸式口器，是传播病原体的重要构造。由上唇、舌各1个，上、下颚各1对，共同组成细长的针状结构，包藏在鞘状下唇之内。上唇细长，腹面凹陷构成食物管的内壁；舌位于上唇之下，和上颚共同把开放的底面封闭起来，组成食管，以吸取血液或其他液体状食物。舌的中央有一条唾液管。上颚末端较宽如刀状，其内侧具细锯齿，是蚊吸血时首先用以切割皮肤的工具。下颚末端较窄呈细刀状，其末端具有粗锯齿，随着皮肤切开以后，起锯刺皮肤的功用。下唇的表面被覆鳞片，多呈暗色，其末端裂为二片，称为唇瓣。当雌蚊吸血时，针状结构刺入皮肤；而唇瓣在皮肤外挟住所有刺吸器官；下唇则向后弯曲而留在皮外，具有保护与支持刺吸器的作用（图34-2）。雄蚊的上、下颚已退化或几乎消失，不能刺入皮肤，因而不适于吸血。

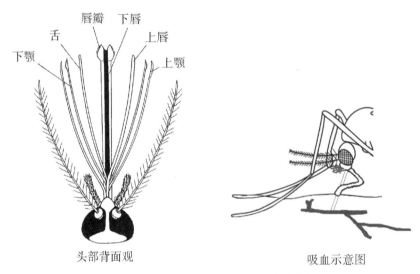

头部背面观　　　　　　　吸血示意图

图34-2　雌蚊口器及其刺入皮肤的姿态

在喙的两旁有触须（palp）1对，为下颚的附肢，是刺吸时的感觉器官。触须的长短和形状随蚊种与性别不同而各异。按蚊的雌、雄蚊触须与喙等长，但雄蚊触须的末两节膨大而向外弯曲；库蚊、伊蚊的雌蚊触须比喙短，雄蚊的触须则较缘长或等长（少数蚊种例外）。

（2）胸部：分前胸、中胸和后胸，每胸节有足1对，中胸有翅1对，后胸有平衡棒1对。蚊翅窄长，膜质，翅脉简单，翅脉上覆盖鳞片，翅后缘有缘鳞，翅鳞可形成麻点、斑点或条纹，对按蚊来说，这是分类的一个重要依据。蚊足细长，分别称为前足、中足和后足。足上常有鳞片形成的黑白斑点和环纹，为蚊种分类特征之一。

（3）腹部：分10节，第一至第七节明显可见。有的蚊种在其背面有由淡色鳞片组成的横带、纵条或斑点。尾端最末3节为外生殖器。雌蚊腹部末端有尾须1对，雄蚊则为钳状的抱器，构造复杂，是蚊种鉴别的重要依据。

2．内部结构

蚊具有消化、排泄、呼吸、循环及生殖等系统。

（1）消化系统：包括口腔、咽、食管、胃、肠及肛门。胃是消化道的主要部分，食物的消化与吸收均在胃内进行。在前胸内有 1 对唾腺，每一唾腺分 3 叶，每叶有一小唾腺管，最后汇合成总唾腺管，通入舌内。唾腺管能分泌和贮存唾液。唾液中含有多种酶，如能阻止被叮刺的人或动物的血液凝聚的抗血凝素、破坏吸入的红细胞的溶血素和使破坏的红细胞凝集的凝集素等。

（2）生殖系统：雄蚊有睾丸 1 对，自每一睾丸发出的输精管在远端膨大为储精囊，两者会合成射精管。射精管远端为阴茎，阴茎两侧有抱器。雌蚊有卵巢 1 对，输卵管在汇成总输卵管前的膨大部称为壶腹，总输卵管与阴道相连。在阴道的末端有受精囊（按蚊 1 个，库蚊和伊蚊 3 个）和 1 对副腺的开口，阴道则开口于第八、第九腹节交界处的腹面。每个卵巢由多个卵巢小管组成，每个卵巢小管包括 3 个发育程度不同的卵泡囊，当卵成熟排出后，卵泡囊依次逐个发育成熟。

（二）生活史

蚊的发育为完全变态，生活史分 4 个时期，即卵、幼虫、蛹和成虫（图 34 - 3）。其前 3 个时期生活于水中，而成虫生活于陆地。

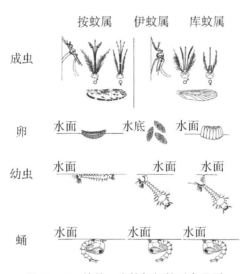

图 34 - 3　按蚊、库蚊与伊蚊形态区别

1．卵（egg）

雌蚊产卵根据种类的不同可能产在水面、水边或水中 3 种不同的位置，水面上的如按蚊和库蚊，水边的如伊蚊。按蚊和库蚊约在 2 天内孵化，而伊蚊则在 3 ～ 5 d。每只雌蚊一生产卵总数为 1 000 ～ 3 000 个。

2．幼虫（larva）

幼虫俗称"孑孓"，水生，无足，可在水中上下垂直游动。常用尾端贴着水面，做倒

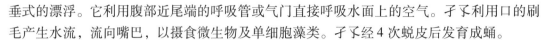

垂式的漂浮。它利用腹部近尾端的呼吸管或气门直接呼吸水面上的空气。孑孓利用口的刷毛产生水流，流向嘴巴，以摄食微生物及单细胞藻类。孑孓经4次蜕皮后发育成蛹。

3. 蛹（pupa）

蛹从侧面看起来呈逗点状。它几乎和孑孓一样活跃，不摄食，但可在水中游动，靠连接胸部气孔的一对呼吸角呼吸（化蛹时呼吸管从尾部移到头部），经2 d完全成熟。

4. 成蚊（adult）

新出生的蚊子在翅膀没有硬（羽化）之前无法起飞。蚊体表覆盖形状及颜色不同的鳞片，使蚊体呈不同的颜色，这是鉴别蚊类的重要依据之一。

三属蚊子生活史各期主要鉴别特征见表34-1。

表34-1 三属蚊子生活史各期主要鉴别特征

类型	按蚊	伊蚊	库蚊
卵	舟形，有浮囊，分散，常排成图案状浮于水面	橄榄形，无浮囊，分散，沉于水底	圆锥形，无浮囊，集成卵筏，浮于水面
幼虫（孑孓）	无呼吸管，具气门；静止时与水面平行	呼吸管短而粗；静止时做倒垂式的漂浮，与水面成一定角度	呼吸管长而细；静止时状态同伊蚊
蛹	呼吸管粗而短、漏斗状、口阔	呼吸管长短不一、口斜向或三角形	呼吸管细长、管状、口小
成蚊	雌、雄蚊的触须与喙等长，雄蚊末端膨大呈棒状；体呈黑灰色，翅多具黑白斑，足有无白环不定；停息时，虫体与喙成一直线，与停落面保持一定的角度	雌蚊触须显著短于喙，雄蚊触须则比喙长；体呈黑色，且有白色斑纹，翅无斑，足有白环；停息时虫体与喙有角度，与停落面保持平行状态	触须雌蚊同伊蚊，雄蚊与喙等长；体呈棕黄色，翅大多无斑，足多无白环；停息时同伊蚊

（三）习性

1. 滋生

蚊虫都滋生于水中，不同性质的水质和积水类型滋生不同种类的蚊虫。重要媒介蚊虫的滋生地主要有以下几种类型：

（1）田塘型：主要滋生在稻田、沼泽、人工湖、各类池塘等大型或较大积水场所，中华按蚊、嗜人按蚊、三带喙库蚊是该型代表蚊种。

（2）缓流型：主要滋生在小溪、沟渠等缓流中，微小按蚊是这个类型的代表蚊种。

（3）丛林型：主要滋生在丛林或山麓灌木隐蔽下的石穴、溪床积水等小型积水中，大劣按蚊是这个类型的代表蚊种。

（4）污水型：主要滋生在坑洼，尤其是污染的积水中（如阴沟、下水道、污水坑、沙井等），淡色库蚊和致倦库蚊是这个类型的代表蚊种。

（5）容器型：主要滋生在人工容器和植物容器（如社区内的树洞、石穴、积水轮胎，废弃的碗、盒，存接水的瓶瓶罐罐，丛生植物的叶腋等），埃及伊蚊和白纹伊蚊是这个类型的代表蚊种。

2. 交配

雄蚊在羽化后 24 h 之内完成交配姿势，多种雌蚊则在羽化后 1～2 d 内才交配。交配的动作因种类各异。常见黄昏时刻在田野或草地之处形成蚊柱做群舞。此时雌蚊见到群舞光景，就飞近蚊柱与同种雄蚊交配离去。交配通常需要 10～25 s。雌蚊一生只交配 1 次。

3. 摄食

蚊子以糖类为能源，通常以吮吸花蜜为生。只有雌蚊以血液作为产卵的营养时才吸血，而雄蚊不会。有些蚊种嗜吸人血，而有些则嗜吸动物血。一般伊蚊多在白天吸血，按蚊、库蚊多在夜晚吸血。在吸血过程中雌蚊获得病原体成为传播媒介。

4. 栖息

蚊羽化后和吸血后均需要寻找地方栖息，一般喜欢在隐蔽、阴暗和通风不良的地方。如其在屋内多在床下、柜后、门后，墙缝以及畜舍、地下室等，室外多在草丛、山洞、地窖、桥洞、石缝等处。据吸血后栖息习性不同把蚊分为 3 类：

（1）家栖型：蚊吸饱血后仍停留室内，待胃血消化、卵巢成熟才飞离房舍，寻找产卵场所，如淡色库蚊、嗜人按蚊。

（2）半家栖型：吸血后稍在室内停留，然后飞出室外栖息，如中华按蚊。

（3）野栖型：自吸血至产卵完全在野外，如大劣按蚊。

此分型并非绝对，即使同一蚊种，因地区、季节或环境的不同，其栖性也会改变。蚊虫的活动和栖息习性关系到杀虫剂的应用效果，特别是室内滞留喷洒和蚊帐处理的效果。

5. 季节消长

蚊的季节消长与温度、湿度和雨量等密切相关。中国气候南北悬殊，各蚊种季节消长亦不同。即使在同一地区的不同蚊种，或不同地区的同一蚊种，也因蚊本身的习性和环境因素的影响而有不同的季节消长情况。中国大多数地区在每年 6～9 月份是成蚊密度高峰季节。媒介蚊虫的季节消长与疾病流行的季节有关。

（四）重要传病种类及与疾病的关系

蚊类不仅吸血骚扰，而且传播多种疾病，中国重要的传病蚊种如下：

1. 嗜人按蚊（*Anopheles anthropophagus*）

该蚊为中国独有蚊种，分布在北纬 34°以南地区，主要滋生于植物遮阴较好、水质清凉的静水或缓流小积水中，如稻田、水坑、灌溉沟等。该虫是疟疾和马来丝虫病的重要媒介，传疟作用高于中华按蚊。

2. 中华按蚊（*An. sinesis*）

该蚊分布于除新疆和青海以外的全国各省区，幼虫主要滋生于缓流清水中，如小溪、沟渠、渗出水等。在广大平原，特别是水稻种植区，它是疟疾和马来丝虫病的重要媒介，特别是其种群数量大，可引起爆发性流行。

3. 微小按蚊（*An. minimus*）

该蚊分布在北纬32°以南山地和丘陵地区，是中国南方山区疟疾的主要媒介。

4. 大劣按蚊（*An. dirus*）

该蚊是热带丛林型按蚊，在中国主要分布于海南岛以及云南西部和广西南部的少数地区，主要滋生于丛林边缘荫蔽的溪床积水、浅潭、小池等处。通常有较高的自然感染率，是海南疟疾媒介防治的主要对象。

5. 淡色库蚊（*Culex pipiens pallens*）**和致倦库蚊**（*Cx. p. quinquefasciatus*）

淡色库蚊和致倦库蚊的形态、生态习性近似，但在中国的地理分布不同，以北纬32°~34°分界，致倦库蚊分布在南方广大地区，淡色库蚊分布于长江流域及以北地区，在分界区可有它们的中间型。两者都被称作"家蚊"，是室内常见的刺吸血蚊虫，是城市灭蚊的主要对象之一。幼虫主要滋生在小型特别是污染的坑洼、水沟以及容器积水。两者都是班氏丝虫病的主要媒介。

6. 三带喙库蚊（*Cx. tritaeniorhynchus*）

该蚊广泛分布在除新疆自治区以外的全国各省区，是绝大多数地区稻田蚊虫的优势种，但也广泛滋生在沼泽、池塘、灌溉渠、洼地积水等处。雌蚊人畜血液兼吸，偏好牛、马、猪、犬等血液，是中国流行性乙型脑炎的主要媒介。

7. 白纹伊蚊（*Aedes albopictus*）

该蚊分布较广，是东南亚和中国的常见蚊种，尤以北纬34°以南为常见，多滋生在居民点及其周围的容器（如缸、罐、盆、废弃轮胎等）和植物容器（如竹筒、树洞等）以及石穴等小型积水中，是登革热、寨卡热的重要媒介。

8. 埃及伊蚊（*Ae. aegypti*）

该蚊在中国的分布限于北纬22°以南的海南、广东、广西、云南部分地区和中国台湾地区南部，主要滋生在室内及其周围容器积水中。雌蚊偏爱吸人血，而且在一个生殖营养周期中有多重吸血的习性，因而增加了传播疾病的机会。埃及伊蚊也是登革热和寨卡热的传播媒介。

（五）防治原则

由于蚊虫的抗药性越来越强，加之杀虫剂对环境的污染及对生态平衡的影响，当前多采用综合治理的办法进行防治。

1. 环境治理

环境治理主要通过环境处理和环境改造改变滋生环境。主要包括对稻田型滋生地的处理，宜采用间歇灌溉、铲除岸边杂草和稻田养鱼；对污水型滋生地的处理，可通过疏通下水道、污水沟、改阳沟为暗沟并封闭、污水井加盖、填平污水池等方法达到减少蚊虫滋生地的目的；对容器型滋生地的处理，则需要采用搞好环境卫生、平洼填坑、堵塞树洞、处理竹筒、翻缸倒罐及清除废弃器皿、加强轮胎堆放的管理等措施。

2. 化学防治

双硫磷、倍硫磷、毒死蜱、杀螟松和辛硫磷等是杀灭蚊幼虫的主要药物。

（1）室内速杀：通常采用化学药物复合配合剂，用喷雾器、气雾罐等器械喷洒室内或蚊虫栖息场所。

（2）室内滞留喷洒灭蚊：多用于媒介按蚊的防治，是防治疟疾的主要措施之一，对家栖蚊类有明显效果。20 世纪 80 年代起，中国率先使用经杀虫剂处理的蚊帐，控制疟疾效果明显。目前，WHO 在非洲推荐使用药物浸泡蚊帐防控疟疾。

（3）室外灭蚊：一般用于某些蚊媒病，如登革热或乙型脑炎流行时，进行区域性或病家室内外及其周围处理；在疫区大面积采用超低量喷洒法快速灭蚊。

3. 生物防治

生物防治包括放养食蚊鱼类和施放生物杀虫剂。如在水沟、水池、河溪放养柳条鱼，在荷花缸、太平缸及宾馆公园内的小型水池放养观赏鱼类，在稻田内放养鲤鱼、非洲鲫鱼以及在灌溉沟内放养草鱼等。对一时不能改造的污水池、蓄水池、消防池以及城市的一般水池可采用投入化学杀虫剂或生物杀虫剂如苏云金杆菌 Bti-14 株或球形芽孢杆菌制剂的方法。

（六）法规防治

利用法律或条例规定防止媒介蚊虫的传入、对蚊虫防治进行监督以及强制性灭蚊。特别要加强机场和港口的检疫，防止媒介蚊虫被携带入境，通过运输工具扩散。

三、白蛉

白蛉（sandfly）是双翅目白蛉科的一部分昆虫的统称。全世界已知 700 余种，中国记录的有 40 余种。

（一）概述

白蛉是一种与蚊相似的微小吸血昆虫，长仅有 1.5～3.5 mm，胸背有特征性隆起呈驼峰样。成虫多为灰黄色或棕色，身上有细长毛。足细长，停息时双翅分开，向上向后竖立，与体背成 45°角，翅上具有细长白毛，飞行能力较弱，常呈跳跃式飞行。

生活史为全变态发育，包括卵、幼虫、蛹和成虫 4 个时期。幼虫滋生场所广泛而分散，室内外各阴湿洞穴与缝隙的泥土中均可。雌蛉多在黄昏至翌晨吸食两栖类、爬行类及哺乳动物的血液；雄蛉不吸血，以植物的叶汁为食。

成虫通常栖息于室内外阴暗、无风的场所，如屋角、墙缝、畜舍、地窖、窑洞、桥洞等处。同一蛉种可因环境不同而表现不同的栖息习性，如中华白蛉指名亚种在平原地区为家栖型，栖息于人房、畜舍内；在西北高原为野外栖型，多见于各种洞穴内。

（二）重要传病种类与疾病的关系

白蛉为各种利什曼病、白蛉热与巴尔通体病的传播媒介。在中国由白蛉传播的疾病主要为黑热病（内脏利什曼病）。某些人被白蛉叮咬后，可出现荨麻疹样过敏反应，严重瘙痒，甚而导致炎症感染。中国主要蛉种：

1. 中华白蛉指名亚种（*Phlebotomus chinensis chinensis*）

该虫为中国黑热病主要媒介。其分布于长江以北广大黑热病流行区，除新疆维吾尔自治区、甘肃河西走廊与内蒙古部分地区外，均有存在，且常为当地优势蛉种。

2. 中华白蛉长管亚种（*P. c. longiductus*）

该虫形似指名亚种，中国仅见于新疆维吾尔自治区，系南疆喀什等地区黑热病的主要传播媒介。

3. 亚历山大白蛉（*P. alexandri*）

该虫是新疆吐鲁番和甘肃西部地区黑热病的主要传播媒介。

4. 硕大白蛉吴氏亚种（*P. major wui*）

该虫为中国西北荒漠地区主要蛉种，是新疆塔里木与内蒙古额济纳旗等地自然疫源性黑热病传播媒介。

（三）防治原则

白蛉活动范围小，飞行能力弱，以药物杀灭成蛉为防治的主要措施。环境治理措施包括保持室内、畜舍及禽圈卫生，清除周围环境内的垃圾，以消除幼虫滋生地。用苏云金杆菌（H-14）杀灭幼虫有速效。个人防护可使用细孔蚊帐、纱窗、涂擦驱避剂或用艾蒿烟熏。

四、蝇

蝇（fly）属双翅目环裂亚目蝇科。全世界已知 34 000 余种，中国记录 4 200 余种。中国与卫生有关的蝇类，多属花蝇科（*Anthomyiidae*）、厕蝇科（*Fanniidae*）、蝇科（*Muscidae*）、丽蝇科（*Calliphoridae*）、麻蝇科（*Sarcophagidae*）等。幼虫营专性寄生的有狂蝇科（*Oestridae*）、皮蝇科（*Hypodermatidae*）、胃蝇科（*Gasterophilidae*）等。

（一）形态

1. 头部

其头部近半球形，有复眼和触角各 1 对，口器 1 支。复眼大，通常雄蝇两眼间的距离较窄，雌蝇较宽，或雌雄复眼距离区别甚微，或无区别；其头顶有 3 个排成三角形的单眼。触角分 3 节，第三节最长，其基部前外侧有 1 根触角芒。大部分蝇类的口器为舐吸式，由基喙、中喙和 1 对唇瓣组成，基喙上有 1 对触须（图 34－4）。口器可伸缩折叠，以唇瓣直接舐吸食物，唇瓣腹面有对称排列的假气管，食物由此流入两唇瓣间的口腔。吸血蝇类的口器为刺吸式，能刺入人、畜皮肤吸血。

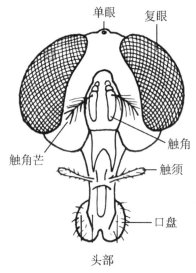

图 34－4 非吸血蝇类头部结构

2. 胸部

蝇的前胸和后胸退化，中胸特别发达。中胸背板和侧板上的鬃毛、斑纹等特征是分类的依据；前翅 1 对，后翅退化为平衡棒；足 3 对、较短，跗节分 5 节，末端有爪和爪垫各 1 对，中间有 1 爪间突，爪垫发达，密布粘毛。爪垫和足上密布鬃毛，均可携带多种病原体。

3. 腹部

腹部由 10 节组成，一般仅可见前 5 节，后 5 节演化为外生殖器。雌蝇外生殖器通常藏于腹部，产卵时伸出。雄蝇外生殖器是蝇种鉴定的重要依据。

（二）生活史

蝇的发育属于完全变态，生活史包括卵、幼虫、蛹和成虫 4 个时期。

1. 卵

蝇卵为椭圆形或香蕉状，长约 1 mm，乳白色，常数十至数百粒堆积成块。在夏季，卵产出后 1 d 即可孵化。

2. 幼虫

幼虫俗称蛆，圆柱形，前尖后钝，无足无眼，乳白色；幼虫分 3 龄。幼虫腹部第 8 节后侧有后气门 1 对，由气门环、气门裂和钮孔组成，是主要的呼吸孔道；后气门形状是幼虫分类的重要依据。

3. 蛹

蛹呈圆筒形，长为 5 ～ 8 mm，棕褐色至黑色。在夏秋季，蛹一般 3 ～ 6 d 羽化。

4. 成虫

羽化 1 ～ 2 天后进行交配，一般一生仅交配 1 次，数日后雌虫产卵。

整个生活史所需时间与蝇种、温度、湿度、食物等因素有关。

（三）习性

1. 滋生

蝇类幼虫滋生地很广泛，各种蝇类有所不同，有的蝇类以牲畜粪为主，有的以人粪为主，有的以腐败的肉类或动物尸体为主，也有的以腐败的植物、垃圾等为主。如家蝇幼虫是杂食性的，几乎在上述各类型滋生物中均能滋生，但最喜欢的是畜粪和腐败植物。

2. 食性

成蝇的食性复杂，香、甜、酸、臭均喜欢，且食量巨大，取食频繁。蝇在进食时，用口器舐吸各种液体、半固体食物，对于干燥食物，如干的糖、糕饼或血液等，可吐出唾液或一部分吸食的液汁（吐滴）来溶解食物，然后再行吸取。蝇有边吃、边吐、边排粪的习惯，且常更换取食地点，因此可造成病原体广泛传播。

3. 活动和栖息

蝇类的活动和栖息场所因种类、季节、温度和地域各异。大多数蝇类在白天活动，夜间常栖息，喜光厌黑，常飞向有光的地方寻找食物。活动受气温限制较为明显，在 7 ～ 8 ℃ 时往往不活动，12 ℃时正常飞行，15 ℃时摄食频繁，17 ℃时产卵繁殖。蝇的飞行能力很强，可以在远达数千米以外觅食和产卵。

4. 季节消长

蝇的季节分布随种类和各地气候情况而不同，一般是春季出现，夏秋最多，秋冬逐渐减少以至绝迹。

（四）重要传病种类与疾病的关系

1. 中国重要蝇种

（1）家蝇（*M. usca domestica*）：灰褐色。胸部背面有 4 条黑色纵纹。幼虫主要滋生于畜粪和垃圾中；成虫常出入住室，室内 95% 为该蝇种，与各种疾病的关系密切。

（2）大头金蝇（*C. hrysomyia megacephala*）：躯体肥大，头宽于胸，体呈青绿色金属光泽。复眼深红色，颊橙黄色。幼虫主要滋生在人、畜粪便中；成虫活动于腐烂的瓜果、蔬菜及粪便周围，厨房内常可见，是肠道传染病的主要传播蝇种。

（3）巨尾阿丽蝇（*A. ldrichina grahami*）：胸部灰黑色，中胸背板前部中央有 3 条黑色纵纹，中央的 1 条较宽，腹部背面有深蓝色金属光泽。幼虫主要滋生在人的稀粪及尿中；成虫主要在室外活动。

（4）丝光绿蝇（*L. ucilia sericata*）：体呈绿色金属光泽，颊部银白色。幼虫主要滋生于动物尸体或腐败的动物质中；成虫活动在腥臭腐烂的动物质及垃圾等处，也常飞入住室或食品店。

（5）棕尾别麻蝇（*B. oettcherisca peregrina*）：体呈暗灰色，胸背有 3 条黑色纵纹，腹部背面有黑白相间的棋盘状斑。幼虫或滋生在稀粪中，或滋生于酱缸、腌菜缸中；成虫活动于室内外。

（6）厩螫蝇（*S. tomoxys calcitrans*）：暗灰色，形似舍蝇，刺吸式口器。幼虫主要滋生在禽、畜粪或腐败的植物质中；成虫在室外活动，刺吸人畜血液。

2. 与疾病的关系

蝇除骚扰人、污染食物和吸血蝇的叮刺吸血外，更重要的是传播多种疾病和引起蝇蛆病。

（1）传播疾病：机械性传播是蝇类主要的传病方式。蝇通过停落、舔食、呕吐和排泄等活动将病原体传播扩散，引起消化道疾病（如痢疾、霍乱、伤寒、脊髓灰质炎）、呼吸道疾病（如肺结核和肺炎）、皮肤疾病（如雅司病、皮肤利什曼病、细菌性皮炎、炭疽和破伤风）、眼病（如沙眼和结膜炎）和肠道蠕虫病。此外，某些蝇类能够进行生物性传播，引起寄生虫性疾病（如舌蝇传播锥虫病）。

（2）蝇蛆病（myiasis）：一些蝇的幼虫能寄生在人体和动物的组织或腔道内而致病，通常取出幼虫后症状即消失。

A. 胃肠蝇蛆病：致病的为家蝇、厕蝇、腐蝇、金蝇、丽蝇等属的蝇种。多因蝇卵或幼虫随污染的食物或饮水进入人体而导致寄生。多数患者有消化道功能紊乱、食欲不振、恶心、呕吐、腹痛、腹泻或肠炎等症状。可根据从粪便排出或呕吐出的蝇蛆做出诊断。

B. 口腔、耳、鼻咽蝇蛆病：多由金蝇、绿蝇和麻蝇等属的种类引起。常因这些器官的分泌物有臭味而招致蝇产卵或排蛆。严重时可穿透软腭与硬腭，鼻中隔、咽骨遭破坏，甚至引起鼻源性脑膜炎。

C. 泌尿生殖道蝇蛆病：致病的为麻蝇、绿蝇、金蝇、厕蝇等属的种类，可引起尿道炎、膀胱炎与阴道炎等。

D. 眼蝇蛆病：主要由狂蝇属某些种类的一龄幼虫所致，以羊狂蝇最常见。狂蝇蛆多致结膜蝇蛆病，患者有异物感、痒痛和流泪等症状。

E. 皮肤蝇蛆病：主要由纹皮蝇（*Hyperderma lineatum*）和牛皮蝇（*H. bovis*）的一龄幼虫所引起。主要症状为移行性疼痛、出现幼虫结节或匐行疹，移行部位可有痛胀和搔痒感。

F. 创伤蝇蛆病：由绿蝇、金蝇等属的幼虫侵入皮肤创伤处寄生引起。

（五）防治原则

灭蝇的基本环节是搞好环境卫生，控制和管理蝇的滋生场所。

1. 环境防治

采取多种方法限制蝇的滋生，如对垃圾及腐败动植物、食物残渣、食品制作下脚料、厨房、粪池等进行密闭化管理，防止蝇接触。

2. 物理防治

针对小容器内或比较局限的场所已孳生的蛆虫可用开水烫或用水浸泡杀灭；用直接拍打、捕蝇笼诱捕和粘蝇纸粘捕等方法杀灭成蝇。安装纱门纱窗防止蝇飞入室内。

3. 化学防治

合理使用杀虫剂，掌握和选择好施药时机、场所、药物种类、剂型、用药、施药方法；尽量减少对环境的污染和避免苍蝇产生抗药性。近年来，利用昆虫生长调节剂杀灭蝇蛆有较好效果，这类化合物的作用是通过阻碍或干扰昆虫的正常发育生长而使昆虫致畸、致死。

4. 生物防治

应用蝇类天敌和致病生物灭蝇，如寄生蜂寄生于蝇蛹。苏云金杆菌 H-9 的外毒素能杀灭蝇幼虫。

五、蚤

蚤（flea）属于蚤目，是哺乳动物和鸟类的体外寄生虫。世界已知有 2 500 余种和亚种，中国记录有 650 余种和亚种。

（一）概述

蚤是小型、无翅、善跳跃的寄生性昆虫。成虫棕黄至深褐色，体小而侧扁，触角长在触角窝内，全身鬃、刺和栉均向后方生长，能在宿主毛、羽间迅速穿行。后腿发达、粗壮，善于跳跃。

跳蚤属于完全变态的昆虫，具有 4 个阶段：卵、幼虫、蛹和成虫。成虫必须吸血才能进行繁殖。跳蚤通常跳到宿主身上后就不再离开，2 d 后就可开始排卵。雌蚤通常在宿主皮毛上和窝巢中产卵，由于卵壳缺乏黏性，宿主身上的卵最终都散落到其窝巢及活动场所，因此这些地方也就是幼虫的滋生地，如鼠洞、畜禽舍、屋角、墙缝、床下以及土坑等。卵的孵化需要 2～12 d。

蚤各期发育和繁殖对温度的依赖都很大，蚤成虫也对宿主体温有敏感的反应，当宿主因发病而体温升高或在死亡后体温下降时，蚤都会很快离开，去寻找新的宿主。这一习性在蚤传播疾病上很重要。

（二）与疾病的关系

蚤对人的危害可分为骚扰吸血、寄生和传播疾病 3 个方面：

1. 骚扰吸血

雌雄跳蚤均可吸血，吸血频数高、吸血量大、骚扰刺激常使人畜不得安宁。吸血时，分泌唾液注入宿主皮下，可引起局部组织变态反应，局部可引起丘疹、风疹，搔抓后可变成风团，抓破后可致化脓感染等。

2. 寄生

潜蚤雌虫寄生于动物皮下。人体是因穿皮潜蚤（*Tunga penetrans*）寄生引起潜蚤病。该病常见于中南美洲及热带非洲，中国尚无记录。

3. 传播疾病

蚤主要通过生物性方式传播疾病。最重要的是鼠疫，其次是鼠型斑疹伤寒（地方性斑疹伤寒），还能传播犬复孔绦虫、缩小膜壳绦虫和微小膜壳绦虫病等。

（1）鼠疫：是鼠疫耶尔森菌（*Yersinia pestis*）所致的烈性传染病。其自然宿主在中国是旱獭、黄鼠和沙鼠，蚤是重要的传播媒介。当蚤吸食病鼠血后，鼠疫杆菌在蚤的前胃棘间增殖，形成菌栓，造成前胃堵塞。再次吸血时血液不能到达胃内，反而携带杆菌回流到宿主体内致使宿主感染。受染的蚤由于饥饿频繁吸血，因而更多地感染宿主动物。该习性在鼠疫的传播上具有重要意义。病原体通过蚤在野栖啮齿动物中传播，构成鼠疫自然疫源地，当人或家栖鼠类进入疫源地感染了鼠疫，可引起家鼠和人之间鼠疫流行。

（2）地方性斑疹伤寒（endemic typhus）：又称鼠型斑疹伤寒，是由蚤传播的莫氏立克次体（*Rickettsia mooseri*）引起的急性传染病。原是热带和温带鼠类特别是家栖鼠类的传染病，在人群中仅为散发，偶尔也暴发流行。蚤吸血感染后，立克次体在蚤胃和马氏管上皮细胞内繁殖，细胞破裂后随粪排出。一般认为人是在被蚤叮咬后蚤粪污染伤口而致感染。立克次体在蚤类粪中可保持传染性长达 9 年。重要传播媒介有印鼠客蚤、具带病蚤和缓慢细蚤等。

（3）绦虫病：蚤是犬复孔绦虫、缩小膜壳绦虫和微小膜壳绦虫的中间宿主。人体感染主要是误食了含似囊尾蚴的蚤而致。

（三）防治原则

防治的基本原则就是清除滋生地，包括清除鼠窝、堵塞鼠洞，清扫禽畜棚圈、室内暗角等，并结合除虫进行防鼠、灭鼠；减少或杜绝养猫、养狗是控制蚤类的重要措施。

六、虱

虱寄生于人体、其他哺乳动物（除了单孔目和蝙蝠外）和鸟类的身上。以人类为宿主的虱有 3 种：人头虱、人体虱和阴虱（又称耻阴虱）。其中，人头虱和人体虱属于人虱科（*Pediculus humanus*），阴虱属于阴虱科（*Pthirus pubis*）。

（一）形态

1. 人体虱

人体虱又称衣虱，寄生于人类躯干和四肢，不吸血时隐藏于衣物缝隙褶皱内。成虫体长约 4 mm，雌虱略大于雄虱，身体狭长，呈灰白色或白色，分为头、胸、腹三部分，有 3 对足。雄虱腹部末端钝圆，常有生殖器的阴茎伸出，形似 "Y"。雌虱尾端分叉，形似 "W" 形凹陷。

2. 人头虱

人头虱寄生于人类头发中，体长约 3 mm，体虱外表与头虱相似。

3. 阴虱

该虫主要寄生于人体阴毛处，也有寄生于睫毛、腋毛、眉毛、头发及其他浓密体毛处的报道。阴虱体型较体虱、头虱为小，1～3 mm，身体扁平，呈灰白色，外形如同螃蟹，故又称蟹虱。

（二）生活史

虱生活史为不完全变态，分为卵、若虫、成虫 3 个时期。

1. 卵

卵为椭圆形，白色，俗称 "虮子"。雌虱在产卵时用尾端挟持毛发或衣服纤维，分泌胶液，将卵粘住，使之不脱落。卵黏附在毛发或纤维上，其游离端有气孔和小室，若虫就从卵盖处孵出。人头虱和阴虱均产卵在毛发根部，人体虱则产卵在衣服的纤维上。

2. 若虫

卵孵化后的若虫形态基本与成虫相似，仅仅颜色稍淡一些，个头稍小一些。若虫一经孵出即可吸血，经过 3 次蜕皮即变为成虫。

3. 成虫

雌雄成虫在若虫末次脱皮后 10 h 内即可交配，一个成虫一生可交配若干次。雌虫在交配 2 d 后开始产卵。一个雌虫一生累计可产卵 200～300 个。从卵发育至成虫通常需要 3～4 周，在温度适宜时（30～32 ℃）和随时能得到血源的情况下，只需要 16 d 即可完成一次传代。

（三）与疾病的关系

1. 叮刺吸血

虱病本身是寄生虫疾病，虱吸血时会向人体内注入唾液以防止血液凝聚，因而使人产生瘙痒感。人亦可能因抓搔而使皮肤破损、溃烂进而导致细菌感染。

2. 传播传染病

（1）流行性斑疹伤寒（epidemic typhus）：当虱叮咬患者时，普氏立克次体侵入虱胃上皮细胞内，并大量繁殖，数日后细胞破裂，病原体随虱粪便排出。当虱再次叮咬人时，虱粪便污染皮肤伤口；或虱被挤碎后病原体逸出，经皮肤伤口侵入人体，造成感染。中国仅有少数散发病例。

（2）战壕热（trench fever）：虱叮咬患者时将病原体五日热立克次体吸入胃内，病原体在虱胃腔内或胃上皮细胞表面繁殖，后随粪便排出。虱粪便污染皮肤伤口，造成感染。

（3）虱媒回归热（louse borne relapsing fever）：虱叮咬患者，病原体回归热疏螺旋体经虱胃进入血腔中大量繁殖，如虱被挤碎，病原体逸出，经皮肤伤口侵入人体，造成感染。中国已基本消灭该病，但国际上仍将其列为监测传染病。

（4）阴虱本身并不传播其他疾病，但是由于阴虱主要通过人类性行为传播，故属于性传播疾病的一种。

（四）防治原则

1. 预防

注意个人卫生如勤更衣、勤洗澡、勤换洗被褥和勤洗发等，以防生虱，预防阴虱更应洁身自好。

2. 灭虱

灭虱的方法很多，分为物理和药物两类。对衣物最简便的方法是蒸煮、干热、熨烫等，不耐高温的衣物可用冷冻法，但不可用农药来灭虱，以防中毒。

第三节 蜘 形 纲

蜘形纲是节肢动物门中第二大类群。全世界已知蜘形纲物种有 5 万多种，现存种类可以分为 3 亚纲 12 目。蜘形纲的一般特征是躯体分头胸部及腹部或头胸腹合为一体，无触角，无翅，成虫有足 4 对。与医学有关的有蜱螨亚纲（Acari）、蝎亚纲（Scorpiones）和蜘蛛亚纲（Araneae）。本节主要介绍蜱螨亚纲中与医学相关的重要蜱螨。

一、蜱

蜱（tick）属于蜘形纲蜱螨亚纲寄螨目（Pariorie）蜱总科，成虫在躯体背面有壳质化较强的盾板，通称为硬蜱，属硬蜱科；无盾板者，通称为软蜱，属软蜱科。全世界已发现的 900 余种和亚种中，中国已记录的硬蜱科有 100 余种和亚种，软蜱科有 10 余种。蜱是许多种脊椎动物体表的暂时性寄生虫，是一些人兽共患病的传播媒介和贮存宿主。

（一）形态

虫体为椭圆形，背腹扁平，背面稍隆起，体型极微小。不吸血时，有米粒大小，吸饱血液后，胀大如赤豆或蓖麻子状；表皮革质，背面有或无壳质化盾板。虫体分颚体（也称"假头"）和躯体两部分。

1. 硬蜱

颚体位于躯体前端，从背面可见到，由颚基、螯肢、口下板及须肢组成。螯肢 1 对，从颚基背面中央伸出，是重要的刺割器；口下板 1 块，位于螯肢腹面，与螯肢合拢时形成口腔；口下板腹面有倒齿，为吸血时固定于宿主皮肤内的附着器官；螯肢的两侧为须肢。躯体呈袋状，大多褐色，两侧对称。雄蜱背面的盾板几乎覆盖着整个背面，雌蜱的盾板则仅占体背前部的一部分。腹面有足 4 对，每足 6 节，即基节、转节、股节、胫节、后跗节和跗节；基节上通常有距。

2. 软蜱

颚体在躯体腹面，从背面看不见。躯体背面无盾板，体表多呈颗粒状小疣，或具皱纹、盘状凹陷。成虫及若虫足基节 1～2 之间有基节腺的开口，在吸血时，病原体随基节腺液的分泌污染宿主伤口而造成感染。

（二）生活史

蜱虫发育过程分卵、幼虫、若虫和成虫 4 个时期。其中幼虫有足 3 对，若虫和成虫有足 4 对。

1. 卵

该虫卵呈球形或椭圆形，直径为 0.5 ~ 1 mm，淡黄色至褐色，常堆集成团；适宜条件下可在 2 ~ 4 周内孵化出幼虫。

2. 幼虫

幼虫形似若虫，但体小，有足 3 对，经 1 ~ 4 周蜕皮为若虫。

3. 若虫

若虫与成虫形态相似，有足 4 对，但生殖系统尚未发育成熟，无生殖孔。硬蜱若虫仅有 1 期，软蜱若虫有 1 ~ 6 期不等。若虫吸血后再经 1 ~ 4 周蜕皮为成虫。

4. 成虫

成虫吸血后交配落地，爬行在草根、树根、畜舍等处，在表层缝隙中产卵。产卵后雌蜱即干死，雄蜱一生可交配数次。硬蜱完成一代生活史所需时间为 2 个月至 3 年不等；多数软蜱需要半年至 2 年。

（三）习性

1. 滋生

硬蜱多生活在森林、灌木丛、开阔的牧场、草原、山地的泥土中等。软蜱多栖息于家畜的圈舍、野生动物的洞穴、鸟巢及人房的缝隙中。

2. 产卵

硬蜱一生产卵 1 次，吸饱血后在 4 ~ 40 d 内全部产出，可产数百至数千个，因种而异。软蜱一生可产卵多次，一次产卵 50 ~ 200 个，产卵总数可达千个。

3. 吸血

蜱的幼虫、若虫、雌雄成虫都吸血。宿主包括陆生哺乳类、鸟类、爬行类和两栖类，有些种类会侵袭人类。多数蜱种的宿主很广泛，如全沟硬蜱的宿主包括哺乳类 200 种、鸟类 120 种，以及少数爬行类，并可侵袭人体，这在流行病学上有重要意义。硬蜱多在白天侵袭宿主，吸血时间较长，一般需要数天。软蜱多在夜间侵袭宿主，吸血时间较短，一般数分钟到 1 h。蜱的吸血量很大，各发育期吸饱血后体积可胀大几倍至几十倍，雌硬蜱甚至可达 100 多倍。

4. 栖息

硬蜱多栖息在开阔的环境，如森林、灌木丛、草原、半荒漠地带。不同蜱种的分布与气候、土壤、植被和宿主有关，如全沟蜱多见于高纬度针阔混交林带，草原革蜱则生活在半荒漠草原。软蜱栖息于隐蔽的场所，包括兽穴、鸟巢及人畜住处的缝隙里。

5. 寻觅宿主

蜱的嗅觉敏锐，对动物的汗臭和二氧化碳很敏感，当与宿主相距 15 米时，即可感知，由被动等待到活动等待，一旦接触宿主即攀登而上。如栖息在森林地带的全沟硬蜱，成虫寻觅宿主时，多聚集在小路两旁的草尖及灌木枝叶的顶端等候，当宿主经过并与之接触时即爬附宿主；栖息在荒漠地带的亚东璃眼蜱，多在地面活动，主动寻觅宿主；栖息在牲畜圈舍的蜱种，多在地面或爬上墙壁、木柱寻觅宿主。蜱的活动范围不大，一般为数十米。宿主的活动，特别是候鸟的季节迁移，对蜱类的散播起着重要作用。

6. 季节消长

气温、湿度、土壤、光周期、植被、宿主等都可影响蜱类的季节消长及活动。在温暖地区，多数种类的蜱在春、夏、秋季活动。在炎热地区，有些种类在秋、冬、春季活动。软蜱因多在宿主洞巢内，故终年都可活动。

（四）重要传病种类与疾病的关系

1. 全沟硬蜱（*Ixodes persulcatus*）

该虫为典型的森林蜱种，是针阔混交林优势种。成虫寄生于大型哺乳动物，经常侵袭人；幼虫和若虫寄生于小型哺乳动物及鸟类。其分布于东北和内蒙古、甘肃、新疆、西藏等地，是中国森林脑炎的主要媒介，并能传播 Q 热和北亚蜱传立克次体病（又称西伯利亚蜱传斑疹伤寒）。

2. 高原革蜱（*Dermacentor altissima*）

该虫为典型的草原种类，多栖息于干旱的半荒漠草原地带。成蜱春季活动，幼蜱、若蜱夏秋季出现。成虫寄生于大型哺乳类，有时侵袭人；幼虫和若虫寄生于各种啮齿动物。其分布于东北、华北、西北和西藏等地区，是北亚蜱传立克次体病的主要媒介，也可传播布鲁菌病。

3. 亚东璃眼蜱（*Hyalomma asiaticus*）

该虫栖息于荒漠或半荒漠地带。成虫出现在春夏季，主要寄生于骆驼和其他牲畜，也能侵袭人，幼虫和若虫寄生于小型野生动物。其分布于吉林、内蒙古以及西北等地区。为新疆出血热传播媒介。

4. 乳突钝缘蜱（*Ornithodoros papillipes*）

该虫生活于荒漠和半荒漠地带，为多宿主蜱。成虫寄生于狐狸、野兔、野鼠、刺猬等中小型兽类，也常侵袭人。其分布于新疆、山西。传播回归热和 Q 热。

（五）防治原则

1. 环境防治

草原地带应采用牧场轮换和牧场隔离办法灭蜱；结合垦荒，清除灌木杂草，清理禽畜圈舍，堵洞嵌缝以防蜱类滋生；捕杀啮齿动物。

2. 化学防治

蜱类栖息及越冬场所可喷洒马拉硫磷、杀螟硫磷等。林区用六六六烟雾剂收效良好，牲畜可定期药浴杀蜱。

3. 生物防治

由于蜱虫主要栖息在草地、树林中，用生物农药狂扫喷洒主要发生蜱虫的地面，持效期特长，对人畜无害；也可用藻盖杀（0.12% 藻酸丙二醇酯）物理防治，其无色无味，对人体无毒、无害、无污染。

4. 个人防护

人进入有蜱地区要穿"五紧服"，长裤长靴，戴防护帽。外露部位要涂布驱避剂，离开时应相互检查，勿将蜱带出疫区。

二、螨

螨（mite）是一种 8 足生物，体形极小，必须借助显微镜观察。与医学有关的种类主要是蜱螨亚纲中寄螨目的革螨，真螨目中的恙螨、疥螨、蠕形螨、尘螨等。

（一）革螨

革螨又称腐食螨，属于寄螨目革螨总科（Gamasoidea），全世界已知的有 800 多种。中国已发现约 400 种，绝大多数营自生生活，少数营寄生生活，寄生在禽类和某些啮齿动物身上。其中和人关系比较密切的主要是鸡皮刺螨（*Dermatophagoides gallinae*），其次是囊禽刺螨（*Ornithonyssus bursa*）、柏氏禽刺螨（*Orn. bacoti*），以上 3 种革螨除分别寄生于鸡、鸽、鼠体外，也危害人类，可叮咬人的皮肤吸血，引起皮炎和瘙痒。

1. 概述

革螨的特征与蜱较接近，但躯体较小，一般在 1 mm 左右，少数种类吸血后可达 3 mm 左右。革螨的生活史分卵、幼虫、若虫、成虫 4 个时期。幼虫不吸血，而若虫、成虫均吸血。革螨卵生，无黏性，常落于动物巢内，幼螨孵出后可长期巢栖，耐饥力甚强。

2. 重要传病种类与疾病的关系

革螨对人类健康的危害为叮刺吸血引起人体皮炎，以及传播疾病。革螨的传病作用在保存疫源地方面起一定的作用。

（1）鸡皮刺螨：主要寄生于鸡、鸽的体表，故又称鸡螨或鸡虱，国内广泛分布，多在春秋季节繁殖。多发病于养鸡的农民和鸡场工人，叮咬后局部皮肤出现红色的小丘疹或风团样损害，中央有针头大的"咬痕"，有奇痒，夜间加剧，在 3～5 d 后消退，留下色素沉着斑；皮疹主要分布在腰部、腹部、四肢、腋下、肘窝、腋窝处。

（2）囊禽刺螨：为热带的鸟螨，主要寄生在鸡、鸟体表，属于巢栖型寄生革螨；可刺吸人血，多见于爱养鸟和养鸡者的手背、四肢或躯干处，被咬处出现水肿性红斑、丘疹、风团，有奇痒，数日后消退。

（3）柏氏禽刺螨：属巢栖型革螨，寄生于鼠的体表，故又称鼠螨。其分布于世界各地，国内也广泛分布。在鼠多的地区这些革螨也经常叮咬人的小腿、足背及踝部，局部出现风团、丘疹或水疱，中央有针头大的"咬痕"，常呈线状分布，伴有剧痒，常因搔抓引起继发感染；有些革螨不仅引起皮肤损害，同时也可通过刺蜇传播病毒、立克次体、细菌等病原体，引起森林脑炎、Q 热、野兔热、地方性斑疹伤寒等传染病。

3. 防治原则

防治方面主要是搞好环境卫生，清除杂草，保持鸡舍的清洁，消灭革螨的滋生场所及用药物杀灭革螨。常用有机磷如敌敌畏熏蒸灭螨，此外还可喷洒乐果、马拉硫磷、敌百虫等消灭革螨，但要注意防止家禽中毒。

（二）恙螨

恙螨又称"砂螨""砂虱"，属真螨目恙螨科（Trombiculidae）。全世界已知有 3 000 多种和亚种；中国已发现约 500 种和亚种，多分布在东南沿海和云贵高原地区。寄生在人体的恙螨幼虫有 30～40 种，在中国主要是红恙螨及地里纤恙螨，它们最喜欢寄生在鼠的耳廓内刺吸鼠血，故有人称它为"鼠螨皮炎"。

1. 概述

恙螨以幼虫暂时寄生,若虫和成虫营自生生活。恙螨生活史分卵、幼虫、若虫、成虫4个时期。恙螨幼虫一般呈沙红色,亦有呈乳白或深红色,细沙粒大小。成虫产卵于泥土隙缝中,经5～7 d孵化为幼虫,寄生于啮齿类小动物上,吸血一次即入土变为若虫,经两次蜕皮变为成虫。恙螨滋生于温暖潮湿杂草丛生的场所,以南方较多,但在北方寒冷地带、高原和沙漠中也发现许多微小生境,适宜其生存和分布。恙螨仅幼虫吸血,幼虫寄生于哺乳动物和鸟类、爬行类、两栖类动物,有时也侵袭人。当宿主在滋生地停留时,幼虫被宿主的气味所吸引,爬到宿主身上,先以螯肢爪刺入皮肤,再注入唾液,以分解和液化宿主的上皮细胞及组织,然后吸附宿主的组织液、淋巴液和血液,引起蛋白的凝固坏死,形成一条吸管,称之为“茎口”。在吸血时一般不换部位和更换宿主,可在宿主体内停留40～72 h,亦有长达10 d者。

2. 重要传病种类与疾病的关系

恙螨是恙虫病的媒介。恙螨还被疑为流行性出血热的媒介。

(1)地里纤恙螨(*Leptotrombidium deliense*):以野生家鼠属(如黄毛鼠、褐家鼠、黑线姬鼠等)为主要宿主,分布于长江以南沿海各省及云南、贵州、四川、西藏,以广东和福建分布最广,是中国南方恙虫病的重要媒介。

(2)小盾纤恙螨(*L. scutellare*):以黄毛鼠、黑线姬鼠、社鼠为主要宿主,分布于黑龙江、陕西、河南、山东、江苏、安徽、湖北、福建、浙江、江西、广东、广西、云南等省,是中国北方恙虫病的重要媒介。近年来中国国内有人在小盾恙螨体内分离到出血热病毒。

3. 防治原则

搞好环境卫生,清除杂草,消除滋生场所,堵塞鼠洞,尤其是灭鼠都是有效的防治原则;在人经常活动的地方、鼠洞、鼠道附近及滋生地进行药物杀螨;野外工作时做好个人防护。

(三)疥螨

疥螨是永久性皮肤寄生螨,属真螨目疥螨科(Sarcoptidae)。该虫专性寄生在人及马、牛、羊、骆驼、猪、狗、兔等宿主的体表,引起皮疹、隧道结构、剧烈瘙痒的顽固性皮肤炎症,即疥疮。

1. 概述

疥螨很小,肉眼不易看见。背面隆起如半球状,腹面前后各有2对足,均很短,整个虫体形状如龟。背面具有1个盾板和许多横纹,并有多鳞形皮棘。疥螨生活史分为卵、幼虫、前若虫、后若虫和成虫5个时期。疥螨寄生在人体皮肤表皮角质层间,啮食人的角质层组织,逐渐形成蜿蜒的隧道。雄螨夜晚在人皮肤表面交配后不久死去,雌螨则钻入皮肤,数日后于隧道内产卵。疥螨常寄生于人体皮肤较柔软嫩薄之处,常见于指间、腕屈侧、肘窝、腋窝前后、腹股沟、外生殖器、乳房下等处;但儿童则全身皮肤均可被侵犯。

2. 与疾病的关系

疥螨的致病作用是挖掘隧道引起皮损所致,而其分泌物、代谢产物以及死虫体又引起过敏反应,使人发生奇痒。疥螨夜间大肆活动,常造成失眠而影响健康。在引起皮损的初期，仅限于隧道入口处发生针头大小的微红小疱疹，但经患者搔破，可引起血痂和继发感染，产生脓泡、毛囊炎或疖病，严重时可出现局部淋巴结炎，甚至产生蛋白尿或急性肾炎。

3. 防治原则

注意个人卫生是最有效的防治办法。避免与患者接触及使用患者的衣被，发现病情应及时治疗，患者的衣服需要煮沸或蒸气消毒处理，或撒上杀疥虫的制剂；不能煮烫的衣服用塑料包包扎 1 周后，待疥螨饿死后清洗。

（四）尘螨

尘螨属真螨目尘螨亚科（Dermatophagoidinae），是屋尘过敏原中最主要的成分，主要引起尘螨性哮喘、过敏性湿疹及过敏性鼻炎，影响人群的健康。

1. 概述

尘螨营自生生活，一般不寄生，主要滋生于卧室内，多在被褥、枕头、软垫家具及不常洗涤的厚纤维衣服中，主要以人体脱落的皮屑为食。尘螨主要依靠人的活动携带散布。

2. 重要传病种类与疾病的关系

尘螨以其排泄物、分泌物及其全部皮壳为过敏原，除了引发哮喘，还可能引起慢性支气管炎、紫癜性皮炎、荨麻疹、慢性原因不明性皮炎等。成为致敏原的尘螨主要有：

（1）屋尘螨（*D. pteronyssinus*）：尘螨的常见种类之一，主要在家庭卧室内的地毯、沙发、被褥、床垫和枕心内滋生，以人体身上脱落下来的皮屑为食饵。

（2）粉尘螨（*D. farinaehughes*）：又称粉食皮螨，可在家禽饲料、仓库尘屑、粮仓和纺织厂尘埃中发现，也可栖息于房舍灰尘、地毯和充填式家具中。

3. 防治原则

减少活螨的总量；降低螨过敏源的水平；减少人对前两者的暴露。

（五）蠕形螨

蠕形螨又名毛囊虫，属真螨目蠕形螨科（Demodicidae），已知有 140 余种和亚种。寄生于人体的仅两种，即毛囊蠕形螨（*Demodex folliculorum*）和皮脂蠕形螨（*D. brevis*）。

1. 形态

寄生人体的两种蠕形螨形态基本相似，螨体细长呈蠕虫状，乳白色，半透明。雌虫略大于雄虫。虫体分颚体和躯体两部分。颚体位于虫体前端，有 1 个明显的口器，由 1 对须肢、1 对螯肢和 1 个口下板组成。躯体再分为足体和末体两部分。足体腹面有足 4 对，粗短呈芽突状。末体细长，有横纹。

（1）毛囊蠕形螨较长，末体占躯体长度的 2/3～3/4，末端较钝圆。

（2）皮脂蠕形螨略短，末体占躯体长度的 1/2，末端略尖，呈锥状。

2. 生活史

其生活史分卵、幼虫、前若虫、若虫、成虫 5 个时期。

（1）卵：雌虫产卵于毛囊或皮脂腺内，毛囊蠕形螨卵呈小蘑菇状，皮脂蠕形螨卵呈椭圆形。

（2）幼虫和前若虫：均有足 3 对。幼虫约经 36 h 蜕皮为前若虫。

（3）若虫：形似成虫，有足 4 对，只有生殖器官尚未发育成熟。不食不动，经 2～3 d

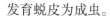

发育蜕皮为成虫。

（4）成虫：约经 5 d 左右发育成熟，于毛囊口处交配后，雌螨即进入毛囊或皮脂腺内产卵，雄螨在交配后即死亡。完成一代生活史约需半个月。雌螨寿命为 4 个月以上。

3. 习性

蠕形螨对温度较敏感，发育最适宜的温度为 37 ℃。当宿主体温升高或降低时，蠕形螨爬出，在体表爬行。蠕形螨昼夜均可爬出皮肤表面，且以雌螨为主。蠕形螨生命力较强，对温湿度、pH 和某些药物均有一定的适应力。

4. 与疾病的关系

蠕形螨具有低度致病性，其危害程度取决于感染度和人体的免疫力等因素有关，并发细菌感染可加重症状。绝大多数感染者无自觉症状，或仅有轻微痒感或虫爬感。虫体的机械刺激和其分泌物、排泄物的化学刺激可引起皮肤组织的炎症反应，如毛囊炎、脂溢性皮炎、痤疮、酒渣鼻、眼睑缘炎和外耳道瘙痒等。

5. 诊断方法

（1）透明胶纸粘贴法：用透明胶纸于晚上睡前，粘贴于面部的鼻、鼻沟、额、颧及颏部等处，至次晨取下贴于载玻片上镜检。检出率与胶纸的黏性，粘贴的部位、面积和时间有关。

（2）挤刮涂片法：通常采用痤疮压迫器刮取，或用手挤压，或用沾水笔尖后端等器材刮取受检部位皮肤，将刮出物置于载玻片上，加 1 滴甘油，铺开，加盖玻片镜检。

（3）挤压刮拭法：用拇指挤压受检部位，取挤出物镜检。

6. 防治原则

（1）流行：蠕形螨感染较普遍。男女蠕形螨感染率基本一致，无性别差异。感染以毛囊蠕形螨多见，皮脂蠕形螨次之，部分患者存在双重感染。

（2）防治：人体蠕形螨可通过直接或间接接触而传播。预防感染，要尽量避免与患者接触，不用公共盥洗器具，毛巾、枕巾、被褥等物要勤洗勤晒。治疗药物常用的有口服甲硝唑、伊维菌素，兼外用甲硝唑霜、二氯苯醚菊酯霜剂、硫黄软膏等。

▌▌● 问题讨论 ●▌▌

患者 36 岁，在刚果（金）维和 8 个月，否认其他传染病区居住史。穿着室外悬挂的衣服后数天，上腹部、右肩部分别出现伴有中央孔的疖肿，瘙痒明显，中央破溃，有淡黄色渗液，稍感疼痛。一般情况良好，全身淋巴结未触及肿大。经挤压疖肿周围皮肤，分别排出蝇蛆数条后愈合。试问该患者可能患了什么病？感染方式是什么？请给出你的防治意见。

▌▌● 思　考 ●▌▌

（1）哪些动物称为医学节肢动物？举例说明节肢动物以哪些方式对人健康产生危害？

（2）根据节肢动物的特点，说说在动物界中节肢动物种类多、分布广的原因。

（3）应该如何判定某虫媒病的传播媒介？病媒节肢动物的判定依据是什么？

（4）如何理解综合防治原则，具体的防治手段有哪些？

（5）节肢动物传播疾病的方式有多种，它们有何区别？请举例说明。

（6）结合蚊子的习性特征，综合说明什么环境下容易滋生蚊子？

（7）在苍蝇的形态结构与生活习性中，哪些与传播疾病有关？它们主要通过什么方式传播疾病？

（8）根据白蛉的生活史及生态习性特点，阐明防治黑热病的有利因素。

（9）根据跳蚤的形态结构与生活习性，阐述蚤传播鼠疫的机理。

（10）虱子的哪些生活习性与传播疾病有关？

（11）在由蜱螨传播的疾病中，哪些是可经卵传递的病原体？说说这些虫媒病的媒介节肢动物及传播方式。

（12）可直接作为病原体的医学节肢动物有哪些？

▶● 测试题（单项选择题）●◀

（1）不是节肢动物的特性的是（ ）。

A. 虫体左右对称   B. 体表骨骼化

C. 成虫均有 4 对足   D. 循环系统的主体为血腔

（2）危害人体健康的节肢动物主要属于（ ）。

A. 蛛形纲、昆虫纲   B. 蛛形纲、唇足纲

C. 昆虫纲、甲壳纲   D. 唇足纲、甲壳纲

（3）全变态昆虫的发育过程为（ ）。

A. 卵→若虫→蛹→成虫   B. 卵→若虫→成虫

C. 卵→幼虫→蛹→成虫   D. 卵→幼虫→成虫

（4）属于完全变态的节肢动物是（ ）。

A. 蚤和虱   B. 蟑螂和蚊子

C. 蚊和蝇   D. 蚊和虱

（5）关于蚊的描述不正确的是（ ）。

A. 生活史为全变态   B. 雄蚊有刺吸式口器

C. 按蚊可以传播疟疾   D. 可以传播丝虫病、地方性斑疹伤寒

（6）能在蚊体内既发育又增殖的是（ ）。

A. 疟原虫   B. 丝虫

C. 鼠疫杆菌   D. 登革热病毒

（7）蝇可传播（ ）。

A. 丝虫病   B. 黑热病

C. 疟疾   D. 鼠疫

（8）属于半变态的昆虫是（ ）。

A. 蚊   B. 蝇

C. 蚤   D. 虱

（9）下列哪一项关于蜱的描述是不正确的？（ ）

A. 蜱分为硬蜱和软蜱   B. 生活史包括卵、幼虫和成虫 3 个阶段

C. 能经卵传递病原体 D. 蜱叮咬人后可以传播许多疾病

（10）检查蠕形螨的常用方法是（　　）。

A. 活组织检查法 B. 粪便直接涂片法

C. ELISA 等免疫学方法 D. 透明胶纸粘贴法或挤压涂片法

（伍丽娴）